国家卫生健康委员会住院医师规范化培训规划教材

临床病理学
Clinical Pathology

第 2 版

主　编　陈　杰　步　宏
副主编　吴　强　张　伟　张冠军
　　　　韩安家　刘红刚

人民卫生出版社
·北京·

图书在版编目（CIP）数据

临床病理学 / 陈杰，步宏主编 . —2 版 . —北京：
人民卫生出版社，2021.9（2023.11 重印）
国家卫生健康委员会住院医师规范化培训规划教材
ISBN 978-7-117-31663-7

Ⅰ.①临… Ⅱ.①陈…②步… Ⅲ.①病理学 — 职业
培训 — 教材 Ⅳ.①R36

中国版本图书馆 CIP 数据核字（2021）第 093910 号

人卫智网	www.ipmph.com	医学教育、学术、考试、健康，购书智慧智能综合服务平台
人卫官网	www.pmph.com	人卫官方资讯发布平台

临床病理学
Linchuang Binglixue

第 2 版

主　　编：陈 杰 步 宏
出版发行：人民卫生出版社（中继线 010-59780011）
地　　址：北京市朝阳区潘家园南里 19 号
邮　　编：100021
E - mail：pmph @ pmph.com
购书热线：010-59787592　010-59787584　010-65264830
印　　刷：廊坊一二〇六印刷厂
经　　销：新华书店
开　　本：889×1194　1/16　印张：36
字　　数：1219 千字
版　　次：2015 年 12 月第 1 版　　2021 年 9 月第 2 版
印　　次：2023 年 11 月第 3 次印刷
标准书号：ISBN 978-7-117-31663-7
定　　价：139.00 元
打击盗版举报电话：010-59787491　E-mail：WQ @ pmph.com
质量问题联系电话：010-59787234　E-mail：zhiliang @ pmph.com

编者名单

编　委（按姓氏笔画排序）

王　曦　华中科技大学同济医学院附属同济医院

王丽萍　吉林大学中日联谊医院

王银萍　吉林大学白求恩第一医院

石怀银　中国人民解放军总医院

卢朝辉　北京协和医院

刘从容　北京大学医学部

刘冬戈　北京医院

刘红刚　首都医科大学附属北京同仁医院

李月红　河北医科大学第二医院

李铁军　北京大学口腔医院

步　宏　四川大学华西医院

吴　强　安徽医科大学第一附属医院

邱雪杉　中国医科大学

何妙侠　海军军医大学第一附属医院

张　伟　空军军医大学第二附属医院

张丹芳　天津医科大学总医院

张廷国　山东大学齐鲁医院

张冠军　西安交通大学第一附属医院

张智弘　南京医科大学第一附属医院

陈　杰　北京协和医学院

郑　洪　遵义医学院附属医院

聂　秀　华中科技大学同济医学院附属协和医院

戚基萍　哈尔滨医科大学附属第一医院

蒋莉莉　四川大学华西医院

韩安家　中山大学附属第一医院

滕晓东　浙江大学医学院附属第一医院

编写秘书　卢朝辉　北京协和医院

出 版 说 明

为配合 2013 年 12 月 31 日国家卫生计生委等 7 部门颁布的《关于建立住院医师规范化培训制度的指导意见》，人民卫生出版社推出了住院医师规范化培训规划教材第 1 版，在建立院校教育、毕业后教育、继续教育三阶段有机衔接的具有中国特色的标准化、规范化临床医学人才培养体系中起到了重要作用。在全国各住院医师规范化培训基地四年多的使用期间，人民卫生出版社对教材使用情况开展了深入调研，全面征求基地带教老师和学员的意见与建议，有针对性地进行了研究与论证，并在此基础上全面启动第二轮修订。

第二轮教材依然秉承以下编写原则。①坚持"三个对接"：与 5 年制的院校教育对接，与执业医师考试和住培考核对接，与专科医师培养与准入对接；②强调"三个转化"：在院校教育强调"三基"的基础上，本阶段强调把基本理论转化为临床实践、基本知识转化为临床思维、基本技能转化为临床能力；③培养"三种素质"：职业素质、人文素质、综合素质；④实现"三医目标"：即医病、医身、医心；不仅要诊治单个疾病，而且要关注患者整体，更要关爱患者心理。最终全面提升我国住院医师"六大核心能力"，即职业素养、知识技能、患者照护、沟通合作、教学科研和终身学习的能力。

本轮教材的修订和编写特点如下：

1. 本轮教材共 46 种，包含临床学科的 26 个专业，并且经评审委员会审核，新增公共课程、交叉学科以及紧缺专业教材 6 种：模拟医学、老年医学、临床思维、睡眠医学、叙事医学及智能医学。各专业教材围绕国家卫生健康委员会颁布的《住院医师规范化培训内容与标准（试行）》及住院医师规范化培训结业考核大纲，充分考虑各学科内亚专科的培训特点，能够符合不同地区、不同层次的培训需求。

2. 强调"规范化"和"普适性"，实现培训过程与内容的统一标准和规范化。其中临床流程、思维与诊治均按照各学科临床诊疗指南、临床路径、专家共识及编写专家组一致认可的诊疗规范进行编写。在编写过程中反复征集带教老师和学员意见并不断完善，实现"从临床中来，到临床中去"。

3. 本轮教材不同于本科院校教材的传统模式，注重体现基于问题的学习（PBL）和基于案例的学习（CBL）的教学方法，符合毕业后教育特点，并为下一阶段专科医师培养打下坚实的基础。

4. 充分发挥富媒体的优势，配以数字内容，包括手术操作视频、住培实践考核模拟、病例拓展、习题等。通过随文或章节二维码形式与纸质内容紧密结合，打造优质适用的融合教材。

本轮教材是在全面实施以"5+3"为主体的临床医学人才培养体系，深化医学教育改革，培养和建设一支适应人民群众健康保障需要的临床医师队伍的背景下组织编写的，希望全国各住院医师规范化培训基地和广大师生在使用过程中提供宝贵意见。

融合教材使用说明

本套教材以融合教材形式出版,即融合纸书内容与数字服务的教材,读者阅读纸书的同时可以通过扫描书中二维码阅读线上数字内容。

如何获取本书配套数字服务?

第一步:安装 APP 并登录

扫描下方二维码,下载安装"人卫图书增值"APP,注册或使用已有人卫账号登录

第二步:扫描封底二维码

使用 APP 中"扫码"功能,扫描教材封底圆标二维码

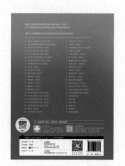

第三步:输入激活码,获取服务

刮开书后圆标二维码下方灰色涂层,获得激活码,输入即可获取服务

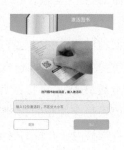

配 套 资 源

➤ **配套精选习题集**:《临床病理科分册》 主编:步 宏

➤ **电子书**:《临床病理学》(第 2 版) 下载"人卫 APP"获取,搜索本书,购买后可在 APP 中畅享阅读。

➤ **住院医师规范化培训题库** 中国医学教育题库——住院医师规范化培训题库以本套教材为蓝本,以住院医师规范化培训结业理论考核大纲为依据,知识点覆盖全面、试题优质。平台功能强大、使用便捷,服务于住培教学及测评,可有效提高基地考核管理效率。题库网址:tk.ipmph.com。

主编简介

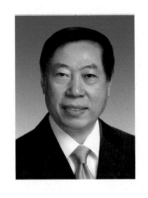

陈 杰

男,出生于 1955 年 12 月,博士研究生导师,主任医师,北京协和医学院长聘教授。现任北京协和医学院病理系主任,国家卫生健康委员会全国病理质控中心主任及专家委员会主任委员。兼任北京医学教育协会会长,北京医师协会病理科医师分会会长,北京医学会病理学分会名誉主任委员,中国医学装备协会病理装备分会会长。曾任北京协和医院副院长、党委副书记及病理科主任,中华医学会病理学分会第八届、第九届主任委员,全国病理医师定期考核专家委员会主任委员,教育部科学技术委员会生物与医学学部委员。

从事医疗和教学工作 44 年,1994 年晋升为主任医师、教授,同年被遴选为博士生导师。多次主持国家自然科学基金项目,1996 年获国家杰出青年基金和国家教育委员会跨世纪优秀人才计划基金。获国家科技进步奖二等奖 1 项,省部级科学技术进步奖一、二等奖 8 项。在国内外期刊发表学术论文 300 余篇,其中 SCI 收录论文 110 余篇。担任《中华病理学杂志》总编辑,主编医学专著 16 部、参编 24 部。主编全国长学制《病理学》规划教材(第 1、2、3 版),第 2 版获北京市及教育部"全国精品教材"。曾获国家教育委员会霍英东基金会青年教师奖一等奖,国家 4 部门"青年科技之星"。享受国务院政府特殊津贴。荣获"卫生部有突出贡献专家""全国抗击非典型肺炎先进科技工作者""北京市有突出贡献的科学、技术、管理人才""北京协和医学院教学名师"等称号。

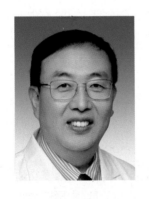

步 宏

男,出生于 1958 年 4 月。现任四川大学华西医院临床病理研究所所长。兼任国际病理学会中国分会主席,中华医学会病理学分会第十二届主任委员,中国抗癌协会常务理事兼肿瘤病理专业委员会前任主任委员,中国临床肿瘤学会(CSCO)肿瘤病理专家委员会主任委员,教育部高等学校医学人文素质教学指导委员会副主任委员,国务院学位委员会学科评议组成员,国家自然科学基金委员会专家委员会委员,国家卫生健康委员会全国病理质控中心专家委员会副主任委员和全国肿瘤规范化诊疗专家委员会委员,教育部学科发展与专业设置专家委员会委员,全国高等医药教材建设研究会副理事长,四川省学术与技术带头人,四川省卫生健康委员会首席专家。

从事教学工作近 40 年。国家卫生健康委员会"肿瘤病理规范化诊断标准"总牵头人,作为负责人和主研人员获科技部重点项目、国家自然科学基金重大项目等资助,作为第一作者或通信作者发表 SCI 收录论文近 100 篇。担任《美国外科病理学杂志》(中文版)、《中华病理学杂志》等主编、副主编,担任多部国家规划教材主编。获国家级教学成果特等奖、宝钢优秀教师特等奖,荣获"全国模范教师""全国优秀科技工作者"等称号。

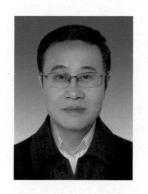

吴 强

男，出生于 1964 年 9 月，教授、博士研究生导师。现任安徽医科大学国际教育学院院长，安徽医科大学第一附属医院病理科主任。兼任安徽省抗癌协会肿瘤病理专业委员会主任委员、乳腺癌专业委员会副主任委员。

从事临床和教学工作 30 余年。先后主持国家自然科学基金项目 3 项、国家留学基金及省级自然科学基金项目多项。获中国发明专利 3 项、中国发明专利优秀奖 1 项、省级科技奖 3 项、省级教学成果奖 2 项。发表学术论文 100 余篇。担任《临床与实验病理学杂志》常务编委，参编本科和研究生教材多部。2019 年被评为"安徽省学术与技术带头人"。

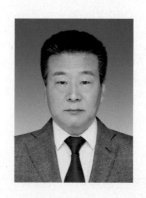

张 伟

男，出生于 1966 年 10 月，教授、主任医师、博士研究生导师。现任亥姆霍兹中德癌症研究国际合作实验室主任。兼任 International Journal of Cancer 杂志编委，中国医师协会病理科医师分会常务委员，中国人民解放军病理学专业委员会常务委员，陕西省医学会病理学分会副主任委员，西安医学会病理学分会主任委员。曾任空军军医大学第二附属医院病理科主任。

从事教学工作 27 年，先后承担国家自然科学基金等科研项目 12 项，获省部级科技成果奖二等奖 2 项、三等奖 4 项，主编专著 4 部，发表 SCI 收录论文 43 篇，培养博士、硕士研究生 32 名，获军队院校育才奖银奖，荣立三等功 2 次。

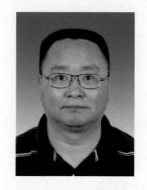

张冠军

男，出生于 1965 年 2 月，主任医师、教授、硕士研究生导师。现任西安交通大学第一附属医院病理科主任。兼任中华医学会病理学分会委员，中国医师协会病理科医师分会委员，中国抗癌协会肿瘤病理专业委员会委员，中国临床肿瘤学会（CSCO）肿瘤病理专家委员会常务委员，陕西省病理学会主任委员，陕西省抗癌协会肿瘤病理专业委员会主任委员。

从事临床病理诊断及教学工作 34 年。发表学术论文 90 余篇。担任《中华病理学杂志》《临床与实验病理学杂志》等编委，主编《子宫内膜癌筛查临床与病理》、副主编《临床病理诊断与鉴别诊断——气管、肺、胸膜及纵隔疾病》等专著 7 部。

副主编简介

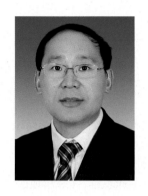

韩安家

男，出生于 1969 年 10 月，教授、主任医师、博士研究生导师。现任中山大学附属第一医院病理科主任、中山大学中山医学院病理学教研室副主任。兼任教育部高等学校医学技术类专业教学指导委员会委员，中华医学会病理学分会副主任委员，中华医学会病理学分会软组织和骨学组副组长，中国医师协会病理科医师分会常务委员，广东省医学会病理学分会前任主任委员等。

从事教学工作 25 年，擅长结直肠癌和软组织肿瘤病理诊断。主持国家和省级自然科学基金项目多项。发表 SCI 收录论文 60 余篇。主编《软组织肿瘤病理学》《软组织肿瘤病理诊断图谱》《病理学》等多部专著。参编 2020 年 WHO *Soft Tissue and Bone Tumours* 分册第 5 版。2020 年荣获第四届"国之名医·优秀风范"。

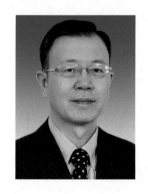

刘红刚

男，出生于 1962 年 11 月，教授、主任医师、博士研究生导师。现任首都医科大学附属北京同仁医院病理科主任，头颈部分子病理诊断北京市重点实验室主任，首都医科大学临床病理学系常务副主任。兼任中华医学会病理学分会委员，中华医学会病理学分会感染病理学组组长和头颈疾病学组组长，中国研究型医院学会超微与分子病理学专业委员会常务副主任委员等。

从事教学工作 37 年，擅长头颈部临床病理诊断。承担国家自然科学基金等科研项目。发表学术论文 200 余篇，其中 SCI 收录论文 40 余篇，主编及主译病理学专著 10 部，培养毕业博士、硕士研究生 40 余人。

前　言

住院医师规范化培训规划教材《临床病理学》第 1 版出版以来,已成为广大住院医师规范化培训过程中不可或缺的案头书,也是住院医师指导教师有用的参考书。第 1 版倾注了所有编者的心血,遗憾的是,有部分编委未能参加第 2 版的编写,如郑杰教授、范钦和教授、王连唐教授、朱明华教授、孙保存教授、杨开选教授、周庚寅教授、王恩华教授、张祥宏教授、韦立新教授、李挺教授、高岩教授。他们在第 1 版所编撰的章节,很多内容已成为经典,故第 2 版的相应章节也在很大程度上遵循了第 1 版的体例,甚至延续了很多第 1 版的内容,在此对以上诸位教授在住院医师规范化培训规划教材编写中所做出的卓越贡献表示衷心感谢。

根据全国医务人员反馈的本教材使用情况和问题,遵循住院医师规范化培训的特点,第 2 版除纸质版在内容上与时俱进,聚焦诊断病理的新进展,更新知识点,还增加了数字内容,包括拓展的图库及便于学生自学的病例。可使住院医师能通过更多的图文和实际病例学习如何面对真实的病例,建立临床思维,做好病理诊断,逐渐使自己成为一名合格的病理医师。

住院医师规范化培训是医学生向合格的临床医师转变的必经阶段,是医学生将大学学习的知识逐渐转变为熟练执业技能的重要过程。医学生在大学学习的主要是认识和诊治疾病的基本知识,要想成为一名合格的病理医师,还需要重新进行系统的学习和实践训练,除重温院校时期学习过的各种知识,更重要的是通过规范的住院医师培训,系统学习各种疾病的形态学表现及分子改变,掌握常见疾病的病理学诊断和鉴别诊断,培养良好的人文素养及与临床医师和患者沟通的能力。当面对一个具体病例时,让住院医师学会运用所掌握的基础知识及技术手段,如组织病理形态、免疫组织化学、分子生物学等,紧密结合患者的临床资料,最终作出正确诊断。

本版新邀请了多位具有丰富临床病理诊断经验又从事多年病理学教学的老师参加编写。在内容上,从三年住院医师第一阶段培训的需求入手,重点强调培训中应掌握的主要疾病的概念、诊断要点,以及重要的鉴别诊断,力求做到深入浅出、精练易学。

在此,我们要特别感谢北京协和医院卢朝辉教授,作为本书的编写秘书,他做了大量的协调、整理和组织工作,为本教材的编写付出了巨大的努力。参与本书编写的还有张清富、刘跃华、王洋、闫旭,对他们为本书的付出表示衷心感谢!

尽管各位编者都尽了最大的努力,但由于编写时间紧张,本书还有不少错误和不足。希望广大病理医师,无论是参与住院医师培训的指导教师还是接受培训的住院医师,继续提出宝贵的意见和建议,对书中的错误给予批评和指正,以使本教材能不断完善,真正成为广大病理住院医师及从业医师满意的教材。

陈 杰　步 宏
2021 年 5 月

目　录

第一章　概　论

（一）临床病理诊断的重要性

临床病理学是以组织病理或细胞病理为基础,综合临床信息、免疫组织化学(简称"免疫组化")、分子检测等进行病理诊断,为临床疾病的诊断和治疗提供重要定性依据的重要学科。所处理的标本包括各种组织活检标本、切除标本、各种细胞学标本(包括血液)及尸检标本等,这些标本的来源涉及临床诸多学科,如内科、外科、妇产科、儿科、耳鼻咽喉、口腔颌面、介入科等,故也称外科病理学、诊断病理学。在有些大的医学中心,病理学还分为若干亚专业,如神经病理学、妇产科病理学、淋巴造血系统病理学、皮肤病理学、消化系统病理学、呼吸系统病理学、软组织病理学、骨关节病理学、泌尿系统病理学、乳腺病理学、口腔病理学、心血管病理学、儿科病理学等。细胞学则主要分为妇科和非妇科细胞学,根据采集方式分为穿刺细胞学、脱落细胞学等。

即使在医学取得巨大进步的今天,病理诊断仍然被视为疾病诊断的"金标准",在很多疾病的诊疗过程中病理诊断仍是不可替代的诊断手段,尤其是对肿瘤等的诊断,更是不能没有病理诊断。就现代医学来说,所有从人体取得的材料都应该进行病理检查,以从组织层面确定疾病的性质、严重程度、播散范围、手术是否充分等,同时也可能在分子层面找到适合的靶标,以进行精准的诊断和治疗。尸检作为验证诊断和治疗是否正确的手段,在总结经验、推动医学进步方面,起到了非常重要的作用,但可惜的是,目前尸检普遍开展得很少,这无疑是目前医学的一大遗憾。

从医学质量控制的角度出发,一所医院的诊治水平如何,在很大程度上取决于病理诊断的水平。可以说,病理诊断的重要性关乎整体医疗水平,病理诊断水平的高低直接影响整个医疗机构的诊治水平和声誉。因此,从事临床病理诊断工作责任重大,只有努力学习,不断上进,持之以恒才能练就好本领,满足临床及患者的需要,才能不负众望。

（二）如何做好一名临床病理医师

做好一名合格的病理住院医师,首先应有强烈的责任心。病理诊断作为疾病诊断的"金标准",在疾病的诊疗中占有举足轻重的地位。因此,作为病理医师,必须有高度的责任感,认真对待每一个标本,仔细分析每一份临床资料,尽可能少犯因不认真、不仔细等使标本错误、核对不全、固定不佳等造成患者严重伤害的低级错误。病理标本是唯一的备检材料,标本一旦处理失误,则无可弥补,这一点务必严记。因此,病理医师应在履职时"如临深渊,如履薄冰"。仔细、认真是病理医师必须具备的基本品质。

做好一名合格的病理住院医师,应有扎实的临床知识,这也是为什么要求病理医师应是临床医学本科毕业生的原因,正如世界临床病理名著《阿克曼外科病理学》导言所述:"病理医师不仅应通晓病理学的知识,还应有广博的临床医学知识,病理医师需能理解临床医师的需求,并对临床医师的请求作出恰当的反应,病理医师应能对所接收的活检或切除标本给临床以合适的忠告和指导。"有些病例必须结合临床资料才能作出正确的诊断,如中枢神经系统的肿瘤,患者年龄、发病部位和影像学对正确诊断都十分重要,对于骨肿瘤也是如此。因此,没有扎实的临床知识不可能做好一名合格的病理医师。

做好一名合格的病理住院医师,必须打好病理基础,也包括组织学、胚胎学、解剖学、免疫学等基础医学知识,更要对病理的组织学、细胞学认真学习,在住院医师阶段,尤其要注意每个专科都要认真学习,只有在规范化培训阶段打下坚实的基础,才能在日后工作中有较好的发展。

此外,合格的病理住院医师必须具有良好的沟通能力。病理医师虽大部分时间都是与标本和切片打交道,但与同行的沟通,包括与技术人员的沟通、不同医师之间的沟通都是非常重要的。同行之间应有谦虚互学的风气,切忌同行相轻、互不服气,甚至同一病例同一科室之间不同的医师各发自己的报告,造成临床医师无所适从,人为造成工作上的矛盾和困难,这样既不利于患者,也不利于病理医师自身。病理诊断工作是团队工作,没有一个和谐的团队不可能做好病理工作。与临床医师的交流则更为重要,只有临床医师和病理医师密切配合,才能达到最好的结果。

病理医师应熟知所发病理报告的临床处理原则,这样才能做到心中有数,从住院医师阶段起,病理医师就要养成一个良好的习惯,在签署一个诊断意见时,首先应知道该报告会给临床诊治进行什么样的指导,是积极的治疗方案,还是姑息的治疗方案,而不仅仅满足于给出一个疾病的命名;还应注意到病变特点和临床特点是否满足这个疾病的现行诊断要点,由此进行的临床治疗和预后是否正确,能否被同行和临床接受,辅助指标和临床特点是否支持该诊断。临床医师应能正确理解和解读病理报告,以给患者恰当的治疗。另外,与患者的交流沟通也越来越显得重要。目前,病理医师也时常从幕后走向前台,向患者解释病情。同时病理医师也应有对患者的同情心,设身处地为患者着想,真正做到待患者如亲人,提高服务的自觉性和积极性,更好地履行好病理医师的职责,成为一名人民满意的病理医师。

(三)病理报告及病理报告的局限性

病理诊断是疾病诊断的"金标准",但并不意味着病理能解决所有的问题。就病理报告而言,通常可分为4类:Ⅰ类为肯定的诊断,如胃镜活检肯定为腺癌,病理报告即报告为腺癌(高分化、中分化或低分化);Ⅱ类为病变有疾病的某些特点,但还不能完全肯定,通常报告形式为"考虑为""可能为""不除外某某疾病",并一般建议临床再取活检或建议结合临床等;Ⅲ类为标本提供的信息只能客观描述其所见,尚不能形成确定的或可能的诊断意见;Ⅳ类为标本提供的信息不能诊断,如某些时候,标本中仅见一点黏液,而根本未见组织,又如标本因固定问题完全腐败,组织结构荡然无存而无法诊断等。作为病理医师应该给临床提供准确、及时的报告,以使患者得到及时恰当地治疗;当标本信息尚不足以诊断时,绝不可冒进而过度诊断,造成临床不必要的过度治疗。

在临床,还需注意病理标本取材有明显的局限性,只有当活检和取材取到了病变,甚至是典型的病变时,才可能得出正确的诊断。就像面对一个包子,如果我们只取到包子皮,会考虑是馒头,取到靠近肉馅的地方,有油"侵及",可以说可能是包子,只有看到了包子馅,才能确定是包子。所以,病理诊断中充分了解临床,充分了解影像学等资料就十分重要。

(四)与时俱进,不断学习,适应新业态

随着科学技术的飞速发展,病理学也在发生日新月异的变化,仅组织形态学的报告已远远不能满足临床的需求,很多疾病都需要把组织形态、免疫组化、分子检测等综合在一起形成最终的病理诊断,以满足临床日益增多的精准治疗的要求,未来病理医师应该是这些信息的整合者和解读者。没有病理的精准诊断,就谈不上临床的精准治疗。因此,随着临床需求的不断增多,病理医师所承担的责任也越来越重。对于病理住院医师来说,以积极的心态努力学习新技术、掌握新知识是十分重要的。

病理的数字化也将在不久的将来改变病理的从业状态,也许显微镜会在不久的将来退出历史舞台,而电脑屏幕则成为工作的常规平台。人工智能的开发和应用也将会在某种程度上提高临床工作效率,使医师有更多的时间进行研究或分析疑难病例,而常规的普通病例的诊断则由计算机完成。

总之,在科学技术飞速发展的时代,要求病理医师要更加努力学习,尽快适应出现的新业态,做时代大潮的领航者。"世上无难事,只要肯登攀"。

(陈杰 步宏)

第二章　口腔及唾液腺疾病

第一节　口腔和口咽部黏膜病

一、扁平苔藓

口腔扁平苔藓(lichen planus)为与免疫反应相关的口腔黏膜炎症性病变。该病多见于颊黏膜,呈白色或灰白色条纹或斑块状等表现,好发于中年女性。

【诊断要点】①上皮多为过度不全角化;②棘层增生或萎缩,增生时上皮钉突不规则伸长呈锯齿状;③基底细胞液化、变性,基底膜不清晰;④黏膜固有层有密集的淋巴细胞浸润带,与深部结缔组织界限清楚。

【鉴别诊断】慢性盘状红斑狼疮、白斑(表2-1)。

扁平苔藓(图片)

表2-1　扁平苔藓、慢性盘状红斑狼疮和白斑的鉴别

特征	扁平苔藓	慢性盘状红斑狼疮	白斑
临床特点	白色网纹为主	红色病变周围放射状条纹	显著的白色斑块
角化层	不全角化为主	正角化	混合角化
棘层	混合改变	萎缩为主	增厚为主
基底层	基底细胞液化变性	基底细胞液化变性	增生,基底膜完整
固有层	密集淋巴细胞浸润,不累及黏膜下层	炎症浸润更弥漫,血管变化明显	散在炎症细胞浸润

二、慢性盘状红斑狼疮

慢性盘状红斑狼疮(chronic discoid lupus erythematosus)是好发于面部皮肤和口腔黏膜的自身免疫性疾病。在口腔黏膜多发生于唇、颊黏膜,特别是外露部位的下唇或鼻梁两侧的皮肤,呈红斑样病损。

【诊断要点】①上皮表层可有过度角化或不全角化,有时可见角质栓塞;②棘层萎缩,有时可见上皮钉突增生、伸长;③基底细胞液化、变性,基底膜不清晰,上皮与结缔组织界面有纤维素样物质沉积;④上皮下结缔组织内有较多淋巴细胞浸润,胶原纤维水肿变性;⑤毛细血管扩张,管腔不整,管壁增厚,常可见玻璃样血栓。

【鉴别诊断】扁平苔藓、白斑(表2-1)。

慢性盘状红斑狼疮(图片)

三、白斑

口腔白斑(leukoplakia)是口腔黏膜显著的白色斑块,可发生在口腔各部位,以颊、舌最为多见。患者多无自觉症状。病变呈乳白色或灰色,可与黏膜平齐或略高起。临床上分为均质和非均质性。白斑属于潜在恶性病变。

【诊断要点】①上皮增生,粒层明显,主要为棘层增生显著;②上皮表层可有过度正角化或过度不全角化,或两者同时出现为混合角化;③固有层和黏膜下层有不同程度的淋巴

白斑(上皮单纯增生)(图片)

细胞、浆细胞浸润；④上皮与结缔组织之间的基底膜清晰；⑤白斑伴有上皮异常增生时，根据上皮异常增生的轻、中、重度表明其癌变的潜能增加。

【鉴别诊断】扁平苔藓、慢性盘状红斑狼疮（表2-1）。

四、红斑

红斑（erythroplakia）是口腔黏膜上鲜红色、天鹅绒样斑块，临床及病理上不能诊断为其他疾病者。50岁以上男性多见。病灶可多发，病变界清，不高出黏膜面，鲜红色，有时为红白混杂的红白斑。

【诊断要点】①上皮萎缩；②固有层血管增生、扩张，与临床所见的红色相关；③伴有不同程度的上皮异常增生，多为重度异常增生或原位癌；④如果异常增生的细胞突破基底膜则应诊断为微浸润鳞状细胞癌或鳞状细胞癌。

红斑（原位癌）（图片）

五、复发性阿弗他溃疡

复发性阿弗他溃疡（recurrent aphthous ulcer）多发于女性，为口腔黏膜圆形或椭圆形的浅层溃疡，一般7~10日愈合，不留瘢痕，可复发。若溃疡大而深，累及深部小唾液腺，即为复发性坏死性黏膜腺周围炎；若伴有眼及生殖器的炎症性病变和全身性症状，则为白塞综合征。

【诊断要点】①早期黏膜上皮水肿，可见白细胞移出；②上皮逐渐溶解、破溃，形成表浅性溃疡；③溃疡表面为炎性渗出所形成的假膜；④上皮及其下方见密集的炎症细胞浸润，主要为中性粒细胞及淋巴细胞；⑤固有层胶原纤维水肿、变性、紊乱，毛细血管扩张充血。

复发性坏死性黏膜腺周围炎的病理变化还包括：①病变深在，侵犯黏膜下层；②小唾液腺腺泡组织破坏、消失，导管扩张、上皮增生；③结缔组织胶原纤维水肿、变性；④毛细血管扩张、充血。

白塞综合征的口腔溃疡还可见：①血管变化明显，管腔内有玻璃样血栓，管周有类纤维蛋白沉积，血管壁炎症细胞浸润，内皮细胞肿胀；②胶原纤维肿胀、变性；③结缔组织内有大量淋巴细胞及浆细胞浸润。

【鉴别诊断】上述三种溃疡性病变之间需要鉴别，主要依据上述临床表现、溃疡深度和伴随的血管变化。

六、念珠菌病

念珠菌病（candidiasis）多为白念珠菌引起的病变。发生在口腔黏膜者通常分为急性假膜性念珠菌病、慢性萎缩性念珠菌病和慢性增生性念珠菌病，本节只叙述慢性增生性念珠菌病。

【诊断要点】黏膜病变一般为亚急性或慢性炎症；①上皮表层为增厚的不全角化，角化层水肿，内有中性粒细胞浸润，常形成微小脓肿；②上皮棘层增生，基底膜部分被炎症破坏；③在角化层或上皮层的外1/3处有白念珠菌的菌丝侵入，高碘酸希夫（periodic acid-Schiff，PAS）染色呈强阳性玫瑰红色；④结缔组织中有大量炎症细胞浸润，毛细血管扩张、充血。

念珠菌病（图片）

【鉴别诊断】口腔黏膜梅毒斑的病理表现与慢性增生性念珠菌病相似，鉴别主要依据病史和梅毒血清学检验。

七、口腔黑斑

口腔黑斑（oral melanoplakia）是口腔黏膜获得性、棕色或黑色良性病变，一般不伴黑色素细胞的增加。本病比较常见，且下唇红、牙龈、颊黏膜和硬腭多见。病灶单发或多发，一般为平坦、界清、圆形或椭圆形的斑块，棕色或黑色，颜色均匀。患者无明显症状。病变形态及颜色长期固定不变。

【诊断要点】①鳞状上皮形态正常，但基底层及副基底层的角质形成细胞内黑色素沉着，一般无黑色素细胞数量的增加；②固有层浅层也可见色素及噬色素细胞；③固有层结缔组织通常无明显炎症。

【鉴别诊断】色素痣的痣细胞或吞噬色素细胞多位于固有层内；外源性色素沉着多位于固有层；系统病导致的色素沉着有相关的系统病史。

口腔黑斑（图片）

八、口腔黏膜下纤维化

口腔黏膜下纤维化(oral submucous fibrosis)是与咀嚼槟榔相关的口腔黏膜疾病。该病好发于40岁以上的女性,最常见于颊、腭部。可表现为白色病变,发展至一定程度时黏膜下可形成纤维性索条,严重者黏膜呈木板状,运动受限。

【诊断要点】黏膜固有层及黏膜下层纤维变性,胶原纤维粗大、紊乱,呈玻璃样变性,血管狭窄、管腔闭塞,可有不同程度炎症细胞浸润。组织变化分为4期:①最早期,胶原纤维水肿伴中性粒细胞浸润;②早期,上皮下出现一条胶原纤维玻璃样变性带,并见淋巴细胞浸润;③中期,胶原纤维中等程度水肿,玻璃样变性;④晚期,胶原纤维完全玻璃样变性,炎症细胞主要为淋巴细胞和浆细胞(图2-1)。

【鉴别诊断】硬皮病无咀嚼槟榔史;淀粉样变刚果红染色阳性。

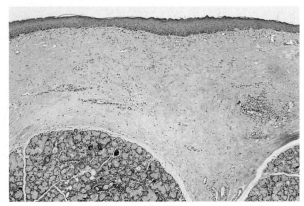

图 2-1 口腔黏膜下纤维化[1]

黏膜上皮变薄,固有层及黏膜下层见均质化的胶原纤维,
局部见淋巴细胞浸润。

九、天疱疮

天疱疮(pemphigus)是以桥粒蛋白为抗原的自身免疫性大疱性疾病。累及口腔黏膜的常为寻常性天疱疮。本病可发生于口腔黏膜各个部位,以软腭、颊、龈最为常见。疱壁透明而薄,疱破后糜烂面扩大,可有周缘扩展现象。口腔黏膜还可见慢性增殖性天疱疮,病程较长。

【诊断要点】①棘上皮细胞松解,上皮内疱形成;②疱底部位可见结缔组织乳头层呈绒毛状突起,其表面为单层的基底细胞;③刮取疱底组织涂片检查,吉姆萨或苏木精-伊红染色(hematoxylin-eosin staining,HE)可见松解的天疱疮细胞;④直接免疫荧光染色,可见上皮棘细胞层呈网状荧光,松解的棘细胞膜呈环状荧光。

口腔黏膜慢性增殖性天疱疮的诊断要点是黏膜上皮增厚,上皮深部可见棘层松解形成的裂隙,有时见嗜酸性微脓肿形成。

【鉴别诊断】类天疱疮的疱为上皮下疱;慢性增殖性天疱疮的病理变化与慢性增殖性化脓性皮病的口腔黏膜表现相似,主要依据后者伴有胃肠道病变如慢性结肠炎进行鉴别。

020107
天疱疮(图片)

十、良性黏膜类天疱疮

良性黏膜类天疱疮(benign mucous membrane pemphigoid)是以上皮下疱形成为特点的自身免疫性疱性疾病。本病常见于中老年人的龈、腭黏膜,不侵犯口唇,也常见于眼结膜。疱壁较厚,无周缘扩展现象。疱破溃后溃疡面不扩大。

【诊断要点】①上皮与结缔组织之间分离,形成基底层下疱;②无棘层松解;③胶原纤维水肿,其间有大量淋巴细胞浸润;④直接免疫荧光染色可见基底膜区域有免疫球蛋白或补体沉

020108
良性黏膜类天疱疮
(图片)

---

[1] 本书参照国际惯例不标注病理图的放大倍数。

积,形成阳性基底膜荧光带。

【鉴别诊断】寻常性天疱疮主要表现为棘层松解,上皮内疱形成,本病为上皮下疱。

十一、白色海绵状斑痣

白色海绵状斑痣(white sponge nevus)是一种少见的遗传性发育异常,由细胞角蛋白 4 和 / 或角蛋白 13 基因突变造成。本病主要累及口腔黏膜,呈双侧对称分布的白色斑块,一般不需治疗。病灶常于儿童及少年期被发现。患者无自觉症状。可见口腔黏膜对称性白色斑块,表面皱褶状或绒状不规则增厚,软如海绵。

【病理】①棘层增生,使上皮显著增厚;②表面过度不全角化伴水肿,棘层细胞普遍水肿而变透明,细胞膜清晰;③棘层细胞内见嗜酸性胞质浓缩,聚集在细胞核周围(图 2-2),电镜下显示细胞核周围是缠绕成团的角蛋白丝;④上皮无异常增生,固有层可见散在炎症细胞浸润。

【鉴别诊断】白色水肿的角化层较本病规则,棘层增生不如本病明显,无家族史。

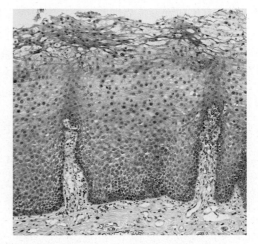

图 2-2　白色海绵状斑痣
上皮水肿,棘层细胞的细胞核周围
嗜酸性着色,外围水肿。

十二、肉芽肿性唇炎

肉芽肿性唇炎(cheilitis granulomatosa)是病因不明的慢性反复发作的肉芽肿性疾病,多在青春期后出现唇部肿胀,以上唇肥厚为主要特点。伴面神经麻痹和 / 或沟纹舌者为梅 - 罗综合征。

【诊断要点】①病变区上皮无明显变化或轻度增生;②典型病变见固有层及黏膜下层有由上皮样细胞、淋巴细胞及浆细胞组成的结节样聚集,结节内可见血管,有时还可见多核巨细胞;③不典型病变无上皮样细胞和多核巨细胞,仅见血管旁淋巴细胞或浆细胞浸润灶。结缔组织水肿。

【鉴别诊断】口腔黏膜结核常形成溃疡,病变中可见凝固性坏死;结节病与肉芽肿性唇炎难以鉴别,但常伴身体其他处类似病变。上述 2 种疾病不伴梅 - 罗综合征表现。

肉芽肿性唇炎
(图片)

（李铁军）

第二节　口腔和口咽部肿瘤

一、鳞状细胞乳头状瘤

鳞状细胞乳头状瘤(squamous cell papilloma)是口腔上皮的疣状、局灶性的良性增生。本病常见于腭、唇、舌和牙龈黏膜,表面呈结节、乳头状或疣状。

【诊断要点】①病变为外生性,增生的复层鳞状上皮呈指状突起,其中心为血管结缔组织;②上皮表层通常有不全角化或正角化,也可能无角化;③棘层不同程度增生,基底层增生可较明显,可见较多的核分裂,但无明显的细胞非典型性和病理性核分裂;④固有层炎症细胞浸润。

【鉴别诊断】纤维上皮息肉也为疣状增生,但增生的成分主要为上皮下纤维组织。

鳞状细胞
乳头状瘤(图片)

二、原位癌

原位癌(carcinoma in situ)是黏膜上皮全层细胞发生非典型性改变的口腔癌前病变,临床上常表现为口腔黏膜白斑、红斑或红白斑。

【诊断要点】①口腔上皮全层或几乎全层均表现为非典型性细胞,可出现各种上皮异常增生的细胞学表现,失去正常的分层及排列特点;②上皮有完整的基底膜,病变细胞未侵及上皮下结缔组织(图2-3);③固有层可有不同程度的炎症细胞浸润。

【鉴别诊断】微浸润鳞状细胞癌的细胞已突破基底膜浸润上皮下结缔组织,而原位癌基底膜完整。

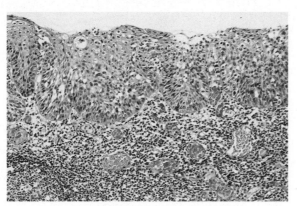

图2-3　原位癌
异常增生细胞累及上皮全层,基底膜完整。

三、鳞状细胞癌

鳞状细胞癌(squamous cell carcinoma)(简称"鳞癌")多见于男性,40岁以上好发,50~60岁最多见,常见于舌、牙龈、颊、唇、腭、口底等。早期多表现为非均质性白斑、红斑、糜烂和溃疡。多数病变为明显的溃疡或菜花状肿物,少数为硬结。切面呈灰白色,实性,界限不清。肿物较大时可出现坏死、液化。

【诊断要点】①异常增殖的鳞状细胞突破基底膜向结缔组织浸润生长,常形成角化珠及细胞间桥;②大部分口腔鳞癌为高分化,低分化者较少;③未侵犯黏膜下层者可称为微浸润鳞癌或鳞癌早期浸润;④根据肿瘤细胞的角化程度,瘤细胞异型性的程度可分为高分化鳞癌、中分化鳞癌和低分化鳞癌。

【鉴别诊断】角化棘皮瘤罕见,多发生在上唇,外形呈火山口状。病变累及范围较小,细胞分化好;假上皮瘤样增生细胞分化良好,上皮细胞团基底膜完整,无实际的浸润性生长;坏死性唾液腺化生多见于腭部,有溃疡形成,表面上皮常有假上皮瘤样增生,深部唾液腺中的鳞状化生常保持腺小叶轮廓,可见唾液腺导管及残存的黏液细胞,无病理性核分裂。低分化鳞癌应与肉瘤、黑色素瘤和神经内分泌癌等相鉴别,后三者表达相应的特殊抗原,采用免疫组化染色有助于鉴别。

四、疣状癌

疣状癌(verrucous carcinoma)是一种非转移性的高分化鳞癌的亚型,以外生性、疣状生长和边缘推压为特征,常见于老年男性下唇。病变早期为界限清楚的白色角化斑块,逐渐发展成钝的乳头状或疣状表面突起。

【诊断要点】①特征为高分化角化上皮外生性生长,形成许多乳头状突起,突起之间被不全角化物充填;②细胞不典型性轻微,与下层结缔组织交界处有局部破坏性推进缘;③炎症反应明显,可浸润至癌组织中;④组织深部出现鳞癌成分(分散的浸润性癌细胞团),应按鳞癌进行分类和处理。

疣状癌(图片)

【鉴别诊断】疣状增生和鳞状上皮乳头状瘤病变相对较小,无浸润性生长。

五、颗粒细胞瘤

颗粒细胞瘤(granular cell tumor)全身各部位均可发生,最常见于舌,唇、龈、软腭、口底、悬雍垂等处也可发生,30~60岁稍多见。病变生长缓慢。患者无明显症状。肿瘤较小,界限较清楚,但常无明显包膜。

【诊断要点】①由片状排列的较大细胞构成,胞质丰富,含PAS阳性嗜伊红颗粒,颗粒大小不一,表面上皮常见假上皮瘤样增生(图2-4);②细胞核小而深染,细胞界限清楚;③肿物界限不清,与横纹肌有过渡关系;

④表面被覆的鳞状上皮通常呈假上皮瘤样增生；⑤多数病例的肿瘤细胞表达 S-100、CD57。

【鉴别诊断】先天性龈瘤，发生在新生儿的牙槽嵴。

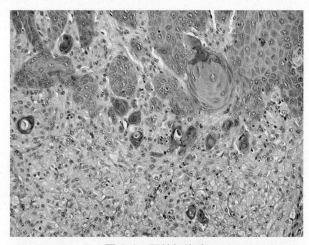

图 2-4　颗粒细胞瘤

表面上皮假上皮瘤样增生，深部为体积大的颗粒细胞。

六、血管畸形

血管畸形（vascular malformation）是胚胎时期血管形态发生的异常，头颈部较多见。大多数累及皮肤和皮下组织的血管畸形出生时即明确可见。病变在组织学上大体可分为毛细血管畸形、静脉畸形和动静脉畸形三种或上述三种类型的混合。

【诊断要点】①毛细血管畸形表现为毛细血管扩张和/或毛细血管数量增加。血管被覆扁平、不活跃的内皮，无核分裂。②静脉畸形最常见，以增大、扩张的静脉管道为特征，可见相互连接的裂隙样管腔，有扁平的内皮细胞，无分裂活性。管壁有不同数量的平滑肌（相对于管腔的直径还是显得少），管腔充以红细胞。血管内常见血栓，可发生机化和钙化；血管球静脉畸形表现为数层或巢状排列的圆形或椭圆形、含丰富嗜酸性胞质的血管球细胞围绕薄壁裂隙样静脉。③动静脉畸形可表现为增加的毛细血管、静脉和动脉，疏松分布在纤维性或纤维黏液性背景中；或是增大的静脉和中等大小弯曲的动脉紧密排列。

【鉴别诊断】血管瘤和血管内皮瘤的内皮细胞均有增殖活性，血管畸形的内皮细胞无分裂。

七、淋巴管畸形

淋巴管畸形（lymphatic malformation）是胚胎时期淋巴管形态发生的异常，也称淋巴管瘤（lymphangioma）。病变多见于儿童及青少年，舌最好发，常引起受累组织的畸形。

【诊断要点】①病变主要由扩张的淋巴管腔构成，内衬内皮细胞，可以是毛细管型或海绵状，内含淡嗜伊红的淋巴液并含少许成熟的淋巴细胞。②舌部淋巴管瘤通常位于固有层乳头中，直接与表面上皮接触，有时管腔扩张将上皮压迫得很薄，并向表面突出呈乳头状。③较大的淋巴管可有非常薄的、不完整的平滑肌层。周围的疏松结缔组织间质有不同程度的淋巴细胞浸润，常有显著的淋巴滤泡形成。④颈部的囊性水瘤是腔隙较大的淋巴管畸形。⑤淋巴管畸形的内皮细胞表达 D2-40、vWF 和 CD31，层粘连蛋白强阳性。

淋巴管畸形（图片）

（李铁军）

第三节　口和口咽部其他病变

一、纤维上皮息肉

纤维上皮息肉（fibroepithelial polyp）为口腔黏膜发生的外突性肿物，多见于颊、唇、舌等。病变大小不

一、肿物有蒂或无蒂,颜色粉红,质较韧或实性,有时为分叶状。

【诊断要点】①病变主要由较致密的纤维组织构成;②胶原纤维纵横排列,与正常组织间无明显界限;③一般成纤维细胞较少,但有时较多并可见多核成纤维细胞;④表面被覆的复层鳞状上皮可见过度角化。

纤维上皮息肉
(图片)

【鉴别诊断】纤维瘤有包膜,为真性肿瘤;纤维上皮息肉为非肿瘤性增生。

二、牙龈瘤

牙龈瘤(epulis)为牙龈局限性慢性炎症性增生,一般存在创伤和菌斑、牙石等慢性刺激因素,而非真性肿瘤。病变多见于上前牙区牙间乳头。女性较男性多见,可表现为质软、紫红色包块,似肉芽组织,易出血,也可为粉红色,与正常牙龈颜色相似,质地较硬。

【诊断要点】①肉芽组织内见较多炎症细胞浸润,血管内皮细胞增生呈片状即化脓性肉芽肿的表现,或见大量薄壁中小血管,称为血管性牙龈瘤;②较明显的成熟纤维组织增生伴炎症细胞浸润,可见骨化、钙化及牙骨质小体样结构,称为纤维性牙龈瘤;③灶性多核巨细胞,不同程度出血,其间为比较成熟的纤维结缔组织,称巨细胞龈瘤。

【鉴别诊断】牙龈纤维瘤病和药物性牙龈增生常累及多个牙龈,且后者有药物服用史;牙龈神经纤维瘤病也累及多处牙龈,病变范围更大,为神经纤维性增生,S-100 染色多呈阳性。

三、放线菌病

放线菌病(actinomycosis)多累及面部或颈部软组织。早期症状为牙关紧闭或一侧颈部出现暗紫色肿胀硬结。约 2 个月后形成多发性脓肿及瘘管,排出的脓液中可找到硫黄颗粒,可侵犯颌骨。

【诊断要点】①主要表现为炎症和脓肿,其中可见泡沫样细胞。②炎性肉芽组织或脓肿内可见硫黄颗粒,呈圆形或分叶状,由菌体及菌丝组成;菌丝在边缘部呈放射状,菌丝顶部呈杵状体样结构。③菌团周围有大量中性粒细胞环绕,再外有上皮样细胞、巨细胞及嗜酸性粒细胞散在其中。④最外层为致密的纤维结缔组织。

【鉴别诊断】放线菌团存在时易与其他非特异性化脓性炎症鉴别。

四、淀粉样变

淀粉样变(amyloidosis)是淀粉样物质在组织中沉积所致,有系统性和局部性、原发性和继发性之分。口腔的淀粉样变多为原发性,以累及舌为主,也见累及唾液腺和黏膜者。多发性骨髓瘤可伴有舌淀粉样变。病变部位不同程度肿大,发硬。

【诊断要点】①黏膜固有层、肌层部出现均质、淡嗜伊红无定型物沉积,正常结构消失或不清晰,血管周围或血管壁可较明显;②刚果红染色呈砖红色,若用偏光显微镜观察,可见到绿色的双折射物,甲基紫可使淀粉样物质染成紫红色,硫黄素 T 染色可见阳性荧光;③电镜下淀粉样物质呈特征性的纤维性结构。

淀粉样变(图片)

【鉴别诊断】刚果红染色阳性可以与局限性硬皮病、口腔黏膜下纤维化相鉴别。

五、疣状黄瘤

疣状黄瘤(verruciform xanthoma)以吞噬类脂质细胞在口腔黏膜乳头层聚集为特点的瘤样病变。该病多发生在牙龈,牙槽黏膜,偶有多发。患者无自觉症状。病变高于或低于正常黏膜面,呈斑块状、颗粒状、疣状或乳头状,颜色从灰白至红色不等。病变一般界限清楚,直径 0.1~2cm。

【诊断要点】①上皮呈疣状或乳头状增生,表面过度角化;或上皮向深部结缔组织增生。②上皮表面多呈反复深陷折叠,构成裂隙样间隙,内有角化物填充。③钉突延长,但无上皮异常增生。钉突间结缔组织乳头内充满胞质丰富的泡沫细胞。胞体呈圆形或多边形,界限清楚,核小而固缩,位于细胞中央,此即所谓黄瘤细胞(图 2-5)。④深部固有层泡沫细胞较少,有不同程度的炎细胞浸润。⑤黄瘤细胞 α_1-AT 和 α_1-ACT 免疫染色阴性。病变上皮中可见较多朗格汉斯细胞。

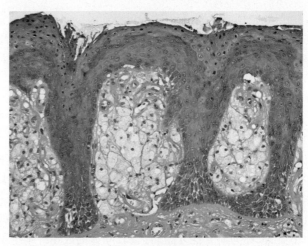

图 2-5 疣状黄瘤

增生上皮钉突间的固有层结缔组织,内见黄瘤细胞。

【鉴别诊断】疣状增生、乳头状瘤等不含黄瘤细胞。

六、嗜酸性淋巴肉芽肿

嗜酸性淋巴肉芽肿(eosinophilic lymphogranuloma)为原因不明的淋巴组织增生伴嗜酸性腺病浸润的疾病,也称木村病。多见于年轻人的腮腺、下颌下腺区皮肤及皮下组织。皮肤可有瘙痒、色素沉着。外周血中常见嗜酸性粒细胞计数增多。

【诊断要点】皮肤及皮下组织、淋巴结、邻近腺体及肌组织均可受累。主要表现:①淋巴组织增生,可形成淋巴滤泡,滤泡中心可见嗜酸性物质沉积;②病变中弥散性嗜酸性粒细胞浸润,可形成嗜酸细胞性脓肿;③血管增生、内皮细胞肿胀;④病变后期出现纤维化,炎症细胞成分减少。

七、坏死性唾液腺化生

坏死性唾液腺化生(necrotizing sialometaplasia)是病因不明且有自愈倾向的唾液腺良性病变,多发生于硬腭、软腭交界处。特征为黏膜表面火山口样溃疡,可深达骨面;也可呈发红的肿块。病变6~8周可自愈。本病手术创伤后亦可出现。

【诊断要点】①溃疡周围上皮可呈假上皮瘤样增生;②腺泡破坏、消失、黏液溢出,腺小叶坏死,但腺小叶轮廓尚存;③腺导管可见明显的鳞状化生,形成上皮条索或上皮岛(图2-6),可有较明显的核分裂,但无病理性核分裂,一般无核非典型性;④腺体内弥散的炎症细胞浸润;⑤涉及腺体的活检术、累及唾液腺其他种类手术的术后均可出现上述类似病变。

【鉴别诊断】鳞癌不形成腺小叶样结构,呈浸润性生长,可出现病理性核分裂;黏液表皮样癌呈多囊性浸润性生长,高分化者有较多的黏液细胞,中低分化者浸润性生长较明显,不呈单个小叶样生长。

八、黏液囊肿及舌下囊肿

黏液囊肿(mucocele)及舌下囊肿(ranula)多见于唇黏膜,其次为颊、口底、舌部及腭部黏膜。病灶多在1cm以下。发生在口底部位的囊肿与舌下腺及颌下腺相关,又称舌下囊肿或蛤蟆肿。

【诊断要点】①外渗性黏液囊肿:黏液外溢进入结缔组织中,黏液被炎性肉芽组织或纤维结缔组织包围,无上皮衬里,大多为此型;②黏

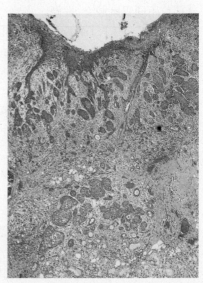

图 2-6 坏死性唾液腺化生

黏膜上皮假上皮瘤样增生,黏膜下层见化生的鳞状上皮团。

液潴留囊肿：特点为内衬扁平或假复层柱状上皮细胞，常可见唾液腺导管通向囊腔，相互移行。

【鉴别诊断】有时吞噬细胞聚集可类似于腺泡细胞癌，但吞噬细胞为 CD68 阳性。

黏液囊肿（图片）

九、鳃裂囊肿

鳃裂囊肿（branchial cleft cyst）又名淋巴上皮囊肿，属于发育性囊肿或获得性囊肿，位于颈上部下颌角附近。多在青春期出现肿块，界限清楚且活动。患者无明显症状。

【诊断要点】①囊壁内衬复层鳞状上皮，也可含有假复层柱状上皮；②纤维性囊壁内有大量淋巴样组织并形成淋巴滤泡；③囊肿内为黄绿色或棕色清亮液体，或黏液样、胶样物；④第一鳃裂囊肿的囊壁内缺乏淋巴样组织（多位于下颌角以上和腮腺区）。

【鉴别诊断】艾滋病相关唾液腺囊性淋巴样增生有多个含淋巴样间质的囊性病变，艾滋病病史也有助于鉴别。

鳃裂囊肿（图片）

十、皮样囊肿和表皮样囊肿

皮样囊肿（dermoid cyst）和表皮样囊肿（epidermoid cyst）的囊肿大小不一，常发生在皮下或黏膜下或发生在口底、舌下区或颈部正中区。囊肿界限清楚，生长慢，触之韧。病灶位于下颌舌骨肌之上时可使舌抬高，导致语言或呼吸困难。

【诊断要点】肉眼见病变呈圆形、椭圆形或不规则形，囊壁薄（皮样囊肿可较厚），囊内为黄白色皮脂样物或豆渣样物。镜下表现：①囊肿壁由复层鳞状上皮衬里，角化层朝向囊腔面，粒层明显，一般无钉突或可见短钉突。囊腔内见红染角化物；②囊壁为成熟纤维结缔组织；③有皮肤附属器者为皮样囊肿，反之为表皮样囊肿；④囊肿可破裂，使内容物直接与结缔组织接触，引起炎症及异物巨细胞反应。

十一、甲状舌管囊肿

甲状舌管囊肿（thyroglossal cyst）青少年多见。囊肿多位于颈部中线皮下，表面光滑，界清，可有波动感，可随吞咽而上下移动。感染时可形成窦道，排出脓性渗出物。

【诊断要点】肉眼见完整摘除的囊肿呈圆形，囊壁内面光滑，内含清亮浆液或黏液。镜下表现：①发生在舌骨水平以上者，常内衬复层鳞状上皮；位于舌骨水平以下者常为纤毛柱状上皮，同一囊肿内可见不同类型的上皮衬里。②囊壁纤维组织中有时可见甲状腺组织、淋巴样组织、黏液细胞和黏液腺体等。③发生感染时上皮可增生或连续性中断，有时上皮消失。④囊壁纤维组织中有炎性细胞浸润。

（李铁军）

第四节 唾液腺疾病

一、IgG4 相关性唾液腺炎

IgG4 相关性唾液腺炎（chronic sclerosing sialadenitis）是唾液腺组织含较多 IgG4 阳性浆细胞的炎症细胞浸润，腺实质萎缩，最终发生纤维化的炎症性疾病。多数在颌下腺，单双侧均可发病。表现为硬性肿物，不易与肿瘤区别。患者可有进食疼痛，可伴泪腺肿大、IgG4 相关自身免疫性胰腺炎等。血清 IgG4 增高。

【诊断要点】①腺小叶内外，特别是导管、腺泡周围淋巴细胞和浆细胞浸润，形成形态不规则的有地图样生发中心的淋巴滤泡。②腺体间质有明显的纤维化、腺泡萎缩。病变发展至一定阶段时，可见小叶间结缔组织增厚，含活跃的成纤维细胞、淋巴细胞和浆细胞，有时见嗜酸性粒细胞。③炎症、纤维化和腺实质萎缩逐渐加重，可见闭塞性静脉炎。腺小叶结构通常存在。可见导管周围纤维化、上皮增生、鳞状化生和黏液细胞。④免疫组化见 IgG4 阳性细胞多于 50 个 /HPF，与 IgG 阳性细胞的比值一般大于 0.4。

【鉴别诊断】IgG4 免疫组化阳性细胞较多有助于与普通慢性唾液腺炎鉴别。

二、慢性阻塞性唾液腺炎

慢性阻塞性唾液腺炎（chronic obstructive parotitis）是多种原因引起腺体导管阻塞导致的腺体炎症。多由于唾液腺导管结石引起。颌下腺及腮腺好发。患者唾液腺肿大,有酸胀感,进食时加重,挤压患部有浑浊样涎液流出。影像学检查可见导管扩张、结石。

【诊断要点】①早期导管周围有炎症反应,结缔组织水肿,淋巴细胞、浆细胞浸润,血管扩张充血,导管系统扩张,管壁上皮细胞变性,管腔内有嗜伊红唾液沉积物;②晚期纤维组织增生,且玻璃样变性导致管腔狭窄,腺泡大部破坏消失,仅存导管,唾液腺被修复的纤维组织取代;③有时可见结石。

【鉴别诊断】慢性硬化性唾液腺炎不含导管结石,导管系统扩张不明显。

三、淋巴上皮性唾液腺炎和舍格伦综合征

淋巴上皮性唾液腺炎(lymphoepithelial sialadenitis)是以唾液腺组织明显的间质淋巴细胞浸润、腺体实质萎缩和淋巴上皮病变(上皮肌上皮岛)形成为特征的自身免疫性病变。该病与舍格伦综合征(Sjögren syndrome)的关系密切,后者的唾液腺改变即为淋巴上皮性唾液腺炎。该病多见于中年女性,表现为口干、龋齿增多等。患者可伴有类风湿性关节炎等全身性疾病。

【诊断要点】①腺体内可见淋巴细胞及组织细胞增生、浸润,病变多从小叶中心开始;②淋巴细胞浸润于腺泡之间,严重者可见腺泡破坏或消失,小叶轮廓一般仍保留,一般无纤维增生;③小叶内导管上皮增生,形成"上皮岛";④唇腺病理变化与大唾液腺相似,每50个以上的淋巴细胞为一个浸润灶,一般2个以上浸润灶具有诊断意义;⑤淋巴组织成分及上皮成分均可恶变。

【鉴别诊断】慢性唾液腺炎多有明显的纤维组织增生,浸润细胞多为混合性。

四、多形性腺瘤

多形性腺瘤(pleomorphic adenoma)是由上皮、黏液样、软骨样成分构成的形态上多形性的肿瘤。腮腺、腭腺最多见。肿瘤无痛性缓慢生长,呈结节状或圆形,活动;多有完整包膜;剖面呈实性灰白色,可见部分区域呈胶冻样,半透明;也可见浅蓝色软骨样区;可见囊性区、出血及钙化。

多形性腺瘤(图片)

【诊断要点】镜下表现:①肿瘤由上皮成分,黏液样组织和软骨样组织构成。②上皮成分由腺上皮和肌上皮细胞构成。腺上皮细胞呈立方状,排列成管状,管腔周围为肌上皮细胞。肌上皮细胞可呈梭形或星状、胞质透明状、浆细胞样或梭形,呈片状或弥散分布。③上皮成分一般无细胞的异型性,核分裂少见,可发生鳞状细胞化生。④黏液样成分及软骨样组织可多可少,多与肌上皮细胞相延续。⑤肿瘤中还可见骨化、钙化、脂肪组织及出血和玻璃样变等。

【鉴别诊断】①肌上皮瘤无导管、无软骨组织,黏液样组织少;②腺样囊性癌浸润性生长,一般不形成黏液软骨样组织;③恶性多形性腺瘤含有多形性腺瘤成分,也含有癌或肌上皮癌的成分;④基底细胞腺瘤的上皮成分多由基底膜与肿瘤间质分开,无黏液软骨样组织。

多形性腺瘤(病例)

五、肌上皮瘤

肌上皮瘤(myoepithelioma)是几乎全部由具有肌上皮分化特点的细胞构成的良性唾液腺肿瘤。病变较少见,主要见于腮腺和腭部,呈无痛性缓慢生长。

【诊断要点】肉眼见圆形或结节状肿物,可有包膜。切面呈灰白或淡黄色,可见出血。镜下表现:①肿瘤性肌上皮细胞可为浆细胞样、梭形细胞、透明细胞,也可为立方形或圆形的上皮样细胞;②浆细胞样肌上皮细胞片块状或散在分布,梭形细胞似平滑肌,束状或漩涡状排列,透明细胞样和立方形肌上皮细胞多排列成片;③肿瘤中常以某种肌上皮细胞成分为主,也可数种细胞混合存在;④可见黏液样区但不形成软骨样组织;⑤无腺管样结构或腺管样结构区占肿瘤10%以下;⑥肿瘤至少表达一种肌上皮标志物。

【鉴别诊断】①以浆细胞样细胞为主的肌上皮瘤有时需与浆细胞瘤相鉴别,后者不表达肌上皮标志物;②梭形细胞肌上皮瘤有时需与平滑肌瘤相鉴别,后者少发生于唾液腺,细胞核多呈杆状,不表达神经胶质细胞原纤维酸性蛋白(glial fibrillary acidic protein,GFAP)和S-100;③神经纤维瘤不表达肌上皮标志物。

六、基底细胞腺瘤

基底细胞腺瘤(basal cell adenoma)是基底样细胞构成的良性肿瘤,多见于老年男性,大、小唾液腺均可

发生。肿瘤呈无痛性缓慢生长,亦可出现疼痛,一般界限清楚,可活动。肿瘤直径多为2~3cm;一般有完整包膜;剖面实性,呈灰白或灰黄色,可见囊性区。

【诊断要点】①肿瘤由较单一的基底样细胞构成,大小一致,胞质较少,细胞为圆形或梭形。②肿瘤团外围的细胞核深染,呈栅栏状排列;肿瘤团中央的细胞稍大,核染色较浅。③根据肿瘤细胞的排列特点可分为实性型、小梁型、管状型和膜性型,后者有厚的基底膜样物质围绕肿瘤细胞团块,此型可伴头皮圆柱瘤或毛发上皮瘤并有家族史,罕见情况下可见腺样囊性型(图2-7)。④肿瘤间质为纤维组织,常有S-100强表达。⑤腺上皮细胞上皮膜抗原(epithelial membrane antigen,EMA)及细胞角蛋白(cytokeratin,CK)阳性;肌上皮细胞波形蛋白(vimentin)、肌动蛋白(actin)、SMA或钙调理蛋白阳性。

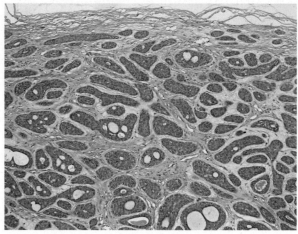

图2-7 基底细胞腺瘤
包膜薄,肿瘤细胞形成小梁,局部细胞呈筛状排列。

【鉴别诊断】①多形性腺瘤中肌上皮细胞与黏液软骨样组织过渡,上皮成分与间质界限不明显;②管状腺瘤间质水肿,毛细血管扩张,珠子样肿瘤细胞双层排列;③基底细胞腺癌和腺样囊性癌均有浸润性生长。

七、沃辛瘤

沃辛瘤(Warthin tumor)也称腺淋巴瘤,是由内层为柱状嗜酸性细胞、外层较小的基底细胞构成的囊性腺样,通常含乳头状结构,间质为不等量的含滤泡的淋巴样组织的肿瘤,也称腺淋巴瘤。常见于老年患者腮腺。肿瘤生长缓慢,较柔软或有囊性感;剖面多为暗红色,可见内含黏液、胶冻样物或干酪样物的小囊腔。

【诊断要点】①肿瘤由上皮成分和淋巴样成分构成。②肿瘤形成大小不一的囊腔,其表面衬覆假复层排列的柱状细胞和立方细胞,其中柱状细胞靠近腔面,排列整齐;立方细胞靠近间质。两种细胞的胞质嗜酸性,可见细小的颗粒。③上皮细胞常形成乳头突入囊腔。④上皮成分可见鳞状细胞、黏液细胞及皮脂腺细胞化生。⑤间质为淋巴样组织,可多可少,并可形成淋巴滤泡,其间可见其他炎症细胞。

沃辛瘤(图片)

【鉴别诊断】①嗜酸细胞腺瘤无明显淋巴样成分和双层上皮细胞排列。②皮脂淋巴腺瘤和淋巴上皮囊肿无典型嗜酸性双层细胞。

八、嗜酸细胞腺瘤

嗜酸细胞腺瘤(oncocytoma)是少见的由胞质内含大的嗜酸性颗粒的细胞构成的肿瘤。病变多发生于老年人腮腺,呈无痛性缓慢生长。

【诊断要点】肉眼见肿物呈圆形、卵圆形或分叶状,有包膜。剖面呈浅黄色或暗红色,可见小囊腔。镜下表现:①瘤细胞体积较大,呈圆形或多边形,细胞界限清楚,胞质丰富,含嗜伊红颗粒,胞核圆形,可见核仁或双核细胞。②瘤细胞排列成片状、小梁状或管状。部分区域可见透明细胞。③间质为纤维组织并可见散在的淋巴组织。④免疫组化染色可见瘤细胞线粒体抗原呈强阳性。

嗜酸细胞腺瘤(图片)

【鉴别诊断】①嗜酸性细胞增生症常为多灶,无包膜;②腺淋巴瘤含囊腔及丰富的淋巴样间质。

九、囊腺瘤

囊腺瘤(cystadenoma)是以含内衬上皮的多囊性结构为特点的肿瘤。腮腺及腭部多见,少数发生于磨牙后区。本病20~50岁多见。肿物界限清楚但无包膜。剖面呈灰白色或淡黄色,有大小不等的囊腔,可见乳头状突起,囊腔内含胶冻样物。

【诊断要点】可分为乳头状囊腺瘤和黏液性囊腺瘤。①乳头状囊腺瘤由多个囊性结构构成。囊腔内见有结缔组织轴的乳头状突起,表面细胞为立方形,其间分布黏液细胞,部分区域可见立方形细胞为多层或呈团块状,肿瘤无包膜。②黏液性囊腺瘤的囊腔衬里上皮为黏液细胞和杯状细胞,肿瘤亦无包膜,与周围组织界限不清(图 2-8)。③囊腺瘤的间质为结缔组织,可见炎症细胞浸润。

【鉴别诊断】腺淋巴瘤含丰富的淋巴样间质;囊腺癌以浸润性生长,细胞非典型性和较多的核分裂为特点。

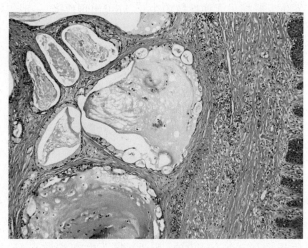

图 2-8 囊腺瘤

黏液细胞型,黏膜下见多个衬覆黏液细胞的囊腔。

十、腺泡细胞癌

腺泡细胞癌(acinic cell carcinoma)含有向浆性腺泡细胞分化、胞质含酶原颗粒细胞的唾液腺上皮性恶性肿瘤,多见于腮腺。肿瘤生长缓慢,少数生长快,伴疼痛。肿瘤可有不完整包膜,剖面呈黄白色,质脆,可见出血、坏死和囊性变。

【诊断要点】①典型肿瘤细胞为圆形或多边形,无明显异型性。胞质有嗜碱性颗粒,胞核较小,深染;此外还可见透明细胞、空泡细胞、闰管样细胞和较大的非特异性腺细胞。肿瘤往往以其中一种细胞为主。②肿瘤细胞排列形成的结构包括实性型、细胞间有较多微小囊性腔隙的微囊型、含乳头的乳头状囊性型和类似于甲状腺滤泡的滤泡型。各种类型可混合存在。细胞团间为纤细的纤维组织。③肿瘤细胞可呈透明细胞样,有的肿瘤间质含较多的淋巴样组织。④部分肿瘤可出现高级别转化,往往为分化低的癌。⑤呈腺泡细胞分化者 PAS 染色阳性(抗淀粉酶消化)。

【鉴别诊断】①中间细胞较多的黏液表皮样癌可类似于腺泡细胞癌,但可找到表皮样分化,淀粉酶消化 PAS 染色阴性。②分泌性癌的肿瘤细胞质呈空泡状,没有腺泡细胞癌特征性的酶原颗粒。常见 S-100、STAT5a 及 Mammaglobin 强阳性表达,并具有 *ETV6-NTRK3* 基因融合。③透明肌上皮为主的上皮 - 肌上皮癌、肌上皮癌有肌上皮抗原表达。④嗜酸性腺瘤部分细胞 p63 阳性,细胞内颗粒线粒体染色阳性。⑤转移性肾透明细胞癌 CD10 和 vimentin 阳性。⑥转移性甲状腺癌表达甲状腺球蛋白和甲状腺转录因子 -1(thyriod transcription factor1,TTF-1)。

腺泡细胞癌(图片)

十一、黏液表皮样癌

黏液表皮样癌(mucoepidermoid carcinoma)是由不同比例的黏液细胞、中间细胞、表皮样细胞构成的恶性肿瘤,多见于腮腺、腭及磨牙后区。儿童及青少年女性亦较多见。高分化者生长缓慢;低分化者生长快,可出现疼痛、溃疡及神经受累的情况。高分化者可界限较清,无完整包膜,切面有大小不等的囊腔,内含黏液;低分化者界限不清,侵及周围组织,切面实性成分多。

【诊断要点】①肿瘤由黏液细胞、鳞状细胞和中间型细胞构成。黏液细胞为高柱状,胞质透明;鳞状细胞成团分布,角化珠不多见;中间型细胞体积小,胞质少,似鳞状上皮的基底细胞。②黏液细胞和表皮样细胞占 10% 以上,排列成片,常见乳头突入的囊腔和间质黏液湖。此种为高分化。③低分化者以表皮样细胞和中间型细胞为主,黏液细胞低于 10%,排列成片或实性上皮团,常见核分裂,细胞异型性明显。④中分化者介于高分化和低分化者之间,以中间型细胞和鳞状细胞为主,异型性不明显。黏液细胞高于 10%。⑤变异型包括硬化性伴嗜酸细胞浸润、嗜酸细胞型、透明细胞型和梭形细胞型。⑥ PAS 染色、黏液卡红或 alcin 蓝染色对鉴别黏液细胞较重要。

【鉴别诊断】低分化者与鳞癌的区别主要靠黏液细胞分化;腺泡细胞癌、转移性肾透明细胞癌和透明细胞肌上皮癌不含典型的黏液细胞,前两者一般无鳞状细胞分化。

黏液表皮样癌
(图片)

十二、腺样囊性癌

腺样囊性癌（adenoid cystic carcinoma）是腺上皮、肌上皮细胞双相分化，具有管状、腺样和实性结构，病程缓慢但长期预后不佳的唾液腺恶性肿瘤。腮腺、舌下腺和腭多见。患者常早期出现疼痛、麻木、面瘫等症状。肿物小而硬，边界不清。肿瘤呈不规则形，与正常组织无明显界限。剖面呈灰白色，实性，较硬。

【诊断要点】肿瘤由腺上皮细胞和肌上皮细胞构成，两种细胞均较小，核深染，无明显异型性，核分裂少见，胞质少。腺上皮细胞排列成管状；肌上皮成分占肿瘤的大部分，常为片状或围绕在管状结构外围，细胞核常呈角状。

按肿瘤排列可分为 3 种类型，分别为腺样型（肿瘤细胞排列成筛孔状，筛孔内含嗜酸性或嗜碱性黏液，也有玻璃样变的间质或基膜样物质）、管状型（管样结构的内层为腺上皮细胞，外层为肌上皮细胞，也可见许多小条索结构）和实性型（大片状肿瘤细胞，中心可出现坏死，核分裂较多），同一肿瘤中可见上述 3 种结构。

肿瘤细胞常浸润神经纤维。少数病例可发生高级别转化或与其他类型肿瘤形成杂交瘤。

【鉴别诊断】基底细胞腺癌中肌上皮细胞胞质不透明，细胞核不呈角状；多形性腺癌常有乳头状结构，靶样神经、血管浸润，肌上皮细胞不似腺样囊性癌胞质透明、角状细胞核的表现。

十三、上皮 - 肌上皮癌

上皮 - 肌上皮癌（epi-myoepithelial carcinoma）是由上皮、肌上皮细胞以不同比例构成，典型者为内层衬覆导管上皮细胞，外层为透明肌上皮细胞形成的管状结构的低级别癌。老年女性腮腺多见。少数肿瘤有疼痛、粘连等表现。肿物呈圆形或结节状、分叶状，无完整包膜。切面呈实性，灰白色，可见出血、坏死及囊性变。

【诊断要点】①肿瘤由腺上皮细胞和肌上皮细胞构成。前者为立方形或低柱状，胞质嗜酸；后者胞核呈圆形、卵圆形或梭形，深染，胞质透明。②典型结构为立方形腺上皮细胞构成内层、透明肌上皮细胞构成外层的双层管。③有时肿瘤以肌上皮细胞为主，片状排列，腺上皮细胞构成的管样结构分布于其中，数量较少。④瘤细胞的异型性、核分裂不明显。间质为纤维结缔组织。⑤可出现嗜酸细胞型、双透明型等亚型，以及出现乳头状结构等，还可以发生高级别转化、与其他类型肿瘤构成杂交瘤的情况。⑥管状结构的内层细胞角蛋白阳性；外层细胞表达肌上皮标志物。

【鉴别诊断】腺泡细胞癌、黏液表皮样癌和皮脂腺癌无肌上皮分化；恶性肌上皮瘤无管状结构；转移性肾透明细胞癌无肌上皮分化。

十四、唾液腺导管癌

唾液腺导管癌（salivary duct carcinoma）是类似于乳腺高级别导管癌的少见的高度恶性肿瘤。男性多见。肿瘤生长快，浸润周围组织。患者可出现神经受累症状如疼痛、麻木等。肿瘤大小不一，界限不清。切面呈灰白或浅黄色，内可见小囊。

【诊断要点】①肿瘤细胞单一，体积大，呈立方形或多边形。胞质丰富，嗜酸性，胞核大，染色深，核异型性明显。可见瘤细胞顶浆分泌现象。②瘤细胞可排列成粉刺样（图 2-9）、乳头状、筛孔状和实性，浸润性生长。③肿瘤中可出现肉瘤样成分、黏液样癌成分、微乳头成分，也可与其他类型肿瘤形成杂交瘤。④瘤体及瘤周组织中可见导管扩张，上皮增生可呈乳头状等导管癌的早期病变。⑤多数肿瘤表达 AR、HER2 和 GCDFP15。

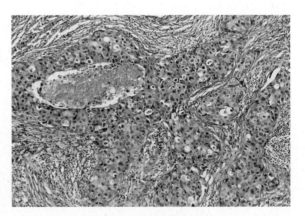

图 2-9　唾液腺导管癌
非典型性明显的导管上皮分化的肿瘤细胞
出现粉刺样坏死。

【鉴别诊断】乳头状囊腺癌中的乳头更明显，肿瘤细胞胞质不如导管癌丰富，细胞非典型性不如导管癌明显；嗜酸细胞癌细胞含丰富的胞质线粒体，一般不形成囊样结构；腺样囊性癌（实性型）一般存在筛状结构和管状结构，有肌上皮细胞分化。

十五、癌在多形性腺瘤中

癌在多形性腺瘤中(carcinoma EX pleomorphic adenoma)来自多形性腺瘤恶变,多见于腮腺、颌下腺和小唾液腺。本病病程较长,常表现为肿物突然生长加快且伴有疼痛、出现溃疡等。肿物大小不一,无包膜或有不完整包膜。剖面呈灰白色,质软或呈鱼肉状,可见出血、坏死和囊性变。

【诊断要点】①肿瘤细胞具有恶性肿瘤的特点,异型性较明显,浸润性生长,可以是各种唾液腺恶性肿瘤的表现,如肌上皮癌、唾液腺导管癌、腺样囊性癌等,同时具有多形性腺瘤的结构特点。②组织学分型:在多形性腺瘤中见明显的恶性肿瘤区,但限于包膜内,无周围组织浸润,称非侵袭性癌;肿瘤组织浸润周围组织小于1.5mm时称微侵袭性癌,浸润范围大于1.5mm时为侵袭性癌;同时具有癌和肉瘤的特征(通常为软骨肉瘤的形态)时呈癌肉瘤;具有良性多形性腺瘤的形态,但发生远处转移者为转移性多形性腺瘤。③提示多形性腺瘤恶变的指征有出现坏死灶、出血、钙化或大片玻璃样变。

【鉴别诊断】多形性腺瘤不含恶性成分;各种单纯的唾液腺癌不伴有良性多形性腺瘤成分。

十六、肌上皮癌

肌上皮癌(myoepithelial carcinoma)为几乎全部由呈肌上皮分化的细胞构成的呈侵袭性生长、具有转移潜能的肿瘤。本病少见,多见于腮腺,也可发生于小唾液腺。肿瘤无明显界限,浸润周围组织,术后易复发,可发生转移。

【诊断要点】①细胞和组织学结构类似于肌上皮瘤。瘤细胞呈椭圆形、浆细胞样或梭形,也可以是透明细胞。②肿瘤细胞有较明显的异型性,有时核分裂较多。③同一肿瘤中可有不同类型的细胞,可以一种细胞为主。④瘤细胞排列成片状、结节状,边缘常呈花边样浸润性生长。⑤肿瘤中可见黏液样区和鳞状细胞化生,也可见坏死(图2-10)。⑥免疫组化可见瘤细胞表达肌上皮标志物。

【鉴别诊断】肌上皮瘤细胞分化良好,无浸润性生长;平滑肌肉瘤需与梭形细胞肌上皮瘤鉴别,前者细胞核多呈杆状,有核旁空泡,发生在唾液腺者罕见;癌在多形性腺瘤中可见良性成分,恶变为肌上皮癌同时不见良性多形性腺瘤成分时难以鉴别,病史可提供线索;恶性外周神经鞘瘤不表达肌上皮抗原。

十七、多形性腺癌

多形性腺癌(pleomorphic adenocarcinoma)是以细胞形态的一致性、组织结构的多样性、浸润性生长方式为特征的上皮性恶性肿瘤。肿瘤常见于腭部,生长缓慢。肿物有一定界限,但无完整包膜。

【诊断要点】①肿瘤由腺上皮和肌上皮细胞构成,呈立方形或梭形。腺上皮细胞构成管样结构;肌上皮细胞散在排列。细胞大小一致,无明显异型性。②肿瘤具有结构上的多形性,可排列成团块状、小梁状、小导管状,有乳头的囊状、沿纤维分型分布呈"溪流状"和单排细胞形成的"列兵样"等,有时可见筛状排列。③肿瘤易侵犯神经纤维,围绕神经纤维呈靶心样(图2-11)。④间质纤维组织可见玻璃样变、出血等。

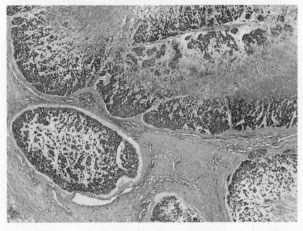

图2-10　肌上皮癌
肿瘤岛边缘呈花边样浸润,中央坏死。

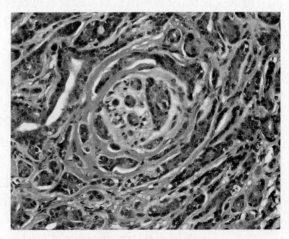

图2-11　多形性腺癌
肿瘤细胞呈漩涡状浸润神经纤维。

【鉴别诊断】乳头状囊腺瘤或囊腺癌以乳头状结构为主,而多形性腺癌一般只含少许乳头状结构;与腺样囊性癌的鉴别见本节"腺样囊性癌"。

十八、分泌性癌

分泌性癌(secretory carcinoma)是形态学类似于乳腺分泌性癌,并具有 *ETV6-NTRK3* 融合基因的唾液腺肿瘤,一般为低度恶性,为 2017 年 WHO 头颈部肿瘤分类(第 4 版)中唾液腺恶性肿瘤的新病种。

【诊断要点】①肿瘤排列方式多样,可呈实性巢状、微囊状、小管样、乳头囊或滤泡状;②肿瘤细胞胞质丰富,呈淡染的嗜酸性细颗粒状或空泡状,缺乏嗜碱性的胞质内酶原颗粒,部分管腔结构中存在嗜酸性分泌物;③分泌物呈耐淀粉酶消化的 PAS 染色阳性;④免疫组化染色:S-100、Mammaglobin 阳性;大部分病例 DOG1 阴性;⑤具有 *ETV6-NTRK3* 融合基因。

【鉴别诊断】与腺泡细胞癌的鉴别见腺泡细胞癌;黏液表皮样癌可见典型的黏液细胞、中间细胞和表皮样细胞,免疫组化显示 p63 弥漫阳性和 S-100 阴性;唾液腺导管癌常有粉刺样坏死及导管样、囊性乳头状或筛状结构,S-100 常为阴性,AR 为阳性;低级别导管内癌可见完整肌上皮细胞围绕所有囊性腔隙是其重要特征。

分泌性癌(图片)

(李铁军)

第五节 颌骨疾病

一、根尖周肉芽肿

根尖周肉芽肿(periapical granuloma)是在牙根尖周区病原微生物及其产物长期刺激下,根尖周组织遭破坏,逐渐被增生的炎性肉芽组织所取代形成的病变,也称根尖肉芽肿。患者可伴咀嚼不适或轻微疼痛,多无自觉症状。患牙常有深龋。X 线检查患牙根尖区有界限清楚的圆形透射影。

【诊断要点】①早期根尖周局限性充血、水肿,炎性肉芽组织增生;病变经不断扩展,炎症及肉芽组织范围进一步扩大,周围纤维组织增生,形成肉芽肿。②肉芽组织中可见成簇的吞噬脂质的泡沫细胞、胆固醇结晶裂隙及其周围的多核巨细胞。③部分病变内可见有增生的上皮团或上皮网。

二、根尖周囊肿及残余囊肿

根尖周囊肿及残余囊肿(radicular cyst)是与牙根尖区感染相关的炎症性囊肿。根尖周囊肿常见,少发生在乳牙列。X 线片表现为有清楚边缘的透光区并与相应的病源牙牙根有关。根尖周囊肿的病原牙拔除后,留在颌骨中的囊肿称残余囊肿。

【诊断要点】①无角化复层鳞状上皮衬里,有钉突。炎症消失后,上皮变薄,不见钉突,可有或多或少的近上皮处结缔组织透明变。②囊肿的上皮可含有黏液细胞和纤毛细胞。在一些病例中能见到独特的透明小体,并可发生钙化。③纤维囊壁中常有大量的胆固醇结晶沉积,同时伴异物巨细胞反应。④囊壁中有混合性炎症细胞浸润。

【鉴别诊断】牙源性角化囊肿可找到典型角化区,多与病变牙根无关;含牙囊肿囊壁薄,附着在牙颈部。

三、牙源性角化囊肿

牙源性角化囊肿(odontogenic keratocyst)是一种内衬较薄、呈不全角化的复层鳞状上皮,具有局部侵袭性的发育性牙源性囊肿。该囊肿下颌多见,颌骨可缓慢膨大。X 线表现为单房或多房透射影。囊壁较薄,囊内常含有黄白色角化物,有时可包绕未萌出牙。术后有较高的复发倾向,约 5% 的病例可并发痣样基底细胞癌综合征。

【诊断要点】①囊壁内衬上皮为薄层复层鳞状上皮,有角化(不全角化为主)。棘层细胞不典型,常有空泡变性。②上皮厚度均匀,一般由 5~8 层细胞构成,无钉突,易与结缔组织囊壁分离,上皮表面常呈皱褶状。③基底层细胞呈立方状或柱状,排列整齐。胞核染色深,栅栏样排列(图 2-12),有时见多层基底样细胞。④内衬上皮中分裂象易见。⑤纤维囊壁较薄,发生炎症时,上皮角化常消失,出现钉突。⑥囊壁中可见子囊或蕾状上皮团。

【鉴别诊断】含牙囊肿中可见牙颈部附着于囊壁的牙,囊壁内衬上皮薄,无角化;根尖周囊肿与病变牙相关,内衬上皮无角化;单囊型成釉细胞瘤的内衬上皮有较明显的星网状层样分化。

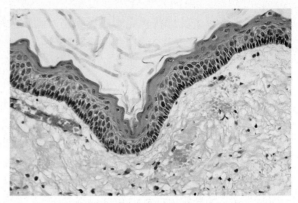

图 2-12　牙源性角化囊肿
病变内衬上皮表面不全角化,基底细胞排列成栅栏状。

四、含牙囊肿及萌出囊肿

含牙囊肿(dentigerous cyst)为囊壁附着在未萌出牙牙颈部的牙源性囊肿;X 线片为界限清楚的透射区,并与一个未萌出牙的牙冠相连;通常透射区包绕牙冠,但有时透射区的大部分或全部位于牙冠的一侧。如囊肿位于正在萌出牙的牙冠表面(软组织内),则称为萌出囊肿(eruption cyst)。

【诊断要点】肉眼见囊壁较薄,剖开可见囊壁附着在未萌出牙的牙颈部。镜下表现:①囊肿壁由 2~3 层细胞厚的无角化上皮衬里及薄层结缔组织构成,如有炎症,则上皮变厚;②衬里上皮可含有多少不等的产黏液细胞,有时也有纤毛细胞;③于衬里上皮邻近的囊壁结缔组织内,常见有不活跃的牙源性上皮岛存在;④囊液中的蛋白含量较牙源性角化囊肿高(多于 50g/L)。

【鉴别诊断】伴炎症时需与牙源性角化囊肿鉴别,后者可找到典型角化区;根尖周囊肿常伴明显炎症,一般与患牙的牙根相关,内衬上皮较含牙囊者厚。

五、牙源性钙化囊肿

牙源性钙化囊肿(odontogenic calcifying cyst)是一种单纯囊肿,其内衬上皮含类似于成釉细胞瘤的上皮成分和影细胞,后者可发生钙化。2005 年 WHO 分类曾将其表述为牙源性钙化囊性瘤,2017 年的 WHO 新分类又恢复了其原有的命名。该囊肿多见于上下颌骨的前份,伴发牙瘤者常累及上颌前部。X 线片上呈现为界限清楚的透射区,其中含有不等量的阻射物。病变多发生于骨,但也可发生于牙列区的软组织。

【诊断要点】①内衬上皮基底细胞呈柱状,排列整齐,核远离基底膜;②基底细胞浅层细胞排列疏松,似星网状;③上皮内见影细胞和钙化(图 2-13);④基底膜下方可见多少不等的牙硬组织形成。

如果病变为实性,肿瘤类似成釉细胞瘤,但有明显的影细胞分化和牙本质乃至其他牙体组织形成,则称为牙本质生成性影细胞瘤(dentinogenic ghost cell tumor)。在牙本质生成性影细胞瘤的基础上,肿瘤细胞有明显的恶性特征,浸润性生长时称为牙源性影细胞癌(odontogenic ghost cell carcinoma)。

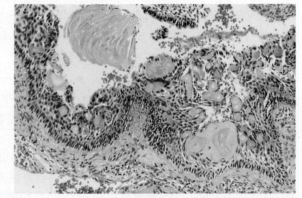

图 2-13　牙源性钙化囊肿
囊性结构的衬里上皮基底细胞呈柱状,
表面出现团状影细胞。

【鉴别诊断】应与单囊型成釉细胞瘤相鉴别,后者不含影细胞分化及牙本质样物质形成。

六、鼻腭管囊肿

鼻腭管囊肿(nasopalatine duct cyst)是来源于鼻腭导管上皮剩余的囊肿,可表现为切牙管囊肿(骨内)和龈乳头囊肿(软组织内)。该囊肿主要表现为在上颌腭中线前部出现肿胀。

【诊断要点】①囊肿由纤维囊壁及上皮衬里组成;②衬里上皮变化较大,可为复层鳞状上皮、纤毛柱状上皮或立方上皮,还可含黏液细胞;③囊壁内可见黏液腺或软骨,可含有较大的血管和神经束。

七、纤维性骨结构不良

纤维性骨结构不良（fibrous dysplasia of bone）又称骨纤维异常增殖症，为增生的可骨化的纤维组织代替正常骨组织的病变。本病多见于青少年颌骨，上颌多见。患侧颌骨膨隆，颜面部不对称，牙发生移位等。X线表现呈毛玻璃样。颌骨的骨皮质变薄，与骨松质之间无明显界限。

【诊断要点】①纤维组织代替了正常骨组织；②骨小梁形态不一、粗细不等，多排列呈"C"形、"O"形或"V"形，周围缺乏成骨细胞；③可见纤维组织直接化骨成为骨样组织；④分子病理学检查可见 GNAS 基因突变。

骨纤维异常增殖症
（图片）

【鉴别诊断】骨化性纤维瘤界限清楚，骨小梁周围常见成骨细胞排列，无 GNAS 基因突变。

八、骨化性纤维瘤

骨化性纤维瘤（ossifying fibroma）为边界清楚，由富于细胞的纤维组织和表现多样的矿化组织构成的肿瘤。本病常见于成人或青少年。患者颌骨肿大，症状不明显。X线片见界限清楚的透射影，内含不同数量的阻射物质。肿物界清，有时可见包膜。切面为实性，呈灰白或红褐色，含多少不等的钙化物质。

【诊断要点】①由纤维组织构成，其中含有不同数量的类似骨和/或牙骨质的矿化物。②软组织部分由富于细胞的纤维组织组成。③有些病变中含有圆形或分叶状的强嗜碱性钙化团块，偶尔其中见有埋入的细胞，另一些病变中含有典型化生的骨小梁，与骨纤维异常增殖症难以鉴别，肿瘤中上述两种硬组织可同时存在。④青少年（侵袭性）骨化纤维瘤指主要累及 15 岁以下青少年的活跃增生性病变，其中有含细胞的类骨质条索，但边缘无成骨细胞排列及典型编织样骨小梁，外围见成骨细胞围绕。纤维组织中可见核分裂，可见小的巨细胞灶。肿物与周围骨质分界清楚。

骨化性纤维瘤
（图片）

【鉴别诊断】纤维性骨结构不良。

九、朗格汉斯细胞组织细胞增生症

朗格汉斯细胞组织细胞增生症（Langerhans cell histiocytosis）是朗格汉斯细胞的肿瘤性增生，也称组织细胞增生症 X。其临床变异型包括莱特勒-西韦病、汉-许-克病和骨的孤立性嗜酸性肉芽肿。该病可累及全身各处，颌骨累及约占 10%，多数发生在儿童。X线表现为虫蚀样或穿凿样骨破坏。

【诊断要点】①病变为炎症样背景，内含灶状或片状分布的朗格汉斯细胞，其细胞核的特征是有皱褶或类似于咖啡豆的沟，或为分叶状、锯齿状。②核染色质分散，核仁不明显，核膜薄。核分裂可多可少。③病变中有多少不等的嗜酸性粒细胞、淋巴细胞、中性粒细胞、浆细胞，可见多核巨细胞和吞噬类脂的泡沫细胞。④电镜检查可见细胞内含特征性网球拍状的朗格汉斯颗粒；病变细胞表达 S-100、CD1a、langerin 等抗原。

【鉴别诊断】S-100、CD1a、langerin 阳性可与其他肿瘤及病变相鉴别。

十、成釉细胞瘤

成釉细胞瘤（ameloblastoma）是牙胚胎时期呈成釉器样分化的良性、具有局部侵袭性的肿瘤，好发于下颌磨牙区和升支。患者颌骨缓慢肿大，无自觉症状。X线表现为骨的多房性破坏，也可有单房性者。肿瘤大小不一，可使颌骨变薄，压之有乒乓球样感。剖面多为囊、实性，囊内含黄色或褐色液体；实性区为灰白色。

【诊断要点】可分为实性型、单囊型和外周型 3 种，共同的组织学特征是含柱状或立方状细胞和星网状细胞，两种细胞排列成团块或索条，外层为柱状细胞，内为星网状细胞。

实性型成釉细胞瘤常见组织学类型：①滤泡型，肿瘤细胞排列成团块状，与结缔组织有基底膜相隔。外层细胞为高柱状，细胞核远离基底膜。团块内部为星网状细胞，细胞间隙大，有突起相互连接。②丛状型，肿瘤细胞呈细条索状并且互相吻合成网状。外层为柱状、立方或扁平细胞，有时可见细胞核远离基底膜；内层细胞为星网状。

常发生的组织学变异：①肿瘤细胞团中可发生鳞状细胞化生并有角化珠形成，化生广泛者称为棘皮瘤型；②肿瘤细胞发生颗粒样变性，细胞体积大，细胞核小常偏位，胞质内含嗜酸性颗粒，称为颗粒细胞型；③肿瘤间质较多而肿瘤实质部分很少，称促结缔组织增生性成釉细胞瘤；④肿瘤细胞以基底样细胞为主，柱状及星网状细胞分化不明显,称为基底细胞型;⑤肿瘤内出现广泛的角化并伴有乳头状增生时称为角化成釉细胞瘤或乳头状角化成釉细胞瘤。

单囊型成釉细胞瘤:肿瘤形成囊腔,其生物学特性与一般的成釉细胞瘤不同。依据肿瘤的组成成分和结构不同,又可分为3种组织学亚型:第Ⅰ型为单纯囊性型,囊壁仅见上皮衬里,表现成釉细胞瘤的典型形态特点,包括呈栅栏状排列的柱状基底细胞(核深染且远离基底膜)和排列松散的基底上细胞,即所谓的Vickers-Gorlin标准(图2-14)。第Ⅱ型伴囊腔内瘤结节增殖,瘤结节多呈丛状型成釉细胞瘤的特点。第Ⅲ型肿瘤的纤维囊壁内有肿瘤浸润岛,可伴或不伴囊腔内瘤结节增殖。多部位取材对确诊非常必要。

外周型成釉细胞瘤:是发生在软组织的成釉细胞瘤,起源于口腔黏膜基底细胞,形态同一般成釉细胞瘤。

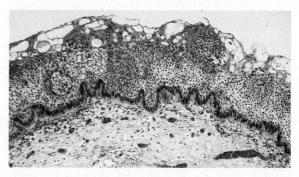

图2-14 单囊型成釉细胞瘤
肿瘤上皮类似于鳞状上皮排列,基底细胞排列成栅栏状,棘层细胞呈星网状排列。

【鉴别诊断】唾液腺肿瘤偶可发生在颌骨内,但少有星网状层分化,一般表达CK7,与成釉细胞瘤不同;基底细胞癌需与外周型成釉细胞瘤相鉴别,主要依据为星网状层分化和细胞核的极性倒置特点;成釉细胞纤维瘤除有成釉细胞瘤的成分外,富于成纤维细胞的间质亦为肿瘤成分;牙源性钙化囊肿、牙本质生成性影细胞瘤和牙源性影细胞癌均含影细胞成分,通常形成发育不良的牙本质或伴牙样成分;成釉细胞癌的细胞形态非典型性较明显,核分裂多见。

成釉细胞瘤(病例)

十一、牙源性腺样瘤

牙源性腺样瘤(adenomatoid odontogenic tumor)是牙源性上皮形成包括腺管样结构在内的多种结构的良性肿瘤,好发于10~20岁女性上颌尖牙区。X线表现与含牙囊肿很相似。肿瘤一般较小,包膜完整。切面呈实性或囊性,含淡黄色或血性液体,囊壁上可见小结节。

【诊断要点】①肿瘤中上皮细胞为梭形细胞或立方状细胞,排列成团块、片状或丛状条索,在相对排列的两排柱状上皮细胞间,可见到嗜酸性物质,即玫瑰花样结构;②有时上皮细胞呈鳞状分化;③柱状细胞围成导管样结构,细胞核远离腔面,此管样结构非真性腺管(图2-15);④结缔组织成分中包括不等量的嗜酸性玻璃样物质,其中常埋入上皮条索,可见到钙化并且分布较广泛。

【鉴别诊断】成釉细胞瘤无包膜,有星网状层样分化,不形成玫瑰花样排列;牙源性钙化上皮瘤无包膜,含多形性鳞状细胞和淀粉样物。

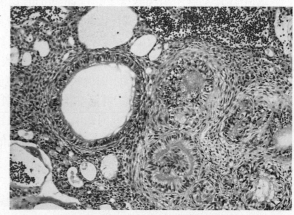

图2-15 牙源性腺样瘤
肿瘤细胞呈管样及花团样排列。

十二、成釉细胞纤维瘤

成釉细胞纤维瘤(ameloblastic fibroma)是由较原始的牙源性外胚间充质和类似牙板和成釉器的上皮条索及集团构成的肿瘤,多发生在20岁前,下颌前磨牙及磨牙区多见,可使颌骨缓慢肿大,无明显症状。X线片表现为界限清楚的囊样透射区。

【诊断要点】肉眼见肿瘤界限较清楚,呈实性。切面灰白,质软脆。镜下表现:①肿瘤细胞呈条索状和岛状,周围为立方状或柱状细胞,中央可有少量星网状细胞;②上皮细胞间的间叶成分中,细胞密集,呈圆形或多角形,与牙胚中牙乳头的细胞类似,胶原少(图2-16);③上皮岛或条索周围可有狭窄的无细胞区,有时可见玻璃样变;④少数病例间质细胞的胞质内有多少不等的细颗粒(颗粒细胞性成釉细胞纤维瘤);⑤在上述病变基础上,如有牙本质样或牙样组织形成,即为成釉细胞纤维-牙本质瘤(ameloblastic fibrodentinoma)或成

釉细胞纤维 - 牙瘤（ameloblastic fibro-odontoma）。

虽然 WHO 新分类认为成釉细胞纤维 - 牙本质瘤和成釉细胞纤维 - 牙瘤可能代表发育中不同阶段的牙瘤，并已将二者删除，但是部分病灶生长缺乏自限性，故在目前还不宜全部删除这两个病名。

【鉴别诊断】牙源性纤维瘤、成釉细胞瘤。

十三、成牙骨质细胞瘤

成牙骨质细胞瘤（cementoblstoma）为形成牙骨质样组织并与一颗牙的牙根相连的肿瘤，几乎都发生在前磨牙或磨牙区。肿瘤一般与一颗牙的牙根紧密相连，并将其部分包绕。X 线片显示肿瘤边界清楚，在阻射区周围环绕一宽度均匀的透射带。界限清楚的硬组织肿块，与牙根相连。

【诊断要点】①受累牙根变短并与牙骨质样组织融合（图 2-17）；②在生长较成熟的区域，硬组织中含有少量埋入的细胞及许多强嗜碱性骨沉积线，与佩吉特病（Paget disease）相似；③外围生长区可见较多骨小梁样结构，小梁周围见类似于成骨细胞的成牙骨质细胞，在该组织周缘常有排列呈放射状的胶原纤维埋入。

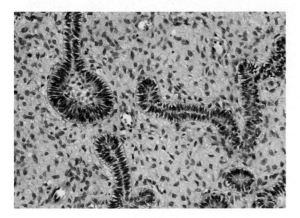

图 2-16　成釉细胞纤维瘤

成釉细胞团及条索位于类似于牙乳头的纤维组织中。

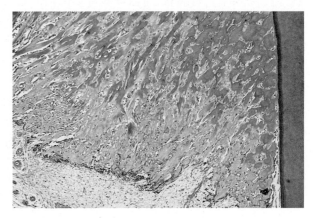

图 2-17　成牙骨质细胞瘤

肿瘤附着于牙根（图右侧），形成大量相互吻合的小梁状结构。

【鉴别诊断】成骨细胞瘤不与牙根相连；骨肉瘤病变浸润性生长，细胞有非典型性。

十四、牙源性黏液瘤

牙源性黏液瘤（odontogenic myxoma）又称为黏液瘤（myxoma）或黏液纤维瘤（myxofibroma），是一种良性但有局部浸润的牙源性间叶源性肿瘤。大量黏液样细胞外基质内包埋着星形或梭形细胞，有时含牙源性上皮条索。青壮年下颌多见。X 线片常表现为单房或多房性透射影，由大小不等的蜂窝状或囊状阴影组成，相互之间有薄的骨隔，界限尚清（肥皂泡样表现）。

【诊断要点】肉眼见包膜不完整的肿瘤，切面呈实性，胶冻样，质较脆，其中有细小的骨梁。镜下表现：①同一般的黏液瘤。可见大量的黏液样基质，内有梭形、星形细胞。有丝分裂象极为罕见，偶见有非典型性核。②肿瘤中常有牙源性上皮岛或条索，肿瘤内可见细的骨隔（图 2-18）。③多数肿瘤中只含有很少量的胶原，但也有部分含量较多，且常发生玻璃样变性，呈均质宽带状。依据胶原含量不同，有些肿瘤则可称为黏液纤维瘤。

十五、牙瘤

牙瘤（odontoma）为牙发育畸形或异常，非真性肿瘤，多见于 20 岁前。病变可引起颌骨膨大。患者无自

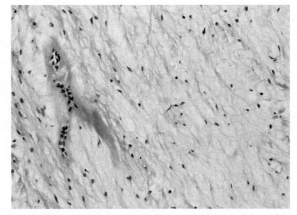

图 2-18　牙源性黏液瘤

富于黏液的纤维组织中见牙源性上皮条索。

21

觉症状。X线可见病变为境界清楚的透射影,其中有结节状阻射物或散在的牙样结构。

【诊断要点】肉眼见肿物可有包膜;内含硬组织块或多少不等的牙样小体。镜下表现:①肿块主要由排列紊乱的牙体组织混合组成者为混合性牙瘤(complex odontoma);②肿物由数量不等、形态不一的牙样小体组成者为组合性牙瘤(compound odontoma)。

【鉴别诊断】牙源性钙化囊肿有明显的囊壁内衬上皮,含影细胞分化。

十六、成釉细胞癌

成釉细胞癌(ameloblastic carcinoma)是具有成釉细胞瘤的形态结构和细胞学上恶性特征的牙源性肿瘤,为颌骨原发或来自成釉细胞瘤的恶变。X线表现为界限不清或边缘不整齐的透射影,可侵犯骨皮质及邻近的解剖结构。

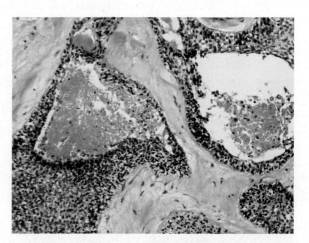

图 2-19 成釉细胞癌
肿瘤细胞团中央坏死,外围见排列整齐、细胞核"极性倒置"的细胞。

【诊断要点】①整体上为成釉细胞瘤的组织学特点,但细胞具有恶性特征,可出现具有多形性的高柱状细胞、核分裂象、局部坏死、神经周浸润及核深染;②外周细胞可见细胞核"极性倒置";③肿瘤细胞可排列成巢或较宽的条索状,还可形成分支并融合成网状;④局部区域可见小灶的坏死,也可出现更明显的中央粉刺样坏死(图 2-19);⑤与良性成釉细胞瘤相比,成釉细胞癌具有较高的增殖活性。

【鉴别诊断】成釉细胞瘤无细胞的非典型性,核分裂较少。

(李铁军)

第三章 消化道疾病

第一节 食 管

一、反流性食管炎

反流性食管炎(reflux esophagitis)是指胃食管反流性疾病患者胃内容物(有时包括十二指肠内容物)反流到食管引起的食管黏膜损伤性病理变化,是胃食管反流病的主要类型。胃食管反流病是胃内容物反流入食管,引起不适症状和/或并发症的一种疾病,特征性的症状为胃灼热和反流。反流性食管炎发病率存在人种和地域差异,欧美白种人发病率较其他人种高。但近几十年来,我国和其他亚洲国家的发病率具有明显的升高趋势。

【诊断要点】

1. 发生部位 病变部位以食管远端为主,近端不累及。

2. 大体观察 早期食管黏膜充血,呈红斑和红色条纹改变,进一步发展出现食管黏膜糜烂和溃疡。病变严重、病程较长者有食管炎性息肉形成、食管缩窄或巴雷特食管。

3. 镜下观察 黏膜上皮坏死、炎症细胞浸润、黏膜糜烂、溃疡(图 3-1),食管黏膜溃疡表面为炎性渗出物及坏死组织,溃疡基底部有纤维素样坏死和肉芽组织,溃疡边缘上皮细胞变薄,基底细胞增生显著,溃疡周边淋巴细胞、浆细胞浸润。

不典型反流性食管炎的病理组织学特征:①基底细胞增生;②上皮乳头延长,高度超过上皮厚度的2/3;③食管鳞状上皮内嗜酸性粒细胞、中性粒细胞和淋巴细胞浸润;④食管鳞状上皮细胞间隙扩张,表现为不规则的圆形扩张或呈梯状,间隙弥漫性增宽。上皮乳头毛细血管扩张(血管湖)和出血。

【鉴别诊断】嗜酸细胞性食管炎中浸润的嗜酸性粒细胞数量多,一般 >20 个 /HPF,甚至形成嗜酸性脓肿,而反流性食管炎中嗜酸性粒细胞的密度一般 <5 个 /HPF,这是二者的主要区别。嗜酸细胞性食管炎表现为食管近端、远端均可累及,而反流性食管炎主要累及食管远端,近端不受累。

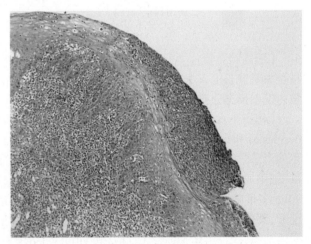

图 3-1 反流性食管炎
黏膜上皮部分坏死、炎症细胞浸润、黏膜糜烂。

二、巴雷特食管

食管远端黏膜的鳞状上皮被化生的柱状上皮替代即为巴雷特食管(Barrett esophagus),是胃食管反流性疾病长期存在造成的获得性化生性改变。化生的单层柱状上皮可为胃型上皮,也可为伴有杯状细胞的肠型上皮,两者均有进展为腺癌的危险,发生率约为1%,是一种主要的食管腺癌的癌前病变。值得注意的是在学术界有关巴雷特食管的诊断标准存在较大差异,美国和德国学者强调化生的上皮必须是肠上皮,只有食管远端化生的柱状上皮有肠上皮化生时才能诊断为巴雷特食管;而英国、日本学者认为只要食管远端鳞状上皮被柱状上皮取代,即可诊断。我国学者的共识意见中是以食管远端存在柱状上皮化生作为诊断标准,但必须详细注明组织学类型和是否有肠上皮化生。在不同地域和不同种族中,巴雷特食管的发病率不同,一般发生率为 0.25%~3.90%,而反流性食管炎患者的发病率可高达 10%~20%。巴雷特食管最多见于白种人,黑种人和亚洲人相对较少。男女比例为 4:1。

【诊断要点】

1. 发生部位 病变位于食管胃交界处近端。

2. 大体观察 食管胃交界处近端鳞状上皮处出现橘红色柱状上皮区域,柱状上皮区呈天鹅绒样,表现为环形、岛状及指状或舌状突起(图 3-2)。

3. 镜下观察 食管远端黏膜的鳞状上皮被化生的柱状上皮替代,化生的柱状上皮可为胃型上皮也可为伴有杯状细胞的肠型上皮(图 3-3)。

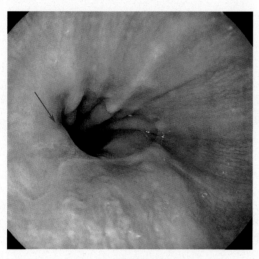

图 3-2 巴雷特食管,舌型
可见舌状突起(箭头)。

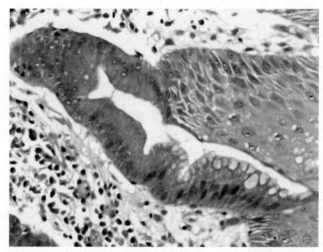

图 3-3 巴雷特食管
鳞状上皮被化生的柱状上皮替代,并可见肠上皮化生。

【巴雷特食管分类】按化生柱状上皮长度,可分为长段、短段和超短段巴雷特食管。长段巴雷特食管是指受累黏膜长度 ≥3cm 者,短段巴雷特食管为受累黏膜长度 1~3cm 者,长度 <1cm 者为超短段巴雷特食管。按内镜下形态分类,巴雷特食管可分为全周型(锯齿状)、舌型和岛状。

【巴雷特食管异型增生】巴雷特食管的异型增生从组织学类型上可以分为腺瘤样异型增生(adenomatous dysplasia)和小凹型异型增生(foveolar dysplasia,non adenomatous dysplasia)两种主要类型。腺瘤样异型增生的形态学特点与结直肠腺瘤的异型增生一致,由腺管或绒毛状结构组成,被覆高柱状细胞,细胞核复层、深染,细胞质红染;腺腔缘锐利,可见杯状细胞和潘氏细胞;免疫组化具有肠型上皮的特点,MUC2、CDX-2 和 villin 多呈阳性。而小凹型异型增生的细胞呈立方状或柱状,细胞质苍白透明或嗜酸性,细胞核呈圆形或卵圆形,部分细胞可见核仁;腺体趋向于比腺瘤样异型增生更小,关系更紧密,腺腔缘不太清楚,无杯状细胞和潘氏细胞;免疫组化 MUC2、CDX-2 和 villin 均为阴性,MUC5AC 多为阳性。

根据病变程度,巴雷特食管异型增生可分为低级别异型增生和高级别异型增生,其分级方法按胃肠道黏膜异型增生的分级进行。

三、上皮内瘤变

1. 消化道上皮内瘤变 上皮内瘤变(intraepithelial neoplasia,IN)是指存在具有导致浸润癌发生的分子异常的病变,这种病变一般都有细胞或结构改变,但其导致浸润癌发生的分子改变不一定有细胞和结构的异常表现。因此,上皮内瘤变既包括形态学上具有形态异型性的病变,如炎症性肠病相关异型增生,也包括没有形态异型性的病变,如无蒂锯齿状腺瘤。总之,上皮内瘤变定义的核心要素是指所有的形态学上可以辨别、具有恶性潜能的非浸润病变。

世界卫生组织(WHO)"消化系统肿瘤分类"(第 4 版,2010)提出,不管是否存在传统意义上的肿瘤形态学特征,用上皮内瘤变来涵盖消化道浸润性肿瘤的前驱病变。

2. 食管鳞状上皮内瘤变　鳞状上皮内瘤变是指明确的肿瘤性细胞局限于鳞状上皮基底膜之上的黏膜内,是食管鳞状细胞癌直接的癌前病变。

【诊断要点】

1. 镜下观察　上皮内瘤变包括组织结构异常和细胞学异常。组织结构异常表现为正常上皮结构破坏,排列紊乱,失去正常的细胞极向。细胞学异常表现为细胞不规则,大小不一;细胞核深染,核型不规则;细胞核与细胞质比例增加,核分裂增多,可为病理性核分裂。

食管鳞状上皮内瘤变(图片)

2. 分级　传统上异型增生(等同于上皮内瘤变)分为轻度、中度和重度。轻度异型增生是指异常细胞和组织结构的紊乱,常局限于上皮层的下 1/3 部分,而重度异型增生中的异常细胞和组织结构的紊乱则出现在黏膜上皮层的下 2/3 部分,并且有更高的不典型性。原位癌是指高度不典型的细胞存在于整个上皮层,表层上皮无成熟证据。鉴于三级系统一致性较差,现一般采用低级别和高级别两级分法。在两级系统里,低级别上皮内瘤变是指异常细胞和组织结构异常只存在于上皮层的下半部分。高级别上皮内瘤变是指异常细胞和组织结构异常累及到上皮层的上半部分,甚至累及全层上皮,包括过去的重度不典型增生和原位癌。

四、食管鳞状细胞癌

食管鳞状细胞癌(squamous cell carcinoma)是食管癌的最常见组织学类型,也是我国最常见的恶性肿瘤之一。食管鳞状细胞癌发病率具有显著的地域性和种族性,我国太行山南部地区、伊朗、南非和巴西南部是食管癌高发区,欧美国家食管鳞状细胞癌的发生率相对较低。患者男多于女,以 50 岁以上多见。一般认为饮酒、吸烟、营养失衡、过热饮食、亚硝胺及食物真菌污染,以及人乳头状瘤病毒可能与食管鳞状细胞癌发生有关。

根据临床进展情况分为早期食管癌、浅表扩散癌和晚期食管鳞状细胞癌。

【诊断要点】

(一)早期食管癌

1. 定义　癌组织局限于黏膜或黏膜下,无肌层浸润,无淋巴结转移,包括黏膜内癌和黏膜下癌。

2. 大体观察　早期食管癌的大体表现可呈糜烂型、斑块型、乳头 / 息肉样型和隐伏型。糜烂型表现为病变处黏膜凹陷、边缘不规则、呈地图样,糜烂区有渗出物,此型占早期食管癌的 1/3。斑块型是早期食管癌最常见的类型,占一半左右,病变处黏膜稍隆起,表面粗糙不平,食管黏膜皱襞变粗或中断。乳头 / 息肉样型病变处黏膜呈乳头或息肉样突向食管腔内,表面可有糜烂,此型约占 8%。隐伏型病变黏膜既不隆起,也不凹陷;此型大体固定后不易查到,必须组织学才能确定,约占 7%。

3. 镜下观察　组织学上分为黏膜内癌和黏膜下癌。黏膜内癌即有少量癌细胞穿破基底膜,侵入黏膜固有层或黏膜肌内,但未侵入黏膜下层(图 3-4)。而黏膜下癌是指癌细胞穿破黏膜肌,侵入黏膜下层,但未累及肌层。

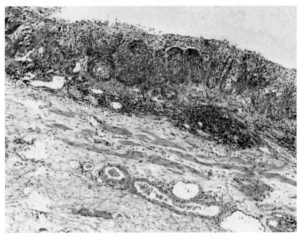

图 3-4　表浅性食管癌(黏膜内癌)
癌细胞穿破基底膜,侵入黏膜固有膜。

WHO 分类中提出了表浅性食管癌的概念,定义为肿瘤局限于黏膜层或黏膜下层,不管是否存在区域淋巴结转移。表浅性食管癌与国人提出的早期食管癌概念不同。

(二)进展期鳞状细胞癌

1. 发生部位　食管中、下 1/3 是常见的发生部位。

2. 大体观察　国内一般分为以下 4 型。

(1)髓质型:病变处食管壁明显增厚,上下呈坡状隆起,表面可见相对表浅的溃疡。肿瘤切面灰白、致密,易穿透食管壁。此型最多见,约占 60.9%。

(2)蕈伞息肉型:肿瘤呈卵圆形突入食管腔,边缘隆起、外翻,表面多有表浅溃疡,切面多已经穿透食管壁。此型约占 15.4%。

（3）溃疡型：肿瘤呈较深的溃疡，边缘略高，溃疡底部较薄，常有较多炎性渗出物。此型约占 12.6%。

（4）缩窄型：病变处食管明显管状狭窄，局部食管壁缩短，黏膜呈放射状皱缩，表面一般无溃疡形成。肿瘤切面质地较硬。此型约占 5.5%。

WHO 分类中采用 Ming 分型，包括蕈伞型、溃疡型和浸润型。蕈伞型的特点是明确的外生性生长；溃疡型的特点是肿瘤在管壁内生长，形成溃疡，溃疡边缘隆起。浸润型最少见，表现为管壁内生长，黏膜缺损很小。

3. 镜下观察　根据肿瘤细胞与成熟的非肿瘤性鳞状细胞的相似程度、细胞核大小和分裂活性，将其分为高分化、中分化、低分化和未分化。多数肿瘤为高到中分化病变。高分化鳞状细胞癌中，大的、分化好的、角化细胞样鳞状细胞和/或角化珠占肿瘤的大部分，肿瘤细胞巢周边有少量基底细胞样细胞（图3-5）。低分化鳞状细胞癌中，肿瘤细胞呈多角形、圆形、梭形或为非角化小细胞，基底细胞样细胞丰富，核分裂活性很高。分化程度介于两者之间的为中分化鳞状细胞癌。未分化癌缺乏明确的鳞状细胞分化特征，但超微结构和免疫组化存在鳞状细胞癌的分化特征，CK14（+）有助于确认肿瘤细胞的鳞状细胞来源。免疫组化 E-cadherin 表达下降，Ki-67 指数增高。

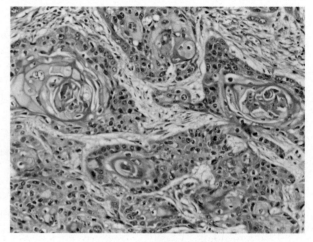

图 3-5　食管鳞状细胞癌

癌巢周边可见少量基底细胞样细胞，中央为分化较好的鳞状细胞和角化珠。

【组织学亚型】疣状癌：此亚型少见，是一种高分化鳞状细胞癌，生长缓慢，局部浸润，转移能力很低。大体呈外生性、乳头状或菜花样。肿瘤由分化很好的角化性鳞状上皮构成，细胞轻度异型，肿瘤边缘表现为推挤或膨胀性生长而非浸润性。

基底细胞样癌：是鳞状细胞癌的一种少见亚型，占食管恶性肿瘤的 0.3%~4.5%，男女比例为 7∶1。镜下主要为肿瘤细胞排列紧密，核深染，细胞质少，嗜碱性。肿瘤细胞呈实性或筛状结构，可见粉刺样坏死和小腺腔样结构，类似神经内分泌分化。免疫组化特征：90% 的肿瘤 CK14 阳性，含有小细胞成分时，神经元特异性烯醇化酶（neuron specific enolase，NSE）阳性，而嗜铬粒蛋白 A（chromogranin A，CgA）等其他神经内分泌标志物阴性。

【扩散与转移】食管鳞状细胞癌最易发生区域淋巴结转移，食管上 1/3 的癌最易转移至颈部和纵隔淋巴结，食管中 1/3 的癌最易转移至颈部、纵隔和胃上淋巴结，食管下 1/3 的癌最易转移至下纵隔和腹腔淋巴结。血行转移最常见的部位是肺和肝。

【预后】食管鳞状细胞癌总体预后非常差。影响预后的因素主要有性别、分期、淋巴结转移、肿瘤大小、肿瘤分级、手术切缘、DNA 倍体、增殖指数和表皮生长因子受体（EGFR）及 p53 过度表达等。

五、食管腺癌

食管腺癌（adenocarcinoma of esophagus）是具有腺性分化的恶性食管上皮肿瘤，主要起源于食管下段的巴雷特食管。从 20 世纪 70 年代开始，欧美发达国家人群，特别是白种人老年男性，食管腺癌的发生率明显增加，已经达到甚至超过当地人群食管鳞状细胞癌的发生率。亚洲和非洲国家食管腺癌少见，但也有发生率增长的报道。

【诊断要点】

1. 发生部位　绝大部分发生于食管下 1/3 处、存在巴雷特食管黏膜的近端边缘，也可发生在食管的中、上 1/3 处，但非常罕见。

2. 大体观察　肿瘤早期多表现为扁平状、凹陷形、隆起状或隐伏型，也可以是小息肉样。进展期肿瘤主要为扁平型或溃疡型，1/3 为息肉样或蕈伞型，常为轴向生长，可造成食管远端狭窄或紧缩，息肉样生长的肿瘤可有接触性出血。

3. 镜下观察 高分化和中分化腺癌主要呈典型的乳头状或管状结构,而低分化腺癌呈弥漫性生长,极少有腺体结构。肿瘤细胞可有内分泌细胞、潘氏细胞和鳞状上皮分化。黏液腺癌也可见到(图3-6)。

【鉴别诊断】巴雷特食管黏膜常存在一些分散且不规则的腺体,在活检标本中高分化腺癌和巴雷特食管黏膜有时诊断会存在很大困难。短段巴雷特食管发生的腺癌易被误认为是贲门腺癌。由于起源于远端食管的腺癌可以浸润到胃贲门,而胃贲门癌及贲门下癌也可生长至远端食管,所以这些病变经常很难辨别。

【遗传学特点】一些证据显示,由巴雷特食管产生的食管腺癌存在遗传易感性。巴雷特食管多见于白种人,患者主要为男性,提示它与遗传因素有关。巴雷特食管很多分子遗传学变化与"化生—异型增生—癌"的顺序有关。对病变进行内镜活检随访显示,在病变早期存在 *TP53* 和 *CDKN2A* 的改变。

【预后】管壁浸润深度及是否存在淋巴结转移或远处转移是主要预后因素。大体特点及组织学分化并不影响预后。绝大多数资料统计发现,手术后患者总的 5 年生存率低于 20%。

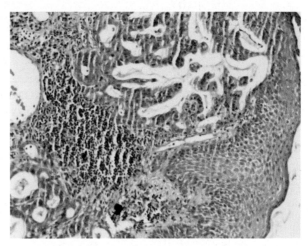

图 3-6 食管腺癌
食管鳞状上皮下可见不规则腺体,部分有黏液分化。

六、食管腺鳞癌

食管腺鳞癌(adenosquamous carcinoma of esophagus)是具有明确的鳞状细胞癌成分,并伴有明确的管状腺癌成分,发生于食管黏膜下腺体和导管,非常少见。

【诊断要点】①腺鳞癌易播散至食管黏膜表面。②腺鳞癌中有明确的鳞状细胞癌病灶。③角化是腺鳞癌的特征,在黏液表皮样癌中极少见。④浸润和转移性腺体结构是腺鳞癌的特征,但不是诊断所必需。⑤重度细胞核的多形性是腺鳞癌的特征。

【鉴别诊断】主要与黏液表皮样癌鉴别。

七、食管神经内分泌肿瘤

食管神经内分泌肿瘤(neuroendocrine neoplasm of esophagus)是发生于食管的具有神经内分泌分化的少见肿瘤,包括分化好的神经内分泌瘤(neuroendocrine tumor,NET)、分化差的神经内分泌癌(neuroendocrine carcinoma,NEC,包括大细胞 NEC 和小细胞 NEC)和混合性神经内分泌 - 非神经内分泌肿瘤。在各种食管神经内分泌肿瘤中分化好的 NET 均很少见,NEC 中最常见的组织学类型是小细胞神经内分泌癌。食管神经内分泌肿瘤只占消化道内分泌肿瘤的 0.05%,占所有食管癌的 0.02%,多发生于老年人(60~70 岁),男性发病率是女性的 3 倍。

【病理分型及诊断要点】

1. 分化好的 NET 传统上诊断为食管类癌,大体多半呈息肉状。镜下见肿瘤细胞排列成实性巢状等器官样结构,免疫组化 CgA、NSE、CD56 阳性,低级别(G1)核分裂象 1 个 /10HPF,Ki-67 指数 ≤ 2%,中级别(G2)核分裂象 2~20 个 /10HPF、Ki-67 指数 3%~20%,高级别(G₃)核分裂象 >20 个 /10HPF,Ki-67 指数 >20%(表3-1);电镜下见神经内分泌颗粒。

2. 小细胞 NEC 一种高度恶性的食管肿瘤,具有类似肺小细胞癌的形态学特征。国内资料表明,该类型是国内最常见的神经内分泌肿瘤,肿瘤大体通常表现为蕈伞状生长。镜下见肿瘤细胞小,细胞核深染,圆形或椭圆形,细胞质极少(图3-7);也可有少量稍大、有较多胞质的细胞。这些肿瘤细胞排列成实性片状或巢状,少数情况下可见菊形团形成和灶状黏液分泌。Grimelius 染色可见嗜银颗粒,电镜下常可见致密核心颗粒。免疫组化显示肿瘤细胞对 NSE、突触素(synapsin,Syn)、嗜铬粒蛋白和 leu7 呈阳性反应。

表 3-1　胃肠胰神经内分泌瘤（NET）分级标准

分级	核分裂个数 /10HPF[①]	Ki-67 指数 /%[②]
低级别（G1）	1	≤ 2
中级别（G2）	2~20	3~20
高级别（G3）	>20	>20

注：① 10HPF=2mm²（视野直径 0.50mm，单个视野面积 0.196mm²，于核分裂活跃区计数 50 个高倍视野取均值。
②用 MIB-1 抗体，在阳性最强的区域计数 500~2 000 个细胞的阳性百分比。

3. 混合性内分泌 - 非神经内分泌肿瘤　极少，肿瘤由胃肠型腺癌和小梁状弯刀状的类癌混合而成。

【预后】食管小细胞神经内分泌癌的预后很差，即使原发肿瘤生长较局限，患者的生存期通常也不超过 6 个月。

八、癌肉瘤

癌肉瘤（carcinosarcoma）是一种罕见的食管恶性肿瘤，定义为肿瘤内含有不等量的梭形细胞成分的鳞状细胞癌。同义词包括梭形细胞癌、肉瘤样癌、伴有梭形细胞特征的鳞状细胞癌、化生癌和伴有间叶性间质的癌。

【诊断要点】

1. 大体观察　一般为较大的分叶状肿物，呈息肉样。

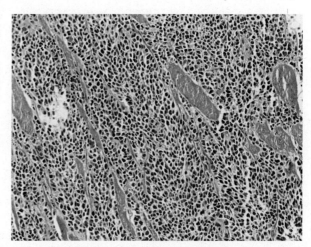

图 3-7　食管小细胞神经内分泌癌
鳞状上皮下弥漫分布肿瘤细胞，体积小，胞质极少，核染色深，与肺小细胞癌形态上无法区分。

2. 镜下观察　癌肉瘤为双相性肿瘤，典型特征为肿瘤内除鳞状细胞癌外，还混合有不等量的梭形细胞成分，通常梭形细胞成分构成肿瘤的主体。梭形细胞可以无明显的多形性，也可以非常明显甚至呈奇异形巨细胞。核分裂通常多见。鳞状细胞癌成分的分化程度可有明显不同，也可以出现基底细胞样癌、神经内分泌癌、腺癌、腺样囊性癌或未分化癌成分。上皮成分和梭形细胞区域通常界限清楚，两者之间存在移行区域。上皮成分最常见于肿瘤的基底部和周围黏膜。免疫组化特征表现：鳞状细胞癌成分通常表达高分子量角蛋白，而梭形细胞成分不同程度表达细胞角蛋白、vimentin、结蛋白和 SMA。

九、食管平滑肌瘤

食管平滑肌瘤（liomyoma of esophagus）是食管最常见的间叶性肿瘤，好发于食管下段，大体呈球形，体积从微小肌间结节到突入纵隔的肿块，直径一般 1~3cm。体积较大时可呈腊肠形或哑铃状。当向腔内生长时，肿瘤侵犯黏膜表现为无蒂或有蒂的息肉，但与胃的平滑肌瘤不同，表面很少形成溃疡。

【诊断要点】具有良性平滑肌瘤的一般特征。肿瘤组织由不规则排列的成熟平滑肌细胞束组成。常有细胞内嗜伊红包涵体，细胞为梭形，细胞质嗜伊红，少量或中等量，核分裂象罕见，可有灶状细胞核不典型性，排列成丛状、束状。

【鉴别诊断】首先应与胃肠道间质瘤鉴别，平滑肌瘤肿瘤细胞表达结蛋白和平滑肌肌动蛋白，不表达 CD117、DOG1 和 CD34，而胃肠道间质瘤肿瘤细胞一般表达 CD117、DOG1 和 CD34。其次，还要与孤立性纤维性肿瘤鉴别，平滑肌瘤肿瘤细胞不表达 CD34，而孤立性纤维性肿瘤细胞不同程度表达 CD34。

十、颗粒细胞瘤

颗粒细胞瘤(granular cell tumor)通常为良性,一般体积很小,大体呈结节状或无蒂息肉,黄色,主要位于食管远端。

【诊断要点】病理形态学表现为肿瘤细胞呈卵圆形或多角形,有小而深染的核,细胞质内可见细小的嗜酸性颗粒。肿瘤侵犯食管黏膜时会引起假癌性鳞状上皮的增生。肿瘤细胞 PAS 和 S-100 阳性,而结蛋白、肌动蛋白、CD34 和 CD117 阴性。

食管颗粒细胞瘤
(病例)

十一、食管胃肠道间质瘤

食管胃肠道间质瘤(gastrointestinal stromal tumor of esophagus)与发生于胃肠部位的该肿瘤病理形态特征和免疫表型相同,非常少见。肿瘤细胞表达 CD117、DOG1 和 CD34,平滑肌肌动蛋白表达不一致,而结蛋白总是为阴性。详见本章第二节。

十二、恶性黑色素瘤

食管原发恶性黑色素瘤(malignant melanoma)好发于食管下 1/3,起源于交界区的黑色素细胞,非常少见。食管转移性恶性黑色素瘤远多于原发。

【诊断要点】大体呈息肉样,病理组织学形态与发生于皮肤的恶性黑色素瘤相同,呈膨胀性生长,而非浸润性。免疫组化显示 S-100、Melan-A 和 HMB45 等黑色素标记阳性。

食管恶性黑色素瘤
(病例)

(李月红)

第二节 胃

一、胰腺异位

胰腺异位(ectopic pancreas)是一种先天性畸形,是胰腺原基与胚胎原肠粘连或穿透原肠壁,并在发育过程中随原肠旋转而分布于各个异常部位。它与正常胰腺之间无解剖学联系,是孤立的胰腺组织,主要发生于胃,通常位于幽门和幽门窦(图 3-8)。胰腺异位罕见发生癌变。

【诊断要点】

1. 大体观察 大多数为单发,多发者少见。形状可为圆形或圆锥形,直径约 2~4mm,其顶部常呈凹陷,为胰管开口。多位于黏膜下层,少数可位于肌层或浆膜下。

2. 镜下观察 异位胰腺组织主要位于胃黏膜下或肌层,组织学分为 3 种类型:Ⅰ型可见胰腺导管、腺泡和胰岛,类似正常胰腺组织,较少见。Ⅱ型可见胰腺导管和腺泡,无胰岛,较多见。Ⅲ型可见多量胰腺导管和十二指肠腺,无腺泡或极少,无胰岛,并可见明显增生的平滑肌。

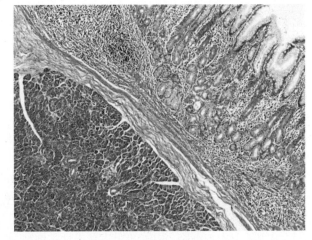
图 3-8 胰腺异位至胃窦
胃黏膜下可见异位胰腺腺泡。

二、慢性浅表性胃炎

慢性浅表性胃炎(chronic superficial gastritis)是一种由多种病因引起的胃黏膜慢性炎症,属于慢性胃炎中的一种,是消化系统的常见病、多发病之一。幽门螺杆菌感染是慢性胃炎尤其是慢性活动性胃炎最主要的病因。

幽门螺杆菌(图片)

【诊断要点】

1. 大体观察 病变胃黏膜充血、水肿,呈深红色。表面分泌物较多,可出现不同程度的出血和糜烂。

2. 镜下观察 黏膜厚度无明显变化,固有腺体无明显萎缩和减少。炎症局限于黏膜浅层,即黏膜固有层。黏膜固有层充血、水肿,较多淋巴细胞、浆细胞浸润,黏膜表面可出现不同程度渗出、变性坏死和修复再生。

三、慢性萎缩性胃炎

慢性萎缩性胃炎(chronic atrophic gastritis)是以胃黏膜内固有腺体萎缩减少为主要病变的一种慢性胃炎,占慢性胃炎的 10%~30%,多见于中老年人,好发于幽门和胃小弯。慢性萎缩性胃炎按照病因、发病部位和临床表现分为 3 种类型:① A 型,较少见。病变主要位于胃体部,多弥漫性分布。血清抗壁细胞抗体、抗内因子抗体阳性,血清胃泌素明显升高,胃酸和内因子分泌明显减少或缺少,维生素 B_{12} 吸收障碍,常伴有恶性贫血,又称为自身免疫性萎缩性胃炎。② B 型,较多见。病变主要位于胃窦部,呈多灶性分布,与幽门螺杆菌感染密切相关,血清抗壁细胞抗体、抗内因子抗体阴性,血清胃泌素多正常,胃酸分泌正常或轻中度减低,无恶性贫血。③ C 型,较多见。与胆汁反流和化学物质(乙醇、阿司匹林等非固醇类抗炎药)损伤有关。

【诊断要点】

1. 大体观察 早期黏膜红白相间或以白色为主,皱襞变细或平坦(图 3-9)。严重者有散在白色斑块或呈颗粒状,黏膜变薄,黏膜下血管清晰可见,易出血,可伴有糜烂。

2. 镜下观察 黏膜固有腺体不同程度萎缩、消失,表现为腺体变小,囊性扩张、减少甚至消失。淋巴细胞、浆细胞弥漫浸润固有膜,可伴有淋巴滤泡形成,处于活动期时可有不等量的中性粒细胞浸润。出现不同程度的肠上皮化生或假幽门腺化生,肠上皮化生多见于胃窦部,固有腺体被肠腺上皮取代,出现吸收上皮、杯状细胞和潘氏细胞。假幽门腺化生多见于胃体和胃底,固有膜内腺体被幽门腺样的黏液分泌细胞取代。黏膜肌层增厚,平滑肌纤维增生伸入到固有膜浅层内。

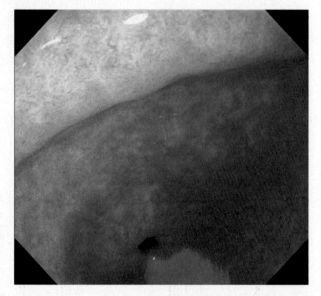

图 3-9 慢性萎缩性胃炎
早期黏膜红白相间。

【组织学分级】按照幽门螺杆菌、慢性炎症、活动性、萎缩和肠上皮化生,分为轻度、中度和重度。

1. 幽门螺杆菌 轻度,偶见或小标本小于 1/3 有幽门螺杆菌;中度,连续稀疏分布于表面或超过标本 1/3 未达到 2/3;重度,幽门螺杆菌分布于全部标本或成堆出现。

2. 慢性炎症 轻度,慢性炎症细胞较少并局限于黏膜层的上 1/3;中度,慢性炎症细胞较多局限于黏膜层的 2/3;重度,黏膜全层内可见大量慢性炎症细胞浸润。

3. 活动性 轻度,可见少量中性粒细胞;中度,可见较多中性粒细胞,分布于表面上皮、小凹上皮和腺管上皮细胞;重度,可见大量中性粒细胞,并形成小凹脓肿。

4. 萎缩 轻度,固有腺体萎缩消失不超过 1/3;中度,固有腺体萎缩消失大于 1/3 而小于 2/3;重度,固有腺体萎缩消失超过 2/3。

5. 肠上皮化生 轻度,化生区域不超过表面上皮和腺体总面积的 1/3;中度,化生区域占 1/3~2/3;重度,化生区域占 2/3 以上。

慢性萎缩性胃炎
(图片)

胃炎活动期(图片)

四、胃黏膜肠上皮化生

胃黏膜肠上皮化生(intestinal metaplasia)是指胃黏膜上皮细胞被肠型上皮细胞所代替,即胃黏膜中出现类似小肠或大肠黏膜的上皮细胞,如吸收上皮、杯状细胞、潘氏细胞等。

【分类】肠上皮化生分为小肠型化生(即完全型肠上皮化生)和结肠型化生(即不完全型肠上皮化生)。小肠型化生(Ⅰ型化生)上皮分化好,化生的上皮内可见小肠黏膜吸收细胞、潘氏细胞、杯状细胞。结肠型化生(Ⅱ型化生),化生的上皮内仅可见柱状上皮细胞和杯状细胞。柱状上皮细胞分泌中性黏液,似胃小凹上皮,杯状细胞分泌涎酸黏液,称为Ⅱa型化生(胃型);柱状细胞分泌硫酸黏液,似结肠腺上皮,杯状细胞分泌涎酸黏液,称为Ⅱb型化生(结肠型)。小肠型化生在各种炎症性病变中检出率高,可能属于炎症反应的性质;而结肠型化生,在良性胃病中检出率很低,但在肠型胃癌旁黏膜中检出率很高,说明结肠型化生与胃癌的发生有密切关系。

胃黏膜肠上皮化生
(图片)

五、胃黏膜上皮内瘤变

胃黏膜上皮内瘤变(intraepithelial neoplasia)分为低级别上皮内瘤变(low grade intraepithelial neoplasia)、高级别上皮内瘤变(high grade intraepithelial neoplasia)和黏膜内癌(intramucosal carcinoma)。

胃黏膜上皮内瘤变
(图片)

1. 低级别上皮内瘤变 主要病理组织学表现为黏膜组织结构的轻度异常,胃小凹延长增生。腺体由增大的柱状细胞构成,无或极少有黏液分泌。细胞质蓝染,细胞核瘦长、呈雪茄样,假复层排列,有极向,位于基底部。

2. 高级别上皮内瘤变 主要病理组织学表现为黏膜组织结构和细胞形态均出现明显改变。腺体排列紊乱,密集拥挤,形态不规则,出现分支、扭曲或折叠。黏液分泌缺乏或仅极少量。细胞有明显的不典型性,排列成假复层,极性紊乱,细胞核不规则,异型明显,深染,常呈圆形、卵圆形,核仁明显呈双嗜色性,核分裂象增多,并可见病理性核分裂。病变见于整个上皮层,但无间质浸润。

胃黏膜内癌(图片)

3. 黏膜内癌 是指癌细胞仅局限于胃黏膜层内,未浸润黏膜下层,而无论有无淋巴结转移,均属于早期胃癌。

六、胃腺瘤

胃腺瘤(adenoma of gastric)不常见,约占全部胃息肉的10%,好发于胃窦部,通常为单发,一般体积较大,可有蒂或无蒂。

【诊断要点】

1. 大体观察 一般呈广基底,多为绒毛状或菜花状。直径一般大于2cm。

2. 镜下观察 病理组织学特征与大肠腺瘤相同(图3-10),增生的腺体多呈绒毛状和管状,腺上皮伴有不同程度的非典型增生(低级别或高级上皮内瘤变)。根据腺体形态可分为绒毛状腺瘤,管状腺瘤和管状-绒毛状腺瘤。多为绒毛状和管状-绒毛状腺瘤,单纯管状腺瘤少见。绒毛状和管状-绒毛状腺瘤伴有高级别上皮内瘤变者易发生癌变。

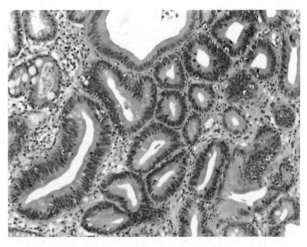
图3-10 胃腺瘤
病理组织学特征与大肠腺瘤相同,瘤细胞呈现低级别上皮内瘤变表现,细胞核拉长、深染、拥挤,呈假复层排列。

七、增生性息肉

增生性息肉(hyperplastic polyp)是胃黏膜反复损伤修复导致的胃小凹上皮过度增生性病变(图3-11),最多见,约占全部胃息肉的85%,常发生于老年人。

【诊断要点】

1. 大体观察 好发于胃窦部,常多发,直径一般小于2.5cm。表面光滑,有蒂或无蒂。

2. 镜下观察 胃小凹上皮增生肥大,使得胃小凹伸长、扭曲、扩张变形,并可延伸至间质(图3-11)。增生的胃小凹上皮无明显异型,有或无肠上皮化生。息肉可包括幽门腺、主细胞和壁细胞。极少数伴有肠上皮化生和高级别上皮内瘤变者可发展为癌。

八、胃底腺息肉

胃底腺息肉（fundic gland polyp）是泌酸性胃底腺上皮增生形成的增生性病变（图 3-12）。息肉散在发生，多见于西方人群，与幽门螺杆菌感染无关，无恶变倾向。

【诊断要点】

1. 大体观察　胃底、胃体黏膜处可见散在多发、小息肉样隆起性病变，表面光滑。

2. 镜下观察　病变由数量不等的囊性扩张的胃底腺构成，黏液性颈部细胞增生明显（图 3-12），还包含主细胞和壁细胞，表面被覆单层柱状上皮，胃小凹变浅。散发的胃底腺息肉无恶变潜能，而家族性息肉病患者的胃底腺息肉可发生恶变。

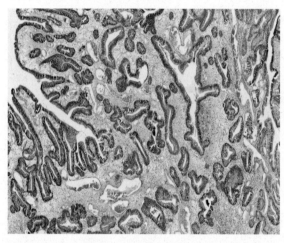

图 3-11　增生性息肉

胃小凹伸长、扭曲、扩张变形，固有层间质有不同程度的水肿和炎症反应。

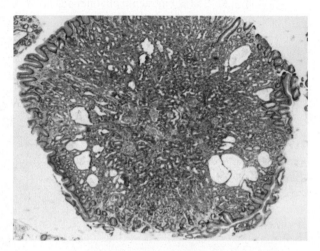

图 3-12　胃底腺息肉

泌酸腺体局限性增生和部分腺体不同程度扩张。

九、胃腺癌

胃腺癌（adenocarcinoma of gastric）是胃黏膜发生的具有腺样分化的恶性上皮性肿瘤，是胃癌最常见的组织学类型。按照腺体组织学形态胃腺癌分为管状腺癌、乳头状腺癌、黏液腺癌、印戒细胞癌。按照 Lauren 分型分为肠型、弥漫型和混合型（肠型和弥漫型比例大致相当）。

胃腺癌（图片）

胃肝样腺癌（病例）

【诊断要点】

1. 部位　好发于远端胃窦部。

2. 大体观察　进展期胃癌大体形态主要有息肉型、蕈伞型、溃疡型和浸润型。

3. 镜下观察　胃腺癌形成的恶性腺样结构可以呈管状、腺泡状或乳头状，也可以由黏附力差的、孤立的肿瘤细胞弥漫构成。

【组织学分型】

1. 管状腺癌　由分支状和显著扩张或裂隙样的管状结构组成，管腔大小不一，形态各异。肿瘤细胞呈柱状、立方状或扁平状，也可见透明细胞。肿瘤分化很差时，无管腔结构，称为实体癌。淋巴细胞明显浸润时称为髓样癌或伴有淋巴间质的癌。

2. 乳头状癌　此型属于分化好的外生性癌，有伸长的乳头状突起，表面被覆柱状或立方上皮，轴心为纤维血管结缔组织。细胞分化良好，极向尚存。可见急性或慢性炎症细胞浸润。极少数病例可见微乳头形成。肿瘤边缘与周围组织界限清楚。

3. 黏液腺癌　细胞外黏液池占肿瘤组织的 50% 以上。主要有 2 种组织形态：①腺体由黏液柱状上皮构成，间质腔隙中存在黏液；②肿瘤细胞呈串珠状或不规则状散在漂浮于黏液池内。

【Laurén 分型】

1. 肠型　肿瘤内腺体结构可以辨认，肿瘤细胞的分化从高分化到中分化，有时肿瘤边缘可见低分化癌。

典型者具有明显的肠上皮化生背景。可较多出现明显的结缔组织和炎症反应。

2. 弥漫型 肿瘤细胞黏附性差,弥漫浸润胃壁,可有少量腺体分化或无腺体。肿瘤细胞常呈小圆形或印戒细胞样,或排列成中断的花边状或网状。相似于 WHO 分类中的印戒细胞癌,核分裂明显少于肠型胃癌。

【组织学分级】

1. 高分化 具有规则的腺体结构,常与化生的肠上皮非常相似(图 3-13)。

2. 中分化 形态介于高分化与低分化之间。

3. 低分化 由难以辨认的、高度不规则的腺体构成,或是单个细胞孤立排列或呈大小不一的实性条索,其中可见黏液分泌或形成腺泡样结构。主要用于管状腺癌的分级,其他类型的癌不分级。

【肿瘤的扩散与分期】可以直接浸润生长、转移或经腹膜扩散。肠型胃癌一般先经血行转移至肝脏,而弥漫型胃癌则先转移至腹膜表面。两种类型的胃癌淋巴结转移率是相同的。混合型癌具有两种类型的转移方式。弥漫型胃癌肿瘤细胞直接浸润周围邻近器官,常浸润十二指肠,这一型浆膜浸润、血管淋巴管浸润和淋巴结转移率都很高。早期胃癌中,小黏膜癌、浅表癌和 PenB 型淋巴结转移率和血管浸润率低,手术切除预后好;PenA 型血管浸润率和淋巴结转移率高,手术切除预后差。进展期胃癌的 TNM 分期提供了非常重要的预后信息,常可见淋巴结转移和血管浸润,患者预后差。

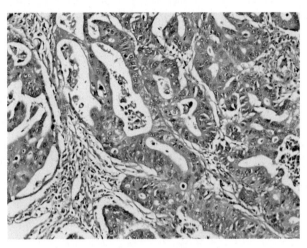

图 3-13 胃腺癌
肿瘤由分化较好的管状腺体构成,
腺体形态不规则。

附:Laurén 分型

根据胃癌病理诊断规范,胃癌诊断时需同时提供 Laurén 分型,Laurén 分型与 WHO 分型的对应情况见表 3-2。

表 3-2 Laurén 分型与 WHO 分型对应情况

Laurén 分型	WHO 分型
肠型	高 - 中分化乳头状腺癌 高 - 中分化管状腺癌
弥漫型	印戒细胞癌 黏液性腺癌 低分化腺癌
不确定类型	腺鳞癌 鳞状细胞癌 小细胞癌 其他

Laurén 分型共分为 4 型。

1. 肠型 肿瘤内腺体结构可以辨认,肿瘤分化程度从高分化到中分化。

2. 弥漫型 由黏附力差的细胞弥漫性浸润胃壁构成,可见少量腺体或无腺体形成。细胞常呈小圆形,或呈印戒细胞形态,排列呈中断的花边状腺样或网状结构丛。

3. 混合型 肠型及弥漫型比例大致相当的癌。

4. 不确定类型 未分化癌及鳞状细胞癌等少见类型癌归为不确定类型。

十、印戒细胞癌

印戒细胞癌（signet-ring cell carcinoma）是胃癌的一种特殊病理类型，散在的或小团状的胞质内含有黏液的恶性肿瘤细胞占肿瘤细胞 50% 以上。因细胞内充满大量黏液，细胞核偏向一侧，外形酷似一枚戒指，故而得名。该病具有高侵袭转移的生物学特征，病程进展快，自然病程仅为 3~6 个月，较其他类型胃癌容易发生腹水转移。本病多见于中青年，特别是青年女性。

【诊断要点】镜下观察：含有黏液的癌细胞占 50% 以上，不形成管腔或腺管，呈弥漫浸润性生长。胞质内黏液增多将细胞核挤压到细胞的一侧周边，使癌细胞呈印戒状（图 3-14）。有时也形成黏液湖，细胞漂浮其中。肿瘤细胞有 5 种主要形态：①细胞核被细胞内黏液挤向一侧细胞膜，形成典型印戒样形态，阿辛蓝（pH 2.5）染色阳性；②细胞较小，核位于细胞中央，形态类似组织细胞样，缺乏分裂活性；③细胞小呈嗜酸性，胞质内含中性黏液颗粒，PAS 染色阳性；④不含或含少量黏液的小细胞；⑤退行发育的细胞含或不含黏液。以上几种细胞混合排列，数量不一，形成不同的病理组织学形态，可以是花边状或纤细的梁状腺样结构，也可以呈带状或实性条索排列。

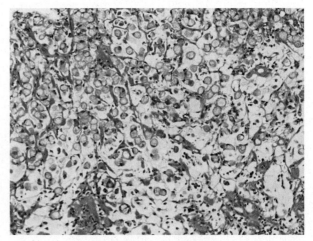

图 3-14 印戒细胞癌
肿瘤细胞弥漫分布，胞质内充满淡蓝色黏液，
将细胞核挤压至一侧，呈印戒样形态。

胃印戒细胞癌
（图片）

【鉴别诊断】主要与某些类型的恶性淋巴瘤和具有印戒细胞样形态的胃肠道间质瘤鉴别。恶性淋巴瘤细胞黏液染色为阴性，而印戒细胞癌黏液染色为阳性，包括 PAS、黏蛋白卡红或阿辛蓝染色。免疫组化染色恶性淋巴瘤多为角蛋白阴性，而印戒细胞癌多为阳性。胃肠道间质瘤多为 CD117、DOG1 和 CD34 阳性，角蛋白阴性，而印戒细胞癌角蛋白阳性，CD117、DOG1 和 CD34 阴性。

十一、神经内分泌肿瘤

神经内分泌肿瘤（neuroendocrine tumor）是一类少见、生长缓慢的，能够产生、储存和分泌不同肽和神经胺等物质，并能相应引起某些特定临床表现的肿瘤。其好发于胃肠道和胰腺，约占神经内分泌肿瘤的 75%，其次还可发生在肺和支气管。绝大多数发生在成人，儿童的神经内分泌肿瘤极为罕见。

【组织学分类】WHO（2019）"消化系统肿瘤分类"将消化系统神经内分泌肿瘤分为 6 类：神经内分泌瘤 1 级、神经内分泌瘤 2 级、神经内分泌瘤 3 级、神经内分泌癌、混合性腺癌神经内分泌癌，以及产生特异激素的神经内分泌肿瘤。发生于胃的神经内分泌肿瘤大部分为高分化非功能性肠嗜铬样细胞神经内分泌瘤，来源于胃底、胃体的泌酸性上皮，分为 3 种类型：①Ⅰ型，与自身免疫性慢性萎缩性胃炎相关；②Ⅱ型，与多发性神经内分泌肿瘤Ⅰ型和佐林格-埃利森综合征（Zollinger-Ellison syndrome）有关；③Ⅲ型，散发性，与高胃泌素血症或自身免疫性慢性萎缩性胃炎无关。

【诊断要点】

1. 神经内分泌瘤

(1)部位：Ⅰ型、Ⅱ型、Ⅲ型多发生于胃体及胃底黏膜，少见的 G 细胞肿瘤发生于幽门区。小细胞神经内分泌癌多发生于胃体和胃底，也可发生于胃窦。

(2)大体观察：Ⅰ型多为多发，呈黄褐色小结节或息肉。Ⅱ型多发的黏膜或黏膜下结节较Ⅰ型增大，直径通常 <1.5cm。胃壁增厚，体积增大。Ⅲ型常为单发，直径一般 >2cm，多浸润肌层，甚至浆膜层。

(3)镜下观察：①大部分Ⅰ型和Ⅱ型的神经内分泌肿瘤特点为规则镶嵌排列的细胞聚集成小梁状结构；瘤细胞胞质较丰富且红染，细胞核无明显异型性，无明显核仁，核分裂象少，可见瘤细胞浸润血管。② EC 细胞，5-羟色胺生成性神经内分泌瘤，在胃极少见。由体积较小的肿瘤细胞紧密排列成巢状（图 3-15A），周边肿瘤细胞常排列成栅栏状。瘤细胞强嗜银,免疫组化 CgA 和 5- 羟色胺呈阳性反应;电镜检查可见肿瘤细胞内多形性强嗜铌颗粒,类似正常 EC 细胞。③胃泌素瘤,肿瘤细胞排列成纤细的小梁状(图 3-15B)或实性巢状,肿瘤细胞大小一致,胞质少。免疫组化染色胃泌素呈强阳性。

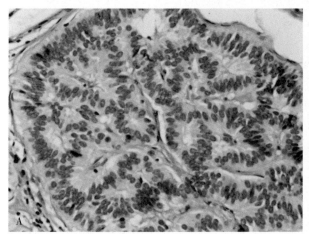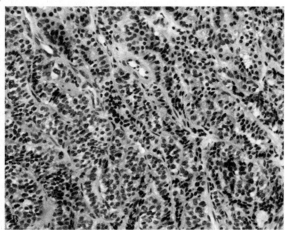

图 3-15　神经内分泌肿瘤
A.肿瘤细胞排列成巢状,呈菊形团样结构;B.肿瘤细胞排列成小梁状。

2. 小细胞神经内分泌癌　与发生在肺的小细胞癌相似,属于高度侵袭性的恶性肿瘤。镜下见肿瘤细胞呈实性或片状生长,偶伴有小梁状结构,基底呈栅栏状排列。间质血管较多,坏死多见。细胞小或中等,呈圆形或短梭形,胞质稀少,细胞核规则一致,染色深,无明显核仁,核分裂和凋亡极多。

3. 大细胞神经内分泌癌　是一种由大细胞构成的罕见恶性肿瘤。瘤细胞排列成器官样、巢状、小梁状及栅栏状。肿瘤细胞胞质丰富,核空泡状明显,核仁清楚,核分裂易见。

4. 混合性腺癌神经内分泌癌　相对少见,既含有普通腺癌成分又有神经内分泌癌成分,且普通腺癌和神经内分泌癌成分均必须超过 30%,否则应该诊断腺癌伴神经内分泌分化(诊断要点见表 3-1)。

胃神经内分泌瘤
（病例）

十二、胃肠道间质瘤

胃肠道间质瘤(gastrointestinal stromal tumor,GIST)是胃肠道最常见的间叶源性肿瘤,由突变的 *c-kit* 或血小板源性生长因子受体(*PDGFRA*)基因驱动;组织学上多由梭形细胞、上皮样细胞,偶或多形性细胞排列成束状或弥漫状,免疫组化检测通常为 CD117 和 / 或 DOG-1 阳性。

【诊断要点】

1. 部位　可发生于胃肠道的各段,也可发生于网膜和肠系膜。胃最常见(60%~70%),其次是小肠(20%~30%)、结肠和食管(小于 10%)。

2. 大体观察　胃的 GIST 可为浆膜、黏膜下和胃壁内结节,直径从 1~2cm 到大于 20cm 不等,呈局限性生长,大多数肿瘤没有完整的包膜,偶可看到假包膜,体积大的肿瘤可伴随囊性变、坏死和局灶性出血,向腔内生长者多呈息肉样肿块,常伴发溃疡形成,向浆膜外生长形成浆膜下肿块。肿瘤大体形态呈结节状或分叶状,切面呈灰白色、红色,均匀一致,质地从硬韧到软,可见出血、坏死、黏液变及囊性变。

3. 镜下观察　在组织学上,GIST 与平滑肌瘤相似,由梭形细胞、上皮样细胞或两种细胞由不同比例混合构成,大部分主要由梭形细胞构成,常可见核旁空泡改变。组织形态多样,可以呈漩涡状、花边状、栅栏状、菊形团样、古钱币样等多种结构。肿瘤中胶原丰富,细胞稀少,血管周玻璃样变明显,并伴有黏液样变(图 3-16A)。

4. 免疫表型　大部分 GIST 呈 CD117 和 DOG1 阳性(图 3-16B、图 3-16C),70%~80% 的 GIST 呈 CD34阳性,30%~40% 呈灶状或弥漫 a-SMA 阳性,少数呈结蛋白阳性,绝大多数呈 S-100 阴性。

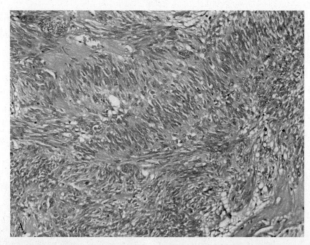

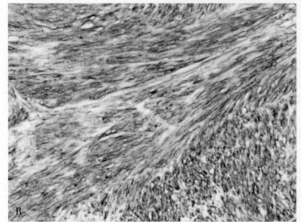
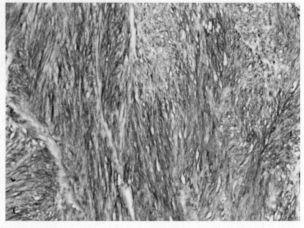

图 3-16　胃肠道间质瘤

A. 肿瘤细胞呈梭形，排列呈典型的栅栏状，血管周可见玻璃样变；B. CD117 阳性表达；C. DOG1 阳性表达。

【危险度评估和分级】

原发肿瘤的部位、大小、核分裂及是否发生破裂等是影响危险度评估和分级的重要因素。目前采用 2008 版美国国立卫生研究院（National Institutes of Health，NIH）的原发 GIST 切除后的风险分级，见表 3-3。

表 3-3　原发胃肠道间质瘤切除术后危险度分级

危险度分级	肿瘤大小 /cm	核分裂个数 /50HPF	肿瘤原发部位
极低	≤ 2	≤ 5	任何
低	2~ ≤ 5	≤ 5	任何
中等	≤ 2.0	5~ ≤ 10	任何①
	2~ ≤ 5	5~ ≤ 10	胃
	5~ ≤ 10	≤ 5	胃
高	任何	任何	肿瘤破裂
	>10	任何	任何
	任何	>10	任何
	>5	>5	任何
	>2~ ≤ 5	>5	非胃原发
	5~ ≤ 10	≤ 5	非胃原发

注：2008 版美国国立卫生研究院改良版，中国共识 2017 修改版。
①发生于胃者病例数较少，尚无循证学证据。

【鉴别诊断】主要与平滑肌肿瘤、神经鞘瘤相鉴别。平滑肌肿瘤表达 a-SMA、结蛋白等肌源性标志物，CD117、DOG1 和 CD34 均为阴性。而大多数 GIST 表达 CD117、DOG1 和 CD34，肌源性标志物结蛋白为阴性。神经鞘瘤 S-100 呈阳性，而 CD117、DOG1 和 CD34 呈阴性，GIST 与其相反。

胃肠道间质瘤
（病例）

十三、胃黏膜相关淋巴组织边缘区淋巴瘤

胃黏膜相关淋巴组织边缘区淋巴瘤（marginal zone lymphoma of mucosa-associated lymphoid tissue）是原发于胃的一种结外淋巴瘤。肿瘤由形态多样的小 B 细胞组成，其中可见边缘区（中心细胞样）细胞、单核细胞样细胞、小淋巴细胞及散在的免疫母细胞和中心母细胞样细胞。部分可伴有浆细胞分化。该肿瘤占原发胃淋巴瘤的 50%，多发生于成人，女性稍多于男性。幽门螺杆菌的抗原持续刺激作用是重要的致病因素。

【诊断要点】

1. 部位　最常见于胃窦部。

2. 大体观察　病变处黏膜增厚，皱襞粗大，可伴有糜烂和小溃疡，有时也呈结节状或息肉样。病变可为多灶性。

3. 镜下观察　组织结构与正常的黏膜相关淋巴组织（mucosal-associated lymphoid tissue，MALT）基本相似，形态学上属于边缘区 B 细胞。最初，肿瘤细胞在滤泡间、套区外部浸润，分布于边缘带。随着病变进展，肿瘤细胞浸润超出滤泡范围，并扩散融合成大片区域，形成模糊的结节样或弥漫分布。瘤细胞类似典型的边缘区细胞，小或中等大小，胞质中等淡染，核不规则，核仁不明显，与滤泡中心细胞相似，称为中心细胞样。瘤细胞有时可呈单核细胞样形态，胞质丰富淡染，细胞界限清楚。有时也可类似小淋巴细胞样。约 1/3 伴有明显的浆细胞分化。瘤细胞浸润破坏邻近的腺体，形成典型的淋巴上皮病变，并引起上皮形态变化。肿瘤如果出现簇状成片中心母细胞样或免疫母细胞样转化，应诊断为弥漫大 B 细胞淋巴瘤。

【免疫表型】瘤细胞的免疫表型与边缘区 B 细胞相似，表达 CD20、CD79a、CD21、CD35，不表达 CD5、CD10、CD23。肿瘤细胞特征性表达 IgM，较少表达 IgA 和 IgG。抗角蛋白抗体可以更好地显示肿瘤内的淋巴上皮病变，对诊断非常有帮助。

【鉴别诊断】需要鉴别的诊断包括反应性炎症性病变和其他小 B 细胞淋巴瘤（套细胞淋巴瘤、滤泡性淋巴瘤和小淋巴细胞性淋巴瘤）。与反应性炎症性病变的主要区别是 MALT 淋巴瘤具有边缘区 B 细胞形态的细胞破坏性浸润。套细胞淋巴瘤表达 Cyclin D1 和 CD5，而 MALT 淋巴瘤不表达。滤泡性淋巴瘤表达 CD10 和 BCL-6，而 MALT 淋巴瘤不表达。小淋巴细胞淋巴瘤表达 CD23 和 CD5，而 MALT 淋巴瘤不表达。

十四、弥漫大 B 细胞淋巴瘤

弥漫大 B 细胞淋巴瘤（diffuse large B cell lymphoma，DLBCL）是由大 B 细胞样细胞构成的一类肿瘤，呈弥漫性生长。胃是结外最好发部位，多见于 50 岁以上老年人。

【诊断要点】

1. 部位　肿瘤好发于胃的远端 1/2。

2. 大体观察　肿瘤呈大的分叶状或息肉样肿块，伴有浅表或深在溃疡。

3. 镜下观察　形态学上很难与结内原发的弥漫大 B 细胞淋巴瘤区分。瘤细胞弥漫浸润并破坏胃黏膜结构（图 3-17）。肿瘤细胞体积大，胞质丰富，核呈空泡状，核仁明显，核分裂多见。

【免疫表型】肿瘤细胞表达广泛的 B 细胞标志物 CD19、CD20、CD22 和 CD79a，也可丢失一种或多种。可以表达 CD30 和 CD5，但不表达 Cyclin D1。通过联合使用 CD10、BCL-6 和 Mum-1 可以将弥漫大 B 细胞淋巴瘤分为生发中心来源和非生发中心来源。CD10 阳性细胞数大于 30% 或 CD10 阴性、Mum-1 阴性、BCL-6 阳性均为生发中心来源，其余表达模式均为非生发中心来源。

十五、胃黄斑瘤

胃黄斑瘤（xanthelasma of gastric）又称黄色素瘤、脂质岛或胃黏膜黄斑，是一种在胃黏膜内形成的黄白色瘤样斑块，属于良性病变。由于慢性胃炎引起胃黏膜局灶性破坏，残留的含脂碎屑被巨噬细胞吞噬并聚集而成泡沫细胞巢结构，多发生于胃，多见于 50 岁以上的患者，男性多见。

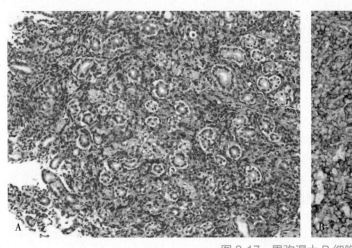
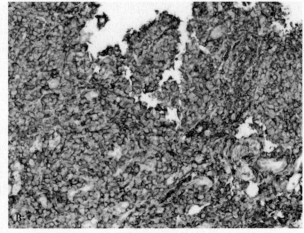

图 3-17　胃弥漫大 B 细胞淋巴瘤

A. 瘤细胞弥漫浸润并破坏胃黏膜结构;B. 免疫组织化学 CD20 弥漫阳性。

【诊断要点】

1. **部位**　好发于胃窦部。

2. **大体观察**　表现为境界清楚的近圆形、黄白色、单发或多发的黏膜结节或斑块(图 3-18A),大小不一,直径一般在 5mm 以内。

3. **镜下观察**　由大的含有胆固醇和脂蛋白的泡沫细胞在黏膜固有层聚集形成,周围可以围绕慢性炎症细胞(图 3-18B)。瘤细胞大小一致,胞质丰富呈泡沫状,核小,卵圆形淡染,位于中央,可见一个或多个小核仁,染色质细,无核分裂,肿瘤间质无黏液。

【鉴别诊断】主要与印戒细胞癌相鉴别。胃印戒细胞癌的胞质呈浅蓝色,核大深染,多位于细胞一侧,有异型,染色质粗而分散,可见核分裂象,肿瘤间质可见黏液湖,黏液染色 PAS/AB 阳性,免疫组化 CD68 阴性,CK、CEA 阳性。而黄斑瘤 PAS/AB 阴性,免疫组化 CD68 阳性,CK、CEA 阴性。

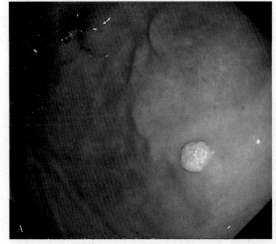
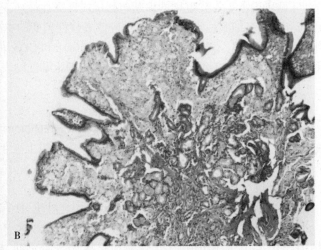

图 3-18　胃黄斑瘤

A. 大体为境界清楚的近圆形、黄白色、单发或多发的黏膜结节;B. 镜下可见含有胆固醇和脂蛋白的泡沫细胞聚集。

(李月红)

第三节　小　肠

一、十二指肠炎和慢性十二指肠溃疡

十二指肠炎(duodenitis)病因尚不清楚,感染(如寄生虫、结核、真菌、霉菌等)、刺激性食物(如饮酒等)、药物(如阿司匹林等),以及放射线照射等均可引起此病。慢性浅表性胃炎、萎缩性胃炎患者多合并有十二指肠炎,提示本病可能与某些慢性胃炎病因相同。主要表现为上腹部疼痛、恶心、呕吐,常伴有其他消化不良症状,如腹胀、嗳气、反酸等。

十二指肠溃疡(duodenal ulcer)是消化性溃疡的常见类型,与十二指肠炎可能有一定的关系,即在十二指肠炎的基础上加上胃酸分泌过多及幽门螺杆菌的作用可发展成溃疡。表现为上腹部烧灼样疼痛或剧痛,也可为仅在饥饿时隐痛不适,可被制酸剂或进食缓解。溃疡严重时可并发穿孔(溃疡深大)、出血(溃疡侵及血管)和梗阻(因溃疡反复发生导致十二指肠管腔狭窄)。

【诊断要点】

1. 大体特征　病变常累及十二指肠球部或第二段;病变黏膜粗糙不平,充血糜烂,形成溃疡呈圆形或椭圆形,较小而浅,直径多在 1cm 内,前壁较多见,严重可致肠腔狭窄。

2. 镜下观察　十二指肠炎黏膜固有膜内大量淋巴细胞、浆细胞浸润,绒毛上皮变性、扁平、萎缩,有时见淋巴样增殖及表面上皮合体样或胃上皮化生等。十二指肠溃疡形态与胃溃疡相似,由四层组织构成,表浅层由少量炎性渗出物(中性粒细胞、纤维素等)覆盖,其下为坏死组织,再下层为较新鲜的肉芽组织,最下层为肉芽组织并移行为陈旧性瘢痕组织。

二、嗜酸细胞性胃肠炎

嗜酸细胞性胃肠炎(eosinophilic enteritis)较少见,原因不明,可能与某些食物或寄生虫过敏有关。本病多见于儿童和青年,常伴有明显外周血嗜酸性粒细胞增多和过敏症状,临床表现为恶心、呕吐、腹痛、腹泻、吸收不良、消瘦等,晚期可出现腹水,有时可胃肠同时累及,称为嗜酸性胃肠病(炎)。

【诊断要点】

1. 大体特征　病变位于胃或小肠(多为十二指肠、空肠);病变黏膜水肿,不规则隆起,一段或数段肠壁弥漫性增厚,可致肠腔狭窄。

2. 镜下观察　病变黏膜、黏膜下层和肠壁内大量嗜酸性粒细胞浸润,病变区小血管增生,内皮细胞肿胀。严重者累及浆膜层,常伴有腹膜纤维素性渗出、腹水。按嗜酸性粒细胞浸润程度,可将嗜酸细胞性胃肠炎分为黏膜型、肌层型和浆膜型。

【鉴别诊断】本病需与小肠寄生虫病相鉴别,寄生虫病时可发现寄生虫存在的证据。本病还需与其他炎性肠病相鉴别。

三、肠结核

肠结核(intestinal tuberculosis)内容见本章第五节"四、肠结核"。

四、克罗恩病

克罗恩病(Crohn disease,CD)属于炎症性肠病,是一种病因不明的反复发作的胃肠道慢性炎性肉芽肿性疾病。病变可累及全消化道,最常见于末端回肠和邻近结肠,因此又被称为节段性回肠炎或局限性回肠炎。但也可同时累及末端回肠、回盲部及大肠,只累及回肠者次之,局限于结肠者约占 1/5,以右半结肠多见。病变呈节段性或跳跃性分布。CD 发病年龄有两个高峰,分别为 20~40 岁和 60~70 岁。临床以腹痛、腹泻、腹部肿块、肠瘘形成和肠梗阻为特点,可伴发热、营养障碍等全身表现,以及关节、皮肤等消化道外损害。

【诊断要点】

1. 大体观察　病变为非连续性阶段性改变,病变肠段通常被无病变的正常肠段分隔开,受累与未受累肠段间通常无过渡。

病变区黏膜溃疡早期呈鹅口疮样(aphthoid ulcer),是在黏膜淋巴结上形成的小溃疡。病变进展时,溃疡增大并融合为大的深在的纵行线状溃疡,周围黏膜水肿。深在的不连续溃疡将水肿的非溃疡黏膜分隔,呈岛状,形成典型的黏膜铺路石样改变,也可见到大小不等的炎性息肉和假息肉。

病变累及肠壁全层或溃疡愈合瘢痕及肠壁纤维化,可使肠壁弥漫性增厚变硬,出现长管状肠腔狭窄。病变严重时,肠管浆膜和肠系膜受累呈炎性性和纤维组织增生,可引起肠袢之间及与邻近脏器粘连、扭曲,形成肿块,临床和影像易误认为肿瘤。

以上病变可单独或混合存在。

2. 镜下观察　CD的病变区肠管特征性表现：①累及肠壁全层的炎症细胞浸润，从黏膜层到浆膜层均有不同程度的以淋巴细胞和浆细胞为主的炎症细胞浸润，还可见单核细胞、嗜酸性粒细胞、肥大细胞〔所谓透壁性炎(transmural inflammation)〕，有时淋巴细胞大量聚集形成淋巴小结并有生发中心。②非干酪样坏死性肉芽肿，由上皮样细胞和多核巨细胞构成，体积小、孤立性，可见于肠壁各层和肠系膜淋巴结(图3-19A)。50%~70%病例可见此病变，具有诊断意义。③黏膜下层增厚，高度充血水肿、淋巴管扩张、淋巴组织及纤维组织增生，神经节细胞和神经纤维增生。④裂隙状溃疡，可见刀切样纵行溃疡，深达肌层，有时可达浆膜，溃疡表面被覆脓性渗出物和坏死组织，其下可见肉芽组织(图3-19B)。⑤肠道神经系统异常，包括黏膜下神经节细胞和神经纤维增生；晚期肠壁肌间神经丛明显增生，常呈串珠样断续排列。

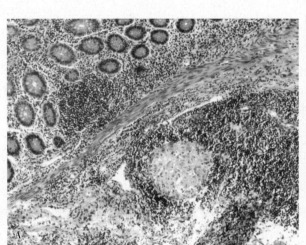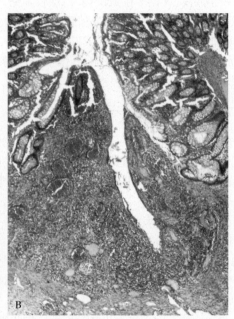

图 3-19　克罗恩病

A. 在肠黏膜下层见由上皮样细胞和多核巨细胞构成的孤立的非干酪样坏死性肉芽肿，体积小；

B. 裂隙状溃疡，深达肌层，溃疡表面被覆脓性渗出物和坏死组织，其下可见肉芽组织，部分溃疡表面有修复。

【鉴别诊断】

1. 肠结核病　我国是结核病高发国家之一，诊断CD之前一定要排除肠结核。肠结核多继发于开放性肺结核，病史和胸部影像学检查阳性；病变主要累及回盲部，但不呈节段性分布，肠结核的溃疡一般浅表，呈椭圆形或环形，与肠管的长轴垂直，边缘不齐呈鼠咬状，而CD溃疡呈裂隙状，边缘整齐，纵行与肠管的长轴平行；肠结核肉芽肿中心常可见干酪样坏死，肉芽肿的长径一般大于400μm，可以相互融合，周围通常具有淋巴细胞套。结核早期的肉芽肿中央通常是中性粒细胞和核碎片，尚未出现干酪样坏死，有溃疡形成时可见活动性炎症。肠结核病灶周围黏膜大致正常，一般无明显隐窝结构的扭曲、肠壁增厚和纤维化。浆膜面常见粟粒状小结节。肠结核一般还可见肠系膜淋巴结肿大和干酪样坏死。在结合临床的基础上，推荐对具有肉芽肿和活动性溃疡的肠道活检标本进行抗酸染色或结核分枝杆菌DNA的聚合酶链反应(polymerase chain reaction, PCR)检测，排除结核后再诊断CD(表3-4)。

表 3-4　肠结核和回结肠型克罗恩病(CD)的临床和病理鉴别诊断

鉴别要点	肠结核	回结肠型 CD
胸片	阳性	阴性
T-spot	阳性	阴性
影像学检查	肠系膜淋巴结肿大伴有坏死	肠系膜淋巴结可肿大，无坏死

续表

鉴别要点	肠结核	回结肠型 CD
内镜见回盲部病变	短	长
粪便培养阳性率	30%	阴性
溃疡肉眼观	呈椭圆形或环形,与肠管的长轴垂直	呈线状,深在,纵行,与肠管的长轴平行
瘘管形成	一般无	多见
肠管狭窄段	小于 3cm	大于 3cm
肉芽肿	干酪样肉芽肿,大,多,融合,有淋巴细胞围绕	黏膜内非干酪样肉芽肿,小,少,分散 (30%~50%)
透壁性淋巴滤泡增生	无	常见
抗酸染色	阳性	阴性
结核分枝杆菌 DNA-PCR 检测	阳性	阴性
肛管病变	少见	常见

2. 肠淋巴瘤 小肠(尤其是回肠末段)和结肠是肠道非霍奇金淋巴瘤(包括黏膜相关性淋巴瘤、弥漫性大 B 细胞淋巴瘤、间变性大细胞淋巴瘤及外周 T 细胞淋巴瘤等)的好发部位,临床上也可以出现腹痛、腹泻、便血和发热等症状,与 CD 相似。在内镜活检、组织学检查怀疑淋巴瘤时,推荐进行免疫组化染色、基因重排分析和荧光原位杂交(fluorescence in situ hybridization,FISH)等进一步确诊,必要时可重复活检或手术明确诊断。

克罗恩病(病例)

3. 溃疡性结肠炎 参见本章第五节"二、溃疡性结肠炎"。

五、小肠缺血和梗死

小肠缺血和梗死(intestinal ischemia and infarction)是因肠壁缺血、乏氧,最终发生梗死的疾病。任何原因影响肠壁血液循环,如肠套叠、肠绞窄、肠扭转,以及肠系膜血管血栓形成或栓子栓塞等均可造成肠局部供血不足引起梗死。

【诊断要点】

1. 大体特征 病变早期肠壁高度充血,呈暗红色,黏膜下和浆膜下可见大小不等的出血斑。随着病程进展和病变发展,肠壁充血水肿加重致使肠壁增厚,黏膜坏死,溃疡形成。严重者肠壁全层出血坏死,甚至引起肠壁破裂穿孔。

2. 镜下观察 早期呈斑片状、节段状,黏膜及黏膜下层充血水肿及出血。血管内可见血栓形成。严重时黏膜坏死形成溃疡,肌层出血。浆膜有纤维素性或纤维素脓性渗出物。后期肠壁可发生纤维组织增生、纤维化。

六、十二指肠腺腺瘤

十二指肠腺腺瘤(adenoma of duodenal gland)临床较少见,又称为息肉样错构瘤或布伦纳腺腺瘤(Brunner's gland adenoma)。常见于十二指肠第一部分和第二部分交界处后壁,能引起黑便甚至十二指肠梗阻。

【诊断要点】

1. 大体观察 十二指肠黏膜突出的单发肿物,呈息肉样,有蒂或无蒂,直径 1~3cm,大者可达 12cm。

2. 镜下观察 可见肿瘤表面被覆十二指肠黏膜,黏膜下大量分化成熟的十二指肠肠腺增生,其间有纤细平滑肌束分隔成小叶状结构,小叶内可见扩张的导管。

七、波伊茨 - 耶格综合征

波伊茨 - 耶格综合征(Peutz-Jeghers syndrome)又称色素沉着息肉综合征,是常染色体显性遗传性癌综合征,其特点为皮肤(手指、足趾)黏膜下(唇和口腔)出现黑色素沉着和胃肠道错构瘤性息肉(P-J息肉)。息肉最常发生于小肠,特别是空肠,其次为胃和大肠,偶可发生于食管、鼻咽部和尿道,以青少年多见,常有家族史,可癌变。P-J息肉可合并消化道及其他脏器的恶性肿瘤(胰腺、乳腺癌及卵巢性索间质肿瘤等)。

【诊断要点】

1. 大体观察 息肉多为多发性,少数可为单发,无蒂或有短而宽的蒂,0.5~5cm大小,较大息肉可呈菜花样,由小叶组成,头部呈黑色,排列紧密似腺瘤。

2. 镜下观察 典型的P-J息肉中心平滑肌组织增生呈树枝状分布,被覆固有的黏膜组织(黏膜上皮、腺体),堆积成绒毛状结构(图3-20)。因此认为P-J息肉是一种错构瘤。黏膜上皮、腺体可错位于肠壁肌层及浆膜内,腺上皮杯状细胞往往增多,分泌亢进,腺体增多可呈增生腺体或簇状,偶尔含有幽门腺和小囊肿。

【鉴别诊断】约10%的小肠P-J息肉由于黏膜被平滑肌分割呈岛状或息肉中黏膜上皮、腺体可错位于肠壁肌层及浆膜内而出现假浸润现象。

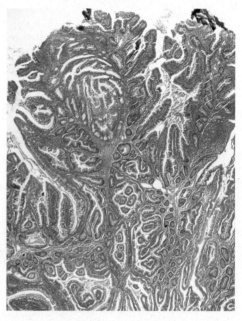

图3-20 P-J息肉

息肉中心平滑肌组织增生呈树枝状分布,被覆固有的黏膜组织(黏膜上皮、腺体),堆积成绒毛状结构。

八、小肠神经内分泌肿瘤

小肠神经内分泌肿瘤(intestinal neuroendocrine neoplasm)包括神经内分泌瘤(neuroendocrine tumor,NET)和神经内分泌癌(neuroendocrine carcinoma,NEC)(图3-21)。NET包括NET G1、NET G2和NET G3。NEC包括小细胞型NEC、大细胞型NEC和混合性腺神经内分泌癌(mixed adenoneuroendocrine carcinoma,MANEC)。MANEC是指同时具有腺管形成的经典腺癌和神经内分泌癌混合存在,且每种成分均应超过30%。不同部位小肠神经内分泌肿瘤往往显示不同的特征。

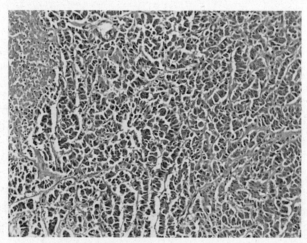

图3-21 小肠神经内分泌癌
肿瘤细胞较小,形态较一致,呈条索状、缎带状或小梁状分布,
核分裂象多见,左侧可见坏死灶。

十二指肠神经内分泌肿瘤少见,但有稳步增长的趋势。空肠神经内分泌肿瘤约占消化道的1%。根据其分泌功能,十二指肠和近端空肠NET中胃泌素瘤最多,达60%以上,多与佐林格-埃利森综合征(Zollinger-Ellison syndrome)有关,其次为生长抑素瘤,神经节细胞副神经节瘤占9%。发生在远端空肠和回肠只有NET,尚无NEC的报道。另外,小肠梅克尔憩室(Meckel diverticulum)也可发生NET。小肠神经内分泌肿瘤分类方法参见本章第二节"十一、神经内分泌肿瘤"相关内容。

九、节细胞性副神经节瘤

节细胞性副神经节瘤(gangliocytic paraganglioma,GP)是一种罕见的肿瘤,属非上皮性肿瘤,好发于十二指肠第二部分,主要见于成人,男性略多见,临床常有腹痛、消化道出血及胆道梗阻疾病相关表现。GP通常为良性,偶可发生转移。

【诊断要点】

1. 大体观察　多数病变为圆形或类圆形肿块,较小、有蒂,基底部沿肠壁浸润性生长,部分区域被覆肠黏膜,切面均匀、实性、质地中等,一般无坏死、出血及囊性变。

2. 镜下观察　肿瘤表现为浸润性病变,由上皮细胞、梭形细胞和神经节细胞构成,3种成分在不同肿瘤中比例不同。①上皮细胞具有神经内分泌特征,细胞呈短梭形或多边形,形态一致温和,细胞质嗜酸或嗜双色,排列成小梁、实性巢或假腺样结构,表达CK(核旁点状、帽状着色)、突触素(Syn)和CgA;②梭形细胞核细长,部分呈波浪状弯曲,呈束状或片状分布,围绕在上皮细胞周围,常表达S-100;③单个或小团或成串神经节细胞散布于梭形细胞之间,常表达NF、Syn等神经元标志物。近来研究显示GP可表达神经嵴转录因子SOX10。

【鉴别诊断】本病罕见,易误诊为节细胞神经瘤、神经内分泌肿瘤、胃肠道间质瘤、腺癌、节细胞神经母细胞瘤等。

(张冠军)

第四节　阑　尾

一、急性阑尾炎

急性阑尾炎(acute appendicitis)为临床最多见的急腹症之一,多见于年轻人。临床表现为发热、转移性右下腹痛,恶心、呕吐、腹膜刺激征象,外周血白细胞计数及中性粒细胞增多等,其发生与阑尾管腔阻塞和细菌入侵有关。

【诊断要点】急性阑尾炎根据临床过程和病理变化特征,可以分为如下4种。

1. 急性单纯性阑尾炎　属于轻型阑尾炎或急性阑尾炎的初期病变。肉眼见阑尾肿胀,浆膜层充血并失去正常光泽。镜下观察:黏膜、黏膜下层和浆膜层充血、水肿及中性粒细胞浸润,黏膜隐窝上皮脱落形成黏膜表面浅溃疡和出血点,肌层可有轻度水肿。腔内可见中性粒细胞渗出。

2. 急性化脓性阑尾炎　又称急性蜂窝织炎性阑尾炎。肉眼见阑尾肿胀增粗,尤以阑尾远端明显,阑尾浆膜层高度充血、水肿,表面覆以纤维素性脓性渗出物(脓苔)。切面可见阑尾腔内充满血性脓液。镜下观察:阑尾黏膜溃疡增大并深达肌层或浆膜层,阑尾壁充血水肿,各层均可见大量中性粒细胞浸润,小脓肿形成,管腔积脓,充有大量中性粒细胞。浆膜外可有中性粒细胞和纤维素性渗出,出现化脓性阑尾周围炎表现。

3. 坏疽性阑尾炎及穿孔性阑尾炎　属于重型阑尾炎,常为急性化脓性阑尾炎发展的结果。外观呈暗红色或紫黑色,阑尾腔内积脓。阑尾管壁血液循环障碍,出现广泛坏死或部分坏死,可引起穿孔,穿孔部位多在阑尾根部或末端,穿孔处可引起急性局限性或弥漫性腹膜炎。

4. 阑尾周围脓肿　急性阑尾炎化脓坏疽或穿孔,如果病程比较慢,大网膜可移至右下腹部,将阑尾包裹,形成阑尾周围脓肿。

二、亚急性阑尾炎

亚急性阑尾炎(subacute appendicitis)一般由急性阑尾炎迁延所致,病理表现为阑尾各层特别是阑尾肌层有较多嗜酸性粒细胞浸润。

三、慢性阑尾炎

慢性阑尾炎(chronic appendicitis)多由急性或亚急性阑尾炎转变而来,也有部分病例开始即为慢性经过。患者临床症状不典型,常有右下腹痛或隐痛不适症状。患者往往有急性发作史,阑尾部位有局限性压痛。

【诊断要点】阑尾外观无明显充血水肿及炎性渗出物,但多数阑尾腔内可见粪石或积粪;部分病例阑尾管壁增厚、管腔狭窄甚至闭塞。镜下见阑尾各层均有不同程度纤维组织增生及淋巴细胞、浆细胞、嗜酸性粒细胞浸润,黏膜下层常有较多脂肪组织,管腔可闭塞,继发阑尾积水、阑尾黏液囊肿。

四、阑尾神经内分泌肿瘤

阑尾神经内分泌肿瘤(appendix neuroendocrine neoplasm)绝大多数为低级别(G1)神经内分泌瘤(类癌),占阑尾肿瘤的 50%~85%,多见于青年人,男女发病率相当。大部分患者无症状,通常是在阑尾切除标本中偶然发现,常见部位是阑尾末端或附近。多数呈局限性灰白色结节,界限清楚但无包膜,80% 直径小于 1cm。镜下见瘤细胞主要排列成巢团状,少数可呈小梁状、腺样或菊形团样,可浸润肌层,少数可弥漫浸润阑尾壁达浆膜。

阑尾混合性腺神经内分泌癌也称杯状细胞类癌(腺类癌、黏液类癌),可发生在阑尾的任何部位,发病年龄稍大,平均 52 岁,恶性度较一般类癌高,15% 可发生转移。肉眼见病变呈白色或硬化黏液样,境界不清,大小平均 2cm。镜下见肿瘤累及黏膜深部,表面上皮无异型。肿瘤细胞小,胞质含丰富黏液,呈印戒细胞样,核被挤压,轻度异型性,排列成圆形实性细胞巢,与正常肠道杯状细胞类似,无明显管腔形成。50% 病例中含有腺癌成分,可包括印戒细胞癌、黏液癌、肠型腺癌、低分化腺癌等,以印戒细胞癌最为常见。研究显示,阑尾杯状细胞类癌均不存在 *EGFR*、*KRAS*、*BRAF* 基因突变及微卫星不稳定性,提示与结直肠腺癌明显不同。近些年 WHO(2019)"胃肠胰神经内分泌肿瘤分类"将阑尾杯状细胞类癌归为杯状细胞腺癌,且按阑尾腺癌的 TNM 分期方案进行分期。

五、阑尾腺癌

阑尾腺癌(adenocarcinoma of the appendix)是阑尾最常见的恶性肿瘤,发病年龄多在 60 岁左右,男性多于女性,长期罹患溃疡性结肠炎患者阑尾腺癌发生率高。临床表现为急性阑尾炎症状,也可表现为右下腹或盆腔肿块。

【诊断要点】大体观察:原发性阑尾腺癌阑尾增粗、变形或完全破坏,阑尾高分化腺癌常伴有囊性变,管腔内有黏液聚集时可有阑尾黏液囊肿表现。

镜下观察:①阑尾腺癌的诊断标准是肿瘤存在浸润并超过黏膜肌层。②阑尾腺癌多为高分化腺癌和黏液腺癌。癌细胞染色质呈粗颗粒状,核增大,圆形,核膜不规则,核仁明显增大,核分裂象易见,核复层排列,核极性丧失,出现腺体复杂性(筛状腺体、"背靠背"腺体和腔内乳头簇)。③阑尾腺癌的细胞外黏液超过 50% 时称为黏液腺癌。阑尾非黏液性腺癌形态与结直肠腺癌各类型相同。④肿瘤中的印戒细胞超过 50% 时应诊断为印戒细胞癌,属高级别肿瘤。⑤黏液性囊腺癌是指伴有囊性结构的高分化黏液性肿瘤。阑尾黏液腺癌一般表达 CK20、CDX2 和 MUC2,多数表达 CK7。

【鉴别诊断】阑尾高分化腺癌与阑尾黏液腺瘤鉴别比较困难,阑尾黏液腺瘤有时存在大量无细胞黏液,镜下见阑尾壁中存在无细胞黏液时,如果黏膜肌层完整,应诊断为腺瘤,可以通过完整切除而治愈。当根据组织学特点难以区分阑尾黏液性肿瘤的生物学行为时,应诊断为"恶性潜能未定的黏液性肿瘤"或"低级别阑尾黏液性肿瘤"。

六、阑尾黏液性肿瘤和腹膜假黏液瘤

1. 阑尾黏液性肿瘤　国际腹膜表面肿瘤小组(Peritoneal Surface Oncology Group International,PSOGI)将阑尾黏液性肿瘤(appendiceal mucinous neoplasm)分为低级别阑尾黏液性肿瘤(low grade appendiceal mucinous neoplasm,LAMN)、高级别阑尾黏液性肿瘤(high grade appendiceal mucinous neoplasm,HAMN)、黏液腺癌和印戒细胞癌(表 3-5)。

表 3-5　基于国际腹膜表面肿瘤小组共识的阑尾黏液性肿瘤诊断术语

诊断术语	组织学标准
低级别阑尾黏液性肿瘤(LAMN)	伴低级别细胞学的黏液性肿瘤和以下任何一项:①固有层和黏膜肌缺失;②黏膜下纤维化;③推挤式浸润(膨胀或憩室样生长);④管壁内存在无细胞黏液;⑤上皮扁平或波浪状生长;⑥阑尾破裂;⑦阑尾外出现黏液和 / 或肿瘤细胞

诊断术语	组织学标准
高级别阑尾黏液性肿瘤（HAMN）	具有高级别细胞学（至少局灶存在）的黏液性肿瘤，组织学特征同低级别阑尾黏液性肿瘤，缺乏浸润性生长
黏液腺癌（高、中、低分化）	黏液性肿瘤伴侵袭性浸润生长，侵袭性浸润生长方式包括：①浸润性不规则腺体、不完整腺体和/或肿瘤出芽（失黏附的单个细胞或 >5 个细胞的细胞簇）伴有细胞外黏液和促纤维性间质。②小的细胞性黏液池（含有瘤细胞巢、腺体或单个瘤细胞的小分隔性黏液池）
黏液腺癌（低分化）伴印戒细胞	黏液性肿瘤伴印戒细胞（印戒细胞 ≤ 50%）
印戒细胞癌	黏液性肿瘤伴印戒细胞（印戒细胞 >50%）

2. 腹膜假黏液瘤（pseudomyxoma peritonei） 是指大量黏液或胶样物质局限或广泛性积聚于腹部和/或盆腔腹膜腔内，和/或在腹膜表面形成多量黏液结节。大多数腹膜假黏液瘤是阑尾黏液性肿瘤进展的结果。有时其他部位如胆囊、胃、大肠、胰腺、输卵管、脐尿管、肺和乳腺的黏液癌也可导致腹膜假黏液瘤。值得注意的是卵巢黏液性肿瘤引起腹膜假黏液瘤的情况极少，罕见起源于卵巢畸胎瘤的高分化黏液性肠型腺癌可引起腹膜假黏液瘤。因此，腹膜假黏液瘤最好作为一种临床、影像学，或甚至综合征描述语来使用，而不应作为一种组织病理学诊断。在腹膜假黏液瘤中黏液及其中的上皮细胞沿着腹膜液的正常流动和通过淋巴管及淋巴腔隙趋向聚集在肝脏和脾脏被膜、结肠旁沟、网膜和盆腔等区域，常称之为"重分布"现象。WHO 将腹膜假黏液瘤分为低级别腹膜假黏液瘤和高级别腹膜假黏液瘤，分别对应低级别阑尾黏液性肿瘤（LAMN）和阑尾黏液腺癌（表 3-6），并建议避免使用播散性腹膜黏液瘤病这一诊断名词。

表 3-6 世界卫生组织腹膜假黏液瘤诊断术语

诊断术语	组织学标准
低级别腹膜假黏液瘤	细胞稀少，呈条索状、小巢状或单排状排列，核小，规则，轻度异型，形态温和，核分裂罕见
高级别腹膜假黏液瘤	细胞丰富密集，排列为巢团状、条索状或呈腺体复杂性（筛状、背靠背腺体、腔内乳头簇），广泛浸润邻近组织，核异型明显，核分裂易见，可见印戒细胞

【诊断要点】LAMN 一般生长缓慢，其播散很少超出腹膜，很少发生淋巴结转移。镜下见肿瘤细胞呈绒毛状、锯齿状或波形结构，形态学上类似于腺瘤，肿瘤下方黏膜下层及黏膜肌层萎缩及纤维化，肿瘤细胞直接被覆于纤维性间质之上，肿瘤细胞可以非常稀少，甚至出现无细胞黏液。肿瘤细胞为单层，呈柱状、立方形或扁平状，细胞核小而规则，呈低级别异型增生表现，有时很少见核分裂。腹腔假黏液瘤时建议避免使用阑尾黏液腺癌这一诊断名词，以免误解。

阑尾黏液腺癌（图片）

【鉴别诊断】①阑尾腺瘤、阑尾黏液腺癌，见本节"五、阑尾腺癌"部分；②由于胆囊、胃、大肠、胰腺、输卵管、脐尿管、肺和乳腺的黏液癌也可导致腹膜假黏液瘤，应根据病史和临床资料进行鉴别。

（张冠军）

第五节 大肠和肛门

一、先天性巨结肠

先天性巨结肠（congenital megacolon, Hirschsprung disease）是一种少见的先天性异常，为肠壁神经节细胞缺如或功能异常使肠管处于痉挛狭窄状态，狭窄段以上肠管扩张，壁增厚，发病率新生儿约为 1/5 000，以男性多见，男女比例为(3~4)∶1。发生原因是外胚层神经嵴细胞迁移发育过程障碍或免疫介导性神经元坏死。临床表现为出生后胎粪不排或排出延迟，顽固性便秘、腹部膨隆、胀气，甚至发生急性肠梗阻。X 线检查是重要的诊断方法。

【诊断要点】

1. 发生部位　病变多发生于直肠、直肠肛门交界处或直肠与乙状结肠交界处。

2. 大体观察　病变肠管表现为管径缩小，管腔狭窄。病变近端肠管显著扩张，严重者肠管扩张如"长形气球"，结肠袋消失，切面可见肠内容物增多，可有粪石形成，肠壁肌层肥厚，肠黏膜可出现溃疡。典型者病变肠管起始于结直肠远端并延伸至扩张肠管内一定距离。超短者病变区域非常狭窄，易漏检，而长节段型病变广泛，累及大肠大部或全长，甚至可累及小肠。

3. 镜下观察　病变肠管狭窄处黏膜下及肌间神经丛神经节细胞缺如，密集波浪状无髓神经纤维增生，特别是肌内神经丛中神经纤维增生和变性，施万细胞增多。

4. 免疫组化染色　NSE、Syn 阳性神经节细胞缺如，S-100 阳性神经纤维增生。

5. 组织化学染色　黏膜固有层及黏膜肌层乙酰胆碱酯酶活性增高。

【鉴别诊断】神经节细胞减少症（hypoganglionosis）表现为肠壁神经节细胞减少，而不是缺如；先天性巨结肠病变肠管与正常肠管交界处也可表现为肠壁神经节细胞减少。肠神经元发育不良又称为神经节细胞过多症、假希尔施普龙病（Hirschsprung disease），表现为肠黏膜下层和肌层神经节细胞增生形成巨大神经节，孤立神经节细胞出现在黏膜下层或黏膜固有层中。另外，巨细胞病毒感染也可引起巨结肠，应予注意。

二、溃疡性结肠炎

溃疡性结肠炎（ulcerative colitis）是炎症性肠病（inflammatory bowel disease，IBD）的一种，病因尚不十分清楚，属于慢性非特异性肠道炎症性疾病。本病可发生在任何年龄，多见于 20~40 岁，亦可见于儿童或老年。我国近十多年来患者数逐步增加，已成为消化系统的常见疾病。临床表现为腹痛、腹泻和血性黏液便，多呈反复发作的慢性病程。患者常伴有肠外自身免疫性疾病，如游走性多关节炎、葡萄膜炎和原发性硬化性胆管炎等。其发病可能与感染、食物因素、免疫缺陷、异常黏液分泌、精神因素和基因缺陷等有关。

【诊断要点】

1. 发生部位　可累及结肠各段，通常起始于直肠、乙状结肠，可扩展至降结肠、横结肠，甚至累及全结肠，偶见于回肠末端。

2. 病变呈弥漫性和连续性，无跳跃区存在。

3. 大体观察　溃疡性结肠炎病变随病程而变化，活动期黏膜充血、水肿、点状出血，并可见大小不等、形状不规则的表浅溃疡呈线状或斑块状分布。黏膜病变为连续性，溃疡之间黏膜呈颗粒状或天鹅绒状。重度病例溃疡间黏膜充血、水肿及增生形成炎症假息肉并相互粘连形成黏膜桥。病变进一步发展，形成广泛大溃疡，晚期病变肠管纤维化、缩窄、变短。有时溃疡穿透肠壁引起结肠周围脓肿并继发腹膜炎，与邻近脏器粘连。

4. 镜下观察　溃疡性结肠炎病变主要位于黏膜和黏膜下层。活动期黏膜充血水肿、点状充血及多发性糜烂和大小不等浅溃疡形成；黏膜层中性粒细胞、淋巴细胞、浆细胞及嗜酸性粒细胞浸润；中性粒细胞浸润形成广泛的隐窝炎及因肠腺开口堵塞，大量中性粒细胞积聚在腺腔内形成隐窝脓肿（图3-22）；溃疡边缘黏膜假息肉形成处腺上皮增生，黏液分泌减少，左半结肠帕内特细胞化生。

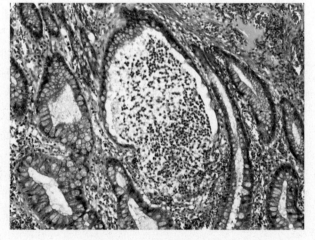

图 3-22　溃疡性结肠炎
大量中性粒细胞积聚在腺腔内形成隐窝脓肿。

静止期黏膜浸润炎症细胞减少，黏膜隐窝结构紊乱，表现为不规则分支、扭曲，腺体萎缩，黏膜表面不规则；杯状细胞减少，左半结肠帕内特细胞化生；黏膜肌层增厚，与腺体外缘距离增加，形成固有膜内脂肪细胞岛。晚期肠壁纤维组织增生，黏膜上皮可见异型增生，甚至癌变。

由于结肠病变一般限于黏膜与黏膜下层，很少深入肌层，所以很少并发结肠穿孔、瘘管或结肠周围脓肿。少数病例可呈暴发性经过，发生中毒性巨结肠，病变肠管高度扩张、肠壁变薄

溃疡性结肠炎
（图片）

而脆,肠壁充血、全层炎症细胞浸润,溃疡累及肌层至浆膜层,常并发急性穿孔。

【鉴别诊断】

1. 克罗恩病　溃疡性结肠炎与克罗恩病(CD)同属炎症性肠病,CD 常累及整个消化道,病变呈典型的节段性分布,黏膜呈铺路石样改变,形成特征性的裂隙状溃疡,状如刀割,常形成瘘管,肠腔狭窄常见。镜下见病变呈局灶性,有透壁性炎症和特征性非干酪样肉芽肿,一般不出现隐窝脓肿,黏膜下神经改变明显,帕内特细胞化生不明显,但可有幽门腺化生(表 3-7)。

表 3-7　溃疡性结肠炎和克罗恩病的鉴别

鉴别要点	溃疡性结肠炎	克罗恩病
症状	脓血便多见	有腹泻但脓血便较少见
病变分布	病变连续	呈节段性
直肠受累	绝大多数受累	少见
肠腔狭窄	少见,中心性	多见,偏心性
内镜表现	溃疡浅,黏膜弥漫性充血水肿,呈颗粒状	纵行溃疡、卵石样外观,病变间黏膜外观正常(非弥漫性)
活检特征	固有膜全层弥漫性炎症、隐窝脓肿、隐窝结构明显异常、杯状细胞减少	裂隙状溃疡、非干酪性肉芽肿、黏膜下层淋巴细胞聚集

2. 感染性结肠炎　病变特点为主要位于黏膜上 1/3 的急性浅表性炎症和隐窝结构的存在。早期溃疡性结肠炎也可出现上述情况,因此在诊断时有一定困难。溃疡性结肠炎的特点为固有膜内的淋巴细胞和浆细胞增多、隐窝分支和隐窝炎,借此可与其他结肠炎鉴别。

三、克罗恩病

克罗恩病(CD)的病变可累及整个消化道,但以同时累及末端回肠及相邻右半结肠最多见,只累及回肠者次之,约 1/5 局限于结肠,以右半结肠多见。详见本章第三节"四、克罗恩病"部分。

四、肠结核

肠结核(intestinal tuberculosis)常为继发性,是结核分枝杆菌引起的肠道慢性特异性感染。经口感染是主要感染途径,患者多有开放性肺结核或喉结核。本病一般见于中青年,女性略高于男性,肠结核可发生于任何肠段,以回盲部为其好发部位,约占 85%。临床表现为腹痛、腹泻与便秘、腹部肿块,并伴有发热、盗汗、倦怠、消瘦、贫血等结核毒血症状;晚期可并发肠梗阻、慢性穿孔、结核性腹膜炎等。

【诊断要点】

1. 发生部位　肠结核大多发生于回盲部,其他部位依次为升结肠、空肠、横结肠、降结肠、阑尾、十二指肠和乙状结肠,少数见于直肠。

2. 分型　按病变特点,肠结核可分为溃疡型和增生型两种,以溃疡型多见。

(1)溃疡型肠结核:①肠壁结核结节,肠壁淋巴组织充血、水肿,结核结节形成,结核结节融合发生干酪样坏死,破溃后形成溃疡。②环形溃疡,由于肠壁淋巴管环肠管走行,结核病变沿淋巴管扩散,因此肠结核溃疡多呈环形带状,其长轴与肠腔长轴垂直。溃疡边缘参差不齐,一般比较表浅,底部有干酪样坏死,其下为肉芽组织。溃疡愈合后形成的瘢痕和纤维组织增生可导致肠腔狭窄。③浆膜面变化,浆膜面常见纤维素渗出和灰白色结核结节形成,并连接成串,出现结核性淋巴管炎表现,后期纤维化导致肠管粘连。

(2)增生型肠结核:以肠壁内大量结核结节形成和纤维组织增生为病变特征,病变肠壁明显增厚、变硬,肠腔狭窄,病变可呈瘤样肿块突入肠腔。黏膜面可有浅表溃疡或息肉形成。因此,增生型肠结核临床上常表现为慢性不完全性肠梗阻和右下腹肿块。

附:原发性肠结核

原发性肠结核非常少见,常见于小儿,一般由于饮用带有结核分枝杆菌的牛奶所致。病变特点与原发性肺结核相似,形成由肠原发性结核性溃疡、结核性淋巴管炎和肠系膜淋巴结结核组成的肠原发综合征。

【鉴别诊断】

1. 克罗恩病。

2. 其他　包括结肠癌、阿米巴及血吸虫性肉芽肿、恶性淋巴瘤等。

肠结核(病例)

五、幼年性息肉

幼年性息肉(juvenile polyp)又称为幼年性潴留性息肉。幼年性息肉多发生于儿童和青少年,大多为 10 岁以下儿童,但约 1/3 病例发生于成人。该病一般多见于直肠、乙状结肠部位,乙状结肠近端也有发生,多为单发,但也可多发,常表现为直肠出血。

【诊断要点】典型的散发性幼年性息肉为球形,常有细长的蒂,表面呈颗粒状,切面呈囊性、格子样结构。镜下见息肉由囊性扩张并充满黏液的腺体和炎性间质组成,腺体被覆立方上皮或柱状上皮,无增生或异型增生(图 3-23)。表面常有表浅坏死溃疡形成,其下间质为肉芽组织,并有大量以嗜酸性粒细胞为主的炎细胞浸润。幼年性息肉可合并腺瘤,形成混合型息肉。

【鉴别诊断】幼年性息肉体积较小,腺体扩张黏液潴留不明显时需与炎症性息肉鉴别,但比较困难,可在病理报告中给予说明。

附:幼年性息肉病

幼年性息肉病是一种家族性癌综合征,具有常染色体显性遗传特征,病变特点是胃肠道多发性幼年性息肉,主要位于结直肠,胃和小肠也可以发生。病变呈叶状生长,较散发性幼年性息肉间质稍少,扩张腺体更多,增生小腺体(微管状)更多,常伴上皮异型增生。癌变概率很高,可达 30%~40%。

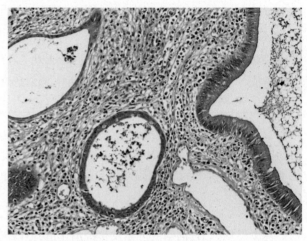
图 3-23　幼年性息肉
腺体呈囊性扩张,间质炎症反应明显;
腺体被覆立方或柱状上皮,无明显异型性。

六、波伊茨-耶格综合征

同本章第三节"七、波伊茨-耶格综合征"。

七、结直肠腺瘤

结直肠腺瘤(colorectal adenoma)是来源于结直肠黏膜上皮的肿瘤,可发生于大肠各处,是大肠最常见的良性肿瘤。从病因学角度可分为家族性和散发性两种,前者为遗传性疾病。散发性结直肠腺瘤常见于 40 岁以上中老年人,发生率随年龄增长而上升,男性多于女性。临床内镜检查多呈息肉表现,可为单发,也可多发,数目不等。家族性结肠腺瘤性息肉病腺瘤数目可以成百上千。结直肠腺瘤属癌前病变,癌变率约 5%。

(一)散发性结直肠腺瘤

【诊断要点】

1. 发生部位　见于结直肠各段,大多发生于直肠和乙状结肠,约占 75%。

2. 大体观察　多隆起于黏膜表面,呈有蒂或无蒂息肉状(广基息肉),单发或多发,数目及大小不等,一般直径小于 1cm;也可仅出现黏膜变红或纹理的变化,不形成息肉。

3. 镜下观察　腺瘤的基本结构为黏液性上皮增生,形成密集的腺管或绒毛结构,单位面积内腺体数目和细胞数目均增加,并伴有不同程度的异型性。根据组织学形态特点将腺瘤分为管状腺瘤、绒毛状腺瘤、管状绒毛状腺瘤和锯齿状腺瘤。

(1)管状腺瘤:多呈半球形无蒂息肉状,较大者有蒂。镜下见瘤细胞由紧密排列的异型腺体构成,占腺瘤切面 80% 以上(图 3-24)。

（2）绒毛状腺瘤：典型绒毛状腺瘤为广基底，无蒂或有极短的蒂息肉，表面粗糙呈乳头状或绒毛状外观，体积一般较管状腺瘤大。镜下见乳头状或绒毛状突起被覆一层或多层异型增生的腺上皮，乳头或绒毛状结构占腺瘤切面80%以上。绒毛状腺瘤癌变概率高，可达30%~70%。

（3）管状绒毛状腺瘤：由管状和绒毛状结构混合而成，两者的比例1∶4~4∶1。

（4）锯齿状腺瘤：镜下见锯齿状腺瘤结构类似于增生性息肉，腺上皮增生突入腺腔使腺体游离缘呈锯齿状，横切面呈星状；肿瘤细胞存在异型性，核圆形、泡状，核仁明显，细胞质嗜酸性；毗邻黏膜肌层的底层增生腺体扩张、畸形，呈倒"T"或"L"横行排列；可含有管状腺瘤或绒毛状腺瘤的成分。

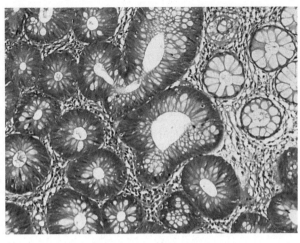

图3-24 结肠管状腺瘤

腺体密集增生呈规则的腺管状结构，
腺上皮有轻度异型性，右侧可见正常的腺体。

（二）家族性结肠腺瘤性息肉病

家族性结肠腺瘤性息肉病为家族遗传性疾病，是 APC 基因 5q21-22 突变引起的常染色体显性遗传病，特点为结直肠黏膜满布大小不等的腺瘤性息肉，大多无蒂，一般不累及小肠。诊断标准为100个或以上结直肠腺瘤，甚至多到难以计数。

家族性腺瘤性息肉病患者常有 APC 基因突变、家族性结肠腺瘤性息肉病史，以及至少有下列表现之一：表皮样囊肿、骨瘤、硬纤维瘤。患者常在10~20岁即发生腺瘤，多刚过30岁时发生癌变，40岁前几乎100%癌变。

（三）与腺瘤或息肉相关性综合征

加德纳综合征（Gardner syndrome）为家族性结肠腺瘤性息肉病的变种，表现为结肠腺瘤病合并表皮样囊肿、骨瘤、牙齿异常、硬纤维瘤。特科特综合征（Turcot syndrome）也是家族性结肠腺瘤性息肉病的变种，表现为结肠多发性腺瘤合并中枢神经系统肿瘤（胶质母细胞瘤、髓母细胞瘤等）。卡纳达 - 克朗凯特综合征（Cronkhite-Canada syndrome）表现为胃肠幼年性息肉病伴外胚层改变，如秃发、皮肤色素过多、指甲萎缩、腹泻、吸收不良、大量蛋白质由肠道丢失和电解质紊乱。多发性错构瘤综合征（又称 Cowden syndrome）包括幼年性息肉病、皮肤黏膜红斑、皮肤外毛根鞘瘤、乳腺和甲状腺增生性病变（包括良性增生和乳腺癌、甲状腺癌）。

八、结直肠上皮内瘤变

结直肠上皮内瘤变（intraepithelial neoplasia of colon and rectum）也可称为异型增生，比较复杂，是结肠炎症相关的上皮内瘤变。结肠炎症相关的异型增生仅发生在慢性炎症区域，可分为无异型增生（再生上皮）、异型增生不确定（indefinite）、低级别和高级别异型增生（low grade and high grade dysplasia）4个形态学类型。结肠炎相关的异型增生有平坦型和隆起型（flat and elevated lesions）。平坦型异型增生定义为病变的厚度少于正常黏膜厚度的2倍。平坦型病变在内镜下不可见，只能在显微镜下识别，进展为结直肠癌危险度高。

另外一种是结直肠腺瘤出现的肿瘤异型增生，表现为腺体密度增加，腺体大小不等，形状不规则，细胞层次增多，肿瘤细胞核大、深染，细胞核上移至腔缘面，极向紊乱，核分裂象增多，细胞质黏液减少等。根据异型增生程度分为Ⅰ级、Ⅱ级和Ⅲ级，Ⅰ级、Ⅱ级属于低级别上皮内瘤变，Ⅲ级属于高级别上皮内瘤变。在腺瘤中出现此病变建议称为异型增生。

九、结直肠癌

结直肠癌（colorectal carcinoma）是来源于结直肠黏膜上皮及腺体的恶性肿瘤。结直肠癌是世界第三大常见恶性肿瘤。随着人们生活条件改善和生活方式及饮食习惯的改变，国内结直肠癌发病率在逐年上升，死亡率在恶性肿瘤中位居第3位。结直肠癌的发生发展是一个复杂的多因素作用的过程，与不良生活方式（富含动物脂肪的高热量饮食、吸烟、饮酒及久坐不动等）、环境因素、遗传易感因素、慢性炎症性肠道疾病等密切相关。发病年龄以 41~65 岁最常见,临床症状为腹痛、腹块、便血、大便习惯改变、消瘦、贫血等。

【诊断要点】

1. 定义 WHO 分类中对结直肠癌的定义做了明确界定,肿瘤细胞只有侵犯黏膜肌层到达黏膜下层才称为癌,只要不超过黏膜肌层就不诊断为癌,而称为上皮内瘤变,将重度上皮异型增生和原位癌均归入高级别上皮内瘤变,黏膜内癌称作黏膜内瘤变。肿瘤细胞是否突破黏膜肌层是决定预后的关键指标,没有突破黏膜肌层的黏膜内癌 5 年生存率达 100%,而一旦肿瘤细胞浸润到达黏膜下层,患者 5 年生存率明显降低。

2. 发生部位 约 50% 发生于直肠、乙状结肠区域。近几十年来,近端结肠癌的发生率有增高的趋势。存在高水平微卫星不稳定性或 RAS 突变的肿瘤更多位于盲肠、升结肠和横结肠。

3. 大体观察 结直肠癌肿物的类型:①外生性/蕈样(息肉型、隆起型),主要生长于肠腔内,包块突向管腔,周边卷曲与正常肠管有一清楚的分界线;②内生性/溃疡型,呈明显肠壁内生长,表面隆起不明显,中心有溃疡;③弥漫浸润/皮革样(浸润型),癌组织向肠壁深层弥漫浸润,常累及肠管全周,导致局部肠壁增厚、变硬,管腔狭窄;④特殊变型,一种是扁平或凹陷癌,一般认为此种类型一开始就是癌,不是通过腺瘤癌变而来;另外一种是胶样癌,肿瘤含黏液成分多,表面及切面均呈半透明、胶冻状,此型预后差。

4. 组织学特征

(1)管状腺癌:最常见,癌细胞形成腺管结构,其大小和形态存在一定差异,按分化程度,可分为三级,即高、中、低分化,多为高、中分化腺癌。

(2)乳头状腺癌:细乳头状,乳头内间质很少。

(3)黏液癌:黏液成分 >50%,细胞外黏液池中漂浮的癌细胞具有腺样结构或排列成索条状或单个散在。

结直肠印戒细胞癌(图片)

(4)印戒细胞癌:>50% 的肿瘤细胞存在明显的细胞内黏液。典型的印戒细胞为细胞内具有大的黏液泡,充满细胞质并使细胞核移位。印戒细胞可出现在黏液腺癌的黏液湖中,也可缺乏细胞外黏液而呈弥漫性浸润。

(5)腺鳞癌:不常见,癌组织既有鳞状细胞癌的特点,又有腺癌的特点,单独或混合存在。

(6)髓样癌:肿瘤细胞成实性片状分布,细胞核呈泡状,核仁明显,细胞质丰富、粉染;癌巢内存在明显的淋巴细胞浸润。

(7)锯齿状腺癌:结构与无蒂锯齿状息肉相似,腺体呈锯齿样,细胞核大,核质比下降。肿瘤组织中可见黏液样、筛状、丝带状或小梁样区域。

(8)未分化癌:癌细胞巢状、索状排列,缺乏分化特征,无腺管形成、黏液产生或神经内分泌、鳞状及肉瘤样分化。

结肠腺癌(图片)

免疫组化:CK20、CDX2、MUC1、MUC3、CEA、CA19-9 等阳性,而 CK7 阴性;MSI、MMR检测用于筛查;KRAS 或 BRAF 基因突变检测可用于指导临床化疗方案的制订。

【分化程度分级】

高分化(1 级):腺管结构超过肿瘤的 95%(图3-25)。

中分化(2 级):腺管结构占肿瘤 50%~95%。

低分化(3 级):腺管结构占肿瘤 5%~50%。

未分化(4 级):分化特征不明显,腺管结构占肿瘤比例小于 5%。

传统上将黏液腺癌和印戒细胞癌认定为低分化癌。

【结直肠癌的扩散与转移】

1. 直接蔓延 当癌组织浸润达浆膜层后,可直接蔓延侵犯邻近器官,如前列腺、阴道、膀胱及腹膜等。

2. 转移

(1)淋巴转移:当肿瘤突破黏膜肌层累及黏膜

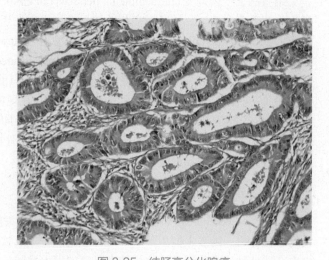
图 3-25 结肠高分化腺癌
肿瘤细胞排列呈密集的腺管状结构,形态较规则,异型性较小。

下层时才会发生淋巴管扩散,一般先转移到癌所在部位的局部淋巴结,再沿淋巴引流方向转移到远隔淋巴结,偶可经胸导管达锁骨上淋巴结。

(2)血行转移:晚期癌细胞可经血行转移至肝,甚至到肺、脑等处。

(3)种植性转移:癌组织穿破肠壁浆膜后,到达肠壁表面,癌细胞脱落,播散到腹腔内形成种植性转移。

十、肛管恶性黑色素瘤

肛管恶性黑色素瘤(anal melanoma)罕见,多发生于 50~60 岁成人,白种人较多。临床表现为肛管肿块形成、直肠出血等。该病预后差。

【诊断要点】

1. 大体观察　病变呈息肉状,有蒂或无蒂,常可见黑色素沉着,肿物周围有时可见卫星结节。

2. 镜下观察　组织学特征与皮肤恶性黑色素瘤相似,肿瘤细胞表达 S-100 和 HMB-45。

【鉴别诊断】肛管原发性恶性黑色素瘤需与转移性恶性黑色素瘤鉴别,完善的病史资料追踪非常重要。另外,多数原发病例浸润性肿瘤旁可见交界痣的痕迹。

十一、结肠黑变病

结肠黑变病(melanosis coli,MC)是以结肠黏膜黑色素沉着为特征的非炎症性肠病,常见于老年人,病因和发病机制尚不清楚,患者常有长期便秘及应用蒽醌类泻药病史。病变特点为结肠黏膜固有层内巨噬细胞含有大量脂褐素。近年 MC 在我国呈明显的上升趋势。此类患者大肠癌和大肠腺瘤性息肉的发生率较高,少数患者还可出现假性肠狭窄。

【诊断要点】

1. 病变部位　如病变局限则多见于近段结肠,严重时可累及全结肠。

2. 大体观察　结肠黏膜可见浅棕色、棕褐色或黑色的色素沉着,呈条纹状、斑片状、虎皮状改变等。大肠黏膜淋巴小结、息肉等伴发病变处一般不着色。

3. 镜下观察　病变处黏膜固有膜内可见多数吞噬有棕黄色色素的组织细胞聚集。色素脂肪染色和 PAS 染色阳性,铁染色及黑色素染色阴性。

十二、痔

痔(hemorrhoids)是最常见的肛肠疾病,任何年龄均可发生,但随年龄增长,发病率增高。任何可引起持续性静脉充血的病因均能导致痔的发生。临床表现为肛门区域坠胀、排便困难、便血等。从病理学角度看,痔是肛门及肛周静脉丛静脉曲张。

【诊断要点】肛门及肛周静脉丛静脉曲张是病变基础。内痔位于齿状线上方,直肠下端黏膜呈暗红色或紫蓝色结节状隆起,广基底或有蒂,镜下见病变处被覆柱状上皮,上皮下静脉迂曲扩张、淤血,似海绵状血管瘤,常有继发血栓形成,间质数量不等,可见淋巴细胞、浆细胞和中性粒细胞浸润。外痔位于齿状线下方,肛管黏膜及肛缘皮下呈暗紫色肿物,镜下见病变区被覆鳞状上皮,上皮下病变与内痔相同。混合痔为内痔通过丰富的静脉丛吻合支与相应部位的外痔相互融合而成。病理变化同内、外痔。

【鉴别诊断】痔的诊断不难,但需与直肠癌、直肠息肉和直肠脱垂相鉴别。一般认真检查可以除外直肠癌和直肠息肉。直肠脱垂黏膜呈环形,表面光滑,括约肌松弛;痔的括约肌不松弛,黏膜呈梅花瓣状。

十三、结直肠间叶组织肿瘤

结直肠间叶组织肿瘤(mesenchymal tumor of colorectum)包括 GIST、神经纤维瘤和平滑肌瘤等,参见本书有关章节。

(张冠军)

第四章 鼻腔、鼻窦及咽、喉疾病

鼻腔、鼻窦、咽及喉部器官在人体内所占解剖空间相对较小，但可以见到全身几乎各种组织、细胞类型的疾病或病变。其活检标本通常较小，镜下出现不典型病变或不同病变模式的随机性也较大，使病理诊断常面临困难，这要求病理医师既应具有较全面的病理诊断基础，又应不断积累专科病理诊断的能力，同时应注意结合患者临床情况，掌握和运用好辅助检查方法。

第一节 鼻腔、鼻窦

一、慢性鼻窦炎及鼻息肉

慢性鼻窦炎（chronic sinusitis）及鼻息肉（nasal polyp）的病因仍不明确，普遍认为多种因素（包括各种病原体感染、变应性反应、局部解剖结构异常及全身因素等）共同参与其发生、发展。有文献将慢性鼻窦炎及鼻息肉作为一个疾病单元，认为前者是后者的早期阶段，鼻息肉通常是鼻窦炎反复发作的结果。一般认为症状和体征持续时间在3个月以上者称为慢性鼻窦炎。

【诊断要点】肉眼见鼻息肉通常光滑、有光泽、半透明，呈灰粉色。镜下可分为五型：①水肿型；②纤维增生型；③淋巴血管瘤型；④腺体增生型；⑤间质异型核细胞型（图4-1）。

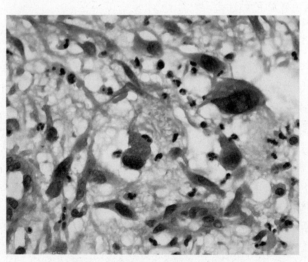

鼻过敏性息肉
（图片）

图4-1 鼻息肉,间质异型核细胞型
鼻息肉间质内可见异型核肌纤维母细胞增生。

常见的是水肿型，以极度水肿的间质，缺乏或有很少浆液黏液腺，有不规则囊性扩张的腺体及嗜酸性粒细胞浸润为特点；纤维增生型以纤维组织增生为主；淋巴血管瘤型以淋巴细胞浸润及血管增生为明显；腺体增生则是腺体增生型的特点；如在间质中出现较多的异形核肌纤维母细胞则称为间质异形核细胞型，鼻息肉常见黏液潴留囊肿形成，可继发出血、感染，伴发胆固醇性肉芽肿、泡沫样组织细胞及多核组织细胞反应、糜烂、溃疡及炎性肉芽组织形成。

原发于上颌窦的息肉向后脱垂至后鼻孔或鼻咽部时称为后鼻孔息肉，后鼻孔息肉质硬、不透明，镜下为纤维性,黏膜腺体减少或消失。

【鉴别诊断】①鼻窦肿瘤,如内翻性乳头状瘤、横纹肌肉瘤及嗅神经母细胞瘤,可伴有鼻窦黏膜的息肉样改变;②出血继发泡沫样组织细胞反应时应避免误认为鼻硬结病;③当病程较长,黏膜内腺体伴鳞状上皮化生及增生和不典型增生时,应注意与内翻性乳头状瘤和鳞状细胞癌鉴别;④间质异型核细胞型鼻息肉应注意避免误诊为间叶组织的恶性肿瘤。

二、韦格纳肉芽肿病

韦格纳肉芽肿病(Wegener granulomatosis)是一种自身免疫性疾病,发病年龄多在 20~50 岁,92% 的病例可累及耳、鼻、咽、喉部位,其中以鼻腔作为首发部位最多见。多数患者血清胞质型抗中性粒细胞胞质抗体(cytoplasmic pattern of antineutrophil cytoplasmic antibody,C-ANCA)呈阳性反应,而核周型抗中性粒细胞胞质抗体(perinuclear of antineutrophil cytoplasmic antibody,P-ANCA)呈阳性反应者较少。患者因鼻部活检而诊断时可以无肺及肾的异常改变。

【诊断要点】主要改变为黏膜内坏死性肉芽肿性小动脉、小静脉及毛细血管炎,血管壁可出现纤维素样坏死,有时坏死不十分明显,血管壁内外可见中性粒细胞呈簇状浸润。有时黏膜内可见小灶状坏死,坏死周围可见上皮样细胞及其他慢性炎症细胞栅栏状排列。组织内中性粒细胞的渗出常形成微小脓肿。病灶内还可见数目不等的浆细胞、组织细胞、嗜酸性粒细胞。可见少数多核巨细胞,体积较小。

鼻腔韦格纳肉芽肿病(图片)

三、特殊感染

(一)鼻硬结症

鼻硬结症(rhinoscleroma)由硬鼻结克雷伯菌引起的一种慢性进展性上呼吸道肉芽肿性病变,具有低传染性。人类是唯一确定的宿主。

鼻硬结克雷伯菌可同时累及呼吸道的多个部位,鼻受累者占 95%~100%;咽受累者占 50% 左右;喉受累者占 15%~80%,但单独喉受累者少见;其他受累部位还包括腭、咽鼓管、鼻窦、中耳、口、眼眶、气管(12%)及支气管(2%~7%)、上唇、鼻背皮肤及脑组织。

鼻硬结症(肉芽肿期)(图片)

【诊断要点】病变分为如下三期。三期可互相重叠。

1. 渗出期 以急性或慢性活动性炎症为特征。镜下见鳞状上皮化生,黏膜内可见大量的浆细胞、淋巴细胞及中性粒细胞浸润,偶见胞质空亮的米库利兹细胞(Mikulicz cell)(鼻硬结细胞)。此期的炎症表现常不具有特异性,因此较难准确诊断。

2. 增生期 发生于数月至数年之后,亦称"肉芽肿期"。镜下特点为以黏膜内密集的淋巴细胞、浆细胞浸润及成簇或成片的米库利兹细胞浸润为特点,米库利兹细胞直径 10~200μm,胞质呈空泡状,内含病原菌,单个核被空泡挤压至一侧(图 4-2)。

3. 瘢痕期 病变发展至晚期阶段,亦称"硬化期"。镜下,受累组织广泛致密瘢痕化,残存的肉芽肿周围绕以玻璃样变的胶原纤维;米库利兹细胞罕见。

【特殊检查】鼻硬结克雷伯菌在 Warthin-Starry(WS)浸银染色中菌体呈黑色短棒状且较明显(图 4-3)。Giemsa 染色菌体呈红色。PAS 染色时,细菌呈空心状,不如 WS 及 Giemsa 染色明显。各种染色方法观察鼻硬结克雷伯菌均需在油镜下进行。透射电镜也可观察。

(二)真菌性鼻窦炎

真菌性鼻窦炎(fungal sinusitis)分为非侵袭性和侵袭性两大类型。前者包括真菌球和变应性真菌性鼻窦炎,后者包括慢性侵袭性真菌性鼻窦炎和急性暴发性真菌性鼻窦炎。

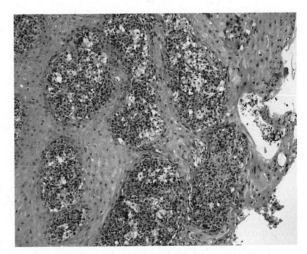

图 4-2 鼻硬结症
乳头状增生的鳞状上皮黏膜间质内可见密集的淋巴细胞、浆细胞浸润,夹杂胞质透亮的米库利兹细胞。

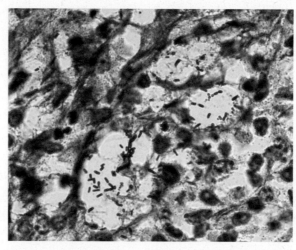

图 4-3　鼻硬结症（Warthin-Starry 染色）

在油镜观察下，在胞质透亮的米库利兹细胞内可见黑色
呈短棒状的鼻硬结克雷伯菌。

非侵袭性者多发生于免疫功能正常的年轻人，而侵袭性者多发生于有基础疾病或免疫能力低下人群。鼻腔及各组鼻窦均可发生，上颌窦更为多见。常见的致病菌主要是曲霉菌，占 80% 以上，其次为毛霉菌、白念珠菌等。多数真菌成分 HE 染色着色效果不佳，可采取 PAS 染色、环六亚甲基四胺银染色（gomort methenamine silver stain，GMS）或免疫组化染色方法查找真菌菌丝及孢子，以 PAS 染色、GMS 染色效果为佳。真菌培养是确认真菌种属的金标准，但有时需较长时间，可为阴性结果；血清学检测抗体或抗原可作为早期诊断的方法，但有时机体免疫力低下的患者可为阴性；分子生物学方法为致病真菌的检测和鉴定带来新的可能。

1. 真菌球（fungus ball）　多发生在全身免疫状态正常者，与鼻窦解剖结构异常有密切的关系。

【诊断要点】肉眼见黄绿色、棕褐色或黑色的质硬易碎的团块。镜下见大量紧紧缠绕在一起的真菌菌丝及孢子（图 4-4）。病灶鼻窦黏膜组织呈慢性炎症反应。黏膜无真菌侵犯。

2. 变应性真菌性鼻窦炎（allergic fungal sinusitis）　中青年患者多见，常有特异性体质或哮喘病史。

【诊断要点】肉眼见稠厚的分泌物，呈"油灰样""花生酱样"或"油脂样"外观，有臭味。镜下为无定形淡嗜酸性或淡嗜碱性的变应性黏蛋白成分，其内散布着大量的嗜酸性粒细胞，并可见较多的夏科 - 莱登晶体（Charcot-Leyden crystals），呈淡橙色，横切面呈六角形，纵切面则呈角锥形或纺锤形（图 4-5），偶有钙化。鼻窦黏膜内可见大量嗜酸性粒细胞和浆细胞浸润。真菌只存在于分泌到黏膜外的黏蛋白内，黏膜内无真菌成分。

真菌性鼻窦炎
（图片）

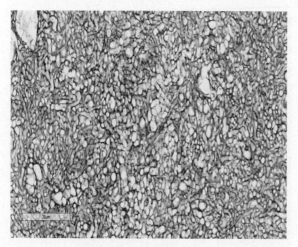

图 4-4　真菌球

大量缠绕在一起的真菌菌丝及孢子。

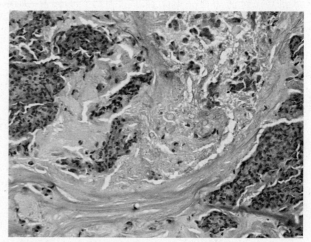

图 4-5　变应性真菌性鼻窦炎

变应性黏液内可见成堆退变的嗜酸性粒细胞聚集，视野中央区可见夏科 - 莱登结晶，呈淡粉色，横切面呈六角形，纵切面呈角锥形或纺锤形。

3. 慢性侵袭性真菌性鼻窦炎（chronic invasive fungal sinusitis） 缓慢进行性侵犯组织，早期临床表现与非侵袭性真菌性鼻窦炎相似，但鼻窦内病变多为泥沙样物，鼻窦黏膜多表现为极度肿胀、暗红色、质脆、易出血和表面颗粒样改变或黏膜呈黑色、坏死样改变。

【诊断要点】镜下改变以慢性化脓性肉芽肿性炎症为主，常伴有慢性非特异性炎症，其中有大量的真菌菌丝，多核巨细胞常吞噬真菌菌丝和孢子。肉芽肿反应是慢性侵袭性真菌性鼻窦炎的主要组织学特点。

4. 急性暴发性真菌性鼻窦炎（acute fulminant fungal sinusitis） 病程短，发展快（24 小时~1 周），早期表现为发热、眶部肿胀、面部疼痛肿胀，进一步出现头痛加剧，视力下降，神情淡漠，嗜睡，甚至死亡。本病常伴有某些全身易感因素，包括代谢性酸中毒倾向，全身免疫功能严重抑制（如慢性肾功能衰竭、严重腹泻、胰腺炎或糖尿病、白血病、艾滋病、骨髓或器官移植后等）。

【诊断要点】以组织的大片凝固性坏死和真菌性血管炎为主，也可伴有化脓性肉芽肿形成。在坏死的组织中可找到侵袭的真菌菌丝，菌丝会因变性而肿胀变形，呈节段性无规律分布。真菌性血管炎表现为毛霉菌、曲霉菌等菌丝侵犯小静脉及小动脉，还可见真菌菌栓栓塞。

（三）其他

还可见到结核、鼻孢子菌病及诺卡菌病等。

四、被覆上皮良性肿瘤及瘤样病变

（一）鳞状细胞乳头状瘤

鳞状细胞乳头状瘤（squamous cell papilloma）见于鼻孔及鼻前庭处，形态类似于皮肤的寻常疣。

（二）Schneiderian 乳头状瘤

Schneiderian 乳头状瘤（Schneiderian papilloma）是发生于鼻腔鼻窦的 Schneiderian 膜，是鼻腔鼻窦最常见的良性肿瘤，与 HPV6/11 感染有关，包括 3 种类型，可原发于鼻咽和中耳。

1. 内翻性乳头状瘤（inverted papilloma） 多见于成人，平均发病年龄 50 岁，男性多于女性。以单侧鼻腔侧壁发生者最多见。

【诊断要点】镜下特点为鳞状上皮、呼吸道上皮及黏液细胞混合性增生，向上皮下间质内嵌入（图 4-6）。表层细胞常为柱状、胞质常见空泡，基底层附近细胞可见散在核分裂象，但无病理性核分裂象，也常见合并外生性生长。

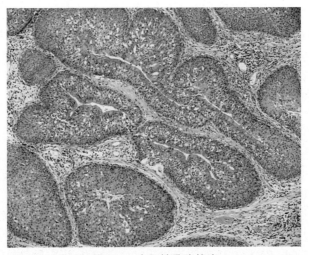

图 4-6 内翻性乳头状瘤
肿瘤上皮呈实心性或窦道状向间质内生长，腔面可见柱状上皮被覆。

【预后】此瘤临床根除困难，术后多复发，约 10% 发生恶变，大多恶变为鳞状细胞癌。

2. 外生性乳头状瘤（exophtic papilloma） 发病年龄较高，平均 56 岁，男性多于女性，几乎均见于鼻中隔，呈外生性（葶状）生长。镜下以鳞状上皮增生为主，部分区以呼吸道上皮增生为主，混有黏液细胞。约

20%可复发,恶变罕见。

3. 柱状细胞型或嗜酸性乳头状瘤(cylindrical cell or oncocytic papilloma) 在三型中最少见,多见于50~60岁人群,男女发病率大致相同,多发生于鼻腔侧壁、上颌窦及筛窦。

【诊断要点】镜下见呼吸道上皮,胞质具有嗜酸性,细胞多层,呈乳头状及叶状增生,夹杂有黏液细胞,并形成小的黏液囊肿,故又称为微囊性乳头状腺瘤(图4-7)。

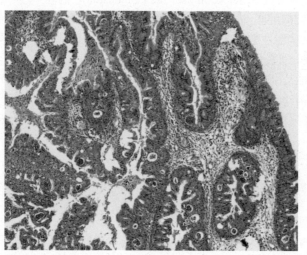

鼻腔柱状上皮
乳头状瘤(图片)

图4-7 嗜酸性乳头状瘤
瘤细胞呈柱状,胞质嗜酸性,乳头状生长,上皮内示多个微囊。

(三)化生及假上皮瘤样增生

在黏膜有炎症及肿瘤存在时,被覆柱状上皮可以发生鳞状上皮化生,鳞状上皮可以增生,上皮脚下延,形成假上皮瘤样增生,似鳞状细胞癌,此时应注意与鳞状细胞癌的鉴别。

五、被覆上皮恶性肿瘤

可见鳞状细胞癌、梭形细胞鳞状细胞癌、淋巴上皮癌、未分化癌及中线癌等。

(一)鳞状细胞癌

鳞状细胞癌(squamous cell carcinoma)镜下可分为角化型与非角化型两大类。非角化型又称为柱状细胞型和移行细胞型,常呈内翻性生长方式,在癌巢中无明显角化,在活检小标本中有时与泌尿道的移行细胞癌形态近似。该型可以表现为中分化和低分化两种,低分化者难以诊断为鳞状细胞来源,需与嗅神经母细胞瘤和神经内分泌癌鉴别。鳞状细胞癌的变型有疣状癌、乳头状鳞状细胞癌、基底细胞样鳞状细胞癌和梭形细胞鳞状细胞癌,均较少见。

鼻咽非角化型鳞状
细胞癌(未分化型)
(病例)

(二)淋巴上皮癌

淋巴上皮癌(lymphoepithelial carcinoma,LEC)是一种鳞状细胞癌,形态学上与非角化型鼻咽癌(未分化亚型)相似,伴有明显的反应性淋巴细胞及浆细胞的浸润,大多数病例(>90%)有EB病毒(Epstein-Barr virus,EBV)感染。此癌很少见,最常发生在50~70岁男性(平均年龄58岁)。诊断本病需以临床、影像学和/或病理为依据排除邻近鼻咽癌的扩散。

【诊断要点】肉眼见肿瘤不规则或呈息肉样,黄褐色,体积大者可能出血。镜下改变类似于未分化亚型鼻咽癌。免疫组化:全CK、CK5/6、p63和p40弥漫性阳性,淋巴细胞和黑色素细胞标志物则为阴性。原位杂交示大部分瘤细胞EBV编码小RNA(EBER)强表达。LEC应与淋巴瘤、黑色素瘤及鼻腔未分化癌相鉴别;后者缺乏LEC合体状生长模式,EBER阴性,CK5/6阴性。

(三)未分化癌

未分化癌(undifferentiated carcinoma)罕见,仅占所有鼻腔癌的3%~5%,发病年龄广,从青少年到老年人(平均年龄50~60岁);最常见于鼻腔和筛窦,肿块较大并累及多个部位;多达60%的病例扩散到邻近部位,如眼眶、颅底和大脑。尽管肿瘤体积较大,但淋巴结转移相对少见(占10%~15%)。

【诊断要点】肿瘤通常较大（>4cm），呈蕈伞型，边缘不清。镜下见瘤细胞呈片状、小叶和小梁状排列，无鳞状细胞癌或腺癌分化，细胞核中等大小，多数有明显的核仁，胞质多少不等，边界清晰。细胞凋亡、坏死及核分裂象常见。免疫组化：AE1/AE3、CK7、CK8 和 CK18 呈阳性，而 CK5/6 呈阴性。p63 阳性不等，p40 阴性。NSE 始终呈阳性。CgA 和 Syn 可呈局部、散在阳性，但在缺乏组织学特征支持的情况下，不能诊断为神经内分泌癌。CEA、S-100、CD45 和钙视网膜蛋白（calretinin）呈阴性。p16 呈阳性，但与 HPV 状态无关。如果检测到 EBV 或 HPV，应该对诊断本病提出质疑。

【鉴别诊断】最主要的是应与淋巴瘤、非角化型鳞状细胞癌、基底细胞样鳞状细胞癌和神经内分泌癌相鉴别。

（四）中线癌

中线癌（NUT midline carcinoma）是指伴有睾丸核蛋白（nuclear protein in testis, NUT）基因重排的癌，又称伴 t(15；19)（q14；p13.1）易位的癌，或侵袭性 t(15；19) 阳性癌或中线致死性癌。其最易影响纵隔和鼻窦，可发生于任何年龄，但以儿童与青少年多见，中位年龄 21.9 岁，女性略多。患者预后较差，中位总生存期为 9.8 个月。无 BRD4 重排者可能具有更长的存活期。

【诊断要点】镜下见肿物常由片状排列的低分化或未分化肿瘤细胞构成，常见大片的凝固性坏死，瘤细胞常有不同程度的鳞状上皮分化或"鳞状上皮突然角化"现象（图 4-8）。免疫组化：癌细胞 NUT 抗体标记核阳性（≥50%）；FISH 等检测确定有 15q14 上的睾丸核蛋白基因（NUTM1）重排，最常见的融合模式是 NUTM1-BRD4，形成 t(15；19)（q14；p13.1），约占 70%。

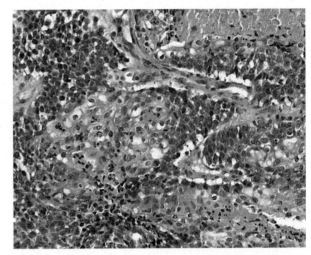

图 4-8 中线癌
分化差的癌组织中可见灶状鳞状上皮分化及角化细胞。

【鉴别诊断】主要与发生于鼻腔鼻窦的各种小圆细胞肿瘤鉴别。

六、腺上皮肿瘤及瘤样病变

（一）涎腺型肿瘤

鼻腔鼻窦柱状上皮及黏膜内分布的黏液浆液腺属小涎腺，可发生多种涎腺型肿瘤（salivary type tumor），其组织学类型及改变与口腔小涎腺肿瘤相同，其中恶性者多于良性。良性肿瘤以多形性腺瘤最多见，恶性肿瘤以腺样囊性癌最多见。

【诊断要点】同涎腺同类型肿瘤。

（二）非涎腺型腺癌

非涎腺型腺癌（non-salivary type tumor）可分为肠型腺癌和非肠型腺癌。

1. 肠型腺癌（intestinal type adenocarcinoma） 以老年男性多见，好发于筛窦、鼻腔及上颌窦。

鼻腔多形性腺瘤
（图片）

【诊断要点】形态与结肠腺癌近似。部分肿瘤内可见小肠型细胞。免疫组化：瘤细胞上皮标记物、CDX-2 及 ITACs 阳性，CEA 表达情况不一，另外神经内分泌细胞可见不同程度地表达 CgA、激素肽（5-羟色胺、缩胆囊素、促胃液素、生长抑素及脑啡肽）。

在诊断为上呼吸道来源之前应排除结肠癌的转移。

2. 非肠型腺癌（non-intestinal type adenocarcinoma） 是既非小涎腺来源也无肠型腺癌特征的腺癌。本病发病年龄范围大，但老年男性多见，以筛窦和上颌窦多见。

【诊断要点】低级别者因可见分化良好的腺腔，易于诊断；高级别者腺腔结构较少、不明显或呈较小的空泡状。

【鉴别诊断】应与低分化癌鉴别。鉴别要点是非肠型腺癌可见坏死，细胞分化差，核大异型性明显，总能找到小的腺腔样结构；免疫组化染色 CK8/18 阳性程度较强，神经内分泌标记物阴性。

（三）呼吸上皮病变

呼吸上皮病变（respiratory epithelial lesions）可分为呼吸上皮腺瘤样错构瘤和浆液黏液性错构瘤。

1. 呼吸上皮腺瘤样错构瘤（respiratory epithelial adenomatoid hamartoma，REAH） 多见于成人，中位年龄为 60 岁，好发于男性，大多数发生在鼻腔，尤其是后鼻中隔，罕见发生在鼻咽部、筛窦、额窦。病变大多数为单侧，也有双侧同时发生。

【诊断要点】肉眼见呈息肉样肿块，最大径可达 6cm。镜下见鼻窦黏膜小涎腺的良性过度增生性错构瘤病变，内衬呼吸性纤毛上皮，杂有黏液分泌细胞，细胞层数较多，但腺体结构分化良好，无异型性，周围可见粉红色增厚的基底膜样物质（图 4-9），偶见软骨及骨的成分。免疫组化：腺体 AE1/AE3、CAM5.2 和 CK7 阳性，CK20 和 CDX2 阴性。肌上皮细胞或基底细胞（包括 p63）标记阳性，也可阴性。不能因肌上皮细胞或基底细胞标记的缺失而诊断为腺癌。

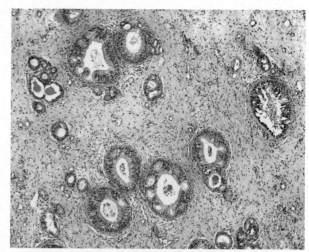

图 4-9 呼吸上皮腺瘤样错构瘤
腺上皮内可见小腺腔形成，基底膜增厚，间质纤维化。

2. 浆液黏液性错构瘤（seromucinous hamartoma，SMH） 是鼻腔鼻窦固有的浆液黏液性腺体良性的过度生长。SMH 极其罕见，男女比例为 3∶2，发病年龄为 14~85 岁（平均 56 岁）。通常发生在后鼻中隔或鼻咽，很少发生在鼻侧壁或鼻窦。

【诊断要点】肉眼见 SMH 通常呈息肉样或外生性肿块，具有胶样外观，呈棕褐色或灰色，直径 0.6~6cm。镜下见呼吸道上皮覆盖的息肉样病变，由从小到大的腺体构成。病变主要由单层扁平小腺体组成，核卵圆形或圆形，胞质嗜酸性，无核分裂。小腺体可从较大纤毛腺发芽，主要由浆液黏液性腺体组成；大的腺体衬覆呼吸性上皮，偶见囊性扩张，类似呼吸道上皮腺瘤样错构瘤（respiratory epithelial adenomatoid hamartoma，REAH）。有的腺体被厚的玻璃样变基质包围，周围纤维间质常有淋巴细胞浸润。其免疫表型与 REAH 相似，CK7、CK19、EMA 和溶菌酶阳性，而 CK20 阴性。p63 和高分子量 CK 可用于显示较大腺体和一些浆液黏液性腺体周围的肌上皮细胞，有些浆液黏液性腺体缺乏基膜和肌上皮细胞，但 S-100 呈阳性。SMH 与 REAH 形态重叠，多认为是同一病变。

七、神经外胚层肿瘤及瘤样病变

（一）异位中枢神经系统组织

异位中枢神经系统组织（ectopic central nervous system tissue）也称为鼻胶质瘤，是异位于鼻内和鼻周的神经胶质性肿块。本病罕见。大部分患者出生时就存在，90% 的患者在 2 岁时确诊。病变位于鼻梁附近或鼻腔内，也可见于鼻窦、鼻咽、咽、舌、腭、扁桃体、眼眶。

【诊断要点】镜下见病变无包膜，由大小不一的神经胶质组织岛和相互交错的血管纤维组织带组成。神经胶质组织岛包括灰质、白质，神经元罕见或缺乏。有时可见脉络丛、室管膜样排列的裂隙、色素性视网膜上皮和脑垂体组织。

【鉴别诊断】①鼻腔脑膨出或脑膜脑膨出：是脑膜内脑疝，通过颅骨的缺损区与颅内神经系统和蛛网膜下腔相连，鼻腔脑膨出由中枢神经系统组织组成，内易见神经元；②畸胎瘤：畸胎瘤包括 3 个胚层的组织；③纤维性息肉：缺乏胶质组织分化，GFAP 阴性。

（二）脑膜膨出及脑膜脑膨出

脑膜膨出（meningocele）及脑膜脑膨出（meningoencephalocele）是指颅腔内组织自颅骨缺损处突出，若仅有脑膜突出称为脑膜膨出，如果同时有脑组织的突出，则称为脑膜脑膨出。

（三）异位垂体腺瘤

异位垂体腺瘤（ectopic pituitary adenoma）是蝶鞍外的良性垂体腺肿瘤，常独立存在，与鞍内垂体腺无关，又称为鞍外垂体腺瘤，最常发生于蝶窦、蝶骨和鼻咽，其他部位见于鼻腔、筛窦和颞骨。

【诊断要点】与蝶鞍内垂体腺瘤一致。

【鉴别诊断】①慢性蝶窦炎；②浆细胞瘤；③其他小圆形细胞肿瘤。

鼻腔脑膜脑膨出
（图片）

（四）原发性脑膜瘤

原发性脑膜瘤（primary meningioma）可见于鼻腔鼻窦，发病年龄19~50岁，无明显性别差异。颅外脑膜瘤以眼眶多见，鼻腔和鼻窦少见。镜下组织学改变和分型同第五章第三节"脑膜瘤"。

鼻腔原发性脑膜瘤（图片）

（五）颅咽管瘤

颅咽管瘤（craniopharyngioma）发生在鼻咽部和蝶窦者多见，也可原发在鼻腔和蝶窦，但很少见。镜下形态同颅内者。偶见病例上皮发生恶变，恶变以后细胞的异型性明显增加。诊断恶变应结合既往病史。

（六）嗅神经母细胞瘤

嗅神经母细胞瘤（olfactory neuroblastoma）为嗅上皮基底细胞发生的恶性肿瘤，占鼻腔内肿物的3%，发病年龄高峰为50~60岁。本病好发生于嗅黏膜区，可呈局部浸润性生长，累及邻近的筛窦、上颌窦、蝶窦和额窦，也可向颅内和眼眶侵犯。

嗅神经母细胞瘤临床可分为4期：A期，肿瘤局限于鼻腔内；B期，肿瘤局限于鼻腔及鼻窦；C期，肿瘤超出鼻腔及鼻窦，可侵犯筛板、眼眶、颅底及颅内；D期，有颈部淋巴结及其他远处转移。

【诊断要点】细胞形态学上兼具有神经上皮瘤和神经母细胞瘤的特征，肿瘤细胞大小形态一致，呈小圆形或小梭形，胞质稀少，核膜不清，被明显的纤维血管性间质分隔，呈小叶状结构（图4-10）。间质血管有时增生明显，可呈血管瘤样。可见Homer-Wright型假菊形团或Flexner-Wintersteiner型真菊形团。有时可见嗅上皮的不典型增生、原位肿瘤及早期浸润。分化好的肿瘤嗅丝多而明显。可见鳞状细胞及黏液腺细胞分化，后者可形成小的黏液囊肿/黏液池。部分患者偶可见较多的钙化小球。

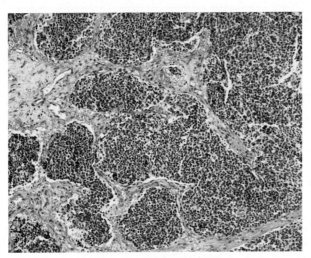

鼻腔嗅神经母细胞瘤（图片）

图4-10　嗅神经母细胞瘤

肿瘤细胞团被纤维血管分隔呈分叶状排列及小细胞形态。

【病理分级】①1级，分化最好，其特征为明显的小叶结构，大量的血管基质及神经原纤维矩阵，含有无核分裂的单个核的分化良好的细胞，可见到假菊形团，无坏死；②2级，也有小叶结构、血管基质及神经原纤维矩阵，但有少量的核间变及有丝分裂的活性增加，可见到假菊形团及局部坏死；③3级，有更多的核间变及核分裂活性增加，染色质浓聚，较难发现小叶结构及神经原纤维物质较难见到，可见真菊形团及少量坏死；④4级，肿瘤分化最差，缺乏小叶结构，核间变多，核分裂活性高，无菊形团，坏死常见。

【特殊检查】免疫组化示肿瘤细胞神经内分泌标记物阳性，包括神经元特异性烯醇化酶（NSE）、嗜铬粒蛋白A（CgA）、突触素（Syn）和S-100。S-100着色于周边的支持细胞及神经丝束（图4-11）。CgA在分化差的肿瘤细胞阳性表达率低，Syn的敏感性优于CgA，且更具特异性。Syn、S-100和CgA等具有支持诊断价值，其阳性表达率较低，但阴性结果不能排除诊断。细胞角蛋白通常呈阴性表达，当有鳞状上皮分化时部分细胞呈散在灶状阳性表达。

电镜下在肿瘤细胞胞质或胞质突起内可见神经内分泌颗粒，直径50~200nm，亦可见神经丝和神经管，细胞间有原始连接。

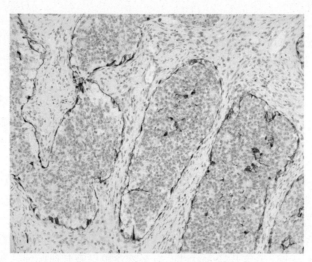

图 4-11　嗅神经母细胞瘤免疫组化染色
S-100 表达于瘤细胞巢周边支持细胞。

【鉴别诊断】与鼻腔鼻窦的各种小圆细胞肿瘤相鉴别，见表 4-1 和图 4-12。此外还应与如下肿瘤鉴别：
①腺样囊性癌；②B 细胞淋巴瘤；③鼻窦异位垂体腺瘤；④小细胞癌。

表 4-1　鼻窦小圆细胞恶性肿瘤的鉴别诊断

特征	鳞状细胞癌	鼻道未分化癌	恶性黑色素瘤	嗅神经母细胞瘤	结外 NK/T 细胞淋巴瘤[1]，鼻型	横纹肌肉瘤[2]	尤因肉瘤 / PNET
平均年龄	55~65 岁	55~60 岁	40~70 岁	40~45 岁	50~60 岁	<20 岁	<30 岁
部位	鼻腔和 / 或鼻窦	通常多个部位	依次为前鼻中隔、上颌窦	鼻腔顶	依次为鼻腔、鼻窦、鼻咽	依次为鼻咽、鼻窦	依次为上颌窦、鼻腔
放射学检查	很少破坏 / 扩散	显著的破坏 / 扩散	中央破坏性肿块	"哑铃形"筛板肿块	非特异的早期变化；后有中线破坏	肿瘤大小，范围	肿块，伴骨质浸润
预后	5 年生存率 60%（取决于分期和肿瘤类型）	5 年生存率 <20%	5 年生存率 17%~47%	5 年生存率 60%~80%	5 年生存率 30%~50%（取决于分期）	5 年生存率 44%~69%（取决于年龄、分期及亚型）	5 年生存率 60%~70%（取决于分期、大小及 FLI1）
侵及脑神经	不常见	常见	不常见	有时	有时	不常见	有时
排列方式	合胞体	片状和巢状	变化不定	小叶状	弥散	片状，腺泡状	片状，巢状
细胞学	鳞状细胞分化，角化，不透明细胞质	中等大小细胞，核仁不明显	大的多边形，上皮样，杆状，浆细胞样，梭形；色素	盐和胡椒样染色质，小核仁（取决于分级）	多形，小到大，折叠的，有核沟的细胞核	圆形，舌形，梭形，横纹肌母细胞，原始	中等大小，圆形细胞，空泡样细胞质，染色质细腻
间变	存在	常见	常见	偶而和局灶	常见	常见	最少
核分裂象	存在	高	高	可变的	高	可变的	常见
坏死	局限	显著	局限	偶而	显著(60%)	局限	常见
脉管浸润	罕见	显著	罕见	偶而	显著(60%)	罕见	罕见
神经纤维间质	无	无	无	常见	无	无	无
假菊形团	无	无	罕见	常见	无	无	可见
角蛋白	阳性	>90%	阴性	局部，弱	阴性	阴性	罕见
CK5/6	可见	阴性	阴性	阴性	阴性	阴性	—

续表

特征	鳞状细胞癌	鼻道未分化癌	恶性黑色素瘤	嗅神经母细胞瘤	结外NK/T细胞淋巴瘤[1],鼻型	横纹肌肉瘤[2]	尤因肉瘤/PNET
EMA	可见	50%	罕见	阴性	阴性	阴性	—
NSE	阴性	50%	阴性	>90%	阴性	阴性	阳性
S-100	阴性	<15%	阳性	阳性(支持细胞)	阴性	阴性	罕见
嗜铬粒蛋白/突触素	阴性	<15%	阴性	>90%(可弱阳性)	阴性	阴性	阳性
HMB45	阴性	阴性	阳性	阴性	阴性	阴性	阴性
CD45RO	阴性	阴性	阴性	阴性	阳性	阴性	阴性
CD56	阴性	阴性	阴性	阳性	阳性	阴性	罕见
CD99	阴性	<10%	阴性	阴性	阴性	罕见	>99%
波形蛋白	阴性	阴性	阳性	阴性	阳性	阳性	阳性
结蛋白	阴性	阴性	阴性	阴性	阴性	阳性	阴性
EBER原位杂交	无	无	无	无	几乎100%	阴性	阴性
电镜	上皮性连接	连接,罕见神经内分泌颗粒	前黑色素小体,黑素小体	类神经突起,神经丝,神经内分泌颗粒	—	粗、细肌丝,肌节,Z-带,糖原	糖原;原始细胞

注:[1] NK/T细胞淋巴瘤对CD3e、CD2、CD56、穿孔素、TIA1、粒酶B呈阳性反应。
[2] 横纹肌肉瘤对结蛋白、肌动蛋白、肌红蛋白、快肌红蛋白、MyoD1和肌浆蛋白呈阳性。

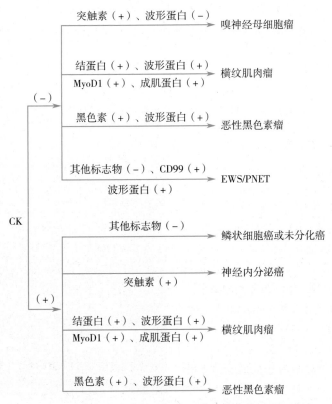

图4-12 免疫组化染色对鼻腔鼻窦小圆细胞恶性肿瘤提示作用

EWS为尤因肉瘤;PNET为外周原始神经外胚叶瘤。

（七）恶性黑色素瘤和尤因肉瘤/外周原始神经外胚叶瘤

恶性黑色素瘤（malignant melanoma）和尤因肉瘤（Ewing sarcoma，EWS）/外周原始神经外胚叶瘤（peripheral primitive neuroectodermal tumor，PNET）的病理诊断标准与其他部位发生者相同，鉴别诊断同本节"嗅神经母细胞瘤"。

鼻腔恶性黑色素瘤
（图片）

八、软组织良性肿瘤及瘤样病变

（一）良性肿瘤

良性肿瘤包括毛细血管瘤、化脓性肉芽肿、海绵状血管瘤、血管平滑肌瘤、平滑肌瘤、黏液瘤、血管纤维瘤、血管球瘤、施万细胞瘤、神经纤维瘤、神经束衣瘤、纤维组织细胞瘤、巨细胞瘤、副神经节瘤、淋巴管瘤、Masson 血管瘤及原发性造釉细胞瘤等。除血管瘤较多见以外，其他肿瘤的发病率均较低。

（二）嗜酸性血管中心性纤维化

嗜酸性血管中心性纤维化（eosinophilic angiocentric fibrosis）罕见，有报道发现与长期的过敏性鼻炎有关。患者以青-中年女性为主。主要发生于上呼吸道，鼻腔多见，可累及上颌窦、眼眶、颞下窝及翼腭窝。

【诊断要点】镜下见病变早期主要是小血管增生，内皮细胞肿胀，周围有密集的淋巴细胞、浆细胞、各种炎症细胞浸润，其中以嗜酸性粒细胞为多，也可以出现巨噬细胞。如病变进展，其特征性的病变是血管周围的胶原纤维束围绕血管，呈漩涡状洋葱皮样增生。血管壁不发生纤维素样坏死。

九、软组织交界性肿瘤及低级别恶性肿瘤

此类肿瘤包括硬纤维瘤病、鼻腔鼻窦型血管外皮细胞瘤、孤立性纤维瘤和上皮样血管内皮瘤。

（一）硬纤维瘤病

硬纤维瘤病（desmoid-type fibromatosis）是局部浸润性、非转移性、细胞无异型性的(肌)成纤维细胞肿瘤，又称硬纤维瘤、侵袭性纤维瘤病和婴儿纤维瘤病（硬化型）。10%~15% 的病例发生在头颈部，而上颌窦、鼻咽和口腔很少受到影响。多达 30% 发生在儿童，无性别差异。本病与加德纳综合征有关。

【诊断要点】肉眼见肿块坚硬，呈棕褐色、边界不清，切面有小梁或轮状外观。镜下见肿块边界不清，浸润性生长至肌肉和/或骨骼，呈束状排列。细胞中等大小，由梭形细胞组成，细胞核从细长到肥大、空泡状，核仁小，胞质界限不清，被丰富的胶原分隔。可见轻度核多形性，罕见核分裂；无病理性核分裂和坏死。间质可发生不同程度的胶原化，局部呈黏液或黏液样。

【特殊检查】肿瘤细胞表达 vimentin、核 β-联蛋白（β-catenin）（70%~75% 的病例）和肌动蛋白，偶见表达 desmin。遗传学上 8 号和 20 号染色体出现异常。APC 基因的胚系突变主要在加德纳型家族性腺瘤性息肉病中出现；而在多达 85% 的散发病例中可见 β-catenin 基因（CTNNB1）的突变，最常见的是 T41A、S45F 和 S45P 突变。

（二）鼻腔鼻窦型血管外皮细胞瘤

鼻腔鼻窦型血管外皮细胞瘤（sinonasal hemangiopericytomas）发病年龄极广，高峰为 70 岁，女性稍多于男性，占所有鼻窦鼻道肿瘤的不到 0.5%，肿瘤几乎总是单侧发生（只有 5% 为双侧），常扩散到鼻窦。

【诊断要点】肉眼见肿瘤常为息肉状、呈红色至粉红色、质软、易碎，平均大小为 3.0cm。镜下肿瘤形态同鼻腔鼻窦外者（图 4-13）。免疫组化染色 SMA、核 β-catenin、cyclin D1、XⅢa 因子和 vimentin 弥漫性表达，不表达 CD34、CD31、CD117、STAT6、Bcl-2、CK、EMA、desmin 或 S-100。当核分裂象 ≥ 4 个/10HPF，出现出血坏死时应诊断为恶性血管外皮细胞瘤。

【鉴别诊断】应与多种梭形细胞肿瘤鉴别，如孤立性纤维瘤、血管球瘤、平滑肌肿瘤、单相型滑膜肉

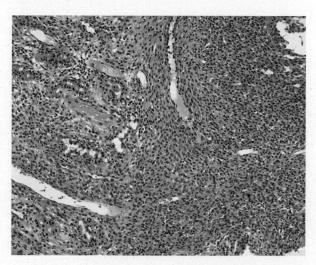

图 4-13　鼻腔鼻窦型血管外皮细胞瘤
血管腔呈裂隙状，周围为短梭形、圆形瘤细胞。

瘤、低度恶性肌纤维母细胞肉瘤、纤维肉瘤和恶性外周神经鞘瘤。

(三)孤立性纤维瘤

孤立性纤维瘤(solitary fibrous tumor)是具有融合基因和成纤维细胞表型的肿瘤。该病罕见,在鼻腔肿瘤中不到 0.1%,好发于鼻腔,多见于成人,无性别差异。

【诊断要点】肿瘤呈息肉样、质韧、白色,常较小。镜下见梭形细胞不规则排列,可见多核巨细胞。血管呈星状、鹿角状。肿瘤有多样的胶原背景,包括索状、瘢痕状或不规则胶原束。免疫组化:肿瘤细胞表达 STAT6(细胞核)和 CD34,不表达 desmin、S-100 和 β-catenin。有特异性的 *NAB2-STAT6* 融合基因。

(四)上皮样血管内皮瘤

上皮样血管内皮瘤(epithelioid hemangioendothelioma)为中低级别恶性肿瘤,由具有内皮细胞表型和上皮样的多形性细胞构成的肿瘤,伴有玻璃样、软骨样或嗜碱性基质。患者年龄分布广泛,儿童很少见。本病可发生于软组织、皮肤和骨骼;颈部、口腔、唾液腺和颌骨也可发生;原发淋巴结罕见。

【诊断要点】肉眼见肿块呈(多)结节性,颜色苍白,切面呈实性,有时伴有出血。镜下见上皮样和组织细胞样内皮细胞呈短梭状排列,基质黏液透明。30% 的病例可见明显的核异型性,核分裂通常较少。内皮细胞标志物表达中 CD31、ERG 和 FLI1 最为敏感。约 30% 的病例表达 CK,可能会误诊为癌或肌上皮肿瘤。遗传学上大多数存在 *WWTR1-CAMTA1* 基因融合,少部分含有 *YAP1-TFE3* 基因融合。

十、软组织恶性肿瘤

此类肿瘤包括横纹肌肉瘤、纤维肉瘤、未分化多形性肉瘤、平滑肌肉瘤、血管肉瘤、恶性外周神经鞘瘤、脂肪肉瘤及滑膜肉瘤等。

十一、骨和软骨组织肿瘤

骨瘤、纤维结构不良及骨化性纤维瘤较多见,此外可见巨细胞病变、骨巨细胞瘤、骨母细胞瘤、骨肉瘤、鼻软骨间叶性错构瘤、软骨母细胞瘤、软骨肉瘤及脊索瘤。其病理诊断要点与身体其他部位扁骨发生的肿瘤无明显差别。

十二、淋巴造血系统肿瘤及瘤样病变

(一)良性及瘤样病变

可见嗜伊红淋巴肉芽肿(木村病)、朗格汉斯细胞组织细胞增生症及 Rosai-Dorfman 病累及鼻腔等。后者常先有颈部淋巴结病变,黏膜病变时纤维化较明显,其胞质透亮的组织细胞需与鼻硬结病的米古力兹细胞鉴别。

(二)恶性淋巴瘤

鼻腔淋巴瘤主要为 NK/T 细胞淋巴瘤,位于鼻窦、咽淋巴环(Waldeyer 环)者多为 B 细胞淋巴瘤,且以弥漫性大 B 细胞淋巴瘤居多,其他还可见到淋巴母细胞性淋巴瘤、伯基特淋巴瘤(Burkitt lymphoma)等,均极为少见。

1. 鼻及鼻型 NK/T 细胞淋巴瘤(extranodal NK/T-cell lymphoma, nasal type)　与 EBV 感染有关。过去曾被称之为"中线恶性网织细胞增生症""鼻致死性肉芽肿"等。本病好发于亚洲及南美地区,尤以中国、日本多见,并以青、中年居多。

【诊断要点】镜下表现为弥漫性异型性明显的淋巴样细胞增生浸润,肿瘤细胞可分为小细胞型、中细胞型、大细胞型;以中等大细胞型为主最多,其次为混合细胞为主型。细胞多型、扭曲状,胞质透亮,常聚集在血管周围或浸润血管壁,可见核分裂象。常可见多灶状或大片状肿瘤细胞团的坏死(图 4-14),有时在肿瘤组织中可见混杂有较明显的嗜酸性粒细胞、浆细胞或胞质透亮的组织细胞浸润,被覆的鳞状上皮可形成假上皮瘤样增生。

【特殊检查】瘤细胞免疫表型为胞质型 CD3(cCD3)(+)、CD56(+)、CD45RO(+)、CD2(+)、CD20(-)、胞膜型(sCD3)(-)、细胞毒性颗粒酶 B(GrB)(+)、T 细胞限制性中间细胞抗原(TIA-1)(+)、穿孔素(perforin)(+)、EBV(+),EBV 的小 mRNA EBER1/2 原位杂交检测阳性率几乎为 100%;TIA-1 较粒酶 B 敏感,表达强度强,Ki-67 指数在 80% 以上。

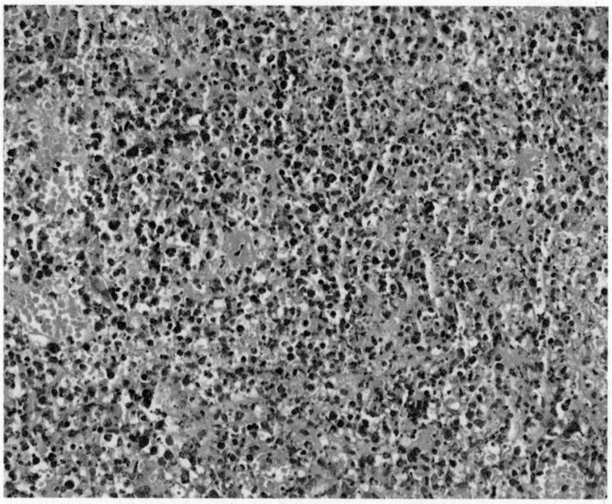

NK/T 细胞淋巴瘤
（鼻型）（案例）

图 4-14 NK/T 细胞淋巴瘤
坏死背景中可见异型性明显的淋巴样细胞。

遗传学上瘤细胞 α、β、γ、δ TCR 基因克隆性重排。

极个别病例 CD56 可以阴性表达，认为来源于细胞毒性外周 T 细胞（cytotoxic T cell，CTC），此时，cCD3、粒酶 B 及 TIA-1 等应有所表达，EBER 应为阳性。虽然有报道称 CD45RO 对标记 B 细胞会有非特异性阳性反应，但在 NK/T 细胞淋巴瘤时几乎总是呈强阳性表达，明显强于 CD3，有参考意义，如 CD45RO 仅散在阳性，则诊断值得怀疑；另外，如炎症背景不明显时，以 CD20 染色则显示肿瘤视野中反应性 B 细胞极为少见。胞质型和胞膜型 CD3 阳性在对实际病例鉴别时常比较困难。

【鉴别诊断】①黏膜重度急慢性炎症及溃疡；②与黏膜重度慢性炎症并存；③鼻硬结病；④外周 T 细胞淋巴瘤；⑤与假上皮瘤样增生并存；⑥侵袭性真菌性鼻窦炎伴坏死；⑦鼻腔鼻窦的多种小圆细胞型恶性肿瘤。

2. 髓外浆细胞瘤（extraosssous plasmacytoma） 是大量浆细胞单克隆性增生形成的肿块，平均发病年龄为 60 岁，男性多于女性，男女比例为（3~4）∶1。约 80% 发生在上呼吸道，最常见于鼻腔和鼻窦，其次是鼻咽、口咽和喉，约 15% 发生在颈部淋巴结。

【诊断要点】镜下见浆细胞成片的弥漫性浸润，可以是高分化、中分化或低分化，可有淀粉样沉积物。中分化和高分化的浆细胞瘤应与 B 细胞淋巴瘤区别，特别是与具有大量浆细胞分化的 MALT 淋巴瘤。分化差的髓外浆细胞瘤应与浆细胞淋巴瘤鉴别。

免疫组化：肿瘤细胞通常表达浆细胞分化的标记，如 CD138、CD38、VS38 和 MUM1/IRF4。CD79a 表达不定，很少表达 CD20，PAX-5 常阴性。可表达 EMA，Cyclin D1 阴性。CD56 的阳性表达和 Ki-67 指数低于浆细胞性骨髓瘤。

免疫组化或原位杂交示单一类型免疫球蛋白轻链。重链染色可能呈现 IgA 或 IgG 的表达，而对于 IgM 的表达应引起对 B 细胞淋巴瘤的怀疑。EBV 在 15% 的病例中呈阳性；但是如果 EBV 阳性要注意区别浆母细胞淋巴瘤。

十三、神经内分泌癌

鼻窦神经内分泌癌（sinonasal neuroendocrine carcinomas，NEC）是一种高级别恶性肿瘤，具有神经内分泌分化的形态学和免疫表型特征。NEC 很少见，约占鼻窦肿瘤的 3%，多见于中老年男性。NEC 分为大细胞神经内分泌癌（large cell neuroendocrine carcinoma，LCNEC）和小细胞神经内分泌癌（small cell neuroendocrine carcinoma，SmCNEC）。前者平均年龄 49~65 岁，后者平均年龄 40~55 岁。NEC 最常见的好发部位是筛窦，其次是鼻腔、上颌窦和蝶窦。

【诊断要点】肉眼见肿瘤较大，具有破坏性，有出血和坏死。镜下表现与发生在肺及其他头颈部的 NEC 相似。肿瘤浸润性强，常伴有周围神经和淋巴血管浸润。免疫组化：CAM5.2、AE1/AE3 和 EMA 强表达。至少一种神经内分泌标记物阳性，如 Syn（最敏感和特异）、CgA、NSE 和 CD56，但 NSE 在 LCNEC 中不常见。在 SmCNEC 中，S-100 如为阳性，则呈弥漫性而不是点状。p16 均为阳性，p63 弱阳性，calretinin 很少阳性，CK5/6、

EBER 和 CK20 均为阴性。*ASCL1*（也称 *hASH1*）是神经内分泌分化的主要基因，在 SmCNEC 和 LCNEC 中的表达程度高于嗅神经母细胞瘤或横纹肌肉瘤。p53 核阳性与 *TP53* 突变相关。NEC 罕见合并鳞状细胞癌或腺癌。

【鉴别诊断】应与嗅神经母细胞瘤、鼻窦未分化癌和 NUT 癌鉴别。

十四、生殖细胞肿瘤

（一）畸胎癌肉瘤

畸胎癌肉瘤（teratocarcinosarcoma）是一种罕见的高度恶性、高度侵袭性的肿瘤，又名恶性畸胎瘤、畸胎癌和胚细胞瘤。由源自三个胚层的多种组织成分构成，这些成分成熟程度不同，既有良性成分也有恶性成分，具有畸胎瘤和癌肉瘤的特点，但缺少胚胎性癌、绒毛膜癌或精原细胞瘤的成分。患者常在较短时间内死亡（平均存活 1.7 年）。

【诊断要点】①幼稚的非角化透明鳞状细胞巢（图 4-15）；②癌肉瘤成分（最常见的癌是腺癌，肉瘤是横纹肌肉瘤）；③嗅神经母细胞瘤成分。虽然幼稚的非角化透明鳞状细胞巢是一个重要的诊断因素，但它不是绝对特征，只要存在畸胎瘤样成分、癌肉瘤成分、嗅神经母细胞瘤成分就可诊断。

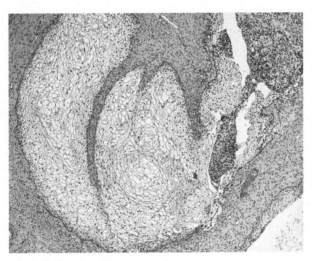

图 4-15　畸胎癌肉瘤

可见幼稚的非角化透明鳞状细胞巢，右上角可见异型细胞，
间质梭形细胞增生。

【鉴别诊断】①嗅神经母细胞瘤：肿瘤成分相对单一，缺乏畸胎瘤和癌肉瘤成分。②未成熟型恶性畸胎瘤：肿瘤由来自两个或三个胚层的未成熟和成熟组织构成，未成熟组织多为不等量的原始神经组织和幼稚间叶组织，没有嗅神经母细胞瘤和癌肉瘤成分。可见原始神经组织，有神经管结构及大片的神经胶质细胞（GFAP阳性）。③畸胎瘤：肿瘤成分为源自两个或三个胚层的成熟组织，没有恶性成分。④畸胎瘤恶变：是畸胎瘤的一个胚层发生恶变，以鳞状细胞癌最多见，还可发生肉瘤变，主要是平滑肌肉瘤、血管肉瘤和骨肉瘤等，没有癌肉瘤成分及嗅神经母细胞瘤成分。⑤癌肉瘤：多只由一种单一的恶性上皮成分和一种单一的恶性间叶细胞成分组成，没有畸胎瘤成分及嗅神经母细胞瘤成分。⑥恶性多形性腺瘤：没有畸胎瘤成分及嗅神经母细胞瘤成分。

（二）其他

包括成熟性畸胎瘤、皮样囊肿、未成熟畸胎瘤、畸胎瘤恶变、卵黄囊瘤等，均较罕见。

十五、继发性肿瘤

口腔、眶内及颅内等相邻解剖部位的肿瘤均可突破正常解剖间隔侵犯到鼻腔鼻窦，形成口 - 鼻、眶 - 鼻及颅 - 鼻穿通性病变；位于口腔者以牙源性肿瘤相对常见；位于颅内者可见垂体腺瘤、颅咽管瘤、脊索瘤等。

远处恶性肿瘤转移至此者少见，以上颌窦最多见，其次为蝶窦、筛窦、额窦，也可多个窦房同时受累，原发肿瘤包括肾癌、肺癌、乳腺癌、甲状腺癌及前列腺癌等。

鼻腔脊索瘤（图片）

（郑　洪）

第二节 咽

一、炎症

咽部可见非特异性炎症和特异性炎症。前者包括急性咽炎、慢性咽炎、黏膜溃疡、急性及慢性扁桃体炎等，后者包括传染性单核细胞增多症、梅毒及结核等。

（一）慢性扁桃体炎

【诊断要点】慢性扁桃体炎（chronic tonsillitis）时，肉眼见扁桃体肿大，镜下见黏膜鳞状上皮增生、角化、黏膜上皮可见乳头状增生，与扁桃体乳头状瘤不同，乳头间质内有淋巴组织。淋巴滤泡增大、增多，滤泡间淋巴组织增生，浆细胞浸润，免疫母细胞增生，可有纤维化。隐窝裂隙病变包括上皮增生，隐窝内有淋巴细胞、中性粒细胞、脱落的鳞状上皮和放线菌等菌落。裂隙腔排出口堵塞，可形成潴留性囊肿。慢性纤维化性扁桃体炎多见于成人，表现为淋巴组织萎缩，纤维组织增生，有时可见软骨或骨化生。

（二）传染性单核细胞增多症

传染性单核细胞增多症（infectious mononucleosis，IM）由EBV急性感染引起，病程一般良好。本病主要发生在小儿和青年人，以发热、咽喉痛、颈部和全身淋巴结肿大为特点。感染初期末梢血中出现异型T淋巴细胞，出现皮疹，肝大、脾大，多数病例出现中度肝功能异常。骨髓可见嗜血细胞综合征的改变。活动期的患者有凝固山羊红细胞的异嗜性抗体（heterophil antibody），EBV抗体效价增高，临床一般容易诊断，不必行淋巴结活检。但是如果患者年龄较大，伴扁桃体及鼻咽部肿大时，可成为活检的对象。

【诊断要点】组织形态表现多样，淋巴组织可见异型增生、坏死及结构紊乱。免疫组化染色时增生的淋巴细胞可见CD3、CD45RO和CD20不同程度阳性，少数细胞CD56$^+$、GrB$^+$、TIA-1$^+$，原位杂交EBER$^+$，与NK/T细胞淋巴瘤有近似的组织学及免疫组化等表现，但其淋巴细胞的增生为多克隆性，CD56$^+$细胞数较NK/T细胞淋巴瘤明显减少，应重点注意对两者的鉴别。此时临床表现、实验室检查及临床经过是重要线索。

（三）梅毒

咽部梅毒（syphilis）并非十分少见，口腔与生殖器的直接接触是其主要发病原因。本病好发于扁桃体、软腭、舌腭弓、悬雍垂等处，鼻腔及喉部损害少见。

【诊断要点】肉眼见扁桃体肿大、硬，表面有白膜或溃疡，一侧多见。镜下特点：①鳞状上皮内弥漫性中性粒细胞浸润，微脓肿形成（图4-16）。②固有膜浅层、血管周围大量密集的浆细胞、淋巴细胞及组织细胞浸润，血管周围浆细胞呈袖口状浸润。③血管内皮细胞肿胀，小血管炎，有时小血管闭塞，造成组织坏死、溃疡形成。④Wathin-Starry染色能较好地显示组织内及渗出物涂片中的梅毒螺旋体。以患者阳性血清做抗体，采用免疫组化也可清楚显示上皮细胞间的梅毒螺旋体。⑤血清学快速血浆反应素试验（rapid plasma regain test，RPR）或TP筛选及梅毒螺旋体血凝试验（treponema pallidum hemagglutination assay，TPHA）阳性可明确诊断。

【鉴别诊断】①非特异性炎症：由非特殊病原体感染引起，无血管炎及梅毒特征性的血管周围浆细胞袖口样浸润，病原体相关检测阴性。②浆细胞瘤：梅毒镜下以浆细胞为主时需与浆细胞瘤鉴别，免疫组化可协助诊断，浆细胞单克隆性增殖支持浆细胞瘤的诊断。③鼻硬结症：渗出期及增生期鼻硬结症

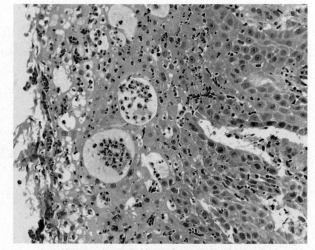

图4-16 梅毒
口咽部黏膜鳞状上皮增生，其内大量中性粒细胞浸润及微脓肿形成，上皮表面形成脓性渗出物。

与梅毒需要鉴别，但无血管炎及梅毒特征性的血管周围浆细胞袖口样浸润，WS染色米库利兹细胞胞质内可见到短棒状鼻硬结杆菌。④韦格纳肉芽肿：可见纤维素样坏死性肉芽肿性小动脉、小静脉及毛细血管炎，簇

状中性粒细胞浸润及散在的小多核巨细胞。血清学检查抗中性粒细胞胞质抗体(antineutrophil cytoplasmic antibody，ANCA)阳性。

（四）结核

结核(tuberculosis)以原发性多见，继发性咽部结核主要由肺结核分枝杆菌上行引起，分为鼻咽结核、口咽结核和扁桃体结核，鼻咽结核较多见。鼻咽结核多发生于20~30岁，女性多于男性。临床表现为咽痛、咽异物感、吞咽困难。扁桃体结核常无症状和体征，手术后标本病理证实为结核者占4%。

二、上皮性良性肿瘤及瘤样病变

此类病变包括鳞状上皮乳头状瘤、呼吸上皮型乳头状瘤、涎腺始基瘤和毛状息肉等。异位垂体腺瘤及颅咽管瘤也可见到。

（一）涎腺始基瘤

涎腺始基瘤(salivary gland anlage tumor)是含有胚胎发育早期(4~8周)的唾液腺混合性上皮和间充质成分的良性肿瘤，又名先天性多形性腺瘤(congenital pleomorphic adenoma)，罕见。大部分病例在新生儿期或出生后6周时被诊断，男性多见(男女比例为13:3)。临床检查显示为中线带蒂的红色息肉。

【诊断要点】肉眼见肿瘤质硬，表面光滑或呈结节状。镜下见肿瘤为未角化的鳞状上皮被覆多发性的细胞结节。结节由梭形细胞构成，被纤维和黏液性间质分隔，结节内含有丰富的管状结构和实性或囊状鳞状上皮巢。管状结构可与表面上皮相连接。间质可见出血，偶见骨质形成。

（二）毛状息肉

毛状息肉(hairy polyp)是一种发育异常，多见于女婴，常见部位是鼻咽侧壁，软腭靠近鼻咽处。

【诊断要点】镜下见息肉由中心的中胚叶和周围的外胚层组织构成。中心为纤维脂肪组织，可见软骨、肌肉和骨组织，肿物表面被覆成熟的过度角化的复层鳞状上皮，下方可见毛囊、皮脂腺等皮肤附属器。肿物无内胚层来源的组织。

【鉴别诊断】①畸胎瘤。②错构瘤。③皮样囊肿。

三、上皮性恶性肿瘤

（一）鼻咽癌

鼻咽癌(nasopharyngeal carcinoma)包括非角化型鳞状细胞癌、角化型鳞状细胞癌和基底细胞样鳞状细胞癌。本病与EBV有密切关系，好发于鼻咽部的上壁和顶部，其次是侧壁的咽隐窝。

【诊断要点】

1. 非角化型鳞状细胞癌(non-keratinizing squamous cell carcinoma)　呈不规则岛状、无黏着性的片状或梁状的肿瘤细胞巢及不同数量浸润的淋巴细胞和浆细胞。进一步可将其分为分化型和未分化型。未分化型更常见，肿瘤细胞呈大的合体样，细胞界限不清，核呈圆形或椭圆形泡状，大核仁位于中央(图4-17)。分化型瘤细胞呈复层和铺路石状，呈丛状生长，与膀胱的移行上皮癌相似。瘤细胞界限较清楚，偶见角化细胞。坏死和核分裂常见，间质纤维组织增生不明显。

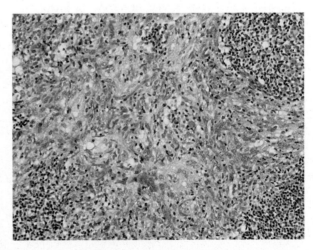

图4-17　鼻咽癌(未分化型)

黏膜内淋巴间质中可见不规则分布梭形细胞巢，伴异型性。

【特殊检查】免疫组化染色几乎全部肿瘤细胞对全角蛋白(AE1/AE3)和高分子量角蛋白(CK5/6，34ßE12)表达强阳性，但对低分子量角蛋白(CAM5.2)等表达弱阳性或小灶状阳性。不表达CK7、CK20。EBV检测几乎100%阳性。

2. 角化型鳞状细胞癌(keratinizing squamous cell carcinoma)　有明显的鳞状细胞分化，大部分肿瘤有细胞间桥和/或角化物，形态上与黏膜角化型鳞状细胞癌相似，分化程度分为高、中、低3类。此亚型对治疗的敏感性差,预后比非角化型鳞状细胞癌差。EBER检测可为阴性。

3. 基底细胞样鳞状细胞癌(basaloid squamous cell carcinoma) 较为少见,形态与其他部位发生的此类肿瘤相似。

【鉴别诊断】主要是未分化型非角化型鳞状细胞癌与免疫母细胞淋巴瘤的鉴别。

(二)鼻咽乳头状腺癌

【诊断要点】鼻咽乳头状腺癌(nasopharyngeal papillary adnocarcinoma),镜下见肿瘤起源于表面上皮,由微小的树状分支的乳头状小叶和密集的腺体构成。瘤细胞呈柱状或假复层,核呈圆形、卵圆形、温和,有小核仁,核分裂难见。肿瘤组织无包膜,呈浸润性生长。有时可见砂粒体结构,类似于甲状腺乳头状癌。

【特殊检查】免疫组化染色CK、EMA等上皮标记物强阳性,TG和S-100阴性。

【鉴别诊断】①呼吸上皮乳头状瘤;②甲状腺乳头状癌。

【预后】本病是一种无潜在转移性的低度恶性肿瘤,可手术切除,预后好。

(三)涎腺型癌

咽部涎腺型癌(salivary type carcinoma)较少见。最常见的是腺样囊性癌和黏液表皮样癌。下咽常见黏液表皮样癌和腺样囊性癌。口咽部涎腺肿瘤罕见,一半是恶性,可见腺样囊性癌及上皮-肌上皮癌等。

(四)HPV阳性鳞状细胞癌

HPV阳性鳞状细胞癌(squamous cell carcinoma,HPV-positive)中位发病年龄50~56岁,男女比例为4:1。原发灶多发生于扁桃体和舌根部,青年患者中91%为扁桃体癌,90%以上的病例由高风险HPV(16型)感染所致,主要与口腔性行为有关。临床常以颈部淋巴结转移性肿块就诊。镜下见肿瘤区域呈无角化、基底样细胞的形态特点。淋巴结转移时,肿瘤常出现癌巢中心的大片坏死/粉刺样坏死。免疫组化染色特点为弥漫的p16INK4a(p16)阳性、p53蛋白阴性或弱阳性及Ki-67指数高。本病患者在预后、总生存率等方面优于HPV阴性患者。

四、软组织肿瘤及瘤样病变

(一)鼻咽部血管纤维瘤

鼻咽部血管纤维瘤(juvenile nasopharyngeal angiofibroma)常发生于10~25岁青年男性,可原发于鼻咽顶、鼻咽后壁咽腱膜和蝶骨翼板骨外膜等处。该病虽是良性肿瘤,但因可破坏颅底骨质并累及周围软组织结构可导致严重的并发症。

【诊断要点】镜下见肿瘤由纤维组织及血管组成,中央区纤维成分多,周边区血管成分多,纤维结缔组织由丰满的梭形、多角形或星形细胞及胶原纤维构成,血管直径不一、薄壁,呈裂隙状,肌层缺如(图4-18)。间质细胞可具有多形性,有时出现奇异核,可黏液变。

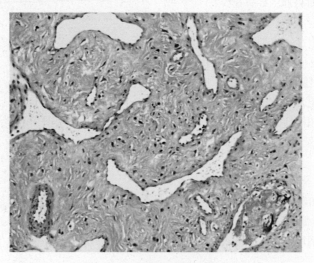

040201

鼻腔血管纤维瘤
(图片)

图4-18 鼻咽部血管纤维瘤
肿瘤由血管及纤维结缔组织构成,血管呈不规则裂隙状、壁薄。

【鉴别诊断】①息肉。②血管外皮细胞瘤。③孤立性纤维性肿瘤。④纤维瘤病。

（二）其他软组织肿瘤

良性者可见咽部血管瘤、血管平滑肌脂肪瘤、纤维瘤病、神经节细胞瘤、血管内皮细胞瘤、纤维组织细胞瘤、平滑肌瘤、横纹肌瘤、血管外皮细胞瘤、神经鞘瘤、神经纤维瘤、脂肪瘤和错构瘤及骨纤维结构不良、骨瘤等。

恶性者可见横纹肌肉瘤、血管肉瘤、滑膜肉瘤、脂肪肉瘤、未分化多形性肉瘤、脊索瘤、卡波西肉瘤（Kaposi sarcoma）、软骨肉瘤、血管肉瘤、恶性神经鞘瘤、纤维肉瘤、平滑肌肉瘤、恶性血管外皮细胞瘤、恶性畸胎瘤等。其组织学形态与其他部位者相同。

五、淋巴组织增生疾病

咽部淋巴造血组织主要集中于 Waldeyer 环（包括舌根、腭部及鼻咽部淋巴组织），此处可以见到多种瘤样病变，如鼻咽部黏膜淋巴组织慢性炎症及反应性增生（在儿童称其为腺样体肥大）、嗜伊红淋巴肉芽肿、罗道（Rosai-Dorfman）病及良性淋巴管内 T 细胞聚集等。而淋巴瘤少见，但可以见到多种类型，最常见的是弥漫性大 B 细胞淋巴瘤，其次是 NK/T 细胞淋巴瘤和外周 T 细胞淋巴瘤。鼻咽部是髓外浆细胞瘤的一个好发部位。

（一）淋巴组织反应性增生

淋巴组织反应性增生（reactive lymphoid hyperplasia）主要发生于 Waldeyer 环的黏膜淋巴组织，包括舌根、腭部、鼻咽部淋巴组织。其发病率远高于恶性淋巴瘤，儿童和成人均可以见到。成人表现为睡眠呼吸暂停综合征（鼾症）和残余腺样体的增生。鼻咽部淋巴组织反应性增生临床常伴有鼻塞、鼻涕倒流、耳鸣、听力下降、耳痛、睡眠打鼾及头痛等症状。本病与 EBV 感染无关。

【诊断要点】肉眼多表现为黏膜平滑的鼻咽部肿物。镜下根据有无淋巴滤泡形成可将其分为滤泡型和弥漫型。弥漫型为淋巴组织弥漫增生，无明显界限，无淋巴小结。应注意与淋巴瘤鉴别。通常在黏膜固有层浅层可见浆细胞灶状或带状浸润。

【鉴别诊断】① NK/T 细胞淋巴瘤；②弥漫性大 B 细胞淋巴瘤；③ MALT 淋巴瘤；④ B 小淋巴细胞淋巴瘤；⑤髓外粒细胞肉瘤。

（二）良性淋巴管内 T 细胞聚集

良性淋巴管内 T 细胞聚集（benign intralymphatic accumulation of lymphocyte）多见于扁桃体、咽弓及阑尾等处，发病年龄范围较广（5~64 岁）。镜下特征性的表现为薄壁淋巴管扩张，其内可见单一的小或中等大小的淋巴细胞聚集（图 4-19）。其与血管内淋巴瘤的不同点：①管腔内淋巴细胞多为 T 细胞标记阳性；②病灶常为单发病灶，肉眼见其多呈息肉状突起，无其他部位或器官的累及，随访无复发；③淋巴管明显扩张；④细胞排列拥挤，细胞中等偏小，异型性不明显，核分裂象罕见，Ki-67 指数 <10%；⑤扩张的淋巴管周围可见较多淋巴细胞和 / 或炎性细胞及明显纤维化。这些特征与血管内淋巴瘤差异明显，提示是一种良性病变而非肿瘤性病变。其形成可能是与慢性炎症导致淋巴回流受阻有关，应注意避免误诊为淋巴瘤。

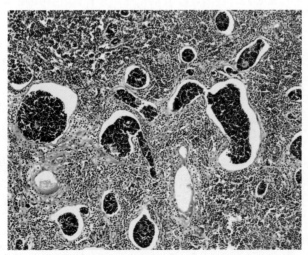

鼻腔朗格汉斯细胞组织细胞增生症（图片）

图 4-19 良性淋巴管内 T 细胞聚集
扁桃体内可见扩张的淋巴管，其内可见淋巴细胞聚集。

六、继发性肿瘤

皮肤恶性黑色素瘤、肾癌、肾母细胞瘤（Wilms tumor）、肺癌、乳腺癌、结肠癌、宫颈癌、白血病等可转移至咽部。

（郑洪）

第三节　喉

一、炎症

喉部非特异性炎症包括急性喉炎、急性会厌炎及慢性喉炎等，特异性炎症中喉结核相对多见，喉梅毒和真菌感染较为少见。

二、喉囊肿

由于喉室小囊堵塞，喉室黏膜上外侧壁从喉室向声门旁间隙囊状膨出形成喉囊肿（laryngeal cyst）。镜下见囊内被覆呼吸上皮并伴有不同程度的鳞状上皮化生，间质慢性炎症细胞浸润。

三、声带小结和声带息肉

在临床上声带小结（vocal nodule）和声带息肉（vocal polyp）不用作同义词。声带小结更多发于年轻女性，与滥用发音有关；而声带息肉可发生于任何年龄。

【诊断要点】大体上，声带小结几乎都是双侧性、水肿、胶状或出血性团块，累及声带中1/3处相对的表面，典型者为数毫米大小。相比之下，声带息肉通常累及室间隙或单侧声带的任克（Reinke）间隙，表现为软而有弹性、半透明或粉红色的团块。声带息肉可表现为无蒂或有蒂，质地可为软、有弹性或坚硬，颜色可为白色半透明或红色，大小可达数厘米。

镜下见声带小结始于水肿，伴黏液性基质，随时间进展发生纤维样变。声带息肉时可见黏膜固有层水肿、出血、血浆渗出、血管扩张、毛细血管增生，间质黏液样变性、玻璃样变性、纤维化等。可有少量炎症细胞浸润。偶见钙化。依其成分的多少可分为水肿型、血管型、黏液型和纤维型。被覆上皮可发生萎缩、角化或增生。

【鉴别诊断】①淀粉样变；②血管瘤；③黏液瘤；④神经鞘黏液瘤；⑤鳞状细胞癌。

声带息肉（图片）

四、接触性溃疡

接触性溃疡（contact ulcer）又名接触性肉芽肿或消化性肉芽肿，是由多种因素引起的发生于喉的慢性炎症性疾病，多见于成人，男性居多。本病好发于声带后部。

【诊断要点】肉眼见病变呈息肉状，常累及双侧声带。镜下见炎性肉芽组织增生，表面溃疡形成，被覆纤维素性渗出物和/或纤维素样坏死物。常被误诊为化脓性肉芽肿、血管瘤、血管外皮细胞瘤、卡波西肉瘤、血管肉瘤、梭形细胞鳞状细胞癌及肉芽肿性感染性疾病。

【鉴别诊断】①声带息肉；②血管瘤。

五、淀粉样变

淀粉样变（amyloidosis）多为原发性局限性淀粉样变，以喉部为多见，其次为咽部，年龄22~68岁。

【诊断要点】肉眼见黏膜隆起，灰白色，质硬。镜下见黏膜上皮下、小血管周围及腺体周围粉染的云絮状、小片状、大片状乃至团块状物质沉积（图4-20A），常有炎症细胞浸润，可见异物巨细胞反应。

【特殊检查】淀粉样物质经刚果红染色后呈橘红色（图4-20B），偏振光显微镜下呈绿色双折光；免疫组化染色，抗淀粉样P物质阳性；透射电镜下淀粉样蛋白结构呈特殊的淀粉样纤维，长30~1 000nm，直径8~10nm，僵硬无分支，杂乱无序地分布。

喉淀粉样变（图片）

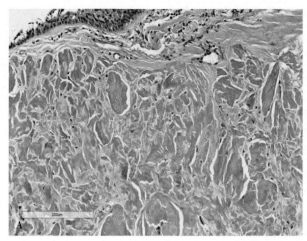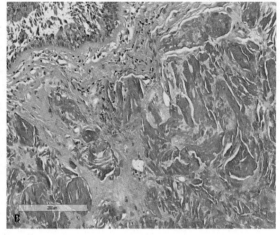

图 4-20 喉淀粉样变

A.黏膜上皮下粉染的片状及团块状物质沉积;B.淀粉样物质呈橘红色(刚果红染色)。

六、类脂质蛋白沉积症

类脂质蛋白沉积症(lipoid proteinosis)是一种罕见的常染色体隐性遗传病,是由位于染色体 1q21 的细胞外基质蛋白 1(extracellular matrix protein 1,*ECM1*)基因突变所致。主要临床表现为声音嘶哑、眼睑串珠状半透明丘疹、皮肤黏膜浸润增厚、脱发、牙齿发育不良、复发性腮腺炎等,部分患者因颞叶或海马的钙化灶而产生癫痫等神经系统症状。患者多在出生后不久即出现症状。

【诊断要点】镜下在病变黏膜内可见类脂质蛋白的大片沉积,HE 染色下表现为均质粉染物质,与淀粉样变淀粉样物质呈云絮状改变不同。类脂质蛋白可沉积于血管壁造成管壁增厚、管腔狭窄,炎症反应不明显,黏膜被覆上皮可见萎缩变薄。过碘酸希夫染色轻度着色,刚果红染色偏振光下无折光,可与淀粉样变鉴别。

七、被覆上皮肿瘤及瘤样病变

(一)喉角化症

喉角化症(keratosis of the larynx)是喉鳞状上皮的一种常见的复杂的反应性病变。

【诊断要点】镜下见有不同程度的角化层增厚,表现为过度角化或不全角化,可伴有上皮的单纯性增生、各级异型增生甚至原位癌。作为病理诊断应作具体描述和报告。

【预后】约 4% 早期确诊为角化症的患者最后确诊为鳞状细胞癌。

(二)假上皮瘤样增生及化生

在慢性致炎因子和肿瘤存在时,喉部被覆的鳞状上皮可以出现假上皮瘤样增生,黏膜的柱状上皮也可出现鳞状上皮化生。

(三)癌前病变

癌前病变(precancerous lesion)是指增加了进展成鳞状细胞癌可能性的上皮病变,包括喉上皮异型增生、鳞状细胞乳头状瘤和鳞状细胞乳头状瘤病。

1. 异型增生(dysplasia) 主要见于成人,男多于女,男女比例为 4.6∶1。这种差异在 60 岁以后尤其明显。可发生在喉部的任何地方,最常发生在一侧声带,双侧声带较少同时发生,下咽和气管很少发生。吸烟及酗酒为主要危险因素,胃食管反流病可能是一个的危险因素,高危 HPV 感染尤其是 HPV16 在异型增生中起次要作用。

【诊断要点】肉眼见白斑、红斑、红白斑或慢性喉炎变化,病变呈局部或弥漫性,扁平或乳头状。镜下上皮表层可见不同程度的角化或不全角化,增生的上皮突向固有层内并深入延伸,可呈杵状、球嵴状、广基状及网状钉突样,造成上皮的基底面不平,上皮的浅层可无明显的异型增生(图 4-21、图 4-22)。喉室上皮的异型增生伴角化者少见,上皮基底面较平坦,形态及分级与子宫颈上皮内瘤变相似。

喉癌前病变(图片)

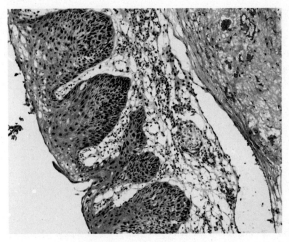

图 4-21　喉中度异型增生

鳞状上皮突呈内翻样向黏膜内增生，异型细胞集中在上皮突中下部，表层可见轻度角化及不全角化。

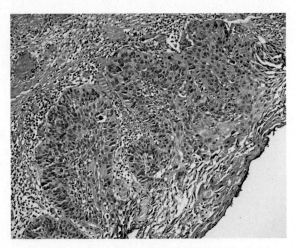

图 4-22　喉重度异型增生

鳞状上皮突呈内翻样向黏膜内增生，上皮突中下部细胞异型性明显，部分区域异型细胞达上皮层的 2/3 以上，上皮表层较平坦，可见角化及不全角化。

WHO 2017 年"头颈部肿瘤分类"中将喉的异型增生分为低级别异型增生与高级别异型增生，不同于修订后的 Ljubljana 鳞状上皮内病变（squamous intraepithelial lesion，SIL）、鳞状上皮内瘤变（squamous intraepithelial neoplasia，SIN）等分级系统（表 4-2），期待其总体诊断准确性及临床一致性的显著提高。按照二级分类法诊断异型增生是以组织结构和细胞学形态改变为标准，而不依赖任何免疫组化标志物（如 p53、p16、Ki-67、EGFR）或分子检测结果，但上述检测有助于与炎性反应性、萎缩或修复性改变引起的非典型（atypia）增生鉴别。遗传学上喉异型增生频繁出现染色体变化或杂合性缺失（loss of heterozygosity，LOH），其中 9p21 的变化出现最早、最频繁，表明 *CDKN2A* 基因在肿瘤转化早期的意义。17p13 LOH 最可能影响 *TP53*。还可见 cyclin D1 过表达和端粒酶活性的激活。这些变化目前都未显示诊断或预后价值。

表 4-2　异型增生分级系统

WHO 2005 年异常分层水平	WHO 2005 年分级	SIN 分类	Ljubljana 分类	修订后的 Ljubljana 分类	WHO 2017 年分级
下 1/3	鳞状上皮增生 轻度异型增生	鳞状上皮增生 SIN 1	鳞状上皮增生 基底 / 副基底细胞增生	低级别鳞状上皮内病变	低级别异性增生
1/3~2/3	中度异性增生	SIN 1 或 SIN 2	非典型增生	高级别鳞状上皮内病变	高级别异型增生[①]
上 1/2~3/4	中度异型增生	SIN 3			
全层	重度异性增生 原位癌		原位癌	原位癌	

注：①若采用三分法，原位癌应从重度异型增生中分出。

【预后】低级别和高级别病变进展为恶性的风险分别为 1.6% 和 12.5%，差异非常显著。某些高级别异型增生（即原位癌）发展为浸润性癌的风险高达 40%。

2. 鳞状细胞乳头状瘤（squamous cell papilloma）和鳞状细胞乳头状瘤病（squamous cell papillomatosis）是由分支状纤维血管为中心的良性外生性鳞状上皮肿瘤，通常与 HPV 感染有关（HPV6 和 HPV11）。前者是喉部最常见的良性上皮性肿瘤。复发性呼吸性乳头状瘤病（recurrent respiratory papillomatosis，RRP）的特征是多个相邻的、局部复发的鳞状细胞乳头状瘤，是一种罕见的儿童和成人呼吸道疾病。通常累及声带和喉室，然后侵袭至声带、会厌、声门下区、下咽和鼻咽。很少（1%~3%）情况下，可扩展到下呼吸道，且与高死亡率相关。

【诊断要点】肉眼见有蒂或无蒂的突向管腔生长的肿块，通常表现为易碎的簇状，并伴有轻微出血及轻微糜烂。镜下见肿瘤由鳞状上皮覆盖的树枝状纤维血管网组成。常有副基底细胞增生至上皮的下半部分，上层具有明显的挖空细胞特征。基底到中层可见核分裂。单个上皮细胞不成熟角化，表面角化轻微。原位杂交和实时 PCR 显示：在 90% 的 RRP 和孤立性乳头状瘤中检测到 HPV6 和 HPV11。少数病例（4%~5%）为 HPV6 和 HPV11 同时感染，较少病例（3%~4%）与其他 HPV（如 16、31、33、35、39）同时感染。

（四）被覆上皮恶性肿瘤

喉的鳞状细胞癌（squamous cell carcinoma）包括普通型鳞状细胞癌、疣状鳞状细胞癌、乳头状鳞状细胞癌、基底细胞样鳞状细胞癌、梭形细胞鳞状细胞癌、腺鳞癌和淋巴上皮癌等。

1. 普通型鳞状细胞癌（conventional squamous cell carcinoma，SCC）　是一种鳞状细胞分化的上皮恶性肿瘤。喉癌和下咽癌是继肺癌之后第二常见的呼吸道癌症，占男性所有恶性肿瘤的 1.6%~2%，占女性的 0.2%~0.4%。SCC 的发生率有明显的地域差异。本病老年人常见，儿童罕见，男性多见。吸烟和饮酒是最重要的危险因素。在 4%~15% 的喉鳞状细胞癌可检测到 HPV，但缺乏形态学变化。喉 SCC 最常发生于声门上和声门；咽下的 SCC 最常发生在梨状窦（占 60%~85%）；气管 SCC 常位于下 1/3 的气管（>50%）。遗传学上喉和下咽的 SCC 与多种基因异常和出现非整倍体有关，常见 COKN2A 和 TP53 基因缺失。

【诊断要点】肉眼喉部和下咽 SCC 可呈息肉样、扁平或结节状肿瘤，常见溃疡。气管 SCC 常为息肉样肿块，向腔内突出，很少呈环形浸润性生长。镜下表现与其他部位的 SCC 一致，分为高分化、中分化、低分化鳞状细胞癌。免疫组化：肿瘤表达多种上皮标记物（如 CK、p63 和 EMA）。高分化者表达中 / 高分子量的 CK（如 CK5/6），不表达低分子量的 CK（如 CK8 和 CK18）。低分化者表达低分子量 CK 和 vimentin。

喉高分化鳞癌（图片）

【鉴别诊断】高分化的 SCC 必须与疣状癌和乳头状癌及良性病变（如假上皮瘤增生）区分开来。分化差的 SCC 应与黑色素瘤、淋巴瘤和神经内分泌癌鉴别。

【预后】发生在声门、声门上、声门下、下咽和气管的 SCC 患者，5 年总生存率分别为 80%~85%、65%~75%、40%、62.5% 和 25%~47%。

2. 梭形细胞鳞状细胞癌（spindle cell squamous cell carcinoma，SpCSCC）　是鳞状细胞癌的一种变型，以梭形细胞癌和 / 或多形性细胞癌为主，很少见，占所有喉恶性肿瘤不到 1%，多见于老年男性。声门区是最常发生的部位，其次为声门上区。其发生与上皮间质转化有关。

【诊断要点】肉眼见病变常表现为大小不等的息肉样外观，表面常见溃疡。镜下病变以恶性梭形细胞为主要成分和少量鳞状细胞癌组成的双相结构为特征，酷似肉瘤（图 4-23A）。间质黏液水肿。可见到鳞状细胞癌细胞和梭形细胞移行。鳞状细胞成分少，常散在或不明显，分布在息肉状肿物的蒂部和散在于肉瘤样肿瘤区内，可表现为原位癌。在 7%~15% 的病例中可出现异质性的间叶组织分化，出现恶性的骨、软骨或骨骼肌组织。

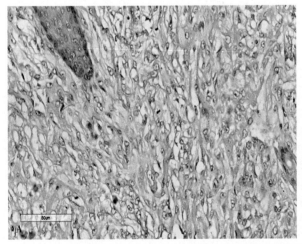
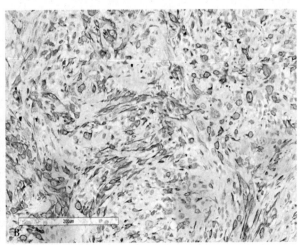

图 4-23　喉梭形细胞鳞状细胞癌

A. 恶性梭形细胞成分，酷似肉瘤；B. 免疫组化示梭形细胞弥漫性表达 CK。

当鳞状细胞成分不明显时,诊断需要有免疫组化或超微结构上皮分化的证据。癌细胞可表达上皮和间叶两种标记。上皮标记物为 AE1/AE3、CK5/6、CK18、CAM5.2、EMA、p63 或 p40,呈灶状至弥漫阳性不等。梭形细胞表达 CK(图 4-23B),但可有高达 40% 的病例阴性表达。梭形细胞成分还表达 vimentin 和其他中间丝,如 SMA、MSA 和 desmin。电镜下梭形细胞常可见上皮分化的特征,如细胞桥粒和张力丝。

【鉴别诊断】需与间叶来源的肉瘤鉴别,但喉的肉瘤非常罕见,即使在肿瘤中未找到鳞状细胞癌成分和梭形细胞上皮分化也不能完全除外 SpCSCC。另外,需与结节性筋膜炎、炎性肌成纤维细胞肉瘤和低度恶性肌成纤维细胞肉瘤鉴别。

八、神经内分泌肿瘤

神经内分泌肿瘤(neuroendocrine tumor)分为高分化神经内分泌癌、中分化神经内分泌癌及低分化神经内分泌癌,后者又分为小细胞神经内分泌癌和大细胞神经内分泌癌。

(一)高分化神经内分泌癌

高分化神经内分泌癌(well-differentiated neuroendocrine carcinoma)是一种低级别上皮性肿瘤,具有神经内分泌分化,很少见,约占喉神经内分泌癌的 5%。男性多见,中位年龄 62 岁。多数患者有长期吸烟史。超过 90% 的病例发生在声门上,很少出现副肿瘤综合征。

【诊断要点】肉眼见肿瘤为黏膜下息肉样或无蒂肿块,大小 0.5~3cm。镜下见肿瘤呈巢状、索状、片状和小梁状生长,瘤细胞呈圆形到略微梭形,具有丰富的双嗜性至嗜酸性颗粒状胞质(图 4-24A)。可见腺样结构或菊形团样结构,罕见黏液空泡。肿瘤细胞核染色质呈点状、分散的椒盐状。可见轻微核异型性,核分裂低(<2 个 /2mm² 或 <2 个 /10HPF),无坏死。间质血管增生及纤维化。免疫组化:CK、EMA 和至少一种神经内分泌标记物(如 Syn、CgA 或 CD56)呈阳性(图 4-24B)。多肽类(如血清素、降钙素和生长抑素)可呈阳性,不同程度表达 TTF-1。

【预后】由于本病发生率很低,预后很难确定,手术或激光切除效果较好。

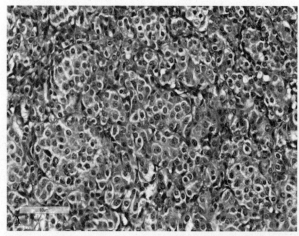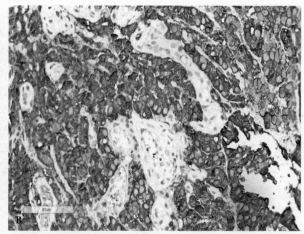

图 4-24　喉高分化神经内分泌癌

A. 肿瘤呈巢状生长,瘤细胞呈圆形,具有丰富的双嗜性至嗜酸性颗粒状胞质;核呈圆形,染色质呈点状、分散的椒盐状;核分裂低,无坏死;B. 免疫组化染色示瘤细胞弥漫性表达 CgA。

喉高分化神经
内分泌癌(图片)

喉高分化神经
内分泌癌(病例)

(二)中分化神经内分泌癌

中分化神经内分泌癌(moderately differentiated neuroendocrine carcinoma)是一种上皮性肿瘤,表现为神

经内分泌分化,以前称为非典型类癌或神经内分泌癌,Ⅱ级。组织学分级介于高分化和低分化神经内分泌癌之间,是喉部最常见的神经内分泌肿瘤。男性多见,男女比例为 2.4:1,多发生于 60~70 岁。超过 90% 的患者发生在声门上区。患者很少出现副肿瘤综合征。

【诊断要点】肉眼见黏膜下棕红色息肉样肿物,大小 0.2~4cm,表面常有溃疡。镜下表现类似于高分化神经内分泌癌,但有更多的核异型性,核仁突出。主要特征是坏死和 / 或核分裂(2~10 个 /2mm² 或 2~10 个 /10HPF)。有些肿瘤表现为嗜酸性胞质或间质淀粉样沉积。免疫组化:CK 和至少一种神经内分泌标志物(如 Syn、CgA、CD56)呈阳性。TTF-1 表达不等。通常降钙素呈阳性,此时诊断要注意,尤其是在淋巴结转移时,易误诊为甲状腺髓样癌。

【预后】约 30% 的患者为进展期,复发率为 60%,5 年生存率为 50%。

(三)低分化神经内分泌癌

低分化神经内分泌癌(poorly differentiated neuroendocrine carcinoma)是一种高度恶性上皮性肿瘤,具有神经内分泌分化,分为小细胞神经内分泌癌(small cell neuroendocrine carcinoma,SmCNEC)和大细胞神经内分泌癌(large cell neuroendocrine carcinoma,LCNEC)两种亚型。本病之前被称为小细胞型神经内分泌癌、燕麦细胞癌和神经内分泌癌(Ⅲ级)。本病是喉部第二常见的神经内分泌癌,多见于老年男性,男女比例为(2.3~4.3):1。病变主要位于声门上,其次是声门下。常有局部或远处转移。患者很少有副肿瘤综合征。

【诊断要点】肉眼见鱼肉样肿块,表面有溃疡。镜下见 SmCNEC 生长呈巢状、片状和小梁状,偶有核栅栏或玫瑰花环状结构。其浸润性强,常侵犯周围神经、淋巴管和血管。肿瘤由小到中等大小的细胞组成,细胞核深染,染色质细颗粒状,核仁模糊,胞质稀少。呈模糊成片的蓝色"人工挤压"(crush artefact)现象和血管壁的 Azzopardi 效应是本病的典型特征。坏死、凋亡明显,有高的核分裂(>10 个 /2mm² 或 >10 个 /10HPF)。而 LCNEC 呈器官样巢状、栅栏、玫瑰花环状和 / 或小梁状。由具有丰富细胞质的中至大细胞组成。细胞核有粗糙的染色质(斑点和椒盐状),常有一个突出的核仁。有粉刺样坏死和高的核分裂。SmCNEC 和 LCNEC 罕见有鳞状细胞癌的成分,包括原位鳞状细胞癌。SmCNEC 和 LCNEC 并发罕见。

免疫组化染色 CK 阳性,尤其是低分子量的 CK 均为阳性,至少一种神经内分泌标记物(如 Syn、CgA、CD56)阳性。TTF-1 表达不定。p63 为阴性或弱阳性,CK5/6 始终阴性。

【预后】有较高的局部和远处转移,约 70% 的患者为晚期,5 年生存率为 5%~20%。

九、涎腺型肿瘤

喉黏膜也可以发生小涎腺的良性及恶性涎腺型肿瘤,但很少见,包括多形性腺瘤、嗜酸细胞性乳头状囊腺瘤、腺样囊性癌、黏液表皮样癌等。

十、软组织良性肿瘤

软组织良性肿瘤包括粒层细胞瘤、炎性肌成纤维细胞瘤、黏液瘤、横纹肌瘤、平滑肌瘤、血管平滑肌瘤、血管瘤、淋巴管瘤、神经纤维瘤、乳头状血管内皮细胞增生、脂肪瘤、幼年性黄色肉芽肿、纤维组织细胞瘤、巨细胞瘤、纤维瘤、纤维瘤病、神经鞘瘤、副神经节瘤等。

(一)横纹肌瘤

横纹肌瘤(rhabdomyoma)是指一组良性的分化成熟的横纹肌病变,分为心脏及心外病变,两者在临床表现上有明显的差异。心脏横纹肌瘤是儿童最常见的心肌肿块,半数与结节性硬化相关,且多伴有其他器官的错构瘤,因此,认为心脏横纹肌瘤也属于一种错构瘤。

心外横纹肌瘤罕见,仅占所有横纹肌肿瘤的 2%,是一种真性肿瘤,多数发生于头颈部,起源于咽部、口腔底部、舌根部或喉的肌群,甚至有位于颈外侧部及眼眶的报道。心外横纹肌瘤通常是孤立性的,但也可多发。因为其生长缓慢,故前期不易发现,通常在引起症状前体积已经很大。本病在影像上无周围软组织浸润,无淋巴结及远处转移。

【诊断要点】肉眼见肿瘤呈红褐色、分叶状、质软。镜下根据细胞分化及成熟程度分为成人型、少年型及胎儿型。成人型几乎仅发生于 40 岁以上成人,男性多见,男女比例为 3:1。镜下见肿瘤细胞呈圆形、排列紧密,核偏位,胞质嗜酸性,呈空泡状,富含糖原。横纹(近似于成熟横纹肌内的横纹)是其特征性表现,几乎不见核分裂象。胎儿型比成人型更少见,多发生于 3 岁以下男童。肿瘤由不成熟的梭形细胞构成,间质常黏液变。免疫组化染色表达成熟和原始的肌细胞标记。少年型男性为女性的 2 倍,发病年龄 5 个月 ~58 岁。镜下见病变由大量束状的肌细胞组成,常可见典型的胎儿型区域。

【鉴别诊断】胎儿型需与胚胎性横纹肌肉瘤鉴别。前者无周围浸润、细胞多形性、核分裂象及坏死。成人型需与多形性横纹肌肉瘤、粒层细胞瘤及腺泡状软组织肉瘤鉴别。

(二)炎性肌成纤维细胞瘤

炎性肌成纤维细胞瘤(inflammatory myofibroblastic tumor)是具有肌成纤维细胞分化的肿瘤,不常见,属于交界性或低度恶性肿瘤,容易被误诊为恶性上皮性或间叶性梭形细胞肿瘤。有报道称头颈部的炎性肌成纤维细胞瘤最多见于喉,尤其是声带。本病多见于成年男性。

【诊断要点】肉眼见病变呈息肉样或结节状。光镜下见肿瘤由多种细胞成分构成,其中肌成纤维细胞最显著,肿瘤细胞排列多样。免疫组化染色,90% 以上肿瘤细胞强表达 calponin、SMA、MSA、FN,不表达高分子量钙调蛋白结合蛋白(h-caldesmon)。80% 以上的肿瘤表达 laminin。仅有 1/3 肿瘤表达 desmin 且表达较弱。另有少部分细胞表达 CK。虽然只有 40% 左右病例免疫组化染色表达 ALK,但多数病例在荧光原位杂交检测中可见 ALK 基因重排。电镜下可见肌原纤维及粘连蛋白细丝。

【治疗及预后】位于上呼吸道的炎性肌成纤维细胞瘤总体侵袭性较弱,但也有局部浸润和复发的潜能,甚至可以多次复发,而且随着复发或肿瘤残留,也可发生恶性转化。完整的手术切除是最重要的治疗手段。

十一、肉瘤

喉部肉瘤(sarcoma)较癌瘤少见,占头颈部恶性肿瘤的比率不到 1%,可见血管肉瘤、软骨肉瘤、滑膜肉瘤、未分化多形性肉瘤、脂肪肉瘤、骨肉瘤、平滑肌肉瘤、横纹肌肉瘤、卡波西肉瘤、低度恶性肌成纤维细胞肉瘤、恶性周围神经鞘瘤、血管黏液纤维肉瘤、恶性黑色素瘤、腺泡状软组织肉瘤及癌肉瘤等,但均较罕见。其组织学形态及免疫组化特点与其他部位者相同。

(一)软骨肉瘤

软骨源性肿瘤不足喉肿瘤的 0.2%,却为最常见的非上皮性肿瘤。软骨肉瘤(chondrosarcoma)在恶性间叶组织源性肿瘤中相对常见,来源于喉部软骨组织。环状软骨是最常见的好发部位,约占 75%,也可见于甲状软骨、杓状软骨及会厌软骨。患者年龄 25~91 岁(平均 63 岁),男女比例 3.2∶1。WHO 根据软骨细胞丰富程度、细胞异型性、双核细胞的多少、核分裂象的有无及软骨基质黏液变性程度,分为 1 级、2 级和 3 级;1 级为低级别,2 级、3 级为高级别。

【诊断要点】软骨肉瘤 1 级(chondrosarcoma grade 1):肉眼见肿瘤边界光滑,位于黏膜下,分叶状,切面灰白色,质脆,直径可达 12cm,平均 3.5cm。镜下当肿瘤直径 <1.0cm,细胞稀疏而形态温和时可能误认为是软骨瘤,实际上喉部几乎不存在良性软骨源性肿瘤,即一经诊断,至少为中间型或交界性。大部分喉软骨肉瘤为 1 级,具有分叶状结构,根据 WHO 骨和软组织肿瘤分类,软骨肉瘤 1 级又称非典型软骨样肿瘤,这种成熟性软骨细胞呈肿瘤性增生,软骨陷窝发育良好,轻度细胞增生,偶见双核,无明显异型性,无核分裂,无坏死。

软骨肉瘤 2、3 级(chondrosarcoma grade 2、3):肉眼见病变多如质脆的果冻,极少部分发生去分化,呈鱼肉状。镜下 2 级细胞密度、多形性、多核细胞及核分裂不同程度地增加,出现散在核分裂;而 3 级染色质更丰富,出现病理性核分裂及坏死。去分化软骨肉瘤属于 3 级,出现低级别软骨肉瘤与高级别梭形细胞肉瘤双相结构,两者可交错排列,但往往分界清楚,呈突然转变,梭形细胞除强表达 vimentin 外,还表达 S-100 及 D2-40。

【预后】软骨肉瘤 1 级患者 1 年、5 年和 10 年生存率分别为 96.5%、88.6%、84.8%。软骨肉瘤 2 级、3 级若切除不完整,复发率为 18%~50%,由于对放化疗不敏感,最常见的手术方式是局部切除,其次是全喉切除。

(二)滑膜肉瘤

滑膜肉瘤(synovial sarcoma)罕见。患者多为年轻成人,年龄范围 14~76 岁,平均 27 岁,男性多见,男女比例为 8∶3。其形态学改变和免疫组化染色等同于其他部位的滑膜肉瘤。鉴别诊断包括梭形细胞恶性肿瘤,如梭形细胞鳞状细胞癌(可见原位鳞状细胞癌,但无腺样结构)、黏膜恶性黑色素瘤(有明显的核仁、上皮内痣细胞和免疫组化染色特点不同)和恶性外周神经鞘瘤(S-100 阳性)、血管外皮细胞瘤等。

十二、淋巴造血系统肿瘤

该病罕见,多为外周 T、NK/T 细胞淋巴瘤及浆细胞淋巴瘤。

十三、继发性肿瘤

该病罕见。有远处转移至喉者,也有周围器官肿瘤直接蔓延至喉者。常见原发肿瘤包括肺癌、肾癌、乳腺癌、甲状腺乳头状癌、恶性黑色素瘤、小细胞神经内分泌癌、结直肠癌、胃癌、前列腺癌等。

(郑 洪 刘红刚)

第五章 气管及肺疾病

呼吸系统的疾病种类繁多,最为常见的疾病莫过于慢性阻塞性肺疾病(慢性支气管炎、肺气肿、哮喘和支气管扩张)和各类炎症性疾病(支气管炎和肺炎)。本章仅就发生在气管、支气管和肺组织中与外科病理密切相关的一些常见疾病的病理诊断问题加以介绍。

第一节 非肿瘤性肺疾病

一、先天性发育异常性及其他非肿瘤性疾病

(一)支气管肺隔离症

【诊断要点】支气管肺隔离症(bronchopulmonary sequestration)是肺先天发育异常,被隔离的肺组织与正常肺组织之间有胸膜将其分离,并接受体循环动脉的血液供应,包括叶内型和叶外型两种。叶外型即位于脏层胸膜外,表现为有胸膜包裹性的肿块,多见于婴幼儿,可伴有支气管食管憩室、膈疝和骨骼异常等其他类型的先天性畸形。叶内型指肺内的肺隔离症,可发生于儿童,更多见于20岁以上的成人。诊断叶内型支气管肺隔离症的主要依据是被隔离的肺组织与正常肺组织内的支气管不相通,且有独立的动脉血供,内见多数囊性扩张的支气管、伴有慢性炎症和纤维化的肺组织,被隔离的肺组织内无炭末沉着。

(二)支气管源性囊肿

【诊断要点】支气管源性囊肿(bronchogenic cyst)被认为是在胚胎发育期间,呼吸道上皮与气管支气管树分离并移行到其他部位所致,分为肺内型、纵隔型和异位型,囊肿通常位于气管隆嵴下方或中纵隔,发生在肺实质内者相对较少。异位型罕见,可发生于颈部、脑部、硬脊膜、腹腔等。组织学上囊肿衬以呼吸道上皮,由杯状细胞和假复层纤毛柱状上皮构成,囊壁可含平滑肌,罕见软骨,无炭末沉着。

(三)先天性支气管扩张

【诊断要点】先天性支气管扩张(congenital bronchiectasis)表现为先天性的小气道发育不全或缺乏软骨及软骨环,呈囊性扩张的状态。镜下可见囊壁内衬纤毛柱状上皮,囊壁内围绕平滑肌和纤维,常见慢性炎细胞浸润。

(四)先天性囊性腺瘤样畸形

【诊断要点】先天性囊性腺瘤样畸形(congenital cystic adenomatoid malformation,CCAM)是一种较少见的肺发育异常性疾病,多见于婴幼儿,成人也可发生。按囊的大小和内衬上皮,分为0、Ⅰ、Ⅱ、Ⅲ、Ⅳ型。

(1)0型为外围性囊肿,常伴有严重的肺发育不良,是致死性近端气管支气管畸形。

(2)Ⅰ型最常见,囊腔较大,直径可达3~10cm,囊腔内衬假复层纤毛柱状上皮,厚壁内存有平滑肌和弹力组织,局部可见小灶软骨,周围同时伴有小囊腔(图5-1)。

(3)Ⅱ型的囊较小,类似终末细支气管结构,一般直径小于2cm,囊壁内衬立方或柱状上皮,在间隔和邻近囊壁内可见横纹肌。

(4)Ⅲ型囊最小,直径常在0.5cm以下,类似细支气管肺泡导管结构,病变范围较大,有时占据整个肺叶,肉眼见病变呈蜂窝状,镜下见病变由弯曲的管状或微囊构成,囊壁衬以立方或柱状上皮,无黏液细胞,囊壁内无软骨和复层平滑肌纤维。

(5)Ⅳ型为邻近中心气管支气管树型,类似肺泡囊结构,囊壁衬覆Ⅰ型及Ⅱ型肺泡上皮细胞。

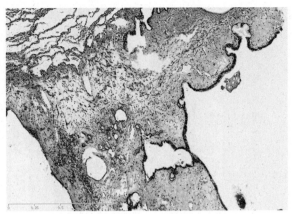

细支气管周围化生
(图片)

图 5-1 先天性囊性腺瘤样畸形Ⅰ型
囊壁内衬假复层纤毛柱状上皮，囊壁内见平滑肌束，
与正常肺组织分界清楚。

（五）子宫内膜异位症

【诊断要点】子宫内膜异位症（endometriosis）可发生在支气管、胸膜及纵隔等部位，引起月经性气胸、血胸等相应症状，影像学见囊性或实性结节。在支气管管壁周围可见子宫内膜样间质和腺体（图 5-2）。

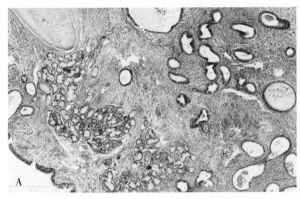

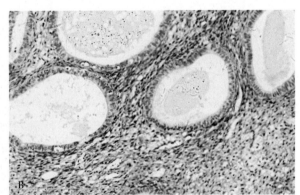

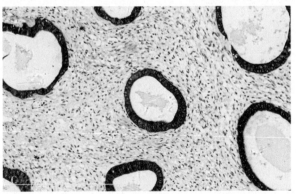

图 5-2 支气管子宫内膜异位症
A. 支气管软骨和腺体下可见子宫内膜样间质和腺体；B. 间质细胞 CD10 阳性；C. 腺上皮细胞 CK 阳性。

（六）炎性假瘤

【诊断要点】肺的炎性假瘤（inflammatory pseudotumor，IPT）是一种位于肺实质内、界限清楚的炎性增生性病变，主要由各种慢性炎性细胞（淋巴细胞、浆细胞、嗜酸性粒细胞）、泡沫细胞及成纤维细胞和胶原纤维等构成，可见Ⅱ型肺泡上皮细胞呈腺样增生和淋巴滤泡的形成（图 5-3）。本病有时需要与肿瘤相鉴别。

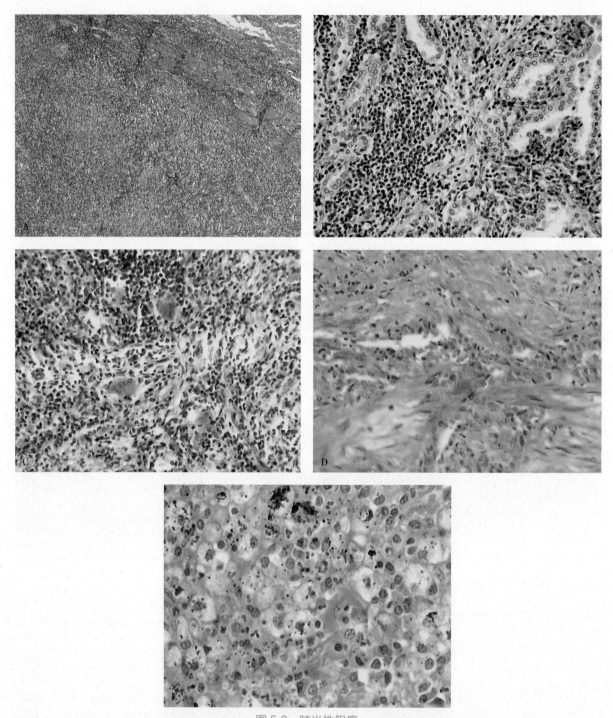

图 5-3 肺炎性假瘤

病变界限清楚但无包膜(A),可见以淋巴细胞为主的各类炎性细胞(B)、多核巨细胞(C)、嗜酸细胞(D)、泡沫细胞(E),
成纤维细胞和胶原纤维(D),增生的Ⅱ型上皮可呈腺样结构(B)。

(七)韦格纳肉芽肿病

韦格纳肉芽肿病(Wegener granulomatosis)为自身免疫性疾病,典型的病变为坏死性肉芽肿性血管炎、累及上呼吸道和肺的非化脓性坏死,以及灶性肾小球肾炎三联征。本病也可以累及皮肤、关节、眼和神经系统。患者常伴有发热、体重减轻、咳嗽、胸痛、咯血等。X线可见肺内多个结节致密影,常伴空洞,也可见局限性实变区。血清学特征为抗中性粒细胞胞质抗体(ANCA)阳性。

【诊断要点】双肺多发结节状肿物,边界不清。切面呈淡棕色、实性,中央可有灰红、灰黄坏死区,可有空洞形成。特征性病理改变是坏死性血管炎和肉芽肿形成。在液化性和/或凝固性坏死中可见中性粒细胞、少量淋巴细胞、浆细胞和多核巨细胞。

二、自身物质异常沉积引起的疾病

(一) 骨化性气管支气管病

骨化性气管支气管病(tracheobroncheopathia osteochondroplastica,TO)是指气管、支气管黏膜下有多发性骨质或软骨组织结节状增生并突向管腔的良性病变,病因不明,大多数小结节直径为 2~4mm,主要位于气管中下段的前壁和外侧壁。气管、主支气管内多发的黏膜下小结节钙化影并突向管腔是 TO 较具特征性的 CT 表现。

【诊断要点】镜下见气管软骨环与黏膜间有多发散在的成熟骨和软骨小结节,50% 患者可合并支气管黏膜上皮鳞状化生,其周围可见慢性炎性细胞的浸润(图 5-4),需与气管、支气管结石鉴别。

(二) 肺泡微石症

肺泡微石症(pulmonary alveolar microlithiasis,PAM)是一种以双肺肺泡内弥漫分布的含钙、磷酸盐为主的微小结石的罕见疾病。该病为 *SLC34A2* 基因突变导致的常染色体隐性遗传病,多发生于近亲结婚者。患者无肺部基础疾病,血清钙、磷指标均正常,影像学上呈两肺弥漫分布的小结节影,直径 <1mm,密度高,边缘清楚,但形状不规则。

【诊断要点】肺脏切面呈 "细砂纸样",有砂粒感。早期病变的镜下突出改变是在肺泡腔内弥漫存在的直径 0.02~3mm,呈同心圆板层结构或洋葱皮样的微结石(图 5-5),结石之间有纤维索条状组织间隔,一般无炎症反应。晚期则可见不同程度的白细胞浸润和不同程度的肺间质纤维化。故肺泡微石症的晚期需要与粟粒型肺结核、硅沉着病及特发性肺含铁血黄素沉着症等疾病鉴别。

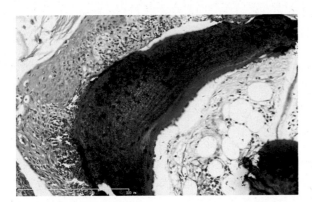

图 5-4 骨化性气管支气管病
气管黏膜上皮鳞状化生,黏膜下见少量炎性细胞、
成熟骨、骨周边的骨母细胞和骨髓样结构。

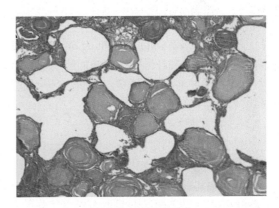

图 5-5 肺泡微石症
肺泡腔内同心圆状微结石沉着,肺泡间隔轻度
纤维化,炎性反应不明显。

(三) 支气管结石

支气管结石(broncholithiasis)是由于各种感染(结核、真菌病等)、硅沉着病或慢性阻塞性肺病时的黏液滞留所导致的钙化。支气管结石直径常小于 1cm,可引起咳嗽、支气管扩张及感染等。其与骨化性气管支气管病不同的是没有成熟骨形成。

(四) 肺含铁血黄素沉着症

肺含铁血黄素沉着症(idiopathic pulmonary hemosiderosis,IPH)为少见疾病,既往又称 Ceelen 病、特发性肺褐色硬化综合征,为肺泡毛细血管反复出血,渗出的血液溶血后,含铁血黄素沉着于肺组织内所引起的反应。患者可出现反复发作性的咳嗽、气促、咯血和缺铁性贫血。

【诊断要点】肺脏外观呈褐色实变状,表面及切面可见散在出血斑和弥漫性棕色色素沉着,肺门、纵隔淋巴结可见肿大,呈棕色。镜下见肺泡上皮细胞肿胀、变性、脱落和增生,肺泡腔内充满吞噬红细胞或含铁血黄素的巨噬细胞(图 5-6),肺泡壁弹性纤维变性,毛细血管增生,基底膜增厚,含铁血黄素沉着,间质纤维化。

(五) 肺泡蛋白沉积症

肺泡蛋白沉积症(pulmonary alveolar proteinosis,PAP)是以肺泡和细支气管腔内充满嗜伊红色细颗粒状蛋白物质为特征的疾病。该病好发于中青年,男性是女性的3倍,病因未明,推测与大量粉尘吸入(铝、二氧化硅等)、机体免疫功能下降(尤其婴幼儿)、遗传因素、酗酒和微生物感染等有关。该病可能为脂质代谢障碍所致,即在机体内、外因素作用下引起肺泡表面活性物质的代谢异常所致。X线表现为弥漫性小结节影、斑片状影或大片实变影。

【诊断要点】肺泡腔内充满PAS及D-PAS阳性的粗颗粒状物质(图5-7),晚期可致肺的纤维化。

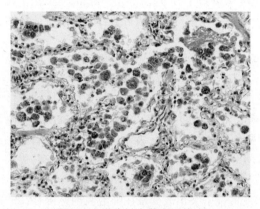

图5-6 肺含铁血黄素沉着症
肺泡上皮细胞变性脱落,肺泡腔内充满吞噬红细胞或含铁血黄素的巨噬细胞。

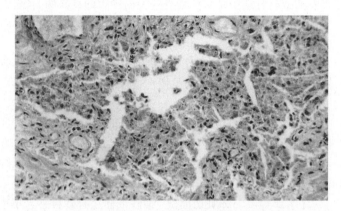

图5-7 肺泡蛋白沉积症
肺泡腔内充满PAS阳性的粗颗粒状物质。

三、间质性肺疾病

间质性肺疾病(interstitial lung disease,ILD)是指一大组主要累及肺间质的肺疾病的统称,表现为不同类型的间质性肺炎和纤维化。已知病因或疾病而导致的ILD称为病因明确的ILD,习惯上将其归属于各原疾病(如支气管扩张症、肺结核、硅沉着病等引起的肺纤维化)。原因不明的ILD称为特发性肺间质病(如肺结节病、特发性间质性肺炎等)。

(一)特发性间质性肺炎

特发性间质性肺炎(idiopathic interstitial pneumonitis,IIP)是一种原因不明的,以弥漫性肺泡炎和肺泡结构紊乱最终导致肺纤维化为特征的进行性下呼吸道疾病。因IIP广泛的肺纤维化所导致的肺动脉高压、肺源性心脏病和右心衰竭,半数以上患者因呼吸衰竭而死亡。其病因和发病机制尚不十分清楚,临床上也无特效治疗方法。IIP的病理诊断和分类着重强调必须要与临床和影像学密切结合。

1. 普通型间质性肺炎(usual interstitial pneumonia,UIP) 是IIP中最为常见的一个亚型,约占IIP的65%。多发于50岁以上的成人,男性多于女性。UIP病因不清,多数学者认为是一种自身免疫性疾病,也可能有遗传因素的参与。患者以隐袭性进行性呼吸困难为突出症状,临床多呈慢性经过,持续进展,预后不良,对糖皮质激素反应差,常因呼吸衰竭和心力衰竭而死亡,5年生存率不足50%。部分患者血清抗核抗体(ANA)和抗类风湿因子(RF)阳性。X线片和CT主要表现为两肺基底部和周边部的网状阴影,可有少量毛玻璃影,支气管和细支气管扩张和/或胸膜下的蜂窝样改变。

【诊断要点】病变双肺体积缩小,重量增加,质地较硬,脏层胸膜有局灶性瘢痕形成,可形成肺气肿甚至肺大疱。切面双肺呈弥漫性实变区,轻重不一,严重受累处形成多房囊性结构,即蜂窝肺。

镜下见病变主要累及双肺胸膜下及周边肺间质,呈斑片状分布,间质炎症、纤维化和蜂窝状改变。病变特点为轻重不一,新旧病变交杂分布,病变间可见正常肺组织。较新的病变见肺泡间隔增宽、充血,淋巴细胞、浆细胞、组织细胞和散在的中性粒细胞浸润,伴有Ⅱ型肺泡上皮细胞和细支气管上皮细胞的增生,部分肺泡内可见巨噬细胞。而纤维化区内的炎症细胞相对较少,肺泡间隔毛细血管床减少或消失,其间可见Ⅱ型肺泡上皮增生形成的假腺样结构。蜂窝改变区域是由大小不等的囊性纤维气腔组成,被覆有细支气管上皮细胞(图5-8)。在纤维化区和蜂窝状区可见呼吸性细支气管、肺泡管及重建的囊壁内有大量增生的平滑肌束,形成所谓"肌硬化"。

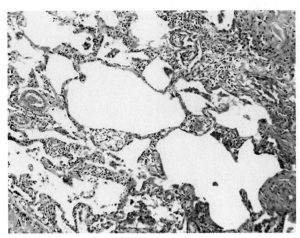
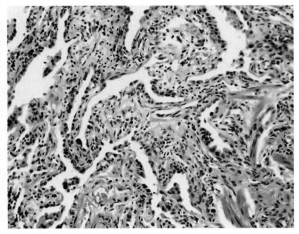

图 5-8　普通型间质性肺炎

A. 纤维组织小灶状增生和小囊状改变；B. 弥漫性纤维组织增生，肺泡减少、变形。

UIP 另一特征性的改变是在黏液基质的背景下，由成纤维细胞相对集中所构成的成纤维细胞灶（fibroblast foci）位于肺间质内，常突向被覆呼吸上皮的腔面。总之，成纤维细胞灶、伴胶原沉积的瘢痕化、不同时相病变的共存和蜂窝病变是诊断 UIP 的重要病理依据，也是 UIP 与其他 IIP 类型相区别的要点。

2. 非特异性间质性肺炎（nonspecific interstitial pneumonia，NSIP）　发病以中老年为主，也可见于儿童，起病隐匿或呈亚急性经过。病因不清，部分患者可能与伴有某些潜在的结缔组织疾病、有机粉尘的吸入、某些药物反应及急性肺损伤的缓解期等有关。临床主要表现为渐进性呼吸困难和咳嗽。高分辨 CT 显示双肺对称性毛玻璃影或双肺肺泡腔的实变影。与 UIP 相比，大部分 NSIP 患者对皮质激素有较好的反应和相对较好的预后，5 年内病死率为 15%~20%。

【诊断要点】NSIP 主要的病理学特征为肺间质不同程度的炎症和纤维化。根据其间质炎细胞的数量和纤维化程度，可进一步分为：①富于细胞型，主要表现为间质的炎细胞尤其是浆细胞的浸润突出（图 5-9A）；②纤维化型，约占 10%，与富于细胞型明显不同的是在其肺间质内以致密的胶原纤维沉积为主，伴有轻微的炎症反应或缺乏炎症（图 5-9B），很少出现成纤维细胞灶（缺乏活动性纤维化表现），且病变一致，这是不同于 UIP 的重要鉴别点；③混合型，约占 40%，间质有大量的慢性炎细胞浸润和明显的胶原纤维沉积（图 5-9C）。此型与 UIP 不易鉴别，区别的要点是本病肺内的病变相对一致，无蜂窝肺，部分可见成纤维细胞灶，但数量很少。

3. 脱屑性间质性肺炎（desquamative interstitial pneumonia，DIP）　多见于有吸烟史者，男性发病几乎是女性的 2 倍。大多数患者为亚急性或隐匿性起病，临床表现与 UIP 类似，咳嗽和呼吸困难是最常见的症状，半数患者有杵状指。肺功能表现为限制性通气障碍，伴有弥散功能降低和低氧血症。一般实验室检查无特殊发现。20% 的患者胸片接近正常。约 1/4 的患者胸片和高分辨 CT 扫描显示在中下肺野弥漫的磨玻璃样改变，后期也可出现线状、网状、结节状间质影像。DIP 治疗和预后都较 UIP 为好，10 年生存率约为 70%。

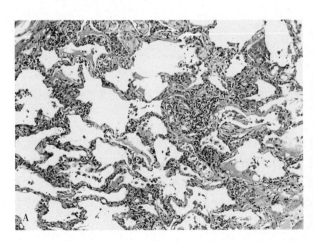
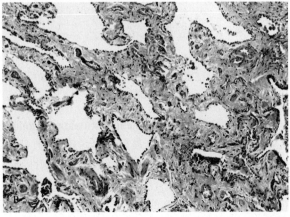

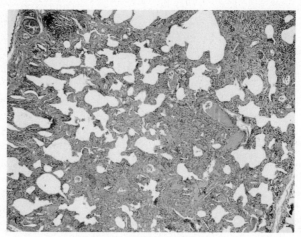

图 5-9 非特异性间质性肺炎
A. 富于细胞型；B. 纤维化型；C. 混合型。

【诊断要点】弥漫性的肺泡内巨噬细胞聚集，均匀分布（图 5-10），在呼吸性细支气管周围尤为明显，并弥散到远端气腔甚至整个肺实质。除了肺泡壁轻至中度增厚外，无纤维化瘢痕、蜂窝肺，成纤维细胞灶缺如或不明显，增生的纤维组织显示在同一阶段。间质的炎症在范围和程度都很轻，主要为淋巴细胞及少量的浆细胞浸润。

4. 呼吸性细支气管炎 - 间质性肺病（respiratory bronchiolitis interstitial lung disease，RBILD） 平均发病年龄 36 岁，男性稍多于女性，迄今报道的病例均有吸烟史。临床表现类似 DIP，杵状指 / 趾少见，双肺有爆裂音。约 2/3 的患者在高分辨 CT 扫描显示出网状结节影，缺乏毛玻璃样改变。在发病人群、治疗反应、病程和预后上都与 DIP 不易区分。与 UIP 相比，糖皮质激素治疗有明显的效果，预后较好。

【诊断要点】在呼吸性细支气管及其周围的气腔内有大量含色素的巨噬细胞聚积，与 DIP 极为相似（图 5-11），远端气腔不受累，并且有明显的呼吸性细支气管炎，肺泡间隔增厚和上皮化生等亦类似于 DIP 的表现。

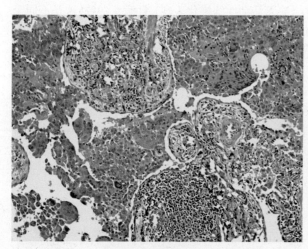

图 5-10 脱屑性间质性肺炎
肺泡腔内巨噬细胞聚集，分布均匀，无纤维化瘢痕和成纤维细胞灶。

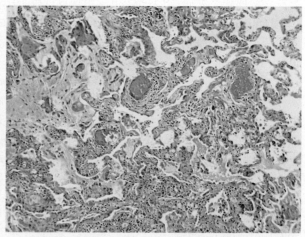

图 5-11 呼吸性细支气管炎 - 间质性肺病
呼吸性细支气管及其周围见大量的含色素的巨噬细胞聚集。

5. 急性间质性肺炎（acute interstitial pneumonia，AIP） 是一种罕见的暴发性肺损伤，平均发病年龄为 49 岁，无明显性别差异。临床表现为起病急剧（数日至数周内）、发热、咳嗽和气急，继之出现呼吸衰竭，常规实验室检查无特异性。X 线胸片显示弥漫、双侧性肺阴影，CT 扫描表现为双侧对称的斑片状毛玻璃影。这种改变与急性呼吸窘迫综合征（acute respiratory distress syndrome，ARDS）类似。AIP 死亡率极高（>60%），多数在 1~2 个月内死亡，AIP 的诊断必要标准之一为临床表现为原因不明的特发性 ARDS。

【诊断要点】组织病理学表现为弥漫性肺泡损伤(diffuse alveolar damage,DAD)的机化期改变。病理特点是病变时相一致,肺泡间隔显著增宽,在增宽的肺泡间隔内有卵圆形及梭形的成纤维细胞和散在的淋巴细胞、浆细胞浸润,Ⅱ型肺泡上皮增生,细支气管上皮可有鳞状上皮化生,在肺泡间隔显著增宽区可见大小不等的肺泡腔隙。少数肺泡腔内有少量透明膜(图 5-12)。这是与其他 IIP 鉴别的关键点。极少数患者经及时、正确的治疗可存活,肺脏可以恢复到正常,也可向终末期蜂窝纤维化发展。

6. 隐源性机化性肺炎(cryptogenic organizing pneumonia,COP)　发病年龄以 50~60 岁为主,无性别差异,与吸烟无关。患者发病时有类似流感的症状,如咳嗽、发热、周身不适、乏力和体重减轻等。常有吸气末的爆裂音。常规实验室检查无特异性。肺功能主要表现为限制性通气障碍,静息和运动后的低氧血症是一个常见的特点。胸片表现为双侧弥漫性肺泡影,肺容积正常,复发性和游走性阴影常见,单侧肺泡阴影罕见。高分辨 CT 显示肺部斑片状肺

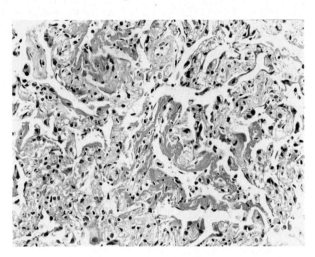

图 5-12　急性间质性肺炎

肺泡间隔一致性地显著增宽,内见成纤维细胞和散在的淋巴细胞、浆细胞浸润,在肺泡间隔显著增宽区可见大小不等的肺泡腔隙,并见肺泡腔内有少量透明膜。

泡腔内实变、毛玻璃影、小结节阴影和支气管管壁的增厚和扩张,主要分布在肺周围,尤其是肺下野。2/3 的患者对皮质激素有较好的反应。

【诊断要点】COP 的主要病理变化是呼吸性细支气管及以下的小气道和肺泡腔内有机化性肺炎改变,病变表现单一,时相一致,呈斑片状和支气管周围分布,病变位于气腔内,肺结构未被破坏,增生的成纤维细胞/肌纤维母细胞灶通过肺泡间孔从一个肺泡到邻近的肺泡形成蝴蝶样的结构(图 5-13),蜂窝肺不常见。

7. 淋巴性间质性肺炎(lymphoid interstitial pneumonia,LIP)　在 HIV 感染的人群及其他免疫缺陷或自身免疫性疾病患者中相对常见。X 线胸片表现为实变和血管周围浸润影。

【诊断要点】LIP 主要表现为淋巴细胞、浆细胞和组织细胞在肺间质、特别是肺泡间隔内弥漫浸润,伴有Ⅱ型肺泡上皮细胞的增生和肺泡腔内巨噬细胞的增加(图 5-14),沿淋巴管常见具有生发中心的淋巴滤泡形成。有时可见肺泡结构改建和非坏死性的肉芽肿形成。

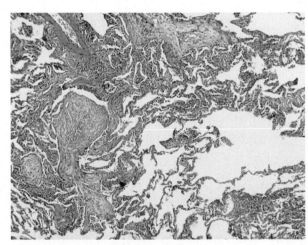

图 5-13　隐源性机化性肺炎

肺结构不被破坏,增生的成纤维细胞通过肺泡间孔从一个肺泡到邻近的肺泡形成蝴蝶样的结构。

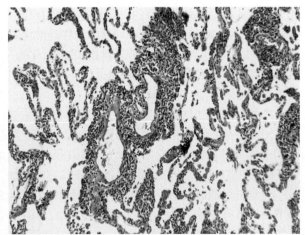

图 5-14　淋巴性间质性肺炎

淋巴细胞、浆细胞和组织细胞在肺间质、特别是肺泡间隔内弥漫浸润。

总之,IIP的诊断和分类对病理医师是一个新的问题,病理医师必须仔细阅片,密切联系临床和影像学资料,才能作出正确的诊断。尽管各型IIP都表现为不同程度的间质炎症和纤维化,但每型都有各自的病变特点。在病变时相上,除UIP显示病变进展不一致外,其他各型都显示病变在同一个阶段。胸膜下的蜂窝肺主要见于UIP,其他各型不易出现或出现较晚。DIP主要表现为弥漫性的肺泡内巨噬细胞聚集,RBILD的病理变化与DIP类似,不同点在于病变相对局限在呼吸性细支气管及其周围的气腔,有明显的呼吸性细支气管炎。成纤维细胞灶主要见于UIP。AIP有透明膜形成,其他各型则无此变化。COP主要显示呼吸性细支气管及以下的小气道和肺泡腔内有机化性肺炎改变,其他各型的闭塞性支气管炎间质性肺炎样改变较局限或缺乏。

(二) 肺尘埃沉着病

肺尘埃沉着病(pneumoconiosis)简称尘肺,是因长期吸入有害粉尘并沉着于肺内所引起的以肺广泛纤维化为主要病变的肺疾病。本病伴有肺功能损害,常为职业性肺疾病。根据沉着粉尘的化学性质,可将肺尘埃沉着病分为无机尘埃沉着病和有机尘埃沉着病。国内常见的是无机尘埃沉着病,主要有硅沉着病、石棉沉着病和煤沉着病等。有机尘埃沉着病多由真菌代谢产物或动物性蛋白质、细菌产物引起,如农民肺、棉尘肺、麦芽肺等。

1. **肺硅沉着病**(silicosis)　简称硅肺或硅沉着症,是因长期吸入含大量游离二氧化硅(SiO_2)粉尘微粒而引起的以硅结节形成和肺广泛纤维化为病变特征的尘肺。硅肺也是尘肺中最常见、进展最快、危害最严重的一种。硅肺的发病与石英的类型、粉尘中游离二氧化硅的含量、粉尘颗粒大小、接触时间、防护措施及呼吸道防御功能削弱等因素有关。硅尘颗粒越小,在空气中的沉降速度越慢,被吸入的机会也越多。直径<5μm的硅尘颗粒则可被吸入肺内并沉着于肺间质而致病,尤其是直径1~2μm的硅尘颗粒致病力最强。

【诊断要点】硅沉着病的基本病变是肺及肺门淋巴结内硅结节(silicotic nodule)形成和肺间质弥漫性纤维化。硅结节为境界清晰的圆形、椭圆形结节,直径2~5mm,灰白色,质坚实,触之有砂粒感。随着病变的不断进展,硅结节逐渐增大或相互融合成团块状,中心常因缺血缺氧而发生坏死液化,形成硅肺性空洞(silicotic cavity)。

硅结节的形成和发展过程大致可分为:①细胞性结节,为早期硅结节,由吞噬硅尘的巨噬细胞聚集在局部形成;②纤维性结节,由成纤维细胞、纤维细胞和胶原纤维组成,纤维组织呈同心圆状排列;③玻璃样结节,纤维性结节从中心开始发生玻璃样变,最终形成典型的硅结节,硅结节由呈同心圆状或漩涡状排列的玻璃样变的胶原纤维构成(图5-15),结节中央往往可见内膜增厚的血管。病变肺组织除硅结节形成外,尚有不同程度的间质弥漫性纤维化。在血管、支气管周围及肺泡间隔纤维组织增生,多为玻璃样变的胶原纤维。此外,胸膜也因纤维组织弥漫增生而增厚,可达1~2cm。

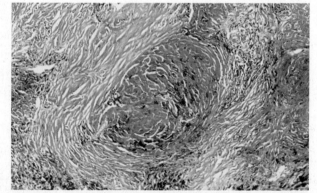

图5-15　肺硅沉着病
由同心圆状或漩涡状排列的玻璃样变的胶原纤维构成。

Ⅰ期硅肺的硅结节主要局限于肺门淋巴结内,近肺门的肺组织中可见少量直径1~3mm的硅结节,数量少。X线检查见肺门阴影增大,肺野内硅结节阴影主要分布在两肺中、下叶近肺门处,胸膜增厚不明显。

Ⅱ期硅肺的硅结节体积增大,多数直径>1cm,数量增加,散布于全肺,但总的病变范围未超过全肺的1/3,胸膜明显增厚。肺的重量、体积、硬度均有所增加。

Ⅲ期硅肺的硅结节密集且融合成肿瘤样团块,直径可达2cm,X线检查可见团块状硅结节阴影,团块状结节中央可有硅肺空洞形成。胸膜明显增厚,肺的重量、体积、硬度明显增加,浮沉试验全肺入水下沉。由于硅肺患者抵抗力较低,易继发细菌、病毒感染和诱发呼吸衰竭。60%~70%的Ⅲ期硅肺患者可并发肺结核病,称硅肺结核病(silicotuberculosis)。

晚期硅肺患者常发生不同程度的阻塞性肺气肿、胸膜下形成肺大疱,剧烈咳嗽时可引起自发性气胸。60%~75%的晚期硅肺患者并发肺源性心脏病。

2. **肺石棉沉着病**(asbestosis)　是因长期吸入石棉粉尘而引起的以肺间质纤维化为主要病变的职业性

尘肺。本病发病隐匿,患者逐渐出现咳嗽、咳痰、气急、胸闷等症状,晚期因并发肺源性心脏病而出现右心室肥大。石棉具有致癌性,石棉肺易并发恶性胸膜间皮瘤和肺癌,亦有并发胃癌、喉癌的报道。约10%的肺石棉沉着病患者合并肺结核。

【诊断要点】肺石棉沉着病的病变特点是肺间质弥漫性纤维化,石棉小体形成及脏层胸膜肥厚,壁层胸膜形成胸膜斑(pleural plaque)。胸膜斑是指发生于壁层胸膜上的境界清楚,突出于胸膜,质地坚硬,呈灰白色、半透明样局限性的纤维瘢痕斑块。石棉小体常位于增生的纤维组织中,大小不等,呈黄褐色、分节状,两端膨大呈哑铃形(图5-16),旁边有时可见异物巨细胞。石棉小体呈铁反应阳性,检出石棉小体是病理诊断石棉肺的重要依据。

(三)结节病

结节病(sarcoidosis)为一种可侵犯全身多系统的慢性疾病,其基本病变为形成非干酪样坏死性肉芽肿。该病多见于中、青年,女性发病率稍高于男性,肺及肺门淋巴结最常受累(超过90%),也可累及浅表淋巴结、皮肤、眼、扁桃体、肝、脾、骨髓等处。多数患者肺部症状较轻,一般仅为干咳,少数可有呼吸困难、胸痛等。X线的典型表现为弥漫性网状或结节状,偶可见大结节。绝大多数患者不经治疗可自行缓解。结节病的病因及发病机制目前尚不清楚,但多数学者认为细胞免疫反应在该病的发病中起到了重要作用。

【诊断要点】肺结节病可单独或同时累及肺和肺门淋巴结,病变特点是主要由类上皮细胞构成的非干酪样坏死性肉芽肿,形态学上与结核性肉芽肿相似,但具有以下特点:肉芽肿大小较一致,境界清楚,少有融合;结节中心无干酪样坏死,多核巨细胞可为朗汉斯(Langhans)型,也可为异物型,结节周围浸润的淋巴细胞较少(图5-17);随着病变的进展,细胞性肉芽肿可逐渐发展成洋葱皮样纤维化。巨细胞胞质中可见到星状体(asteroid body)(胞质内透明区中含有的强嗜酸性放射状小体)和Schaumann小体(球形同心层状结构,其成分为含铁和钙的蛋白质)。

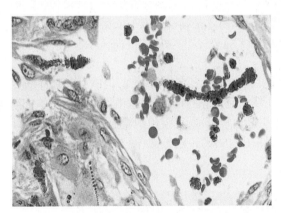

图 5-16 肺石棉沉着病
在增生的纤维组织及肺泡腔内见石棉小体。

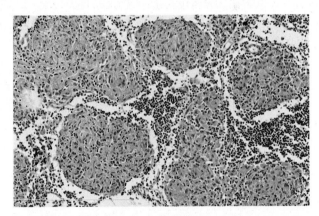

图 5-17 肺结节病
类上皮细胞呈结节状增生,内可见多核巨细胞,无干酪样坏死,周围有淋巴细胞围绕。

四、特殊感染性疾病

(一)结核病

结核病(tuberculosis)是由结核分枝杆菌引起的一种慢性肉芽肿性炎,以肺结核最常见,但也可见于全身各器官。

【诊断要点】典型的结核结节的中心为粉染无结构的干酪样坏死,周围围绕类上皮细胞、淋巴细胞、浆细胞、巨噬细胞及多核的朗汉斯巨细胞(Langhans giant cell)(图5-18A),在坏死组织及巨噬细胞内可有结核杆菌存在(图5-18B)。

典型的结核病的病理诊断非常容易,具有挑战性的是不典型的病变,抗酸染色与结核分枝杆菌DNA实时荧光定量PCR(real time PCR)检测在辅助结核病诊断时具有指导意义。结核病需要与肺结节病、其他肺部感染,甚至需要与肺癌相鉴别,诊断时应结合临床症状、结核菌素试验、影像学改变及病原体检查结果等综合考虑。

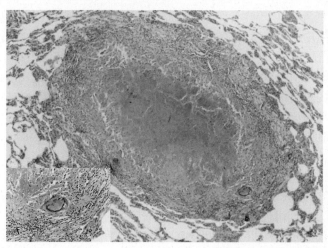
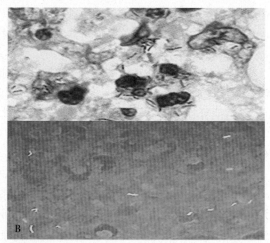

图 5-18　结核结节及结核分枝杆菌

A. 典型的结核结节;B. 结核分枝杆菌,抗酸染色为红色,阿拉明(间羟胺)荧光染色为黄色荧光。

(二)肺部真菌病

引起人类肺部感染的真菌病虽然没有细菌和病毒那么多,但由于肺部真菌病(fungal diseases of the lung)通常发病隐匿而易忽视,或由于症状不典型等因素,往往造成诊断、鉴别诊断乃至治疗上的相对困难。由于广谱抗生素、肾上腺皮质激素和免疫抑制剂的不正确应用等,使真菌感染性疾病有明显增长趋势。肺部真菌病也是 AIDS 的重要机会感染主要受累器官之一。

真菌病常见的病理变化:①轻度非特异性炎;②化脓性炎;③坏死性炎;④肉芽肿性炎。其中化脓性肉芽肿性炎是真菌病最具特征、最常见的肉芽肿性反应,但找到病原真菌才是确诊的唯一依据。同时也不要排除真菌感染只是主要病变的一种继发性改变的可能。

1. 曲菌病

【诊断要点】曲菌病(aspergillosis)由曲菌引起。曲菌可引起身体许多部位的病变,但以引起肺部病变最常见。曲菌可引起小脓肿形成,有时不化脓而发生组织坏死及出血,周围有较多量嗜中性粒细胞和单核细胞浸润。在小脓肿和坏死灶内有大量菌丝。曲菌常侵入血管引起血栓形成,可使组织缺血、坏死。慢性病灶有肉芽肿样结构形成。曲菌菌丝粗细均匀,有隔,为分支状,常形成 45° 的锐角分支(图 5-19A)。PAS 或银染色显示更为清晰(图 5-19B)。

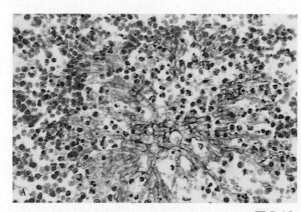
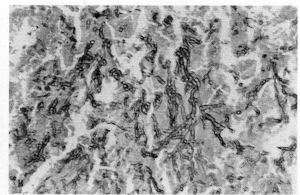

图 5-19　肺曲菌病

A. HE 染色可见菌丝呈放射状排列;B. 银染色可见菌丝有隔,呈锐角分支状。

2. 毛霉菌病

【诊断要点】毛霉菌病(mucormycosis)多表现为急性化脓性炎症,发展迅速,常引起广泛播散,并常侵袭血管引起血栓形成和梗死,慢性期则出现肉芽肿样改变。毛霉菌菌丝粗大,不分隔,分支较少而不规则,常呈钝角或直角分支(图 5-20)。

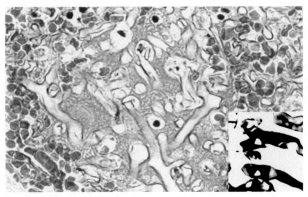

图 5-20 毛霉菌病

毛霉菌菌丝呈嗜碱性,分支较少,常呈钝角或直角分支;
银染色菌丝染成黑色(右下)。

3. 隐球菌病

【诊断要点】隐球菌病(cryptococcus)几乎总见于免疫抑制的个体,如艾滋病、白血病、恶性淋巴瘤等,发生于健康个体者罕见。肺隐球菌病可形成肉芽肿样的结节状病灶,多数在胸膜下形成单个小结节,有时需与结核球或肺癌鉴别。镜下在肺泡腔内或在肉芽肿内的巨噬细胞胞质中可见有多数隐球菌存在(图 5-21)。PAS 和六胺银染色阳性,黏液卡红染色菌体呈红色,墨汁负染发现宽厚的荚膜有诊断意义。

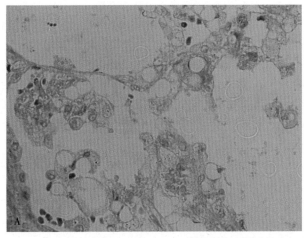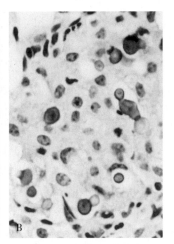

图 5-21 隐球菌病

A. HE 染色可见肺泡腔及巨噬细胞内呈空泡或亮环状的隐球菌;B. 黏液卡红染色菌体呈红色。

4. 卡氏肺孢子菌性肺炎

【诊断要点】卡氏肺孢子菌性肺炎(pneumocystis pneumonia)是由卡氏肺孢子菌感染所引起的肺炎,也是艾滋病和恶性肿瘤患者化疗后最常见的机会性感染。本病的典型病理改变为肺间质内大量浆细胞和淋巴细胞浸润、弥漫性肺泡损伤及 II 型肺泡上皮细胞增生。肺泡腔内充满大量特征性的泡沫状、嗜酸性渗出物,后者由大量免疫球蛋白及菌体构成,菌体呈小泡状。肺泡间隔及肺泡腔内可见大量浆细胞、巨噬细胞和淋巴细胞浸润,部分区域可见肉芽肿性病变。六胺银染色在泡沫样渗出物或巨噬细胞胞质中可见肺孢子菌,为圆形或新月形,直径 5μm,局部染色较深的部分为厚的菌壁(图 5-22)。约 50% 患者可以通过肺灌洗液的病原体检查得到确诊。

5. 放线菌病(actinomycosis)

主要是以色列放线菌(ctinomyces israeli)引起的一种慢性化脓性炎。放线菌并不属于真菌而属于一种厌氧细菌。由于其引起的病变与真菌病相似,所以将其与真菌病一起叙述。

【诊断要点】慢性化脓性炎症,在脓肿壁和周围肉芽组织中可见大量吞噬脂质的巨噬细胞,因此肉眼见组织常呈黄色。放线菌形成的菌丝,其中的细小黄色颗粒,直径 1~2mm,称为"硫黄颗粒"。直接压片或组织切片中可见颗粒由分支的菌丝交织而成,颗粒中央部分 HE 染色呈蓝色,周围部分菌丝排列呈放线状,菌丝末端常有胶样物质组成的鞘包围而膨大呈棒状,HE 染色呈红色,所以称为放线菌(图 5-23)。

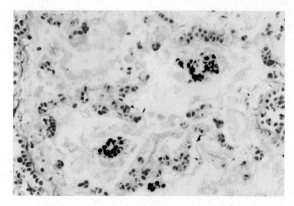

图 5-22　卡氏肺孢子菌性肺炎

六胺银染色见泡沫样渗出物中肺孢子菌的菌壁。

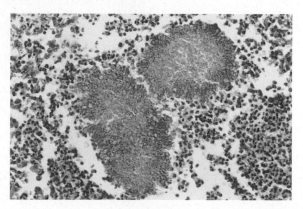

图 5-23　放线菌病

菌落中央的细颗粒染成淡蓝色区为"硫黄颗粒",周边为放线状菌丝,菌丝末端膨大呈棒状。

(邱雪杉)

第二节　上皮组织肿瘤

一、恶性上皮性肿瘤

(一)肺癌

肺癌(lung cancer)的发病率和死亡率在逐年上升,已跃居恶性肿瘤之首。早期发现和早期治疗是提高其 5 年生存率的关键。近年来开展的个体化治疗方案及靶向治疗药物的问世,为延长患者生存期、提高治疗效果和改善患者生存质量起到了积极的作用。然而,这些新方案和方法的正确应用,在相当程度上依赖于正确的病理组织学和分子病理学的诊断和分型。

目前,WHO 仍然将肺癌分为小细胞肺癌和非小细胞肺癌。小细胞肺癌从其发生、病理组织学改变到临床治疗上都有别于非小细胞肺癌。尽管依据非小细胞肺癌的组织学特点,仍然分为鳞状细胞癌、腺癌、大细胞癌和腺鳞癌等,但腺癌的发生率上升得非常明显,总体上已经多于鳞状细胞癌。从治疗的角度出发,准确地作出小细胞癌、腺癌和鳞状细胞癌的病理学诊断及分型,对于指导临床治疗非常重要。如能通过痰、胸腔积液、支气管镜或 CT 引导下的经皮肺活检在术前作出小细胞癌的病理诊断,则会采取化疗和放疗,不会采取手术方式治疗。

如果经过上述方法明确地作出了肺鳞状细胞癌的病理诊断,则临床上也不会应用贝伐单抗(VEGF 抗体)进行治疗,因为可能会出现致命性大出血。而如果经过上述方法明确地作出了肺腺癌的病理诊断,则用培美曲赛进行治疗会有较好的疗效,也可以进一步检测其分子病理学方面的改变,对其进行靶向药物治疗。因此,肺癌的正确的组织学诊断和分型对于指导临床治疗有极其重要的作用。

1. 肺鳞状细胞癌(squamous cell carcinoma)　简称"鳞癌",是一类起源于支气管上皮、显示角化和 / 或细胞间桥的恶性上皮性肿瘤。可进一步分为乳头状、透明细胞、小细胞和基底细胞样鳞癌等亚型。

【诊断要点】肺鳞癌以中央型为主,根据定义,对于肺鳞癌在 HE 切片上的判定标准是明确的,即具有角化珠、细胞间桥和单个癌细胞的角化现象,三者具备其一且排除了混合性癌的情况下即可诊断为肺鳞癌。基底细胞样鳞癌的癌巢边缘的癌细胞呈栅栏状排列,而小细胞亚型无此特征。

应注意:肺鳞癌中的小细胞型鳞癌、基底细胞样鳞癌(被看作是低分化的癌)和大细胞癌中的基底细胞样大细胞癌亚型的诊断与鉴别诊断比较困难,尤其在非切除的小活检标本中诊断更困难。不仅是由于这 3 种亚型的细胞都较小,与小细胞癌很相似,且由于取材的局限等很难发现细胞间桥、明确的单个角化细胞,更难发现角化珠。对癌细胞核的特点很难判定时则与小细胞癌、基底细胞样大细胞癌的鉴别就更加困难。此时,除寻找癌细胞核的特点外,免疫组化标记特点在诊断及鉴别诊断中的作用也不可忽视。

肺鳞癌时癌细胞 CK5/6、p40 和 p63 呈强阳性,而 CD56、Syn 及 TTF-1 均为阴性。即使小细胞肺癌的标本被牵拉的比较严重,其 CK、CD56、Syn 及 TTF-1 也均为阳性(图 5-24)。基底细胞样大细胞癌仅表达 CK,神经内分泌标记和 TTF-1 均为阴性。因此,单纯依靠 HE 染色作出的肺癌分型诊断与结合免疫组化结果作出的诊断可能会有不同。

另外,鳞癌中的透明细胞亚型也同样缺少角化珠和细胞间桥(被看作是低分化的癌),需要与透明细胞腺癌进行鉴别(见腺癌)。乳头状鳞癌亚型常发生在气管和支气管,虽然其缺乏角化,但存在明确的细胞间桥(高分化)。发生在该处的疣状癌也可被看作为乳头状鳞癌。乳头状鳞癌的基底部也很有可能无明确的浸润,应根据细胞的层次和异型性与乳头状瘤进行鉴别。

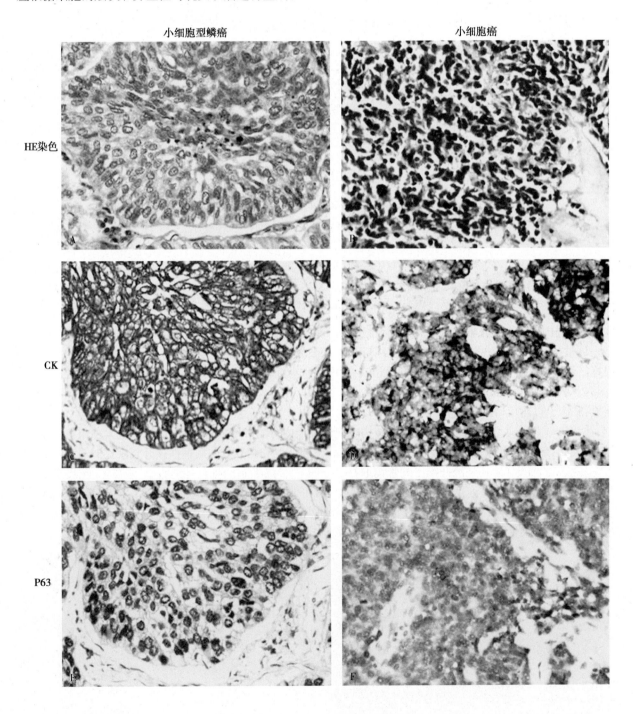

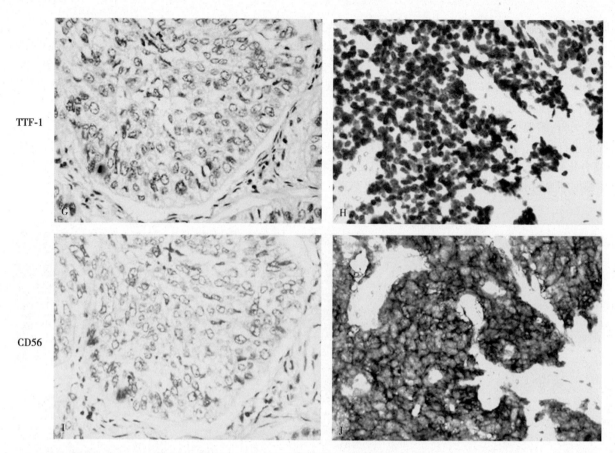

图 5-24　小细胞型鳞癌与小细胞癌的鉴别

小细胞型鳞癌的染色质较粗,核膜清楚,有小核仁(A),CK 和 p63 阳性(C、E),而 TTF-1 和 CD56 阴性(G、I)。

小细胞癌的染色质细腻,裸核状、无核仁(B),p63 阴性(F),而 CK、TTF-1 和 CD56 阳性(D、H、J)。

附:周围型肺泡腔充填式生长的鳞状细胞癌(alveolar space-filling type of peripheral squamous carcinoma)是一种被描述为生长方式以肿瘤细胞充填肺泡腔,未破坏肺泡框架的周围型鳞癌。占鳞癌的 1%~2%,预后很好。目前认为是一种发生在支气管的原位鳞癌,癌细胞沿细小支气管和肺泡蔓延生长而成(图 5-25)。

2. 小细胞癌(small cell carcinoma)　是仅次于鳞癌的中央型肺癌的主要类型之一。其恶性程度高、预后很差,临床上以化疗和放疗为主。

【诊断要点】典型的小细胞癌的组织结构表现出神经内分泌肿瘤的一些特点,如细胞大小相对一致、呈巢状、梁状、菊形团及周围呈栅栏状排列等,常伴有较重的坏死和高数量的病理性核分裂象(>11 个 /10HPF),组织易被牵拉变形(尤其是经纤维支气管镜取材更加明显)。癌细胞的特点是细胞小、胞质少、胞界不清、核质比例严重失调,染色质细且缺乏核仁(图 5-26A)。当在小细胞癌的组织结构中出现了腺癌、鳞癌或大细胞癌的成分且这些成分占 10% 以上时,则称之为复合性小细胞癌(图 5-26B)。关于小细胞癌发生的细胞起源还不很清楚,推测可能来源于多潜能的支气管前体细胞。

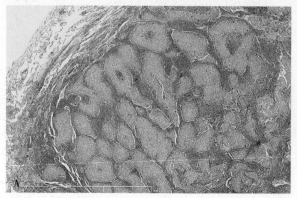
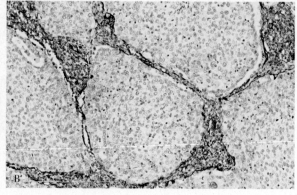

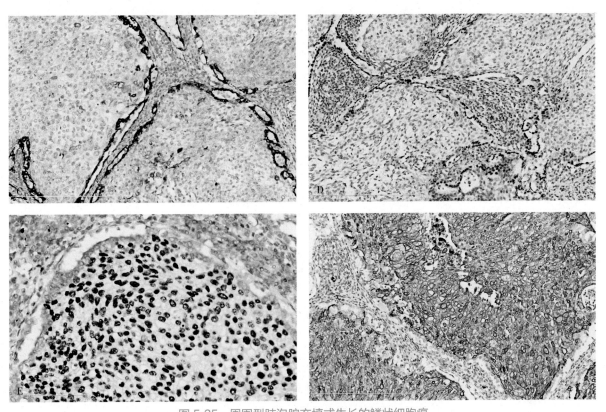

图 5-25 周围型肺泡腔充填式生长的鳞状细胞癌

HE 染色见癌细胞充满肺泡腔(A),vimentin 染色见肺泡壁结构存在(B),CK-7 和 TTF-1 仅见贴附于肺泡壁内衬增生的肺泡上皮细胞阳性(C、D),而 p63 和 CK5/6 为充满肺泡腔内的非角化鳞状上皮细胞阳性(E、F)。

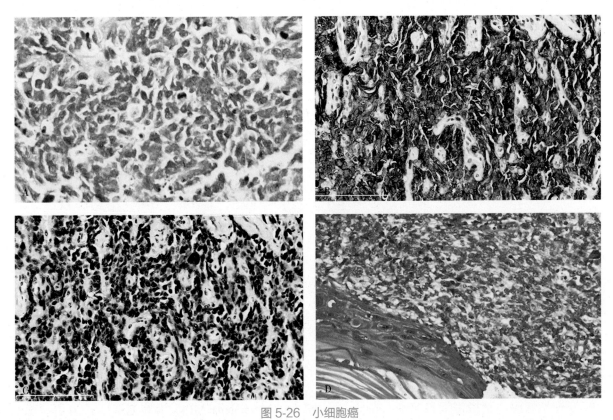

图 5-26 小细胞癌

癌细胞染色质细腻且无核仁,病理核分裂象多见(A),CD56(B)和 TTF-1(C)强阳性,为小细胞癌复合高分化鳞状细胞癌(D)。

3. 肺腺癌（adenocarcinoma）　是指具有腺样分化或黏液产生的恶性上皮性肿瘤,是大部分国家最普遍的肺癌组织学类型,约占全部肺癌的一半,分为浸润前病变和浸润性腺癌。浸润前病变的进一步发展可变为浸润性腺癌。

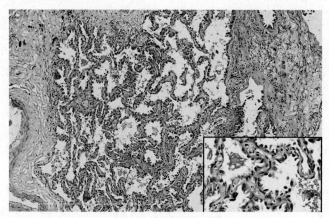

肺腺癌(病例)

浸润前病变包括非典型腺瘤样增生（atypical adenomatous hyperplasia,AAH）和原位腺癌（adenocarcinoma in situ,AIS）。

（1）非典型腺瘤样增生

【诊断要点】通常是单发、长径 <0.5cm 的 Ⅱ 型肺泡上皮细胞或克拉拉细胞（Clara cell）不典型增生,增生的细胞间有间隙,细胞可为圆形、立方、矮柱状或鞋钉样（图 5-27）。探讨 AAH 的增生细胞类型与分级（高、低级别）并不具有临床意义。值得注意的是,肺腺癌伴发 AAH 的概率只有 7%,因此对于已经确定为肺腺癌的病例,肿瘤邻近部位的小结节应考虑是否为多中心发生的腺癌或播散转移腺癌的早期事件,尤其是在具有局限性的术中快速冰冻诊断时,要提醒术者注意切除范围或术式。

图 5-27　非典型腺瘤样增生

增生的 Ⅱ 型肺泡上皮呈鞋钉样沿着无炎症反应的完好肺泡壁贴附状生长,
单层且细胞间存有间隙。

（2）原位腺癌

【诊断要点】病灶是直径 ≤ 3cm 的小腺癌,沿肺泡壁生长,缺少乳头、微乳头和肺泡腔内瘤细胞,无间质、血管和胸膜的浸润,以非黏液性 AIS 为主（图 5-28）。黏液性 AIS 极少见,诊断时应谨慎,需除外浸润性黏液腺癌的多中心发生的小灶或其播散所致的可能。原位腺癌患者的术后 5 年无病生存率达 100%。

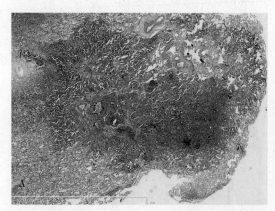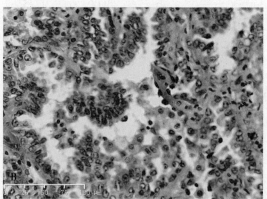

图 5-28　原位腺癌

病灶直径约 1.5cm（A）,瘤细胞沿完好的肺泡壁生长,局部细胞呈复层,核大有异型性,但无浸润（B）。

浸润性腺癌包括微浸润腺癌（minimally invasive adenocarcinoma,MIA）、沿肺泡壁生长为主型腺癌（lepidic predominant adenocarcinoma,LPA）、浸润性黏液腺癌（invasive mucinous adenocarcinoma）、微乳头为主

型腺癌(micropapillary predominant adenocarcinoma)和肠型肺腺癌(enteric predominant adenocarcinoma)。

　　1)微浸润腺癌

　　【诊断要点】MIA 为单发,长径 ≤ 3cm,以贴壁生长为主的腺癌,其任何切面的最大浸润深度总是 ≤ 5mm,经完全切除后,患者疾病特异性生存率接近 100%,与原位腺癌一样也分为黏液性和非黏液性两种。与原位腺癌的区别是组织内出现了贴壁生长以外的组织学生长方式,如腺泡样、乳头状、微乳头状和/或实性生长,或肺泡腔内出现了坏死的瘤细胞,即可认为是出现了浸润性生长(图 5-29)。而当肿瘤细胞进入到淋巴管、血管或侵及胸膜或出现片状肿瘤性坏死时,即使肿瘤长径 ≤ 3cm,浸润深度 ≤ 5mm,也不能诊断为 MIA 而应诊断为浸润性癌。

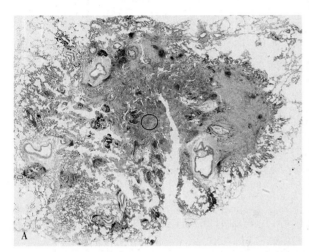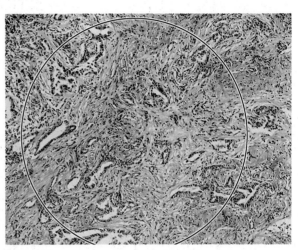

图 5-29　微浸润腺癌

肿瘤的外围部分,癌细胞呈贴壁样生长(A),中央瘢痕区内见癌细胞呈腺泡样结构,浸润性生长但直径 ≤ 5mm(B)。

　　应注意诊断 AIS 和 MIA 的前提是指切除的标本完整送检且病理取材非常充分,标本缺少的情况下是不能诊断的。因此,术中冰冻和小活检标本的 AIS 和 MIA 的诊断要留有余地,这一点应让术者充分地了解。另外,当肿瘤长径 >3cm,又未充分取材时(如小活检标本),即使没有发现任何浸润的存在,也不要诊断 AIS 或 MIA,最好诊断为"贴壁样生长为主的腺癌,浸润不能除外"。

　　2)沿肺泡壁生长为主型腺癌

　　【诊断要点】LPA 是来源于中央气道上皮一种非黏液性的腺癌,癌细胞主要沿肺泡壁生长(图 5-30),其浸润灶直径 >5mm 或多个浸润灶经换算后直径 >5mm 或出现肿瘤细胞脉管侵犯、胸膜侵犯、肿瘤性坏死或气腔内扩散(spread through air spaces,STAS)。TTF-1 为阳性表达,与 EGFR 突变密切相关。患者术后 5 年生存率 >75%,预后较好。

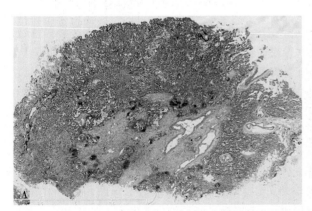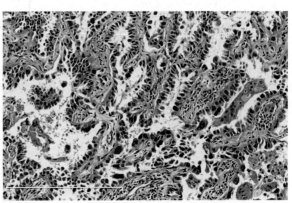

图 5-30　沿肺泡壁生长为主型腺癌

非黏液性癌细胞的异型性明显,主要沿着肺泡壁生长(A),肺泡壁增宽,间质有浸润(B)。

3）浸润性黏液腺癌

【诊断要点】浸润性黏液腺癌是异型性很小或无的黏液样癌细胞主要沿着肺泡壁生长,可呈多中心性发生（图5-31),来源于末梢气道上皮,TTF-1常为阴性表达,与*KRAS*突变密切相关。

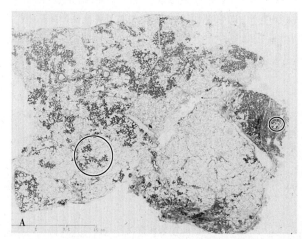
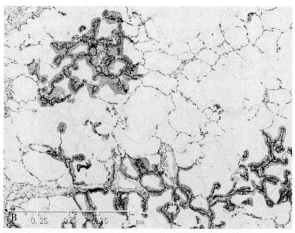

图5-31　浸润性黏液腺癌

黏液性的癌细胞异型性极小,沿肺泡壁生长,肺泡间隔不增宽,无炎细胞反应,癌细胞浸润间质和胸膜。

4）微乳头为主型腺癌

【诊断要点】癌细胞呈簇状生长,缺乏纤维血管轴心,可与肺泡壁相连或分离,悬浮于肺泡腔内（图5-32),常见脉管和间质浸润,砂粒体常见,预后很差,较早出现侵袭或转移。

5）肠型肺腺癌

【诊断要点】肠型肺腺癌成分超过50%时则可诊断此型,但非常少见。由立方或柱状上皮构成的背靠背腺腔样结构,因其形态和免疫组化特点与大肠癌相似（诊断时至少要有CDX-2、CK20、MUC2的其中一种肠上皮标记为阳性),故需要与肠癌肺转移相鉴别。肿瘤周边部的瘤细胞呈贴壁生长方式、CK7和TTF-1阳性则有助于诊断为原发,遗憾的是只有50%的肠型肺腺癌TTF-1表现为阳性。因此,充分了解病史对于除外转移的可能性非常重要。

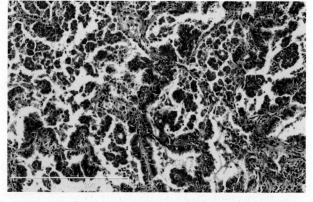

图5-32　微乳头为主型腺癌

癌细胞构成的微乳头状结构占主要成分,癌细胞呈簇状,中心无间质,塞满肺泡腔或悬挂在肺泡壁上。

伴有黏液形成的实性腺癌是由缺乏腺泡、腺管和乳头状结构的片状多角形细胞组成,细胞内常有黏液出现,在2个高倍视野内至少有5个或更多的黏液染色阳性瘤细胞出现即可诊断此型腺癌（图5-33),此型是一种预后较差的低分化腺癌。腺泡为主型腺癌由立方或柱状瘤细胞构成的腺泡或腺管组成。乳头状为主型腺癌可见二级或三级含血管和肌纤维母细胞的纤维血管轴心,表面被覆立方或矮柱状、黏液或非黏液的瘤细胞。胶样癌（包括黏液性囊腺癌)表现为在黏液池中漂浮着含有黏液的肿瘤性上皮岛,或瘤细胞贴附在囊壁内。胚胎型腺癌的瘤细胞形成小管结构,细胞核上下可见糖原空泡,在管腔内可有类似于胚胎时的桑甚小体,间质疏松,似子宫内膜（图5-34)。

4. 大细胞癌

【诊断要点】大细胞癌（large cell carcinoma)是指未分化的非小细胞肺癌中缺乏小细胞癌、腺癌和鳞癌分化的细胞和结构特点的癌,即大细胞癌的诊断是一个除外性诊断,细胞大小并不是作为大细胞癌的诊断指标。大细胞癌的诊断只能用于手术切除或充分取材的标本,而不能用于活检或细胞学标本的诊断。大细胞癌分为大细胞神经内分泌癌、复合性大细胞神经内分泌癌、基底细胞样大细胞癌、淋巴上皮瘤样癌、透明细胞大细胞癌、横纹肌样型大细胞癌（图5-35)等亚型。

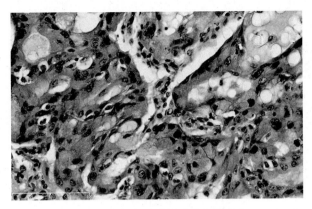

图 5-33 伴有黏液形成的实性腺癌

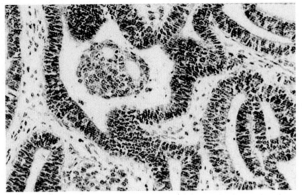

图 5-34 胚胎型腺癌

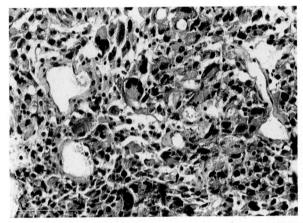

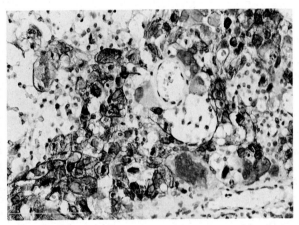

图 5-35 横纹肌样型大细胞癌

A. 癌细胞弥漫分布,异型性明显,胞质红染类似包涵体;B. 免疫组化染色示 CK 强阳性。

5. 腺鳞癌

【诊断要点】腺鳞癌(adenosquamous carcinoma)为鳞癌和腺癌成分各占 10% 以上的癌,不管是以何种组织结构为主,均称为腺鳞癌(图 5-36),腺鳞癌的诊断只适用于手术切除的标本。

6. 肉瘤样癌

【诊断要点】肉瘤样癌(sarcomatoid carcinoma)是一种分化差、含有肉瘤成分或肉瘤样分化的非小细胞癌,分为多形性癌、梭形细胞癌(图 5-37)、巨细胞癌(图 5-38)、癌肉瘤(图 5-39)和肺母细胞瘤(图 5-40)等亚型。

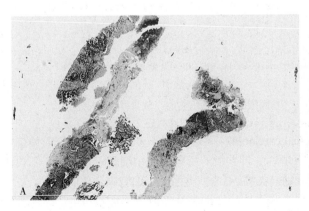

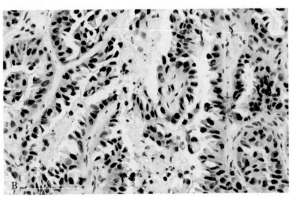

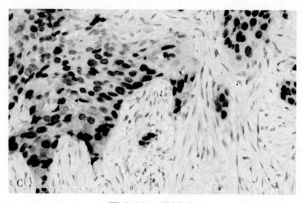

图 5-36　腺鳞癌

A. 肿物穿刺标本 HE 染色；B. 免疫组化染色示左上组织显示腺样结构,且瘤细胞
TTF-1 阳性；C. 免疫组化染色示右下组织的瘤细胞呈片状排列,且 p63 阳性。

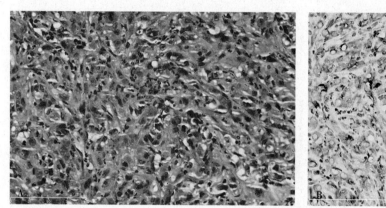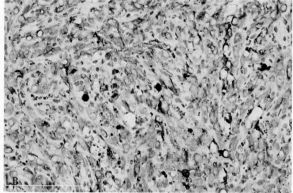

图 5-37　梭形细胞癌

A. 癌细胞呈短梭形弥漫分布,似肉瘤的形态；B. 免疫组化染色示 CK 阳性。

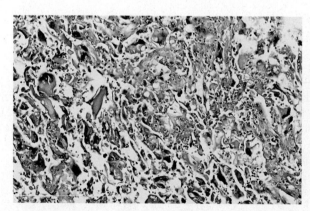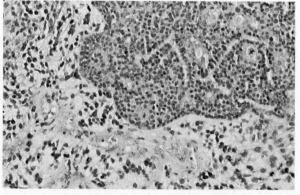

图 5-38　巨细胞癌

癌细胞大、多核,排列松散,其间有大量炎细胞。

图 5-39　癌肉瘤

基底细胞样鳞状细胞癌与软骨样肉瘤成分混合。

　　7. 典型类癌（typical carcinoid）和不典型类癌（atypical carcinoid）　可能来源于多潜能的支气管前体细胞,但典型类癌、不典型类癌和小细胞癌之间并没有必然的联系,即并没有资料表明小细胞癌是来源于不典型类癌的进一步恶化,而是由多潜能的支气管前体细胞分别向类癌、不典型类癌及小细胞癌分化而成的。可将限于基底膜内 <2mm 增生的神经内分泌细胞小结节称为弥漫性特发性肺神经内分泌细胞增生。当这种增生达到 2~5mm 时称为微小瘤（tumorlet）,当 >5mm 时,即达到 10 个高倍视野的范围时,则可诊断为典型类癌。

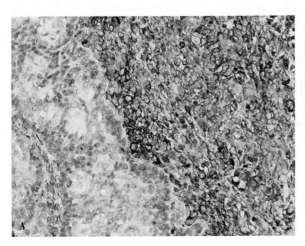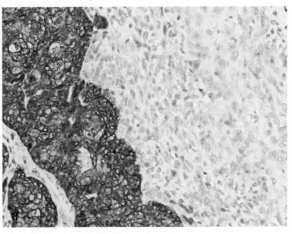

图 5-40 肺母细胞瘤

A. 免疫组化染色示纤维肉瘤成分（右上）呈 vimentin 阳性；B. 免疫组化染色示胚胎型腺癌成分（左下）呈 CK 阳性。

【诊断要点】典型类癌无坏死，核分裂 <2 个 /10HPF（图 5-41），不典型类癌的瘤细胞会出现一定的异型性，核分裂 2~10 个 /10HPF，可出现点状坏死（图 5-42）。类癌和不典型类癌除了各自的核分裂、细胞的异型性和是否有点状坏死外，同样具有神经内分泌肿瘤的一些组织学特点（如呈巢状、梁状、菊形团及周围呈栅栏状排列等），其免疫组化标记 CD56、Syn 及 CgA 等也为阳性，但 TTF-1 常为阴性。

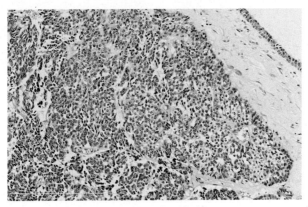

肺典型类癌（病例）

图 5-41 典型类癌

瘤细胞呈腺样、梁状排列，间质血管丰富，
细胞异型性小，几乎无核分裂象。

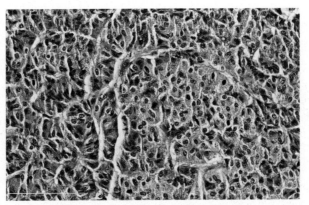

肺不典型类癌
（图片）

图 5-42 不典型类癌

周边呈栅栏状排列，其间可见菊形团和少数核分裂象。

（二）唾液腺型癌

肺内发生的与唾液腺肿瘤相似的恶性上皮性肿瘤可能来源于支气管黏膜下腺体,多位于主支气管。患者常出现气短、喘鸣、咳嗽、咯血及胸疼等症状。影像学检查显示中央型肿块,可伴有支气管内肿物。主要类型包括多形性腺瘤、腺样囊性癌、黏液表皮样癌、腺泡细胞癌、上皮-肌上皮癌等,最常见的支气管唾液腺型恶性肿瘤是腺样囊性癌。

1. 腺样囊性癌

【诊断要点】腺样囊性癌(adenoid cystic carcinoma)是一种以瘤细胞排列成腺样、小管或筛状结构,周围有透明变性的细胞外基质围绕的恶性上皮性肿瘤。瘤细胞小、胞质少,核为卵圆形到多角形,染色深、核分裂少。当形成多层细胞的小管时其周围为肌上皮,内侧为低立方腺上皮。癌巢周围可见特征性的透明变性的细胞外基质围绕(图 5-43)。瘤细胞表达 CK、vimentin、SMA、S-100、CD117、p63 和 GFAP,提示肌上皮的分化。TTF-1 及 NapsinA 通常为阴性。约 41%(12/29)肺原发腺样囊性癌检测到 *MYB* 基因重排。

腺样囊性癌(病例)

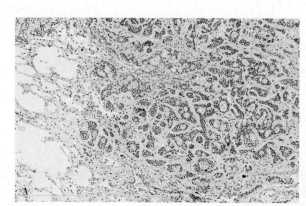
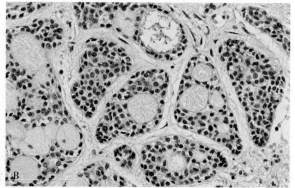

图 5-43　腺样囊性癌
A. 瘤细胞浸入肺组织内,排列成小管或呈筛状;B. 可见胞质空亮的肌上皮细胞和
癌巢周围透明变性的细胞外基质围绕。

2. 黏液表皮样癌

【诊断要点】黏液表皮样癌(mucoepidermoid carcinoma)是以出现鳞状细胞、产生黏液的细胞和中间型细胞为特点的恶性上皮性肿瘤。组织学表现出囊性和实性混杂存在,囊内可有浓缩的黏液,内衬富含黏液的细胞,具有温和的圆形或椭圆形的核,核分裂少见。黏液细胞与具有间桥的非角化鳞状细胞混杂成实性片状,带有弱嗜酸性胞质和圆形核的细胞称为中间型细胞(图 5-44)。黏液外渗时可有异物性反应。多数黏液表皮样癌是低级别的,高级别的黏液表皮样癌产生的黏液较少,细胞异型性明显,组织学与腺鳞癌类似。

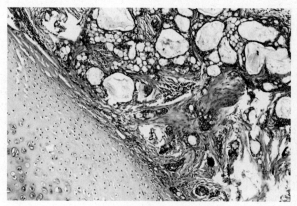
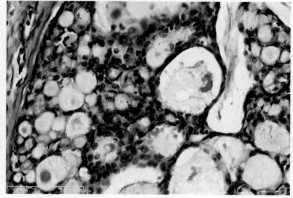

图 5-44　黏液表皮样癌
支气管软骨下可见癌细胞呈囊性与实性混杂存在,可见囊内黏液、黏液细胞、非角化的鳞状细胞和中间型细胞。

肺黏液表皮样癌表达 p63、p40、CK7、CK5/6,不表达 CK20、TTF-1 和 NapsinA。AB-PAS 染色及黏液卡红染色有助于寻找高级别黏液表皮样癌中不明显的黏液细胞。细胞遗传学研究发现,肺黏液表皮样癌与涎腺黏液表皮样癌具有相似的特征性的分子遗传学异常,即 t(11;19)(q12;p13)所致的融合蛋白 MECT1-MAML2。

(三) 小活检标本的诊断原则及分子检测的意义

1. 小活检标本的诊断原则　事实上 70% 以上的气管/支气管/肺肿瘤的病理诊断都是由纤维支气管镜、穿刺活检或细胞学标本进行,对于小活检标本的病理诊断的首要任务是应确切地回答是癌还是其他的病变,如是癌应进一步回答是小细胞癌还是非小细胞癌,如是非小细胞癌应具体作出腺癌(用培美曲赛)还是鳞癌(不用贝伐单抗)的诊断,以满足临床上制订治疗方案的需求。但由于小活检(气管镜及穿刺活检)获取的组织小且容易被牵拉变形,再加上肺癌组织结构的高度异质性,因此,有时会给诊断和分型造成相当大的困难。因此,小活检标本的总体诊断原则是当既有小活检又有细胞学标本时,应二者结合起来作出一个一致性的诊断,应用免疫组化所作出的分型诊断应标明。除非有必要进行免疫组化,反之应尽量少做组化项目,使有限的组织能够用于分子检测以指导治疗。

小活检标本不要作出 AIS 和 MIA 的诊断,当仅呈贴壁生长时应标明"不除外存在浸润成分的可能",也不要作出大细胞癌和多形性癌的诊断,此时可诊断为非小细胞肺癌 -NOS,这是因为肺癌的高度异质性和小活检的局限性所决定的。当不存在明确的鳞癌特征,但 CK5/6、p63 阳性,而 TTF-1、CK7 和/或黏液染色阴性时,应诊断为 NSCLC- 倾向鳞癌。当不存在明确腺癌的生长方式,但 TTF-1 和/或黏液染色阳性而 p63 阴性时,应诊断为 NSCLC- 倾向腺癌。鳞癌标记和腺癌标记分别表达于不同的细胞群体,则提示为腺鳞癌。

对于大细胞癌、肉瘤样癌和形态学缺乏明确的鳞癌或腺癌特征的病变,免疫组化又很难判定时,应诊断为 NSCLC-NOS。对于诊断为腺癌、倾向腺癌、鳞癌和 NSCLC-NOS 的晚期患者都应建议做分子检测,以指导治疗。

2. 肺癌的分子分型及临床意义

(1) 检测 *EGFR* 突变的意义:检测非小细胞肺癌中某些有意义的基因或蛋白的改变对于指导个体化靶向治疗具有重要的意义。在我国非小细胞肺癌患者的群体中约 40% 的肺腺癌和 15% 以上的肺鳞癌,其 EGFR 酪氨酸激酶结构域对应编码序列的 18、20 和 21 外显子出现点突变,或在 19 外显子出现了缺失。这些突变的结果增加了肿瘤细胞对小分子 EGFR 阻断剂(厄洛替尼和吉非替尼)的敏感性。但 *EGFR* 外显子 20 的 *T790M*、*KRAS* 和 *BRAF* 的突变及 *c-MET* 的基因扩增等则提示对 EGFR 阻断剂的不敏感或耐药。检测 *EGFR* 突变的方法有很多,如直接测序、突变扩增阻滞系统(amplification refractory mutation system,ARMS)、TaqMan PCR assay 和高分辨率熔解曲线分析技术(high resolution melting analysis,HRMA)等。也可应用 E19(*E746-A750* 缺失) 和 E21(*L858R*)两种 *EGFR* 突变特异性抗体的免疫组化方法进行筛查(图 5-45)。

痰液和胸腔积液中的脱落细胞学诊断阳性的病例,其沉渣也可进行石蜡包埋后用于分子生物学检测。免疫组化结果(+++)时可确定为阳性,0 时可确定为阴性,但(+)和(++)时仍然需要进一步基因检测。

(2) 检测棘皮动物微管结合蛋白 4(echinoderm microtubule associated protein like 4,EML4)- 间变淋巴瘤激酶(anaplastic lymphoma kinase,ALK)的意义:非小细胞肺癌靶向治疗方面的另一进步是克唑替尼的问世。克唑替尼可用于 *ALK* 和 *c-MET* 阳性的非小细胞肺癌的治疗,并收到了好的疗效。ALK 在除神经系统以外的正常组织中是无或低表达的,而在包括肺癌在内的部分恶性肿瘤病例中存在过表达。引起 ALK 蛋白过表达的原因有很多:*ALK* 基因的 2 号及 5 号染色体易位和倒置,*EML4* 与 *ALK* 基因的融合(目前报道有 11 种方式,但报道还在增加),*KIF5B* 和 *TFG* 也可与 *ALK* 发生重排等。

检测 *ALK* 改变的方法有 FISH、PCR 和免疫组化方法。其中的免疫组化方法被认为是一个最经济且实用的方法。因为该方法所检测的是蛋白,而 *ALK* 最终发挥作用的也是蛋白,不管是什么原因只要引起了 ALK 蛋白的过表达即可被检查出来,尤其检测有活性的磷酸化的蛋白对临床诊断更加有意义(图 5-46)。但不管使用哪种方法都有其局限性,对结果难以判定时采用两种方法同时检测和相互验证是目前被推崇的方法。

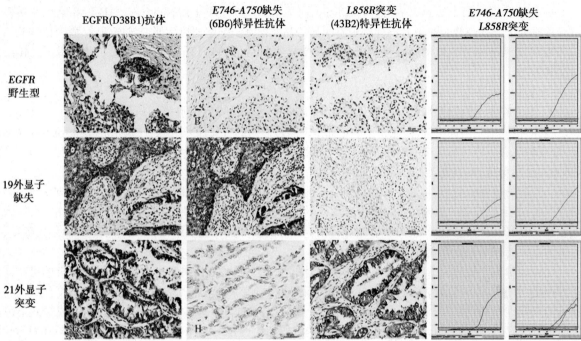

图 5-45 EGFR 免疫组化与 TaqMan PCR 试验结果比较

D38B1 为 EGFR 的总抗体,6B6 为 19 外显子缺失抗体,43B2 为 21 外显子突变抗体。
右侧为 PCR 试验结果,当出现两条线时则表明存在突变。

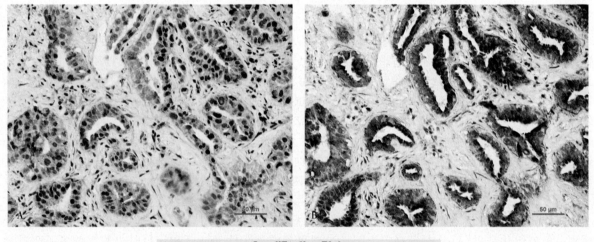

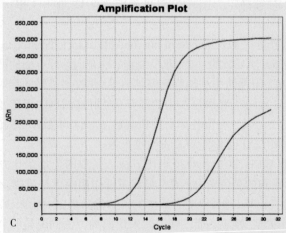

图 5-46 间变淋巴瘤激酶免疫组化与 qPCR 结果比较

D5F3(A)和磷酸化(B)间变淋巴瘤激酶抗体阳性,qPCR 结果显示 *Exon-13*(6a/b、20)出现融合性突变(C)。

(3)检测 *ROS1* 和 *c-MET* 的意义:尽管非小细胞肺癌中 *Ros1* 基因的重排和 *c-MET* 基因的扩增现象发生的概率较低,但检测二者仍然具有重要的意义。首先,检测二者有助于判定是否可能对 EGFR 抑制剂产生耐药;另外,如果二者或其中之一为阳性则对克唑替尼有效。

二、良性上皮性肿瘤

(一)乳头状瘤

乳头状瘤(papilloma)是指发生在气管、支气管的呈乳头状的良性肿瘤,患者常有咳嗽、咯血及喘鸣等气道阻塞症状。

1. 鳞状上皮乳头状瘤

【诊断要点】鳞状上皮乳头状瘤(squamous cell papilloma)是在疏松的纤维血管轴心表面覆以鳞状上皮的肿瘤,鳞状上皮乳头状瘤可外生性生长也可表现为内翻性生长,可为单发也可为多发(支气管乳头状瘤病),其发生与人乳头瘤病毒(HPV)感染有关。外生性生长虽然表现出细胞的有序成熟(图 5-47A),但可见挖空细胞、角化不良细胞和轻度异型或核分裂细胞,需要与分化好的乳头状鳞癌鉴别。

2. 腺性乳头状瘤

【诊断要点】腺性乳头状瘤(glandular papilloma)是乳头的表面覆以纤毛或无纤毛的柱状细胞,其间散在黏液细胞,纤维血管间质轴心较为粗大(图 5-47B)。当纤维血管轴心的表面覆以鳞状上皮和腺性上皮时则称之为混合性鳞状细胞和腺性乳头状瘤。

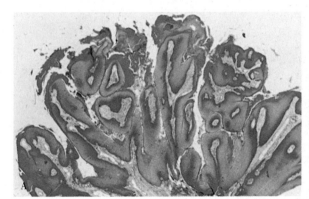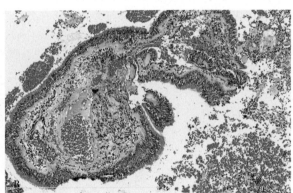

图 5-47　气管乳头状瘤

A.鳞状上皮乳头状瘤表现出细胞的有序成熟;B.腺性乳头状瘤表面覆盖呼吸上皮且轴心粗大。

(二)腺瘤

1. 肺泡性腺瘤

【诊断要点】肺泡性腺瘤(alveolar adenoma)为一种罕见的、孤立性的周围型肺肿瘤。肿瘤界限清楚但无包膜,切面呈多囊性,镜下见肿瘤由被覆单层Ⅱ型肺泡上皮细胞的网络状腔隙和富含梭形细胞的间质组成。被覆在囊性腔隙的细胞 CK、TTF-1、SPB 阳性,可依此与淋巴管瘤相鉴别。单一结构的生长形式和间质内细胞 TTF-1 阴性可与硬化性肺细胞瘤相鉴别。一般 AAH 的直径 <5mm,被覆上皮细胞有一定异型性,且间质内细胞成分很少,借此也可以与肺泡性腺瘤相鉴别。

2. 乳头状腺瘤

【诊断要点】乳头状腺瘤(papillary adenoma)是由温和的立方形或柱状细胞被覆在纤维血管轴心表面而形成的界限清楚的肺内肿瘤。被覆的上皮细胞可表现出Ⅱ型肺泡上皮细胞和克拉拉细胞(Clara cell)的特点(图 5-48),CK 和 TTF-1 阳性。本病需与硬化性肺细胞瘤、乳头状腺癌和乳头状类癌等鉴别。

3. 黏液腺腺瘤

【诊断要点】黏液腺腺瘤(mucous gland adenoma)为起源于气管 - 支气管的浆液 - 黏液腺和导管上皮的良性肿瘤。肿瘤界限清楚,常突向管腔,切面可见黏液样或凝胶状的实性或囊性结构。镜下由高柱状细胞、扁平立方细胞、杯状细胞、嗜酸性细胞和透明细胞构成的充满黏液的囊肿、小管、腺体和乳头所构成。EMA、CEA 和 CK 阳性。本病需与低级别的黏液表皮样癌鉴别,当出现鳞状细胞或中间型细胞时即可确定是黏液表皮样癌。

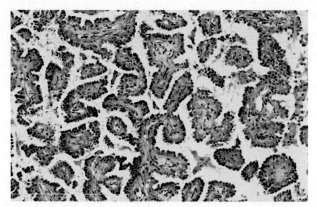

近端型具有乳头状结构的细支气管腺瘤(图片)

图 5-48　肺乳头状腺瘤

乳头表面由Ⅱ型肺泡上皮细胞覆盖,间质为纤维和血管。

4. 多形性腺瘤

【诊断要点】多形性腺瘤(pleomorphic adenoma)是一种具有上皮和结缔组织分化的肿瘤,多为位于支气管内呈息肉样的肿物,界清但无包膜,少数为外周型病变。镜下见由上皮细胞构成的腺体与混合于黏液样或软骨样基质中的肌上皮细胞组成(图 5-49)。上皮和肌上皮细胞对广谱 CK 和 S-100 均呈阳性反应,而仅肌上皮细胞对 p63、SMA、GFAP 和 vimentin 呈阳性反应。当肿瘤境界不清、浸润性生长、核分裂 >5 个 /10HPF 或出现坏死等时,其与复发、侵袭行为和转移有关。

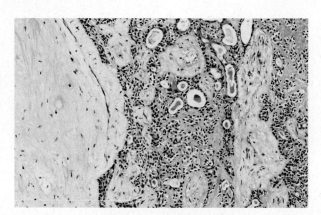

图 5-49　多形性腺瘤

上皮和肌上皮细胞呈实性、索条状或腺样结构埋于透明变性的胶原和软骨样基质中。

(三) 硬化性肺细胞瘤

硬化性肺细胞瘤(sclerosing pneumocytoma,SP)既往称为肺硬化性血管瘤,但该病与血管无任何关系。多数学者认为该肿瘤是起源于原始呼吸道上皮细胞,临床趋向良性经过且并不十分少见的肺肿瘤,极少数可出现复发和转移。由于该肿瘤的临床表现和影像学检查,尤其是术中快速病理诊断通常被误诊为其他恶性肿瘤,因此需要提高对该肿瘤的认识和警惕。此瘤在女性患者多发,多数患者无症状,多在体检时发现,少数患者可有咯血、咳嗽、胸痛等。影像学显示外周孤立的、境界清楚的肿块。

【诊断要点】肿物境界清楚,呈实性,灰至黄褐色,可有出血灶。镜下的特点之一就是其组织结构复杂,瘤细胞可构成一系列特征性的组织学结构,表现出实性区、乳头状区、硬化区和血管瘤样区等,可以一种组织结构为主,但多为混合存在。

瘤细胞主要有 2 种:①立方样细胞(图 5-50A~ 图 5-50E),位于乳头表面、"血管"内衬和陷于实性区内的腺样细胞,形态上类似于Ⅱ型肺泡上皮细胞,乳头表面的立方细胞可融合成多核巨细胞(图 5-50F);②间质细胞,位于乳头内部或实性区,细胞小,呈圆形或多角形,界限清楚,胞质嗜酸或空亮。尽管这两种细胞的形态存在较大区别,但研究表明二者为同一起源。另外,组织中还可见较多的肥大细胞(图 5-50G),硬化区内可有胆固醇裂隙、慢性炎症、黄瘤细胞、含铁血黄素、钙化甚至骨化等。

两种细胞都表达 TTF-1 和 EMA,立方细胞表达广谱 CK、表面活性物质载体蛋白 A 或 B,而间质细胞表达 vimentin 和 TTF-1(图 5-50H~ 图 5-50L)。

【鉴别诊断】SP 中多核瘤巨细胞、"硬化型乳头(间质为无细胞性纤维化)"、深陷实性区内呈腺样分布的多角形细胞及呈梭形变异的间质细胞的出现,需要与乳头状癌、类癌和贴壁生长为主型的肺癌及梭形细胞非上皮性肿瘤鉴别。当瘤细胞为实性,且空亮时,也需要与透明细胞肿瘤(转移性透明细胞癌、肺透明细胞癌、肺透明细胞肿瘤)鉴别。

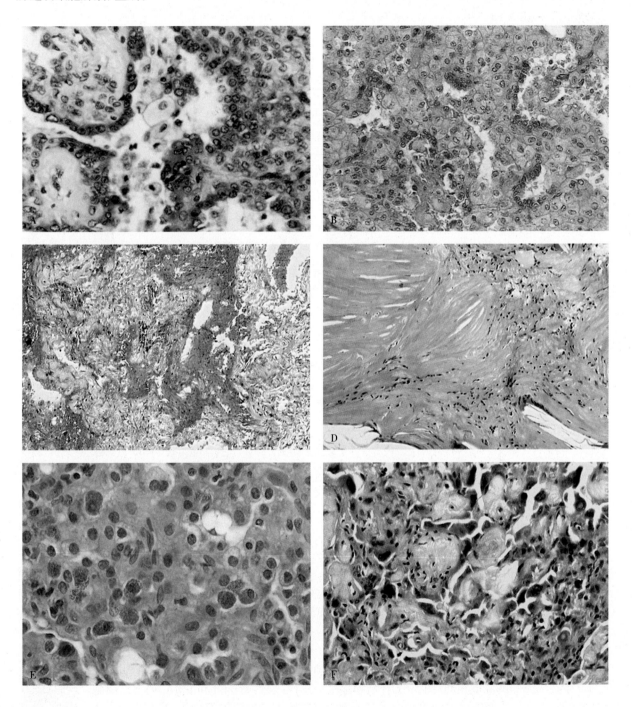

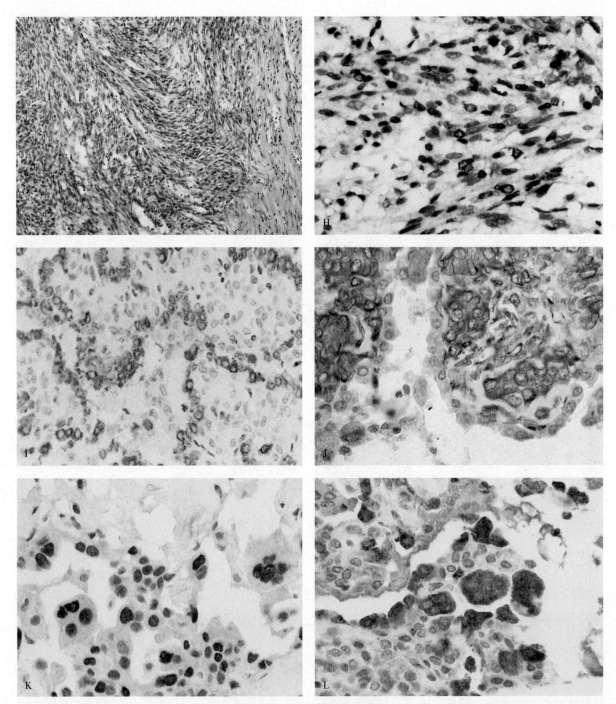

图 5-50 硬化性肺细胞瘤

乳头的表面、实性区内陷的腺样结构和"血管"内衬的细胞呈立方状(A~C),表达 CK(I)、TTF-1(K)和 SP-B(L),而间质内多角形细胞(J)表达 vimentin(H)和 TTF-1(K),表面立方细胞可融合成多核巨细胞(表达 TTF-1 和 SP-B),乳头的间质(D)可出现硬化(F),实性区内可有较多的肥大细胞(G;胞质含嗜碱性颗粒),多角形细胞可发生梭形变(E;表达 TTF-1)。

(四)肺内胸腺瘤

【诊断要点】肺内胸腺瘤(intrapulmonary thymoma)是起源于肺内异位的胸腺组织,组织学上与发生在纵隔的胸腺瘤相同(图 5-51)。瘤细胞呈上皮性,表达 keratin 和 EMA,而淋巴细胞表达 CD1α 等。在诊断肺内的胸腺瘤时应首先排除纵隔胸腺瘤侵及肺的可能,其次是上皮为主的胸腺瘤要与肺癌和梭形细胞类癌鉴别。

050206

肺内胸腺瘤(病例)

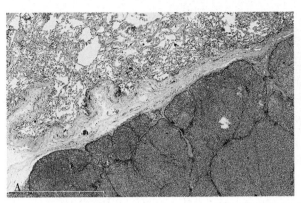
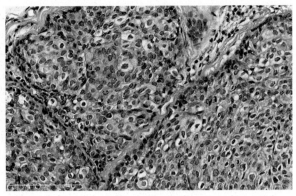

图 5-51 肺内胸腺瘤

A. 瘤组织呈结节状,有包膜;B. 瘤细胞呈上皮样,间质内有少量的淋巴细胞,符合 A 型胸腺瘤。

(邱雪杉)

第三节 非上皮组织肿瘤

一、良性软组织肿瘤

(一)错构瘤

错构瘤(hamartoma)一般无症状,X 线等影像学检查表现为肺内孤立的、界限清楚的结节,常位于外周,约 10% 发生于支气管腔内。

【诊断要点】镜下见分叶状成熟的软骨被其他间叶组织如软骨、脂肪、结缔组织和平滑肌围绕。可见陷入其中的呼吸道上皮(图 5-52)。

(二)炎性肌成纤维细胞瘤

炎性肌成纤维细胞瘤(inflammatory myofibroblastic tumor)是儿童最常见的支气管内间叶性病变。临床表现多样,症状和体征与受累的部位有关。影像学上表现为边界规则的孤立性肿块。病变通常局限,很少累及胸壁、纵隔或胸膜,复发和转移少见。

【诊断要点】圆形孤立的肿块,质韧,呈黄色或灰黄色,无包膜。镜下见肿块由胶原、炎细胞和不等量向肌纤维母细胞分化的、温和的梭形细胞混合而成。梭形细胞排列成束状或席纹状结构,具有卵圆形核,染色质细,核仁不明显。细胞异型性不明显,核分裂不常见(图 5-53)。浸润的炎细胞有淋巴细胞、浆细胞和组织细胞(包括 Touton 型巨细胞)。年轻患者浆细胞可能占主要成分,并可伴有淋巴滤泡。梭形细胞不同程度表达 vimentin、SMA、desmin,约 50% 病例特别是儿童及年轻人 ALK1 蛋白表达阳性,与 *ALK* 基因重排有关,约 30% 病例表达广谱 CK,不表达 CD34、CD117、S-100 和 myoglobin。

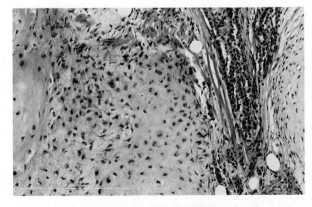
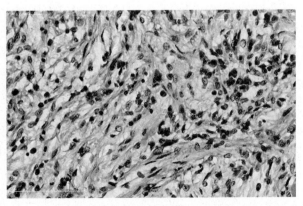

图 5-52 软骨型错构瘤

软骨为主型错构瘤见内陷呼吸上皮和平滑肌束。

图 5-53 炎性肌成纤维细胞瘤

梭形细胞排列成束状,有卵圆形核,可见较多的浆细胞浸润。

(三) 透明细胞肿瘤

透明细胞肿瘤(clear cell tumor)又称为"糖瘤",是起源于血管周上皮样细胞的一种良性肿瘤,属于 PEComa 肿瘤家族成员。其多为外周孤立性的肿物,一般无症状。

【诊断要点】肿瘤界限清楚,孤立、实性,切面呈红褐色。肿瘤细胞含有大量糖原,因此胞质丰富,透明或嗜酸性。瘤细胞界限清楚,圆形或卵圆形。核大小不等,缺乏核分裂。肿瘤坏死极少出现。薄壁窦样血管是其组织特征之一(图 5-54)。胞质 PAS 阳性反应。免疫组化 HMB45、Melan-A、MiTF 及 S-100 阳性,部分表达 TFE3,而 CD34 和 CK 阴性。诊断透明细胞肿瘤时需除外转移性肾细胞癌(上皮标记阳性)、颗粒细胞瘤(S-100、CD68 阳性,但 HMB45 阴性)及转移性黑色素瘤和透明细胞肉瘤等。

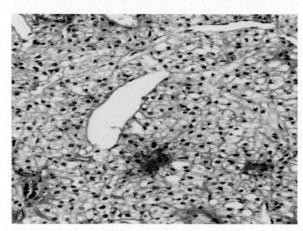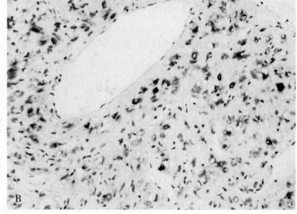

图 5-54　肺透明细胞肿瘤

A. 瘤细胞呈实性排列,胞质透明,核小而温和,可见其间的薄壁窦样血管;B. 瘤细胞呈特征性的 HMB45 阳性。

(四) 孤立性纤维性肿瘤

【诊断要点】孤立性纤维性肿瘤(solitary fibrous tumor,SFT)是与脏层胸膜相连的胸膜下肿物,常累及脏层胸膜,圆形或椭圆形、单发或多个结节,直径常小于 8cm,切面呈纤维状或漩涡状。镜下见由梭形细胞构成的细胞密集区与富含胶原的细胞稀疏区混杂存在,瘤细胞可排列成束状、车辐状或血管外皮细胞瘤样,核卵圆形,染色质细,胞质少。瘤细胞无异型性和坏死。瘤细胞表达 vimentin、CD34、STAT6、Bcl-2 和 CD99,而 keratin 为阴性。

恶性孤立性纤维性肿瘤则胶原纤维少或无,瘤细胞密集、异型性明显,核分裂易见(>4 个 /10HPF),并有坏死,需与弥漫性恶性间皮瘤(瘤细胞表达 keratin)等鉴别。

(五) 平滑肌瘤及平滑肌瘤病

平滑肌瘤(leiomyoma)较少见。发生在支气管内的平滑肌瘤约占 45%,可引起支气管堵塞的相关症状,其表面常被覆假复层纤毛柱状上皮。肺内及支气管平滑肌瘤的大体、镜下及免疫组化与发生在其他部位的平滑肌瘤相同。

平滑肌瘤病(leiomyomatosis)是发生于肺内或胸膜的一种多发性平滑肌源性肿瘤,因该病多见于女性且多数有子宫平滑肌瘤的病史,故有人将肺多发性平滑肌瘤病称为良性转移性平滑肌瘤。但到目前为止,该肿瘤是由于对雌激素反应所导致的多发性平滑肌原位增生结节,还是源于子宫良性转移性平滑肌瘤在肺部的表现,尚无定论。患者常有咳嗽、呼吸困难。瘤体虽界限清楚但无包膜。鉴别诊断包括伴有明显平滑肌成分的错构瘤、平滑肌肉瘤、转移性高分化平滑肌肉瘤及淋巴管平滑肌瘤病等。

(六) 淋巴管平滑肌瘤病

肺的淋巴管平滑肌瘤病(lymphangioleiomyomatosis)可能也是起源于血管周上皮样细胞的一种良性肿瘤,是一种类似于不成熟的短梭形平滑肌细胞在间质中的广泛浸润。其最常发生在生育期年龄的女性,其发生与结节性硬化综合征和肾血管平滑肌脂肪瘤有关。临床上患者可出现呼吸困难、咳嗽、咯血和乳糜性胸腔积液,影像学表现出弥漫性网状浸润和囊性病变。

【诊断要点】早期可为几个散在的囊肿样病变,晚期则为双肺弥漫蜂窝状改变。病变特点是多数大小不等的囊及周围不成熟的平滑肌细胞增生。增生的梭形、短梭形或类圆形的上皮样瘤细胞混杂成斑块样或结节样(图 5-55)。增生的梭形平滑肌样瘤细胞表达 actin-SM、desmin、vimentin、Melan-A、MiTF 及 HMB45,尤其当 HMB45 染色阳性时对该肿瘤的诊断有高度的特异性和敏感性。肺的淋巴管平滑肌瘤病应与良性转移性平滑肌瘤病相鉴别,后者虽然也可能形成囊,但结节常较大,且不伴有乳糜性胸腔积液,瘤细胞不表达 HMB45。

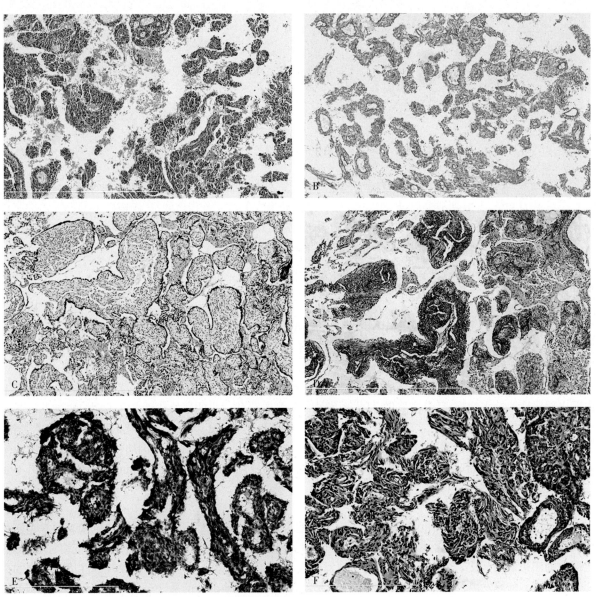

图 5-55 淋巴管平滑肌瘤病

肺结构破坏,由短梭形或上皮样平滑肌细胞围绕成散在大小不等的结节,其内可见大小不等的小囊(A),CD34 见囊内衬细胞阳性(B),瘤细胞结节表面见 CK 阳性细胞(C),瘤细胞 HMB45(D)、actin-SM(E)和 desmin(F)阳性。

(七)脑膜瘤

【诊断要点】肺内脑膜瘤(meningioma)非常罕见,常为无症状的位于肺周边部的孤立性结节,组织学改变与发生在脑膜处的脑膜瘤类似(图 5-56)。瘤细胞表达 CK、EMA、孕激素受体(progesterone receptor,PR)、SSTR2 和 vimentin。

(八)肺内畸胎瘤

肺内的畸胎瘤(teratoma)极为罕见,在确定肺内畸胎瘤的诊断时,首先要除外性腺和非性腺(卵巢、睾丸、纵隔等)部位的畸胎瘤转移至肺的可能,认真了解病史非常重要,因为经过化疗后的转移性畸胎瘤可以表现出完全分化的良性畸胎瘤。原发于肺内的畸胎瘤多为囊性的良性畸胎瘤,常与支气管相通。患者可有咳嗽、咯血等症状,咳出物中带有豆渣样物或毛发被视为最特异性的症状。肺内的不成熟畸胎瘤罕见。

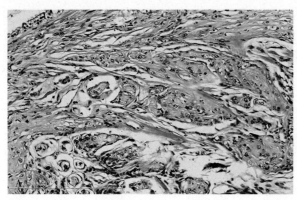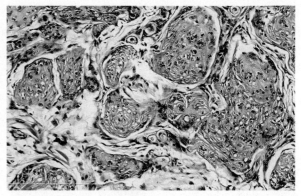

图 5-56　肺内脑膜瘤

呼吸道上皮下（A）见上皮样的瘤细胞排列成漩涡状结构（B）。

【诊断要点】肺内畸胎瘤的大体及镜下改变与其他部位的畸胎瘤相同，除见角化和皮肤附件外，胰腺和胸腺组织最为常见，不成熟成分以神经组织和软骨组织最为常见。应该指出的是，不成熟畸胎瘤并不等于恶性畸胎瘤，肺内不成熟畸胎瘤的 ICD-O 编码为 1，虽然被认为预示着恶性潜能，但只有其含有癌或肉瘤成分时，才被称作恶性畸胎瘤。不成熟畸胎瘤和恶性畸胎瘤常为实性畸胎瘤。

二、恶性软组织肿瘤

（一）胸膜肺母细胞瘤

胸膜肺母细胞瘤为罕见的、多发生于婴幼儿的胚胎性恶性肿瘤，发病年龄 1~12 岁，无性别差异，约 25% 有家族性。患者主要症状为发热、咳嗽、呼吸困难、胸痛。影像学检查可见单侧或双侧局限性含气囊肿，囊内有较宽间隔和实性肿块。Ⅰ 型预后好，5 年生存率 80%~90%，Ⅱ 型、Ⅲ 型预后差。

【诊断要点】肿物为囊性或囊实性。组织学分 3 型：①Ⅰ 型，完全囊性型，为多囊性结构。良性呼吸上皮下出现恶性原始小细胞，呈带样聚集，可出现横纹肌母细胞分化。小的原始软骨岛和透明分隔的基质是其特征。②Ⅱ 型，多囊性伴实性结节型，即在囊性基础上出现实质性区域，该区域未分化的原始细胞片状生长，可见横纹肌肉瘤或梭形细胞肉瘤成分。③Ⅲ 型，完全呈实性，可见间变性未分化肉瘤样成分，包括横纹肌肉瘤、纤维肉瘤、血管肉瘤成分等。瘤细胞 vimentin 阳性，依据分化方向不同表达 desmin、MyoD1、S-100，不表达 EMA、CK、CD99。

（二）恶性黑色素瘤

【诊断要点】肺原发的黑色素瘤极其罕见，大多发生于支气管内，而外周的孤立性黑色素瘤通常是转移性的。诊断肺原发黑色素瘤的标准包括伴有邻近支气管上皮的交界性痣样病变或派杰样病变，且既往无其他部位的黑色素瘤病史。事实上，在诊断时进行详细病史询问和必要的体检对于排除转移性黑色素瘤的可能也很重要。肺原发黑色素瘤的组织结构和细胞形态与发生在其他部位的恶性黑色素瘤相同。瘤细胞表达 S-100、SOX10、MiTF、Melan-A 和 MHB45。除应排除转移性黑色素瘤外，与伴有色素性的支气管类癌也应进行鉴别，后者 CK 阳性。

（三）其他肺原发性软组织肿瘤

肺原发性软组织肿瘤（包括肉瘤等），如上皮样血管内皮瘤、血管肉瘤、滑膜肉瘤、平滑肌肉瘤、脂肪肉瘤、恶性纤维组织细胞瘤、恶性孤立性纤维性肿瘤、恶性外周神经鞘膜瘤、尤因肉瘤等，参见相关章节。

肺上皮样血管内皮瘤（图片）

肺滑膜肉瘤（图片）

（邱雪杉）

第四节 淋巴组织肿瘤和瘤样病变

一、黏膜相关淋巴组织型边缘区 B 细胞淋巴瘤

【诊断要点】黏膜相关淋巴组织（MALT）淋巴瘤是发生于肺内最常见的淋巴瘤。受累肺组织显示实变的肿块，呈黄色或奶油色。瘤组织由类似单核样的具有一定异型性的小淋巴细胞构成，可见散在的免疫母细胞或中心母细胞，可有浆细胞分化（图 5-57）。典型的病变可见肿瘤细胞浸润到支气管黏膜上皮，形成淋巴上皮病变。免疫组化显示 CD20、PAX-5 和 CD79α 阳性。肿瘤细胞通常也表达 Bcl-2。CK 染色显示上皮阳性。Ki-67 指数通常较低（<10%）。

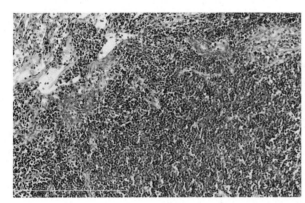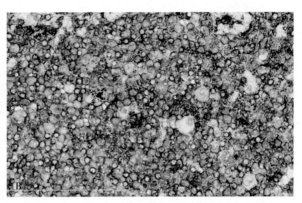

图 5-57 肺黏膜相关淋巴瘤
单核细胞样的小淋巴细胞弥漫增生并向肺组织内浸润（A），CD20 弥漫阳性，其内可见少量大的母细胞（B）。

二、肺原发性弥漫性大 B 细胞淋巴瘤

【诊断要点】患者表现为咳嗽、咯血和呼吸困难。影像学表现为实性和多发性肿块。肿瘤由弥漫成片的大的、母细胞性淋巴样细胞构成，浸润肺实质。常见血管浸润和胸膜受累，常有坏死。免疫组化显示肿瘤细胞表达全 B 抗原（PAX-5、CD20、CD79α）。

肺的弥漫性大 B 细胞淋巴瘤需要与大细胞或小细胞性未分化癌、霍奇金淋巴瘤、间变性大细胞淋巴瘤和少见的生殖细胞肿瘤等相鉴别。应用 CK、Sall4、CD3、CD20、CD30、ALK1、CD15、CD45 和 EMA 免疫组化组合通常可资鉴别。与纵隔大 B 细胞淋巴瘤浸润到肺的鉴别，主要是通过了解临床病史，尤其纵隔有无肿物等。

三、淋巴瘤样肉芽肿病

【诊断要点】本病多见于中年人或免疫抑制的患者。大多数患者有双侧外周性的肺内结节。镜下呈结外血管中心性和血管破坏性淋巴增生性病变。由不典型的、显现 EBV 感染的多形性 B 细胞浸润和大量反应性 T 细胞混合。本病可以进展为 EBV 阳性的富 T 细胞的弥漫性大 B 细胞淋巴瘤。基于 EBV 感染性不典型大细胞的数量，将其分为 3 级：①1 级，少于 5 个 /HPF，无坏死；②2 级，5~20 个 /HPF，伴灶状坏死；③3 级，为 20 个 /HPF 以上，片状坏死，相当于弥漫大 B 细胞淋巴瘤。

组织学上与具有血管中心性和多形性外周 T 细胞淋巴瘤非常相似，有时也与鼻型结外 NK/T 细胞淋巴瘤相似，因此辨别具有异型性的大细胞是 T 细胞源性还是 B 细胞源性非常重要。

（邱雪杉）

第五节 转移性肿瘤

肺的转移性肿瘤比较常见，最常见的来源相对频率由高到低依次为乳腺、结肠、胃、胰腺、肾、黑色素瘤、

前列腺、肝、甲状腺、肾上腺、男性生殖器官、女性生殖器官。大体多表现为位于肺表面多发、散在、圆形、界限清楚的肿物。免疫组化的应用在鉴别诊断中具有重要的价值，并可帮助判断转移的原发部位。

1. 多数肺腺癌（除黏液性癌）的 TTF-1、Napsin A 和 CK7 阳性，而非原发性的肿瘤 TTF-1、Napsin A 一般为阴性。

2. 乳腺癌表现为雌激素受体（estrogen receptor，ER）、PR、GCDFP-15、GATA3 和乳腺球蛋白阳性；结肠腺癌表达 CK20、SATB2 和 CDX2。

3. 肾细胞癌 PAX-2、PAX-8 阳性；卵巢浆液性癌常表达 PAX-8、CA125、WT1、ER；前列腺癌 NKX3.1、PSMA、PSA 和 AR 阳性。

4. 肝细胞癌甲胎蛋白（alpha-fetal protein，AFP）、HepPar-1、Hepatocyte、GPC-3 阳性。

5. 甲状腺癌 TG、PAX-8 阳性；梅克尔（Merkel）细胞癌 CK20、NF 和 Polyomavirus 阳性。

6. 胸腺癌 CD5、PAX-8 和 CD117 阳性。

7. 膀胱尿路上皮癌 CK7、p63 和 p40 阳性，但肺癌也可有表达，而尿路上皮癌 GATA3 和 / 或 uroplakin2 及 uroplakin3 阳性。

8. 生殖细胞肿瘤 Sall4、AFP、Oct3/4、胎盘碱性磷酸酶（placental alkaline phosphatase，PLAP）、人绒毛膜促性腺激素（human chorionic gonadotropin，HCG）及 CD30 阳性。

9. 贴壁生长方式有助于肺原发性腺癌的判定，但没有特异性免疫组化标记可帮助鉴别是转移性还是原发性鳞癌。

（邱雪杉）

第六章　心脏、纵隔及胸膜疾病

第一节　心　脏

心脏包括心包、心肌、心内膜和瓣膜,位于中纵隔。心脏分为左、右心房和左、右心室,心房和心室的构成由外向内为心外膜(心包的壁层)、心肌和心内膜,心肌为富含糖原的横纹肌,心肌纤维互相连接形成致密的网状结构,心脏瓣膜是心内膜向心腔折叠而形成的瓣状结构。心包分为壁层(纤维膜即心外膜)和脏层(浆膜),心包被覆单层间皮细胞,形成心包腔。心脏的原发性肿瘤实属罕见,最常见的心脏原发性肿瘤是心脏黏液瘤,但是在婴幼儿和儿童,最常见的是心脏横纹肌瘤。原发性心脏恶性肿瘤更是罕见,尤其是在婴幼儿和儿童,血管肉瘤是最常见的原发性心脏恶性肿瘤。

一、心包囊肿

心包囊肿不多见,通常位于前纵隔的胸膜横膈角处,又名胸膜膈角囊肿,一般连于心包和前胸壁之间,有时借纤维蒂附于心包外。大体常为壁薄、大小不一的单房囊肿,内含清亮液体;镜下见囊壁被覆单层扁平细胞,囊壁无平滑肌纤维。

二、心脏黏液瘤

心脏黏液瘤(cardiac myxoma)是最常见的心脏原发性肿瘤,绝大部分起源于心房,尤其是左心房靠近卵圆窝的位置。

【诊断要点】大体常表现为分叶状肿物,部分呈球形;色灰白,可伴出血改变;质软、脆,呈凝胶状外观。镜下见肿物由大量黏液样基质和散在的梭形或星芒状肿瘤细胞组成。瘤细胞常围绕仅被覆内皮细胞的血管排列,其周围出现大范围的黏液晕环,与周围浓密嗜酸的基质形成明显反差(图 6-1);瘤细胞也可呈小巢状或单个散在排列。需强调的是其核分裂象极其罕见。在心脏黏液瘤,间质出血很常见,出现含铁血黄素吞噬细胞聚集和铁、钙包被的纤维结缔组织结节(Gamma-Gandy 小体)。钙化偶可非常广泛,以致整个瘤体变成钙化团块。另外少部分心脏黏液瘤可出现腺样结构(约 5%),被覆上皮从扁平到柱状不等。

心脏黏液瘤偶可复发,手术切除不干净或肿瘤破裂种植可以导致复发。年轻人的复发性黏液瘤似乎都有家族性倾向,研究认为它是"黏液瘤综合征"［卡尼综合征(Carney complex)或 Swiss 综合征］多中心性病变的一部分。

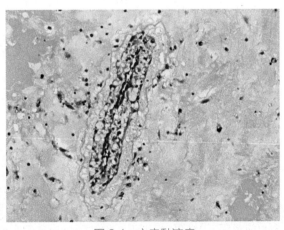

图 6-1　心房黏液瘤

瘤细胞常围绕仅被覆内皮细胞的血管排列,其周围出现黏液晕环,与周围浓密的嗜酸基质形成明显反差。

【鉴别诊断】发生于成人的少量复发病例的原发病变可能是软组织肉瘤的黏液型,通常存在多形性细胞灶性聚集、核分裂象、坏死和广泛血管增生,但心脏黏液瘤无此表现。

三、横纹肌瘤

横纹肌瘤是最常见的小儿心脏良性原发肿瘤,常伴发结节性硬化症,后者是一种高突变率的常染色体显性遗传疾病。心脏横纹肌瘤可以自发性完全消退,因此当婴幼儿被发现心腔内肿物时(此年龄段黏液瘤罕见),若无心源性症状,应随诊观察而不必急于手术。

【诊断要点】肿瘤为单发或多发的白色或灰白色结节,结节界限清楚,无包膜。瘤体从数毫米到数厘米不等,有的甚至充满整个心腔,大多发生于心室。特征性的组织学形态为肿胀的肌细胞呈无序状排列,细胞核连同细胞质团悬挂于细胞中央,呈"蜘蛛样"形态。瘤细胞内因含有糖原而呈空泡状,PAS 染色可显示糖原。间质成分多稀少,部分病变可见细胞坏死后钙化,且年龄越大钙化越普遍。免疫组化结果与正常心肌相似(图 6-2),电镜观察也进一步证实了瘤细胞肌源性性质。

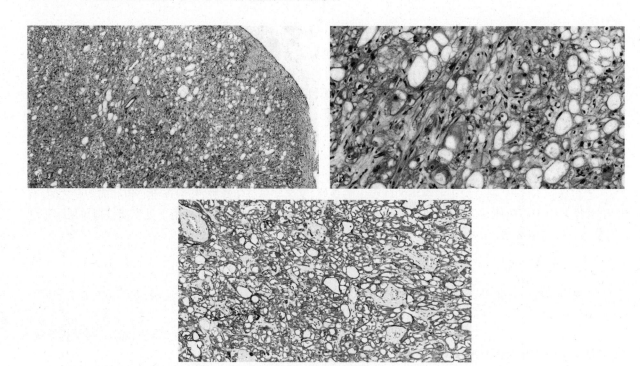

图 6-2 心脏横纹肌瘤
A. 肿瘤界清,瘤细胞无序状排列;B. 瘤细胞无序状排列,细胞质内含糖原而呈空泡状;
C. 免疫组化 DES 阳性表达。

(滕晓东)

第二节 纵 隔

纵隔是人体一个极为重要的解剖部位,介于左、右两侧胸膜腔之间,前连胸骨和部分肋软骨,后达脊柱;上起胸廓入口,下达横膈。通常是以胸骨至第 4、5 胸椎间的连线为界,将纵隔分成上、下两部分:①上部,称上纵隔或颈部纵隔,内有胸腺、气管、食管、大血管、胸导管、神经及淋巴结等。②下部,称纵隔下部或下纵隔,又分为前纵隔、中纵隔、后纵隔。前纵隔介于胸骨和心包前层之间,含有淋巴结、纤维结缔组织和残余胸腺;中纵隔又称肺门纵隔,位于食管前和前、后两层心包之间,内有心脏(心及心包)、肺动脉、肺静脉、气管分叉部、膈神经及淋巴结等;后纵隔位于后层心包、横膈与脊柱之间,为不规则的三角形腔隙,内有胸主动脉、奇静脉、半奇静脉、食管、胸导管和左、右迷走神经及淋巴结等结构。

纵隔包含较多脏器及多种组织成分,其发病种类包括组织或器官的发育异常、炎症和多种组织来源的肿瘤。虽然纵隔原发性肿瘤种类繁多,但与其解剖和组织发育相关的大多数病变都具有在某一特定部位好发的倾向,认识到这些部位与病变可能的关系,有助于更好地鉴别各种病变(表 6-1)。

表 6-1 成人纵隔不同部位常见病变

部位		病变	
上纵隔	1. 胸腺瘤和胸腺囊肿 2. 淋巴瘤 3. 甲状腺病变 4. 甲状旁腺腺瘤		
下纵隔	前纵隔 1. 胸腺瘤和胸腺囊肿 2. 生殖细胞肿瘤 3. 甲状腺病变 4. 甲状旁腺腺瘤 5. 淋巴瘤 6. 副神经节瘤 7. 血管瘤	中纵隔 1. 心包囊肿 2. 支气管源性囊肿 3. 淋巴瘤	后纵隔 1. 神经源性肿瘤 2. 胃肠囊肿

一、纵隔非肿瘤性疾病

(一) 纵隔囊肿(非胸腺性)

纵隔囊肿(mediastinal cyst)为纵隔常见病变,发病率仅次于畸胎瘤和神经源性肿瘤。纵隔囊肿种类繁多,包括支气管源性囊肿、甲状旁腺囊肿、肠重复(前肠)囊肿、甲状舌管囊肿、心包囊肿(体腔)囊肿、动脉瘤性骨囊肿(胸壁)、包虫性囊肿、多房性胸腺瘤、胸导管囊肿、囊性胸腺瘤、胰腺假性囊肿、囊性腺瘤样瘤、米勒管囊肿、胸膜肺母细胞瘤(Ⅰ型或Ⅱ型)、神经与原肠囊肿、囊性畸胎瘤,大多属于先天发育异常,其中支气管囊肿和心包囊肿较常见。部位上,心包囊肿位于前纵隔,而支气管囊肿、食管囊肿和胃肠囊肿位于后纵隔。囊壁和被覆上皮决定了囊肿的名称,如支气管囊肿壁与正常支气管壁一样内衬纤毛柱状上皮,囊壁内含结缔组织、平滑肌和软骨成分,也可有黏液腺。

(二) 胸腺囊肿

胸腺囊肿(thymic cyst)是单房性囊肿,壁薄、半透明。囊壁内衬扁平、立方和柱状上皮(可有纤毛),偶见非角化的鳞状上皮,纤维囊壁组织通常无炎症,并可见胸腺组织。此囊肿也常发生于颈部。多房性囊肿很可能是一种继发的反应性病变,囊壁伴有炎症和纤维化,可有胆固醇沉积并伴异物巨细胞反应,囊壁内衬扁平、立方和柱状上皮,鳞状上皮比单房性囊肿更常见(图 6-3),偶尔上皮高度反应而出现假上皮瘤样增生。少见情况下,囊肿内衬上皮可以发生胸腺瘤、胸腺癌及类癌等肿瘤。

在诊断胸腺囊肿时,必须知道发生在纵隔的结节硬化型霍奇金淋巴瘤和精原细胞瘤约半数伴有胸腺多房性囊肿,有时囊肿非常明显以至于漏诊这些肿瘤。另外,胸腺发生的各种肿瘤均可伴有囊肿(图 6-4)。因此胸腺多囊性改变时,应仔细检查实性区域和增厚的间隔,排除其他肿瘤。

(三) 胸腺增生

胸腺增生包括真性胸腺增生(true thymic hyperplasia)和淋巴组织增生(lymphoid hyperplasia)。真性增生是指胸腺的大小和重量增加,形态与正常胸腺无差别;淋巴组织增生是髓质淋巴组织增生并形成生发中心(图 6-5)。

二、胸腺瘤

胸腺瘤(thymoma)是发生于胸腺上皮细胞的肿瘤,以伴有不同数量的反应性淋巴细胞及淋巴母细胞为特征。根据肿瘤细胞的形态和反应性淋巴细胞的数量,胸腺瘤的 WHO 组织学常见类型可分为 A 型、AB型、B1、B2 和 B3 型。组织学类型与临床侵袭性相关,并按 A 型、AB 型、B1 型、B2 型、B3 的顺序递增,即侵袭性逐步增加(表 6-2)。

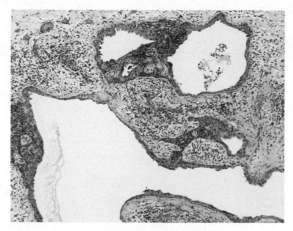

图 6-3　胸腺多房性囊肿

囊壁内衬纤毛柱状上皮,区域鳞状上皮化,
囊壁伴明显炎症。

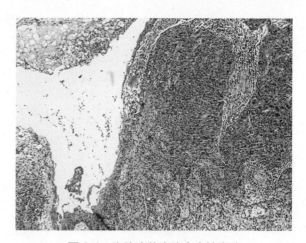

图 6-4　胸腺癌伴胸腺多房性囊肿

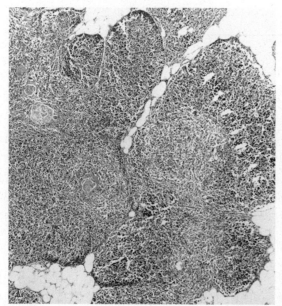

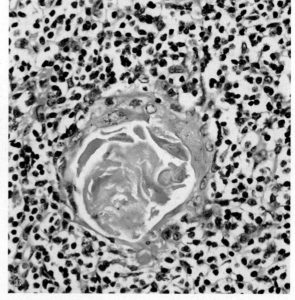

图 6-5　胸腺增生

A. 皮质及髓质结构;B. Hassall 小体。

表 6-2　WHO 胸腺肿瘤的组织学分类及临床特征

类型	胸腺瘤百分比	浸润百分比	分期(恶性程度)	镜下特征
A	11.5	10	Ⅰ、Ⅱ期(很低),Ⅲ期(低)	梭形或椭圆形肿瘤细胞弥漫或血管外皮瘤样排列,淋巴细胞缺乏
B1	17.5	45	Ⅰ、Ⅱ期(很低),Ⅲ期(低)	与正常胸腺皮质相似,由大量未成熟的 T 淋巴细胞和散在的上皮细胞组成,伴或不伴胸腺小体
B2	26	70	Ⅰ期(低),Ⅱ、Ⅲ期(中)	形成小叶状结构,小叶内大多边形上皮细胞由丰富的未成熟 T 淋巴细胞分隔
B3	16	85	Ⅰ期(低),Ⅱ、Ⅲ期(中)	形成小叶状结构,小叶内大多边形上皮细胞巢状或条索状排列伴极少量淋巴细胞;当出现轻度细胞不典型时,易与胸腺癌混淆
AB	27.5	40%	Ⅰ、Ⅱ期(很低),Ⅲ期(低)	形成小叶状结构,由 A 型(少淋巴细胞)和 B 型(富于淋巴细胞)混合组成,后者上皮细胞较小呈梭形或椭圆形;A 型和 B 型比例可以相似或明显以一种成分为主

胸腺瘤可以发生于任何年龄,但绝大多数发生于成人,儿童罕见。常见部位是前上纵隔。胸腺瘤可以伴发许多系统性疾病,如重症肌无力、红细胞发育不全、获得性低丙种球蛋白血症、甲状腺炎、类风湿性关节炎、干燥综合征(Sjögren syndrome)和系统性红斑狼疮等,其中重症肌无力最常见,占胸腺瘤患者的30%~45%。重症肌无力的发生率在胸腺瘤的不同组织类型中不同:A 型或 AB 型胸腺瘤约 15%,B1 型约 40%,而 B2 和 B3 型约 50%。但红细胞发育不全和获得性低丙种球蛋白血症却较常见于 A 型胸腺瘤患者。

胸腺瘤的首选治疗是手术切除。对于包膜完整的胸腺瘤,不管镜下组织类型如何,完整切除即可。对于浸润性胸腺瘤(包括穿透纤维包膜的镜下微小浸润和邻近组织的广泛浸润)完整切除后需辅以术后放疗和 / 或化疗。

【诊断要点】肉眼见典型的胸腺瘤大部分或完全实性,被覆厚薄不等的纤维性包膜;切面肿瘤被白色纤维带分隔,形成特征性的小叶状结构或拼图样结构;肿瘤组织常伴囊肿、出血和钙化;有时可见包膜和 / 或周围组织及器官侵犯。

镜下见胸腺瘤由肿瘤性上皮成分和反应性淋巴细胞组成,并出现一种或多种器官样特征,小叶结构、血管周围间隙、髓质分化和出现不成熟的 T 淋巴细胞是诊断胸腺瘤的最重要依据。小叶结构在低倍镜下具有特征性,肿瘤组织被厚薄不均的无细胞性纤维组织分割,形成大小不一的小叶,呈拼图样;血管周围间隙由肿瘤性上皮细胞环绕薄壁血管形成,其间为一个环状腔隙,腔隙内充满蛋白性液体,并见小淋巴细胞和红细胞漂浮;髓质分化类似于正常胸腺的髓质部分,常出现在富于淋巴细胞的胸腺瘤(如 B1 型),其内淋巴细胞(TdT 阴性)排列比较松散,镜下为境界清楚的淡染区域。

免疫组化:胸腺瘤上皮细胞表达角蛋白,不表达 CD5 和 CD117(胸腺癌常表达);A 型胸腺瘤上皮细胞可表达 CD20,大多数胸腺瘤表达 Bcl-2 和 p53,并且在侵袭性肿瘤中表达似乎更强,反应性 T 淋巴细胞大多 TdT 阳性,淋巴滤泡和髓质分化区阴性。

(一)A 型胸腺瘤

A 型胸腺瘤(type A thymoma)的发生率约占所有胸腺瘤的 11.5%,为低度恶性肿瘤。低倍镜下小叶结构不明显。由温和的梭形或卵圆形上皮细胞组成,伴少量或不伴 TdT 阳性 T 淋巴细胞(图 6-6)。肿瘤细胞可形成没有中央腔隙的玫瑰花环样(Rosettes)结构(如存在中央腔隙,则可能为胸腺类癌)、腺样结构(常位于肿瘤周边)和血管外皮瘤样结构,血管周围间隙少见。免疫表型:肿瘤细胞表达 CK20 外的其他细胞角蛋白,局灶表达 CD20,不表达 CD5,低表达 p53 和 Ki-67;反应性 T 淋巴细胞大多髓质分化,为 TdT 阴性 T 细胞。

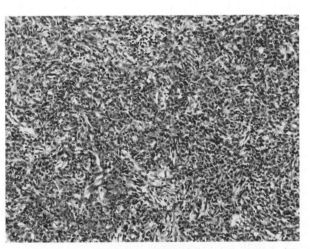

A 型胸腺瘤 -40
(图片)

不典型 A 型胸腺瘤(图片)

图 6-6　A 型胸腺瘤
由温和的梭形或卵圆形上皮细胞组成,伴少量淋巴细胞。

在 2015 年版 WHO 胸腺肿瘤分类中提出了 A 型胸腺瘤诊断标准,包括 2 条主要标准:肿瘤细胞梭形和 / 或卵圆形,核缺乏不典型改变、核分裂 <4 个 /2mm^2;在胸腺中 TdT 阳性的细胞少或缺乏,不多于 10% 区域出现中等量的不成熟淋巴细胞。次要标准 7 条:肿瘤组织完整或部分完整的包膜及粗大的分叶状结构,出现玫瑰花环样结构和被膜下囊腔,腺样结构,血管外皮瘤样结构,血管周围腔隙较少见,缺乏 Hassall 小体,上皮

样细胞表达 CD20 而不表达皮质特异性标记。

不典型 A 型胸腺瘤（atypical type of thymoma variant）是 2015 版 WHO 胸腺肿瘤分类中新增的亚型，其诊断标准包括：A 型胸腺瘤伴一定程度的异型性；核分裂活性增加（≥ 4 个 /10HPF）；局灶见凝固性坏死。不典型 A 型胸腺瘤 CD20 阴性时与 B3 型胸腺瘤梭形细胞型的鉴别依靠两者的形态学特征，如不典型 A 型胸腺瘤细胞形态较一致，局部会出现玫瑰花环样结构、腺样及囊性区及血管外皮瘤样区，肿瘤细胞表达 CD20；B3 型胸腺瘤会出现明显的血管周围间隙。

AB 型胸腺瘤
（图片）

（二）AB 型胸腺瘤

AB 型胸腺瘤（type AB thymoma）的发生率约占所有胸腺瘤的 27.5%，通常小叶结构清楚，同时存在缺乏淋巴细胞的 A 型胸腺瘤与富于淋巴细胞的 B 型成分组成，两者比例可以变化非常大。两种成分可以互相分隔存在，也可以互相混合存在，后一情况常见 A 型成分形成"细胞间隔"（与无细胞性纤维带不同）穿插于 B 型成分间（图 6-7A）。B 型成分上皮细胞核呈小圆形、卵圆形或梭形，核仁不清楚，与 B1 型或 B2 型不同。B 型成分淋巴细胞罕见髓质分化区，多为 TdT 阳性 T 细胞，这与 A 型成分明显不同（图 6-7B）。

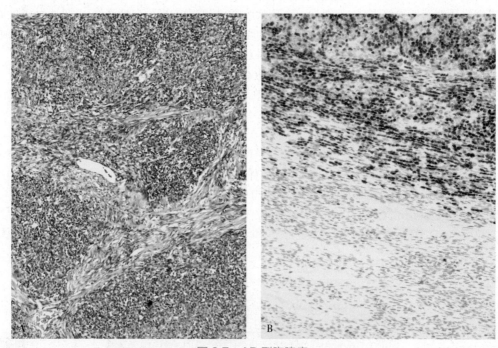

图 6-7　AB 型胸腺瘤

A. A 型成分形成细胞间隔穿插于 B 型成分间；B. B 型成分（上）
淋巴细胞 TdT 大多阳性，与 A 型（下）形成明显对比。

为便于鉴别 A 型和 AB 型胸腺瘤，2015 版 WHO 胸腺肿瘤分类提出任意大于 10% 范围内存在中等量的 TdT 阳性 T 淋巴细胞或任意范围内存在大量 TdT 阳性 T 淋巴细胞时为 AB 型；反之，没有或有少量 TdT 阳性细胞，即使有中等量 TdT 阳性细胞，如果所占比例≤10%，则诊断为 A 型胸腺瘤。AB 型胸腺瘤血管周围间隙偶尔可见。AB 型胸腺瘤上皮细胞角蛋白表达类似 A 型，在 A 型区和 B 型区均见 CD20 阳性肿瘤细胞，p53 和 Ki-67 呈低表达。A 型和 AB 型的鉴别见表 6-3。

（三）B1 型胸腺瘤

B1 型胸腺瘤（type B1 thymoma）的发生率约占所有胸腺瘤的 17.5%，是一种类似正常胸腺的肿瘤，小叶结构清楚，被无细胞性纤维带分隔。B1 型胸腺瘤拥有最丰富的淋巴细胞成分和不明显的肿瘤性上皮。上皮细胞为卵圆形，核圆，伴小核仁，有时细胞大且核仁明显。需要注意的是，B1 型胸腺瘤肿瘤性上皮细胞散在分布，不形成巢团状。丰富密集的淋巴细胞内可见明显的髓质分化区（图 6-8）。血管周围间隙常见，但不如 B2 型、B3 型多见。B1 型胸腺瘤与 B2

B1 型胸腺瘤
（图片）

型胸腺瘤鉴别见表 6-4。

表 6-3　A 型胸腺瘤与 AB 型胸腺瘤鉴别

形态学特征	A 型胸腺瘤	AB 型胸腺瘤
主要特征		
双相表现	无	常见
丰富的上皮细胞	有	有
卵圆形或梭形上皮细胞	有	有
TdT 阳性的 T 细胞	无 / 很少	有
髓质分化灶	无	很少
次要特征		
小叶状	无	罕见
大叶状	常见	常见
血管周围间隙	罕见	罕见
上皮细胞表达 CD20	常见	常见
皮质标志物的表达	无	有

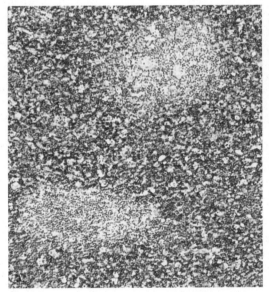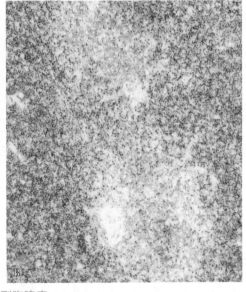

图 6-8　B1 型胸腺瘤
A. 丰富密集的淋巴细胞内可见明显淡染的髓质分化区；
B. 髓质分化区内主要由 TdT 阴性的较成熟 T 细胞组成。

表 6-4　B1 型胸腺瘤与 B2 型胸腺瘤鉴别

形态学特征	B1 型胸腺瘤	B2 型胸腺瘤
胸腺样结构	总是存在	罕见
髓质分化灶	总是存在	罕见
上皮细胞簇（≥3 个连续上皮细胞）	无	有
血管周围间隙	存在, 不明显	通常存在
叶状生长方式	大叶状	小叶状

（四）B2 型胸腺瘤

B2 型胸腺瘤（type B2 thymoma）的发生率约占所有胸腺瘤的 26%，小叶结构清楚，被无细胞性纤维带分隔，由明显可见的上皮样肿瘤细胞和淋巴细胞组成。此型肿瘤性上皮细胞为较多量散在或团簇状排列的大多角形上皮细胞，瘤细胞核呈空泡状且核仁明显。间质淋巴细胞丰富，形成肥胖的肿瘤上皮细胞位于密集的淋巴细胞中，HE 切片通常呈"蓝色"印象，可与 B3 型胸腺瘤的"粉红"印象相区别。B2 型胸腺瘤血管周围间隙常见。上皮细胞常围绕血管周围间隙或在纤维间隔附近呈栅栏状排列（图 6-9）。髓质分化区不明显。约 20% 的患者伴有 B3 型胸腺瘤区域，应归为混合性 B2/B3 型胸腺瘤。血管周围间隙或纤维间隔出现有生发中心的淋巴滤泡时，患者往往伴有重症肌无力症状。

肿瘤细胞表达除 CK20 外的其他细胞角蛋白。不表达 CD5、CD20、EMA。反应性 T 淋巴细胞多为 TdT 阳性。

B2 型胸腺瘤（图片）

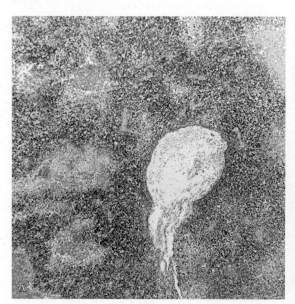
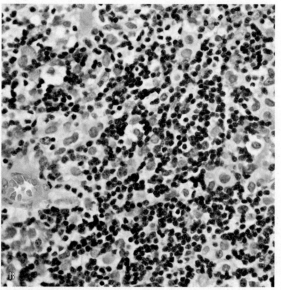

图 6-9　B2 型胸腺瘤
A. 上皮细胞散在或团簇状排列，胞核呈空泡状且核仁明显，间质淋巴细胞丰富；
B. 上皮细胞常围绕血管周围间隙呈栅栏状排列。

（五）B3 型胸腺瘤

B3 型胸腺瘤（type B3 thymoma）的发生率约占所有胸腺瘤的 16%，小叶结构清楚，被无细胞性纤维带分隔，主要由呈片状生长的上皮性肿瘤细胞组成，伴有少量淋巴细胞。多数病例上皮性瘤细胞核折叠皱缩，核仁不明显，瘤细胞比 B2 型胸腺瘤小（图 6-10）。血管周围间隙常见。上皮细胞常围绕血管周围间隙或在纤维间隔附近呈栅栏状排列。髓质分化区不明显。

肿瘤细胞表达除 CK20 外的其他细胞角蛋白，不表达 CD5、CD20。与 B2 型胸腺瘤相比，B3 型胸腺瘤瘤细胞局灶表达 EMA。反应性 T 淋巴细胞多为 TDT 阳性。形成了与 A 型胸腺瘤的区别，B3 型胸腺瘤血管周围间隙明显，而 A 型胸腺瘤毛细血管丰富，玫瑰花环样结构形成，囊性区域并 CD20 表达。

B3 型胸腺瘤（图片）

（六）伴淋巴样间质的微结节型胸腺瘤

伴淋巴样间质的微结节型胸腺瘤（micronodular thymoma with lymphoid stroma）是一种罕见的胸腺瘤。以丰富的淋巴细胞间质分隔散在的上皮结节为特征，上皮成分似 A 型胸腺瘤，淋巴细胞间质常含生发中心滤泡。与 AB 型胸腺瘤不同，微结节型胸腺瘤的淋巴细胞间质不含上皮细胞。

免疫表型：上皮细胞不表达 CD20，淋巴细胞多数为 CD20 阳性的 B 细胞，成熟与不成熟的 T 细胞也都存在（图 6-11）。

伴淋巴样间质的微结节型胸腺瘤（图片）

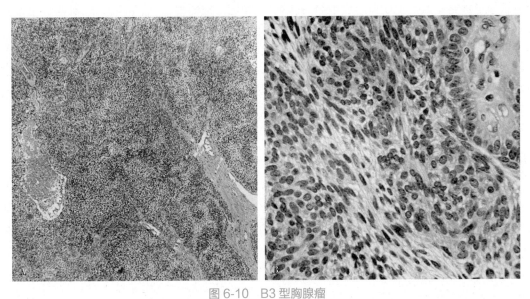

图 6-10　B3 型胸腺瘤

上皮细胞片状生长显示鳞状上皮特征,胞核折叠皱缩,核周空亮似挖空细胞,血管周围间隙常见(A、B)。

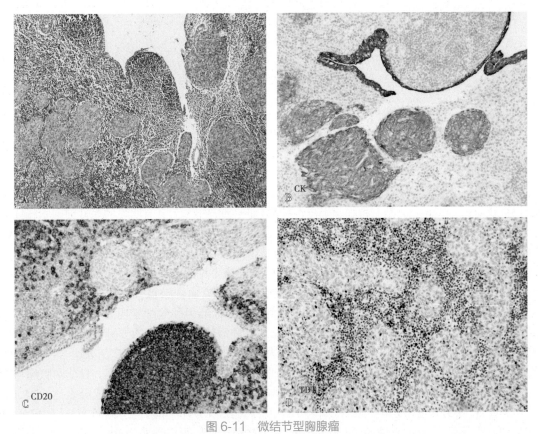

图 6-11　微结节型胸腺瘤

A. 丰富的淋巴细胞间质内散在上皮结节;B. 上皮成分似 A 型胸腺瘤但不表达 CD20;

C. 淋巴细胞多为 CD20 阳性;D. 不成熟 T 细胞较少。

（七）化生型胸腺瘤

化生型胸腺瘤（metaplastic thymoma）是一种罕见的胸腺肿瘤，具有明显双向分化特征，由互相吻合的上皮岛和束状梭形细胞组成。上皮岛组成细胞为多角形、卵圆形或短梭形，核呈空泡状，有明显小核仁、轻度异型，核分裂罕见；梭形细胞常被少量疏松组织或胶原纤维分隔，排列成束状或车辐状，细胞大小较一致，染色质细。梭形细胞与上皮岛可有明显的分界，亦可融合。

免疫表型：上皮细胞 CK 阳性，CD5 阴性；梭形细胞 vimentin 弥漫阳性，EMA 也可有表达；Ki-67 指数常小于 5%；间质淋巴细胞为成熟 T 淋巴细胞，TdT 阴性。化生性胸腺瘤见图 6-12。

化生型胸腺瘤
（图片）　肺内异位胸腺瘤
（图片）

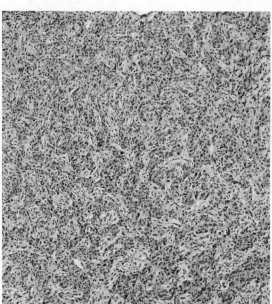
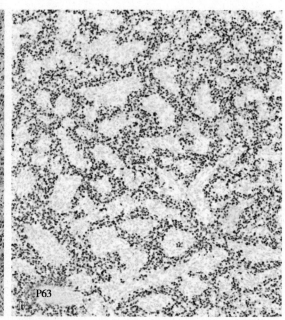

图 6-12　化生型胸腺瘤
A. 双相分化，相互吻合的上皮岛与梭形细胞区交替分布；B. p63 表达。

三、胸腺癌

胸腺癌（thymic carcinoma）是一种胸腺上皮性肿瘤（即 C 型胸腺瘤），具有明显的恶性细胞学特征。胸腺癌实际上包括了一组不同组织学类型的恶性肿瘤，如鳞状细胞癌、基底细胞样癌、淋巴上皮瘤样癌、肉瘤样癌、黏液表皮样癌、透明细胞癌、腺癌及 NUT 癌等。但是作为一组疾病，它们与胸腺瘤相比具有一些共同点：①极少伴发重症肌无力或其他系统性疾病；②缺少其他胸腺瘤可见的多种器官样特征，如血管周围间隙、灶状髓质分化和出现不成熟 T 淋巴细胞；③大多表达 CD5 和 CD117，而胸腺瘤不表达。

2015 版 WHO 胸腺肿瘤分类提出胸腺癌诊断标准：主要标准为肿瘤细胞明显异型改变（癌的形态特征），排除胸腺瘤伴有间变及合并神经内分泌肿瘤，排除恶性肿瘤转移及浸润；次要标准为肿瘤浸润性生长方式，肿瘤间质促结缔组织反应，上皮细胞 CD5、CD117 表达及 GLUT1 和 MUC1 的广泛表达。

胸腺瘤与胸腺癌主要鉴别点见表 6-5。胸腺瘤如果伴有胸腺癌则应归入胸腺癌。目前胸腺瘤与胸腺癌的鉴别一般基于传统组织学优先的原则：组织学为典型 B3 型胸腺瘤，如果仅上皮成分表达 CD5、CD117、GLUT1 和 MUC1，则仍考虑 B3 型胸腺瘤；如果 TdT 阴性，CD5、CD117 亦阴性也诊断为 B3 型胸腺瘤；相反，如果 CD5、CD117 阳性而 TdT 阴性，但缺乏胸腺癌的组织学异型性，可以诊断为 B3 型胸腺瘤 / 胸腺癌交界性肿瘤，往往认为是胸腺瘤伴有间变。

（一）鳞状细胞癌

鳞状细胞癌（squamous cell carcinoma）是胸腺癌最常见的类型，可有或缺乏明显角化。临床上不伴有重症肌无力。在诊断原发性胸腺鳞状细胞癌之前，需先排除肺鳞状细胞癌纵隔侵犯或转移。原发性胸腺鳞状细胞癌预后较好。胸腺鳞状细胞癌一般保持分叶状生长方式,而非角化型的小叶结构形成较差(图 6-13A)。这种分叶状生长方式与其他部位的鳞状细胞癌不同。与其他胸腺瘤类型比,胸腺鳞状细胞癌纤维间隔更宽阔伴广泛透明变性,无不成熟 T 淋巴细胞。

多数胸腺鳞状细胞癌的瘤细胞表达 CD5(图 6-13B)、CD70 和 CD117,这些标记物不表达于胸腺瘤上皮细胞及其他器官的鳞状细胞癌。

表 6-5　胸腺瘤与胸腺癌鉴别

鉴别要点	胸腺瘤	胸腺癌
伴发系统性疾病	常见	无
器官样组织学特征	有小叶状结构、血管周围间隙、灶性髓质分化和出现不成熟 T 细胞等器官样特征	无,鳞状细胞癌可有小叶状结构,但纤维间隔更宽阔
免疫表型	上皮细胞 CD5、CD117 阴性	CD5、CD117 常阳性;p53 表达高且 Bcl-2 表达强
生物学行为	手术切除可治愈。浸润性胸腺瘤局部复发常见,但转移罕见	生长迅速,复发转移常见

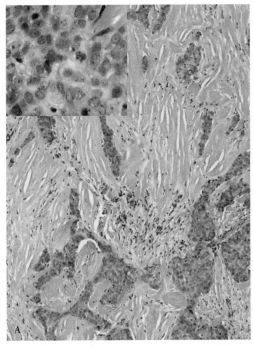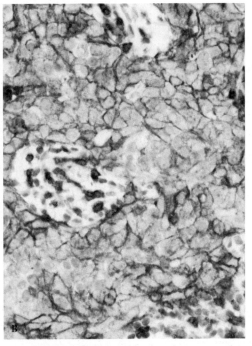

图 6-13　胸腺非角化型鳞状细胞癌
A. 宽阔透明变性的纤维组织分隔肿瘤,形成较小的小叶;B. 瘤细胞 CD5 阳性,
间质内成熟的 T 淋巴细胞是良好的内对照。

(二) 基底细胞样癌

基底细胞样癌(basaloid carcinoma)大多为多房性胸腺囊肿的附壁结节或显示肿瘤囊性变。镜下见小的基底样细胞呈小梁状、巢状、岛状排列,周围的瘤细胞呈特征性的栅栏状排列,瘤细胞核分裂常见。囊性变时,囊壁内衬肿瘤细胞,某种程度上类似内衬鳞状上皮的胸腺囊肿。瘤细胞可以表达 CD5。

(三) 淋巴上皮瘤样癌

胸腺原发淋巴上皮瘤样癌(lymphoepithelioma-like carcinoma)组织学上与发生于鼻咽的淋巴上皮瘤样癌相同,表现为未分化癌细胞合体样生长,细胞核空泡状,核仁大而深嗜酸性(图 6-14A)。间质淋巴浆细胞丰富,但无未成熟的 T 细胞。约半数病例与 EBV 感染有关,EBER 阳性(图 6-14B),特别是儿童和年轻人。

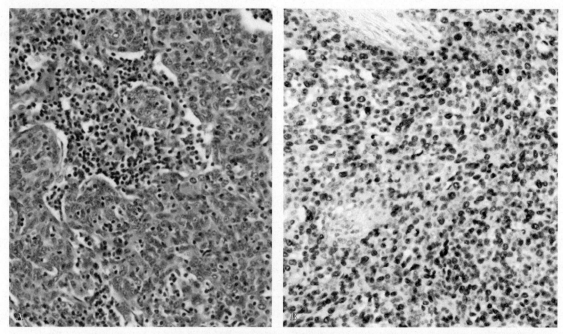

图 6-14　胸腺淋巴上皮瘤样癌

A. 未分化癌细胞合体样生长,细胞核呈空泡状,核仁大而深嗜酸性;B. 瘤细胞 EBER 阳性。

(四) 肉瘤样癌

肉瘤样癌(sarcomatoid carcinoma)表现为肉瘤样和癌性成分的紧密混合,肿瘤坏死常见。有时癌性成分不明显,需借助免疫组化或电镜证实上皮分化。肉瘤样成分瘤细胞呈梭形,核多形性,核仁明显,核分裂多见。可出现异源性分化,其中横纹肌肉瘤样分化最常见。肉瘤样成分细胞角蛋白阴性或不同程度阳性。

(五) 黏液表皮样癌

胸腺黏液表皮样癌(mucoepidermoid carcinoma)类似于涎腺黏液表皮样癌。肿瘤大体呈实性,有纤维带和黏液样外观,伴或不伴多房性囊肿。肿瘤鳞状上皮区和产生黏液的腺体分化区交替出现。鳞状上皮和黏液上皮均可以内衬于囊肿壁。黏液产生细胞 PAS 强阳性。

(六) 腺癌

胸腺腺癌非常罕见,包括乳头状腺癌、黏液腺癌、腺样囊性癌及非特殊类型腺癌(图 6-15)。在诊断胸腺腺癌时需要满足以下条件:肿块位于胸腺内;肿瘤周围见残余胸腺组织;体内无其他病灶。

(七) 胸腺神经内分泌肿瘤

胸腺神经内分泌肿瘤(thymic neuroendocrine tumor)的类型和诊断标准基本与肺内神经内分泌肿瘤相同。但是肺内神经内分泌肿瘤大多数为典型类癌和小细胞癌,而胸腺的神经内分泌肿瘤多为非典型类癌。因此胸腺类癌往往比支气管类癌更具有侵袭性。

1. 类癌(典型与非典型类癌)[carcinoid(typical and atypical carcinoids)]　胸腺类癌少见,其中以男性多见。约 1/3 病例伴发库欣综合征,约 1/4 的病例为多发性内分泌肿瘤综合征 I 型 MEN1 的一部分。这些病变临床更具侵袭性,伴 MEN1 的患者通常为男性,且不伴有库欣综合征表现。局部淋巴结转移常见,远处转移部位主要为肺、骨和肝脏。

大体上肿瘤界限清楚或有明显浸润。切面呈实性、鱼肉状,缺乏胸腺瘤的分叶状结构。镜下见较一致的肿瘤细胞呈器官样巢状、片状及缎带状排列,其间被纤细的血管间质分隔,可见菊形团样结构,无淋巴细胞及血管周围间隙等胸腺瘤特征。胸腺类癌多为非典型类癌,因此核分裂、中心坏死及脉管侵犯易见(图 6-16)。胸腺类癌组织学亚型如梭形细胞型、色素型和甲状腺髓样癌样型等无实际预后意义,但认识它们仍有鉴别诊断意义。

免疫组化表达细胞角蛋白和神经内分泌标记物,如 Syn、CgA、CD56 和 NSE 等,Ki-67 指数低。鉴别诊断包括胸腺瘤及副神经节瘤等。副神经节瘤瘤细胞嗜碱性,无缎带样排列,免疫组化 S-100 支柱细胞阳性。

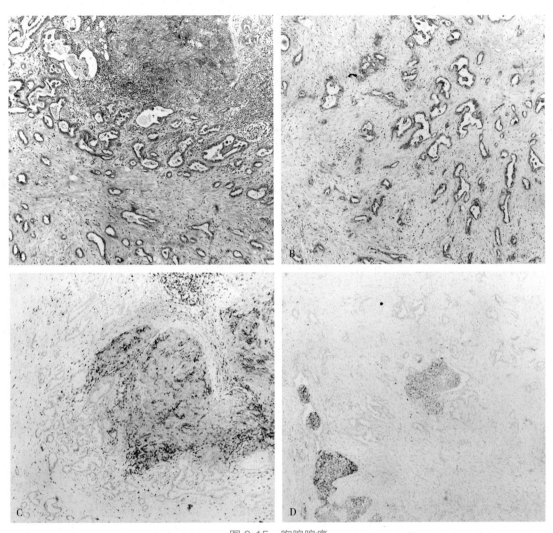

图 6-15 胸腺腺癌
A. 肿瘤周围见胸腺组织,肿瘤呈实性、腺样排列;B. 肿瘤呈腺样;C. CD5 部分阳性;D. PAX-8 部分阳性。

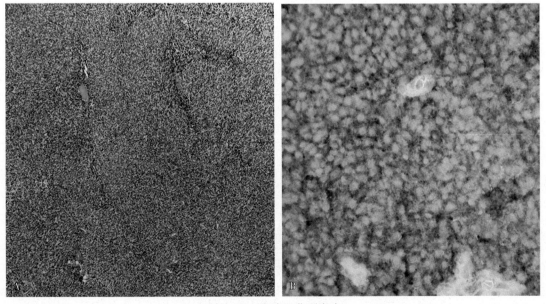

图 6-16 胸腺不典型类癌
A. 肿瘤细胞呈巢状、片状排列;B. Syn 阳性。

2. 小细胞神经内分泌癌(small cell neuroendocrine carcinoma)和大细胞神经内分泌癌(large cell neuroendocrine carcinoma)　均与肺的同一类型肿瘤难以区别,因此需结合其他检查排除肺原发性病变后才能确诊胸腺小细胞癌或大细胞神经内分泌癌。

【鉴别诊断】胸腺部位也常发生其他肿瘤,有些与胸腺瘤形态相似,需要注意鉴别(表 6-6)。

表 6-6　胸腺部位常见肿瘤鉴别诊断

鉴别要点	胸腺瘤	大 B 细胞性淋巴瘤	淋巴母细胞性淋巴瘤	霍奇金淋巴瘤	精原细胞瘤	类癌
低倍镜下形态	拼图样小叶,宽的纤维带分隔,包膜完整	弥漫生长,通常纤细的胶原纤维分隔瘤细胞	弥漫生长,缺乏小叶,周围组织(脂肪)浸润	境界不清的纤维带分隔结节,圆形淋巴细胞增生	细的纤维小梁分隔瘤细胞巢,淋巴细胞浸润	纤细的纤维血管间质,缺乏小叶结构
细胞形态	梭形、卵圆形及泡状核,无明显异形,核分裂极少	泡状核,核仁明显,胞质少可透明,核分裂常见	粉尘样染色质,胞质少,形态单一,核分裂多	R-S 细胞、陷窝状细胞	染色质粗,红核仁明显,胞质皱缩透亮,核分裂不等	细胞一致,点彩状染色质,浆细、颗粒状,核分裂不等
临床特征	成人好发,儿童罕见,可伴自身免疫性疾病	常为年轻女性	多为青少年,迅速增大纵隔肿块	常为年轻女性	青春期后年轻人,仅见男性	男性多见,可伴库欣综合征或多发性内分泌肿瘤
免疫表型	上皮表达角蛋白,部分淋巴细胞表达 TdT	B 细胞标记 CD20,PAX-5 弥漫表达	淋巴细胞弥漫表达 TdT	R-S 细胞表达 CD30、CD15 及 PAX-5	PLAP、CD117、OCT3/4	神经内分泌标记阳性

四、纵隔生殖细胞肿瘤

纵隔是性腺外生殖细胞肿瘤(germ cell tumor,GCT)最常受累部位之一。与性腺 GCT 类似,纵隔 GCT 可包含一种以上 GCT 组织学亚型。按照治疗需要可将纵隔 GCT 分为纯精原细胞瘤、恶性非精原细胞瘤样 GCT(包括胚胎性癌、卵黄囊瘤、绒毛膜癌和混合 GCT)和畸胎瘤三种,其中以畸胎瘤最多见。恶性非精原细胞瘤样 GCT 患者约 90% 伴有血清 HCG 水平和 / 或 AFP 升高,而纯精原细胞瘤患者这些标记物通常阴性。

纵隔 GCT 的发生部位与胸腺高度相关。小的肿瘤往往完全位于胸腺内,但其组织发生似乎与胸腺无关。与后腹膜 GCT 不同,纵隔 GCT 与睾丸小管内 GCT 之间未被证实存在关联。青春期后的纵隔 GCT 绝大多数都发生于男性(精原细胞瘤仅见于男性),而青春期前的病例几乎均为畸胎瘤或卵黄囊瘤两种类型(表 6-7)。

表 6-7　纵隔生殖细胞肿瘤临床特征与病理类型

发病年龄	组织学类型	性别差异	生物学行为
青春前期	畸胎瘤(成熟或未成熟)	男女相当	完全切除者呈良性
	卵黄囊瘤	女稍多于男	恶性
青少年和成人	畸胎瘤(成熟或未成熟)	男明显多	良性或交界性
	恶性生殖细胞肿瘤(所有组织学类型)	男明显多	恶性

【诊断与鉴别诊断】纵隔 GCT 组织形态与性腺发生者相同,但是少见情况下纵隔 GCT 可出现多发性囊腔,这是残留胸腺上皮化生的结果。残留胸腺上皮可以对肿瘤组织产生明显的反应性增生,这时可能误诊为胸腺瘤。纵隔非精原细胞性 GCT 似乎比性腺肿瘤更容易伴发体细胞型恶性肿瘤,可以为癌,如腺癌、鳞状细胞癌和神经内分泌肿瘤,也可以为肉瘤,如横纹肌肉瘤和血管肉瘤。

（一）精原细胞瘤（生殖细胞瘤）

纵隔精原细胞瘤（生殖细胞瘤）［Seminoma（germinoma）］几乎总是发生于胸腺，但是其组织发生与胸腺无关。组织学及免疫组化与性腺发生的同类型肿瘤一致（图6-17）。肿瘤可能因出现多发性囊肿、广泛的肉芽肿反应、反应性滤泡增生、明显的纤维化而被忽略。鉴别诊断包括胸腺瘤和大细胞性淋巴瘤等。诊断女性患者精原细胞瘤需非常谨慎（可能不存在女性患者），精原细胞瘤内丰富的糖原很有鉴别诊断意义。

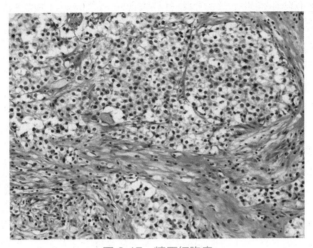

图 6-17　精原细胞瘤
细的纤维小梁分隔瘤细胞巢，瘤细胞胞质透亮。

（二）成熟性囊性畸胎瘤

成熟性囊性畸胎瘤（mature cystic teratoma）是纵隔生殖细胞肿瘤最常见的类型。大体上肿瘤呈单囊或多房囊性，可以很大，囊壁常伴钙化。镜下形态与性腺的囊性成熟性畸胎瘤相似，但有一点明显不同的是，胰腺组织在纵隔畸胎瘤内尤其常见，而在性腺肿瘤内却相当罕见。成熟性囊性畸胎瘤为良性肿瘤，预后良好。

（三）未成熟性畸胎瘤

未成熟性畸胎瘤（immature teratoma）与其他部位一样，类似于成熟性畸胎瘤，但含有不成熟的上皮性、间叶性或神经成分。大体通常实性居多，或囊肿内含实性结节。纵隔此类肿瘤很少。

（四）胚胎性癌

纵隔胚胎性癌（embryonal carcinoma）与其他部位一样，是一种高度坏死的侵袭性肿瘤。肿瘤细胞以实性生长为主。细胞分化差，核空泡状核仁明显，核分裂多见。当年轻男性患者出现纵隔低分化恶性肿瘤，同时伴血清 AFP 和 / 或 HCG 升高时，需着重考虑生殖细胞肿瘤的可能。

（五）卵黄囊瘤

卵黄囊瘤（yolk sac tumor）是婴幼儿期仅有的恶性生殖细胞肿瘤类型。与性腺肿瘤一样，纵隔卵黄囊瘤形态表现多样，如微囊型、内胚窦型、黏液瘤型、肝样型、腺体 - 腺泡型等。纵隔卵黄囊瘤可有独特的肉瘤样结构，表现为异形的梭形细胞呈模糊的席纹状排列。虽然这类肿瘤可有包膜，但预后都很差。

五、原发性纵隔淋巴瘤及淋巴结卡斯尔曼病

纵隔淋巴瘤原发于纵隔淋巴结或胸腺，表现为前纵隔包块。患者典型表现为纵隔巨大包块引起的局部症状和体征（如上腔静脉综合征），或在淋巴母细胞淋巴瘤中伴有心包或胸膜渗出。

尽管任何组织学类型的淋巴瘤均可发生于纵隔（胸腺），但绝大部分病例为以下几个类型，分别为 T 淋巴母细胞性淋巴瘤、纵隔大 B 细胞性淋巴瘤和结节硬化型霍奇金淋巴瘤。少见的类型有间变性大细胞淋巴瘤和结外边缘区 B 细胞淋巴瘤等。胸腺作为 T 细胞产生和分化的器官，B 细胞淋巴瘤相对少见。除了边缘区B 细胞淋巴瘤以外，绝大多数纵隔淋巴瘤在临床上是侵袭性的。遗传学上纵隔淋巴瘤大部分与其他部位对应的肿瘤相似，但纵隔大 B 细胞性淋巴瘤明显不同于其他部位的弥漫大 B 细胞淋巴瘤。

（一）原发性纵隔大 B 细胞性淋巴瘤

原发性纵隔大 B 细胞性淋巴瘤（primary mediastinal large B-cell lymphoma，PMLBCL）是一种原发于纵

隔的弥漫大 B 细胞性淋巴瘤,可能为胸腺 B 细胞起源。与其他部位弥漫大 B 细胞性淋巴瘤相比,PMLBCL 具有独特的临床、免疫表型和基因特点。它主要发生于青壮年(中位年龄 35 岁),而且女性多见。

【诊断要点】不同病例镜下形态学表现不一,瘤细胞体积从中等到大(2~5 倍于小淋巴细胞),胞质丰富淡染呈空泡状,核圆形或卵圆形,核仁通常较小。虽然透明细胞具有特殊性,但是仅见于少数病例。有些病例瘤细胞呈多形性,多叶核,类似 R-S 细胞,瘤细胞之间混有少数非肿瘤性小淋巴细胞和嗜酸性细胞。间质特点是常见纤维化,由纤细的硬化纤维束将瘤细胞巢分隔成大小不同的细胞区间(图 6-18)。

免疫组化 PMLBCL 表达广谱 B 细胞标记,如 CD20、CD79a 和 PAX-5 等,表面免疫球蛋白 CIg 和 SIg 常缺乏表达。70% 的病例表达 CD23 和一种 T 细胞限制性标记物 MAL;80% 的病例表达 CD30,但通常呈斑片状弱表达,EBV 阴性。纵隔大 B 细胞性淋巴瘤遗传学改变包括染色体 9p 和 Xq 扩增、*Bcl-2* 和 *Bcl-6* 基因缺失或罕有的重排及特征性 *MAL* 基因过表达。

纵隔大 B 细胞性淋巴瘤可能包含两组肿瘤:真正的胸腺大 B 细胞性淋巴瘤和起源于纵隔淋巴结的大 B 细胞性淋巴瘤。可能前者才具有特殊性。后者如同普通的弥漫大 B 细胞性淋巴瘤,常见于老年男性,免疫球蛋白(immunoglobulin,Ig)通常阳性而 CD23 和 MAL 很少表达。

【鉴别诊断】胸腺瘤:常伴有重症肌无力表现;在小淋巴细胞的背景上散在上皮细胞。胸腺癌:癌细胞常呈巢片状浸润;CK 阳性,LCA 阴性。生殖细胞瘤:纵隔大 B 细胞性淋巴瘤女性好发,镜下出现纤维间隔、透明细胞并混有淋巴细胞,形成一种非常类似于精原细胞瘤的结构;而纵隔生殖细胞瘤女性非常罕见,且免疫组化容易鉴别。

(二)霍奇金淋巴瘤

发生于胸腺的霍奇金淋巴瘤(Hodgkin lymphoma)绝大多数是结节硬化型。结节硬化型经典霍奇金淋巴瘤(nodular sclerosis classical Hodgkin lymphoma,NSCHL)多发生于年轻人,女性多见。NSCHL 基因型上为 B 细胞起源,尽管 B 细胞标记物可能丢失,组织学特征与其他部位相似。但发生于纵隔的肿瘤常内衬胸腺上皮的囊肿,而在囊壁上发现有霍奇金淋巴瘤结节,因此胸腺多房性囊肿需仔细检查囊壁和间隔。

在一些罕见病例,霍奇金淋巴瘤可以与纵隔大 B 细胞淋巴瘤共存。对富于陷窝细胞和 R-S 细胞的病例,病变形态难以与纵隔大 B 细胞淋巴瘤鉴别。以下特征有助于诊断霍奇金淋巴瘤:出现明显的炎症背景和明显的嗜酸性粒细胞;宽大的硬化带分隔形成大的淋巴细胞结节(图 6-19),或成片的区域出现地图样坏死;CD45 不表达,CD20 不表达或表达弱且不均匀,MAL 不表达,CD30 膜强表达,EBV 阳性。

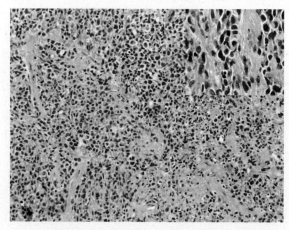

图 6-18 弥漫大 B 细胞淋巴瘤
纤细的硬化纤维束将瘤细胞巢分隔成大小不同的细胞区间。瘤细胞异形,核仁明显,核分裂多见。

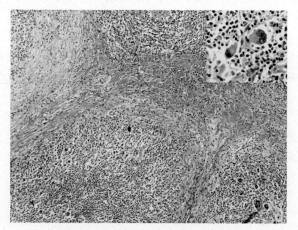

图 6-19 结节硬化型霍奇金淋巴瘤
境界不清的宽纤维带分隔形成多个淋巴细胞结节。结节边界圆钝,内可见 R-S 细胞(右上)。

(三)纵隔灰区淋巴瘤

纵隔灰区淋巴瘤(mediastinal gray zone lymphoma)是指介于弥漫大 B 细胞淋巴瘤和经典霍奇金淋巴瘤中间特点的不能分类的肿瘤,大部分发生于前纵隔,好发于年轻男性,相比于 PMLBCL 和 CHL 预后更差。灰区淋巴瘤无特定形态,特征性改变是不同区域形态不同,有的区域呈 PMLBCL 样,有的呈 HCL 样。在

PMLBCL 样区,瘤细胞较 PMLBCL 瘤细胞更大、更多形,CD20 阴性、CD15 阳性。在 HCL 样区,常见多形性瘤细胞呈片状浸润生长,坏死区内无中性粒细胞浸润,典型瘤细胞 CD20、CD45 阳性而 CD15 阴性。

（四）T 淋巴母细胞淋巴瘤

T 淋巴母细胞淋巴瘤（T-lymphoblastic lymphoma,T-LBL）常见于青少年,但成人和老年人也可以发生。常表现为纵隔迅速增大的无痛性肿块和 / 或胸膜渗出引起的急性呼吸窘迫。当广泛骨髓血液受累时应诊断为 T 淋巴母细胞白血病（T-ALL）。T-LBL 和 T-ALL 具有相同的形态、免疫表型和遗传学特点。组织学上细胞小到中等大,胞质少,核可见扭曲,染色质细腻,核仁小或模糊,核分裂象常见;可见弥漫浸润周围脂肪组织,缺乏胸腺瘤的分叶状结构（图 6-20）。

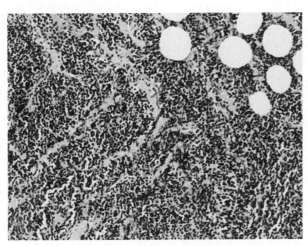

T 淋巴母细胞性
淋巴瘤（图片）

图 6-20　T 淋巴母细胞性淋巴瘤
瘤细胞弥漫浸润周围脂肪组织。

免疫表型表达 TDT、CD7,胞质 CD3、CD43、CD34 等,TDT 最具重要性。Ki-67 指数非常高。少数纵隔 LBL 为 B 细胞性。区别 T-LBL 和 B-LBL 最有效的一组免疫标记包括 CD79a、pax-5、CD3 和 CD43,前者 CD3 和 CD43 阳性而后者 CD79a、pax-5 阳性。

（五）边缘区 B 细胞淋巴瘤

纵隔原发边缘区 B 细胞淋巴瘤（marginal zone B-cell lymphoma）十分罕见,好发于中老年人,女性多见。半数以上患者伴发自身免疫性疾病,特别是干燥综合征和类风湿性关节炎。患者常无症状,为影像学检查时偶然发现的纵隔肿块。本瘤临床惰性,预后很好。大体上,该类型胸腺肿瘤常伴有多发性囊腔形成。

【诊断要点】正常胸腺小叶结构消失,与其他结外边缘区 B 细胞淋巴瘤相同。中心细胞样或单核细胞样肿瘤细胞呈宽带状或片块状浸润,其间可见残留的胸腺小体和反应性淋巴滤泡。瘤细胞灶浸润并破坏胸腺小体和胸腺囊腔上皮,形成淋巴上皮病变。胞质丰富透明的单核样细胞常聚集在囊腔周围,形成囊腔周围淡染环（图 6-21）。另外可见成簇的浆细胞（肿瘤性）。

免疫表型上,瘤细胞表达全 B 细胞标记,而无特异性标记物。CD5、CD10、CD23 和 cyclin D1 常呈阴性,75% 以上病例表达 IgA。免疫球蛋白基因常发生克隆性重排。在胸腺结外边缘区 B 细胞淋巴瘤中并未检测到由 t(11 ;18) 引起的 *AP12-MALTI* 融合,而这种染色体易位在其他部位结外边缘区 B 细胞淋巴瘤中检出率高达 50%。

【鉴别诊断】主要与胸腺反应性淋巴细胞增生和纵隔卡斯尔曼（Castleman）病侵犯胸腺鉴别,两者淋巴细胞成熟缺乏克隆性、无带状或片状中心细胞样和单核细胞样增生,也无淋巴上皮病变。

（六）淋巴结卡斯尔曼病

卡斯尔曼病（Castleman disease,CD）是一种病因不明的淋巴结血管滤泡特殊性增生的淋巴结病。临床分为孤立性和多中心性两类。孤立性 CD 患者多无临床症状,表现为身体某部位孤立性肿块,其中以纵隔最常见。多中心性 CD 患者表现为全身多个淋巴结肿大,并可累及脾脏,往往伴发发热、红细胞沉降率加快、高γ球蛋白和低蛋白血症。大体上肿块常为包膜完整的类圆形结节,直径 3~7cm,大者可达 16cm。

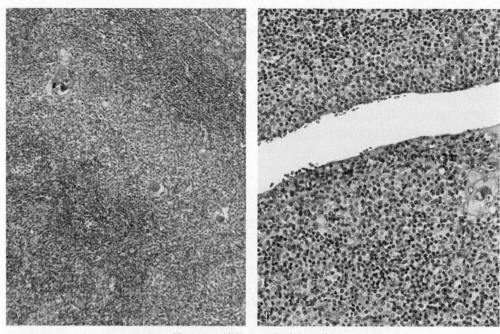

图 6-21 边缘区 B 细胞淋巴瘤

A. 胞质丰富透明的单核样细胞聚集在残留的胸腺小体或囊腔周围,呈宽带状或片块状浸润;B. 瘤细胞灶浸润并破坏胸腺小体和胸腺囊腔上皮,形成淋巴上皮病变。

【诊断要点】组织学类型分为透明血管型和浆细胞型。孤立性患者 90% 以上为透明血管型,多中心性患者多为浆细胞型。透明血管型 CD 主要表现为淋巴滤泡增多并散布于整个肿块;滤泡中心可见玻璃样变的小血管长入,似胸腺小体样;套区淋巴细胞增宽呈洋葱皮样排列(图 6-22)。浆细胞型 CD 淋巴滤泡血管透明变不明显,滤泡中心可见嗜伊红物沉积(可能为纤维素和免疫复合物),滤泡间可见大量多克隆性浆细胞浸润。免疫组化与淋巴滤泡增生相似。

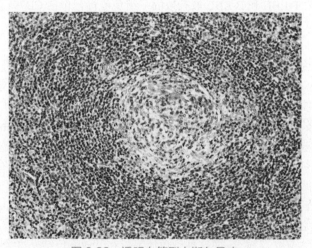

卡斯尔曼病
(图片)

图 6-22 透明血管型卡斯尔曼病

滤泡中心可见玻璃样变的小血管长入,似胸腺小体样;
套区淋巴细胞增宽呈洋葱皮样排列。

【鉴别诊断】孤立性纵隔肿块需与胸腺瘤鉴别,后者无小血管增生和浆细胞浸润。

六、纵隔软组织肿瘤

(一) 神经源性肿瘤

神经源性肿瘤(neurogenic tumor)是纵隔最常见的肿瘤之一,男女发病率相同。根据其来源可分为神经鞘源性肿瘤,包括神经鞘瘤、神经纤维瘤及恶性神经源性肉瘤;交感神经源性肿瘤,包括节细胞神经瘤、节细胞神经母细胞瘤和神经母细胞瘤；副神经节瘤。肿瘤部位根据起源的神经组织而不同，大多来源于脊椎旁交感神经干和脊髓神经而位于后纵隔，少数也可来源于肋间神经而位于前纵隔。交感神经源性肿瘤患者年龄较小，且为良性、中间型，恶性患者发病年龄递减，神经母细胞瘤婴幼儿多见。

1. 神经鞘瘤（schwannoma）　镜下典型表现同其他部位，分为细胞密集伴核栅栏状排列的 antoni A 区和细胞稀疏间质黏液变的 antoni B 区。血管常为厚壁伴透明变，出血及囊性变常见。神经纤维瘤瘤细胞排列成交织束状，以形成漩涡状结构为其特征，其内可有轴突穿行，无血管改变和囊性变。

2. 交感神经系统肿瘤（tumor of sympathetic nervous system）　神经节细胞瘤由分散的神经节细胞和大量施万细胞间质组成。神经母细胞瘤由密集的神经母细胞和少量施万细胞间质组成，瘤细胞小而深染，可有菊形团形成，有时局部区域可见施万细胞间质和分化较成熟的神经节细胞。节细胞神经母细胞瘤介于上述两者之间，由不同分化阶段的神经母细胞、成熟节细胞和大量施万细胞间质组成，又可分为混合型和结节型。

3. 副节瘤（tumor of paraganglia）　镜下典型表现为多角形上皮样细胞巢被薄壁血管分隔，呈器官样排列（图 6-23）。

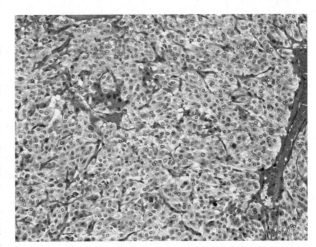

图 6-23　副节瘤
多角形上皮样细胞巢为薄壁血管分隔，呈器官样排列。

（二）血管瘤

血管瘤（hemangioma）最常见于前纵隔，儿童多见。此瘤可与畸胎瘤并存或为畸胎瘤的一部分。肿块为红棕色，切面呈海绵状。镜下由许多厚壁血管或大量内衬内皮细胞的血窦构成。

（三）淋巴管瘤

淋巴管瘤（lymphangioma）是儿童前纵隔常见肿瘤，与血管瘤一样可能都为发育异常所致。瘤内见乳糜液，或含淋巴细胞而非红细胞可与血管瘤鉴别。

MALT 淋巴瘤
（图片）

（滕晓东）

第三节　胸　膜

正常胸膜是一层较薄的透明有光泽的浆膜，表面被覆单层扁平或立方形间皮细胞。胸膜在纵隔的左侧和右侧各形成一个封闭的腔隙即胸膜腔，由被覆于肺表面的脏层胸膜和被覆胸壁内侧面即壁层胸膜、纵隔或横膈表面的胸膜相连续而成，内衬浆膜组织。脏层胸膜折入各肺叶表面成为肺裂。胸膜肿瘤组织学分类见表 6-8。

表 6-8　世界卫生组织胸膜肿瘤组织学分类

胸膜肿瘤	胸膜肿瘤
间皮瘤	淋巴增生性病变
弥漫性恶性间皮瘤	原发渗出性淋巴瘤
上皮样间皮瘤	脓胸相关性淋巴瘤
肉瘤样间皮瘤	间叶来源肿瘤
促结缔组织增生性间皮瘤	上皮样血管内皮瘤
双向型间皮瘤	血管肉瘤
局限性恶性间皮瘤	滑膜肉瘤
间皮来源的其他肿瘤	单向型
高分化乳头状间皮瘤	双向型
腺瘤样瘤	孤立性纤维性肿瘤
	胸膜钙化瘤
	促结缔组织增生性圆形细胞肿瘤

一、胸膜炎和胸膜结核

肺的炎症性病变可蔓延至胸膜,肺部病变可以完全吸收,但胸膜纤维化常导致胸膜粘连并导致呼吸运动受限。胸壁贯通伤引起的血肿机化也可引起胸膜炎症性增厚。胸膜结核可以由肺部病变蔓延,亦可以由血行播散而来。

二、淋巴增生性病变

胸膜炎症可为淋巴瘤的一部分。长期脓胸患者继发感染 EBV 可引起慢性炎症相关性弥漫大 B 细胞淋巴瘤伴实体瘤形成。免疫缺陷患者感染人类疱疹病毒 8 型(human herpes virus 8,HHV-8)引起的原发性渗出性弥漫大 B 细胞淋巴瘤,可仅产生胸腔大量渗出而无淋巴结肿大或实体瘤块。

(一)脓胸相关性大 B 细胞淋巴瘤

脓胸相关性大 B 细胞淋巴瘤(pyothorax-associated large B-cell lymphoma,PAL)与长期慢性炎症和 EBV 感染相关,常合并因结核行人工气胸治疗而引起的慢性脓胸。慢性脓胸和发生淋巴瘤的中位间隔是 37 年,常见于老年男性(男女比例 >10:1)。常见的临床症状是胸痛、咳痰、呼吸困难及胸壁肿物。PAL 是一种侵袭性淋巴瘤,预后较差(5 年生存率 25%~35%)。

【诊断要点】胸膜纤维性增厚伴实体瘤形成,瘤体常较大。瘤细胞多数由弥漫性多形性大 B 淋巴细胞组成,核圆形,单个或多个明显核仁,伴浆细胞分化,可见坏死和围血管中心生长。多数病例瘤细胞 CD20、CD79a 和 MUM1 阳性,而 CD10、Bcl-6 阴性,符合非生发中心 B 细胞来源(预后比 GCB 来源差)。与 EBV 感染有关,EBER 阳性。瘤细胞伴浆细胞样分化时,CD20 阴性,CD138 阳性。偶尔可见 T 细胞标记异常表达。

【鉴别诊断】PAL 与单纯性脓胸鉴别,后者缺乏瘤块,预后好。PAL 与低分化癌或间皮瘤鉴别,后两者缺乏慢性脓胸病史,LCA 阴性。PAL 与渗出性淋巴瘤鉴别,后者几乎均发生于艾滋病或其他严重免疫低下的患者,无慢性脓胸病史,通常表现为胸腔浆液性渗出而无实体瘤形成,瘤细胞 HHV-8 阳性。

(二)原发性渗出性淋巴瘤

原发性渗出性淋巴瘤(primary effusion lymphoma,PEL)指大 B 细胞淋巴瘤侵犯浆膜,表现为胸膜、心包或腹膜渗出而常无实体瘤形成。PEL 总是与 HHV-8 感染有关,几乎均同时合并 EBV 感染。PEL 男性明显好发,几乎均发生于艾滋病或其他严重免疫低下的患者。形态及表型特征类似 PEL 但不伴有体腔渗出的体腔外实体淋巴瘤已有报道。本病预后很差,化疗很少有效,中位生存时间不到 6 个月。

【诊断要点】瘤细胞黏附浆膜表面或侵入浆膜不形成明显包块,伴有大量渗出。肿瘤细胞大,胞质丰富嗜碱性,胞核常呈高度多形性。体腔外瘤块,形态及免疫表型类似 PEL,常伴有高核分裂活性和凋亡碎片。典型的免疫表型为 LCA、CD138、MUM1 阳性,CD3、CD20、CD79a、CD10 和 BCL-6 阴性;瘤细胞 HHV-8 相关潜伏蛋白 LANA(ORF73 阳性)具有重要诊断意义,EBER 也常阳性。PEL 的基因表达谱与恶性浆细胞极其相似,提示为浆母细胞瘤的一种类型。

【鉴别诊断】PEL 与 HHV-8 阳性淋巴瘤鉴别,尤其前者出现实体瘤块时需与后者鉴别,但前者瘤细胞 Ig 阴性,大多同时感染 EBV。PEL 与体腔非特异性或结核渗出性疾病鉴别,后者渗出液中有大量淋巴细胞,均为成熟小淋巴细胞。

三、孤立性纤维性肿瘤

发生于胸膜的孤立性纤维性肿瘤(solitary fibrous tumor,SFT)和发生于软组织的肿瘤相同,但纵隔孤立性纤维性肿瘤侵袭性比其他部位的肿瘤强,约半数病例可复发。

【诊断要点】肿瘤多为类圆形、界限清楚的肿块。镜下组织学形态表现为细胞和纤维间质的比例变化很大,从富细胞的"经典血管外皮瘤"样形态到明显玻璃样变的"经典孤立性纤维瘤"样形态。常见梭形肿瘤细胞疏密交替排列,其间低倍镜下可见的粗大致密胶原纤维是其特征(图 6-24),细胞和胶原纤维间可见人工收缩裂隙,区域血管呈血管外皮瘤样改变。免疫组化肿瘤细胞表达 CD34(80%~90%)、CD99(70%)、Bcl-2(30%)和 STAT6(敏感性达 95.8%~100%);不表达细胞角蛋白和 S-100。血管外皮瘤样区域 CD34 表达不如孤立性纤维瘤样区域强及弥漫。

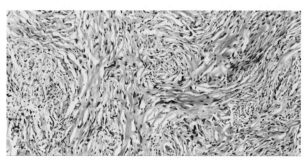

图 6-24　孤立性纤维性肿瘤
低倍镜下可见粗大致密的胶原纤维，瘤细胞和
胶原纤维间可见人工收缩裂隙。

四、恶性间皮瘤

胸膜恶性间皮瘤（malignant mesothelioma）主要见于 60 岁以上患者，男性多见。多数胸膜恶性间皮瘤与接触石棉有关。大体上肿瘤开始为多发性胸膜小结节，进而相互融合导致脏层胸膜和壁层胸膜相互融合并包裹肺。

【诊断要点】胸膜恶性间皮瘤可以有 3 个基本的组织学类型，分别为上皮样、肉瘤样和双向型，最常见的是同一肿瘤同时包含上述 3 种成分，且以某一种为主。少见病例为类似机化性胸膜炎改变的致密胶原纤维样结缔组织增生，称为促纤维组织增生性间皮瘤。

（一）上皮样型胸膜恶性间皮瘤

上皮样型（epithelioid type）胸膜恶性间皮瘤虽然显示有上皮样细胞形态，但肿瘤形态构象复杂。高分化瘤细胞形态基本一致，多数呈圆形、立方形或多角形，伴有丰富嗜酸的胞质和温和的细胞核，常缺乏核分裂。分化差时细胞异型性明显，核分裂多见，与癌常难以区分。肿瘤生长方式多样，最常见的是管状乳头状、微囊样和弥漫片状，少见的有小细胞型、透明细胞型、蜕膜样型、间质黏液变型和淋巴组织细胞样型。

（二）肉瘤样型胸膜恶性间皮瘤

肉瘤样型（sarcomatoid type）胸膜恶性间皮瘤由梭形细胞构成，排列成束状或杂乱排列。常伴有显示人字形排列方式的类似纤维肉瘤样表现。当显著间变多形时，肿瘤常与多形性未分化肉瘤相似（图 6-25）。少数病例可存在类似骨肉瘤等改变。

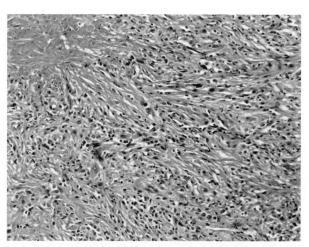

图 6-25　肉瘤样型胸膜恶性间皮瘤
由梭形细胞构成，排列成束状或杂乱排列，可见坏死（左上）。

（三）促纤维组织增生性间皮瘤

当肿瘤组织中间质促纤维增生、胶原化明显时，WHO 单独将其归为促纤维组织增生性间皮瘤

(desmoplastic mesothelioma)，在大量致密的胶原纤维中不典型细胞排列成席纹状或"无结构"形式为主要成分，在小的活检标本与良性机化性胸膜炎难以鉴别。这时肿瘤浸润至胸壁软组织（如脂肪组织）是重要诊断线索。

（四）双向型胸膜恶性间皮瘤

双向型（biphasic type）胸膜恶性间皮瘤具有上皮样和肉瘤样两种结构，且各自至少占肿瘤的 10%。

免疫组化是诊断恶性间皮瘤的一种重要的辅助手段，可联合使用两种或以上阳性标记物（如细胞角蛋白 5/6 和钙结合蛋白）和两种或以上阴性标记物（如 CEA 和 TTF-1）。此外，广谱角蛋白可用于排除罕见的大细胞淋巴瘤、恶性黑色素瘤和上皮样血管内皮瘤病例，该标记物也可以突出显示浸润至周围脂肪组织、骨骼肌等软组织的梭形细胞，以鉴别促纤维组织增生性间皮瘤和良性机化性胸膜炎。上皮样型胸膜恶性间皮瘤与肺癌侵犯胸膜鉴别常用的免疫组化标记物见表 6-9。

表 6-9　上皮样型胸膜恶性间皮瘤与肺癌的免疫组化标记物鉴别

标记物	上皮样型胸膜恶性间皮瘤	肺腺癌	肺鳞状细胞癌
calretinin	几乎全部	5%~10%	<40%
CK5 或 CK5/6	75%~100%	2%~20%	几乎全部
WT1	75%~95%	不表达	不表达
D2-40	90%~100%	15%	50%
MOC-31	2%~10%	90%~100%	97%~100%
BG8	3%~7%	90%~100%	80%
CEA（单抗）	<5%	80%~100%	
B72.3	不表达	75%~85%	
Ber-EP4	20%	95%~100%	85%~100%
TTF-1	不表达	75%~85%	10%
NapsinA	不表达	80%~90%	不表达
p63	7%		>90%
DSG3	不表达		85%~90%

（五）局限性恶性间皮瘤

胸膜局限性恶性间皮瘤是一种在胸膜局部呈结节状生长的恶性间皮瘤，肿块可达数厘米。在组织学改变、免疫表型上均与常见的弥漫性恶性间皮瘤相同。该肿瘤呈侵袭性生长，术后可复发和转移，但几乎不沿胸膜表面扩散，预后较好。要注意本病与孤立性纤维性肿瘤的鉴别。

五、高分化乳头状间皮瘤

胸膜高分化乳头状间皮瘤（well-differentiated papillary mesothelioma）非常罕见。大体可能为孤立性或多发局限性肿块。镜下呈乳头状结构，细胞形态温和，具有向浅表扩散倾向而无侵袭性。恶性间皮瘤的局部区域可能表现为高分化乳头状间皮瘤特征，因此小的活检标本诊断为高分化乳头状间皮瘤需谨慎。

（滕晓东）

第七章 肝、胆及胰腺疾病

第一节 肝 脏

一、病毒性肝炎

病毒性肝炎（viral hepatitis）一般是指由肝炎病毒引起的肝实质的弥漫性炎症。根据发病情况、病程、病毒载量、基因型、突变程度、病毒-宿主之间相互作用及宿主的状态（包括年龄、性别、一般情况、生活习惯及是否饮酒等）可出现不同的临床表现，如急性、暴发性、慢性病毒性肝炎和携带者状态。根据肝炎病毒的不同分为甲（A）型、乙（B）型、丙（C）型、丁（D）型、戊（E）型和庚（G）型病毒性肝炎。各型肝炎病毒的致病特点见表 7-1。

表 7-1 各型肝炎病毒的特点及致病规律

致病特点	甲型病毒性肝炎（HAV）	乙型病毒性肝炎（HBV）	丙型病毒性肝炎（HCV）	丁型病毒性肝炎（HDV）	戊型病毒性肝炎（HEV）	庚型病毒性肝炎（HGV）
病毒特点	无包膜 ssRNA（27nm）	有包膜 dsDNA（42nm）	有包膜 ssRNA（27nm）	有包膜 ssRNA（36nm）	无包膜 ssRNA（27~34nm）	有包膜 ssRNA
传播途径	消化道	非消化道密切接触	非消化道密切接触	非消化道密切接触	水源性	非消化道
潜伏期	2~6 周	4~26 周	2~26 周	4~7 周	2~8 周	尚不清楚
携带者状态	无	有	有	1%~10% 吸毒者或血友病患者	尚不清楚	1%~2% 献血者
慢性肝炎	无	5%~10% 急性，可转为慢性	50% 以上可变成慢性	与 HBV 复合感染者，<5% 转为慢性；在 HBV 感染基础上，再感染者约 80% 转为慢性	无	与 HBV 或 HCV 复合感染可加速疾病进展
暴发性肝炎	0.1%~0.4%	<1%	罕见	复合感染为 3%~4%	0.3%~3%；妊娠妇女为 20%	无
肝细胞肝癌	无	有	有	与 HBV 相似	不清楚，但可能性不大	与 HBV 或 HCV 复合感染可促进其致癌性

（一）急性病毒性肝炎

急性病毒性肝炎（acute viral hepatitis）临床主要表现为无力、疲倦、低热、恶心、呕吐，偶有黄疸，主要体征为肝大，实验室检查有肝功能异常。依据组织坏死的程度和分布特点可分为经典型急性病毒性肝炎、伴有桥状坏死的急性肝炎、伴有全小叶坏死的急性肝炎和伴有汇管区周围坏死的急性肝炎。急性肝炎大多数可痊愈，少数可转变为慢性肝炎。

【诊断要点】急性肝炎时肝细胞损伤和炎症以小叶中心最为明显（图7-1）。①肝细胞弥漫性混浊肿胀和水样变性，严重时称"气球样变"。肝细胞的肿胀使肝细胞索排列紊乱，肝窦拥挤。嗜酸性变及嗜酸性凋亡小体（councilman body）常见。②点、灶状肝细胞坏死，严重病例可出现不同小叶间的桥接性坏死或区带状坏死。③肝细胞脂肪变。④肝窦肝巨噬细胞增生。⑤汇管区和坏死灶内淋巴细胞、中性粒细胞等炎细胞浸润，并可见吞噬脂褐素和细胞碎屑的巨噬细胞。⑥在有黄疸的病例中，变性的肝细胞和肝巨噬细胞内可见胆色素颗粒。毛细胆管和小胆管中可见胆栓。⑦随着恢复期的开始，肝细胞再生逐渐明显。

（二）暴发性肝炎

暴发性肝炎（fulminant hepatitis）亦称重型肝炎，起病急骤，短期可因肝功能衰竭死亡。

根据其发病的急骤程度分为亚急性暴发性肝炎和急性暴发性肝炎，前者亦称亚急性肝坏死，后者亦称急性肝坏死。临床表现为亚急性肝功能衰竭（几个月）或急性肝功能衰竭（几天）。

【诊断要点】①肝脏变小、包膜皱缩或因明显的出血坏死而呈红色，以及不同程度的胆染而呈绿色。②亚急性肝坏死时肝细胞有明显的桥接状坏死、片状融合性坏死。③急性肝坏死则可见多个小叶的坏死或大块坏死。急性肝坏死时肝细胞索的网状支架尚存留，肝窦扩张、充血、出血，坏死区及汇管区有大量的淋巴细胞、浆细胞、中性粒细胞及吞噬细胞。可见胆汁淤积。④亚急性肝坏死时，肝细胞索的网状支架增粗，随着时间的延长可塌陷，形成粗大的纤维瘢痕，残存的肝细胞被分隔成不规则的肝细胞岛，在此基础上，形成由纤维组织包绕的肝细胞再生结节。小胆管增生，胆汁淤积明显（图7-2）。

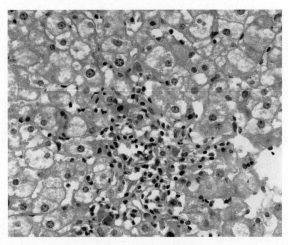 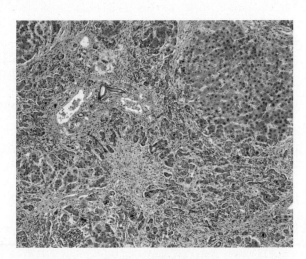

图7-1　急性病毒性肝炎
肝细胞肿胀，嗜酸性变性，点、灶状肝细胞坏死，部分肝细胞内有胆汁淤积。

图7-2　亚急性肝坏死
肝细胞有明显的桥接状坏死及片状融合性坏死，右上角可见肝细胞结节状再生，小叶内外有炎细胞浸润和纤维组织增生，小叶周边部小胆管增生并可见胆汁淤积。

【鉴别诊断】除急性病毒性肝炎外，其他很多原因均可导致广泛的肝细胞坏死，如中毒、严重的药物反应和Wilson病等。

（三）慢性肝炎

慢性肝炎（chronic hepatitis）临床上是指出现肝炎表现，如肝功能异常至少持续6个月以上，可无症状，亦可有轻度乏力等症状，临床表现为肝大、掌红斑等体征。

慢性肝炎的原因复杂。在我国，慢性病毒性肝炎为最常见的原因，其他原因包括自身免疫性肝炎、代谢性疾病（如Wilson病、α_1-抗胰蛋白酶缺乏症）、药物反应及原因不明的慢性肝炎。无论其原因如何，其通常的特点为汇管区及其周围的炎症（界面性肝炎）、肝小叶的炎症、坏死和纤维化（表7-2）。

【诊断要点】汇管区炎症为慢性肝炎时最典型的形态表现，表现为汇管区的扩大，其内有多少不等的淋巴细胞、浆细胞浸润。有时尚可见散在的中性粒细胞、巨噬细胞、嗜酸性粒细胞。可有淋巴滤泡形成，尤其是丙型肝炎时。汇管区周边可有小胆管增生。

界面性肝炎是慢性肝炎最重要的特征,表现为肝小叶和汇管区交界处发生程度不同的肝细胞的坏死及炎症反应,导致肝小叶界板破坏(图7-3),严重时可出现明显的桥接状坏死。

小叶内的病变一般较轻,常仅有散在的肝细胞坏死。

肝细胞再生可很明显,常见两层肝细胞形成的肝板或再生肝细胞围成的菊形团。肝细胞界板的炎症、坏死和Diss腔内胶原及其他细胞外基质的沉积导致肝窦的毛细血管化。

纤维组织增生导致汇管区的星状扩张,其纤维条索不断伸入到小叶,形成汇管区-小叶和汇管区-汇管区之间及小叶-小叶之间的纤维桥,最终形成肝硬化。慢性肝炎纤维化程度分期见表7-3。

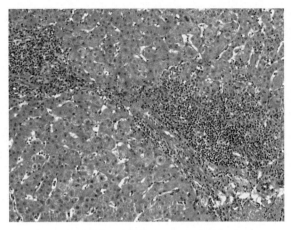

图7-3 慢性病毒性肝炎

肝小叶界板因炎症、肝细胞坏死而导致不规则的破坏,小叶周边肝细胞坏死和明显的淋巴细胞、浆细胞浸润。

表7-2 慢性肝炎中炎症和坏死程度的分级

病变程度	分级	淋巴细胞碎片状坏死/界面性肝炎	小叶炎症和坏死
仅有汇管区的炎症	0	无	无
轻微病变	1	轻微,小灶性	轻微,偶有点状坏死
轻度病变	2	轻度,累及某些或全部汇管区	轻度,伴轻微肝细胞损伤
中度病变	3	中度,累及所有汇管区	中度,伴肝细胞变性
重度病变	4	重度,桥接性纤维化	重度,可见明显的弥漫性肝细胞损伤

表7-3 慢性肝炎纤维化程度的分期

纤维化程度	分期	特征
无纤维化	0	正常
汇管区纤维化	1	汇管区纤维组织增生使汇管区扩大,但扩大限于汇管区内
汇管区周围纤维化	2	汇管区纤维组织增生并伸向周围,偶见汇管区-汇管区的纤维间隔形成
间隔纤维化	3	肝结构破坏,桥接或间隔纤维化形成,但无明显的肝硬化
肝硬化	4	肝硬化

(四)肝脏的其他病毒感染

除肝炎病毒外,很多其他病毒,如EBV、巨细胞病毒(cytomegalovirus,CMV)等均可感染肝脏引起不同程度的肝脏损害。

CMV在健康人中即使感染也多为自限性,但常为机会性感染的重要病原。CMV感染偶尔可表现为单核细胞增多症样综合征。但在免疫抑制的患者中常为多脏器感染的一部分。偶尔可发生暴发性肝炎,但一般不引起慢性肝炎。其中多为器官移植后的患者,一般巨细胞病毒性肝炎发生在器官移植后2~6周,症状可轻可重,重者可危及生命。

【诊断要点】①肝细胞肿大,含有特征性鹰眼样的包涵体,包涵体可在胞质内,亦可在核内(图7-4),也可在其他细胞内。②感染细胞周围常有中性粒细胞微脓肿形成,可有散在肝细胞凋亡或坏死。③汇管区和小叶内均有不同程度的淋巴细胞浸润,偶见上皮样肉芽肿或纤维素环肉芽肿。④免疫组化可清楚显示CMV。

新生儿CMV感染则表现为肝大和黄疸。肝脏病变明显,包括汇管区炎症、明显胆汁淤积、巨细胞形成、局灶性肝坏死和明显的髓外造血。病毒培养、PCR和原位杂交及血清学等检测有助于诊断。

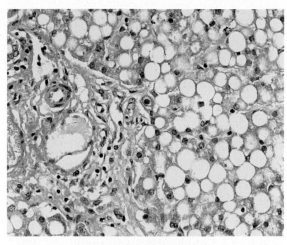

图 7-4　肝巨细胞病毒感染

肝细胞肿大,重度脂肪变,肝细胞核内可见鹰眼样的包涵体,汇管区内有轻度淋巴细胞浸润。

二、自身免疫性肝病

(一)自身免疫性肝炎

自身免疫性肝炎(autoimmune hepatitis)过去亦称自身免疫性慢性活动性肝炎,其特点为血清学无病毒感染的证据、多克隆高丙种球蛋白血症、血中自身抗体通常为阳性,免疫抑制治疗有效。本病以女性多见。HLA-A1、B8,DR3 或 DR4 型的人群发病率高。Ⅱa 型自身免疫性肝炎常见于儿童,尤以女童多见,男女比约为1:8,其特点为较高的抗肝肾微粒体抗体(anti-liver-kidney microsomal antibody)。

自身免疫性肝炎的发病是因抑制性 T 淋巴细胞的缺陷而导致免疫调节的紊乱和自身抗体产生。抗核抗体约 80% 的患者滴度超过 1:140,抗平滑肌抗体 70% 以上 >1:40。Ⅱa 型患者则抗肝肾微粒体抗体滴度较高。其他自身抗体如抗可溶性肝抗原和唾液糖蛋白受体的抗体亦可检出。

【诊断要点】①间质和实质交界处肝细胞的界面性肝炎,表现在肝小叶周边的界板周围有较多淋巴细胞浸润和界板肝细胞的变性和坏死。病变区通常有明显浆细胞浸润(图 7-5)。②小叶的病变亦较明显,主要为肝细胞水样变性、嗜酸性小体形成和不同程度的淋巴细胞和浆细胞浸润。③随病变进展,汇管区的纤维化不断向小叶内延伸,形成桥接性纤维化,最终演变成肝硬化,其分级、分期与慢性肝炎相同。④诊断需结合临床自身抗体的检测;IgG 和 IgM 的免疫染色亦有一定意义,自身免疫性肝炎中的浆细胞则多以 IgG 为主。部分自身免疫性肝炎 IgG4 阳性(IgG4 相关性亚型),此型对激素治疗效果好。

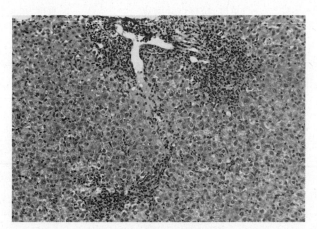

图 7-5　自身免疫性肝炎

肝小叶周边的界板周围有较多淋巴细胞的浸润和界板肝细胞的变性和坏死,可见肝细胞的变性、嗜酸性小体形成和不同程度的淋巴细胞和浆细胞浸润。小叶内病变区可见明显浆细胞浸润。

自身免疫性肝炎
(图片)

【鉴别诊断】自身免疫性肝炎主要以慢性肝炎为主,主要应与其他慢性肝炎鉴别,如慢性病毒性肝炎、药物性肝损伤、原发性胆汁性肝硬化等,临床血清学检查在鉴别诊断中可起到非常重要的作用。原发性胆汁性肝硬化时浸润的浆细胞以分泌 IgM 为主,而其他自身免疫性肝炎中的浆细胞则多以 IgG 为主。自身免疫性肝炎亦可有急性肝炎的表现,偶尔亦可表现为暴发性肝炎,此时应注意与病毒性肝炎及药物中毒或其他病毒引起的肝脏损害鉴别。

(二)原发性胆汁性肝硬化

原发性胆汁性肝硬化(primary biliary cirrhosis,PBC)为一种慢性胆管破坏性疾病,导致进行性胆汁淤积,并最终演变为肝硬化。确切的发病机制尚不完全清楚,现有证据表明原发性胆汁性肝硬化是针对胆道上皮的自身免疫所致。约90%的患者抗线粒体抗体阳性,尤其是抗线粒体内膜上丙酮酸脱氢酶复合体的 M2 成分的抗体阳性。自身抗体与胆道上皮中的蛋白可发生交叉反应而导致胆管上皮的破坏和肉芽肿的形成,其中 T 细胞介导的细胞毒效应起很重要的作用,亦有人认为逆转录病毒可能也起一定的作用。

此病常伴有其他自身免疫性疾病,如类风湿性关节炎、CREST 综合征、系统性红斑狼疮、皮肌炎、间质性肺疾病和自身免疫性甲状腺炎等。

临床上约90%为女性,发病高峰年龄为40~60岁。患者早期多无症状,但常有血清碱性磷酸酶及谷氨酰转肽酶(GGT)、血胆固醇升高。血胆红素一般 <0.2mg/L,晚期才出现明显的黄疸、瘙痒和骨质疏松及肝硬化的表现。

【诊断要点】①累及小叶间和间隔中胆管的破坏性胆管炎,导致胆管的破坏而继发胆汁性肝硬化(图7-6);②汇管区淋巴细胞、浆细胞浸润,以间隔或小叶胆管为中心的上皮样细胞肉芽肿及胆管破坏;③浸润的浆细胞多为 IgM(+);④胆管的破坏为节段性,有时仅累及胆管横切面圆周的一部分;⑤随病变进展,小叶和间隔的胆管消失,仅存小团聚集的淋巴细胞和组织细胞;⑥诊断需结合临床自身抗体的检测。

原发性胆汁性肝硬化在病程上可分为 4 个阶段:①Ⅰ期为汇管区病变期,仅汇管区有淋巴细胞、浆细胞浸润,可伴或不伴旺炽性胆管病变,亦称胆管炎期;②Ⅱ期为汇管区周围病变期,此期在 Ⅰ 期病变的基础上有碎片状坏死和汇管区周围纤维化及小胆管增生;③Ⅲ期为间隔纤维化期,特征为桥接性坏死或纤维性间隔形成;④Ⅳ期为肝硬化期,此时纤维化伴有再生肝细胞结节形成。

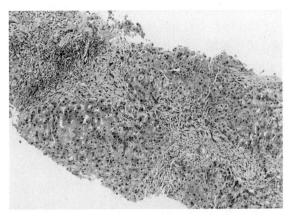

图 7-6　原发性胆汁性肝硬化

汇管区淋巴细胞浸润,肝小叶周围有碎片状坏死和桥接性坏死,汇管区周围纤维化,肝小叶界板周围纤维性间隔形成。

Ⅲ、Ⅳ期时胆管减少明显,到Ⅳ期时几乎很难看到胆管。旺炽性胆管病变亦大大减少。可能因为胆汁淤积,故汇管区周围的肝细胞发生变性,界板周围出现小胆管的增生,CK7 染色有助于明确小胆管的病变。有人将此称为胆道性碎片状坏死。此种坏死常伴有汇管区周围或间隔旁肝细胞的羽毛状变性、马洛里小体(Mallory body)形成和地衣红阳性的铜 - 蛋白复合物的沉积。围绕再生肝细胞结节的汇管区周围的结缔组织常有水肿。

正常情况下铜与载体蛋白结合从胆汁中排泄。在慢性非化脓性破坏性胆管炎等慢性胆汁淤积中,肝脏有大量铜的潴留。罗丹明(Rhodamine)法(铜组织化学染色法)或 Shikata orcein 染色(铜 - 蛋白复合体组织化学染色法)均可把铜显示出来。

(三)原发性硬化性胆管炎

原发性硬化性胆管炎(primary sclerosing cholangitis)罕见,年发病率约为 1/10 万,易导致肝硬化,是需肝移植的重要疾病。原发性硬化性胆管炎可累及肝内外的胆管,包括大胆管及肝内小胆管,约 6% 仅累及肝内小胆管。此病可累及胆囊。临床上,原发性硬化性胆管炎的患者 70% 伴有慢性溃疡性结肠炎。慢性溃疡性结肠炎的患者约 5% 合并原发性硬化性胆管炎。

大多数患者 P-ANCA 阳性。部分患者合并有其他自身免疫性疾病,如甲状腺炎、糖尿病和自身免疫性肝炎。实验室检查以碱性磷酸酶和 GGT 升高为主,亦常有胆固醇的升高。早期肝功能改变不大,但随疾病进展可出现黄疸、血胆红素升高及肝硬化的表现。此病胆管造影有特征性的节段性多发性狭窄,形成串珠状改变。

原发性硬化性胆管炎属自身免疫性疾病,发病与囊性纤维化相关基因 CFTR 的改变有关。胆管周围的纤维化可能影响胆管上皮和胆管周围毛细血管丛之间的液体和营养的交换,引起胆管上皮坏死,最终导致胆管管腔的闭塞。本病预后不良。患者症状出现后平均存活期为 6 年。

大体观,原发性硬化性胆管炎的早期可轻度肝大,呈不同程度的胆汁淤积,晚期与原发性胆汁性肝硬化相似,表现为粗结节性肝硬化。肝通常因严重胆汁淤积而呈蓝绿色。常见胆管扩张,偶见胆管脓肿,大的肝内外胆管可表现为明显的节段性狭窄和纤维化。

【诊断要点】①狭窄段大胆管管壁增厚、纤维化,伴有不同程度的炎细胞浸润。非狭窄段的胆管常有不同程度的扩张,胆管上皮萎缩或消失,腔内含有胆汁、炎细胞和肉芽组织。②病变的胆管周围有同心圆性的胶原沉积,胆管上皮萎缩,伴有不同程度的炎细胞浸润。病变常为节段性。③晚期,因上皮萎缩消失,胆管管腔被纤维化瘢痕取代,形成无管腔的纤维化条索,被称为纤维闭塞性胆管炎。

原发性硬化性胆管炎也分4期:①Ⅰ期,主要表现为汇管区水肿和炎细胞浸润、胆管增生;②Ⅱ期,特征为汇管区周围纤维化和炎症,伴或不伴小胆管增生,可见散在淋巴细胞性碎片状坏死;③Ⅲ期,纤维化间隔穿插于邻近的汇管区,胆管减少更为明显,胆道性碎片状坏死和胆汁淤积也更为明显;④Ⅳ期,肝硬化期,不规则花环形再生肝细胞结节形成,伴有明显的胆道性碎片状坏死。

【鉴别诊断】原发性硬化性胆管炎的诊断应非常慎重,应仔细排除胆管结石、肿瘤或外科损伤所致的胆管炎后才可诊断。

三、酒精性肝病

酗酒可因乙醇的毒性作用而导致各种酒精性肝病(alcoholic liver disease),常见的为脂肪肝、酒精性肝炎,部分患者可发展成肝硬化,有时可类似于急慢性病毒性肝炎、药物性肝炎或阻塞性黄疸。其程度与饮酒时间长短、营养状况、免疫状况有关。

(一) 脂肪肝

脂肪肝(fatty liver)为其中最常见的病变。肝细胞脂肪变是指肝细胞质内有脂质。最初脂滴以直径为0.1~0.4μm的原始小滴最早出现在微粒体膜处,通过融合而不断增大。

【诊断要点】①肝大明显,肝组织黄、腻、质脆,重量可达4~6kg;②肝细胞胞质内出现脂肪滴,早期为微小的脂肪空泡(小泡性脂肪变),并且通常因大量脂滴的积聚而将肝细胞核压向一侧成半月形(大泡性脂肪变);③脂肪变最先出现在中心静脉周围,严重者可累及整个小叶;④脂肪肝时无明显的纤维化;⑤如继续酗酒,末梢肝静脉周围出现纤维组织增生并蔓延至邻近的肝窦,称为窦周纤维化。

(二) 酒精性肝炎

酒精性肝炎(alcoholic hepatitis)为酗酒者中出现的明显肝损伤,其有明显的炎症反应。出现酒精性肝炎时并不排除同时患其他肝脏病的可能性,如病毒性肝炎、药物性肝炎、继发于慢性胰腺炎的汇管区纤维化等。

大体观,肝脏通常呈红色和胆绿色相间,常可见结节。

【诊断要点】①饮酒史。②肝细胞肿胀、气球样变和单个或散在肝细胞坏死。③Mallory-Denk小体形成。Mallory-Denk小体为位于变性肝细胞质内、核旁的均质嗜酸性包涵体(图7-7),其中含有泛素化的CK8/18,分子伴侣等主要成分。故CK或泛素的免疫组化染色有助于发现Mallory-Denk小体。④以中性粒细胞为主的小叶内炎症,主要在变性的肝细胞周围,尤其在有Mallory-Denk小体的肝细胞周围。汇管区亦可有不同程度的淋巴细胞和巨噬细胞浸润,有时亦可蔓延到小叶内。⑤纤维化,主要见于肝窦和小静脉周围和小叶中心区,严重时可伴有小静脉周围坏死。在严重反复酗酒的患者亦可见汇管区周围的纤维化,纤维组织似蜘蛛状向四周伸展,从而分隔单个或成簇的肝细胞,逐渐演变成肝硬化。

在酒精性肝病中,电镜下常可见巨大线粒体等线粒体异常。此外,某些病例可有胆汁淤积和轻度肝细胞内和肝巨噬细胞内含铁血黄素沉着。

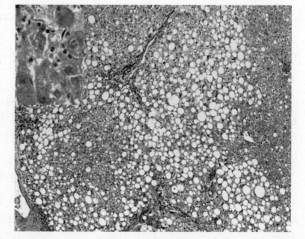

图7-7　酒精性肝炎

肝细胞内有明显脂肪变及小灶性坏死,肝细胞内可见不规则的嗜酸性团块状物质沉积(Mallory-Denk小体)。

(三) 酒精性肝硬化

酒精性肝硬化(alcoholic cirrhosis)为酒精性肝病的晚期病变。

【诊断要点】①肝脏变为褐色、皱缩,脂肪含量很少。②纤维间隔早期比较纤细,从中心静脉通过肝窦到汇管区或从汇管区到汇管区。残余的肝细胞再生形成比较均匀的细结节。③随病变进展,细结节逐渐变为粗细结节混合的类型,纤维间隔增宽。结节内的肝细胞因缺血而出现坏死。④坏死的修复又进一步形成瘢痕而不断分隔肝细胞结节,使结节越来越不规则,并常有胆汁淤积。此时酒精性肝硬化的形态与其他原因所致的肝硬化相似。

四、非酒精性脂性肝炎

非酒精性脂性肝炎(nonalcoholic steatohepatitis,NASH)是指非酗酒者出现的类似酒精性肝病的临床病理表现,大多数与肥胖、高脂血症、高胰岛素血症、胰岛素抵抗、2 型糖尿病有关,有研究将此类疾病称为原发性 NASH,而把空回肠短路手术、胃成形术、肥胖个体明显体重下降者、完全胃肠外营养、肝毒性物质暴露等导致的 NASH 称为继发性。亦有研究将 NASH 专指代谢综合征相关疾病,如与肥胖、胰岛素抵抗、2 型糖尿病、高血压、高脂血症相关的肝疾病。

在美国,NASH 在成人可达 20%~30%,儿童约为 10%,占不明原因慢性肝炎的 70%,为隐源性肝硬化的主要原因。NASH 在临床和病理上均与酒精性肝病相似,可发生于儿童或成人,发病机制目前多倾向于多次打击学说,其中包括脂肪肝、氧自由基、炎性因子等导致肝细胞损伤。但一般来说肝细胞变性、坏死和炎症反应较酒精性肝炎要轻。

【诊断要点】①镜下改变与酒精性肝病相同;②病变有脂肪肝、肝细胞变性及马洛里小体的脂性肝炎、中性粒细胞浸润、中心硬化、纤维化及肝硬化;③肝活检的光镜和电镜检查均不易与酒精性肝炎鉴别。

五、其他感染性疾病

(一)阿米巴性肝脓肿

阿米巴性肝脓肿(hepatic amebic abscess)系继发于阿米巴性肠病的肝脏合并症。溶组织阿米巴滋养体侵入肠小静脉后随门静脉血流进入肝脏内繁殖并破坏肝组织而形成脓肿。患者以 50 岁以下男性多见,其他人群少见。绝大多数患者数周或数月前有阿米巴痢疾病史。阿米巴肝脓肿若治疗不及时可合并细菌感染或穿透膈肌,引起阿米巴性脓胸、肺脓肿等。病变偶尔可破入腹腔或心包腔、胆管、肾、纵隔、腹壁等。

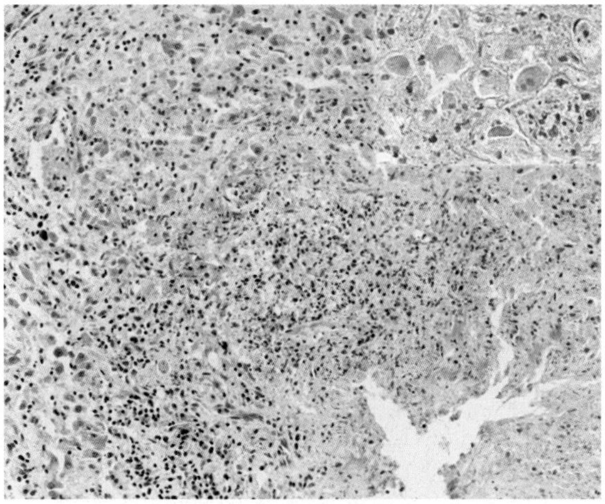

【诊断要点】①阿米巴性肝脓肿常为单发、多位于肝右叶,大小可相差很大,大者可有小儿头大;②内壁如棉絮状,腔内充满咖啡样液化坏死组织,脓肿壁的炎细胞反应较轻;③脓肿边缘活检常可找到阿米巴滋养体(图 7-8),阿米巴滋养体多为圆形、核小而圆、胞质丰富,常含有空泡或红细胞。

图 7-8　阿米巴性肝脓肿

右下角为坏死组织,周围囊肿壁有轻度炎细胞浸润,周围肝组织内可见阿米巴滋养体,右上角滋养体为圆形、核小而圆、胞质丰富。

(二)肝血吸虫病

在我国南方的血吸虫病(schistosomiasis)为日本血吸虫所致,血吸虫的尾蚴是主要的感染形式。尾蚴可经人皮肤进入血流至肺,再经肺到达全身,也可穿出肺,经膈肌直达肝脏而寄生于门静脉系统。血吸虫在肝脏可引起各种病变,其中主要有急性虫卵结节、慢性虫卵结节及血吸虫性肝硬化。

【诊断要点】镜下表现如下。

(1)小叶间和汇管区有多数散在的急、慢性虫卵结节和纤维包裹的钙化虫卵(图 7-9)。门静脉周围有明显的纤维组织增生、小胆管增生及慢性炎细胞浸润。

(2)急性虫卵结节是由含成熟毛蚴的成熟虫卵所引起。围绕虫卵有很多变性坏死的嗜酸性粒细胞,其中混有多数菱形或多面形屈光的夏科 - 莱登结晶(Charcot-Leyden crystal)。外层为新生的肉芽组织,其中有大量嗜酸性粒细胞浸润。周围肝细胞受压萎缩。随着病变的进展，虫卵结节中的毛蚴死亡，坏死物质被组织细胞吸收。

（3）组织细胞包绕已死的虫卵，有的形成异物巨细胞，形成类似结核结节样的肉芽肿而变为慢性虫卵结节。死虫卵可钙化，结节最终纤维化。

（4）较重的肝脏慢性血吸虫病可因广泛而严重的纤维化使肝脏变硬、缩小，形成血吸虫性肝硬化。此时，肝脏表面不平，肝脏由增生的纤维组织条索分隔成不规则的结节。切面见纤维组织沿门脉分支增生而呈树枝状分布，门静脉壁增厚。

（三）棘球蚴病

棘球蚴病（hydatid disease）为感染棘球绦虫的幼虫（包虫）所致，棘球绦虫有数种，感染人的主要有细粒棘球蚴和泡状棘球蚴，导致棘球蚴病（包虫病）。

1. 细粒棘球蚴病（echinococcus granulosus）　最常见。细粒棘球绦虫成虫很小，长 3~6mm，雌雄同体。成虫寄生于犬和狼的小肠，其妊娠节片或成虫卵随粪便排出，污染水源、蔬菜等，人可因误食虫卵而被感染。虫卵在小肠孵化出六钩蚴，钻入肠壁血管，随血流到达肝、肺等脏器形成包虫病，极少数可通过肺导致全身其他脏器如心、肺、肾、脑等处棘球蚴病。

六钩蚴侵入组织后，可引起周围组织巨噬细胞和嗜酸性粒细胞浸润。大多数六钩蚴会死亡，只少数发育为包虫囊。包虫囊生长极为缓慢，由内外两层构成。内层为生发层，厚约 22~25μm，由单层或多层生发细胞构成。细胞增生在囊内形成生发囊，生发囊脱落变成子囊，其内壁又可生出 5~30 个小头节。子囊和母囊结构相同，还可再产生生发囊和子囊。外层为角质层，呈白色半透明状，系生发层细胞的分泌物所致，对包虫起保护和吸收营养的作用。

【诊断要点】①肝包虫囊肿大部分为单发，以右肝为多，偶可遍及全肝。②光镜下为红染平行的板层结构（图 7-10）。包虫囊外层系由宿主形成的纤维膜，囊周可有上皮样细胞、异物巨细胞及嗜酸性粒细胞浸润。③包虫囊内容为无色透明液体，可达数千毫升。④肝包虫可破入胆囊或经膈进入胸腔和肺，偶尔可破入胆管，引起严重的嗜酸性胆管炎伴肝坏死。包虫囊破入腹腔可导致致命的过敏性休克。包虫可因各种原因退化或死亡，囊液可被吸收、浓缩成胶冻样物，囊壁亦可有钙化。

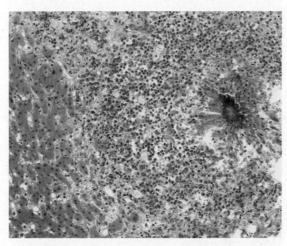

图 7-9　肝血吸虫病的慢性虫卵结节
钙化的虫卵周围可见放射状排列的类上皮细胞，外周可见大量嗜酸性粒细胞。

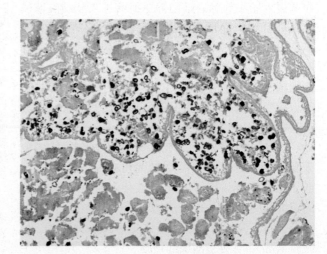

图 7-10　肝细粒棘球蚴
棘球蚴外层为角皮层，内层为生发层（红染的平行的板层结构），并可见生发囊和子囊，子囊内可见原头蚴，部分有钙化。

2. 泡状棘球蚴病（echinococcus alveolaris）　是由泡状棘球蚴所致，又称泡状囊肿病或多房包虫病。成虫主要寄生于狐和犬中，犬为人类的主要传染源。约 90% 的泡状棘球蚴囊肿见于肝。

【诊断要点】①一般呈单个巨块型，有时为结节型，呈灰白色、质较硬，不形成大囊泡，而由无数小囊聚集而成海绵状，边缘不整，无完整角质膜和纤维包膜；②小囊泡内容物为胶样液，囊泡周围有嗜酸性粒细胞浸润，伴有结核样肉芽组织形成；③囊泡周围组织常发生萎缩、变性和坏死。

六、代谢性疾病

(一) 肝糖原沉积病

肝糖原沉积病(glycogen storage disease)为少见的常染色体隐性遗传病。因糖代谢过程中某种酶的缺乏而导致脏器的糖原沉积。根据所缺酶的不同分为 0~XII 型,共 13 型。其中累及肝脏者最多为 I 型,其次为 II、III、IV 型。糖原沉积病虽可有一定的形态学特点,临床上应主要靠酶学检查确定类型。

1. I 型(Gierke 病)　分为 I a 和 I b 型。 I a 型为葡萄糖 -6- 磷酸酶缺乏,其基因位于 17 号染色体; I b 型位于 11 号染色体 11q23。临床上 I a 型以低血糖、肝大为主。如能存活至成年,则 100% 有肝大,40% 有身材矮小,75% 有肝细胞腺瘤,且大多数为多发性腺瘤,81% 缺铁,67% 因肾小球硬化而出现蛋白尿,65% 有肾钙化,27% 有骨质减少和骨折。血生化检查均有高甘油三酯血症,76% 有高胆固醇血症,89% 有高尿酸血症。其他少见的合并症有胰腺炎、心肌梗死、心肌淀粉样变等。 I b 型为跨膜转运蛋白缺乏,此蛋白为葡萄糖 -6- 磷酸酶的受体。

【诊断要点】①肝细胞因沉积大量糖原而明显肿胀、淡染、肝细胞排列紊乱、肝窦受压(图 7-11)。肝细胞 PAS 染色为强阳性。②电镜下肝细胞质内及核内均有大量糖原颗粒。③肝细胞可有不同程度的脂肪变,但通常无纤维化。

2. II 型(Pompe 病)　为酸性麦芽糖酶缺乏所致。其基因位于染色体 17q25,目前已发现 40 多种突变。此型轻者可在儿童期发病(幼年型),亦可在成人期发病。临床主要表现为虚弱、肌痛,但无横纹肌溶解和血红蛋白尿。幼年型可累及呼吸肌,可因呼吸衰竭死亡。婴儿期发病的重症型,表现为"瘫软的婴儿",有心脏肥大、巨舌、进行性肌无力、明显肌张力低下。此型患者肝大不明显、无低血糖。

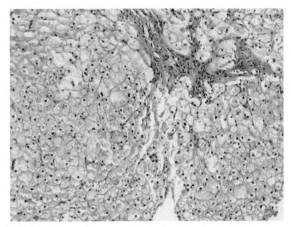

图 7-11　肝糖原贮积病
肝细胞因沉积大量糖原而明显肿胀、淡染,肝细胞排列紊乱,肝窦受压。

【诊断要点】①几乎所有脏器均可见含糖原的空泡细胞。肝细胞轻度肿大,无脂肪变及纤维化,肝细胞胞质可见局灶性透明区。②组织化学和电镜亦证实为溶酶体内糖原沉积所致。③在横纹肌、平滑肌及心肌中均可见糖原空泡。在肾,糖原主要在集合管和髓袢。外周血和骨髓中可见空泡性淋巴细胞。

3. III 型(Forbe 病)　为异淀粉酶缺乏,其基因位于 1p21,基因多发突变可导致本病。IIIb 型仅累及肝,IIIa 型除累及肝外还可累及肌肉。该型儿童发病,有严重的肝大。

【诊断要点】①形态上与 I 型相似,但脂肪变较轻,而纤维化明显;②成人可进展为肝硬化或合并肝腺瘤,偶尔可发生肝细胞癌。

4. IV 型(Adersen 病)　为分支酶缺乏。患儿表现为严重的肝大,4 岁时就可因肝硬化而死亡。

【诊断要点】①光镜下肿大的肝细胞内可见有分界清楚的类似 α_1- 抗胰蛋白酶缺乏症时所见到的 PAS 阳性包涵物。②电镜下可见这些包涵物由原纤维构成。分支酶缺乏导致异常糖原的合成。这些糖原缺少支链,很难被淀粉酶水解。异常糖原分子的沉积导致肝大、纤维化,逐渐演变为细结节型乃至粗结节型肝硬化。③这种异常糖原也可在心、骨骼肌和脑内沉积,导致充血性心肌病、充血性心力衰竭、肌肉无力和神经症状。

(二) 戈谢病

戈谢病(Gaucher disease)是因编码葡糖脑苷脂的基因突变导致组织细胞溶酶体内缺少葡糖脑苷脂酶,而出现葡糖脑苷脂沉积于组织细胞或网状内皮细胞内的代谢性疾病。临床上常见有肝大、脾大、淋巴结肿大,尤以脾大显著。

本病分 3 型:① I 型最常见,约占 90% 以上。尤其在东欧和犹太人中常见。疾病进展缓慢。细胞内葡糖脑苷脂酶显著降低。脑内通常无改变。② II 型少见,见于幼儿,病程急,发病早,主要累及中枢神经系统,故临床上以严重的中枢神经系统表现为主。③ III 型介于 I 型和 II 型之间,脑和内脏均有累及。除组织学检查外,外周血细胞、骨髓和羊水细胞内葡糖脑苷脂酶含量减少可协助诊断。

【诊断要点】①葡糖脑苷脂在溶酶体内沉积,使网状内皮细胞增生肥大形成特殊形态的细胞,称为Gaucher细胞。细胞常为单核,核不大,常偏于细胞一侧,其直径为20~100μm,胞质淡染。②高倍光镜下可见胞质内隐约有葱皮状线纹。电子显微镜下可见溶酶体内充满葡糖脑苷脂。这种脂质含糖,故PAS染色阳性。与一般脂质不同,其脂溶性染料着色很浅。细胞内酸性磷酸酶活性增强。③肝内的Gaucher细胞均在肝窦内使肝窦变窄。肝细胞常萎缩、肝索排列紊乱。④脾、骨髓、淋巴结均有大量Gaucher细胞。

七、肝硬化

肝硬化(cirrhosis)是各种原因所致的肝的晚期病变。肝实质破坏是肝纤维化的前提。其形成原因包括肝窦内星状细胞的激活分泌大量胶原,汇管区肌纤维母细胞的激活亦产生大量胶原。血管的重建和改建在肝硬化中是非常重要的。正常肝窦内皮细胞无基底膜,其开窗区占内皮面积的2%~3%。肝硬化时开窗区逐渐缩小,肝窦内因胶原的沉积使肝细胞和血浆之间的物质交换困难。很多营养血流通过血管短路而未到达肝窦,加之血管内的血栓形成和闭塞,更加重了肝细胞的损伤。再生的肝细胞结节亦压迫血管系统,进一步造成缺血和肝细胞坏死。肝硬化时,再生结节和残存的肝细胞亦无正常肝的功能分区。谷胱甘肽合成酶亦大大减少。这些被认为是肝性脑病发生的重要原因。

肝硬化尚无统一的分类,传统上按病因分为酒精性肝硬化、肝炎后肝硬化、坏死后性肝硬化、胆汁性肝硬化、心源性肝硬化及其他原因所致的肝硬化,如血色病性肝硬化、Wilson病时的肝硬化、血吸虫性肝硬化等。有些病因不清称为隐源性肝硬化。肝硬化按形态分为细结节性肝硬化、粗结节性肝硬化和粗细结节混合性肝硬化。

【诊断要点】①弥漫性全肝性的小叶结构被破坏;②弥漫的纤维组织增生,纤维组织增生导致肝脏的弥漫纤维化;③肝细胞再生形成不具有正常结构的假小叶(图7-12)。

【鉴别诊断】肝硬化应注意与结节状再生性增生(肝结节变)鉴别。后者在大体和镜下表现均与细结节性肝硬化相似。病变由分布整个肝脏的再生肝细胞小结节构成。与肝硬化不同的是,这些再生的肝细胞结节无纤维间隔包绕,但结节边缘可见到受压的网状纤维。临床表现为门静脉高压,某些患者可伴有风湿性关节炎、费尔蒂综合征(Felty syndrome)和其他脏器的肿瘤。

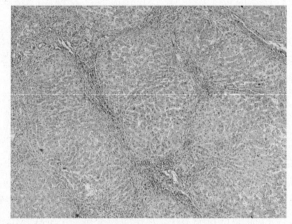

图7-12 肝硬化

病毒性肝炎后肝硬化,可见明显的界面性肝炎,小叶间出现纤维间隔及假小叶形成。

八、肝移植后排斥反应

肝移植已成为治疗晚期肝病的一种手段。肝移植成功与否取决于肝移植后排斥反应(allograft rejection after liver transplantation)的程度及是否能有效地控制排斥反应。经皮肝活检是诊断和监测排斥反应及对免疫抑制剂治疗反应的有效方法。

根据发病情况,肝同种移植物排斥反应分为超急性排斥反应、急性排斥反应和慢性排斥反应。

1. 超急性排斥反应(humoral rejection) 罕见,主要发生在受体与供体ABO血型不合时。抗体与移植肝血管床发生反应,在几小时内导致血管内皮损伤和血栓形成,最终在几天内导致凝固性坏死和出血性坏死。

【诊断要点】组织学改变有肝窦中中性粒细胞聚集、纤维素沉积和淤泥样红细胞伴肝细胞的变性改变,以及小动脉炎、血栓形成及肝组织的出血性梗死。

2. 急性排斥反应(acute rejection) 一般发生在移植后的3周之内,平均发生时间为7~10天。细胞性免疫反应主要针对胆管上皮、门静脉和中心静脉的内皮细胞。

【诊断要点】①汇管区淋巴细胞和中性粒细胞浸润,有些病例可以嗜酸性粒细胞为主,炎细胞浸润一般仅使汇管区扩大。②胆管损害,胆管有淋巴细胞浸润,胆管上皮变性甚至坏死、脱落。③血管内皮炎症,可见于门静脉和中心静脉,内皮上、下均有淋巴细胞浸润,导致内皮损伤(图7-13),有时可导致小静脉周围纤维化和静脉闭塞性病（veno-occlusive disease，VOD）。有时血管内皮炎症不明显，仅有明显的汇管区炎细胞浸润及广泛的胆管损害。偶尔炎细胞浸润可超过汇管区甚至导致汇管区-汇管区的桥接状坏死。急性排斥反应的分级见表 7-4。

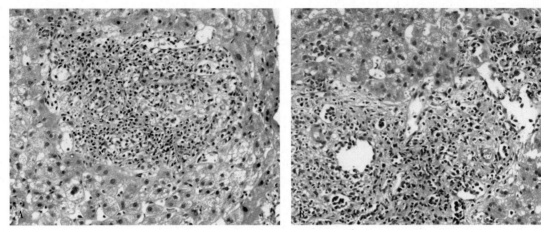

图 7-13　肝急性排斥反应

汇管区淋巴细胞和中性粒细胞浸润，可见散在的嗜酸性粒细胞，血管内皮下（A）及胆管周围（B）可见淋巴细胞浸润。

表 7-4　急性排斥反应的分级

分级	特点
未确定	汇管区炎症浸润尚不足以诊断急性排斥反应
Ⅰ级	淋巴细胞等浸润，仅限于少数汇管区，通常较轻
Ⅱ级	淋巴细胞等浸润涉及大多数或全部汇管区
Ⅲ级	淋巴细胞浸润等排斥反应，不仅累及全部汇管区而且进入汇管区周围，出现中到重度的静脉周围炎症反应，并蔓延至肝实质，同时有小叶中心肝细胞坏死

3. 慢性排斥反应（chronic rejection）　是针对移植肝的免疫损伤，可导致不可逆的胆道、动脉和终末肝静脉的损伤。临床上有急性排斥反应的病史，且出现进行性胆汁淤积者应怀疑是否有慢性排斥反应。最终诊断应结合临床、影像学和组织病理学所见综合判定。

【诊断要点】①慢性排斥反应的肝脏变化主要为汇管区和小叶中心区。在汇管区，主要为胆管的损伤和消失，以及肝动脉小分支的损伤。②晚期慢性排斥反应可表现为严重的桥接状静脉周围纤维化，至少可见局灶性小叶中心-小叶中心或小叶中心-汇管区的桥接状纤维化。③偶尔可见终末肝静脉的闭塞。④肝移植后的肿瘤以肝细胞癌和移植后淋巴增生性疾病为主，如结内和结外 B 细胞淋巴瘤。⑤组织病理学上最低诊断标准为胆管的萎缩或细胞固缩，累及大多数胆管，可伴或不伴胆管消失；可见泡沫细胞闭塞性动脉病；50%以上汇管区胆管消失。

九、肝肿瘤和瘤样病变

（一）局灶性结节性增生

肝脏局灶性结节性增生（hepatic focal nodular hyperplasia）是一种肝细胞增生性病变，而非真性肿瘤，此病少见，多见于 20~40 岁的成人，其他年龄的患者偶尔也可见，女性为男性的 2 倍，儿童女性为男性的 4 倍。病变一般为单发，多发者占成人病例的 20%。本病原因不明，推测部分与口服避孕药有关，男性患者还与酗酒有关。临床上，80% 患者无明显症状。多发者常伴有其他改变，如肝血管瘤，颅内病变包括血管畸形、脑膜瘤、星形细胞瘤和大的肌型动脉发育不良。肝脏局灶性结节性增生的发病机制尚有争论，一般推测与肝硬化的增生/再生过程相似，有些与肝硬化的结节也非常相似。

【诊断要点】①大多数为单发，质较硬，分叶状，偶尔可有蒂，直径可达 15cm。②切面灰白，中心为纤维性瘢痕，向外周呈放射状。③病变呈小叶状分布，由纤维间隔包绕。④纤维间隔中常有厚壁血管。较大动脉的中膜常有变性,内膜常有偏心性纤维化。纤维间质中常仅见动脉而无汇管区静脉和胆管。结节性增生的肝细胞形态与正常肝细胞无区别。⑤在纤维间隔和肝细胞之间可见有小胆管增生(图 7-14),增生的小胆管 CK7、CK19 阳性,有助于诊断。免疫组化染色亦可见由外周肝细胞(仅表达 CK8 和 CK18)向小叶中心的小的肝细胞和增生的小胆管细胞(CK9 和 CK19 阳性)的过渡。

【鉴别诊断】本病应与肝细胞腺瘤和分化好的肝细胞癌及结节性再生性增生(肝结节变)鉴别。肝脏局灶性结节性增生的肝细胞无异型性,常见异常增生的血管和小胆管结构有助于诊断。肝结节变时,整个肝脏均呈结节状,结节中心无瘢痕。

（二）结节性再生性增生

结节性再生性增生(nodular regenerative hyperplasia)亦称部分肝结节变,常见于无肝硬化的肝脏,以小的增生结节和无纤维化为特征,病变多弥漫累及整个肝脏,亦可局限于肝门周围。肝细胞结节变原因不清,推测与口服避孕药或男性激素、肝外胆道感染、肿瘤和慢性炎症有关。临床约 70% 患者出现门静脉高压。

【诊断要点】①结节以汇管区为中心,由 1~2 层肝细胞排列的肝细胞索构成;②周围肝细胞萎缩,萎缩的肝细胞变小,排列成纤细的细胞索,血窦扩张,无纤维化(图 7-15);③很多小门静脉分支可见闭塞性病变,所以目前认为门静脉小分支的改变是导致部分肝细胞供血不足进而萎缩、部分肝细胞再生的原因;④结节内偶尔可见到不典型增生的肝细胞,表现为肝细胞增大、核异型和多核肝细胞。

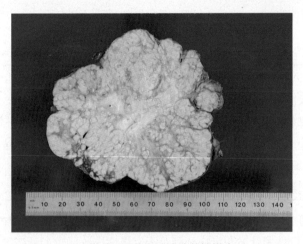

图 7-14　肝脏局灶性结节性增生

切面示单个结节,表面似有包膜,灰白色,质较硬,分叶状,中心为纤维性瘢痕,向外周呈放射状。

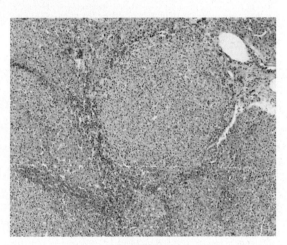

图 7-15　肝结节性再生性增生

可见由 1~2 层肝细胞索构成的结节,结节周围无纤维化,周围肝细胞受压萎缩。

（三）肝细胞腺瘤

肝细胞腺瘤(hepatocellular adenoma)是由肝细胞构成的良性肿瘤,少见,常见于 20~40 岁的妇女,推测与使用口服避孕药有一定关系,也有报道与使用男性激素治疗和糖原沉积病有关。70% 肝细胞腺瘤为单发,偶尔有 10 个以上肿瘤(肝腺瘤病)的报道。家族性病例为肝细胞核因子 1α(*TCF1/HNF1α*)基因的种系突变所致。

【诊断要点】①大体上,肿瘤实性,质软,呈黄褐色,常伴有灶性出血坏死和纤维化。颜色与周围肝组织不同,但无局灶性结节性增生时的中心瘢痕。②肿瘤由分化好的肝细胞构成,细胞有丰富的嗜酸性胞质,肝细胞排成 1~2 层厚的肝索(图 7-16)。③大多数情况下,细胞大小形态一致,偶见轻度异型,但无核分裂。④肝细胞胞质内常有脂褐素、脂肪和糖原积聚,故常为透明状。⑤可见出血、梗死、纤维化和肝紫癜样病变。⑥肿瘤内无汇

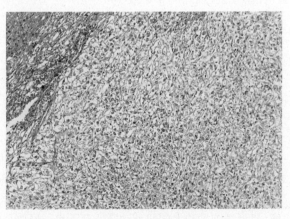

图 7-16　肝细胞腺瘤

肿瘤由分化好的肝细胞构成,肝细胞排成 1~2 层厚的肝索;细胞大小形态一致,胞质透明,无核分裂;肿瘤内无汇管区和中心静脉。

管区和中心静脉,肝巨噬细胞(又称库普弗细胞)的数量和分布正常。⑦有时有大嗜酸颗粒性细胞、马洛里(Mallory)小体和继发性肉芽肿反应。

免疫组化:75% 的病例雌激素受体、孕激素受体阳性,雄激素受体仅 20% 阳性。

分子病理分型分 4 型:HNF1α 失活型(占 35%~40%),主要发生在女性,肿瘤细胞出现明显的脂肪变,肝脂肪酸结合蛋白表达降低;β-catenin 激活型(占 10%~15%),男性较多,编码谷胱甘肽合成酶的 *GLUL* 基因表达上调,此型常无脂肪变及炎症,但核异型性和假腺样生长方式常见,谷胱甘肽合成酶弥漫强阳性;炎症型(占 50% 以上),多见于女性,炎症相关的蛋白表达上调,如淀粉样蛋白 A 和 C 反应蛋白表达升高,约 60% 有 *gp130* 的突变,约 10% 有 *gp130* 和 *β-catenin* 复合突变;未分类型(约占不足 10%),此型无明确的形态特点,也无特殊的突变。

【鉴别诊断】肝细胞腺瘤与分化好的肝细胞癌有时很难鉴别。临床有口服避孕药或合成类固醇的病史,对诊断腺瘤非常重要。有时肝细胞腺瘤中可隐含肝细胞癌灶,偶尔肝细胞腺瘤和肝细胞癌在同一肝内。可见核分裂、核质比较高和肝索由两层以上细胞的厚度应提示为肝细胞癌。肝细胞癌时,由于毛细血管化而CD34 阳性,而腺瘤阴性或仅为局灶弱阳性。应多切片仔细检查有无肝细胞癌的病灶,血管浸润的有无尤为重要。有时需结合临床病程决定良性或恶性。肝细胞腺瘤与局灶性结节性增生不同,临床常有症状,并可出现严重的甚至致命的腹腔出血。

(四) 肝细胞癌

肝细胞癌(hepatocellular carcinoma)为发生于肝脏的常见恶性肿瘤,常见于亚洲和非洲,在东亚男性发病率可高达 20.1/10 万。肝细胞癌多见于 50 岁左右,但也可见于青年人甚至儿童,男性比女性多见。临床上常表现为腹痛、腹水、黄疸和肝大;有时可有全身表现,如低血糖、高胆固醇血症、红细胞增多症、高钙血症、类癌综合征、血胱胺酸羟化酶升高、异位绒毛膜促性腺激素、前列腺素,以及低纤维蛋白原血症等。在高发区,75% 以上肝细胞癌患者甲胎蛋白阳性,通常比正常含量高出 100 倍以上。甲胎蛋白在恶性生殖细胞瘤时可为阳性,偶尔在肝转移癌、肝炎和外伤后肝再生时出现阳性,但一般均明显低于肝细胞癌。

肝细胞癌的发生与下列因素有关:①肝硬化;②乙型肝炎病毒;③丙型肝炎病毒;④丁型肝炎病毒;⑤酒精;⑥烟草;⑦黄曲霉素 B_1;⑧其他,包括糖代谢疾病、蛋白代谢性疾病、卟啉代谢疾病、慢性胆汁淤积综合征、金属贮积病、肝血管畸形等。

【诊断要点】

(1)肝细胞癌可表现为单个巨块状(巨块型)、多发结节状(结节型)或弥漫累及大部分甚至整个肝脏(弥漫型)。

(2)肝细胞癌一般质软,常有出血坏死,偶尔可有胆汁淤积而呈绿色,有的肿瘤可有包膜。

(3)肿瘤大小变化很大,一般小于 3cm 的肿瘤称为小肝癌。

(4)肿瘤常侵入门静脉系统形成门静脉瘤栓。晚期病例几乎均有门静脉瘤栓。

(5)瘤细胞可排列成小梁状、实性巢状、假腺样或腺泡样结构(图 7-17),有时可有乳头状结构。

高分化肝细胞癌
(图片)

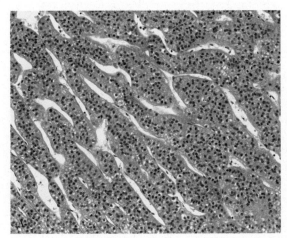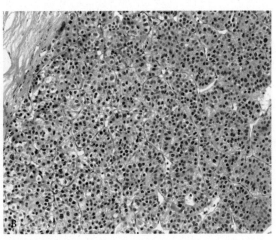

图 7-17　高分化肝细胞癌
癌细胞排列成小梁状(A)及腺泡状(B)结构。

（6）瘤细胞间有丰富的血窦样腔隙，与正常肝窦不同，此血窦样腔隙的内皮细胞 CD34 和第 8 因子相关抗原阳性，类似毛细血管，故称毛细血管化。某些窦状隙由瘤细胞衬覆。

（7）肝细胞癌的瘤细胞内常可见到以下改变：脂肪变；胆汁产生；马洛里小体；小球状透明小体；淡染小体；毛玻璃样包涵体。

（8）肝细胞癌可分为高分化、中分化、低分化和未分化型。肝细胞癌即使在一个癌结节中亦有不同的分化区域。约 40% 的 1~3cm 的肿瘤既有高分化癌，又有分化较差的部分，结节内结节的现象较常见。

肝细胞癌的细胞学变型表现：①硬化性肝细胞癌；②肉瘤样肝细胞癌；③未分化型肝细胞癌；④淋巴上皮瘤样癌；⑤纤维层状型肝细胞癌。

肝细胞癌可经门静脉系统很早播散到肝的其他部位，也可经肝静脉达下腔静脉及右心房。偶尔造成全身血源性播散，如肾上腺和骨转移等，有时病理性骨折可为首发症状，有时肿瘤可侵犯胆管系统或浸润膈肌。

完全切除仍为治疗肝细胞癌的唯一途径，故早期诊断、早期治疗非常重要。一般来说，肝细胞癌的预后不良。患者主要死亡原因为肝功能衰竭和消化道出血，有时肿瘤的自发破裂和亚大块肝细胞坏死可迅速导致死亡。

与肝细胞癌预后有关的因素：①分期，分期越高预后越差；②肿瘤大小，小肿瘤（直径 <2~5cm）预后较好；③包膜，有包膜者预后较好；④肿瘤个数，单个肿瘤者预后较好；⑤门静脉累及情况，累及门静脉者预后较差；⑥镜下类型，纤维板层型预后较好，其他各型平均存活期为 4 个月；⑦镜下特征，血管浸润、高度核异型性和核分裂多者预后较差；⑧肝硬化，伴有肝硬化的患者预后更差；⑨甲胎蛋白，含量越高预后越差；⑩病毒血症及有 C-MYC 扩增者预后较差。其他，如热休克蛋白和 P 糖蛋白与预后亦有一定的关系。

【鉴别诊断】肝细胞癌与肝细胞腺瘤的鉴别，后者多无肝硬化的背景，大多有服用避孕药史，肿瘤边界清楚，细胞异型性小，肝细胞排成 1~2 层的肝索，无核分裂，胞质常透明等有助于鉴别。硬化型和纤维板层型肝细胞癌应与胆管细胞癌或混合型癌鉴别，肝细胞癌表达甲胎蛋白、CK8/18，胆管细胞癌表达 CK19。

（五）肝内胆管细胞癌

肝内胆管细胞癌（intrahepatic cholangiocarcinoma）可发生于肝内任何一级胆管，约占原发性肝癌的20%。一般发生在 60 岁以上的老年人，无明显性别差异。泰国、日本、中国香港等国家和地区因肝寄生虫感染而发病率较高。相关的发病因素有肝寄生虫尤其是华支睾吸虫、肝胆管结石、炎症性肠病、原发性硬化性胆管炎、EBV 感染、丙型肝炎肝病毒感染、二氧化钍和胆管畸形等。临床主要表现为全身无力、腹痛、消瘦，如肿瘤侵及肝门部胆管，则出现梗阻性黄疸，甚至胆汁性肝硬化。CT、B 型超声等影像学检查在临床发现肿瘤及明确胆管累及情况具有重要价值。肝内胆管细胞癌的治疗以手术为主，预后不良，平均存活率不足 2 年。

【诊断要点】

（1）肝内胆管细胞癌可累及任何部位的肝内胆管，发生于较小胆管者称为外周型胆管细胞癌。

（2）肿瘤通常灰白、实性、硬韧，有时以向腔内生长为主或突向腔内形成息肉样肿物，但大多数表现为肝内灰白色结节或融合的结节，结节切面常见坏死和瘢痕。累及肝门者（肝门型），主要表现为肝脏明显的胆汁淤积、胆汁性肝硬化和继发性胆道感染，有时胆管内可见结石或寄生虫。

（3）肝内胆管细胞癌大多数为分化不同程度的腺癌（图 7-18），与其他部位的腺癌相同，可分为高分化、中分化和低分化，发生于较大胆管者，可为乳头状。肿瘤常有丰富的间质反应，甚至出现局部钙化。

（4）大多数肿瘤均可见多少不等的黏液，粘卡、淀粉酶消化后的 PAS 和奥辛兰染色均可阳性，黏液核心蛋白（MUC）1、2、3 亦可阳性。免疫组化肝内胆管细胞癌不仅 CAM5.2 阳性，CK7、CK19 亦阳性。CEA、上皮膜抗原、血型抗原阳性。肝内胆管细胞癌常为 CK7（+）/CK20（+），而肝外胆管细胞癌多为 CK7（+）/

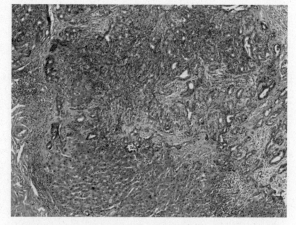

图 7-18　肝内胆管细胞癌

部分肿瘤细胞形成大小不等、形状不一、排列不规则的腺样结构，部分呈实性条索状，侵入肝实质内。

CK20（–）。几乎所有胆管细胞癌 claudin-4 阳性，claudin-4 在正常肝细胞和肝细胞癌中为阴性。

　　（5）癌细胞常侵及汇管区、汇管区血管内或神经周围，可循淋巴引流途径形成肝内转移或转移至局部淋巴结。晚期可循血行转移至肺、骨、肾上腺、肾、脾和胰腺等。

　　肝内胆管细胞癌中可见高频率的 *KRAS* 突变，其他常见的分子改变为 cyclinD1 和 p21 过表达。常见 *DPC4* 的失活突变（肝门和肝内的胆管细胞癌为 13%~15%，肝外胆管细胞癌可达 55%）。约 1/3 的病例有 *TP53* 突变。

　　除腺癌外，肝内胆管细胞癌亦可有其他组织学类型，如腺鳞癌、鳞状细胞癌、黏液癌、印戒细胞癌、梭形细胞癌或称肉瘤样癌、淋巴上皮瘤样癌、透明细胞癌、黏液表皮样癌、伴有破骨细胞样巨细胞的癌等。

　　【鉴别诊断】肝内胆管细胞癌与肝细胞癌的鉴别见表 7-5。

表 7-5　肝细胞癌和肝内胆管细胞癌的鉴别

鉴别要点	肝细胞癌	肝内胆管细胞癌
细胞起源	肝细胞	胆管细胞
地理分布	东方多	无差别
年龄	比较年轻	老年多见
性别	男性多	无差别
肝硬化	常有	偶尔有
肝细胞不典型增生	可有	无
甲胎蛋白	阳性	阴性
产生胆汁	有	无
黏液	无	有
大体形态	质软、出血	灰白硬韧
转移途径	静脉	淋巴道

（六）混合性原发性肝癌

　　混合性原发性肝癌（mixed primary carcinoma of liver）是指具有肝细胞癌和胆管细胞癌两种成分的肝癌，此型仅占肝癌的不足 1%。与同时有肝细胞癌和胆管细胞癌的碰撞瘤不同，本病实际上是肝细胞癌伴有局灶性管状分化。

　　【诊断要点】①经典型：肿瘤具有肝细胞癌和胆管细胞癌两种成分（图 7-19）；②肝细胞癌表达 CK8、CK18 和 Hep-par-1，而胆管细胞癌可用多克隆 CEA 或 CK19 染色证实，黏液染色在胆管细胞癌区域为阳性；③管状分化区与肝 Herring 管相似，亦称所谓的小胆管细胞癌；④伴有肝细胞特征的亚型，此型在癌巢边缘或癌巢内出现小的核质比较高的干细胞样细胞。

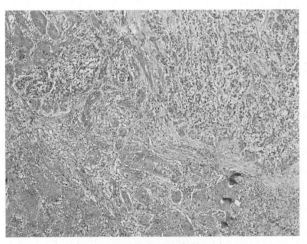

混合性原发性肝癌
（图片）

图 7-19　混合性原发性肝癌
肿瘤由肝细胞癌和胆管细胞癌两种成分构成。

149

（七）肝母细胞瘤

肝母细胞瘤（hepatoblastoma）主要发生于 3 岁以下的婴幼儿，较大儿童和成人中偶有报道。此病与很多先天性异常，如心肾先天畸形、偏身肥大、巨舌症等关系密切，可与肾母细胞瘤（Wilms tumor）及糖原沉积病同时发生。肝母细胞瘤甲胎蛋白通常为阳性。某些肿瘤可产生异位激素而出现多毛。肝血管造影和 CT 可较准确地定位肿瘤。肝母细胞瘤恶性程度较高，可局部浸润或转移至局部淋巴结、肺、脑等器官。此瘤的治疗以手术切除为主、辅以化疗，预后明显好于肝细胞癌，胎儿型比胚胎型预后要好，分化不良者预后较差。

大体观，肿瘤为实性、边界清楚；常为单发，直径可达 25cm。

【诊断要点】大部分肿瘤由不成熟的肝细胞构成者称为上皮型肝母细胞瘤。依据分化程度分为胎儿型和胚胎型。胎儿型与胎肝相似，由排列不规则的两个肝细胞厚度的肝细胞板构成（图 7-20）。胚胎型分化更低，主要为实性细胞巢，亦可有条带状、菊形团和 / 或乳头形成。某些肿瘤可主要由分化不良的小细胞构成。胚胎型中可见有较多核分裂。胎儿型中常有髓外造血灶。产生异位激素的肿瘤中有时可见到多核巨细胞。胎儿型和胚胎型之间常有某些过渡。某些以类似小胆管的管状结构为主，称为胆管母细胞性肝母细胞瘤。偶尔瘤细胞可排成宽条带状，与肝细胞癌相似。某些原发性恶性肝细胞肿瘤发生在较大的儿童和青年人，形态上介于肝母细胞瘤和肝细胞癌之间，有人将此称为过渡型肝细胞肿瘤（transitional liver cell tumor）。

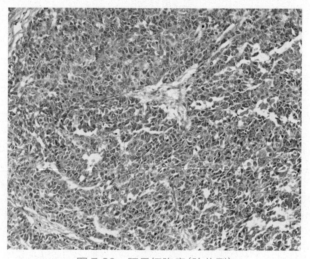

肝母细胞瘤
（图片）

图 7-20　肝母细胞瘤（胎儿型）
肿瘤由排列成不规则的两个肝细胞厚度的肝板构成。

约 1/4 肝母细胞瘤由上皮细胞成分和间叶成分混合构成（混合型肝母细胞瘤）。间叶成分可为未分化间叶成分或有骨和软骨形成。其他类型还有完全由类似神经母细胞瘤、尤因肉瘤的小细胞未分化型肝母细胞瘤和伴有畸胎样特征的混合型肝母细胞瘤。

免疫组化：瘤细胞角蛋白、EMA、vimentin、多克隆 CEA、Hep-par-1、AFP、α_1- 抗胰蛋白酶、CD99、CD56及 Delta 样蛋白、HCG 及转铁蛋白受体阳性；β-catenin 为核阳性；glypican-3 在几乎所有病例中均为阳性；*TP53* 常过表达；可见局灶性神经内分泌分化。某些病例可见黑色素细胞或 HMB45（+）细胞。

（八）上皮样血管内皮瘤

上皮样血管内皮瘤（epitheliod hemangioendothelioma）亦称组织细胞样血管内皮瘤，主要见于成年妇女，可能与口服避孕药有关。临床上，表现可与巴德 - 吉亚里综合征（Budd-Chiari syndrome）相似。

【诊断要点】①肿瘤常为多发，并常累及左右两肝；②肿瘤性血管内皮细胞浸润肝窦和静脉，呈丛状血管内生长（图 7-21A）或呈纤维血栓性闭塞；③瘤细胞大，胞质嗜酸，常呈空泡状；④间质丰富，可为黏液样、硬化性甚至可有钙化；⑤免疫组化：血管内皮标记阳性，如 CD31（图 7-21B）、CD34；⑥电镜可见到 Veibel-palade 小体。

肝上皮样血管内
皮瘤（图片）

肝上皮样血管内
皮瘤（案例）

此瘤预后较血管肉瘤好得多，文献报道中不足 30% 发生肝外转移。转移至肺时其形态与原发于肺的上皮样血管内皮瘤相似，应注意鉴别。

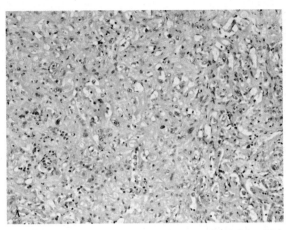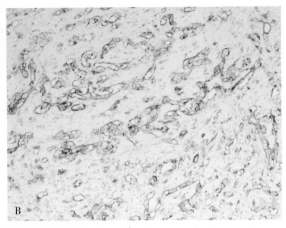

图 7-21　肝上皮样血管内皮瘤

A. 在纤维黏液背景上可见小簇状上皮样肿瘤细胞,部分细胞较大,可见血管腔形成;B. 免疫组化 CD31 阳性。

(九)血管肌脂肪瘤

发生于肝脏的血管肌脂肪瘤(angiomyolipoma)与发生在肾脏者相似,目前认为此瘤属于血管周上皮样细胞增生性病变,发病年龄 30~72 岁,平均 50 岁。肿瘤通常单发,60% 在肝右叶,30% 在肝左叶,20% 累及两叶,8% 在尾叶。本病一般为良性,偶有恶性肝血管肌脂肪瘤的报道。

【诊断要点】①肿瘤分界清楚但无包膜,均质,呈淡黄或黄褐色。②肿瘤由排列紊乱的厚壁血管、平滑肌和脂肪组织构成(图 7-22A)。③平滑肌或为梭形或为上皮样,排列成束,部分较大平滑肌细胞核可增大、深染、出现清楚的核仁,易与平滑肌肉瘤、恶性纤维组织细胞瘤和肝细胞癌混淆。④血管肌脂肪瘤可含有明显的造血成分,并表达 HMB45(图 7-22B)、Melan-A、S-100、MSA 和 SMA。⑤肿瘤可有坏死和多形的上皮样平滑肌细胞成分。平滑肌成分可含一定量的黑色素。

肝血管肌脂肪瘤
(图片)

肝上皮样血管肌
脂肪瘤(病例)

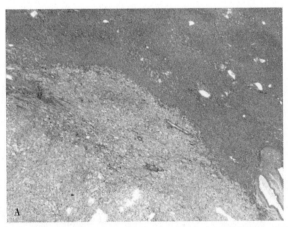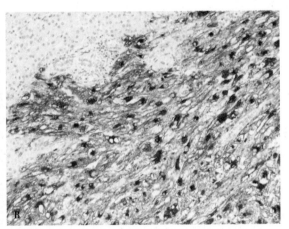

图 7-22　肝血管肌脂肪瘤

A. 左下部为肿瘤,由上皮样胞质较淡的细胞构成,右上为肝组织;B. 免疫组化瘤细胞 HMB45 阳性。

(十)肝转移性肿瘤

肝转移性肿瘤(metastatic tumor of liver)比原发瘤常见得多。胃肠道癌、乳腺癌、肺癌、胰腺癌和恶性黑色素瘤为最易出现肝转移的肿瘤。

【诊断要点】①肝转移性肿瘤可为单个结节,但多为多发,甚至整个肝脏广泛被转移癌所占据;②转移瘤形态一般与原发瘤相同(图 7-23),亦可出现某种程度的分化或去分化;③临床上常见肝大、体重下降、门静脉高压及消化道出血的表现;④胆道梗阻和肝细胞严重破坏可出现黄疸。

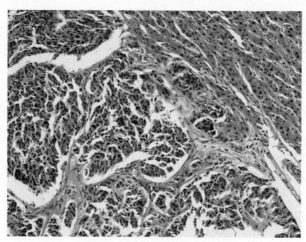

图 7-23 肝转移性神经内分泌瘤
肝组织中可见神经内分泌肿瘤组织,压迫肝组织。

(陈 杰)

第二节 胆囊和肝外胆道疾病

一、胆囊炎

(一)急性胆囊炎

大多数(90%~95%)急性胆囊炎(acute cholecystitis)伴有胆囊结石,无结石者可能与败血症、严重外伤、伤寒病和结节性多动脉炎等有关。HIV 感染的患者中常见巨细胞病毒感染导致的胆囊炎。另外,化学性胆囊炎可见于心脏手术、骨髓移植及肝动脉化疗后的患者。一般认为,胆石性胆道梗阻导致胆囊上皮释放的磷脂酶及胰液中的胰蛋白酶均可使卵磷脂水解而释放溶血卵磷脂。溶血卵磷脂对上皮细胞具有很强的毒性作用。浓缩的胆汁中的高胆固醇含量对上皮细胞亦具有毒性作用。而细菌感染则为继发于胆道梗阻的结果。临床上,急性胆囊炎以右上腹痛为主,有的有胆绞痛或轻度黄疸,部分病例可扪及肿大的胆囊。

【诊断要点】①胆囊表面充血并有纤维素性物质渗出。黏膜明显充血、水肿,呈紫红色(图 7-24)。②胆囊壁增厚。有细菌继发感染者可见有胆囊积脓。③腔内常有数量不等的结石,有时胆囊内容物中可有大量胆固醇结晶。④继发细菌感染者胆囊壁有大量炎症细胞浸润,胆囊黏膜可出现多灶性糜烂或溃疡。⑤严重的病例可出现广泛坏死,称为坏疽性胆囊炎。⑥急性胆囊炎可出现穿孔而导致弥漫性胆汁性腹膜炎,或由网膜包裹而形成胆囊周围脓肿。⑦有时胆囊内容物可侵蚀小肠或大肠,从而导致胆囊-肠瘘。⑧胆囊上皮可出现明显的反应性增生,应注意不要与异型增生和原位癌混淆。

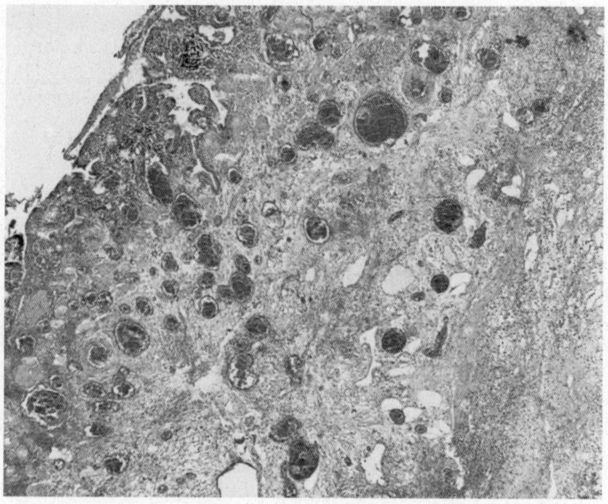

多数急性胆囊炎的炎症消退后,胆囊壁有一定程度的纤维化,黏膜通过再生修复,但胆囊的浓缩功能均受到一定的损害。胆囊可萎缩,管壁可出现钙化。

图 7-24 急性胆囊炎
胆囊黏膜明显充血、水肿及炎细胞浸润。

(二)慢性胆囊炎

慢性胆囊炎(chronic cholecystitis)为胆囊最常见的疾病,常与胆石同时存在。慢性胆囊炎可由急性胆囊炎反复发作演变而来,也可能是长期胆石形成的慢性刺激和化学损伤的结果。患者常有非特异的腹痛症状或右肋下疼痛。

【诊断要点】

(1)胆囊壁增厚、变硬,浆膜面与周围脏器呈纤维性粘连。

(2)胆囊腔变小,常含有胆石,约一半患者有继发细菌感染。

(3)黏膜萎缩或可见局部溃疡形成。有时胆囊壁可广泛钙化、纤维化而形成葫芦状或花瓶状,称为瓷器胆囊。

(4)胆囊上皮可正常或萎缩或增生甚至化生。化生可为肠上皮化生和幽门腺化生。前者常有潘氏细胞和内分泌细胞。与胆囊颈正常腺体不同,化生的腺体含有较多非硫酸化黏液和中性黏液。肠上皮化生时CDX2阳性。内分泌细胞可为分泌5-羟色胺、生长抑素、CCK、胃泌素和胰腺多肽的细胞。胆囊壁明显纤维性增厚,常有淋巴细胞、浆细胞或组织细胞浸润(图7-25)。

(5)胆囊黏膜上皮或腺体常深深穿入胆囊壁肌层内形成罗-阿窦(Rokitansky-Aschoff sinus)(简称R-A窦)。

(6)有时穿入囊壁的R-A窦可很多,而形成所谓的腺性胆囊炎。有时伴有平滑肌的增生和肥大而使胆囊壁局灶性增厚,形成所谓的腺肌瘤(局灶性)或腺肌瘤病(弥漫性)。有时因R-A窦内胆固醇结晶沉积而诱发异物巨细胞反应,严重时可形成黄色肉芽肿性胆囊炎。

二、胆固醇沉积症

胆囊胆固醇沉积症(cholesterosis)是因胆囊局部胆固醇代谢失衡的结果,与血胆固醇的含量无直接关系,多见于中年妇女。

大体观,胆囊黏膜可见散在的黄白色条纹或斑块,故称为草莓胆囊。

【诊断要点】①黏膜皱折增大,充满泡沫细胞。泡沫细胞的细胞核很小,通常因吞噬大量胆固醇等脂质而被挤到周边。②胆囊胆固醇沉积有时可形成胆固醇息肉。

三、胆囊和肝外胆道肿瘤及瘤样病变

(一)胆固醇性息肉

胆固醇性息肉(cholesterol polyp)主要见于40~50岁女性。

大体观,息肉呈小桑椹状,黄色,有细的蒂部与胆囊相连,可单发或多发,直径常小于1cm。尽管体积较小,但在B型超声和CT上仍可被发现。大多数胆固醇性息肉伴有弥漫的胆囊胆固醇沉积,但部分病例可见局灶性胆固醇沉积和胆囊结石。

【诊断要点】①蒂部由血管结缔组织构成;②息肉可有数量不等的绒毛突起,内含大量泡沫细胞样巨噬细胞(图7-26)。

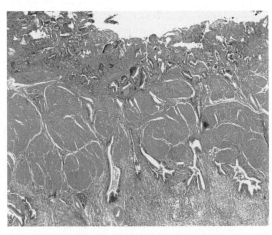

图 7-25 慢性胆囊炎

胆囊上皮萎缩、部分黏液化生,囊壁明显纤维性增厚,有慢性炎细胞浸润,胆囊黏膜腺体穿入胆囊壁肌层内形成罗-阿窦(R-A窦)。

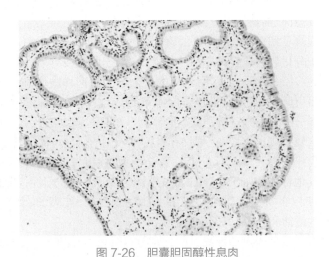

图 7-26 胆囊胆固醇性息肉

可见息肉外围一层胆管上皮细胞,息肉内部可见大量吞噬脂质的泡沫细胞。

（二）腺瘤

腺瘤亦称为腺瘤性息肉，女性较多见，小者可无任何症状，偶尔可合并波伊茨 - 耶格综合征（Peutz-Jeghers syndrome）和加德纳综合征（Gardner syndrome）。根据其生长类型分为管状腺瘤、乳头状腺瘤及乳头管状腺瘤三型。依其细胞特点分为幽门腺型、肠型和胆道型。在胆囊以幽门腺型的管状腺瘤最为常见，而在肝外胆道则肠型管状腺瘤为最常见类型。

【诊断要点】①腺瘤可有蒂或无蒂，可见于胆囊、胆管的任何部位。通常为直径 0.5~2cm，偶尔可见肿瘤超过 5cm，甚至充填大部分胆囊腔。②肿瘤呈红褐色至灰白色。约 1/3 为多发性腺瘤。③管状腺瘤与结肠的腺管状腺瘤相似，由类似幽门腺的腺体构成（图 7-27）。乳头状腺瘤的特征为树枝状结缔组织核心被覆高柱状上皮细胞。④腺瘤中可含有一定数量的内分泌细胞，尤以 5 - 羟色胺细胞常见，约一半病例雌激素受体阳性。⑤腺瘤上皮可有一定程度的不典型增生甚至原位癌的改变。腺瘤越大，越可能含有恶变的区域。但总体来说，胆囊腺瘤并不一定是胆囊癌重要的癌前病变。胆囊腺瘤常有 β-catenin 的基因突变而胆囊癌则很少有，胆囊癌中常有 TP53、KRAS 和 P16 基因改变，胆囊腺瘤则没有。

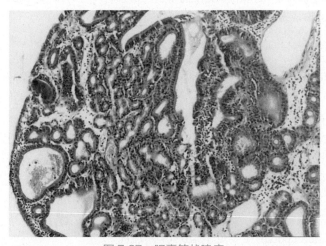

胆总管导管内乳头状黏液肿瘤（图片）

图 7-27　胆囊管状腺瘤

管状腺瘤与结肠的腺管状腺瘤相似，由类似幽门腺的腺体构成。

（三）胆囊癌

胆囊癌为肝外胆道系统中常见的恶性肿瘤，90% 以上的患者年龄为 50 岁以上，女性是男性的 3~4 倍。大多数胆囊癌与胆囊结石及慢性胆囊炎，尤其是瓷器胆囊关系密切，其他如胆囊肠瘘、溃疡性结肠炎、结肠多发息肉、加德纳综合征、腺肌瘤病等亦有一定关系。患者多无特异的症状，大多数临床表现与胆石症相似，故很难早期发现。胆囊癌的预后与肿瘤类型和分期有关。乳头状癌倾向于形成突向管腔的隆起，预后较好，而未分化癌则预后非常差。如肿瘤仅限于胆囊，2 年存活率可达到 45%。

【诊断要点】①肿瘤可表现为巨大息肉样肿块，充填胆囊腔，或呈结节状，或弥漫浸润使胆囊壁明显增厚。其偶尔可呈环状浸润使胆囊形成哑铃状。②胆囊癌以发生于胆囊底部多见，但大多数病例因已累及大部分胆囊而很难辨别其起源部位。③胆囊癌约 80% 为不同分化程度的腺癌（图 7-28）。腺体可分化很好，形成较规则的腺腔，也可仅有腺腔样分化的倾向。④腺体间可有大量纤维间质，常可见神经周围浸润。⑤胆囊癌中黏液多少不等，但多为涎腺型黏液，与正常胆囊及胆囊炎不同。⑥瘤细胞通常为 CK7（+）/CK20（+）。其他标志物如 EMA、CEA 可阳性，偶见 AFP 阳性，部分可见神经内分泌分化。⑦约 50% 的病例可出现 TP53 的突变。KRAS 突变率报道的差异很大，从 2% 到 59% 不等。其他常见的改变包括 P16 失活、端粒酶的激活和 FHIT 基因的失活。

其他类型的腺癌：①乳头状腺癌；②黏液腺癌；③囊腺癌；④透明细胞腺癌；⑤腺鳞癌；⑥鳞状细胞癌；⑦小细胞未分化癌；⑧结节型或分叶型未分化癌；⑨淋巴上皮样癌；⑩癌肉瘤。

（四）肝外胆管癌

肝外胆管包括左右肝管、肝总管、胆囊管和胆总管。肝外胆管癌（carcinoma of the extrahepatic bile duct）的发生率略少于胆囊癌。50%~75%发生于上1/3，包括肝门部，以胆总管和肝管、胆囊管汇合处多见；10%~25%发生于中1/3；10%~20%发生于下1/3。本病60岁以上多见，男女发病相当。在溃疡性结肠炎、硬化性胆管炎、华支睾吸虫感染和一些先天性胆管畸形，如先天性胆管扩张、胆管囊肿、先天性肝内胆管扩张症（又称卡罗利病）、先天性肝纤维化、多囊肝和异常胰胆管吻合中发病率增高。临床表现以梗阻性黄疸、体重下降和腹痛为主，亦常因继发性胆道感染而出现发热。

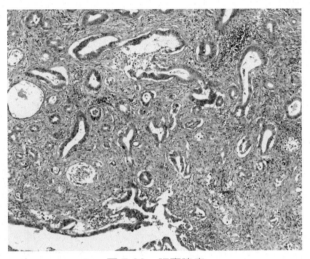

胆囊腺癌（图片）

图7-28　胆囊腺癌
肿瘤由中-低分化的腺管状结构构成。

【诊断要点】①胆管癌可表现为管壁的局部增厚，或呈突入腔内的息肉样肿物，偶尔可引起管腔的环形狭窄或弥漫浸润而导致胆管壁弥漫增厚。②偶尔可呈多中心性，或同时伴胆囊癌。③上1/3的胆管癌常直接侵及肝脏，远端的胆管癌常侵及胰腺。④大多为各种分化程度的胆道型腺癌。高分化者可与胆管的腺瘤相似，诊断恶性很困难。此时，同一腺体内的细胞异型性、核质比增高、核仁明显、间质或神经周围的浸润、围绕肿瘤腺体的同心圆性的间质反应是诊断恶性的重要特征。⑤胆管癌细胞通常有黏液和CEA的表达，在其周围的上皮常有化生或异型增生，如鳞状上皮化生和透明细胞变或神经内分泌分化，甚至出现小细胞神经内分泌癌的改变。⑥其他类型：肠型腺癌、胃陷窝性腺癌、腺鳞癌、癌肉瘤、筛状癌、透明细胞癌、肝样腺癌、黏液癌、印戒细胞癌、鳞状细胞癌、未分化癌。

胆总管下段腺癌（图片）

（五）壶腹部癌

壶腹部是末段胆总管和主胰管汇合并开口于十二指肠之处。由于此处解剖结构复杂，故壶腹部癌（ampullary carcinoma）的来源一直不清。据研究，壶腹部癌多伴有胆管黏膜上皮的不典型增生。从早期病例的研究中发现壶腹部癌多起源于胆总管。偶尔可见起源于主胰管者，少数可能起源于壶腹周围的十二指肠黏膜。壶腹部癌多发生在60岁以上，男性略多。壶腹部癌常因梗阻性黄疸而较早就医，故预后较胆囊癌要好。

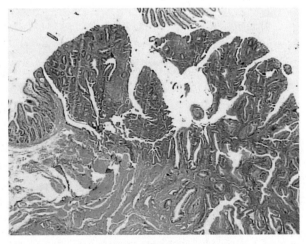

图7-29　壶腹部腺癌
肿瘤由分化较好的腺管构成，呈乳头状。

【诊断要点】①壶腹部癌可生长在壶腹内，在壶腹部形成圆形隆起（壶腹内型）（图7-29），表面十二指肠黏膜光滑，活检通常阴性；亦可表现为壶腹区的隆起，伴有溃疡形成，或有菜花状肿物形成（壶腹周型）。有些晚期病例可在胰头-壶腹区形成广泛的浸润，以至与胆总管癌和胰头癌很难区别（混合型），文献亦称胰-胆管-壶腹区癌。②壶腹部癌亦为腺癌，常为低分化腺癌,部分为乳头状腺癌。很多病灶表面为类似绒毛状腺瘤或绒毛腺管状腺瘤的形态,但基底部有浸润癌。③其他各种类型的腺癌,如黏液腺癌、肠型腺癌、透明细胞癌等均可见。偶尔有鳞状细胞癌或腺鳞癌、小细胞癌的报道。

(六) 神经内分泌肿瘤

肝脏、胆囊和肝外胆道均有一定数量的内分泌细胞。胆囊和肝外胆道神经内分泌肿瘤(neuroendocrine tumor)也有报道,以肝外胆道和壶腹部较为多见。肝外胆道及壶腹部神经内分泌肿瘤有时可与小肠肿瘤伴发。本病多见于60岁以上。

肝外胆道、胆囊及壶腹部的神经内分泌肿瘤与胃、肠、胰的神经内分泌肿瘤相同(见第三节)。从临床有无功能可分为功能性和非功能性两类。功能性神经内分泌肿瘤是指因内分泌肿瘤分泌激素过多,引起临床上激素失衡而出现明显的临床表现或综合征的肿瘤,如胃泌素瘤、生长抑素瘤、致腹泻性肿瘤(VIP瘤)等。偶可见分泌异位促肾上腺皮质激素(adrenocorticotropic hormone,ACTH)、甲状旁腺素样激素、生长激素释放激素或5-羟色胺等的神经内分泌肿瘤。

【诊断要点】①神经内分泌肿瘤呈灰白色结节,可仅几毫米,也可在胆囊形成较大的肿块侵透胆囊肝床而达肝脏。②肿瘤形态与其他部位神经内分泌肿瘤相同,由一致的圆形或小多角细胞构成(图7-30)。瘤细胞可排成巢状、花带状或腺管状,其间有丰富的血窦。印戒细胞型及透明细胞型均有报道。有时与 von Hippel-Lindau 病伴发。③免疫组化、电镜和免疫电镜均已证实多种激素的产生,如 ACTH、生长抑素、5-羟色胺、胃泌素和胰多肽等。偶有类癌综合征的报道。④罕见的情况下,类癌腺癌复合癌可见于肝外胆道系统。

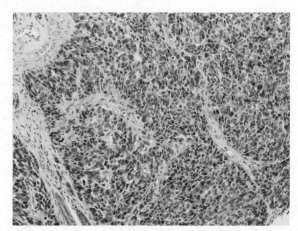

图 7-30　壶腹部神经内分泌肿瘤
癌细胞巢由一致的圆形或小多角细胞构成。

(陈　杰)

第三节　胰　腺　疾　病

一、胰腺炎

胰腺炎一般是指各种原因导致胰腺酶类的异常激活而出现胰腺自我消化所致。根据病程分为急性胰腺炎和慢性胰腺炎。

(一) 急性胰腺炎

根据病理形态和病变严重程度,急性胰腺炎(acute pancreatitis)分为急性水肿性(或称间质性)胰腺炎和急性出血坏死性胰腺炎。主要发病因素为胆道疾病,尤其是胆道结石和酗酒,其他因素包括妊娠、高脂血症、药物、各种原因造成的胰管阻塞及内分泌和免疫异常等,原因不清者称为特发性急性胰腺炎。一般认为胆道结石和酗酒可影响肝胰壶腹括约肌的舒缩功能而容易形成胆汁和十二指肠液的反流。酗酒亦可增加胰腺的分泌,使胰管内压升高、小胰管破裂、胰液进入组织间隙。胆汁或十二指肠液反流或肠液进入组织间隙均可激活胰蛋白酶,进而激活胰腺其他酶类,导致细胞的坏死、组织水肿,严重时可引起休克等严重并发症。脂肪酶的激活可造成胰腺内外甚至身体其他部位脂肪组织的坏死。

临床上,急性出血坏死性胰腺炎通常表现为严重的腹痛,甚至休克,血清和尿中脂肪酶和淀粉酶升高。严重病例可有黄疸、高血糖和糖尿。死因常为休克、继发性腹部化脓性感染或成人呼吸窘迫综合征。急性胰腺炎的死亡率10%~20%,当伴发严重出血坏死时可达50%。

【诊断要点】①急性水肿性(或称间质性)胰腺炎:为早期或轻型急性胰腺炎,其特点是胰腺间质水肿伴中等量炎细胞浸润,腺泡和导管基本正常,间质可有轻度纤维化和轻度脂肪坏死,此型可反复发作。②急性出血坏死性胰腺炎:亦称急性胰腺出血坏死。因胰腺组织广泛出血坏死及脂肪坏死,胰腺明显肿大、质脆、软,呈暗红或蓝黑色。切面见小叶结构模糊,暗红色和黄色相间。胰腺表面、大网膜和肠系膜均有散在灰白色脂肪坏死斑点。光镜下,胰腺组织中有大片出血坏死,坏死区周围有中性粒细胞及单核细胞浸润。胰腺内外脂肪组织均有脂肪坏死(图7-31)。

急性出血坏死性胰腺炎常有严重的并发症,死亡率很高。其主要并发症:①休克和肾功能衰竭;②脂肪坏死;③出血;④假囊肿形成;⑤脓肿;⑥腹水;⑦其他并发症,包括小肠麻痹、小肠肠系膜脂肪坏死而导致的小肠梗死,胰腺脓肿或假囊肿腐蚀胃或大肠、小肠壁而造成的消化道出血等。

(二) 慢性胰腺炎

慢性胰腺炎(chronic pancreatitis)多以反复发作的轻度炎症、胰腺腺泡组织逐渐由纤维组织所取代为特征,有人亦将其称为慢性反复发作性胰腺炎,多见于中年男性。临床以腹痛为主,严重时可出现外分泌和内分泌不足的表现,如消化不良和糖尿病等。发病因素有酗酒、胰腺阻塞(癌或结石)、甲状旁腺功能亢进、遗传因素、结节性多动脉炎等。高脂血症、血色病与慢性胰腺炎有一定关系。除此之外,接近半数的患者无明显发病因素。本病发病机制尚不完全清楚,一般认为肿瘤和结石造成胰管的阻塞,酒精刺激胰腺分泌蛋白质丰富的胰液,浓缩后造成胰管阻塞是慢性胰腺炎发病的重要因素。约50%的慢性胰腺炎有*KRAS*基因的突变。

形态上慢性胰腺炎分为阻塞性慢性胰腺炎和非阻塞性慢性胰腺炎两型。阻塞性慢性胰腺炎多为主胰管靠近壶腹2~4cm处的结石或肿瘤阻塞所致。非阻塞性慢性胰腺炎占慢性胰腺炎的95%左右。慢性胰腺炎的预后与其病因有关。酗酒者若能戒酒则可大大改善预后,10年存活率达80%,如继续酗酒,则10年存活率仅为25%~60%。慢性胰腺炎的并发症为假囊肿和假动脉瘤形成,假动脉瘤形成有时可造成急性出血。脂肪坏死可见于皮下、纵隔、胸膜、心包、骨髓、关节旁和肝等。

【诊断要点】

(1)胰腺呈结节状弥漫性变硬变细,灰白色、质硬韧、有时与周围分界不清。病变可局限于胰头,但通常累及全胰腺。切面分叶不清,大小导管均呈不同程度的扩张,腔内充满嗜酸性物质——蛋白质丰富的分泌物;可有钙化,当钙化较广泛时,亦称为慢性钙化性胰腺炎。

(2)胰腺周围可有不同程度的纤维化,有时可导致血管、淋巴管、胆管和肠道的狭窄。

(3)腺泡组织呈不同程度的萎缩,间质弥漫性纤维组织增生和淋巴细胞、浆细胞浸润(图7-32)。

(4)大小导管均呈不同程度扩张,内含嗜酸性物质或白色结石。胰管的严重阻塞可形成较大的胰管囊肿。胰管上皮可受压变扁,或有增生或鳞状上皮化生。内分泌胰腺组织通常不受损害,并常因外分泌胰腺组织的萎缩而呈相对集中的形态,应注意与胰岛增生鉴别。

(5)临床上,内分泌胰腺功能可在相当长的时期无失衡现象,严重病例可有胰岛的萎缩,临床上可出现糖尿病。

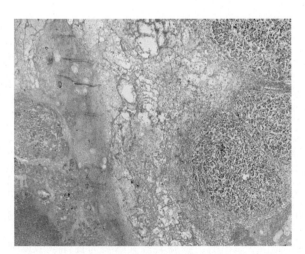

图 7-31 急性胰腺炎
胰腺组织中有大片出血坏死,中间为脂肪坏死区,周围有炎细胞浸润,可见钙盐沉积。

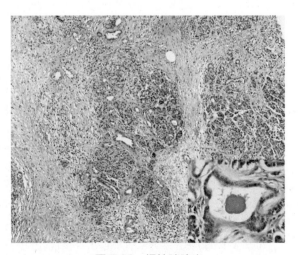

图 7-32 慢性胰腺炎
腺泡组织呈不同程度萎缩,间质弥漫性纤维组织增生和淋巴细胞、浆细胞浸润,导管轻度扩张,右下角可见胰管扩张,内有嗜酸性物质。

(三) 自身免疫性胰腺炎

自身免疫性胰腺炎(autoimmune pancreatitis)为慢性胰腺炎的一种特殊类型,为 IgG4 相关的系统性疾病,2 型 T 辅助细胞和 T 调节细胞介导了大部分自身免疫性胰腺炎的免疫反应。本病男性稍多于女性,发病高峰为 40~60 岁。血清学检查显示 γ 球蛋白和 IgG4 升高,出现自身抗体。本病对类固醇激素治疗有效。自身免疫性胰腺炎可同时合并其他自身免疫性疾病,如干燥综合征、原发性硬化性胆管炎、原发性胆汁性肝硬化、硬化性涎腺炎、腹膜后纤维化,偶尔合并溃疡性结肠炎、克罗恩病、系统性红斑狼疮、糖尿病或肿瘤等。

自身免疫性胰腺炎的临床表现与普通的慢性胰腺炎相似,有上腹部不适、体重减轻、胆管硬化导致的阻塞性黄疸、糖尿病等。某些病例有胰腺结石形成。在临床上常被误诊为胰腺癌而行手术切除。因此自身免疫性胰腺炎的诊断最重要的是与胰腺癌鉴别。自身免疫性胰腺炎的诊断依赖于临床、血清学、形态学和组织病理学特征的综合判断。影像学显示主胰管狭窄,胰腺弥漫性肿大或形成局限性肿块,后者易被误诊为胰腺癌。

实验室检查显示血清 γ 球蛋白、IgG 或 IgG4 水平的异常升高(136~1 150mg/dl,平均 600mg/dl),血清胰酶升高或出现自身抗体(如抗核抗体、抗乳肝褐质、抗碳酸苷酶Ⅱ、ACA-Ⅱ抗体或类风湿因子等)。血浆中纤溶酶原结合蛋白抗体阳性率可达 95%,抗乙酰分泌性胰蛋白酶抑制剂的自身抗体也被认为是潜在的有用标志。

大体观,胰头部受累为最常见,其次为胰体尾部。胰腺局部或弥漫肿大,胰腺导管可出现局灶性狭窄或硬化。

【诊断要点】①自身免疫性胰腺炎在组织学上分为 2 种不同的亚型。Ⅰ型又称淋巴浆细胞性硬化性胰腺炎,Ⅱ型又称导管中心性自身免疫性胰腺炎。②Ⅰ型为系统性疾病,常伴有淋巴浆细胞性慢性胆囊炎和胆道炎。受累器官中有丰富的 IgG4 阳性的浆细胞。组织病理学特点为胰腺显著纤维化和明显的淋巴细胞、浆细胞浸润,常见淋巴细胞性静脉炎,淋巴细胞围绕并浸润中等或较大的胰腺静脉,导致血管闭塞或血管壁结构破坏(图 7-33)。Movat 染色可以清晰显示普通 HE 染色易被忽略的静脉病变。免疫组化显示浸润的炎细胞中有丰富的 IgG4 阳性的浆细胞,有助于自身免疫性胰腺炎的诊断。③Ⅱ型特征为粒细胞浸润的胰腺导管上皮病变,无系统累及。

【鉴别诊断】诊断自身免疫性胰腺炎还应除外恶性疾病,如胰腺癌或胆管癌。

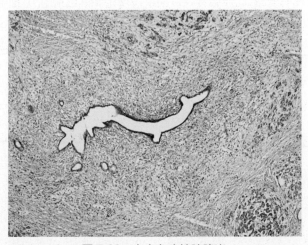

自身免疫性胰腺
炎(图片)

图 7-33　自身免疫性胰腺炎
胰腺组织明显萎缩,伴明显的纤维组织增生及淋巴细胞及浆
细胞浸润,病变以胰管周围明显。

二、外分泌胰腺肿瘤及瘤样病变

外分泌胰腺肿瘤可为实性,也可为囊性,其中囊性肿瘤占 5%~10%。胰腺囊性肿瘤多为良性或低度恶性。目前由于影像学的进步,该病较易被发现。

(一) 浆液性囊腺瘤

浆液性囊腺瘤(serous cystadenoma)亦称微囊性腺瘤,或糖原丰富的腺瘤,为一种罕见的胰腺良性肿瘤。本病常发生在胰体尾部,老年女性较为多见。

浆液性囊腺瘤一般无症状，常为偶然发现，部分患者以腹部肿块或腹部不适为主要症状。发生在胰头者偶尔可引起梗阻性黄疸或消化道梗阻。某些患者可合并 von Hippel-Lindau 病。有人认为此病可检测到 VHL 肿瘤抑制基因的等位基因缺失和突变。此瘤的恶性型称为浆液性或微囊型腺癌，形态上与微囊型腺瘤相似，但可转移到胃和肝或出现神经周的浸润。

【诊断要点】①肿瘤分界清楚，直径 1~25cm，平均 10cm。切面呈蜂窝状，由多个 1~2mm 的小囊构成。②纤维间隔可形成特征性的中心瘢痕，偶尔有钙化。囊内含有透明液体，但无或有很少黏液。③囊壁由单层立方上皮衬覆，瘤细胞胞质透明（图 7-34）、富含糖原、CEA 阴性。某些病例囊内可见乳头、出血或大囊性变性。囊液的 CEA 含量很低。④免疫组化：瘤细胞低分子量细胞角蛋白、EMA、抑制素和 MART-1 阳性，HMB45 阴性。MUC6 通常阳性。⑤无 *KRAS* 和 *TP53* 的突变。当肿瘤由单个或数个大囊构成时称寡囊型腺瘤或大囊型腺瘤。当肿瘤由同样的细胞构成但排列成实性时称实性浆液性腺瘤，此时，肿瘤由密集的腺体排列而成。

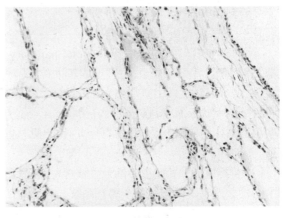

图 7-34　胰腺微囊性腺瘤
肿瘤由小囊构成，衬覆上皮胞质透明。

（二）黏液性囊性肿瘤

胰腺的黏液性囊性肿瘤（mucinous cystic neoplasm）多见于女性，发病年龄高峰为 40~60 岁。该肿瘤生长缓慢，分界清楚，一般易于切除，偶尔发生转移，即使转移也多限于腹腔，远处转移罕见。

【诊断要点】

（1）多见于胰体尾部，常为大的多囊或偶尔为单囊的肿物，肿瘤直径 2~30cm，常有厚的纤维包膜，与胰管不相通。

（2）囊内衬覆上皮一般为高柱状黏液细胞，常形成乳头。伴有杯状细胞的肠型上皮亦可见到。

（3）上皮下间质常为细胞丰富的类似卵巢的间质（图 7-35），此型间质常有雌激素受体、孕激素受体或抑制素的表达，甚至出现黄素化。囊壁常有钙化。

（4）囊内含有黏液，某些病例可为水样物。

（5）黏液性囊性肿瘤形态与卵巢的黏液性肿瘤相似，可分为低级别黏液性囊性肿瘤和高级别黏液性囊性肿瘤；低级别为良性病变，高级别为癌前病变。当出现浸润时则称为伴有浸润性癌的黏液性囊性肿瘤。

（6）免疫组化：此瘤表达 CEA 和 CA19-9，MUC5AC 呈弥漫表达，MUC2 仅杯状细胞阳性，MUC1 通常不表达，如有也仅限于浸润癌区域，CK20 或 CDX2 通常阴性。伴有浸润性癌时可表达 *P53*、*HER2/NEU*、*EGFR* 及 *DPC4* 的缺失表达。黏液性囊性肿瘤通常为微卫星稳定型。

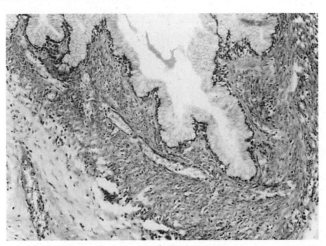

胰腺黏液性囊性
肿瘤（病例）

胰腺黏液性囊性
肿瘤伴高度异型
增生（图片）

图 7-35　胰腺黏液性囊性肿瘤
上皮为规则的高柱状黏液上皮，乳头不明显，上皮下为细胞丰富的卵巢样间质。

对于黏液性囊性肿瘤的诊断,仔细检查标本和认真取材是非常重要的,因为通常肿瘤的一部分分化很好,而另一部分可出现明显的癌变,甚至出现间质的浸润。有相关研究者认为,所有黏液性囊性肿瘤均具有或多或少的恶性潜能。故应仔细取材以除外恶性。

【鉴别诊断】黏液性囊性肿瘤应注意与导管腺癌伴有扩张的大导管结构时及导管内乳头状黏液肿瘤的分支导管型相鉴别。

(三) 导管内乳头状黏液肿瘤

导管内乳头状黏液肿瘤(intraductal papillary mucinous neoplasm)的特征为导管内乳头状肿瘤,乳头衬覆黏液细胞,乳头可很小,也可形成较大的结节性肿块。此瘤常伴有导管内大量黏液积聚而导致导管的明显扩张。因此,文献中亦曾称为黏液性导管扩张、黏液过度分泌性肿瘤。因其明显的乳头状生长方式故亦称胰管的绒毛状腺瘤、胰腺导管内乳头状瘤等。这组肿瘤约占胰腺肿瘤的5%,通常发生在60~80岁的老人。某些患者临床上曾有胰腺炎的病史。内镜下见从壶腹处有黏液溢出,影像学上可见明显的胰导管扩张是其特征。

【诊断要点】①肿瘤主要位于主胰管(主胰管型)或其主要分支内(分支导管型)。②肿瘤可单个,也可为多中心性。严重者可累及整个胰管系统。常伴有明显的胰管扩张。对于此类标本仔细检查是非常必要的,因为35%的病例均可见到局灶浸润性癌。③衬覆上皮为黏液柱状上皮,上皮可分为肠型(图7-36)、胃型、胰胆管型。④导管内乳头状黏液肿瘤依据上皮的异型增生程度可分为低级别导管内乳头状黏液肿瘤和高级别导管内乳头状黏液肿瘤;低级别为良性病变,高级别为癌前病变。当出现浸润癌时称为伴有浸润性癌的导管内乳头状黏液肿瘤。浸润癌中可为胶样癌,也可为导管腺癌。

免疫组化:通常表达CK7、CK8、CK18、CK19、CEA、CA19-9和MUC5AC,但各型也有所不同,胰胆管型表达乳腺型黏液MUC1,而肠型多表达MUC2及其他肠型标志物如CK20和CDX2。

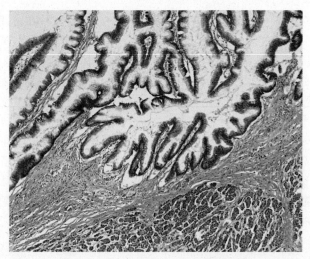

胰腺低级别导管内乳头状黏液肿瘤(图片)

图 7-36　胰腺导管内乳头状黏液肿瘤
黏液柱状上皮增生,呈乳头状排列,上皮有中度异型增生。

【鉴别诊断】胰腺导管内乳头状黏液肿瘤主要应与黏液性囊性肿瘤鉴别,后者主要在胰体尾部,主要发生在女性。而导管内乳头状黏液肿瘤主要发生在胰头部。导管内乳头状黏液肿瘤还应与胰腺上皮内瘤(pancreatic intraepithelial neoplasia,PanIN)鉴别,二者均为发生在导管内的病变,但导管内乳头状黏液肿瘤指临床上或大体上可见的病变,而PanIN则指小的(通常小于0.5cm)、大体上见不到的,多为显微镜下才能见到的病变。

(四) 胰腺实性 - 假乳头状瘤

胰腺实性 - 假乳头状瘤(solid pseudopapillary neoplasm of the pancreas)亦称乳头状 - 囊性肿瘤(papillary-cystic tumor)或乳头状上皮性肿瘤或胰腺囊实性肿瘤,为一种少见的胰腺肿瘤,可发生于任何年龄,平均年龄30岁,但多见于青春期及青年女性(男女比为1:9)。临床上可无症状或仅有上腹不适。胰腺实性 - 假乳头状瘤为低度恶性,10%~15%出现转移,转移部位主要为肝和腹膜,淋巴结转移少见。若患者就诊时无转移,经完整切除后,一般预后良好。有报道称,即使有转移的病例,亦可存活很多年。

【诊断要点】

(1)多为分界清楚的肿块,直径常达 10cm,多有包膜。黄褐色到红褐色,多质脆、较软。有些亦可有明显的纤维化和囊变区。囊不规则,内含不规则碎屑。极端囊性变者类似假囊肿。

(2)基本结构为细胞丰富的实性巢,其间有丰富的小血管。远离血管的细胞出现退变,而小血管周围的细胞围绕小血管形成所谓的假乳头状排列。虽胞质空泡可很明显,但无真正的腺腔形成。

(3)瘤细胞核比较一致,常有纵沟,胞质中等、嗜酸性(图 7-37),部分瘤细胞质内可见嗜酸性透明小滴。

(4)间质常有不同程度的透明变、黏液变或胆固醇沉积及异物巨细胞反应。尽管大体上包膜完整,镜下见病变常向周围胰腺浸润。

(5)vimentin 和 α_1- 抗胰蛋白酶和 α_1- 抗糜蛋白酶、β-catenin 和 CD10 常阳性。

(6)胰腺实性 - 假乳头状瘤常有 β-catenin 的突变。故大多数肿瘤细胞核免疫组化 β-catenin 染色核阳性。约一半病例 CD117 可阳性,但无 *c-kit* 突变。

胰腺实性 - 假乳头状肿瘤(图片)

胰腺印戒细胞型实性 - 假乳头状肿瘤(图片)

胰腺实性 - 假乳头状肿瘤(病例)

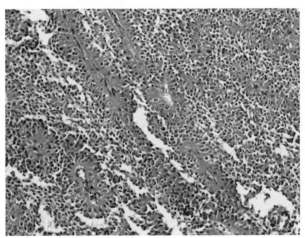

图 7-37　胰腺实性 - 假乳头状瘤

可见细胞丰富的实性巢,其间有丰富的小血管,小血管周的细胞围绕小血管形成所谓的假乳头状排列,瘤细胞核比较一致,胞质中等、嗜酸性。

【鉴别诊断】胰腺的实性 - 假乳头状瘤主要应与胰腺内分泌肿瘤、胰母细胞瘤、腺泡细胞癌等鉴别。免疫组化 CgA 阴性,而 vimentin 弥漫阳性对除外内分泌肿瘤很有帮助,β-catenin 核染色阳性有助于诊断。此外,应与肾上腺皮质肿瘤相鉴别。肾上腺皮质肿瘤因变性可出现假乳头样的生长类型,免疫组化也为 vimentin 阳性,而角蛋白阴性,此时抑制素染色肾上腺皮质肿瘤阳性,有助于鉴别。

(五) 胰腺导管腺癌

胰腺导管腺癌(ductal adenocarcinoma of the pancreas)为外分泌胰腺肿瘤中最常见的类型。因其诊治困难,预后不良,且发病隐匿,很难早期发现和治疗,5 年存活率不足 2%。据估计约 10% 的胰腺癌具有家族性。胰腺导管腺癌多见于 50 岁以上的人群,男性略多(男女比为 1.6:1)。根据其发生在胰腺的部位分为胰头癌、胰体癌、胰尾癌和全胰癌。其中胰头癌占 60%~70%,胰体癌占 20%~30%,胰尾癌占 5%~10%,全胰癌约占 5%。约 20% 为多发灶性。仅约 14% 的胰腺癌可手术切除。临床上胰头癌大多数因累及胆总管而表现为进行性阻塞性黄疸,体尾部癌则更为隐蔽,发现时多已有转移。约 1/4 患者出现外周静脉血栓。影像学如 CT、MRI、B 型超声、正电子发射计算机断层显像(PET/CT)等对确定肿瘤具有重要作用。血清 Span-1 和 CA19-9 升高对诊断具有一定的参考意义。

【诊断要点】

(1)大多数胰腺导管腺癌为一质地硬韧,与周围组织界限不清的肿块。切面呈灰白色或黄白色,有时因有出血、囊性变和脂肪坏死而有红褐色条纹或斑点,原有胰腺的结构消失。

(2)胰头癌常早期浸润胰内胆总管和胰管,使胆总管和胰管管腔狭窄甚至闭塞。胰管狭窄或闭塞后,远端胰管扩张、胰腺组织萎缩和纤维化。

（3）少数胰头癌可穿透十二指肠壁在十二指肠腔内形成菜花样肿物或不规则的溃疡。

（4）胰体尾部癌体积较大，形成硬韧而不规则的肿块，常累及门静脉、肠系膜血管或腹腔神经丛而很难完整切除肿瘤。有时肿瘤可累及整个胰体尾部。

（5）肿瘤主要由异型细胞形成不规则，有时不完整的管状或腺样结构，伴有丰富的纤维间质。本病分为高分化、中分化、低分化导管腺癌（图7-38）。

（6）90%的胰腺导管腺癌可见有神经周浸润。约半数病例可有血管浸润，尤其是静脉。

（7）在癌周胰腺中，20%~30%的病例可见有不同程度的胰腺上皮内肿瘤，甚至原位癌。

（8）胰腺导管腺癌通常表达CK7、CK8、CK18、CK19，CK20约25%阳性。大多数胰腺导管腺癌CA19-9、CEA和B72.3亦阳性。约60%的浸润性导管腺癌MUC1、MUC3、MUC4和MUC5AC均为阳性。这点与黏液癌、壶腹癌、结直肠癌不同，这些癌常表达MUC2。

（9）90%以上的胰腺癌中*KRAS*癌基因第12密码子有点突变。约一半的病例有*TP53*的突变或异常积聚。约95%的病例有*P16*失活。*DPC4*的失活率约为50%。

胰腺低分化腺癌
（图片）

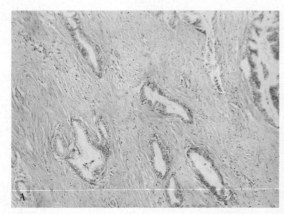
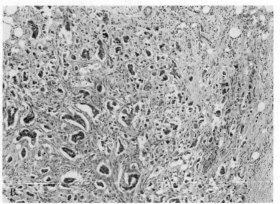

图7-38　胰腺导管腺癌
A.胰腺高分化导管腺癌，肿瘤由分化好的导管样结构构成；B.胰腺低分化导管腺癌，肿瘤由分化较差的
肿瘤性腺体构成，肿瘤细胞呈实性细胞巢样排列，可见单个细胞浸润。

与导管腺癌相关的变型：①未分化癌（分化不良性癌），包括梭形细胞型（肉瘤样癌）、分化不良性巨细胞癌、癌肉瘤、伴有破骨细胞样巨细胞的未分化癌；②胶样癌，亦称黏液性非囊性癌；③髓样癌；④肝样癌；⑤鳞状细胞癌或腺鳞癌；⑥浸润性微乳头状癌；⑦小细胞癌；⑧黏液表皮样癌；⑨印戒细胞癌等。

胰腺分化不良性
癌（图片）

胰腺癌细胞特别容易侵犯神经和神经周围淋巴管。胰头癌远处转移较少而局部浸润早，常早期浸润胆总管、门静脉和转移至局部淋巴结，晚期可转移至肝。而胰体尾部癌易侵入血管，尤其是脾静脉而较易发生广泛的远处转移。常见的转移部位有肝、局部淋巴结、胸腹膜、肾上腺、十二指肠、胃、肾、胆囊、肠、脾、骨、横膈等。

胰腺腺鳞癌
（图片）

（六）腺泡细胞癌

腺泡细胞癌（acinic cell carcinoma）很少见，仅占胰腺癌的1%~2%，其中常见于60岁以上的老人，以男性较多，偶见于儿童。临床无特异症状，黄疸罕见，一部分患者可因脂肪酶的过度分泌而出现皮下脂肪坏死、多关节病或嗜酸细胞增多及血栓性心内膜炎。腺泡细胞癌易早期转移，最常见转移的部位为局部淋巴结和肝，有些患者可出现远处转移。腺泡细胞癌预后不良，很少有病例存活超过5年。

大体观，腺泡细胞癌通常较大，平均直径11cm，实性，分界清楚，包膜完整，常有广泛的坏死和囊性变。因无明显的间质反应，故常质地较软。病灶有时也可位于导管内。

【诊断要点】①腺泡细胞癌细胞密集，呈巢状或片状排列，也可见腺泡或小腺腔结构，核位于基底，有时可见呈小梁状或实性排列。②间质反应轻微，在很多病例中几乎无间质。③瘤细胞胞质中等，有时胞质丰富，尖端胞质为嗜酸性颗粒状。核圆形或卵圆形，异型性不大，但有明显的单个核仁，核分裂多少不等（图

7-39)。④淀粉酶消化后 PAS 阳性染色对确诊很有帮助。免疫组化证实胰蛋白酶、脂肪酶、糜蛋白酶的分泌对诊断有重要价值。据称抗 BCL-10（克隆 331.1）是腺泡细胞及其肿瘤特异且敏感的标志。腺泡细胞癌偶尔可表达 αFP。⑤电镜下找到酶原颗粒和不规则原纤维颗粒对诊断有重要意义。另外，亦常见到多形性含细丝的膜包绕的包涵体。⑥腺泡细胞癌无导管腺癌中常见的 *KRAS*、*TP53*、*P16* 或 *DPC4* 等突变。但有较高频率的 *APC/β-catenin* 基因突变和染色体 11P 的等位基因丢失。

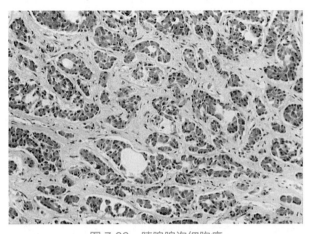

070311

胰腺腺泡细胞癌
（图片）

图 7-39 胰腺腺泡细胞癌

瘤细胞密集，呈巢状或片状排列，部分为腺泡或小腺腔结构，间质反应轻微。瘤细胞胞质中等丰富，尖端胞质为嗜酸性颗粒状，核圆形或卵圆形，位于基底部，异型性不大。

（七）胰母细胞瘤

胰母细胞瘤（pancreatoblastoma）是一种发生于胰腺的上皮性恶性肿瘤，主要见于儿童，尤其 10 岁以下者，平均年龄 4 岁，故亦称儿童型胰腺癌。本病在成人中罕见，男女发病率相近。某些病例为先天性，可伴有贝-维综合征，偶尔可合并结肠息肉病。胰母细胞瘤的预后取决于是否有转移。在儿童，如果于转移发生之前完全切除肿瘤，则预后较好，术前化疗反应亦较好。有转移者则预后差。在成人病例，预后均差。

大体观，肿瘤呈分界清楚的肿块，质软。肿瘤一般较大，直径 7~12cm，多累及胰头及胰体。来源于胰头、腹胰部分的胰母细胞瘤多有包膜，而来源于背胰部分的肿瘤多无包膜。肿瘤常有出血坏死。

【诊断要点】

（1）肿瘤细胞密集，通常呈分叶状分布，以腺泡分化为主，可有不同程度的内分泌和导管分化，内分泌和导管的分化通常只占肿瘤的一小部分。

（2）有鳞状小体形成（图 7-40），鳞状小体是诊断胰母细胞瘤的重要特征。这些小体可由较大梭形细胞松散聚合而成，也可有明显的鳞状上皮分化。鳞状小体的确切性质尚不清楚，其特征性的免疫组化表型为 CK8/CK18/CK19/EMA 阳性，而 CK7 阴性。

（3）瘤细胞为比较一致的多角形细胞，形成巢状、条索状、管状或腺泡状结构，腺腔内有少许 PAS 阳性物质。

（4）瘤细胞巢之间有细胞丰富的间质带；某些病例间质本身亦可为瘤性，有时可有骨或软骨成分。

（5）免疫组化可显示腺泡、导管及内分泌分化的迹象；几乎所有的病例均可见到腺泡的分化，无论是免疫组化或电镜均可见到腺泡分化的证据。

（6）肿瘤细胞可产生甲胎蛋白。

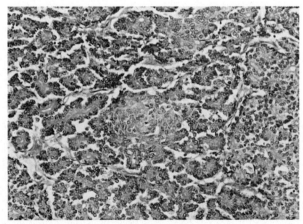

图 7-40 胰母细胞瘤

肿瘤细胞密集，通常呈分叶状分布，瘤细胞为比较一致的多角形细胞，形成巢状、条索状、管状或腺泡状结构，图中央可见鳞状小体。

(7)因 *APC* 或 *β-catenin* 基因突变可出现特征性的 β-catenin 移位。大多数病例可见染色体 11P 高度印记区的杂合性缺失，这与肾母细胞瘤和肝母细胞瘤相似。

（八）假囊肿

胰腺炎后，胰腺常形成假囊肿（pseudocyst），其他如胰腺外伤及手术后亦可形成假囊肿。假囊肿可很大，甚至突出胰腺进入小网膜囊，约 15% 的病例可为多发性。

【诊断要点】①大体观，假囊肿壁呈不规则增厚，内面不平，囊内含浑浊血性液体；②光镜下，囊壁由纤维组织构成，内面无上皮衬覆（图 7-41），代之以渗出的纤维素、坏死组织等炎性渗出物，囊壁有多量炎细胞浸润；③囊内容物淀粉酶含量高。

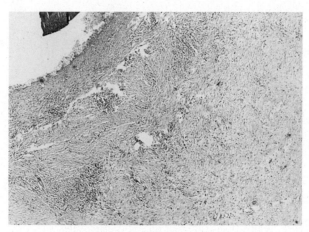

图 7-41　胰腺假囊肿
囊壁由纤维结缔组织构成，其内有明显的
炎细胞浸润，囊内壁无上皮衬覆。

假囊肿的并发症为穿孔和出血。出血多来自脾动脉，有时可引起猝死。

（九）胰腺神经内分泌肿瘤

胰腺神经内分泌肿瘤（neuroendocrine tumor of the pancreas）为一组具有恶性潜能到明显恶性的肿瘤，依据 2010 年 WHO 消化系统肿瘤分类，将其分成分化好的神经内分泌肿瘤（neuroendocrine tumor，NET）、分化差的神经内分泌癌（neuroendocrine carcinoma，NEC）和混合性腺 - 神经内分泌癌（mixed adenoneuroendocrine carcinoma，MANEC），后者目前称为混合性神经内分泌 - 非神经内分泌肿瘤（mixed neuroendocrine-non-neuroendocrine tumor）。

胰腺神经内分泌肿瘤可分成 3 级：①1 级（Grade 1），指肿瘤细胞的核分裂数 <2 个 /10 高倍视野（HPF）和 / 或 Ki-67 指数 ≤ 3%。②2 级（Grade 2），为核分裂数在 2~20 个 /10HPF，Ki-67 指数 3%~20%。③3 级（grade 3），为核分裂数 20 个 /10HPF 以上和 / 或 Ki-67 指数 >20%。核分裂数要求至少要数 50 个 HPF，Ki-67 指数要求在增殖活跃区数 500~2 000 个细胞的基础上，计算 Ki-67 阳性细胞数。1 级和 2 级的肿瘤为 NET，而 3 级肿瘤为 NEC；2019 版 WHO 消化系统肿瘤分类新增一类神经内分泌瘤（NET，G3），指形态属于高分化的神经内分泌瘤，但 Ki-67 指数 >20%，但一般 <55% 的肿瘤。

混合性神经内分泌 - 非神经内分泌肿瘤由非神经内分泌成分和神经内分泌成分混合构成，其中每一种成分至少不少于 30%。其中非神经内分泌成分和神经内分泌成分均要进行相应的分级。

胰腺神经内分泌肿瘤根据临床上有无功能分为功能性肿瘤和无功能性肿瘤，其中无功能型肿瘤占 30%~40%。功能性肿瘤依据分泌激素的不同及临床表现分为胰岛素瘤、胃泌素瘤、胰高血糖素瘤、血管活性肠肽瘤、分泌 5- 羟色胺的肿瘤等，如胰岛素瘤临床有明显的低血糖，胃泌素瘤有高胃泌素血症，胰高血糖素瘤可出现高血糖素瘤综合征，血管活性肠肽瘤出现严重腹泻，分泌 5- 羟色胺的肿瘤可出现类癌综合征等。

大体观，肿瘤呈灰白、灰红色结节，直径可不足 1cm，也可达几十厘米，多数质软，出血常见。

【诊断要点】①胰腺神经内分泌肿瘤与其他部位神经内分泌肿瘤基本相同，由一致的圆形或小多角细胞构成；②瘤细胞可排成巢状、花带状或腺管状（图 7-42），其间有丰富的血窦；③免疫组化通常 CgA（图 7-43）、Syn、CD56 阳性；④免疫组化、电镜和免疫电镜可证实激素的存在，如胰岛素、血管活性肠肽、胃泌素、胰多肽、生长抑素、5- 羟色胺等；⑤必须有临床表现才能诊断功能性胰腺内分泌肿瘤。

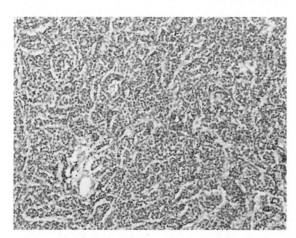

图 7-42　胰腺神经内分泌瘤（G2）
肿瘤细胞呈巢片状排列，瘤细胞核染色质较细。

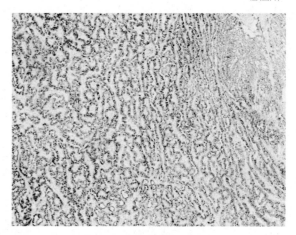

图 7-43　胰腺神经内分泌瘤
免疫组化 CgA 阳性。

（陈　杰）

第八章 腹膜、网膜及肠系膜疾病

第一节 腹膜疾病

一、多囊性间皮瘤

多囊性间皮瘤（polycystic mesothelioma）为一种良性或惰性生长的肿瘤，主要发生于中青年妇女盆腔内，男性偶见。本病好发生于子宫、膀胱或直肠表面，常与邻近脏器粘连。临床上可出现腹痛、腹部包块，常伴有恶心、呕吐，可有肠梗阻症状。肿瘤切除后预后良好，少数可复发。

【诊断要点】①肉眼见肿物为多灶性、多房性囊性，边界不清，囊肿大小不等，直径从数毫米至数厘米，最大可达10cm以上；②切面见囊内充满清亮或血性液体，囊壁较薄，薄厚不一；③镜下见囊壁为增生的纤维间质，内衬单层或双层扁平或立方的间皮细胞；④纤维间质常有水肿和黏液变性及慢性炎细胞浸润；⑤囊内衬覆的间皮细胞无异型性，部分细胞表面可见刷状缘，少数间皮细胞肥大，呈鞋钉样或形成乳头突向腔内，偶见鳞状上皮化生；⑥囊内容物为淡红或粉染的分泌物，阿辛蓝和胶体铁染色阳性，PAS阴性；⑦免疫组化：CK、CK5/6、间皮素、间皮细胞、vimentin、EMA、WT1和D2-40阳性，少数病例ER、PR阳性。

【鉴别诊断】本病需要与囊性淋巴管瘤和腹膜子宫内膜异位症相鉴别，前者囊壁内衬内皮细胞，后者内衬子宫内膜的腺上皮并有子宫内膜间质。

二、分化好的乳头状间皮瘤

分化好的乳头状间皮瘤（well-differentiated papillary mesothelioma）为一种潜在恶性的间皮肿瘤，好发于中年女性，多见位于盆腔腹膜，少数病例发生于心包和胸膜，偶见于男性睾丸鞘膜。

【诊断要点】①肉眼见肿瘤为单发或多发圆形结节，边界清，直径多为0.2~2cm，少数可达8cm以上；②镜下见乳头状或裂隙状结构，表面衬覆的瘤细胞呈立方形或低柱状，单层排列（图8-1），大小一致，异型不明显，核位于中央，无明显核仁，核分裂象少或无；③乳头内和裂隙间为纤维性间质，常伴有钙化、骨化或黏液变性，部分病例可见砂粒体；④免疫组化：可表达间皮标记物，与多囊性间皮瘤相同。

【鉴别诊断】本病需与腹膜转移性乳头状癌和恶性间皮瘤鉴别。转移性癌细胞异型明显，仅表达上皮标记，无间皮标记。恶性间皮瘤除细胞明显异型外，尚可见出血坏死，上皮样和间叶成分均为恶性，二者之间有过渡，免疫表型为间皮细胞标记。

三、恶性间皮瘤

恶性间皮瘤（malignant mesothelioma）为腹膜常见恶性肿瘤，50岁以上男性多见。石棉接触史是致病因素之一。临床症状为腹痛、腹胀和血性腹水。根据肿瘤生长方式和肉眼特点可分为局限型和弥漫型。

（一）局限型恶性间皮瘤

【诊断要点】①肉眼见境界清楚，无完整包膜的结节状肿物，质韧、切面细腻，鱼肉状，部分肿瘤呈编织状，

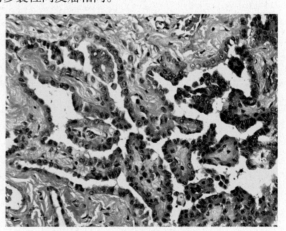

图8-1 分化好的乳头状间皮瘤
肿瘤为乳头状，中央有纤维血管轴心，被覆单层上皮细胞。

有出血坏死;②镜下见肿物多以梭形细胞为主,似纤维肉瘤,梭形细胞间可夹杂假腺样或裂隙样结构,细胞密集,异型明显,核分裂象多见,可见病理性核分裂象。

【鉴别诊断】本病应与纤维肉瘤鉴别。纤维肉瘤可见明显的鱼骨样排列,无腺样和裂隙样结构,间皮细胞标记物阴性。

(二)弥漫型恶性间皮瘤

【诊断要点】肉眼和影像学均见腹膜弥漫性增厚,早期为多个散在的灰白色结节或斑块,随病变进展,结节相互融合并与腹腔脏器粘连。

肿物质地坚韧或为胶冻样,边界不清,包裹和压迫实质器官,常累及网膜形成胼胝样肿块。

镜下见肿瘤呈双相分化,可分为以下组织亚型。

1)双相型:含上皮性和肉瘤样两种成分,上皮成分常为异型的腺管状、乳头状或裂隙状结构,偶见鳞状上皮化生;梭形细胞与纤维肉瘤相似,梭形细胞与上皮样细胞间相互移行,偶尔可见小灶性骨和软骨化生。

2)上皮型:瘤组织由小管状、腺泡状、乳头状结构组成,亦可呈巢状、条索状,呈裂隙状或网络状排列。瘤细胞为立方或扁平形,胞质较丰富、红染,也可呈空泡状或透明,有时核偏于一侧似印戒细胞,部分瘤细胞胞质中可见红染的玻璃样小体,呈 PAS 阳性。蜕膜样间皮瘤为上皮型间质瘤的变型,瘤细胞呈大圆形或多边形,似蜕膜细胞。

3)肉瘤样型:由条索状或杂乱排列的成纤维细胞样梭形细胞组成,部分区域可见车辐状排列,细胞异型明显,核分裂象易见,可见多核巨细胞。

4)促纤维组织增生型:肿瘤含大量致密的胶原纤维,异型的梭形细胞夹杂其间,可呈席纹状排列,瘤内可见经典的肉瘤样成分。

5)小细胞间皮瘤:为少见亚型,瘤细胞多为小圆形、椭圆形或立方、扁平状,核圆形、深染,偶见核仁,部分核偏位,似浆细胞,核分裂象少见;瘤细胞可排列成裂隙状、腺泡状,间质可见黏液或致密的胶原纤维。

免疫组化:各型恶性间皮瘤均可表达上皮和间叶两种标记物和间皮标记物,包括 CK、CK5/6、EMA、vimentin、calretinin、MC;部分小细胞型可表达 NSE 和 CD99。

【鉴别诊断】①各型恶性间皮瘤均需与滑膜肉瘤鉴别,二者均属于双相分化肿瘤,形态近似,但在免疫表型上,滑膜肉瘤可见 Bcl-2 和 CD99 阳性,FISH 检测可见染色体(X;18)(p11;q11)易位,形成 *SYT-SSX* 融合基因。②肉瘤样型需与纤维肉瘤鉴别。除纤维肉瘤具有鱼骨样排列外,主要依据免疫组化染色出现间皮细胞标记物加以鉴别。

四、促结缔组织增生性小圆细胞肿瘤

促结缔组织增生性小圆细胞肿瘤(desmoplastic small round cell tumor)是发生于儿童和青少年的少见恶性肿瘤,发病年龄为 10~50 岁,高峰年龄 30 岁,男性多见。肿瘤主要发生于腹腔,可累及腹膜、大网膜、肠系膜和腹膜后及盆腔软组织。肿瘤生长迅速,难以彻底切除,预后差。

【诊断要点】①肉眼见肿瘤呈多结节状,常以大结节为主,周围可见卫星结节,切面实性,灰白色,无包膜,可见出血坏死;②镜下见瘤细胞呈境界清楚的巢状、片块状、条索状排列,瘤细胞小而一致(图 8-2);③细胞核呈圆形或椭圆形,染色质细、深染,核仁不明显,核分裂象多见;④胞质少,胞界不清,可含黏液;⑤瘤细胞可呈梭形,漩涡状排列,可见菊形团结构;⑥肿瘤细胞周围的纤维间质显著增生,大量的胶原纤维透明变性,部分区域黏液变性及钙化;⑦免疫组化:肿瘤细胞可同时表达上皮、肌肉和神经标记物,多数肿瘤呈 vimentin、EMA、CK、NSE 阳性,desmin 呈特殊的"逗点样"阳性,WT1 核阳性,myogenin、MyoD1 阴性。

【鉴别诊断】本病应与转移性小细胞癌、恶性间皮瘤和原始神经外胚层肿瘤(PNET)/尤因肉瘤鉴别。转

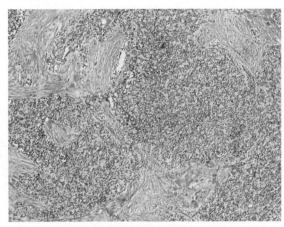

图 8-2 促结缔组织增生性小圆细胞肿瘤
巢状、条索状排列的小圆肿瘤细胞周围为致密的胶原纤维间质。

移性小细胞癌多可查出原发病灶,肿瘤细胞间的纤维间质较少,Syn、CD56、CgA呈阳性。恶性间皮瘤可见双相分化,梭形细胞为恶性的肉瘤样成分,间皮标记物阳性。PNET/尤因肉瘤纤维间质少,瘤细胞呈片状弥漫性排列,除神经标记外CD99阳性。

五、腹膜假黏液瘤

腹膜假黏液瘤(pseudomyxoma peritonei)详见"第三章第四节"相关内容。低级别腹膜假黏液瘤见图8-3。

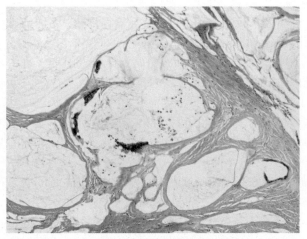

腹膜假黏液瘤
(病例)

图 8-3 低级别腹膜假黏液瘤
大量黏液形成黏液湖,较少的黏液上皮,细胞异型性小。

(张丹芳)

第二节 网膜、肠系膜和腹膜后疾病

一、髓脂肪瘤

髓脂肪瘤(myelolipoma)主要发生于肾上腺,发生于肾上腺外者少见,称肾上腺外髓脂肪瘤。肿瘤易发生于腹膜后及盆腔内,呈良性过程。

【诊断要点】①肉眼见无包膜但界限清楚的肿块,直径0.6~6cm,切面红黄相间,质地软;②镜下见肿瘤由成熟的脂肪细胞和造血细胞组成,两种成分多少不等;③成熟的脂肪细胞散在分布,其间可见各种造血细胞(图8-4),形态多样,常见巨核细胞。

【鉴别诊断】本病需与浸润脂肪组织的转移性恶性肿瘤和髓性白血病鉴别。转移性恶性肿瘤常有特殊的排列方式,细胞异型明显,表达上皮标记;髓性白血病细胞成分单一,无巨核细胞。

二、脂肪肉瘤

腹膜后是脂肪肉瘤(liposarcoma)的好发部位之一,占全部脂肪肉瘤的12%~43%,仅次于大腿。患者年龄多在50岁以上,男性多于女性。肿瘤常见于肾周,少数肿瘤可从腹膜后扩展至肠系膜,发生于盆腔者少见。肿瘤位于纵深部位,术后易复发,常转移至腹膜、肝、肺、脑、肾等部位,预后差。

【诊断要点】腹膜后脂肪肉瘤体积较大,平均重量2.5kg。肉眼见瘤体呈分叶状或结节状,多有包膜,但也可侵犯邻近器官,形成多发小结节,切面因组织学类型

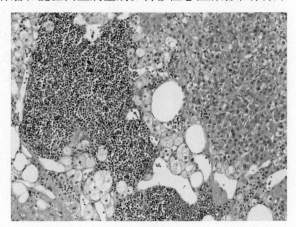

图 8-4 髓脂肪瘤
肾上腺组织中见成熟脂肪细胞,伴灶性造血组织。

不同而有显著差别。高分化者似脂肪瘤,黏液性者呈胶冻状,低分化者多为灰白色,脑髓状,有出血坏死及囊性变。

镜下将脂肪肉瘤分为多种组织学类型,包括不典型脂肪瘤样肿瘤、炎症性脂肪肉瘤、梭形细胞脂肪肉瘤、去分化脂肪肉瘤(图 8-5)、多形性脂肪肉瘤及黏液性脂肪肉瘤等,以上组织学类型均可发生于腹膜后。但以不典型脂肪瘤样肿瘤、炎症性脂肪肉瘤、去分化脂肪肉瘤多见,其他类型相对少见。各组织学类型详细形态学特点见第十五章相关内容。

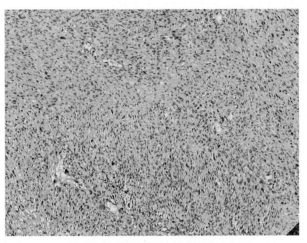

图 8-5 去分化脂肪肉瘤
去分化区域为高度异型性的梭形细胞肉瘤。

【鉴别诊断】本病需与来自腹膜后的其他软组织肿瘤和邻近器官的肿瘤进行鉴别。高分化脂肪肉瘤需与脂肪瘤鉴别,硬化性脂肪肉瘤需与纤维瘤病、肌成纤维细胞瘤鉴别,炎症性脂肪肉瘤需与炎症性肌成纤维细胞瘤、淋巴瘤鉴别,黏液性脂肪肉瘤需与黏液性纤维肉瘤、血管黏液瘤、神经鞘瘤黏液变性鉴别,多形性和去分化脂肪肉瘤需与黏液性纤维肉瘤、多形性横纹肌肉瘤、多形性未分化肉瘤等鉴别。

三、纤维瘤病

纤维瘤病(fibromatosis)为侵袭性纤维瘤病的一种类型,又称腹内韧带样瘤,是发生于肠系膜、盆腔和腹膜后的纤维瘤病,根据发生部位分为 3 种亚型:①肠系膜纤维瘤病,可散发或见于加德纳综合征患者,常累及小肠系膜和网膜,病理变化与其他部位的韧带样瘤相似,基质黏液变性较明显;②盆腔纤维瘤病,最常发生于髂窝、骨盆下部,主要见于中年妇女,与妊娠和分娩有关,病理变化与其他部位者相同;③腹膜后纤维瘤病,也称为特发性腹膜后纤维化。

近年有学者提出特发性腹膜后纤维化是腹内纤维瘤病的特殊亚型,但仍存在争议,因病变组织中有多量炎细胞浸润并伴发纤维性纵隔炎、甲状腺炎、硬化性胆管炎和眼眶炎性假瘤等,以往认为是全身性疾病而非真性肿瘤,有学者认为该病属于 IgG4 相关性纤维组织增生性疾病。因此,本书仍将该病作为一个独立的疾病单元在后文介绍。

【诊断要点】①肉眼见肿瘤边界不清,无包膜,浸润周围组织,质韧如橡皮,切面灰白,呈编织状,偶有黏液变及囊性变;②镜下见肿瘤由分化成熟的梭形细胞组成,免疫表型为成纤维细胞和肌成纤维细胞。上述细胞与其所产生的胶原纤维交错排列;③不同病例或不同区域间细胞成分和胶原成分比例不同,细胞丰富区可见少量核分裂象,胶原纤维丰富区似瘢痕组织(图 8-6);④免疫组化:肿瘤细胞 vimentin 阳性,部分细胞表达

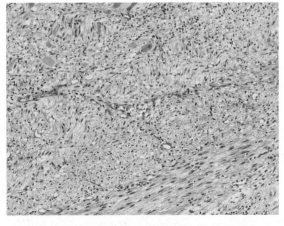

图 8-6 纤维瘤病
细胞较少而富于胶原,细胞形态类似成纤维细胞。

SMA,而 MSA、desmin、h-caldesmon 和 S-100 阴性,70%~75% 病例 β-catenin 核阳性,部分病例也可呈 Bcl-2 阳性。

【鉴别诊断】本病有时可与结节性筋膜炎、炎性肌成纤维细胞瘤、神经纤维瘤、消化道外胃肠道间质肿瘤(GIST)等相混淆,通过免疫表型可与神经纤维瘤和 GIST 鉴别。除腹膜后纤维瘤病外,其他两型细胞成分单一,只有分化成熟的成纤维细胞和肌成纤维细胞,且排列紧密,无红细胞外渗,间质黏液变性轻微,可与结节性筋膜炎鉴别。炎症性肌成纤维细胞瘤的梭形细胞有轻度异型,间质炎细胞较多,MSA 和 desmin 阳性有助于鉴别。

纤维瘤病(病例)

四、特发性腹膜后纤维化

特发性腹膜后纤维化(idiopathic retroperitoneal fibrosis)是一种原因未明的腹膜后瘤样纤维组织增生,较少见,男性多发,40~60 岁为发病高峰年龄。临床症状无特异性,随病变发展,增生的纤维组织包裹、压迫和阻塞腹膜后器官,引起腰区下部、腰窝和下腹部钝痛,放射至睾丸、腹股沟和大腿,并伴有呕吐、腹泻、食欲不振、疲劳和体重减轻。单侧或双侧输尿管狭窄和阻塞多见,可突然出现少尿、无尿,导致肾功能不全。下腔静脉、髂静脉及腹膜后淋巴管阻塞时可引起下肢水肿。此外,患者尚可出现低热、红细胞沉降率加快等。如前所述,对本病的发病有两种观点,有学者认为该病属纤维瘤病的亚型,而诸多研究结果支持该病为自身免疫引起纤维组织增生性疾病。

【诊断要点】①肉眼见扁平状灰白色肿块,厚度 2~6cm,界清,质硬韧,无包膜,常包裹腹主动脉、髂动脉,包裹输尿管和肾及直肠,严重者可累及胆总管、肝、脾及十二指肠,甚至达膈肌;②镜下早期病变表现为脂肪小叶周围多灶性脂肪坏死,形成小油囊和胆固醇结晶;③继发出现淋巴细胞、浆细胞、单核巨噬细胞及嗜酸性粒细胞等多种炎细胞浸润,可见拉塞尔小体(Russell body)和泡沫细胞;④在坏死和炎症反应基础上产生肉芽组织,逐渐吸收和取代坏死组织;⑤肉芽组织老化过程中形成大量的成纤维细胞和胶原纤维伴发生透明变性和钙化,炎细胞减少,仅存在血管周围淋巴细胞浸润;⑥本病血管变化明显,以小动脉炎为主,其管壁可出现纤维素样坏死,围管性淋巴细胞、单核细胞及少数嗜酸性和嗜中性粒细胞浸润,似结节性多动脉炎;⑦小静脉受累形成闭塞性静脉炎,管壁有炎细胞浸润,继发纤维化和管腔闭塞。

【鉴别诊断】本病需与其他疾病引起的继发性腹膜后纤维化相鉴别。主动脉或结肠手术、放疗、腹膜后感染等原因可引起腹膜后纤维组织增生和腹膜后器官粘连,形态上与本病难以区别,镜检见脂肪坏死灶和小血管炎可帮助诊断本病。许多恶性肿瘤,特别是来自乳腺、胃、前列腺、子宫颈的转移性癌及霍奇金淋巴瘤也可导致腹膜后纤维化,未分化多形性肉瘤(炎症性恶性纤维组织细胞瘤)可有明显的纤维组织增生。观察活检标本时应多与临床联系,了解病史和手术所见,最好在不同部位多点取材以免延误恶性疾病的诊断。

五、未分化多形性肉瘤

未分化多形性肉瘤(undifferentiated pleomorphic sarcoma)曾称腹膜后黄色肉芽肿或炎症性恶性纤维组织细胞瘤,除腹膜后多发外,亦可见于纵隔、四肢、颈部等,偶见于肺。各年龄组均可发生,但以 40 岁以上人群多见,男女发病率相近。临床上多无特殊症状,可出现体重减轻、腹痛和腹部包块等。本瘤切除后患者可存活数年至数十年,预后较好。肿瘤中出现恶性形态学表现者,则预后差,术后常复发,并可转移至肝、肺及心肌,甚至广泛转移至内脏,多于短期内死亡。

【诊断要点】

(1)肉眼见境界清楚的分叶状或结节状肿块,多无包膜,常与周围器官粘连,肿物大小不一,直径 6~20cm,中等硬度。切面灰白色,可有坏死和囊性变。

(2)镜下见瘤组织由大量成纤维细胞和组织细胞相间构成,有淋巴细胞、浆细胞、嗜酸性和嗜中性粒细胞、单核细胞浸润。

(3)组织细胞散在或成堆出现,胞质多呈泡沫状(黄色瘤细胞),部分瘤细胞胞质中可见较大空泡,内含脂质,核小而深染,位于细胞中央。部分区域可出现多核巨细胞,包括图顿巨细胞(Touton giant cell)。

(4)成纤维细胞核呈卵圆形或杆状,常有明显的嗜酸性核仁,可见核分裂象。

(5)肿瘤内胶原纤维多少不等,部分病例纤维细而疏松,呈车辐状排列,部分病例出现大量致密的胶原纤维,并发生透明变及坏死、钙化。

（6）部分病例瘤组织中可见胆固醇结晶，周围有异物巨细胞反应。

（7）瘤组织中出现异型的成纤维细胞和黄色瘤细胞，核分裂象多见时，提示恶性度升高。此时瘤细胞大小不等，多核巨细胞多见，核大浓染，核仁粗大，并可见类似霍奇金淋巴瘤的里 - 施细胞（Reed-Sternberg cell），成纤维细胞也可出现间变，甚至呈纤维肉瘤样改变。这时应诊为恶性纤维黄色瘤，这类肿瘤具有复发转移等生物学特征，属高度恶性肿瘤。

（8）免疫组化：瘤细胞呈 CD68、AAT、ACT 阳性。

【鉴别诊断】①特发性腹膜后纤维化：该病早期有脂肪坏死，炎细胞浸润，泡沫细胞及胆固醇结晶，晚期形成大量纤维化与本病区别困难，但病变范围广泛，常引起输尿管阻塞及出现小血管炎病变均有助于鉴别。②脂肪肉瘤：主要由不同程度的脂肪母细胞构成，胞质内脂质空泡大小不等，可融合为单一的大脂滴，形成印戒样细胞。核异型多明显，常被空泡挤压成锯齿状（压核空泡）。而本病的黄色瘤细胞和多核巨细胞内空泡小或呈泡沫状，不压核，且脂肪肉瘤中少见炎性肉芽肿改变，S-100 染色脂肪母细胞阳性，均可对二者进行鉴别。③其他软组织肿瘤和霍奇金淋巴瘤：通过其各自的形态特点和免疫表型可与本病鉴别。

六、神经母细胞瘤

神经母细胞瘤（neuroblastoma）是来源于肾上腺髓质和交感神经链中原始神经细胞的恶性肿瘤。最常发生于婴幼儿，80% 患者在 5 岁以下，成人罕见。发病部位以肾上腺最常见，其次为腹膜后、后纵隔及头颈部，四肢、盆腔少见。临床上患儿除表现为局部肿块外，大多无明显症状，尿中儿茶酚胺代谢产物香草扁桃酸（vanillyl mandelic acid，VMA）增多是唯一的异常体征，少数患儿伴有高血压。本病恶性度高，早期即可发生肝、骨和淋巴结转移。

【诊断要点】①肉眼见肿瘤呈结节状，边界清楚，小者直径小于 1cm，大者直径可达 10cm 以上。肿瘤质软，切面灰红色，常有出血坏死、囊性变，多向周围组织扩展形成结节。②镜下见瘤细胞小，大小较一致，圆形或卵圆形，核居中、深染，胞质稀少、淡粉染。③肿瘤多呈丛状或梁状排列，部分呈片块状排列，间质有丰富的薄壁血窦围绕瘤细胞丛或小梁。④瘤细胞紧密排列形成假菊形团是本病的特征，假菊形团中心为粉染的胞突细丝。瘤细胞间可见数量不等的粉染细纤维，或形成无细胞的纤维小区，假菊形团和细丝的出现具有诊断意义。⑤肿瘤组织不同区域分化程度不一，分化低者瘤细胞小、圆、密集，胞质少。假菊形团和细胞间细纤维的出现是瘤细胞分化的表现（图 8-7）。⑥免疫组化：瘤细胞呈 NSE、Syn、CgA、NF 阳性，CD99 阴性。

【鉴别诊断】本病需与淋巴母细胞性恶性淋巴瘤、肾母细胞瘤、PNET/ 尤因肉瘤、胚胎性横纹肌肉瘤相鉴别。淋巴母细胞淋巴瘤无假菊形团形成，表达淋巴细胞标记。肾母细胞瘤有上皮和间叶分化趋势，可见原始的肾小球和肾小管及肉瘤样结构。PNET/ 尤因肉瘤多呈 CD99 阳性。胚胎性横纹肌肉瘤的瘤细胞可见偏位红染的胞质，有梭形细胞分化趋势，间质常有黏液变性，免疫表型有肌源性肿瘤标记。

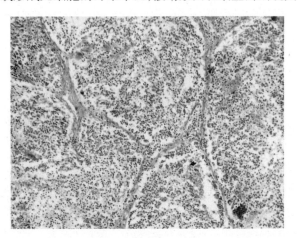

图 8-7　神经母细胞瘤
较原始的小圆肿瘤细胞，部分排列呈菊形团样。

七、节细胞神经瘤

节细胞神经瘤（ganglioneuroma）亦称神经节瘤，为分化成熟的良性肿瘤，常发生于腹膜后，多见于 10 岁以后的青少年，切除后预后良好。

【诊断要点】①肿瘤多为单发，少数为多发或伴发神经纤维瘤病。②肉眼见肿瘤呈结节状，境界清楚，发生于腹膜后者常无完整包膜，肿瘤质地硬韧，最大直径可达 10cm，切面灰白、灰黄色，部分区域呈编织状或漩涡状。③镜下见肿瘤由神经节细胞、增生的神经鞘细胞和神经纤维构成；分化成熟的神经节细胞弥散或丛状分布于神经纤维束之间，可见神经鞘细胞和胶原纤维混杂其中。④瘤组织的成熟神经节细胞体积大，呈多角形，常可见伸长轴突和树突，胞质红染，核大，圆形，染色质均细，核仁明显，是本瘤的特征性细胞；经 HE 染色即可诊断,多不需免疫组化染色辅助诊断(图8-8)。

【鉴别诊断】本瘤中如神经节细胞较少,则易与神经纤维瘤混淆,经多取切片,细心观察仍可见神经节细胞,亦可见到两核、三核的神经节细胞,间质黏液变性和水肿较明显。

八、节细胞神经母细胞瘤

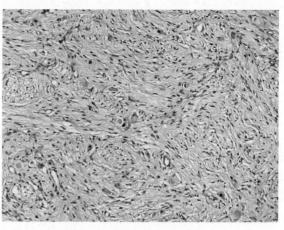

图 8-8　节细胞神经瘤
梭形神经纤维中有散在的体积较大的节细胞。

节细胞神经母细胞瘤(ganglioneuroblastoma)又称恶性节细胞神经瘤,是交感神经系统的恶性肿瘤,多发于腹膜后和纵隔,与节细胞神经瘤部位相似。肿瘤多发生于儿童和少年,绝大多数在 10 岁以内,成人和老年人少见。临床上可有局部压迫症状或由体检发现,患者尿中儿茶酚胺代谢产物明显增高。本瘤的预后与分化程度有关,分化差者可发生局部浸润,侵犯邻近腰骶部椎骨,或经血行、淋巴转移。分化好者与节细胞神经瘤相似,生长缓慢,转移少见。部分病例经治疗后可退变或继续分化转变为节细胞神经瘤。

【诊断要点】①肉眼见肿瘤多为圆形或梨形,最大直径可达 10cm 以上,表面平滑,包膜完整。②切面的颜色和质地依瘤细胞和神经纤维的比例不同而各异。瘤细胞丰富者:质软,色红,呈鱼肉样,可有出血坏死;瘤细胞少而神经纤维丰富者:质地硬,灰白色或灰黄色,可有小囊及钙化灶。③镜下见肿瘤由神经母细胞及不同分化程度的神经节细胞、增生的神经鞘细胞及神经胶质纤维组成。④肿瘤中神经母细胞与节细胞的比例依分化程度而变化。分化高者节细胞较多且成熟度高,其间有神经母细胞小灶,分化低者以神经母细胞为主,内见分化较差的神经节细胞。⑤肿瘤中的神经鞘细胞呈平行波浪状排列或呈编织状颇似神经纤维瘤。⑥部分病例中还可见类似星形细胞的瘤细胞,并形成神经胶质。⑦免疫组化:NSE、Syn、CgA、S-100 阳性。

【鉴别诊断】分化高的肿瘤需与节细胞神经瘤鉴别,通过寻找神经母细胞成分可区分;分化低者需与神经母细胞瘤鉴别,瘤组织中出现有一定分化的节细胞有助于本瘤的诊断。

九、副神经节瘤

腹膜后是副神经节瘤(paraganglioma)的好发部位之一,发生率仅次于颈部,多位于腹主动脉旁和肾门处。本瘤可发生于任何年龄,以中老年多见,男女发病率相似。肿瘤生长缓慢,多呈良性经过,少数为恶性病程,可侵犯包膜和血管并发生淋巴结、肺、骨等器官转移。腹膜后的恶性副神经节瘤较其他部位比例大,可达 24%~50%,诊断时应予注意。

【诊断要点】①肉眼见肿瘤体积较大,直径 3~20cm,外观为圆形或卵圆形,略呈分叶状,界限清但无包膜。切面实性,质地均匀,呈灰红色或暗红色,可有出血坏死、囊性变。②镜下见肿瘤由主细胞和支柱细胞组成,主细胞排列成束、簇状,称"细胞球",周围由支柱细胞包绕呈巢状结构。③主细胞多呈多边形,胞质嗜酸淡染或呈细颗粒状,核小,圆形,核仁不明显。④间质有丰富的血窦包绕细胞巢,呈器官样结构,并有数量不等的神经纤维、神经元及结缔组织或平滑肌束。⑤免疫组化:主细胞表达 NSE、CgA、Syn、NF,支柱细胞表达 S-100。⑥恶性副神经节瘤的特征包括侵犯包膜及血管,核分裂象多,瘤细胞异型明显,出现不规则多核瘤巨细胞,具有出血坏死灶。

【鉴别诊断】①腺泡状软组织肉瘤,好发于青年的四肢肌肉或阴道、肛门区,腹膜后罕见,瘤细胞较大,无主细胞和支柱细胞之分,胞质内有粗颗粒,无神经内分泌标记。②颗粒细胞瘤,多见于皮肤、皮下及舌,瘤细胞巢间无窦状血管网,胞质丰富,含嗜酸性粗颗粒。

十、生殖细胞瘤

原发于腹膜后的生殖细胞瘤(germ cell tumor)(精原细胞瘤或种子细胞瘤)较少见,发病年龄为 30~50 岁。确诊原发瘤之前必须排除由生殖腺来源的肿瘤转移而来的可能。肿瘤好发于腹膜后间隙的上部和中部,靠近胰腺或肾脏。

【诊断要点】①肉眼见肿块多为单个,境界清楚,常有包膜,直径8~25cm,切面灰白或灰红,中等硬到质软,可有坏死灶;②镜下见瘤细胞由大量的大小一致的瘤细胞组成,细胞呈圆形、卵圆形或多角形,胞质丰富,透明或淡染,核大而圆,核仁清楚,核分裂象易见;③瘤细胞排列成团、片或条索状,由纤细的纤维组织分隔,其内有多量淋巴细胞浸润,偶见淋巴滤泡形成;④部分病例可见肉芽肿反应,其中有朗汉斯巨细胞,并可见坏死灶;⑤免疫组化:瘤细胞可表达PLAP、CD117,不表达CK。

【鉴别诊断】本病需与转移性肾透明细胞癌相鉴别,后者肿瘤细胞胞质透明,细胞呈圆形或多角形,不像生殖细胞瘤那样一致,部分可出现腺管状排列,间质无淋巴细胞浸润。此外还需与某些大细胞淋巴瘤鉴别,如间变性大细胞淋巴瘤、弥漫大B细胞性淋巴瘤等相鉴别,根据其各自免疫组化特征可以加以区分。

十一、卵黄囊瘤

卵黄囊瘤(yolk sac tumor)为一种高度恶性的生殖细胞肿瘤。该瘤在腹膜腔后属少见肿瘤,患者多为青年,常表现为迅速增长的腹膜后肿块,血清甲胎蛋白可有不同程度的升高。肿瘤预后很差,易发生血行转移,大部分患者在2年内死亡。

【诊断要点】

(1)肉眼见肿块多为圆形或卵圆形,可有部分包膜,常侵犯邻近器官。

(2)肿瘤质软,富含血管,切面灰红或灰白色,部分区域富含黏液呈胶冻状,可见蜂窝状小囊腔,常见出血、坏死灶。

(3)镜下见肿瘤形态多样,有3种主要结构:首先为疏松网状结构,为肿瘤的背景结构,瘤细胞呈扁平、立方或星芒状,胞质透明,富含糖原,核大,深染;瘤细胞相互吻合,形成大小不等的囊腔裂隙或迷路结构,囊内为黏液样基质;其次为内胚窦小体(Schiller-Duval小体、S-D小体),是本瘤的特征性病变,典型的S-D小体的中心为小血管,但血管周围为疏松组织,其外围为立方状或柱状瘤细胞,该结构突入单层扁平或立方状细胞被覆的小腔中形成肾小球样结构;最后为透明滴,为直径10~30μm的圆形或卵圆形小球,位于瘤细胞胞质内外,多散布于网状结构中,呈PAS染色阳性。

(4)除3种主要结构外,肿瘤还可以出现腺泡样或腺管样结构、实性细胞巢和具有纹状缘的肠型腺体,也可出现被覆立方或扁平上皮的葫芦状囊泡(大小不等的微囊,似初级卵黄囊)。

(5)免疫组化:瘤细胞和透明滴呈CK、AFP、AAT阳性,肠型腺体呈CEA阳性。

【鉴别诊断】本病需与透明细胞癌和胚胎癌鉴别。前者胞质呈明显的透明状,排列呈腺管、乳头或实性片块状,可见鞋钉样细胞,不见S-D小体;后者肿瘤细胞呈多样化排列,包括片状、巢状、条索、腺泡等排列方式,并可见假肉瘤样结构,亦无S-D小体。

十二、胃肠道外间质瘤

胃肠道间质肿瘤(GIST)绝大多数发生于胃肠道,但少数也可见于胃肠道以外,包括大网膜、肠系膜、盆腔或腹膜后。肠道外GIST在临床表现无特异性,早期无症状,晚期可出现腹腔包块和压迫症状。胃肠道外GIST组织起源尚不明确,分子生物学特征与胃肠道相同。

【诊断要点】①肉眼见肿块为圆形或不规则形,界限较清楚,切面细腻或呈编织状,灰白或灰红色,质地中等,可有出血坏死和囊性变;②镜下形态特点与胃肠道GIST相同(见第十一章);③免疫组化:CD117、Dog-1、CD34阳性,S-100、SMA部分阳性;④分子检测:可见*c-kit*基因或*PDGFα*突变或*SDH*缺失突变。

【鉴别诊断】胃肠道外GIST的诊断首先要排除腹腔内或腹膜后发生的神经鞘瘤、平滑肌瘤、透明细胞肉瘤、上皮样恶性周围神经鞘膜瘤等。由于本瘤的免疫表型和分子特征十分显著,诊断必须根据免疫组化和基因检测结果,标准要严格掌握。

十三、腹膜后结核

腹膜后结核为继发性结核病,大多来自腰椎或第十二肋骨结核,多见于儿童和青少年,常由结核分枝杆菌经血行感染而引起。患者腰椎椎体可有干酪样坏死灶,进而病变破坏椎体进入筋膜后间隙形成筋膜后结核性脓肿(冷脓肿),并可由腰大肌鞘膜下降至腹股沟韧带下部,甚至穿破皮肤而形成瘘管。此外,肾结核干酪样坏死灶破坏肾实质及肾包膜亦可进入腹膜后间隙形成肾周冷脓肿,患者常伴有明显的泌尿道症状。

【诊断要点】①标本多为豆渣样坏死物及液化物质,周围有肉芽样组织或纤维组织。②镜下可见典型的结核病变,包括干酪样坏死,以及含有结核结节的肉芽组织和纤维组织,其他炎细胞较少。

【鉴别诊断】本病需与腹膜后放线菌病和其他肉芽肿性炎症及非特异性炎症相鉴别。放线菌病的病灶和脓液中肉眼可见放线菌的集落,即"硫黄颗粒"。镜下可见放线菌菌丝,菌丝末端常有胶质样鞘围绕而成棒状,HE 染色下菌落中央呈苏木素深染,外周棒状物呈红染,菌落周围偶见多核巨细胞(非朗汉斯巨细胞型),边缘可见大量吞噬脂质的巨噬细胞。腹膜后结节病罕见,亦不见干酪样坏死。

(张丹芳)

第九章　内分泌系统疾病

内分泌系统(endocrine sysystem)包括内分泌腺(垂体、甲状腺、肾上腺)、内分泌组织(胰岛)和散在于各个系统或组织的内分泌细胞。它们所分泌的激素,可通过内分泌、自分泌、旁分泌和胞内分泌等方式作用于靶部位。内分泌系统和神经系统共同调节机体的生长发育和代谢,维持体内的平衡和稳定。内分泌系统的组织或细胞发生增生、肿瘤、炎症、血液循环障碍、遗传及其他改变均可引起激素分泌增多或减少,导致功能的亢进或减退,使相应的靶组织或器官增生、肥大或萎缩。本章主要介绍与外科病理学相关的内分泌系统常见病和多发病,一些疾病也发生在内分泌系统,如垂体的胶质瘤、脑膜瘤、生殖细胞肿瘤及其他器官的淋巴造血系统肿瘤、软组织肿瘤、转移癌等见其他相关章节。胰腺的胰岛细胞瘤见第七章。

第一节　垂体疾病

一、垂体卒中

垂体卒中(pituitary apoplexy)是指伴有头痛突然发作、视觉缺损和意识障碍的病症。因为肿块迅速增大,向上压迫前下视丘区可引起死亡,所以是神经外科的急症。一些病例用溴隐亭治疗可诱发垂体卒中。发生卒中的病例约占 2.14%,且患者年龄偏大,平均 58.66 岁。垂体卒中是垂体腺瘤不常见的并发症,偶出现于大的腺瘤内自发性大灶性出血性梗死,常见于男性促性腺激素腺瘤和男性泌乳素腺瘤及激素阴性/零细胞大腺瘤。镜下仅见组织学轮廓,细胞结构消失,当坏死与手术时间较近时,免疫组化和网状纤维染色可能有助于垂体腺瘤的诊断。

二、淋巴细胞性垂体炎

淋巴细胞性垂体炎(lymphocytic hypophysitis)是一组脑垂体的炎症性浸润性病变,分为原发性和继发性。原发性淋巴细胞性腺垂体炎是罕见的自身免疫性内分泌疾病,主要累及妊娠晚期或刚刚分娩后的妇女,很少发生于男性。患者可有垂体体积增大的症状和/或不同程度的垂体功能减退。约 1/3 患者出现视野缺损。一些病例可查出抗垂体细胞的抗体,尸检时发现约 1/3 的患者有其他内分泌性或免疫性疾病,或其他内分泌器官的慢性淋巴细胞浸润。皮质醇类药物治疗可能有益。有些病例可能需要外科手术减压和治疗遗留的垂体功能减退的替代疗法。有一些病例可以自行消退。继发性淋巴细胞性腺垂体炎常出现在有感染或系统性疾病的基础上,如结节病、韦格纳肉芽肿病、干燥综合征、朗格汉斯细胞组织细胞增生症和 Erdheim-Chester 病。

【诊断要点】①病变初期,垂体外观硬韧,与腺瘤差别较大;②组织学上可见多形性淋巴浆细胞浸润伴垂体前叶细胞的破坏;③少数形成伴有生发中心的淋巴滤泡;④疾病晚期以纤维化、实质萎缩和残余的淋巴细胞聚集为特征。

【鉴别诊断】淋巴细胞性垂体炎需要与垂体腺瘤、生殖细胞肿瘤和淋巴瘤鉴别。免疫组化突触素(Syn)和嗜铬素 A(CgA)在垂体腺瘤表达,SALL4、CD117、OCT3/4、PLAP 在生殖细胞肿瘤表达,LCA 和 T/B 抗原系列在淋巴瘤中表达。

三、拉特克裂囊肿

【概述】垂体拉特克裂囊肿(Rathke cleft cyst)起源于拉特克囊(Rathke pouch)残余。通常为死后尸检时在垂体腺内偶然发现。其偶尔可长到较大并向鞍上部扩展,出现明显的丘脑和视交叉受压的临床症状,包括视野缺损、糖尿病尿崩症、垂体功能减退和脑积水,还可合并败血症性脑膜炎。尸体解剖发现 20% 的垂体可见较小的囊肿,直径通常小于 5mm。治疗方法有外科引流和切除,复发不常见。

【诊断要点】①囊肿主要由纤毛柱状上皮,很少量的杯状细胞和腺垂体细胞衬覆,也可以见到鳞状上皮分化的细胞灶。②衬覆细胞显示对低分子量角蛋白免疫反应强阳性,对 S-100 局灶性阳性。少数细胞 GFAP 和 vimentin 阳性。③ 40% 的病例可见陈旧性出血,部分囊肿边缘可见钙化。

【鉴别诊断】部分拉特克囊肿边缘可见钙化,需与颅咽管瘤鉴别。

四、垂体腺瘤

【概述】垂体腺瘤(pituitary adenoma)起源于腺垂体细胞的良性肿瘤,占颅内肿瘤的 10%~25%,最常见于蝶鞍区,也可见于间脑的漏斗部、垂体柄、鼻咽与垂体窝之间的蝶骨。垂体腺瘤可以合成和释放激素,约 70% 的病例有分泌亢进综合征的临床表现和 / 或生化表现。根据 HE 染色特点分为嫌色性、嗜酸性、嗜碱性和混合性垂体腺瘤,但临床意义甚小。根据转录因子分化(PIT1,SF1,TPIT)及合成激素的种类,垂体腺瘤可分为生长激素腺瘤、泌乳素腺瘤、促甲状腺激素腺瘤、促肾上腺皮质激素腺瘤、促性腺激素腺瘤、零细胞腺瘤和合成一种以上激素的多激素腺瘤等(表 9-1)。10%~20% 的垂体腺瘤病例伴有向鞍上扩展,引起一系列神经病学症状和体征,视神经、视交叉、海绵窦和动眼神经受压,常成为本病的首发症状。

表 9-1　垂体腺瘤形态功能分类

腺瘤类型	免疫表型	转录因子及协同因子
生长激素腺瘤(GHA)		
致密颗粒型	GH ± PRL ± α 亚单位,LMWCK:核周或弥漫	PIT1
稀疏颗粒型	GH ± PRL,LMWCK:点状(纤维小体)	PIT1
泌乳素腺瘤	GH ± PRL(在相同细胞)± α 亚单位	PIT1,ERα
混合型生长激素 - 泌乳素腺瘤	GH ± PRL(在不同细胞)± α 亚单位	PIT1,ERα
稀疏颗粒型	PRL	PIT1,ERα
致密颗粒型	PRL	PIT1,ERα
嗜酸性干细胞性腺瘤	PRL,GH(局灶且不定),LMWCK:纤维小体(不定)	
促甲状腺激素腺瘤	TSH-β,α 亚单位	PIT1,GATA2
促肾上腺皮质激素腺瘤		
致密颗粒型	ACTH,LMWCK:弥漫	TPIT
稀疏颗粒型	ACTH,LMWCK:弥漫	TPIT
Crooke 性腺瘤	ACTH,LMWCK:环状	TPIT
促性腺激素腺瘤		
稀疏颗粒型	TSH-β,LH-β,α 亚单位(不同组合)	SF1,GATE2,ERα(不同程度)
零细胞腺瘤	无	无
多激素腺瘤		
PIT1 阳性多激素腺瘤	GH,PRL,TSH-β ± α 亚单位	PIT1
少见免疫组化表达组合的腺瘤	不同组合	其他转录因子(不同程度)
双激素腺瘤		
同时具有两种不同激素腺瘤	PRL 和 ACTH 最常见	PIT1,TPIT

注:GH,生长激素;LMWCK,低分子量角蛋白;ACTH,促肾上腺皮质激素;TSH,促甲状腺激素;PRL,催乳素,ER,雌激素受体。

垂体腺瘤更常发生于成人,无明显的性别差异。约 1/4 的尸检病例可以发现微小腺瘤。无内分泌学改变的腺瘤一般体积大,约占外科切除垂体瘤的 1/3,而绝大多数儿童和青少年的垂体腺瘤是功能性的。许多垂体腺瘤可浸润邻近的结构,包括脑、颅前窝、颅中窝或颅后窝、血窦和硬脑脊膜、视神经、视交叉、蝶骨、鼻咽和鼻窦,应将这些肿瘤称为侵袭性垂体瘤。垂体腺瘤的主要治疗方法是手术,许多泌乳素腺瘤和一些生长激素腺瘤患者可首先选用药物治疗。部分因肿瘤体积较大难以完整切除时易复发。放射治疗用于没有完整切除或复发性肿瘤患者。

【诊断要点】①垂体腺瘤大小不一,直径可由数毫米至 10cm,直径小于 1cm 的腺瘤称微小腺瘤。大体上通常为实性,较软,灰色到红色,可以发生囊性变、出血和坏死。②组织学上瘤细胞排列成片状、条索、巢状、腺样或乳头状,多数腺瘤是由单一细胞形态增殖所组成,少数可由几种瘤细胞构成,核呈较一致的圆形,染色质纤细,核仁不明显,中等量胞质,核分裂象不常见。瘤细胞巢之间为血管丰富的纤维间质(图9-1)。③免疫组化呈 Syn 阳性,而 CgA 和低分子量角蛋白阳性率较低。④一些腺瘤含不典型细胞形态,还有核分裂象增多和 Ki-67 指数大于 3% 及核呈 p53 阳性,提示侵犯性生长的侵袭性生物学行为,这些特征通常不见于非侵袭性腺瘤,但几乎全部垂体癌都可见到。

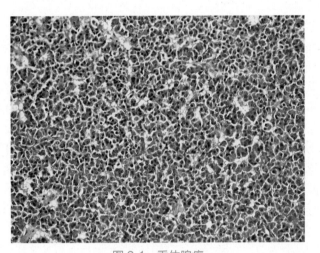

垂体腺瘤组织学
(图片)

垂体腺瘤(病例)

图 9-1　垂体腺瘤

肿瘤细胞由单一细胞形态增殖所组成,核呈较一致的圆形,
染色质纤细,核仁不明显,中等量胞质,核分裂象不常见。瘤
细胞巢之间为血管丰富的纤维间质。

具有以上特点的肿瘤,如无转移的证据,2017 年 WHO 内分泌器官肿瘤分类中称之为"高增殖活性腺瘤",而不再应用"不典型腺瘤"的诊断。

【鉴别诊断】形态一致、细胞胞质透明的垂体腺瘤容易与少突胶质细胞瘤混淆,而细胞呈卵圆形、有嗜酸性胞质和偏位核的垂体腺瘤则易被误诊为浆细胞骨髓瘤。乳头型垂体腺瘤则最容易被误诊为室管膜瘤。

五、垂体癌

【概述】垂体癌(pituitary carcinoma)被严格定义为出现脑脊髓和 / 或全身转移的腺垂体细胞恶性肿瘤。垂体癌起源于腺垂体细胞或来自浸润性生长多年复发的侵袭性腺瘤,而不是一开始就是高度恶性或转移性病变。最初均发生于垂体前叶。垂体癌罕见,约占手术切除垂体肿瘤的 0.2%,任何年龄的成人均可发病,无明显的性别差异。超过 75% 的病变是内分泌功能性的,多为激素活性肿瘤,最常见的是伴有高催乳素血症的催乳素细胞腺瘤,其次是促肾上腺皮质素细胞腺瘤。最初的临床表现与垂体腺瘤相似。垂体癌患者的预后差。

【诊断要点】①原发性垂体癌的大体表现与侵袭性大腺瘤相似,其本质特征是扩散形成单个或多个结节分布在蛛网膜下腔,偶尔也侵袭到其下面的脑组织或上面的硬脑膜,或表现为单个、多个、全身性转移灶;②目前尚无已确定的组织学、免疫织化或超微结构标记能用于明确区分原发性垂体癌和垂体腺瘤,垂体癌的诊断依赖于已被证实的转移扩散;③在垂体腺瘤中,也可以不同程度地出现侵袭性、细胞多形性、核异型、核分裂象、坏死;④在 3.9% 的非侵袭性腺瘤,21.4% 的侵袭性腺瘤和 66.7% 的癌可以见到核分裂象,但是重叠现象应考虑在内;⑤ Ki-67 指数在癌(12%)平均标记高于无侵袭性腺瘤(1%)或侵袭性腺瘤(4.5%);⑥免疫组化与垂体腺瘤相似。

【鉴别诊断】垂体癌的鉴别诊断包括良性腺瘤、其他转移灶和发生在蝶鞍区域的其他肿瘤,免疫组化对此很有帮助。一些病例仅靠原发肿瘤的组织学特征(细胞的多形性,核分裂象,坏死),包括细胞增殖标记在内的免疫组化,并不能鉴别垂体肿瘤的良恶性,侵袭不能作为恶性的证据,只有脑脊髓和/或全身转移才是判断恶性的证据。

六、垂体母细胞瘤

【概述】垂体母细胞瘤(pituitary blastoma)是2017年WHO内分泌系统肿瘤分类中新分类肿瘤,是罕见的原发于垂体前叶的恶性肿瘤,好发于小于24个月(平均8个月)的婴幼儿,女性略多发,临床上约2/3有轻度Cushing病症状,其次为眼肌麻痹。

【诊断要点】①rathke裂形腺上皮构成菊形团结构;②如胚芽样的原始小细胞;③大的分泌性腺垂体样上皮细胞,包括嗜碱性细胞;④瘤细胞表达神经内分泌标记物,主要表达ACTH,少许表达GH。

【鉴别诊断】垂体母细胞瘤需要与淋巴瘤、胚胎性肿瘤等相鉴别。

七、神经节细胞瘤

【概述】神经节细胞瘤(gangliocytoma)是垂体罕见的良性肿瘤,由大的成熟神经细胞及胶质间质构成。没有特殊的年龄和性别分布,病因不明,可起源于垂体或直接与垂体相邻的下丘脑。临床上可以表现为瘤体肿块引起的变化,许多肿瘤与垂体腺瘤伴发,表现为激素分泌过高。最常见的综合征是肢端肥大症/巨人症和青春期性早熟。伴Cushing病或高泌乳素血症的病例罕见。预后取决于肿瘤的大小和临床表现。

【诊断要点】①丰富的神经纤维网中有神经元细胞的存在。②神经元细胞是大的、多角形神经节细胞,含有双核或多个核,核仁明显,细胞质可见嗜碱性尼氏体(Nissl body)聚集。③许多肿瘤与垂体腺瘤的关系密切,可以是两个独立的成分,也可以是神经节细胞散在于腺瘤组织中,一些神经节细胞瘤还可伴有特异性的腺垂体细胞增生。④神经节细胞瘤对Syn、铬粒素和神经丝呈免疫反应,这些免疫反应可确定神经元的形状和轴突。神经纤维网对神经丝呈强阳性免疫反应,也可以对S-100和GFAP呈免疫阳性,后者可特异性地标记出神经胶质成分。

【鉴别诊断】神经节细胞瘤需与下丘脑神经元性错构瘤鉴别,后者常见于伴有青春期早熟综合征和痴笑性癫痫的儿童。

八、颗粒细胞瘤

【概述】颗粒细胞瘤(granular cell tumor)来源于垂体细胞、漏斗部的变异神经胶质细胞和垂体后叶细胞。该部位的颗粒细胞瘤不足0.5%,常在成人尸检中偶然发现。大多为小的无症状的肿块,有症状的颗粒细胞瘤罕见,大多数有症状的肿瘤出现在40~50岁。女性与男性的比率是2:1。临床症状与肿瘤大小、相邻组织受压的体征有关。颗粒细胞瘤是生长缓慢的良性肿瘤,也有一些肿瘤伴侵袭性行为。伴有视交叉侵犯的病例在肿瘤区域有不同程度的Ki-67指数(1%~15%)和p53阳性反应。保守治疗效果差,而扩大手术或手术与放疗联合治疗可使患者的生存期明显延长。

【诊断要点】①大体上境界清楚,质硬,棕色至灰白色,富于血管。②由大的、多角形细胞构成,排列成片状或境界不清的小叶。胞质丰富、嗜酸,呈颗粒状。③核圆形,染色质细,核仁均质性,核多位于细胞的周边。④胞质颗粒呈抗淀粉酶的PAS染色阳性。⑤核分裂象罕见。⑥偶尔可见血管周围淋巴细胞浸润。⑦颗粒细胞呈CD68、NSE阳性,与周围神经系统来源的颗粒细胞瘤不同的是蝶鞍颗粒细胞瘤S-100大多呈阴性,偶尔GFAP阳性。

九、垂体细胞瘤

【概述】垂体细胞瘤(pituicytoma)是实性低级别梭形细胞成人胶质肿瘤,起源于神经垂体或漏斗,界限清楚,相当于WHO Ⅰ级。该病十分罕见。所有报道的垂体细胞瘤都发生在成人,男女性别比为1.6:1,3/4的男性患者在40~60岁,女性患者则无发病高峰年龄。垂体细胞瘤沿神经垂体分布,包括垂体柄和垂体后叶,因此垂体细胞瘤可以发生在鞍内、鞍上或两处并发。垂体细胞瘤最常见的体征和症状与其他生长缓慢、无激素分泌的鞍区及鞍上原发肿瘤相似,如视觉障碍、头痛及不同垂体功能低下的表现。垂体细胞瘤生长缓慢且局限,可通过手术治疗,但次全切除可能会在多年后复发。尚未发现恶变及远处转移的病例。

【诊断要点】①大体上为质硬、界限清楚呈橡胶样质地的肿块,可至数厘米大小,少数呈囊性,可以与鞍上区相邻结构紧密粘连。②结构紧密,几乎全部由伸长的双极梭形细胞构成的细胞束交叉而成,或排列成漩涡状结构。③胞质丰富,呈嗜酸性。细胞形状可由短小、饱满至长梭状、棱角状。细胞界限明显。细胞核呈中等大小,椭圆形至长梭形,核异型性少或无,核分裂象罕见。④网织染色表现为血管周围分布,而非细胞间。⑤垂体细胞瘤通常 vimentin、S-100 强阳性,GFAP 为弱点状至中等片状阳性,TTF-1 核阳性。其神经元及神经内分泌标记物如 Syn、嗜铬粒蛋白和垂体激素常为阴性。NF、CK 阴性,EMA 呈斑片状、胞质内阳性。

梭形细胞嗜酸细胞瘤与垂体细胞瘤相似,肿瘤细胞是上皮样细胞,细胞核有轻度至中度异型性,可见少量淋巴细胞浸润。长期随访的病例有复发的报道。

【鉴别诊断】垂体细胞瘤细胞胞质 PAS 染色阴性可与颗粒细胞瘤鉴别。缺乏 Rosenthal 纤维和嗜酸性颗粒小体可与毛细胞星形细胞瘤及正常神经垂体鉴别。与梭形细胞嗜酸细胞瘤不同的是垂体细胞瘤缺乏嗜酸细胞瘤细胞改变。

十、脊索瘤

【概述】脊索瘤(chordoma)是由颅底部发生的低度恶性肿瘤,常累及蝶鞍和蝶鞍旁区。脊索瘤更倾向于有侵袭性,甚至在根治性切除后可以复发。目前推荐对于残留肿瘤或复发肿瘤应用放射辅助治疗。

【诊断要点】①大体上表现为黏液样或胶冻状,可呈多房性外观。常见出血。②由空泡细胞索构成,空泡的大小不等,大者可达细胞全径,并且 PAS 染色阳性。③在大空泡细胞之间可见到较小的、部分呈星芒状细胞。④宽广的细胞外黏液和黏液样基质呈阿辛蓝(Ab)染色强阳性,PAS 染色弱阳性。⑤脊索瘤表达上皮标记,包括 EMA、角蛋白,特别是 CK19、S-100 和 vimentin。

【鉴别诊断】脊索瘤应与软骨瘤和低级别软骨肉瘤鉴别,脊索瘤典型的大空泡细胞有助于鉴别。低级别软骨肉瘤仅呈 S-100 和 vimentin 阳性。

十一、颅咽管瘤

【概述】颅咽管瘤(craniopharyngioma)是鞍区部分囊性的上皮良性肿瘤,可能起源于拉特克囊上皮,有造釉细胞型和乳头型 2 种临床病理亚型,相当于 WHO Ⅰ级。颅咽管瘤占颅内肿瘤的 1.2%~4.6%,呈双相年龄分布,儿童高峰年龄 5~14 岁,占儿童颅内肿瘤的 5%~10%;成人高峰年龄 >50 岁,乳头型颅咽管瘤几乎总是发生于成人,平均年龄 40~45 岁。颅咽管瘤无明显性别差异。生长部位通常位于鞍上,也可发生于蝶鞍、视交叉内及其腹侧或背侧,常见临床表现包括视力、视野改变和内分泌紊乱。60%~93% 的患者有 10 年无复发生存和 64%~96% 的 10 年以上生存率。肿瘤直径 >5cm 时,患者预后差。不完全手术切除后,复发率明显增高。采取立体定向脑内放疗效果较好,但放疗后可恶变成鳞状细胞癌。组织学发现造釉细胞型颅咽管瘤比乳头型颅咽管瘤易侵及脑组织,提示乳头型预后相对较好。

【诊断要点】①大体上呈实性,有时明显呈囊性,大小不一,界限清楚,表面光滑,呈不规则小叶状或小结节状,与附近脑和血管结构紧密相连;②造釉细胞型颅咽管瘤常发生钙化,囊壁富含胆固醇、棕黄色"机油样"液体和少许碎屑;③乳头型颅咽管瘤罕见钙化,无"机油样"成分;④组织学上造釉细胞型颅咽管瘤富含条索状、桥状多层鳞状上皮结构伴周边栅栏状排列细胞核,并可见致密"湿角化物"和营养不良钙化(图 9-2);⑤乳头型颅咽管瘤常由片状鳞状上皮构成,上皮细胞围绕纤维血管形成乳头状结构,不形成栅栏状结构,无"湿角化物"、钙化和胆固醇沉积;⑥邻近脑组织胶质增生伴 Rosenthal 纤维形成;⑦颅咽管瘤表达高低分子角蛋白、P 糖蛋白、生长抑素受体和雌激素受体。

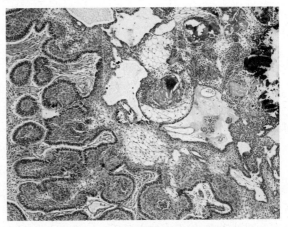

图 9-2　颅咽管瘤(造釉细胞型)

外层细胞栅栏状排列,中心为星形细胞互相吻合构成的上皮岛,并可见致密"湿角化物"和营养不良钙化。

【鉴别诊断】鞍区黄色肉芽肿由胆固醇裂隙、巨噬细胞(黄色瘤细胞)、慢性炎细胞浸润、坏死碎屑和沉积的含铁血黄素构成,需与颅咽管瘤鉴别。颅咽管瘤邻近脑组织胶质增生伴显著的 Rosenthal 纤维形成容易误诊为毛细胞性星形细胞瘤。小的陷于周围反应性胶质中的上皮条索可能被误诊为癌。囊性颅咽管瘤应与发生在这个部位的皮样囊肿及其他囊肿相鉴别。

十二、生殖细胞肿瘤

【概述】生殖细胞肿瘤(germ cell tumor)占颅内肿瘤的 0.3%~0.7%,最常累及的部位是上丘脑和蝶鞍旁区,限于垂体窝内的生殖细胞肿瘤罕见。形态学上,这些肿瘤与性腺和性腺外的生殖细胞肿瘤极其相似,主要为生殖细胞瘤。

【诊断要点】①肿瘤细胞排列成片状、小叶状或间质促纤维反应性增生成条索状或梁状。②细胞核呈圆形、泡状,位于中央,核仁明显,细胞膜不连续,胞质丰富。③核分裂易见,坏死少见。④多少不等的小淋巴细胞在纤细的纤维血管间隔中浸润。⑤典型的生殖细胞瘤内含合体滋养层巨细胞,其胞质 β-HCG 标记阳性。⑤免疫组化肿瘤细胞膜 CD117 强阳性,细胞核 OCT4 阳性,有些肿瘤细胞质和细胞膜 PLAP 阳性,少数有片灶状的瘤细胞胞质角蛋白阳性。

【鉴别诊断】伴有合体滋养层细胞的生殖细胞瘤并不是绒毛膜癌,两者不应混淆,出现合体滋养层细胞的生殖细胞瘤比单纯的生殖细胞瘤在放疗后更易复发。

【提示】垂体内有不同形态和功能的内分泌细胞,并分泌不同激素,因此有各种亚型的垂体腺瘤,临床上常用免疫组化进行亚型的诊断,如促肾上腺激素抗体、促滤泡激素抗体、生长激素抗体、黄体生成素抗体、催乳素抗体、促甲状腺激素抗体等诊断相应激素的腺瘤。垂体部位发生的肿瘤较多,最常见的是垂体腺瘤和颅咽管瘤,其他肿瘤如垂体腺瘤、脑膜瘤、胶质瘤、生殖细胞瘤、畸胎瘤、颗粒细胞瘤、脊索瘤、淋巴瘤、骨肿瘤等均可发生但是较少见,正确使用免疫组化对诊断和鉴别诊断具有重要的辅助作用。因为垂体腺瘤、不典型腺瘤和垂体癌的生物学行为常与形态学不符合,因此需要密切结合临床和影像学检查才能作出准确诊断。

(王银萍)

第二节 甲状腺疾病

一、甲状舌管囊肿

【概述】甲状舌管囊肿(thyroglossal cyst)为甲状舌管局限性持续存在的结果,由甲状舌管的残留部分发展而成,被认为是被覆上皮分泌引起的囊性扩张,当囊性改变明显时,称为甲状舌管囊肿。治疗选择手术切除,可复发。为减少复发,手术应该切除包括舌骨的中 1/3 和可能存在的窦道的全长。

【诊断要点】①通常位于颈部中线舌骨的部位;②镜下见囊肿内衬假复层纤毛柱状上皮或鳞状上皮,邻近的间质中常见黏液性腺体和甲状腺滤泡结构。常见继发性炎症,尤其在伴有窦道的病例,此种情况下被覆的上皮可能部分脱失,造成诊断困难,这时需要参考囊肿或窦道的位置和临床症状。

【鉴别诊断】存在于甲状舌管周边的甲状腺组织可发生恶变,通常为乳头状癌,需要与鳞状细胞癌鉴别。

二、亚急性甲状腺炎

【概述】亚急性甲状腺炎(subacute thyroiditis)又称肉芽肿性甲状腺炎、de Quervain 甲状腺炎、巨细胞性甲状腺炎,与病毒感染有关。典型者发生于中年妇女,临床症状可以有咽喉痛、吞咽痛、发热、压迫症状及轻微的甲状腺功能低下,临床上可能与癌混淆。

【诊断要点】大体检查病变通常累及整个腺体,呈不均匀结节状,典型者腺体肿大约为正常的 2 倍,受累腺体质地坚硬,呈橡皮样,灰白色或淡黄色,可见坏死或瘢痕,常与周围组织粘连。镜下病变范围大小不一,可见明显的炎症和伴多核巨细胞的肉芽肿,特征是围绕滤泡,多核巨细胞吞噬类胶质,晚期纤维化明显。可见有小脓肿形成,但无干酪样坏死。

【鉴别诊断】本病需与结核鉴别:亚急性甲状腺炎滤泡被破坏,胶质外溢,引起类似结核结节的肉芽肿形成,并伴异物巨细胞反应,但无干酪样坏死。以上可与结核鉴别。

三、淋巴细胞性甲状腺炎和桥本甲状腺炎

【概述】淋巴细胞性甲状腺炎（lymphocytic thyroiditis）和桥本甲状腺炎（Hashimoto thyroiditis）实际上是器官特异性免疫介导的炎症性疾病的不同时相或不同表现，通常称为自身免疫性甲状腺炎，主要发生于女性，特征是能够产生改变甲状腺功能的自身抗体。两者间的区别主要在于甲状腺实质的受损程度，淋巴细胞性甲状腺炎无明显甲状腺实质受到破坏的表现，而一旦出现明显实质受损，应诊断为桥本甲状腺炎。

【诊断要点】淋巴细胞性甲状腺炎常见于儿童，放射性碘摄入一般较低，大体甲状腺弥漫性增大，切面实性、白色、略呈结节状。镜下见滤泡结构一般无特殊改变，甚至病变初期可表现为滤泡增生（伴甲状腺功能亢进症状），可见间质内淋巴细胞灶状聚集，生发中心少见，局灶性嗜酸细胞变，纤维化程度较轻或缺如。桥本甲状腺炎主要发生于 40 岁以上妇女，大体上甲状腺弥漫对称性增大，质地坚硬，但与周围结构无粘连，易于术中分离，无坏死及钙化，偶伴气管或食管受压征象。病变早期也可表现为轻度甲状腺功能亢进，后期表现为甲状腺功能低下。

镜下见两种主要改变是间质淋巴细胞浸润和甲状腺滤泡上皮嗜酸性变。间质内淋巴细胞浸润以 T 淋巴细胞为主，可见淋巴滤泡形成，伴有明显的生发中心，除淋巴细胞外，还可见到浆细胞、组织细胞及滤泡内散在多核巨细胞。常见鳞状细胞巢化生及腺管样结构。病变严重者纤维组织增生和淋巴细胞浸润明显，仅见少许残留的滤泡。免疫组化示滤泡细胞 CK（尤其是高分子量 CK）、S-100、HLA-DR 等通常阳性表达，表达谱类似甲状腺乳头状癌。

【鉴别诊断】桥本甲状腺炎需与癌混淆。桥本甲状腺炎间质淋巴细胞浸润明显，残留滤泡上皮反应性不典型增生，切勿诊断为癌。桥本甲状腺炎的并发症包括恶性淋巴瘤、乳头状癌及嗜酸细胞性肿瘤。

四、木样甲状腺炎

【概述】木样甲状腺炎（Riedel thyroiditis）又称 Riedel 甲状腺炎、侵袭性纤维性甲状腺炎，累及成年及老年患者，女性发病率略高。

【诊断要点】大体检查病变呈局限性，结节状，受累部分坚硬如石，难于切割。镜下广泛玻璃样变性的纤维组织取代受累部位的腺体，大部分甲状腺滤泡萎缩消失，小叶结构消失，常侵犯邻近的骨骼肌细胞，一个重要的诊断特征是纤维组织包绕的中等大小的静脉管壁可见炎症改变（即闭塞性静脉炎）。

【鉴别诊断】

1. 与淋巴细胞性甲状腺炎的鉴别　①本病向周围组织蔓延、侵犯、粘连；淋巴细胞性甲状腺炎仅限于甲状腺内。②本病虽有淋巴细胞浸润，但不形成淋巴滤泡。③本病有显著的纤维化及玻璃样变性，质硬如石。

2. 与纤维型桥本甲状腺炎的鉴别　两者均有间质纤维化、淋巴细胞浸润及甲状腺滤泡萎缩，但桥本甲状腺炎会有淋巴滤泡形成及滤泡上皮嗜酸性变，可与之鉴别。

五、非毒性甲状腺肿

【概述】非毒性甲状腺肿（nontoxic goiter）亦称单纯性甲状腺肿，是由于缺碘使甲状腺素分泌不足，促甲状腺激素（thyroid-stimulating hormone，TSH）分泌增多，甲状腺滤泡上皮增生，滤泡内胶质堆积而使甲状腺肿大。一般不伴甲状腺功能亢进。本病一般呈地方性分布，也可散发。

【诊断要点】大体检查腺体增大并呈多结节状，结节直径从 1cm 到 10cm 以上不等，颜色不同（灰白色、棕褐色、紫褐色），境界清楚。镜下改变一般分为 3 个时期：①增生期，滤泡上皮增生呈立方或低柱状，伴小滤泡或小假乳头形成，胶质较少。②胶质贮积期，又称弥漫性胶样甲状腺肿，特点是滤泡腔高度扩大，腔内大量胶质贮积。③结节期，又称结节性甲状腺肿，最常见的是形成多个结节，甲状腺滤泡大小不一，形成纤维间隔，可以伴有出血坏死、囊性变、纤维化、钙化，或伴有明显的实性和微滤泡结构。纤维化和伴有核的非典型性是常见特征，核的非典型性主要见于增生结节之间的组织，而不是结节本身。持续 TSH 刺激下可致核分裂象易见。

【鉴别诊断】本病需与甲状腺腺瘤鉴别诊断。与甲状腺滤泡癌的鉴别：除非有明确的包膜或血管浸润，否则不能诊断为癌。

六、毒性甲状腺肿

【概述】毒性甲状腺肿(toxic goiter)又称 Graves 病、Basedow 病、突眼性甲状腺肿。典型者发生在年轻的女性,表现为肌肉无力、体重减轻、突眼、心动过速、甲状腺肿,通常伴有食欲明显增加。晚期表现为胫前黏液水肿和杵状指。

【诊断要点】大体上甲状腺呈轻至中度的对称性弥漫性增大,可达 60~70g。切面均匀,呈灰色或红色。镜下改变:①小叶结构尚保存,滤泡小而密集,胶质少,周边出现吸收空泡。②滤泡上皮显著增生,呈柱状或高立方形,伴有明显的乳头状内折。如出现数量不等的嗜酸性粒细胞,提示可能进展为桥本甲状腺炎。经碘治疗后滤泡扩大,上皮细胞变矮。③间质血管丰富,淋巴组织增生。

【鉴别诊断】出现乳头状结构时强调与甲状腺乳头状癌的鉴别:甲状腺乳头状癌常见砂粒体形成,肿瘤细胞核透明或呈毛玻璃状,无核仁,有时有核沟出现。

七、甲状腺腺瘤

【概述】甲状腺腺瘤(thyroid adenoma)较为常见,患者大多数为成人,中年女性偏多,甲状腺功能大多正常。核素扫描通常为"冷"结节、有时为"凉"或"温"结节。最常见的腺瘤类型是滤泡性腺瘤,为存在甲状腺滤泡细胞分化证据的,具有包膜的良性非侵袭性肿瘤,不具备甲状腺乳头状癌的细胞核特征。按照 2017 年 WHO 甲状腺肿瘤分类分为高功能腺瘤(所谓毒性或热腺瘤)、伴乳头状增生的滤泡性腺瘤、脂肪腺瘤(也称腺脂肪瘤)、伴怪异核的滤泡性腺瘤、印戒细胞滤泡性腺瘤、透明细胞滤泡性腺瘤、梭形细胞滤泡性腺瘤和黑色腺瘤。透明变梁状肿瘤被新分类归为交界性肿瘤。

【诊断要点】肿瘤通常为单发的有包膜的圆形或椭圆形结节,通常直径为 1~3cm,甚至更大。多发性腺瘤罕见,常与异常性疾病相关。包膜可薄或厚,切面均质,呈灰白色或褐色。可伴有继发性出血和囊性变。

大体和镜下均显示有完整的薄的或中等厚度的包膜。缺乏包膜和血管侵犯,这也是唯一可与滤泡癌相区别的组织学特征。腺瘤形态学包括正常滤泡性(图 9-3)、巨滤泡性、微滤泡性、实性及梁状。同一结节内可见到两种或两种以上结构。滤泡性腺瘤也可罕见乳头状或假乳头状结构,注意不要与乳头状癌混淆,应诊断为具有乳头样核特点的非浸润性包裹性滤泡性肿瘤。腺瘤周围的甲状腺组织被挤压而萎缩,这是与增生结节周围的甲状腺组织不同之处。少量核分裂象不代表恶性,数量增多时要注意标本的取材和检查是否充分。退行性改变包括出血、水肿、囊性变、纤维化、钙化、骨生成。

【鉴别诊断】甲状腺腺瘤需要与甲状腺滤泡癌及结节性甲状腺肿相鉴别。

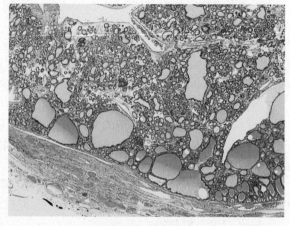

图 9-3 甲状腺腺瘤

正常滤泡性腺瘤,肿瘤由大小不等的滤泡组成,肿瘤周围可见纤维包膜。

八、甲状腺乳头状癌

【概述】甲状腺乳头状癌(thyroid papillary carcinoma)是甲状腺腺癌最常见的类型,占甲状腺恶性肿瘤的 70%~80%,约占儿童甲状腺恶性肿瘤的 90%。其好发于女性,男女比例约 1:3,可发生于任何年龄,初次诊断的平均年龄约为 40 岁。甲状腺乳头状癌临床常表现为甲状腺无痛性肿块伴(或不伴)颈部淋巴结肿大,约 20% 的病例可出现声音嘶哑和吞咽困难等症状,提示肿瘤累及喉返神经或压迫气管。超声等影像学检查对临床诊断具有重要价值,而甲状腺功能试验对诊断没有帮助。甲状腺乳头状癌的发生有多种危险因素,包括生育、肥胖、吸烟、酒精摄入、膳食中亚硝酸盐或碘过量,以及遗传和环境因素等,其中最常报道的环境因素为电离辐射暴露史。

【诊断要点】

(1)肿瘤大小不一,直径从 ≤ 1cm(微小癌)到几厘米,并常见多中心生长。

(2)大多数肿物切面为灰白色、实性、质硬、边界不清。部分病例伴有钙化或骨化,亦可出现囊性变。一且出现肿瘤坏死,则常提示肿瘤内存在分化差或未分化成分。

(3)镜下见肿瘤形成真正的乳头(具有纤维血管轴心),乳头可为长直状或短粗状,亦可为复杂分支状,排列方向无序,被覆单层或复层立方细胞。

(4)细胞核特征:毛玻璃样细胞核,核较大、拉长并有重叠。核膜不规则增厚,可见突出的核沟及核内假包涵体(图9-4)。

(5)砂粒体的出现高度提示乳头状癌的诊断。

(6)组织病理学主要亚型

1)乳头状微小癌,指直径≤1cm的乳头状癌,是乳头状癌最常见的形式,肿瘤常靠近甲状腺被膜,预后较好,很少发生远处转移。

2)包裹型,肿瘤完全被纤维包膜包裹,但组织结构和细胞核的特征与经典乳头状癌相同;此亚型肿瘤约占甲状腺乳头状癌的10%,预后极好,虽可发生颈部淋巴结转移,但几乎不发生远处转移,生存率约100%。

3)滤泡亚型,肿瘤完全或几乎完全呈滤泡生长模式,不含乳头状结构,具有经典乳头状癌的细胞核特征。

4)嗜酸细胞亚型,呈乳头状及滤泡样结构,具有乳头状癌的细胞核特征,但胞质丰富、嗜酸性。

5)弥漫硬化型,少见,多见于年轻女性(20~30岁),甲状腺双叶或单叶弥漫肿大,通常不形成明显肿块;其

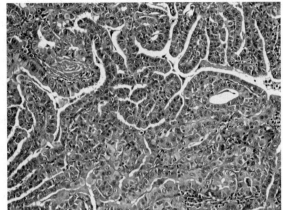

图 9-4　甲状腺乳头状癌

肿瘤乳头状生长,具有纤维血管轴心,乳头具有分支,排列方向无序,被覆单层或复层立方细胞。细胞核呈毛玻璃样,核较大并有重叠。可见核沟及核内假包涵体。

镜下特征为广泛鳞状上皮化生,间质纤维化明显及丰富的砂粒体形成,背景为淋巴细胞性甲状腺炎。

6)高细胞亚型和柱状细胞亚型为乳头状癌中的罕见亚型,前者乳头主要由单层细胞构成,细胞高度是宽度的2~3倍,胞质丰富,嗜酸性,为经典的乳头状癌核特征,常见 BRAF 和 TERT 启动子突变;后者被覆假复层柱状细胞,缺乏经典乳头状癌特征,胞质透明,部分细胞含有核上或核下胞质空泡,类似子宫内膜样或肠腺癌。预后取决于是否存在广泛甲状腺外扩散,如果有则预后差,如为包膜内则预后较好。

(7)免疫组化:甲状腺球蛋白(Tg)、甲状腺转化因子-1(TTF-1)、PAX-8、广谱细胞角蛋白(pan-CK)、CK7、CAM5.2 和 AE1/AE3 阳性,CK20、calcitonin 和神经内分泌标志物阴性。Galectin-3、HBME-1、CK19 和 CITED1 可能有助于区别甲状腺乳头状癌和良性病变,但应结合镜下形态学改变。

(8)遗传学改变:甲状腺乳头状癌经典型和高细胞亚型最常见的突变是 BRAF V600E 点突变。RAS 基因突变(NRAS、HRAS 和 KRAS)也很常见,伴 RAS 基因突变的甲状腺乳头状癌大多为滤泡亚型。TERT 启动子突变(C228T 和 C250T)可见于临床分期更高的甲状腺乳头状癌患者,常提示较高的复发率、远处转移率和肿瘤相关死亡率。

【鉴别诊断】①良性乳头状增生:乳头状结构常无明显纤维血管轴心,乳头分支少,多为单层立方上皮,核较小,无乳头状癌的细胞核特征;②滤泡癌:与滤泡型乳头状癌的鉴别主要根据细胞核的特征。

九、甲状腺滤泡癌

甲状腺滤泡癌(thyroid follicular carcinoma)是一种具有滤泡细胞分化,而缺少乳头状癌核特征的恶性上皮性肿瘤。滤泡癌占甲状腺癌的6%~10%,女性多于男性,高发年龄70~79岁,儿童罕见。临床表现为无症状的甲状腺肿块,肿瘤大小不一,直径从不足1cm到几厘米不等,首次就诊时一般比乳头状癌大,但与乳头状癌相比,颈部淋巴结肿大不常见。部分病例首发症状为转移,即表现为骨折或肺部结节等。膳食中碘缺乏和过度暴露于电离辐射目前已被认定可增加甲状腺滤泡癌的发病风险。

【诊断要点】

(1)多为单发,大体形态表现为圆形或椭圆形带有包膜的肿块,直径一般超过1cm。切面多为实性,质软,并具有肉质感,呈灰黄色或褐色。出现广泛浸润时可明显累及邻近甲状腺或甲状腺外组织,颈部较大血管内还可见到癌栓。一般与滤泡性腺瘤在大体上难以区分。

(2)滤泡癌的结构特征与滤泡性腺瘤相似,正常滤泡、巨滤泡、微滤泡、实性/梁状和其他结构(如筛状)均可出现,亦可多种结构混合存在。缺乏甲状腺乳头状癌的细胞核特征。

（3）滤泡癌的诊断要点为包膜和 / 或血管侵犯。根据侵犯程度可分为 3 种亚型，包括微小浸润型（仅见包膜侵犯）、包裹型血管浸润型和广泛浸润型。微小浸润型预后相对较好。

（4）包膜侵犯：是指肿瘤穿透包膜全层。镜下通常表现为肿瘤穿透局部包膜后向邻近的部位扩展，呈蘑菇样改变（图 9-5），勿将甲状腺活检等外科操作后引致的包膜破裂误诊为包膜侵犯。

（5）血管侵犯：受累血管应为静脉，且位于包膜内或包膜外（而不是肿瘤内血管），与血管直径无关。血管内肿瘤细胞应附着于管壁，或表面被覆血管内皮，或出现在血栓或纤维蛋白内。血管侵袭程度直接与预后相关，局限性血管侵犯（<4）的预后要好于广泛血管侵犯。

（6）免疫组化呈低分子量细胞角蛋白、Tg、TTF-1 阳性。PAX-8 常呈阳性表达，对于 CK19、galectin-3 和 HBME-1，有些报道建议联合应用。CD31、CD34 和凝血因子Ⅷ有助于判定血管是否受累。

（7）遗传学改变：甲状腺滤泡癌最常见的突变是 *RAS* 点突变（*NRAS* 第 61 位密码子）和 *PPARG* 基因重排（*PAX-8-PPARG* 或 *CREB3L2-PPARG*）。约 20% 甲状腺滤

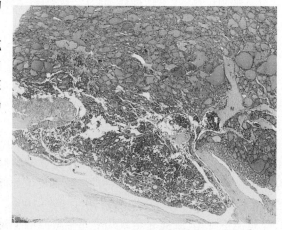

图 9-5　甲状腺滤泡癌
肿瘤呈滤泡状，突破包膜浸润性生长。

泡癌的患者可被检出 *TERT* 启动子突变，这一突变作为一个独立的预后因素，与侵袭性临床行为相关，常提示较高的复发率和肿瘤相关死亡率。

【鉴别诊断】①滤泡性腺瘤和恶性潜能未定的滤泡性肿瘤（follicular tumor of uncertain malignant potential，FT-UMP）：一旦发现确切的包膜和 / 或血管侵犯即可诊断为滤泡癌，如经充分取材后仍无确切侵袭证据且生物学行为难以预测，可诊断为 FT-UMP；②甲状腺乳头状癌（滤泡亚型）和具有乳头状核特点的非浸润性甲状腺滤泡性肿瘤（non-invasive follicular thyroid neoplasm，NIFTP）：两者均为具有甲状腺乳头状癌细胞核特征的滤泡性肿瘤，前者为浸润性，后者为非浸润性，两者唯一可与滤泡癌区别的是滤泡癌缺乏乳头状癌核特征。关于上述几种常见需要相互鉴别的包裹型滤泡性肿瘤，在 2017 年版 WHO 甲状腺肿瘤分类中给出了一个诊断流程图（图 9-6）。

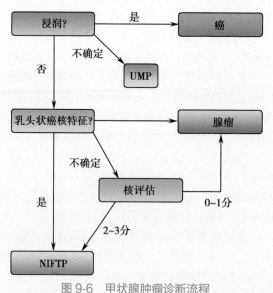

甲状腺滤泡癌
（图片）

甲状腺滤泡癌
（病例）

图 9-6　甲状腺肿瘤诊断流程
UMP 为未定性的滤泡性肿瘤；NIFTP 为非浸润性甲状腺滤泡性肿瘤。

十、甲状腺未分化癌

甲状腺未分化癌（thyroid undifferentiated carcinoma）又称甲状腺间变性癌（thyroid anaplastic carcinoma），是一种由未分化甲状腺滤泡细胞构成的高度恶性肿瘤，是甲状腺原发恶性肿瘤中侵袭性最强的一种类型。此肿

瘤常发生于老年患者,女性多于男性(2：1),恶性度高,很早发生颈部淋巴结及远处转移。临床常表现为声音嘶哑、吞咽困难、颈部疼痛和呼吸困难。颈部常可触及固定质硬结节,生长迅速,广泛浸润。此类癌镜下分化型癌成分亦非罕见,提示该肿瘤可能由分化型(如乳头状癌)或低分化型癌转化而来。

【诊断要点】大体形态显示肿瘤体积较大,呈浸润性生长,切面呈淡褐色均质鱼肉样,常见坏死及出血。镜下改变不一,主要分为肉瘤样型、巨细胞型及上皮样型,这3种常见亚型可单一存在,也可混合存在,其分布及比例差异较大。3种亚型均可见坏死、核分裂象增多,呈浸润性生长模式。常见血管侵犯。背景有时可见较多的急性炎细胞及巨噬细胞浸润。

肉瘤样型:由具有高级别多形性肉瘤特征的恶性梭形细胞排列成束状或漩涡状,有时可伴异源性分化,如出现肿瘤性骨和软骨成分。巨细胞型:由高度恶性多形性细胞构成,一些细胞为内含多个核的瘤巨细胞,有时呈破骨细胞样,其形态类似于骨或软组织巨细胞瘤。上皮样型:由鳞状细胞样上皮细胞或鳞状细胞巢团构成,胞质丰富、嗜酸,偶见角化。

免疫组化:应用免疫组化的目的只在于与其他未分化恶性肿瘤鉴别。甲状腺特异性标志物 Tg 及 TTF-1 几乎不表达,而 PAX-8 也仅在半数病例中呈阳性表达。CK 阳性表达提示其本质为上皮来源肿瘤,但如表达缺失不能排除未分化癌的可能。

遗传学改变:甲状腺未分化癌的遗传学改变多种多样,最常见的突变基因是 *TP53*,占病例的 30%~70%; *BRAF* V600E 突变约占病例的 20%; *RAS* 基因突变约占 20%; *PIK3CA* 占 10%~20%; *PTEN* 占 10%~15%。

【鉴别诊断】①高级别软组织肉瘤和未分化肉瘤:应充分取材寻找上皮样成分或有无分化好的甲状腺癌区域,若无发现,可利用免疫组化染色,必要时辅以基因检测加以鉴别;②髓样癌:小细胞亚型的未分化癌应与小细胞性髓样癌相鉴别,除淀粉样物质外,降钙素和神经内分泌标记物的免疫组化染色均可以帮助诊断。

十一、甲状腺髓样癌

甲状腺髓样癌(medullary thyroid carcinoma)是由甲状腺 C 细胞(滤泡旁细胞)构成的甲状腺恶性肿瘤。其占甲状腺恶性肿瘤的 2%~3%。约 30% 的病例有遗传性,呈常染色体显性遗传。另外,70% 为散发性病例,平均发病年龄为 50~60 岁,稍多见于女性。临床常无明显症状,表现为无痛性甲状腺结节伴颈部淋巴结肿大,血清降钙素水平升高,可提示肿瘤负荷程度。少数病例(<1%)肿瘤不分泌降钙素,癌胚抗原(CEA)水平可能升高,可用作随访观察指标。

【诊断要点】肿瘤大小不一,小者直径 <0.1cm,大者可占据整个甲状腺。直径在 1cm 以下者被定义为微小髓样癌。大体表现为实性质硬肿块,无包膜,境界相对清楚,呈灰白淡褐色或棕黄色,可有砂粒感。

组织学形态多样,常见为实性片状、岛状或梁状。一些肿瘤可显示类癌的组织学特征或乳头状结构。细胞大小及形态多样,呈多角形、圆形、浆细胞样或梭形,上述细胞常混合存在。细胞核多呈圆形,染色质呈粗颗粒状,可见小核仁或核仁不明显,偶见核内包涵体,核分裂象少见。

肿瘤间质富含血管,90% 的病例均可见淀粉样物质沉积。

免疫组化显示降钙素(calcitonin)及神经内分泌标记物(如 Syn、CgA)阳性。大部分病例表达 TTF-1,但强度弱于滤泡性肿瘤。CEA 大多阳性,Tg 常阴性。PAX-8 染色强弱不一,多呈弱阳性表达。间质淀粉样物刚果红染色阳性。

遗传学改变: *M918T*(第 16 号外显子)基因胚系突变 98% 见于 MEN2B 家族性遗传性髓样癌的病例。 *RET* 胚系突变是遗传性髓样癌的最主要驱动因素,体细胞 *RET* 突变占髓样癌散发病例的 40%~60%; *RAS* 家族在散发性病例中突变率不一。

【鉴别诊断】①乳头状癌:髓样癌有时可有乳头、假乳头或滤泡状结构,但其没有乳头状癌核的特征性改变,同时间质淀粉样物及免疫组化染色有助于诊断。②未分化癌及低分化滤泡癌:其细胞异型性较明显,无间质淀粉样物沉积,当形态学鉴别较困难时可借助于免疫组化染色。

【提示】部分毒性甲状腺肿过度治疗后,由于形态学改变不明显易误诊为结节性甲状腺肿,应该多取材并结合病史,从而避免误诊;甲状腺腺瘤是包膜完整,包膜厚薄较一致的单个结节,2 个以上的结节常为结节性增生。严格掌握甲状腺滤泡癌的诊断标准,避免与腺瘤混淆。除非有明确的包膜或血管浸润,否则不能诊断为甲状腺滤泡癌。

(王银萍)

第三节　甲状旁腺疾病

一、甲状旁腺增生

【概述】正常情况下成人有四个甲状旁腺,分布于双叶甲状腺的上下极。但因个体差异,其所处的解剖部位和腺体数量也可出现变异。正常甲状旁腺上皮细胞包括主细胞、嗜酸性细胞和透明细胞,其本质上为相同实质细胞的不同形态学表现。甲状旁腺增生临床表现通常显示甲状旁腺功能亢进,即高血钙症、磷酸盐尿和骨吸收增加。甲状旁腺增生(parathyroid hyperplasia)可以是原发性的,也可以继发于肾功能损害或慢性营养吸收障碍。

【诊断要点】①甲状旁腺增生通常为四个腺体均增大,呈褐色或淡红色。②大多数甲状旁腺增生的病例均为主细胞增生。镜下主要表现为主细胞弥漫或结节状增生,同时也可见到其他细胞如嗜酸性细胞灶状聚集,间质脂肪细胞明显减少。增生的实质细胞可排列成实性、梁状、条索样或腺泡状。

【鉴别诊断】本病主要需与甲状旁腺腺瘤鉴别,但是两者无法从大小、形状、颜色、质地、细胞类型及其所占比例区分,以下几个方面有助于鉴别诊断:①腺瘤常累及单个甲状旁腺腺体;如所有或多数甲状旁腺腺体均增大,则病变很可能为甲状旁腺增生。②腺瘤多有完整的包膜;肿瘤细胞稍大于周边残存的正常甲状旁腺细胞,有时可见细胞核增大深染(即内分泌异型性),甚至可见多核巨细胞。③肿瘤间质内脂肪细胞常缺如或少量散在分布。

二、甲状旁腺腺瘤

甲状旁腺腺瘤(parathyroid adenoma)可发生于任何年龄,高峰年龄为50~60岁,女性与男性人群发病比例约3:1,40岁以内,发病比例为1:1;而超过75岁,比例可升高至5:1。推测其发病可能与雌激素水平下降有关,长期锂治疗可能与甲状旁腺腺瘤或主细胞增生的发生相关。大多数病例为散发性,也有少部分病例为遗传性,即与多发性内分泌瘤病1型(multiple endocrine neoplasia,MEN1)、2A型(MEN2A)和 *CDC73* 异常相关,后者包括家族性孤立性甲状旁腺功能亢进症和甲状旁腺功能亢进症-颌骨肿瘤综合征。临床表现类似甲状旁腺增生。

【诊断要点】大多数腺瘤累及单个腺体,腺瘤的大小和重量差别很大,大体常为卵圆形,可能略呈分叶状,表面光滑,可见薄纤维组织包膜,切面为棕褐色或红褐色,质软且均质。50%~60%的腺瘤周边可见黄棕色正常腺体组织。

镜下大部分肿瘤可见完整包膜,细胞密度较高,并以主细胞为主,混合有其他几种细胞成分。可出现成群具有巨大深染细胞核的肿瘤细胞,但不代表恶性。常缺乏核分裂。肿瘤细胞通常呈弥漫分布,也可排列成结节状、梁状或腺泡状。

组织学亚型包括嗜酸细胞腺瘤、水样透明细胞腺瘤及脂肪腺瘤。

肿瘤细胞表达甲状旁腺激素(parathyroid hormone,PTH)、GCM2、GATA3、Syn、CgA。腺瘤的PTH表达强度常较正常腺体弱。CDC73常阳性表达(甲状旁腺功能亢进症-颌骨肿瘤综合征除外)。此外,RB、CDKN1B、Bcl-2和MDM2常阳性,而galectin3、蛋白基因产物9.5(protein gene product 9.5,PGP9.5)、TTF-1及TG阴性。Ki-67指数/MIB-1对鉴别腺瘤与腺癌有帮助,Ki-67指数>5%时可能是恶性,应对患者密切长期随访。

遗传学改变:散发性病例可出现多种癌基因或抑癌基因异常,癌基因 *CCND1* 重排活化可见于40%的病例。12%~35%的散发病例可出现抑癌基因 *MEN1* 体细胞双等位基因失活和/或缺失性突变。

【鉴别诊断】①甲状旁腺增生:见本章第三节。②甲状腺病变:甲状旁腺腺瘤的腺泡状结构及其内可能包含的类胶质样物质使其可能与甲状腺滤泡性结节或肿瘤混淆。免疫组化标记PTH、TTF-1及TG有助于诊断。甲状腺滤泡内含有的胶样物质为具有双折光性的草酸盐结晶,因此偏振光显微镜有助于鉴别。③甲状旁腺癌。

三、甲状旁腺不典型腺瘤

【概述】甲状旁腺不典型腺瘤(atypical parathyroid adenoma)是一种介于腺瘤及癌之间,恶性潜能未定的肿瘤。这类肿瘤没有明确的诊断癌的侵袭性证据,但却可以看到其他疑为恶性的特征。

【诊断要点】①大体可见与邻近甲状腺或周围软组织粘连;②镜下无包膜、血管及神经侵犯的证据,但其他特征与甲状旁腺癌相似,如伴或不伴含铁血黄素沉着的宽纤维带、核分裂数增加、厚的包膜中出现肿瘤细胞巢;③目前研究发现 CDC73 的免疫反应可能有助于预测非典型腺瘤的复发潜能。

四、甲状旁腺癌

【概述】甲状旁腺癌(parathyroid carcinoma)是罕见疾病,可见于儿童以上的所有年龄。其病因尚不清楚,有些病例与有遗传倾向的各种类型疾病有关。临床表现主要由于过多的 PTH 分泌引起,包括更为严重的高钙血症、血中 PTH 水平极高和血浆碱性磷酸酶活性显著升高。30%~75% 的患者颈部可触及明显的肿块,部分患者还会出现喉返神经麻痹。

【诊断要点】甲状旁腺癌大体常表现为体积较大并与周围组织粘连,切面灰白色、质硬、分叶状,并可伴有灶状坏死。

镜下见细胞结构特征与甲状旁腺腺瘤相似,可排列成实性片状、小梁状,基本不形成滤泡结构,细胞核均匀一致或呈多形性,有时可见较大核仁。核分裂象可以偶见,也可以明显较腺瘤易见。当细胞出现较大核仁、核分裂象 >5 个 /50HPF、散在灶状凝固性坏死(所谓"三联征")时提示临床恶性行为的高风险性。

甲状旁腺癌的确切诊断证据包括血管和 / 或神经周围侵犯、肿瘤穿透包膜并在邻近组织(甲状腺和软组织)中生长和 / 或转移。

90% 的肿瘤可出现广泛且宽大的纤维间隔,但并非诊断恶性的依据。

免疫组化:PTH、GCM2、GATA3、CAM5.2、Syn 和 CgA 常阳性表达。Ki-67 指数在甲状旁腺腺瘤与甲状旁腺癌中表达常有重叠,因此对二者的鉴别作用有限,但 Ki-67 指数 >5% 时提示恶性的可能。其他具有鉴别诊断价值标记物包括 Galectin-3、CDC73(即 parafibromin)、Rb 蛋白和 p27。

遗传学改变:无论散发性或家族性遗传性病例,抑癌基因 CDC73 失活是甲状旁腺癌中最常见的分子驱动因素,也可检出其他相关癌基因的活化,如 CCND1、PRUNE2、PIK3CA、KMT2D、MTOR、ADCK1 等。

【鉴别诊断】甲状旁腺癌主要需与甲状旁腺腺瘤相鉴别(表 9-2)。

表 9-2 甲状旁腺腺瘤与甲状旁腺癌的鉴别诊断

鉴别要点	甲状旁腺腺瘤	甲状旁腺癌
发生率	相对常见	罕见
临床症状	可无症状	大部分有症状
颈部包块	少见	常见
高钙血症	有	严重
血甲状旁腺激素水平	升高	极高
肿瘤体积	较小	较大
与周围组织粘连	少见	常见
包膜侵及	(−)	(+)
血管和 / 或神经侵及	(−)	(+)
周围组织侵及	(−)	(+)
局部或远处转移	(−)	(+)
细胞异型性	可见	可见
核分裂象	偶见	偶见或明显增多
核仁	可见小核仁	可见大核仁
凝固性坏死	无	可见
宽大纤维间隔	少见	常见
Ki-67 指数	<5%	可 >5%

(王银萍)

第四节　肾上腺疾病

一、肾上腺皮质结节状增生

肾上腺皮质结节状增生(adrenocortical nodular hyperplasia)较常见,据报道可占尸检的1.5%~37%。临床通常没有肾上腺功能亢进的表现。

【诊断要点】大体表现为肾上腺皮质弥漫增生,厚度增加,局部形成由正常肾上腺皮质组织构成的"微小结节",结节直径一般为3~5mm,通常位于皮质内或通过包膜伸向周边脂肪组织内。这些结节没有临床意义,其发生率随年龄增长而增高,并可能与高血压病和糖尿病有关。镜下见病变大致呈球形,无包膜,由正常肾上腺皮质组织构成,常多发,有的结节可以很大,单个结节直径可达4cm,又称巨结节性增生。皮质内巨结节亦可恶变。非功能亢进性皮质结节的发病机制尚不清楚,但有研究认为其发生与肾上腺被膜血管炎存在明显相关性。因为这种病变可导致肾上腺皮质局部缺血,继发再生性改变和增生,故可形成单个或多个皮质结节。

【鉴别诊断】本病需与肾上腺皮质腺瘤鉴别:皮质腺瘤多单发,一般有完整包膜,对周围正常肾上腺组织有压迫现象;而肾上腺皮质结节状增生常多发,表现为双侧肾上腺弥漫性或结节状增大,无包膜,直径一般在10mm以下,对周围正常肾上腺组织无压迫。有时二者鉴别很困难。

二、肾上腺皮质腺瘤

【概述】大多数肾上腺皮质腺瘤(adrenal cortical adenoma)的患者为成人,但也可以见到较多儿童病例的报道;性别分布上,男女比例均等。肾上腺皮质腺瘤确切的发病率仍不清楚。随着影像学的发展,其诊断率增加。肾上腺皮质腺瘤多为单侧发生,但其在肾上腺内具体的发生部位并不确定。肾上腺皮质腺瘤的临床表现取决于其是否分泌激素及分泌何种激素,在临床上可以无任何症状,仅在放射学检查时偶然发现。组织发生学上,它们都来源于正常的肾上腺皮质。

【诊断要点】大体上界限清楚,甚至有完整的包膜。一般小于100g,出血和坏死罕见。

切面可呈金黄色或棕黄色,有时呈暗褐色甚至黑色。

镜下见肿瘤由不同比例的两种细胞组成(图9-7),一种是胞质丰富,胞质内富含脂滴的亮细胞,另一种是含脂质稀少的胞质嗜酸性的暗细胞,偶见脂褐素和核大深染的非典型性细胞,核分裂象罕见。

肿瘤细胞之间血窦样血管较丰富,个别病例间质纤维组织增生较明显。

局部可呈脂肪瘤样或髓脂肪瘤样化生,但无临床意义。

免疫组化:根据形态学即可诊断绝大多数肾上腺皮质腺瘤,但少部分病例需借助免疫组化。肾上腺皮质腺瘤Syn、抑制素(inhibin)、Melan-A和SF-1常阳性,但CgA染色一般呈阴性。calretinin和keratin通常呈局灶阳性。

遗传学改变:约40%的散发性醛固酮分泌性肾上腺皮质腺瘤与KCNJ5体细胞突变有关,也可检出其他相关基因的突变,如ATP1A1、ATP2B3、CACNA1D等。在皮质醇分泌性腺瘤中PRKACA突变较常见,35%~65%的病例伴有库欣综合征(Cushing syndrome)。无功能腺瘤一般体积较大,最常见CTNNB1突变,该基因编码蛋白β-catenin,后者在WNT信号通路中发挥关键作用。

【鉴别诊断】本病需与肾上腺皮质结节状增生、肾上腺皮质癌及髓质嗜铬细胞瘤鉴别。与皮质腺瘤相比较,嗜铬细胞瘤通常位于髓质内,皮质受压萎缩,细胞较大,胞质嗜碱性强,透明细胞少见。免疫组化表达

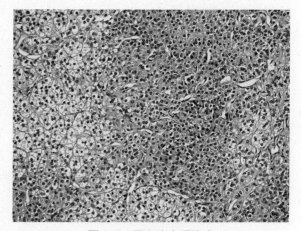

图9-7　肾上腺皮质腺瘤

肿瘤由不同比例的亮细胞和暗细胞构成,细胞之间血窦样血管较丰富。

S-100 和嗜铬素,而 vimentin 阴性。肾上腺皮质肿瘤的恶性诊断目前采用 Weiss 和 Lin-Weiss-Bisceglia 评分标准,见表 9-3、表 9-4。

表 9-3 肾上腺皮质肿瘤的 Weiss 标准

Weiss 标准
细胞核分级高(基于 Fuhrman 标准)
核分裂象 >5 个 /50HPF
弥漫性生长方式
非典型核分裂象
透明细胞 <25%
肿瘤坏死
静脉浸润
窦间隙浸润
包膜浸润

注:上述标准存在 3 条及以上提示肿瘤的恶性行为。

表 9-4 嗜酸细胞性肾上腺皮质肿瘤的 Lin-Weiss-Bisceglia 标准

主要标准	次要标准
核分裂象 >5 个 /50HPF	直径 >10cm 和 / 或重量 >200g
非典型核分裂象	窦间隙浸润
静脉浸润	包膜浸润
	坏死

注:主要标准出现任何一条,提示恶性;次要标准出现任何一条,提示恶性潜能未定。

三、嗜铬细胞瘤

嗜铬细胞瘤(pheochromocytoma)这个名词来源于肿瘤组织在铬盐或其他弱氧化剂中会发生颜色变化。肾上腺嗜铬细胞瘤的发病率低,发病高峰年龄段为 40~50 岁,约 20% 的患者为儿童,且儿童患者一般为 9~14 岁。男女患病率无明显差异。过去,高达 2/3 的患者在尸检中发现,但近几年由于临床诊断水平的提高和实验室检查手段的发展,嗜铬细胞瘤患者生前诊断率明显升高。嗜铬细胞瘤也被称为 "10% 肿瘤":10% 发生于肾上腺外,10% 为双侧发生,10% 为恶性。但是 "10%" 只是一个近似值,肿瘤的位置、发病年龄,以及家族遗传等都是其影响因素。

嗜铬细胞瘤是肾上腺内的交感神经副神经节瘤,可分泌去甲肾上腺素和肾上腺素,由于激素对 α- 肾上腺素能受体或 β- 肾上腺素能受体的刺激引起一系列临床症状及体征。偶发的症状包括突发跳动性头痛、全身出汗、心悸和腹痛等。"发作" 可以持续 10~60 分钟,可以每日或每月发生。临床体征包括高血压、直立性低血压、苍白、视网膜病和发热等。鉴于目前尚无组织学标准可评价嗜铬细胞瘤 / 副神经节瘤的生物学行为,2017 版 WHO 内分泌器官肿瘤分类中取消 "良性、恶性" 分类;所有肿瘤均有转移潜能,并用 "转移性" 替代 "恶性" 的诊断。

【诊断要点】多数肿瘤界限清楚,但无真正的包膜,通常直径 3~5cm,平均重量 73~156.5g。2017 版 WHO 内分泌器官肿瘤分类根据分子生物学分析结果将小于 1cm 的肾上腺髓质结节重新定义为小嗜铬细胞瘤。

切面呈灰白色或粉红色,经福尔马林固定或暴露于空气后变为棕黄色或棕黑色。较大的肿瘤切面有出血、坏死和囊性变,有时有钙化。

镜下见肿瘤细胞排列成境界清楚的特征性的巢状 ["细胞球"(Zellballen)],细胞巢由纤细的纤维血管性间质包绕(图 9-8)。

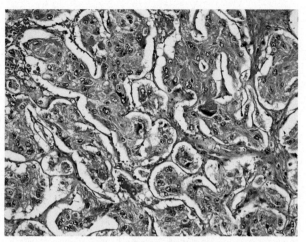

肾上腺嗜铬细胞瘤(病例)

图 9-8　肾上腺嗜铬细胞瘤
肿瘤细胞排列成境界清楚的特征性的巢状[“细胞球”
(Zellballen)],细胞巢由纤细的纤维血管性间质包绕。

　　细胞大小及形态差异大,具有细颗粒状嗜碱性或嗜双色性胞质。细胞核呈圆形或卵圆形,核仁明显,核异型性多见,但是核分裂象少见或无。

　　一些病例,细胞核内可有胞质内陷形成的包涵体。文献曾报道小细胞亚型常见胞质内透明球,呈抗淀粉酶的 PAS 阳性。

　　免疫组化 CgA 弥漫性强阳性,Syn、NSE 和 Leu7 等可阳性,肿瘤细胞巢周边的支持细胞 S-100 阳性。此外,角蛋白和肾上腺皮质标志物不表达。

　　遗传学改变:至少 30% 的嗜铬细胞瘤患者存在遗传易感基因胚系突变。研究发现,11%~24% 的散发性嗜铬细胞瘤患者具有隐性易感基因胚系突变。因此,推荐对嗜铬细胞瘤患者均应进行常见的胚系突变基因检测。家族性副神经节瘤 / 嗜铬细胞瘤综合征可由 *SDHB*、*SDHC* 和 *SCHD* 基因突变所驱动。事实上,散发性嗜铬细胞瘤 / 副神经节瘤的患者最常见的体细胞突变的遗传易感基因是 *NF1*,其次是 *HRAS*、*ATRX*、*VHL*、*EPAS1*(即 *HIF2A*)、*CDKN2A*、*BRAF* 和 *TP53* 等。

　　【鉴别诊断】有功能的嗜铬细胞瘤诊断并不困难,少数功能不明显的肿瘤要与肾上腺皮质肿瘤(尤其是嗜酸细胞肿瘤)、软组织腺泡状肉瘤、肾细胞癌等鉴别。免疫组化有助于鉴别诊断,嗜铬细胞瘤 CgA 强阳性,Syn、NSE、CD15 阳性。皮质肿瘤 Syn、SF-1(肾上腺皮质来源肿瘤特异性表达)、α-inhibin 和 Melan-A 阳性,NSE 部分阳性。肾细胞癌 CK、EMA 和 vimentin 阳性。软组织腺泡状肉瘤 PAS 染色胞质内有晶状体样物,肌源性标记为阳性。

四、副神经节瘤

　　【概述】副神经节瘤(paraganglioma)是指发生于副神经节系统的肿瘤。副神经节系统由神经上皮细胞群构成,这些细胞散布于全身各处,胞质内含有大量神经内分泌颗粒。镜下见所有副神经节都有共同的形态特征,即主细胞排列成界限清楚的细胞巢,周围绕以薄层 S-100 阳性的支持细胞。肾上腺髓质是副神经节系统中最主要的成分。嗜铬细胞瘤就是一种发生于肾上腺髓质的副神经节瘤。副神经节瘤根据临床和生物学特点分为起源于交感神经的副神经节瘤和起源于副交感神经的副神经节瘤,前者具有嗜铬性,曾被称为肾上腺外嗜铬细胞瘤,而后者无嗜铬性,主要位于头颈部,少数位于胸腔和腹腔。副神经节瘤可见于所有存在正常副神经节的部位。

　　【诊断要点】无论其发生部位,镜下副神经节瘤都有类似于肾上腺嗜铬细胞瘤的相同特征:①境界清楚的细胞巢[“细胞球(Zellballen)”]被高度血管化的纤维间隔分开。细胞巢状结构由主细胞和支持细胞两种细胞成分构成。②细胞有嗜碱性颗粒样的胞质,有时可见怪异核和血管侵犯,核分裂象罕见。③间质可能丰富,常有玻璃样变性且可发生骨化。④电镜下,肿瘤细胞胞质内含有神经分泌颗粒。⑤免疫组化:肿瘤细胞表达 CgA、Syn、CD56、NSE。儿茶酚胺合成酶(多巴胺 β 羟化酶和酪氨酸羟化酶)的表达有助于排除其他神经内分泌肿瘤。支持细胞 S-100 和 / 或 GFAP 阳性。CK、CEA 和 calretinin 通常阴性。Ki-67 指数常低表达(<1%)。⑥遗传学改变:同前文"嗜铬细胞瘤"。

五、神经母细胞瘤

【概述】神经母细胞瘤(neuroblastoma)一词泛指神经嵴起源的周围型神经母细胞肿瘤的全部类型。对肿物切除或粗针活检的病例诊断时推荐使用国际神经母细胞肿瘤病理分类(International Neuroblastoma Pathology Classification,INPC)的标准,根据其形态学、临床特点和生物学行为细化为 4 个亚型,即神经母细胞瘤(施万细胞间质缺乏)、节细胞神经母细胞(混合型)、节细胞神经母细胞瘤(结节型)和节细胞神经瘤(施万细胞间质为主)。切记细针穿刺不足以获得足够的组织样本,不允许进行组织病理学分类。

神经母细胞瘤好发于婴幼儿,约 40% 的患儿在 1 岁以内,近 90% 的病例确诊于 5 岁前,诊断的平均年龄为 17.3 个月,男性略多于女性,男女比为 1.2∶1。神经母细胞瘤可表现为腹部包块伴腹胀、便秘、纵隔肿块引发的呼吸窘迫,脊柱旁肿物突入椎管内引起的神经系统症状,转移引起的淋巴结肿大、肝大、骨痛和"熊猫眼"(眼周青紫肿胀导致的眼球突出症),少数病例可出现副肿瘤综合征,有水样腹泻、低钾血症、胃酸缺乏、库欣综合征、虹膜异色和霍纳综合征(Horner syndrome)等。50%~80% 的神经母细胞瘤发生于肾上腺髓质和腹膜后,双侧发生非常罕见。

【诊断要点】肿瘤通常界限相对清楚,体积较大,重量多数为 50~80g。

切面呈灰红色,质软,随着肿瘤体积增大,通常伴有出血坏死、钙化及囊性变。

低倍镜下,肿瘤呈模糊的结节状、假血管样或腺泡状,肿瘤细胞巢间有纤细的纤维血管间隔,常使肿瘤呈分叶状。根据分化程度不同,肿瘤内神经毡(无髓鞘的轴索)从缺乏到丰富。肿瘤细胞小,呈圆形或卵圆形,核圆形、深染,胞质极少,似裸核,边界不清。

约 30% 的病例可见 Homer Wright 假菊形团,特点为肿瘤细胞围绕在充满纤维性物质(缠绕的轴突)的中央区域周围,中央腔隙内无血管。

电镜下的特点是存在轴突、神经分泌颗粒、神经小管和突触末梢。

免疫组化:神经元标记呈现多少不等的阳性表达。目前推荐的免疫组化标志物组合为 NF、Syn、CgA、CD56、PGP9.5。肿瘤细胞同样表达神经嵴标记物(如酪氨酸羟化酶和 PHOX2B)和神经母细胞瘤标记物(NB84)。存在 MYCN 扩增的肿瘤多数表达 MYCN 蛋白。

遗传学改变:MYCN 扩增目前被认为是神经母细胞瘤最主要的癌基因驱动因素,可增强 LIN28B 表达。约 35% 的病例有染色体 1p 或 11q 的杂合性缺失(LOH),前者与 MYCN 扩增存在一定的相关性。约 60% 的病例可见到 17q 三体。其他常被报道的突变基因有 ALK 和 ATRX 等。

【鉴别诊断】神经母细胞瘤主要应与婴儿的其他小圆细胞恶性肿瘤如尤因肉瘤 /PNET、淋巴瘤、小细胞未分化癌和胚胎性横纹肌肉瘤鉴别。神经母细胞瘤与横纹肌肉瘤的鉴别:二者形态上非常相似,都为小圆细胞肿瘤。电镜下,横纹肌肉瘤可见肌节的结构、胞质内吞噬的胶原纤维和 / 或胞质细丝,而神经母细胞瘤细胞内可见神经分泌颗粒。免疫组化有相应特异性表现,横纹肌肉瘤表达肌动蛋白、肌球蛋白和结蛋白等,但是 NSE 阴性。神经母细胞瘤与尤因肉瘤 /PNET 的鉴别:后者缺乏低分化神经母细胞瘤的神经毡背景,免疫组化两者 NSE 和 Syn 可能都表达,但尤因肉瘤 /PNET CD99 阳性,而 CgA 几乎不表达,除了这两个抗体外分子病理检测也可用于鉴别诊断。神经母细胞瘤与非霍奇金淋巴瘤的鉴别:非霍奇金淋巴瘤不表达 NSE,但是 T/B 淋巴细胞标记和其他淋巴瘤常用标记物,如 TdT 等可用于作出正确诊断。

六、神经节瘤

【概述】神经节瘤(ganglioneuroma)实质上是施万细胞间质为主型的神经母细胞性肿瘤,在 INPC 分类中被分为成熟中型和成熟型两种亚型。其很少发生于肾上腺,多发于后纵隔和后腹膜,儿童和成人都可发生,但更多见于成人,是成人交感神经系统最常见的肿瘤。神经节细胞瘤可产生儿茶酚胺类物质,偶尔也分泌舒血管肠肽(vasoactive intestinal peptide,VIP)或性激素引起高血压、水样便或男性化。

【诊断要点】①神经节瘤通常边界清楚,但无真性包膜。切面灰色至褐色,质地不一。成熟型神经节瘤由多少不等的分化成熟的神经节细胞和神经纤维构成。节细胞可形成小细胞团,其神经突起则形成索,周围有施万细胞围绕。而成熟中型则除了完全成熟的节细胞外,还可见少量散在、均匀或不均匀分布的分化中的神经母细胞和/或成熟中的节细胞。②电镜下神经节细胞核大,核仁明显,胞质内含有大量细胞器和神经内分泌颗粒,神经分泌颗粒直径 100~700nm。③免疫组化:施万细胞 S-100 阳性,神经节细胞 NSE 阳性。

【鉴别诊断】神经节瘤与神经母细胞瘤的鉴别:前者无神经母细胞瘤成分,无分化不良的证据。诊断时,应注意多取材,充分排除神经母细胞瘤成分的存在。神经纤维瘤与神经节瘤的鉴别:前者无神经节细胞。

七、髓脂肪瘤

【概述】髓脂肪瘤(myelolipoma)是由脂肪组织和骨髓成分构成的肾上腺皮质的良性肿瘤,发生率在肾上腺皮质肿瘤中位居第二,约占肾上腺原发肿瘤的 2.5%,诊断时年龄多在 50~70 岁,多见于女性,右侧肾上腺受累概率高于左侧 1 倍。大多数患者无症状,肿瘤体积增大时可有出血、破裂或脓肿形成等症状出现。

【诊断要点】肿瘤体积一般较小,呈圆形,质软,无包膜。根据肿瘤内脂肪及造血细胞的比例,切面为黄色至红色。镜下可见脂肪细胞和骨髓成分,偶见钙化及骨化。

【鉴别诊断】正常人肾上腺中可见到小的髓脂肪瘤灶,但是仅为显微镜下所见,不形成肿块,以此可与髓脂肪瘤相鉴别。偶尔肾上腺皮质腺瘤中也可能会有小的髓脂肪瘤灶,但更多的肿瘤成分为皮质腺瘤。

八、肾上腺囊肿

【概述】肾上腺囊肿(adrenal cyst)主要分为两类,一类为出血性囊肿(又称假性囊肿),另一类为内皮(血管)囊肿。

【诊断要点】肾上腺假性囊肿囊壁为纤维组织,无内衬上皮,囊内含有凝血块或透明血栓及坏死物。囊壁可有钙化,外层可见少许肾上腺皮质。有研究证实肾上腺假性囊肿起源于血管或淋巴管。肾上腺内皮(血管)囊肿内含浆液,呈多房性,囊壁内衬上皮,壁内常可见肾上腺皮质成分。

【鉴别诊断】肾上腺皮、髓质肿瘤可以继发明显囊性变,应注意充分取材,找到囊壁内残留的肿瘤组织,以此区别于假性囊肿。此外,还应想到罕见的肾上腺上皮性囊肿、寄生虫性囊肿,前者应与支气管源性囊肿相区别,后者多见于棘球蚴感染。

(王银萍)

第十章　泌尿系统疾病

第一节　肾脏疾病

一、肾结核

泌尿生殖系统是肺外结核病最常累及的部位,约占肺外结核病的 1/5。肾结核(tuberculosis of the kidney)是结核分枝杆菌感染引起的肾组织肉芽肿性炎,约占肺外结核的 10%,多由原发性肺结核血行播散所致,最常见于 20~40 岁男性,多为单侧性。

【诊断要点】临床症状轻微,可有膀胱刺激征。结核菌素纯蛋白衍化物(purified protein derivative,PPD)试验阳性。胸部 X 线检查常显示原有肺结核病史。尿检显示脓尿和镜下血尿。

肉眼见病变起始于肾髓质、皮髓质交界处或肾乳头内。在肾乳头表面形成溃疡,继而肾乳头逐渐变形,病变扩大,并发生干酪样坏死。干酪样坏死物质液化破溃入肾盂,在肾内形成多数空洞(图 10-1)。肾盂输尿管交界被干酪样物质阻塞可引起肾盂积水,肾皮质可发生萎缩,最后肾脏仅剩一空壳。

镜下见皮、髓质均受累。肾组织内可见淋巴细胞、浆细胞和单核细胞浸润,结核结节形成,典型的结核结节中央可见干酪样坏死,这是结核病特征性病变(图 10-2)。

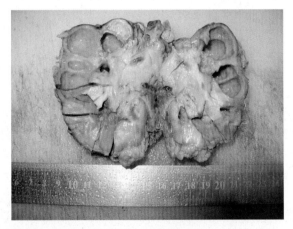

图 10-1　肾结核
干酪样坏死组织液化流出,肾内形成多数空洞。

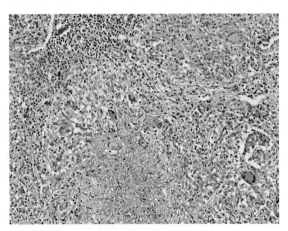

图 10-2　结核结节
结核结节中央可见干酪样坏死。

抗酸染色可检出结核分枝杆菌。

【鉴别诊断】黄色肉芽肿性肾盂肾炎。该病肾盏可见大量黄色质脆的物质,易与肾结核混淆。镜下见肾盏内大片含脂质的泡沫细胞为主的炎细胞浸润,亦可出现多核巨细胞,但无干酪样坏死和明显的肉芽肿形成。

肾结核(图片)

二、肾细胞癌

肾细胞癌(renal cell carcinoma,RCC)又称肾腺癌或肾癌,是发生于肾小管上皮的一组恶性肿瘤,是肾最常见的恶性肿瘤,约占成人肾恶性肿瘤的 90% 以上,成人恶性肿瘤的 3%。肾细胞癌发病率在 40 岁以后稳步上升,但在 75 岁以后发病率有所下降,中位发病年龄为 55 岁。男女发病比约 2:1,儿童罕见。血尿(59%)、腰背疼痛(41%)、腹部包块(45%)是最常见的临床症状和体征。

绝大多数肾细胞癌为散发性,发病年龄大,多累及单侧肾脏。遗传性肾细胞癌仅占肾癌的 4%,发病年龄小,多为双侧性和多灶性。肾癌可发生于 38%~55% 的 von Hippel-Lindau 综合征(VHL 综合征)的患者。

根据组织病理学和细胞遗传学特点,肾细胞癌可分为透明细胞肾细胞癌、低度恶性潜能多房囊性肾肿瘤、乳头状肾细胞癌、遗传性平滑肌脂肪瘤病和肾细胞癌相关性肾细胞癌、嫌色性肾细胞癌、集合管癌、髓质癌、MiT 家族易位性肾细胞癌、琥珀酸脱氢酶缺陷型肾癌、黏液性管状和梭形细胞癌、小管囊性肾细胞癌、获得性囊性疾病相关性肾细胞癌、透明细胞乳头状肾细胞癌及不能分类的肾细胞癌等亚型。

肾细胞癌的分级采用 WHO/ 国际泌尿病理学会(International Society of Urological Pathology,ISUP)4 级分级系统,其中 1~3 级主要依据核仁的明显程度,4 级依据核的多形性、瘤巨细胞和 / 或横纹肌样或肉瘤样分化判断。该系统主要适用于透明细胞肾细胞癌和乳头状肾细胞癌(表 10-1)。

表 10-1　WHO/ISUP 肾细胞癌分级系统

分级	描述
1 级	×400 倍镜下不见核仁或核仁不清,且呈嗜碱性
2 级	×400 倍镜下可见明显的嗜酸性核仁,但 ×100 倍镜下不明显
3 级	×100 倍镜下可见明显的嗜酸性核仁
4 级	细胞核多形性明显、多核瘤巨细胞和 / 或横纹肌样或肉瘤样分化

注:WHO,世界卫生组织;ISUP,国际泌尿病理学会。

肾细胞癌与其他肿瘤的鉴别诊断一般不难。但在遇到肿瘤体积小、乳头状、嗜酸性细胞、集合管型、肉瘤样型或转移性肿瘤时,鉴别诊断有时困难。瘤体小的肾细胞癌可依据肿瘤大小、细胞和组织结构特点、生长方式及核异型性进行鉴别。透明细胞和嫌色细胞癌及集合管肿瘤,不管肿块大小,一般都应视为恶性。乳头状和管状病变可出现于真性腺瘤,此时细胞核无异型,表现为低核级(1~2 级)。根据目前诊断标准,腺瘤的最大径应小于 0.5cm。

(一)透明细胞肾细胞癌

透明细胞肾细胞癌(clear cell renal cell carcinoma)是最常见的肾细胞癌亚型,占肾癌的 65%~70%。由一种细胞质透明或嗜酸性的肿瘤细胞构成,瘤内有纤细的血管网。以往以癌细胞胞质嗜酸性、核分级级别高为特点的"颗粒性肾细胞癌"现已归入透明细胞肾细胞癌。该肿瘤多见于老年人,男性多见。

【诊断要点】肉眼见肿块呈实性,可位于肾皮质的任何部位,呈圆形突出,境界清楚,通常无包膜或有纤维性假包膜,呈现推挤式边缘。肿瘤大小与良恶性无关,所有透明细胞型肾肿瘤均应视为恶性。肿瘤因含丰富的脂质而呈金黄色,常见出血坏死、囊腔形成和钙化,呈多彩状(图 10-3)。有时肾内可见多个肿瘤,此时可见癌与乳头状腺瘤并存。

镜下见癌细胞呈圆形或多边形,体积较大,包膜清楚,胞质丰富,呈透明或颗粒状,透明胞质含丰富糖原和类脂质,PAS 染色和油红染色阳性,但无黏液。高度恶性肿瘤和出血坏死区周围可见含嗜酸性胞质的癌细胞。细胞核位于中央,呈圆形,大小较一致,染色质为细颗粒状,均匀分布,不同级别的肿瘤核仁大小不等。癌细胞排列结构多样,最常见的是实性巢状和腺泡状。腺泡状结构中央有一圆形腔,其中可见淡染的嗜酸性浆液或红细胞,腺泡状结构可扩张形成或大或小的囊腔。有时可见局灶性假乳头形成,偶见小管结构。瘤组织中散布有大量小的薄壁窦状血管构成的网状间隔(图 10-4A),有时血管扩张呈血管瘤样(图 10-4B),这一特征有助于诊断。极

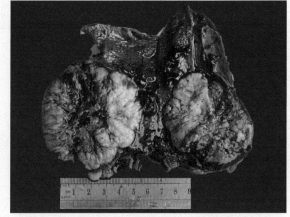

图 10-3　透明细胞肾细胞癌

肿瘤境界清楚,可见推挤式边缘,切面呈多彩状。

少数肿瘤可有肉瘤样结构,提示预后不良。大多数透明细胞肾细胞癌无炎症反应。

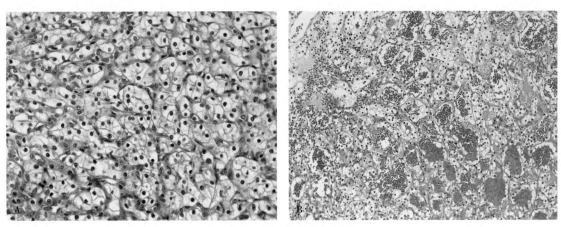

图 10-4　透明细胞肾细胞癌

A. 癌细胞透明,呈巢状排列,薄壁窦状血管构成网状间隔;B. 血管扩张呈血管瘤样。

免疫组化:由于肿瘤的异质性分化,免疫表型变异较大。PAX-8 和 PAX-2 呈细胞核染色,PAX-8 更敏感。多数透明细胞肾细胞癌弥漫表达碳酸酐酶Ⅸ,呈完整的膜浆型染色。一般刷状缘抗原、AE1/AE3、Cam5.2 和 vimentin 阳性。大多数透明细胞肾细胞癌表达肾细胞癌标记抗原、CD10 和 EMA(图 10-5),CK7 罕见阳性。

透明细胞肾细胞癌(图片)

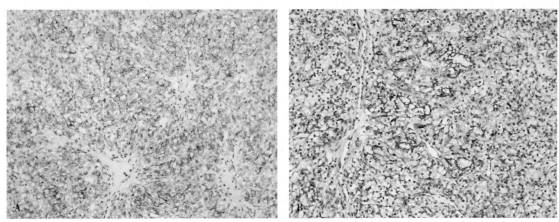

图 10-5　透明细胞肾细胞癌(免疫组化染色)

A. CD10 阳性;B. EMA 阳性。

VHL 肿瘤抑制基因在 VHL 综合征中有改变,在多数散发性透明细胞肾细胞癌中也存在双等位基因改变。

【鉴别诊断】①低度恶性潜能多房性囊性肾肿瘤:鉴别诊断主要依据组织结构,低度恶性潜能多房性囊性肾肿瘤多数囊腔被覆单层低核级癌细胞,纤维间隔中透明细胞呈小灶状聚集,不形成大结节。②嫌色细胞癌:呈单一的实性巢状排列。植物状癌细胞,胞膜较厚,胞质呈毛玻璃状或细颗粒状,常见核周空晕,Hale 胶样铁染色阳性。③肾上腺皮质腺瘤(或腺癌):见表 10-2。肾转移性肾上腺皮质腺癌 CK 阴性,肾上腺内有原发灶。

透明细胞肾细胞癌(病例)

(二) 低度恶性潜能多房性囊性肾肿瘤

低度恶性潜能多房性囊性肾肿瘤(multilocular cystic renal neoplasm of low malignant potential)的同义词为多房囊性肾细胞癌(multilocular cystic renal cell carcinoma),是一种完全由多数囊腔构成的肿瘤,囊腔间隔内有小灶性透明细胞。本病见于成人,发病平均年龄 51 岁,男女比例为 3:1。本病进展缓慢,尚未发现复发和转移现象。

表 10-2　肾上腺皮质腺瘤与肾细胞癌的病理特征比较

病理特征	肾上腺皮质腺瘤	肾细胞癌
病灶数目	通常单个；结节状增生时呈多个结节	通常单个；转移性可呈多结节状
组织结构	通常巢状和腺泡状；罕见梭形细胞	巢状和腺泡状，也可为管状、微囊，囊内含蛋白性液体或红细胞
血管	窦状	窦状
细胞核	通常为一致的圆形；核内包涵体；奇异型细胞核	一致的圆形；无奇异型细胞核(除外 4 级，此时诊断不困难)
核仁	不一定，可以很明显	依分级而定：低级别小而模糊，高级别的核仁大
核分裂象	无(或罕见)	依分级而定
胞质	透明到嗜酸性；胞质颗粒一般很细、有微囊泡；嗜酸性胞质可以非常致密	透明胞质；高级别胞质嗜酸性、不够致密
免疫组化		
CKpan、EMA、RCC	(−)	(+)
CK7、CK20	(−)	(−)
inhibin、melan-A	(+)	(−)
vimentin	(+)	(+)

【诊断要点】肉眼见肿瘤边界清楚，有纤维性包膜与周围组织分割，直径 2.5~13.0cm。切面呈多房囊性，囊腔大小不等，腔内充以浆液性、胶状或血性液体。约 1/5 以上的肿瘤间隔内可见钙化，偶见骨化生。无实性病灶，囊壁上无肉眼可见的结节状病灶。

镜下见肿瘤囊内壁一般被覆单层上皮细胞，也可无上皮被覆，偶尔为复层或呈现小乳头状结构(图 10-6)。内衬细胞呈扁平状或肥胖，胞质丰富，透明到淡染。细胞核小而圆，染色质致密、深染，无核仁。囊腔为纤维性间隔，常为致密的胶原。部分间隔内可见灶性透明细胞，该细胞与囊壁内衬上皮相似，细胞核小而深染。透明细胞呈小灶状聚集，不形成大结节，类似组织细胞或淋巴细胞，其周围有收缩的人工假象。透明细胞簇内微血管较多。肿瘤无坏死，无血管侵犯和肉瘤样变。

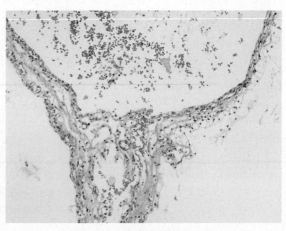

图 10-6　多房囊性肾细胞癌
囊内壁一般被覆单层上皮细胞，胞质透明。

免疫组化：囊腔间隔中的透明细胞 CK 和 EMA 阳性，CD68 等组织细胞标记物阴性。

【鉴别诊断】①透明细胞肾细胞癌：虽然可发生囊性变，但囊壁上可见大量透明细胞，乳头状突起表面也被覆透明细胞。PAX-8 和碳酸酐酶Ⅸ呈强阳性。②多囊性肾瘤：常发生在很小的婴儿，囊壁内衬肾小管上皮，多呈鞋钉样，纤维间隔中无透明细胞巢。

(三) 乳头状肾细胞癌

乳头状肾细胞癌(papillary renal cell carcinoma)是一种具有乳头状或小管乳头状结构的肾实质恶性肿瘤，任何直径大于 0.5cm 的乳头状肿瘤均被定义为乳头状肾细胞癌。该肿瘤约占肾细胞癌的比例可高达 18.5%。其发病年龄、性别分布及症状和体征均类似肾透明细胞癌。多数乳头状肾细胞癌诊断时肿瘤位于肾内，1 型较 2 型的分期及分级低，预后也较好。

【诊断要点】肉眼见肿瘤偏心性位于肾皮质,边界清楚,很多病例可见明显的假包膜,平均直径8cm。常见出血坏死和囊性变。病变累及双侧肾脏和多灶性者较其他类型肾实质肿瘤多见。

镜下见肿瘤组织几乎总是有纤维包绕。癌细胞构成多少不等的乳头状和小管状结构。乳头状结构含有纤细的纤维血管轴心。泡沫状巨噬细胞和胆固醇结晶可在纤维脉管轴心聚集,这是乳头状肾细胞癌的特征性表现。偶尔乳头轴心也可因水肿和结缔组织透明变性而变宽。实性型乳头状肾细胞癌内小管或短乳头结构似肾小球。坏死和出血常见,巨噬细胞内、间质和肿瘤细胞质内均可有含铁血黄素。坏死背景上出现成簇的乳头具有诊断意义,但这一现象不会恒定出现。乳头轴心和周围纤维化间质中常有砂粒体样钙化。

细胞形态:肿瘤细胞质呈嗜碱性、嗜酸性或透明。癌细胞有2型:①1型,癌细胞小,胞质稀少,淡染,嗜碱性。细胞核呈小卵圆形,核仁不清,可有核沟。在乳头表面呈单层排列(图10-7A)。约2/3病例为1型,可见大量砂粒体和泡沫状巨噬细胞。②2型,癌细胞较大,胞质宽大,嗜酸性,可有胞质内小腔。可见球形大核仁。细胞可呈灶性假复层排列(图10-7B)。若两型细胞混合存在,则依优势细胞类型分类。乳头状肾细胞癌肉瘤样变不常见,但1型和2型均可发生。

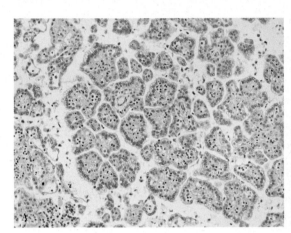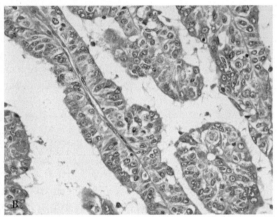

图10-7 乳头状肾细胞癌
A.1型癌细胞;B.2型癌细胞。

免疫组化:90%以上病例表达RCC标记物,广谱CK(+)、低分子量CK(+)和EMA(+),可灶性表达高分子量CK,还可表达vimentin和CD10。

【鉴别诊断】①有乳头状结构的透明细胞肾细胞癌:仅在实体结构基础上有少数乳头样结构,一般癌细胞透明;②集合管癌:以管状结构为主,纤维性肿瘤间质丰富。

(四)嫌色性肾细胞癌

嫌色性肾细胞癌(chromophobe renal cell carcinoma)的特征为细胞大、浅染、细胞膜非常清楚、细胞核皱褶伴核周空晕,占肾肿瘤的5%~7%,平均发病年龄50~60岁。男女发病率大致相当,死亡率小于10%。病变多数为散发性,也存在遗传性病例。

【诊断要点】肉眼见肿瘤呈实性,瘤体较大,平均直径7cm,边界清楚,表面略呈分叶状。未固定的标本切面呈均匀的淡棕色或褐色,与嗜酸细胞腺瘤极其类似。甲醛固定后呈浅灰色。

镜下见癌细胞呈大多角形,胞质透明略呈网状,细胞膜厚而清晰,类似植物细胞(图10-8A)。这些细胞常与胞质呈嗜酸性颗粒状的小细胞混杂,其中嗜酸性细胞常排列在癌巢中央,淡染细胞在周边。嗜酸性嫌色性肾细胞癌均由胞膜清晰的嗜酸细胞构成。肿瘤细胞核不规则,常有皱褶,有时见双核,核仁小,常见核周空晕。可有灶性肉瘤样变(图10-8B)。另一诊断指标是Hale胶样铁染色常呈弥漫性细胞质阳性反应。嫌色性肾细胞癌一般呈实体性排列,有时可见腺样结构,可伴灶状钙化和砂粒体,纤维间隔宽厚。癌组织中的血管多数是厚壁血管,并伴偏心性透明变性,血管周围的癌细胞常增大。

免疫组化:KIT(+)、parvalbumin(+)和肾脏特异性cadherin(+),CK7常弥漫(+)(图10-8C),但在嗜酸细胞呈灶状(+),vimentin(-)。

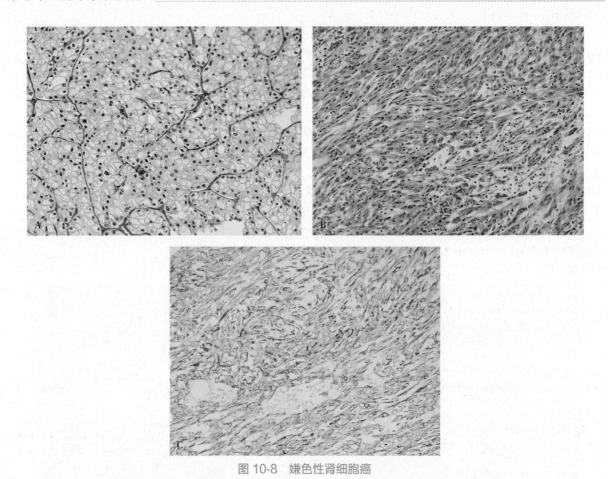

图 10-8 嫌色性肾细胞癌

A.癌细胞膜厚而清晰,类似植物细胞,可见核周空晕;B.癌肉瘤样变;C.免疫组化 CK(+)。

【鉴别诊断】嗜酸细胞腺瘤,见表 10-3。

表 10-3 嗜酸细胞腺瘤与嫌色性肾细胞癌病理特征的比较

病理特征	嗜酸细胞腺瘤	嫌色性肾细胞癌
大体	红褐色、棕红色;+/– 中心瘢痕	淡棕色;+/– 坏死区
组织结构	致密排列的细胞巢(周边区),间质疏松、细胞稀疏;无梁状 / 片状结构;+/– 小管形成	致密排列的细胞巢,黏液样基质中偶见细胞呈流水状排列;+/– 宽梁状 / 片状排列;+/– 小管形成
细胞核	一致性圆形;退变、多形	一致性圆形;+/– 葡萄干样;多形性仅见于高核级
核分裂象	无或罕见	偶有
胞质	颗粒状、嗜酸性、可见透明胞质	颗粒状、嗜酸性的胞质在核周形成空晕;多数病例可见灶性植物细胞样细胞
Hale 胶样铁染色	阴性(除外小管结构的腔面)	弥漫性强阳性
角蛋白(CK)	阳性;部分病例 CK7 灶性强阳性	阳性;大多数病例 CK7 弥漫强阳性
vimentin	阴性	阴性
超微结构	线粒体丰富,层状线粒体嵴;无微囊泡	线粒体丰富,管泡状线粒体嵴;散在微囊泡

（五）集合管癌

【概述】集合管癌是来源于 Bellini 集合管主细胞的恶性肿瘤,又名 Bellini 集合管癌(carcinoma of the collecting ducts of Bellini)。此癌罕见,仅占肾恶性肿瘤的 1%~2%,发病年龄 13~83 岁,平均 55 岁,男女比例 2∶1。患者常有腰背部疼痛、季肋部肿块和血尿。上尿路影像学提示为尿路上皮癌,偶尔尿细胞学检查阳性。集合管癌预后差,约 80% 患者最终发生淋巴结转移,血行转移亦常见。约 2/3 患者在诊断后 2 年内死亡。

【诊断要点】肉眼见肿块常位于肾中心髓质部,使肾盂、肾盏变形,可侵犯皮质和肾窦。肿瘤直径 2.5~15cm,切面实性、灰白色,边界呈浸润性生长,常见出血和卫星结节。

镜下见典型集合管癌由扩张的小管和乳头构成,多数病例以小管状结构为主。小管和乳头均被覆单层立方到柱状上皮,细胞常呈鞋钉样,胞质呈嗜双色性到嗜酸性。部分病例呈 PAS、阿辛蓝、黏液卡红阳性染色反应。细胞核明显异型,染色质粗或呈泡状,可见单个或多个核仁,核分裂象多见。可见肉瘤样变。分化好的病例常见明显的管状和囊状结构,细胞核多形性和核分裂象少见。紧邻癌组织的集合管上皮可见异型增生,提示其集合管来源。集合管癌常侵犯肾盂,间质结缔组织增生明显。

免疫组化:高分子量 CK(+) 和 CK7(+)、vimentin(+)。PAX-2、PAX-8、OCT3/4、SMARCB1 和 p63 有助于集合管癌诊断。花生凝集素(+)、EMA(+)、CK7(+)、CK8(+)、CK18(+) 及高分子量 CK(+),CD10(−) 和 villin(−)。

集合管癌的诊断常很难,2016 年 WHO 提出了 6 大主要诊断标准:①髓质受累;②显著的管状形态;③促纤维增生性间质;④高级别细胞形态;⑤浸润性生长方式;⑥不存在其他肾细胞癌、无尿路上皮癌。

【鉴别诊断】① 2 型乳头状肾细胞癌:以乳头状结构为主,乳头轴心常见泡沫细胞,肿瘤间质少;②肾盂腺癌或尿路上皮癌伴腺性分化、尿路上皮癌累及集合管:应注意肾盂黏膜的病变,常见肾盂内乳头状或菜花状肿块,有肿瘤与尿路上皮异型增生移行过渡现象;③肾转移性腺癌:鉴别困难,主要依据组织结构和免疫组化检查鉴别。

(六)黏液性管状和梭形细胞癌

【概述】黏液性管状和梭形细胞癌(mucinous tubular and spindle cell carcinoma)是具有黏液性小管和梭形细胞特点的低级别多形性肾上皮肿瘤,可能来源于髓袢和集合管,占肾脏肿瘤不到 1%,发病年龄 13~81 岁,平均 58 岁,女性发病率是男性的 4 倍。该肿瘤虽然定义为癌,但生物学行为较好。临床常无症状,超声检查可见肿块,有些肿瘤的发生与肾结石有关。

【诊断要点】肉眼见肿瘤边界清楚,切面实性,质地均匀,呈灰白色、黄色或浅褐色,可有小灶性出血坏死。

镜下见肿瘤细胞紧密排列成狭长、温和的分支小管状结构(图 10-9)。小管平行排列呈条索状,或呈梭形细胞样外观,似平滑肌瘤或肉瘤,以往常诊断为未分化或梭形细胞(肉瘤样)癌。小管周围的基底膜呈 PAS 阳性反应。小管间为淡染黏液样间质,间质嗜碱性,可呈现大量小泡状的特征性表现。瘤细胞小,呈立方状或卵圆形,胞质少,透明或淡嗜酸性染色,核级别低。

免疫组化:CK7、PAX-2 和 AMACR 均为阳性。

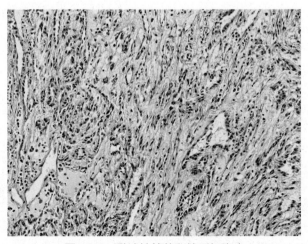

黏液性管状和梭形细胞癌(图片)

图 10-9　黏液性管状和梭形细胞癌

【鉴别诊断】①后肾腺瘤:瘤细胞呈规则的圆形,排列成腺泡状和管状,免疫组化 EMA 阴性、WT1 阳性、CD57 阳性。②肉瘤样肾细胞癌:非独立性肿瘤,肿瘤内可见多少不等的其他类型肾细胞癌。镜下表现常类似恶性纤维组织细胞瘤。

(七) 肾髓质癌

【概述】肾髓质癌（renal medullary carcinoma）是起源于集合管的一种高度侵袭性肾髓质肿瘤。该肿瘤罕见，绝大部分发生于镰状细胞血红蛋白病患者，发病年龄多为 10~30 岁，男女发病率之比为 2:1。临床主要表现为肉眼血尿、季肋部或腹部疼痛，体重下降和腹部包块也常见，颈部和颅内转移灶可成为首发症状。对于镰状细胞血红蛋白病的年轻患者，结合影像学常可作出正确诊断。影像学显示，典型病例肿瘤位于肾中央，呈浸润性生长，侵及肾窦。目前认为，肾髓质癌属于高侵袭性集合管癌，生物学行为呈极度恶性，预后差。诊断时常已有转移，可通过淋巴和血行转移至淋巴结、肝和肺等器官。

【诊断要点】肉眼见病变好发于右肾，多位于肾中央髓质区，灰白色，边界不清，直径 4~12cm，平均 7cm，多伴有出血和坏死。肾皮质中常见卫星结节，亦常侵入肾门周围脂肪组织。

多数病例镜下可见肿瘤细胞呈片状分布的低分化区。最特征性的表现为网状或卵黄囊样结构，也可见实性巢状、管状或腺样囊性样结构，常有中性粒细胞浸润。间质胶原丰富，可伴水肿。肿瘤细胞异型明显，核大，可见大核仁，胞质中等或丰富，呈嗜酸性。片状分布的细胞中可有鳞状细胞样和横纹肌样瘤细胞聚集。绝大多数病例可见镰状红细胞和肿瘤胞质内黏液小滴，黏液染色阳性。

免疫组化：PAX-8 始终阳性，多克隆 CEA、CK7、CAM5.2 和 UEA-1 阳性见于半数以上病例。*SMARCB1* 缺失及干细胞标记 OCT3/4 获得性表达有助于诊断。

【鉴别诊断】①肾盂腺癌：可见肾盂的原发病灶，并与肾盂黏膜移行；②集合管癌：癌细胞明显异型，呈管状或腺样排列。

(八) MiT 家族易位性肾细胞癌

【概述】MiT 家族易位性肾细胞癌锚定基因融合累及 MiT 家族的两个成员，分别为 *TFE3* 和 *TFEB*；Xp11 易位相关性肾细胞癌锚定基因融合累及 *TFE3*；t(6；11) 易位性肾细胞癌锚定 *MALAT1-TFEB* 基因融合。化疗是该肿瘤的危险因素。约 40% 小儿肾细胞癌是 Xp11 易位相关性肾细胞癌；而 1.6%~4% 成人肾细胞癌为 Xp11 易位相关性肾细胞癌。其平均发病年龄为 31 岁。MiT 家族易位性肾细胞癌转移发生较晚，t(6；11) 易位性肾细胞癌预后好于 Xp11 易位相关性肾细胞癌，后者预后类似透明细胞肾细胞癌。

【诊断要点】肉眼无特殊表现。

镜下见 t(6；11) 易位性肾细胞癌和 Xp11 易位相关性肾细胞癌在组织学上有重叠。t(6；11) 易位性肾细胞癌最显著的表现是呈"双向性"，即由大的上皮样细胞巢和围绕于基底膜样物质周围的小细胞组成。Xp11 易位相关性肾细胞癌最显著的组织学表现为乳头状癌，细胞透明，有大量砂粒体。*TFE3* 基因融合性肾细胞癌含黑色素。

免疫组化：上皮性标记 CK 和 EMA 低表达，稳定表达 PAX-8 和其他肾小管标记。t(6；11) 易位性肾细胞癌稳定表达 HMB45、Melan-A 和组织蛋白酶 K（cathepsin K），TFEB 蛋白具有特异性。Xp11 易位相关性肾细胞癌约 60% 的病例呈 cathepsin K 阳性，*TFE3* C 端抗体染色呈细胞核强阳性。

【鉴别诊断】依据组织学表现、免疫组化和基因改变与其他肿瘤鉴别。

三、肾盂尿路上皮癌

肾盂尿路上皮癌（urothelial carcinoma of the renal pelvis）是起源于肾盂尿路上皮的恶性肿瘤。其发病年龄、性别及组织学类型特点均与膀胱尿路上皮癌无明显差异，多数患者为 50~70 岁男性。肾盂、肾盏系统的尿路上皮癌常为多灶性，常与其他部位尿路上皮肿瘤同时或先后发生，绝大多数发生在膀胱肿瘤诊断之后。与膀胱癌比较，肾盂尿路上皮癌与非那西汀等化学药物、尿路梗阻关系更为密切，细胞学检查及内镜检查和治疗价值不如膀胱癌大。主要临床症状是血尿及侧腹部疼痛。肿瘤通常转移至局部淋巴结、后腹膜和肝脏。预后主要取决于肿瘤分期和浸润深度。

【诊断要点】肉眼见肿瘤呈乳头状、息肉样、结节状、溃疡状或浸润性，部分肿瘤可扩散到整个肾盂，引起肾盂壁增厚。高级别肿瘤可表现为界限不清、质硬的包块，侵及肾实质，类似原发性肾上皮性肿瘤。可伴有肾盂积水和结石。肿瘤常为多灶性，故对所有肾输尿管切除标本应仔细检查有无多灶性肿瘤病灶。

镜下见肿瘤组织学类型和基本病变与膀胱尿路上皮肿瘤相同（图 10-10）。鳞状上皮化生和腺样分化、少见形态学类型或未分化癌常可与普通的浸润性差分化癌混合存在。

免疫组化：免疫表型和 DNA 倍体与膀胱癌类似。

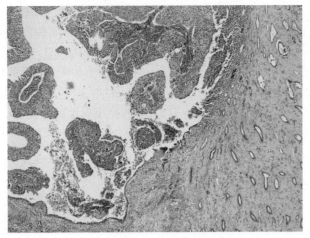

肾盂尿路上皮癌
（图片）

图 10-10　肾盂尿路上皮癌

肿瘤呈乳头状突入肾盂内生长,基底部与肾盂黏膜移行。

【鉴别诊断】肾集合管癌:肿块主要位于肾髓质,无肿瘤与尿路上皮异型增生移行过渡现象。

四、肾母细胞瘤

肾母细胞瘤(nephroblastoma)又称 Wilms 瘤(Wilms tumor),是来源于肾胚芽细胞的恶性胚胎性肿瘤,再现肾脏的组织发生过程,并常显示多向分化特点。肾母细胞瘤是儿童最常见的恶性肿瘤,每 8 000 例儿童中约有 1 例发病,男女性发病无明显差异。男性和女性患者首诊年龄分别约 37 个月和 43 个月,98% 的患者年龄 <10 岁。成人肾母细胞瘤罕见。双侧肾发病率相同,绝大部分肾母细胞瘤为单发,有 7% 呈单侧肾多发,5% 累及双侧肾。肾母细胞瘤最常见的临床表现为腹部包块;腹痛、血尿、高血压、外伤引起肿瘤破裂也常见。大多数肾母细胞瘤分期低、分化好,并且预后较好。以胚芽组织为主的肾母细胞瘤一般对治疗敏感。肾母细胞瘤有严格的转移模式,主要转移部位为肺、肝和局部淋巴结。

约 10% 肾母细胞瘤的发生与多种具有明确畸形的综合征中的某一种有关,尤其是 11p 缺失综合征(WAGR syndrome;WAGR 分别为肾母细胞瘤、虹膜缺失、泌尿生殖系统异常、智力障碍)的患者有 30% 发展为肾母细胞瘤的危险性。患者体细胞染色体 11p13 上有 *WT1* 基因缺失。

【诊断要点】肉眼见肾母细胞瘤一般为圆形实性肿块,与周围肾实质分界清楚,周围有纤维性假包膜。肿块体积和重量相差悬殊,平均 550g。常隆起于切面的表面,呈均一的灰白色或黄褐色,质地柔软。当肿瘤大部分成分为成熟的间叶组织时,质地硬韧,呈漩涡状。纤维性间隔较常见,使肿瘤呈分叶状。当肿瘤突入肾盂肾盏时,可呈葡萄簇状外观,类似葡萄状横纹肌肉瘤。有时可见明显囊性变。常有出血坏死,但一般不明显。肿瘤常蔓延至肾静脉,并转移至局部淋巴结。偶见肾母细胞瘤发生在肾外部位。

镜下见肾母细胞瘤由未分化胚芽组织、不同分化程度且数量不等的上皮成分和间叶成分组成。组织形态多样,大多数病例为三相分化,也常见双相和单相分化,反映了肾脏的正常或异常发育过程。另外还可见骨骼肌和软骨等非肾性结构。5%~8% 的肾母细胞瘤可发生间变,预后差。间变指征包括细胞核增大、染色质增多、多极核分裂象等。

(1)胚芽成分:为呈簇状分布的圆形或卵圆形未分化小细胞(图 10-11A)。胞质少,细胞核重叠排列,染色质略粗,分布均匀,有小核仁,核分裂象多见。胚芽细胞生长排列方式多样,可呈弥漫性、缎带状、结节状及基底样排列,正确识别这些排列方式有助于肾母细胞瘤的诊断。弥漫型排列方式的细胞缺乏黏着,侵入周围结缔组织和血管,不同于大多数典型的肾母细胞瘤有假包膜包绕和推挤式生长方式。这种排列方式的肾母细胞瘤易与其他小圆细胞肿瘤混淆,如原始神经外胚叶肿瘤、神经母细胞瘤、滑膜肉瘤及淋巴瘤等。其他排列方式的胚芽细胞相互黏着,在疏松的纤维黏液性间质中排列呈条缎带状、索状或巢状,缺乏侵袭性,这些排列方式在其他原始组织肿瘤中罕见。

(2)上皮成分:大多数肾母细胞瘤中有上皮成分的分化,其特点是形成胚胎性肾小管(图 10-11A),有时也形成胚胎性肾小球(图 10-11B)。前者呈神经母细胞瘤样的菊形团状、小管状或乳头状排列,类似肾形成过程中不同阶段的表现。后者与正常肾小球相似,但常无毛细血管。可发生异源性上皮分化,其中黏液上皮和鳞状上皮最常见。

（3）间叶成分：间叶成分多样，主要由类似胚胎性间质的黏液样基质和梭形细胞构成，当缺乏胚芽组织和上皮分化时，诊断困难。可见不同分化程度的平滑肌细胞和成纤维细胞，骨骼肌是间质最常见的异源性成分。其他各种异源性间叶成分包括脂肪组织、软骨、骨、神经节细胞和神经胶质等均可见，应与畸胎瘤鉴别。

免疫组化：胚芽细胞常表达 vimentin（图 10-11C），也可有灶状 NSE、desmin 和 CK 表达。WT1 表达于细胞核（图 10-11D），并非所有肾母细胞瘤都表达 WT1，它与肿瘤组织学表现有关。向间叶成分分化和向上皮终末分化者，WT1 表达很低或不表达；而向胚芽细胞和早期上皮分化者 WT1 呈恒定的弥漫性阳性。

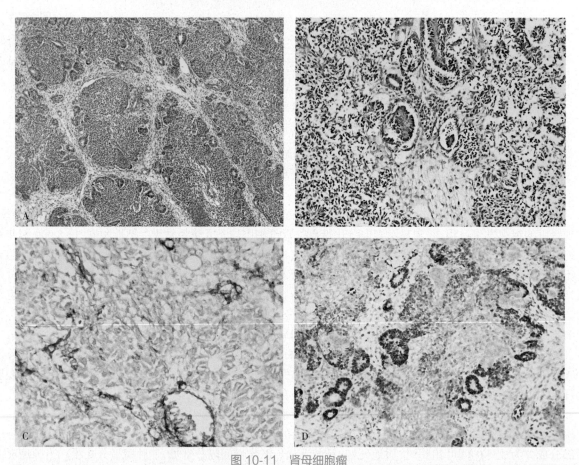

图 10-11 肾母细胞瘤
A. 簇状分布的圆形或卵圆形未分化小细胞构成胚芽成分和胚胎期的肾小管形成；B. 胚胎性肾小球形成；
C. 免疫组化 vimentin（+）；D. 免疫组化 WT1（+）细胞核着色。

【鉴别诊断】本病需与原始神经外胚叶肿瘤、神经母细胞瘤、滑膜肉瘤、淋巴瘤、畸胎瘤等鉴别。肾母细胞瘤不同于上述肿瘤，由未分化的胚芽组织、间胚叶性间质和上皮成分构成，多部位取材可见各种成分存在。

肾母细胞瘤
（图片）

五、嗜酸细胞腺瘤

嗜酸细胞腺瘤（oncocytoma）是一种由胞质嗜酸性的大细胞组成的良性上皮性肿瘤，胞质内富含线粒体，可能来源于集合管的嵌入细胞（intercalated cell），也称暗细胞。嗜酸细胞腺瘤占所有肾肿瘤的 5%~9%，发病年龄范围较广，但绝大多数发生在 50 岁以后，中位年龄 62 岁。男女发病率（2~3）∶1。大多数患者无症状，约 2/3 患者是在无意中发现，少数患者出现血尿，季肋部疼痛，或触及包块。CT 或 MRI 检查显示肿瘤中央有瘢痕，肾血管造影可显示透亮带征（lucent rim）等特征性表现。大多数嗜酸细胞腺瘤为散发。

【诊断要点】肉眼见嗜酸细胞腺瘤可发生在肾脏任何部位。肿瘤边界清楚，但无包膜，有时浸润周边。体积差异较大，多数尸检发现者体积较小（中位直径 2cm），活检诊断者绝大多数体积较大（中位直径 6cm）。切面实性、均质，呈特征性的红褐色，约 33% 的肿瘤中央有放射状瘢痕，多见于较大的肿瘤。不到 20% 的肿瘤有灶性出血,肉眼可见的坏死极为罕见。一般为单发,仅 5%~6% 的病例呈单侧或双侧肾脏多发,此时肉眼或镜下见多发性嗜酸细胞腺瘤,伴有瘤旁肾小管嗜酸性变,称嗜酸细胞病(oncocytosis)。

镜下见肿瘤全部由嗜酸性细胞构成;细胞核呈一致的圆形;实性巢状、腺泡状排列(图 10-12)。肿瘤细胞(所谓的"嗜酸细胞")呈圆形、卵圆形或柱状,胞质内有均匀分布的嗜酸性颗粒。细胞核规则,圆形、卵圆形,直径不超过 10μm。染色质均匀分布,核仁小,位于中央。核分裂象罕见,无病理性核分裂象。少数细胞缺少颗粒状胞质,核质比升高,核染色质深。实性巢状排列的细胞在中央区疏松,而在周围排列紧密。管状、小梁状和微囊少见,无片状排列。偶尔细胞呈簇状聚集,其中细胞多形性明显、核染色质增多,但无大核仁和核分裂象。

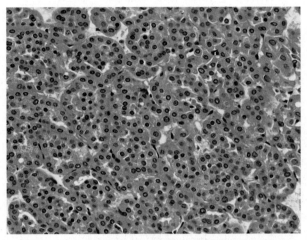

嗜酸细胞腺瘤
(图片)

图 10-12　嗜酸细胞腺瘤
肿瘤全部由嗜酸性细胞构成,细胞核为一致的圆形,
呈实性巢状、腺泡状排列。

肿瘤内可见小灶状坏死。罕见情况下,嗜酸细胞可延伸至肾周脂肪组织,此时应在诊断中说明。非常罕见的情况下可见灶状小乳头状结构,但是嗜酸细胞腺瘤中无真正而广泛的乳头状结构形成。中央瘢痕区为胶原组织,细胞少并有透明变性,其中可有微囊和出血。透明变性的间质内也可见孤立的透明细胞灶。瘤细胞胞质 Hale 胶样铁染色阴性,胞质内无糖原和黏液。电镜下,瘤细胞内有大量的线粒体,形状和大小正常。

免疫组化:KIT、E-cadherin、S-100A、panCK 和低分子量 CK 均为阳性。CK7 常阴性或散在分布的单个细胞强阳性,CK14 强阳性,绝大多数病例 vimentin 阴性。

【鉴别诊断】①嫌色性肾细胞癌:大体切面呈棕黄色。镜下见癌细胞质呈毛玻璃状,细胞膜厚,呈植物细胞样。Hale 胶样铁染色阳性。细胞内含多数微泡,而非大量线粒体。②包含嗜酸性细胞的肾肿瘤:多种肾肿瘤包含嗜酸性细胞,但仅嗜酸细胞腺瘤完全由嗜酸性细胞组成。鉴别诊断应从大体标本观察开始,如大体标本呈一致的棕色,无坏死,中央瘢痕,则支持嗜酸细胞腺瘤(表 10-4)的诊断。组织学上,任何透明细胞、呈乳头状和片状生长、植物样细胞灶及非罕见的核分裂象均可除外嗜酸细胞腺瘤。与嗜酸细胞腺瘤鉴别最困难的是嫌色性肾细胞癌。

表 10-4　棕色肾脏肿瘤的鉴别

肿瘤类型	病变特征
嗜酸细胞腺瘤	境界清楚,但无包膜,中央瘢痕
嫌色性肾细胞癌	多彩、淡棕褐色、地图状坏死、小囊
乳头状肾细胞癌	厚包膜、红棕色、质脆
透明细胞肾细胞癌	多彩,有黄色区、坏死、出血

六、后肾腺瘤

后肾腺瘤（metanephric adenoma）起源于后肾组织，是一种富于细胞的上皮性良性肿瘤，肿瘤细胞小而一致，呈胚胎样，又称胚胎性腺瘤，好发于青壮年，最常见于40~50岁，但它是儿童最常见的肾脏上皮性肿瘤。男女发病比例为1:2。约半数患者为偶然发现，另一半患者因红细胞增多症（约10%）、腹部或季肋部疼痛、肿块或血尿而被发现。

【诊断要点】肉眼见瘤体大小差异很大，平均直径4cm。肿瘤边界清楚，但无包膜。切面灰白，呈实性或分叶状，可见小囊和钙化。

镜下见瘤细胞非常丰富，排列紧密，呈精细而微小的腺泡状或管状排列（图10-13），常见长的分支状和鹿角状小管结构。细胞小而一致，似胚胎细胞，细胞核比淋巴细胞略大，染色质细腻，核仁不明显，核分裂象罕见，有少量嗜酸性胞质。常见出血和钙化（包括砂粒体），有时可见微囊和乳头状结构。间质水肿疏松，呈黏液样或玻璃样，缺乏细胞。

免疫组化：免疫组化结果多样，CK、vimentin、WT1和CD57均为阳性，通常EMA、desmin、AMARC和CK7为阴性。

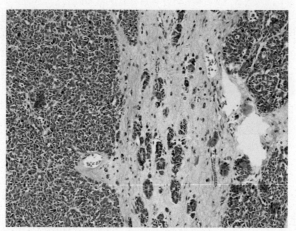

后肾腺瘤（图片）

图10-13　后肾腺瘤
瘤细胞丰富，排列紧密，呈精细而微小的腺泡状
或管状排列，局部间质水肿疏松。

【鉴别诊断】①黏液性管状和梭形细胞癌：具有明显的黏液形成和梭形细胞。②集合管癌：异型非常明显，间质为丰富的伴有血管的纤维性结缔组织。免疫组化高分子量CK和植物凝集素均为阳性。③肾母细胞瘤：由未分化的胚芽组织、间胚叶性间质和上皮成分共同组成，异型明显。④乳头状肾细胞癌：细胞异型，以真乳头状排列为主，间质为富于血管的纤维组织（表10-5）。

表10-5　后肾腺瘤的鉴别诊断

临床病理特征	后肾腺瘤	肾母细胞瘤	乳头状肾细胞癌
年龄	儿童到中年	儿童，成人罕见	中老年
性别（男:女）	1:2	1:1	(3~4):1
临床	偶然发现；红细胞增多症	可触及肿块；先天异常	血尿；季肋部疼痛；肿块；偶然发现
大体	单发，境界清楚；结节状；灰白灰褐色	结节状，膨胀性；质软，灰白色	约半数为多发性；厚包膜；红棕色
组织学	紧密排列的小管状结构；细胞小，胞质少	三相性——上皮、间叶和胚芽	管状乳头状；胞质嗜碱性或嗜酸性；泡沫状组织细胞
组化与免疫组化	CK(+)[CK7(+/-)]、vimentin(+)、EMA(-)；WT1(+)；糖原染色(-)	上皮成分:CK(+)[CK7(+)]、vimentin(-)；EMA(+/-)；WT1(+)	CK(+)[CK7(++)]、vimentin(+/-)、EMA(+++)；WT1(-)；糖原染色(+/-)

七、血管平滑肌脂肪瘤

血管平滑肌脂肪瘤（angiomyolipoma，AML）是一种良性间叶性肿瘤，由多少不等的脂肪组织、梭形和上皮样平滑肌细胞及异常的厚壁血管组成，属血管周细胞来源的遗传性病变。AML 与结节性硬化症（tuberous sclerosis，TS）（一种常染色体显性遗传性疾病）关系密切，80% 的 TS 患者可发生 AML，无 TS 的 AML 不足一半。AML 约占手术切除肾肿瘤的 1%，女性多发（男女发病比例为 1∶2），平均发病年龄 41 岁。临床表现与患者是否有 TS 有关。TS 患者的 AML 常无症状，多由影像学检查发现；无 TS 的患者，常有季肋部疼痛、血尿、可触及的包块等症状和体征。有时可出现腹膜后出血。AML 在 CT 和超声影像上有特征性表现，细针穿刺活检可以明确诊断，尤其辅以免疫组化检查。经典的 AML 属于良性肿瘤，极少数患者可因并发症死亡。AML 可与其他肾肿瘤（如透明细胞癌、嗜酸性腺瘤）共存。上皮样 AML 具有一定的恶性潜能，有局部浸润和转移能力。

【诊断要点】肉眼见肿瘤呈膨胀性生长，与周围肾组织边界清楚，但无包膜。一般为孤立性生长，但约 20% 的病例为多发，大小 3~20cm（中位数 9.4cm）。AML 一般呈分叶状，黄色到红褐色，略油腻。根据肿瘤成分含量不同，呈不同的颜色变化。以平滑肌成分为主者呈灰白色、质韧；含有三种成分者呈透明细胞癌样的外观；出血则呈红褐色。AML 偶尔长入肾静脉和腔静脉，被误诊为恶性肿瘤转移。AML 也可见于局部淋巴结、肾包膜、腹膜后、肝、输卵管和脾等组织中，一般认为是肾外的多中心性生长，而不是转移。

镜下见 AML 由多少不等的成熟脂肪组织、厚壁的不规则血管和平滑肌构成（图 10-14）。瘤组织与周围肾实质界限清楚，部分肿瘤边缘可有肾小管陷入。AML 中显著的囊性变极为罕见。肿瘤中一般脂肪成分较多，主要是成熟脂肪组织，也可有脂肪母细胞。若以脂肪细胞分化为主，则类似脂肪肉瘤。可见脂肪坏死和巨噬细胞吞噬脂质现象。血管成分为厚壁血管，类似静脉的动脉化改变，内弹力层缺乏或不完整。

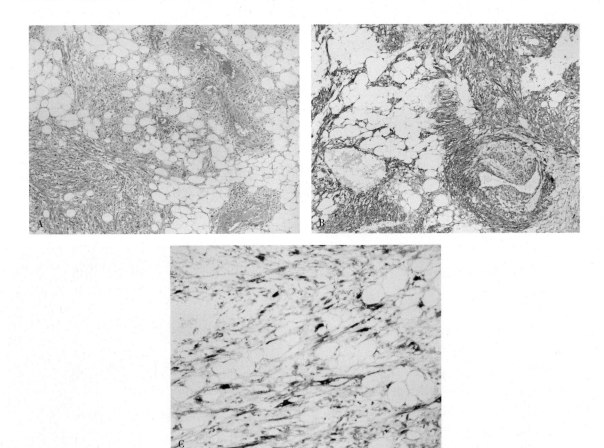

图 10-14　血管平滑肌脂肪瘤

A. 肿瘤由成熟脂肪组织、厚壁的不规则血管和平滑肌构成；B. 免疫组化 SMA 阳性；C. 免疫组化 HMB45 阳性。

当 AML 以血管成分为主时,似血管畸形。平滑肌细胞与血管外层的平滑肌壁关系密切,在血管壁周围呈放射状向外延伸,此后可呈束状生长。平滑肌常在瘤组织中纵横交错,呈束状或簇状排列,其间穿插有脂肪岛和血管。平滑肌细胞多呈梭形,也可呈圆形上皮样。细胞核明显异型(偶见核分裂象和多核细胞)罕见,但可提示恶性可能。有些 AML 位于肾被膜下,几乎均由平滑肌细胞构成,似平滑肌瘤,又称被膜瘤(capsulomas)。

血管平滑肌脂肪瘤(图片)

平滑肌成分的另一类型是细胞与薄壁分支脉管相关,生长方式类似淋巴管平滑肌瘤。上皮样 AML 以增生的上皮样细胞为主,细胞呈中等大小的多边形到具有丰富嗜酸性胞质的巨细胞。单核或多核,核仁大而明显,常类似神经节细胞。间变和核分裂象易见。常出现坏死。

肾血管平滑肌脂肪瘤(病例)

免疫组化:AML 恒定表达肌源性标记(MSA、SMA、desmin 和 calponin)和 vimentin。黑色素细胞标记(HMB45、HMB50、MART-1/Melan-A、酪氨酸酶、CD63 和 microphthalmia 转录因子)阳性,也可表达 CD68、NSE、S-100、desmin、ER 和 PR,但上皮性标记物(-)。

【鉴别诊断】①肾的平滑肌瘤、脂肪瘤或血管瘤:成分单一;②平滑肌肉瘤:多取材观察,无多成分组合,免疫组化 HMB45(-);③肉瘤样肾细胞癌和恶性黑色素瘤:免疫组化有助于鉴别上皮样 AML 和肉瘤样肾细胞癌及恶性黑色素瘤。

(吴 强)

第二节 输尿管及膀胱

一、上皮性肿瘤

90%~95% 输尿管及膀胱肿瘤为上皮性,其中 80%~90% 为尿路上皮肿瘤。最常见的膀胱癌为尿路上皮癌,并具有多灶性和易复发特性,其他如鳞状细胞癌、腺癌和差分化癌均少见。输尿管尿路上皮癌常见多灶性发生,并构成肾盂、输尿管和膀胱多灶性尿路上皮癌的一部分。本节主要介绍尿路上皮癌。

(一)浸润性尿路上皮癌

浸润性尿路上皮癌(inflitrating urothelial carcinoma)是指浸润至基底膜以下的尿路上皮肿瘤,旧称移行细胞癌。膀胱癌是世界七大最常见的癌症之一,其发病率占癌症总数的 3.2%,男性多于女性(男女比例为 3.5:1),发病年龄广,多为 65~70 岁。吸烟是引发膀胱癌的最主要因素,家族遗传、职业接触(如与苯胺原料接触的印染工)、非那西汀、环磷酰胺、慢性血吸虫性膀胱炎、饮用加氯消毒的或被砷污染的水可增加膀胱癌的发生风险。无痛性肉眼血尿是最常见的临床表现,CT 或 MRI 检查对肿瘤的发现有一定敏感性,正电子发射断层成像(PET/CT)有助于临床分级。但证实肿瘤仍依靠膀胱镜检,活检组织要深达肌层。上尿路肿瘤近 2/3 位于输尿管远端,原发性输尿管浸润性尿路上皮癌罕见。多灶性肿瘤、直径 >3cm、合并原位癌是肿瘤复发和进展的危险因素。肿瘤浸润超过浆膜面、浸润尿道口、淋巴结转移、系统性扩散均提示预后不良。

【诊断要点】肉眼见肿瘤呈乳头状、息肉样、结节状、溃疡性或弥漫透壁性生长(图 10-15),病变为孤立性或多灶性,周围的黏膜可正常或充血,有时在显微镜下表现为原位癌。

镜下见浸润性尿路上皮肿瘤的形态学多样。根据细胞核间变程度和某些组织学结构的异常,浸润性尿路上皮癌分为低级别和高级别(图 10-16)。多数早期(pT1 期)癌呈乳头状,为低级别或高级别,而多数晚期(pT2-T4)癌呈非乳头状,为高级别。肿瘤有无浸润及浸润的范围是评价尿路上皮癌最重要的预后指标。早期(pT1)浸润性尿路上皮癌必须注意其浸润固有层的范围和深度,这是判断预后的参数。其局灶性浸润特点是在乳头轴心和/或固有层之间出现巢状、簇状细胞团或单个癌细胞。

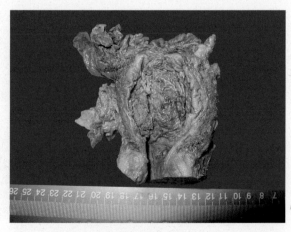

图 10-15 浸润性尿路上皮癌
肿瘤呈菜花状突入膀胱腔内生长。

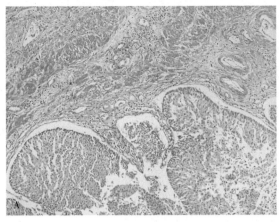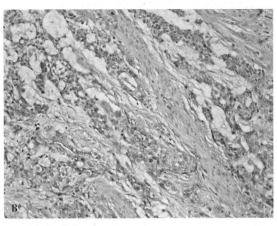

图 10-16　浸润性尿路上皮癌

A. 低级别；B. 高级别。

浸润性尿路上皮癌（图片）

判断固有层浸润的形态学标准：促纤维结缔组织增生的间质反应、癌巢周围的收缩裂隙和细胞异常分化（在浸润的边缘的癌巢中可见有丰富嗜酸性胞质的癌细胞）。因受组织切面、热损伤和机械性损伤及明显炎细胞浸润的影响，容易造成瘤细胞不明显，而内翻性或推挤性方式常导致浸润不易识别，加热引起的人为现象也妨碍对肌层浸润的判断。组织学特征不明显，表现为浸润性、有黏聚力的细胞巢。癌细胞胞质中等或丰富，双嗜色性，可偶见黏液样胞质内包涵体。细胞核大、深染，形状多样，常成角、不规则，可见数目不等、大小不一的核仁，甚至可见大的嗜酸性核仁。灶性区细胞明显异型，可见奇异核或多核瘤巨细胞。核分裂象常见，可见病理性核分裂象。

有些病例的细胞学可以表现得相对温和。癌细胞常见灶性鳞状和腺性分化，应在诊断中注明。癌巢周围可出现收缩裂隙，类似脉管浸润，应避免误诊。癌巢间的间质可发生纤维结缔组织增生，偶尔类似恶性梭形细胞成分，呈现假肉瘤样间质反应。大多数病例间质有多少不等的浆细胞和淋巴细胞浸润。癌旁尿路上皮常有上皮内瘤变（包括原位癌）。

组织学亚型：尿路上皮癌具有多向分化倾向，存在很多不同亚型，最常见的是鳞状分化，其次是腺性分化。当癌组织由单一的鳞状细胞或腺性成分构成时，则诊断为鳞状细胞癌或腺癌。另外还有巢状亚型、微囊亚型、微乳头亚型、淋巴上皮样癌、淋巴瘤样和浆细胞样亚型、肉瘤样亚型（伴/不伴异源性成分）、伴巨细胞的尿路上皮癌、伴滋养叶细胞分化的尿路上皮癌、透明细胞亚型、富于脂质尿路上皮癌亚型和未分化癌等。实际上，典型的尿路上皮癌中可以看到各种亚型按不同比例混合存在。异常分化常见于高级别、高分期的尿路上皮癌。当出现小细胞分化时，即使仅为灶性，也提示预后不良，治疗效果与尿路上皮癌不同，应诊断为小细胞癌。

免疫组化：尿路上皮癌特异性标记 uroplakin Ⅲ 19%~60% 为（+）、uroplakin Ⅱ 63%~77% 为（+）、GATA 3 67%~90% 为（+）、p63（+）、S-100P（+）、CK7（+）、CK20（+），但少数高级别尿路上皮癌 CK7、CK20 均不表达。34βE12、CK5/6 在高级别尿路上皮癌中表达。鳞状分化中基底细胞癌亚型 CK5 阳性、CK20 阴性。腺样分化 CDX2 阳性、CK20 阳性，少数区域可见尿路上皮表型。滋养叶细胞亚型 β-HCG（+）。微囊亚型 GATA3、S-100P、CK7、CK20、p63、高分子量角蛋白、血栓调节素和 uroplakin Ⅲ 均表达。巢状亚型免疫标记缺乏特异性。微乳头型除常见免疫表型外，其 HER2 的表达与拷贝数明显。

膀胱浸润性尿路上皮癌（病例）

【鉴别诊断】①鳞状细胞癌或腺癌：由单一的鳞状细胞或腺性成分构成；②前列腺癌累及膀胱：前列腺有原发灶，与尿路上皮无过渡关系，免疫组化检查可辅助鉴别。

（二）非浸润性尿路上皮肿瘤

非浸润性尿路上皮肿瘤（non-invasive urothelial tumor）可分为乳头型和平坦型，两者并存。包括尿路上皮原位癌、高级别非浸润性乳头状尿路上皮癌、低级别非浸润性乳头状尿路上皮癌、低度恶性潜能尿路上皮肿瘤、尿路上皮乳头状瘤和内翻性乳头状瘤等。

1. 尿路上皮乳头状瘤（urothelial papilloma）　指具有纤细纤维血管轴心并被覆正常尿路上皮的乳头状

肿瘤,呈外生性生长。本肿瘤仅占膀胱肿瘤的 1%~4%,发病率男女比例为 1.9：1,成人和儿童均可发病,多数患者年龄 <50 岁。邻近输尿管口的膀胱后壁或侧壁及尿道是本病的最常发生部位。肉眼或镜下血尿是其主要症状。病灶多数为单发,复发率低(8%~14%)。

【诊断要点】肉眼见肿瘤呈外生性生长,呈纤细的乳头状或细丝状隆起于黏膜面。

镜下见病变的特征是肿瘤组织内稀疏的叶片状乳头,有纤细的脉管轴心。乳头偶有分支,但不相互融合,间质可有水肿或散在的炎细胞浸润。尿路上皮在细胞学和组织结构上无异型,表层上皮(伞细胞)明显。分裂象无或罕见,位于底层,且无病理性核分裂象(图 10-17)。病变体积很小,偶尔伴发内翻性生长方式。罕见乳头状瘤广泛累及黏膜,如果出现,则称弥漫性乳头状瘤病。

免疫组化:Ki-67 指数低(<5%),CK20 仅在伞细胞中表达。肿瘤常为二倍体。

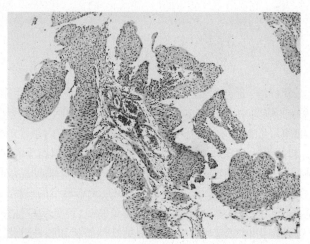

尿路上皮乳头
状瘤(图片)

图 10-17　尿路上皮乳头状瘤
尿路上皮在细胞学和组织结构上无异型,伞细胞明显。

【鉴别诊断】本病需与低度恶性潜能乳头状尿路上皮肿瘤、非浸润性乳头状尿路上皮癌鉴别,主要依据细胞学、组织结构和乳头特点加以鉴别,见表 10-6。

表 10-6　尿路上皮乳头状病变的比较(根据 WHO/ISUP 分类方案)

病理特征	乳头状瘤	低度恶性潜能乳头状尿路上皮肿瘤	低级别尿路上皮癌	高级别尿路上皮癌
乳头	纤细	纤细,偶有融合	粗大,融合多见,可有分支	粗大,融合多见,分支
细胞排列	同正常尿路上皮	细胞层次增多,极向正常,细胞间有黏附性	细胞层次增多,排列较规则,轻度极向紊乱,细胞间尚有黏附性	大部分细胞排列不规则,极向紊乱,失去黏附性
细胞核大小	正常	增大	增大,大小不等	增大,大小不等
细胞核形状	一致	一致	略呈多形性	中等 - 显著多形性
核染色质	细腻	细腻	部分粗糙、轻度增多	粗糙、中等,显著增多
核仁	无	无或不显著	有,但不显著	常见,多个显著核仁
核分裂象	无	罕见,位于基底部	偶见	常见
表面伞细胞	存在	存在	部分或全部消失	消失

注:WHO,世界卫生组织;ISUP,国际泌尿病理学会。

2. 内翻性乳头状瘤(inverted papilloma)　是由正常细胞组成的、以内生性方式生长的一种良性肿瘤,无细胞异型。肿瘤多为孤立性,发病率小于尿路上皮肿瘤的 1%。男女发病比例为 4.5：1,发病年龄 9~88 岁,50~60 岁高发。70% 以上的病例发生在膀胱,多见于膀胱三角区,也可依次发生在输尿管、肾盂和尿道。血尿是最常见的症状,部分病例可出现尿路阻塞症状。内翻性乳头状瘤复发病例小于1%。单纯的内翻性乳头状瘤进展为癌极其罕见。

【诊断要点】肉眼见肿瘤呈有蒂或无蒂的息肉样隆起,黏膜表面光滑。肿瘤多数直径<3cm,少数可>8cm。

镜下见肿瘤表面光滑,被覆正常尿路上皮。内生性上皮巢随机分布,从上皮表层反折至固有层,但不累及肌层。肿瘤基底界限清楚,相同大小的尿路上皮细胞巢索可相互吻合,像乳头状伸入固有层。与一般的膀胱乳头状瘤不同,细胞巢索中心是尿路上皮,周边是栅栏状排列的底层细胞,有少量的纤维组织间质(图10-18)。常见囊性变和灶状非角化性鳞状上皮化生,也可有神经内分泌分化。尿路上皮主要表现为良性细胞学特性,但也可见小灶性轻度异型的细胞,核分裂象无或罕见。肿瘤常为二倍体。

内翻性乳头状瘤
(图片)

【鉴别诊断】①腺性膀胱炎或囊性膀胱炎:虽然可在黏膜固有层形成Brunn巢聚集增生,但多数上皮巢有中心囊腔形成,并与黏膜下水肿及浸润炎细胞混合存在,病变弥漫分布,不形成肿块;②浸润性尿路上皮癌:癌细胞有一定的异型性,可见条索状或斑片状向深部浸润。

3. 低度恶性潜能的乳头状尿路上皮肿瘤(papillary urothelial neoplasm of low malignant potential,PUNLMP) 指类似于外生性尿路上皮乳头状瘤的尿路上皮乳头状肿瘤,但细胞增生显著,超过正常上皮厚度,但细胞异型性极小。其年发病率为3/10万,男女比例为5:1,发病年龄29~94岁,平均64岁。PUNLMP好发于邻近输尿管口的膀胱后壁及侧壁。多数患者表现为肉眼或镜下血尿,尿细胞学检查大多正常。多数患者临床表现为肉眼或镜下血尿,尿液细胞学检查多正常,膀胱镜检查通常可见1~2cm的肿瘤,使人联想到“漂浮在大海中的海草”。PUNLMP患者预后好,复发率很低,罕见进展。

【诊断要点】膀胱镜检查通常可见1~2 cm的肿瘤,呈“漂浮在大海中的海草”样外观。

镜下见肿瘤由纤细的相互不融合的乳头组成,表面被覆多层尿路上皮,细胞正常或轻度异型,细胞密度较正常增加,但极向保存完好。底层细胞呈栅栏状排列,伞细胞保存完好,分裂象罕见且位于底层(图10-19)。肿瘤无论从细胞核形态还是组织结构上,给人的印象是无或仅有微小变化。

免疫组化:免疫组化和电镜检查对PUNLMP诊断和预后意义不大。肿瘤常为二倍体。

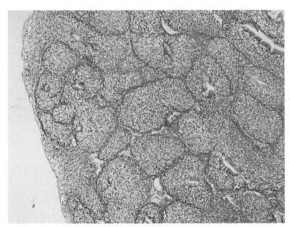

图10-18　内翻性乳头状瘤

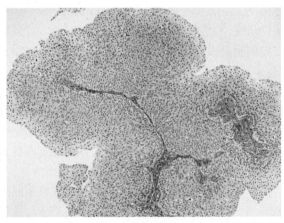

图10-19　低度恶性潜能的乳头状尿路上皮肿瘤

【鉴别诊断】本病需与外生性尿路上皮乳头状瘤、低级别非浸润性乳头状尿路上皮癌鉴别,主要依据细胞学、组织结构和乳头特点加以鉴别,见表18-6。

内翻性乳头状瘤及低度恶性潜能的乳头状尿路上皮肿瘤(图片)

4. 非浸润性乳头状尿路上皮癌(non-invasive papillary urothelial carcinoma) 是由在低倍镜(×100)到中倍镜(×200)下可见的细胞和组织结构异型的尿路上皮的肿瘤性增生,肿瘤未突破基底膜。本病分为低级别非浸润性乳头状尿路上皮癌和高级别非浸润性乳头状尿路上皮癌,半数以上为低级别。70%~75%的新发尿路上皮癌为非浸润性乳头状尿路上皮癌,男女比例为3:1,中位年龄70岁。该肿瘤多数发生在邻近输尿管口的膀胱后壁和侧壁。临床主要表现为间歇性无痛血尿。肿瘤复发率高,但仅不到15%的病例发展为浸润性癌。

【诊断要点】膀胱镜下呈外生性,单发或多发,大小不一。高级别病变充血更明显,更加不透明。

镜下见癌细胞由含纤维脉管束的叶片状乳头组成,乳头厚度不等。在低倍镜和中倍镜下观察肿瘤细胞和组织结构的异型程度,可将其分为低级别非浸润性乳头状尿路上皮癌和高级别非浸润性乳头状尿路上皮癌。低级别病变乳头纤细、分支多。低倍镜下细胞排列相对有序,但在中倍镜下可见轻度核多形、形态不规则,极性部分消失(图10-20)。分裂象少见,可见于上皮各层,但以底层多见,可见病理性核分裂象。高级别病变的组织结构和细胞形态的异常在低倍镜下即可辨认,乳头融合,上皮层厚薄不均,表现为实性外生性生长,细胞黏附性差。细胞核仁显著且不规则,核分裂象多见(图10-21)。该肿瘤可呈现一系列不同程度的细胞异型,诊断时应描述有无弥漫性间变。应在有纤维脉管轴心的纵切面或垂直于乳头的横断面观察病变,仔细检查有无乳头轴心的浸润。

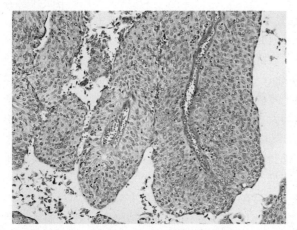

图10-20 低级别非浸润性乳头状尿路上皮癌

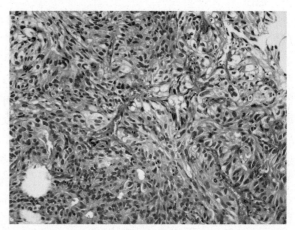

图10-21 高级别非浸润性乳头状尿路上皮癌

免疫组化:GATA3(+)、CK20(+)、p63(+)、CK5/6(+)及高分子量CK(+),但不能用于分级。

【鉴别诊断】本病与PUNLMP的鉴别见表10-6。

5. 尿路上皮原位癌(carcinoma in situ,CIS) CIS又名高级别上皮内瘤变,是一种非浸润性、非乳头状的扁平性病变,细胞形态具有恶性特征。纯CIS占尿路上皮肿瘤的不到1%~3%,但常见于高级别乳头状尿路上皮癌的附近或可继发尿路上皮癌,也可见于45%~65%的浸润性尿路上皮癌。尿路上皮CIS最常见于膀胱,呈多灶性或弥漫性,也可见于肾盂和近端输尿管,6%~60%累及远端输尿管,20%~67%可发生在尿道前列腺部,高达40%的前列腺内病变累及导管和腺泡。尿路上皮CIS好发于40~50岁,无特殊临床表现,可无临床症状,也可表现为尿急、尿频、排尿困难,甚至血尿。原发性CIS较继发性CIS更容易进展为浸润性病变。尿路上皮CIS伴发浸润性肿瘤患者的死亡率高于伴发非浸润性乳头状肿瘤。

【诊断要点】肉眼见膀胱黏膜无明显改变或有多灶性、弥漫性稍隆起的红斑,可出现黏膜糜烂。

镜下见尿路上皮CIS与高级别尿路上皮癌相同的细胞核间变(图10-22),表现为核大、多形、深染,染色质粗糙或密集分布,可见大核仁。核分裂象多见,可扩展到上皮表层,并可见病理性核分裂象。在低倍镜下就可见癌细胞的异型性,胞质嗜酸性或嗜双色性,细胞极向消失,拥挤、排列不规则(细胞一般不大于7层)。病变累及或不累及黏膜全层,伞细胞可存在。病变可仅位于基底层或覆盖于良性上皮之上。单个癌细胞或癌细胞群可散在分布于正常上皮细胞中,称佩吉特样扩散。细胞缺乏黏附性,可导致表面剥脱("剥脱性膀胱炎"),或出现残余的单个瘤细胞贴附在黏膜表面("黏附性"CIS)。Brunn巢和囊性膀胱炎可完全或部分

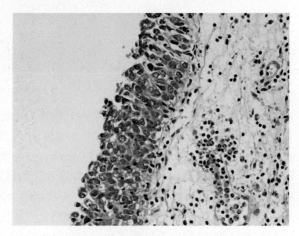

图10-22 尿路上皮原位癌
癌细胞异型明显,侵占黏膜上皮全层。

被恶性细胞替代。

尿路上皮 CIS 可以小细胞为主(小细胞亚型,仅描述细胞小,不意味着神经内分泌分化)或以大细胞为主,病变常为多灶性或弥漫性,可在多部位同时发生或先后发生。固有层常有不同程度的充血、水肿和炎细胞浸润。

尿路上皮原位癌
(图片)

免疫组化:在浸润性和乳头状尿路上皮肿瘤中异常表达的标记物也可以用于尿路上皮 CIS 诊断。CK20 在 CIS 中异常表达(正常只表达于伞细胞),CD44 常失表达。p53 和 RB 的异常表达与 CIS 进展有关,核基质蛋白 NMP22(+)。

【鉴别诊断】正常或反应性上皮有别于瘤细胞剥脱,正常或反应性上皮细胞无异型,无病理性核分裂象。多部位多次重复取材有助于鉴别。

6. 尿路上皮增生(urothelial hyperplasia)　是指黏膜明显增厚,细胞无异型性。可见于邻近低级别乳头状尿路上皮病变的扁平黏膜,本身无恶性潜能。尿路上皮异型增生(urothelial dysplasia/atypia)是指在细胞学和组织学上不足以诊断为 CIS 的癌前病变。临床一般无特征性表现,膀胱镜检无明显异常。多数病例在发现膀胱癌时才发现有尿路上皮异型增生。

尿路上皮异型增生(图片)

【诊断要点】肉眼见尿路上皮异型增生常不明显或出现黏膜充血、糜烂,罕见溃疡。

镜下见细胞极向不同程度消失,核圆、拥挤,但细胞学的不典型性不足以诊断 CIS。细胞质嗜酸性增加,细胞核边界不规则,染色质分布呈轻度改变,核仁不明显,分裂象少见。若尿路上皮全层出现多形的、核仁显著的细胞,上皮表层出现核分裂象,则应诊断为 CIS。

膀胱尿路上皮癌
(图片)

免疫组化:CK20(+)、Ki-67 指数 >50%、p53 常 (+)。

【鉴别诊断】反应性不典型增生、CIS 见表 10-7。

表 10-7　尿路上皮反应性增生、异型增生和原位癌的区别

病理特征	原位癌	异型增生	反应性增生
细胞层次	不等	不等	不等
黏膜浸润	无	无	不一定
极性	异常	轻度异常	轻度异常
细胞质	均质	均质	有空泡
核质比例	增加	轻度增加	正常、轻度增加
细胞核			
位置	不确定	成群分布	正常
界限	多形性	有切痕、皱褶	规整、平滑
染色质	不均匀	均匀	均匀
核仁	大	小、无	明显
核分裂象	多少不等	多少不等	多少不等

二、非上皮性肿瘤

输尿管和膀胱的间叶性肿瘤与其他部位间叶性肿瘤的病理改变和分型没有区别,良恶性均可发生。膀胱的间叶性肿瘤约占膀胱肿瘤的不足 1%。

(一)平滑肌瘤

平滑肌瘤(leiomyoma)是一种发生于膀胱壁或输尿管壁的良性间叶肿瘤,表现为平滑肌分化。平滑肌瘤是膀胱最常见的良性间叶肿瘤,主要发生于女性患者,从儿童到老年人均可发病,发病年龄为 21~80 岁,但大多数患者为中、老年人。最常见的临床表现为尿路梗阻或刺激性排空症状,偶有血尿。

【诊断要点】肉眼见肿瘤界限清楚,灰白,质硬,无坏死。大多数平滑肌瘤小,平均 <2cm,但少数肿瘤可达 25cm。

　　镜下见肿瘤组织学特点与发生于其他部位的平滑肌瘤类似,为分化好的平滑肌呈束状排列。肿瘤境界清楚,细胞密度低,缺乏核分裂象,细胞形态温和。

　　免疫组化:SMA、desmin、caldesmon 均为阳性。

　　【鉴别诊断】高分化平滑肌肉瘤:可在肌层内浸润,细胞异型,可见核分裂象,常见坏死。

平滑肌瘤(图片)

　　(二)平滑肌肉瘤

　　平滑肌肉瘤(leiomyosarcoma)是一种起源于尿路平滑肌的恶性间叶肿瘤,是成人膀胱和输尿管最常见的肉瘤,其发病率仅占膀胱恶性肿瘤的 1%,男女发病比例为 2:1,平均发病年龄 65 岁。多数患者有血尿。多数患者发生复发或转移,近半数患者死亡。

　　【诊断要点】肉眼见瘤体较大(平均直径 7cm),表现为浸润性包块,表面可见坏死和溃疡形成。

　　镜下膀胱平滑肌瘤与其他部位平滑肌肉瘤无明显区别,黏液样亚型多见。肿瘤由浸润性、交错排列的梭形细胞束组成(图 10-23),常见坏死。低级别平滑肌肉瘤细胞轻到中度异型,核分裂象 <5 个 /10HPF;高级别平滑肌肉瘤细胞异型明显,多数病例核分裂象 >5 个 /10HPF。

　　免疫组化:vimentin 阳性,SMA 多数阳性,少见 desmin 和 caldesmon 阳性,myogenin、MyoD1 和上皮标记物均为阴性。

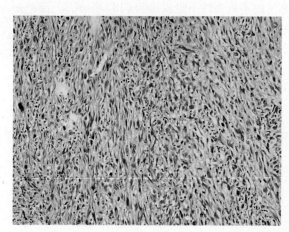
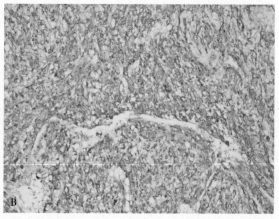

图 10-23　平滑肌肉瘤

A. 肿瘤细胞异型明显,可见呈交错排列的梭形细胞束;B. 免疫组化 SMA 阳性。

平滑肌肉瘤(图片)

　　【鉴别诊断】①平滑肌瘤:肿瘤境界清楚,细胞体积小,密度低,缺乏核分裂象,细胞形态温和。②反应性梭形细胞增生(炎性假瘤/炎症性肌成纤维细胞瘤或手术后梭形细胞结节):手术后梭形细胞结节有外科手术等病史,没有明确的细胞多形性,低分子量 CK 呈强阳性。炎症性肌成纤维细胞瘤呈息肉样生长,有一定的黏液样间质水肿和炎症性单核细胞浸润背景,儿童多见。③肉瘤样癌:与尿路上皮癌、腺癌、鳞状细胞癌或未分化癌等上皮性成分共存并有移行,免疫组化显示 CK 阳性。

　　(三)横纹肌肉瘤

　　横纹肌肉瘤(rhabdomyosarcoma)是一种起源于膀胱,在形态学和分子生物学特征上向骨骼肌分化的肉瘤。其是儿童和青少年期最常见的肉瘤,男女发病率相当。几乎所有的膀胱横纹肌肉瘤都是胚胎性横纹肌肉瘤,腺泡性横纹肌肉瘤 <10%。成人横纹肌肉瘤非常罕见,主要类型是多形性横纹肌肉瘤。临床上患者有泌尿生殖系统局部症状,儿童可有盆腔或腹部包块。儿童患者 5 年生存率为 73%,成年患者预后差。

　　【诊断要点】肉眼见肿瘤呈灰白色,质软。其有两种预后不同的基本生长方式:息肉样型和浸润型。息肉样型多为腔内肿瘤(葡萄状横纹肌肉瘤),预后好;浸润型向深部浸润性生长,常累及整个膀胱壁及其邻近脏器,预后差。

　　胚胎性横纹肌肉瘤为最常见的组织学类型。镜下见肿瘤细胞幼稚,体积小,呈圆形、梭形、星芒状,位于黏液样基质内。部分瘤细胞有经典的横纹肌母细胞样外观,具有丰富的嗜酸性胞质和横纹,分化差者瘤细胞胞质少,难见横纹。葡萄状横纹肌肉瘤中,可见瘤细胞密集分布于上皮细胞下,形成新生层,其深部细胞减少。肿瘤常呈息肉样生长,预后好。向深部浸润性生长的原发性肿瘤一般分化差,类似前列腺胚胎性横纹肌肉瘤。复发性胚胎性横纹肌肉瘤可见高度分化的圆形肌母细胞。

免疫组化:肿瘤细胞核 myogenin(myf4)阳性和 MyoD1 阳性,支持肿瘤向骨骼肌特异性分化。高分化横纹肌肉瘤 myogenin 可阴性。几乎所有肿瘤 pan-actin(HHF35)阳性和 desmin 阳性,但缺乏特异性。myoglobin 和 myosin 阳性仅出现于高分化肿瘤。腺泡状横纹肌肉瘤可异常表达 CK 和神经内分泌标记(如 chromogranin、Syn)。

【鉴别诊断】各种小圆细胞恶性肿瘤(恶性横纹肌样瘤、儿童促结缔组织增生性小细胞肿瘤、恶性黑色素瘤、PNET 等):鉴别要点是横纹肌肉瘤在光镜下可找到典型的横纹肌母细胞,免疫组化显示瘤细胞表达横纹肌细胞标记。

(四)骨肉瘤

骨肉瘤(osteosarcoma)是一种可以产生骨样组织的恶性间叶肿瘤。多数膀胱骨肉瘤发生于男性,男女比例为 4:1,平均年龄 60~65 岁。本病多发生在膀胱,尤其是膀胱三角区,个别病例发生于肾盂。最常见的临床表现是血尿、排尿困难、尿频及反复发作的尿路感染。多数患者在诊断时已处于进展期,在 6 个月内死亡。晚期常发生转移,主要转移至肺。诊断时的肿瘤分期是判断患者预后的最重要指标。

【诊断要点】

肉眼见膀胱骨肉瘤呈实性,为息肉样,有砂粒感。肿瘤直径 2~15cm(中位直径 6.5 cm)。肿瘤常有深部浸润和不同程度的出血。

镜下表现为高级别、产生骨样基质的肉瘤。可见灶性软骨分化和/或梭形细胞区。有不同程度的钙化、编织性骨小梁,其周围围绕明显异型性的恶性细胞(与一些尿路上皮癌发生的间质骨化生不同)。缺乏可识别的恶性上皮成分,是其与肉瘤样癌最主要的鉴别依据。

免疫组化:CD99 阳性,vimentin 一致性阳性,多数 SMA 阳性,部分病例 desmin、S-100 和 EMA 阳性。极少数病例 CK 阳性。PLAP 阴性。

【鉴别诊断】肉瘤样型尿路上皮癌:有可识别的恶性上皮成分。

(五)恶性纤维组织细胞瘤

膀胱恶性纤维组织细胞瘤(malignant fibrous histiocytoma,MFH)是一种由成纤维细胞和多形性细胞组成的,有明显车辐状结构的恶性间叶肿瘤,又称多形性肉瘤。MFH 是成人尿路系统第二常见的肉瘤,常发生于男性患者,发病年龄多为 40~70 岁。临床表现为血尿。膀胱 MFH 与发生在其他部位的 MFH 一样,具有侵袭性,局部复发和转移率高。

【诊断要点】肉眼见病变与膀胱其他肉瘤相似。多数体积大,但也有报道直径为 1cm 的肿瘤。

镜下见膀胱可以存在 MFH 的所有亚型(炎症型、黏液型、车辐状 - 束状和多形性 MFH)。

免疫组化:CK 阴性,α_1-AT 阳性,CD68 阳性。

【鉴别诊断】①肉瘤样型尿路上皮癌:有可识别的恶性上皮成分,CK 阳性、α_1-AT 阴性、CD68 阴性;②反应性梭形细胞增生:缺乏 MFH 具有的细胞异型性。

三、腺性膀胱炎

腺性膀胱炎(cystitis glandularis)是一种常见的膀胱慢性增生性炎症性病变,与 Brunn 巢(von Brunn nest)及囊性膀胱炎(cystitis cystica)有相互连带的关系。常见于膀胱炎性疾病及良性和恶性肿瘤的周围,其本质为上皮化生现象。本病多发生于成年男性,年龄 34~78 岁。临床主要表现为尿频、尿急、尿痛和血尿。一旦病因和炎症被消除,病变可消退。

【诊断要点】肉眼见膀胱黏膜粗糙不平,甚至有不规则乳头状或息肉状突起,易误诊为膀胱肿瘤。

镜下见正常膀胱黏膜无腺体,在慢性炎症等各种刺激下,膀胱尿路上皮的基底细胞灶性增生,并向黏膜下呈花蕾样延伸至固有膜,进而被周围的结缔组织包绕分割,形成多数与尿路上皮分离的实心上皮细胞巢,即 Brunn 巢(图 10-24)。Brunn 巢的细胞由分化好的尿路上皮组成,细胞与周围的基底膜垂直排列。有时上皮巢中心囊性变,若囊腔面被覆为移行上皮,称腺性膀胱炎或囊性膀胱炎;若腔面上皮化生为与肠黏膜相似的黏液柱状上皮,称肠型化生(或腺性化生和结肠性化生)。多数病例可见 Brunn 巢、囊性化及腺性化生同时存在。

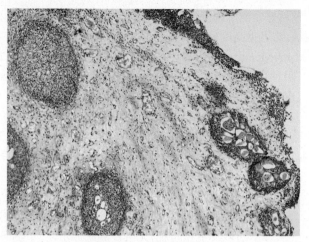

腺性膀胱炎
（图片）

图 10-24　腺性膀胱炎
黏膜下水肿、炎细胞浸润和 Brunn 巢混合存在，Brunn 巢中心囊腔形成。

免疫组化：CK7 阳性，但肠型化生 CDX2 和 CK20 阳性。

【鉴别诊断】内翻性乳头状瘤：有肿块形成，细胞巢索中心是尿路上皮，周边是栅栏状排列的底层细胞。内翻性乳头状瘤中出现分泌黏液的腺样结构实际上是腺性或囊性膀胱炎过度增生形成的。

（吴　强）

第十一章　男性生殖系统疾病

第一节　睾丸和附件

一、炎症

(一) 结核

结核(tuberculosis)常由其他部位结核蔓延或血源感染引起,附睾结核多位于附睾尾部,睾丸结核多由附睾引起,受累部位肿胀、疼痛、部分有硬结。输精管受累时增粗、呈串珠状。镜下表现与其他部位的结核病一致。

附睾结核(图片)

(二) 流行性腮腺炎性睾丸炎

成人患流行性腮腺炎时,约 20% 可伴发睾丸炎,称为流行性腮腺炎性睾丸炎(mumps orchitis),受累睾丸疼痛明显。急性期时,曲细精管管壁和管腔内、睾丸间质和白膜内有淋巴细胞、中性粒细胞和少量组织细胞等多种炎细胞浸润,生殖细胞坏死,曲细精管可只见支持细胞。晚期,炎细胞消失,曲细精管灶状硬化,生精细胞减少,可只残留支持细胞。少数病例可发生睾丸弥漫性纤维化。

肉芽肿性附睾炎
(图片)

二、生殖细胞肿瘤

(一) 精原细胞瘤

精原细胞瘤(seminoma)是最常见的睾丸肿瘤,常见于 35~45 岁的患者,50 岁以上相对少见,儿童罕见。临床表现为睾丸肿大,伴或不伴睾丸疼痛,有些患者无症状,有的患者可出现血性精液。精原细胞瘤患者血清 HCG 和 AFP 均可轻度升高。

结节性输精管炎
(图片)

大体观,肿瘤通常灰白、质硬、境界清楚,略呈分叶状,大小不等,最大径可达 31cm。

【诊断要点】①典型的组织学特点是由大小差别明显的两种细胞组成,片状分布的大细胞为肿瘤细胞,其间散在分布核深染的小细胞为淋巴细胞和浆细胞。②肿瘤细胞体积较大,呈圆形或多边形,细胞均匀一致,胞质丰富,富含糖原而透明。胞核位于中央,大而圆,核膜清楚,核染色质凝聚呈颗粒状,伴有一个或多个核仁,核分裂象易见。③瘤细胞多呈巢状、条索状或岛屿状排列,有时瘤细胞间缺乏黏附性而形成假腺管样结构。瘤细胞巢被薄的含血管的纤维性间隔分隔,偶尔可见纤维丰富的间隔。④常伴有淋巴细胞质细胞浸润,以 T 细胞系为主。⑤坏死和出血常见。⑥OCT3/4、PLAP、CD117、SALL4、D2-40 阳性,约 5% 精原细胞瘤含有合体滋养层细胞,显示 HCG 胞质强阳性(图 11-1),EMA、CK、CD30、AFP、PAX-8 等阴性。

约 1/4 的病例可见上皮样细胞和多核巨细胞,形成肉芽肿。5% 的病例可出现合体滋养层细胞分化,可发生广泛的钙化和骨化。

间变亚型精原细胞瘤占所有精原细胞瘤的 5%~15%,其特征是核分裂活性增加和核的多形性。间变性精原细胞瘤是否比经典性精原细胞瘤的侵袭性强尚有争议,一般认为肿瘤较大、伴有较多核分裂的肿瘤具有较强的侵袭性行为。

【鉴别诊断】

1. 胚胎性癌　癌细胞多形性、重叠,罕见淋巴细胞浸润和肉芽肿性反应,表达 CD30 和广谱 CK。而精原细胞瘤肿瘤细胞形态一致、胞膜清楚,有淋巴细胞浸润和肉芽肿性反应,表达 PLAP、CD117 和 D2-40。

精原细胞瘤(图片)

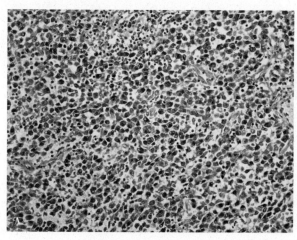
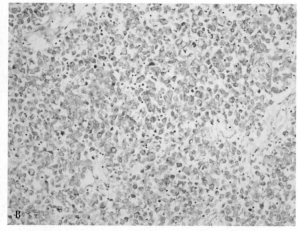

图 11-1 精原细胞瘤

A. 肿瘤细胞大小一致,圆形或多边形,肿瘤细胞间可见淋巴细胞浸润;B. 免疫组化可见 PLAP 表达。

2. 炎性病变　精原细胞瘤浸润性的淋巴细胞较多,尤其是在快速病理时要注意与炎性病变鉴别,充分取材、仔细寻找肿瘤细胞及 OCT3/4、PLAP、CD117 和 D2-40 免疫标记可助鉴别。

3. 淋巴瘤　淋巴瘤表达相关标记,如 CD45、CD3 或 CD20 等。

(二) 胚胎性癌

胚胎性癌(embryonal carcinoma)是第二个最常见的睾丸生殖细胞肿瘤,常发生于 25~35 岁,40~50 岁以后非常罕见。在婴儿或儿童极少发生,有报道在 1 例 3 岁隐睾症患儿睾丸内发生了胚胎性癌。一般为单侧发生,表现为睾丸无痛性肿大,偶尔伴有男性乳腺发育,血清 AFP 和 β-HCG 可能升高,偶有患者伴甲状腺功能亢进的表现。

大体观,肿瘤呈单侧性,以实性为主,质软,境界不清,可见广泛出血坏死。

【诊断要点】①肿瘤呈巢状或片状排列,可见腺样裂隙或乳头状结构,常伴坏死。②肿瘤细胞呈明显多形性,细胞呈多边形,界限不清,胞质嗜双染。核大,位于中央,染色质呈泡状,含有一个或多个核仁,核分裂常见。③几乎所有肿瘤都可查见合体滋养细胞样肿瘤细胞或零散中间滋养层细胞。这些细胞可随机散在分布于整个肿瘤或聚集在肿瘤结节的边缘。④周围的血管淋巴管经常有癌浸润。⑤通常 CK、OCT3/4、PLAP、CD117、SALL4 和 CD30 阳性(图 11-2)。

(三) 卵黄囊瘤

卵黄囊瘤(yolk sac tumor)又称为内胚窦瘤,是最常见的儿童睾丸肿瘤,多见于 1~2 岁的儿童,在这个年龄组几乎全是单纯性卵黄囊瘤。第二个高发年龄组为青春期后,几乎总是混有其他肿瘤性生殖细胞成分。患者表现为睾丸增大和血清 AFP 升高。

大体观,肿瘤境界不清,质软,实性,呈灰白或灰黄色;常有出血坏死,部分呈囊性变,或呈黏液性改变。

【诊断要点】卵黄囊瘤显示几种不同的组织学结构,肿瘤通常以一种或两种成分为主,基本病变如下:①筛网状的微囊、疏松的黏液样基质和迷宫样的裂隙构成特征性的网状结构。微囊和裂隙内衬扁平、多边形细胞,伴有大的泡状核,内有一个或多个明显的核仁(图 11-3A)。②胞质内外含抗淀粉酶的 PAS 阳性的嗜酸性玻璃样小体。这些小体内含有甲胎蛋白及 α-1 抗胰蛋白酶。③最具特征的结构为假乳头状结构,即所谓的 Schiller-Duval(S-D)小体(图 11-3B),该小体中央为纤维血管乳头样结构,表面被覆单层立方或矮柱状及鞋钉样、核分裂活跃的上皮细胞。乳头状结构的普遍背景由复杂的迷路样分支及交通腔和管组成。④基底膜样物质,强嗜酸

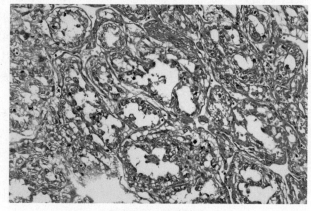

图 11-2 胚胎性癌

肿瘤细胞呈腺样、乳头状排列。

性,PAS 阳性,呈强折光性絮状、条索状或团块状物质,分布于瘤细胞或瘤巢外周及网状结构内。基底膜样物质、透明小体和 S-D 小体是卵黄囊瘤特征性的组织学形态。

AFP 是卵黄囊瘤特征性标记物,但并不特异。表达广谱 CK,OCT3/4、PLAP、CD117 灶性阳性。

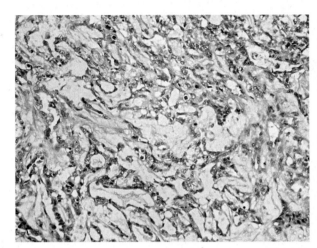
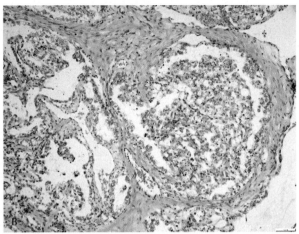

图 11-3 卵黄囊瘤
A. 肿瘤细胞呈疏网状、微囊状排列;B. S-D 小体及嗜酸性玻璃样小体。

睾丸卵黄囊瘤(图片)

(四)畸胎瘤

睾丸畸胎瘤(teratoma)的侵袭性行为与年龄直接相关。青春期前的成熟性畸胎瘤几乎总是良性。青春期后的成熟性畸胎瘤可呈侵袭性临床经过,发生转移时可能含有恶性生殖细胞肿瘤。在青春期前出现的成熟性畸胎瘤如果一直持续 40 年以后才切除,仍然表现为良性过程。

1. 成熟性畸胎瘤 单纯性畸胎瘤罕见,最常见于 1~20 岁。患者表现为睾丸逐渐肿大,伴或不伴睾丸疼痛。

大体观,肿瘤呈圆形或卵圆形,境界清楚,切面为实性或囊性,囊内可充满透明角质或黏液样物质,有时可见骨质、软骨和脑组织。

【诊断要点】良性囊性畸胎瘤内可以见到来源于两胚层或三胚层的成熟性组织。①几乎全部病例均可见到外胚层组织,包括皮肤、汗腺、皮脂腺、毛囊及毛根鞘等;②可见中胚层组织如脂肪、平滑肌、骨和软骨等;③内胚层组织可为呼吸道上皮、胃肠道上皮和甲状腺等;④可见神经胶质、神经细胞和室管膜等神经组织结构。只有少数睾丸成熟性囊性畸胎瘤可发生恶性转化。

皮样囊肿为良性畸胎瘤,由充满角质的囊肿组成。镜下可见表皮和皮肤附件,如毛囊和皮脂腺,可有少量其他胚层成分。而表皮样囊肿囊内仅含鳞状上皮的表皮成分,不见皮肤附件。

2. 未成熟性畸胎瘤 含有数量不等的未成熟胚性成分,部分由未成熟的神经组织构成,多为小圆形神经母细胞、神经上皮菊形团或原始神经管,混合以不同比例的成熟组织。在所有未成熟畸胎瘤的诊断中,最重要的是发现神经管。中胚层常可见富于细胞的梭形间叶细胞,常出现核分裂。另外可见排列疏松的黏液样间质伴灶性未成熟软骨、脂肪、骨样组织和横纹肌组织。

3. 伴有体细胞恶性成分的畸胎瘤 其最常见的恶性成分是各种类型的肉瘤,其中约一半是未分化肉瘤,其余大部分为横纹肌肉瘤或平滑肌肉瘤。恶性成分可以是癌,包括腺癌、鳞状细胞癌、神经内分泌癌、肝细胞癌等。

4. 混合型生殖细胞肿瘤 包括畸胎瘤和胚胎性癌、胚胎性癌和精原细胞瘤、畸胎瘤和胚胎性癌、精原细胞瘤,以及在极少数情况下的精原细胞瘤和卵黄囊瘤。诊断报告中要标出不同生殖细胞肿瘤所占的比例。

三、性索-间质细胞肿瘤

(一)间质细胞瘤

间质细胞瘤(Leydig cell tumor)可发生于任何年龄,常为单侧性,成人最常见的症状为睾丸肿大、性欲减退和乳腺发育,可导致男性不育。假性性早熟常见于儿童。约 10% 的病例发生恶性临床行为,转移是判断恶性的唯一标准。

大体观，肿瘤呈实性、质软、色黄或棕红、境界清楚，少数病例可见出血坏死。

【诊断要点】①细胞呈弥漫片状，或小梁状和假滤泡样排列，其间被纤维性间质或薄壁血管分隔。②肿瘤细胞为大多角细胞，核圆形，有丰富嗜酸性或空泡状胞质。③核通常为圆形，伴有单个明显的核仁，可有核沟。核分裂少或无。部分病例胞质可见具有诊断意义的 Reinke 结晶，亦可见脂褐素。④表达 inhibin、calretinin、CD99 和 vimentin，S-100 和 CK 均可阳性。

多数为良性，10% 左右为恶性，没有单独的指标能够区分良恶性。恶性肿瘤一般体积较大，可见边缘和血管浸润、坏死、核异型、核分裂增多、缺乏脂褐素。恶性间质细胞瘤常含有 3 个以上上述特征。

【鉴别诊断】①肾上腺性腺综合征的多发性肿瘤：发生于双侧，细胞为多形性，伴有色素，纤维性间质透明变性；②软斑病：胞质内有包涵体，累及曲细精管。

（二）睾丸支持细胞瘤

与间质细胞瘤相似，睾丸支持细胞瘤（sertoli cell tumor）可发生于任何年龄，单侧性常见，常见症状为睾丸肿大和乳腺发育，假性性早熟常见于儿童。约 10% 的病例为恶性。

大体观，肿瘤境界清楚、灰白质实，呈均质状。

【诊断要点】①普通型睾丸支持细胞瘤由均匀一致的细胞组成，排列成小管状、条索状及网状，细胞巢周围可见纤维间质。②硬化性睾丸支持细胞瘤间质明显硬化玻璃样变。③在高分化的肿瘤中，小管内衬均匀一致的立方形或柱状细胞。④在低分化的肿瘤中，瘤细胞多形性明显，瘤细胞核大，呈空泡状，核仁明显。可成片状排列，小管结构不明显。⑤常表达 CK、vimentin、inhibin、S-100、CgA、Syn 和 CD99，不表达 PLAP、AFP 和 HCG。

【鉴别诊断】①需要与良性支持细胞瘤鉴别的病变：支持细胞结节、间质细胞瘤和睾丸网的腺瘤。②需要与恶性支持细胞瘤鉴别的肿瘤：经典型或精母细胞型精原细胞瘤、子宫内膜样腺癌、恶性黑色素瘤等。

（三）粒层细胞瘤

粒层细胞瘤（granulosa cell tumor）是睾丸最常见的非生殖细胞肿瘤，与卵巢粒层细胞瘤一样，分为幼年型和成年型。幼年型粒层细胞瘤主要见于婴儿，一般呈良性过程。成年型粒层细胞瘤有潜在恶性，肿瘤直径大于 5cm 是唯一与恶性相关的指征，而核分裂象、坏死、年龄和男性乳腺发育都无法预测肿瘤的良恶性行为。

幼年型粒层细胞瘤多呈囊性或部分为实性。镜下见细胞呈滤泡状、实性或混合性，滤泡大小不一，可以很大。滤泡内含有嗜碱性或嗜酸性液体。肿瘤细胞为圆形、多角形，核深染，可有显著的核仁，缺少核沟，分裂象可显著。肿瘤细胞表达 inhibin、vimentin、CK、CD99、SMA 和 S-100 等。

成年型粒层细胞瘤少见，可有乳腺发育。大体呈黄褐色、质硬、分叶状。镜下见瘤细胞弥漫排列或呈岛状、梁状，分化较好者围绕腔隙排列成卵泡样结构或 Call-Exner 小体。瘤细胞体积较小，呈卵圆形，细胞核通常可查见核沟，呈"咖啡豆"样外观（图 11-4）。

肿瘤细胞表达 vimentin、SMA、CD99、inhibin 和 calretinin，灶性表达 CK。网状纤维染色瘤细胞巢周围可见阳性网状纤维，巢内为阴性。

（四）睾丸纤维瘤 - 卵泡膜细胞瘤

睾丸纤维瘤 - 卵泡膜细胞瘤（tumor of fibroma/thecoma）为非常罕见的良性肿瘤，形态与卵巢的同类肿瘤相似，多数实际上为起源于睾丸性腺间质的纤维瘤，平均发病年龄 30 岁左右。患者表现为睾丸肿大，预后良好。

大体观，肿瘤质硬，由于细胞富含脂质，切面色黄或灰白，界限清楚，无出血坏死。

【诊断要点】①瘤细胞成束排列，呈短梭形，核卵圆，胞质呈空泡状。瘤细胞黄素化时，细胞大而圆，核圆居中，核分裂少见。②玻璃样变的胶原纤维可将瘤细胞分割成巢状。③ vimentin、SMA 阳性，inhibin、CD99 阴性。

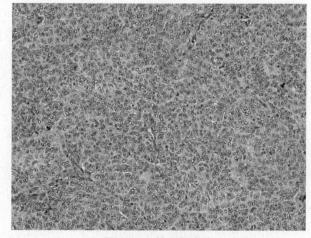

图 11-4 粒层细胞瘤
肿瘤细胞弥漫性排列，可见核沟。

四、睾丸淋巴造血系统肿瘤

睾丸原发性淋巴瘤罕见,较常见于播散性淋巴瘤的晚期表现,约90%为B细胞淋巴瘤,包括弥漫性大B细胞淋巴瘤(图11-5)、滤泡性淋巴瘤、伯基特淋巴瘤(Burkitt lymphoma)和浆细胞瘤等。肿瘤细胞常围绕曲细精管呈浸润性生长,曲细精管可透明变性和消失,生精功能可受破坏。间质可纤维化。白血病广泛播散时,可累及睾丸。

五、睾丸其他肿瘤和瘤样病变

(一) 腺瘤样瘤

腺瘤样瘤(adenomatoid tumor)是最常见的附睾肿瘤,被认为是来源于间皮的良性肿瘤。临床表现为附睾肿物。肿物体积小,大小约2cm,结节状、实性、灰白、质硬。镜下见肿瘤无包膜,罕见情况下,肿瘤可累及睾丸。肿瘤呈小管状或大小不一裂隙状,内衬分化良好的从立方到扁平的上皮,或形成上皮性实性条索(图11-6)。间质可见平滑肌和增生的纤维组织。免疫组化CK、EMA、vimentin、HBME-1和calretinin阳性。

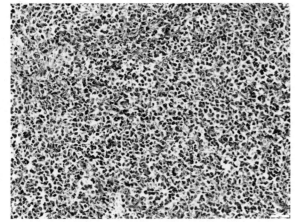

图11-5　睾丸弥漫性大B细胞淋巴瘤
瘤细胞为大小一致的小细胞,弥漫排列,破坏睾丸正常结构。

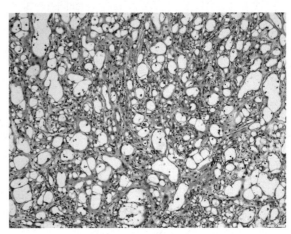

图11-6　腺瘤样瘤
肿瘤细胞呈裂隙样排列。

(二) 良性间皮瘤

良性间皮瘤(benign mesothelioma)少见,多见于20~30岁的年轻人。大体呈囊性,多房,内表面见多个小的结节或颗粒。镜下见被覆单层扁平上皮或立方上皮的乳头,细胞分化良好,乳头可见纤维血管轴心。本病预后良好。

睾丸B淋巴母细胞性淋巴瘤(病例)

(三) 恶性间皮瘤

睾丸恶性间皮瘤(malignant mesothelioma)来源于睾丸鞘膜,可在疝气修补或睾丸积水时偶然发现,或在睾丸表面触及,有时呈多个结节,临床可伴有疼痛。多数为恶性,类似于腹腔的间皮瘤,偶尔与接触石棉有关。肿瘤可发生于任何年龄,具有广泛分化程度和侵袭性生物学行为,可转移至腹股沟、腹膜后、腹腔、肺、纵隔、骨和脑。

附睾腺瘤样瘤(图片)

大体观,在睾丸鞘膜表面见白膜增厚,表面见多个结节或赘生物,并伴有睾丸积水。侵及附睾和精索时,可见实性灰白结节。

【诊断要点】①多数为纯粹上皮组成,呈乳头状、腺泡状或形成实性巢索,胞质丰富嗜酸;②其他则呈双向分化,可见数量不等的梭形细胞或肉瘤样细胞;③支持恶性间皮瘤的指征是深部浸润、细胞异型和坏死;④CK、EMA、vimentin、calretinin阳性。

附睾乳头状囊腺瘤(图片)

阴囊汗腺癌(图片)

附睾腺癌(图片)

（四）横纹肌肉瘤

横纹肌肉瘤（rhabdomyosarcoma）是儿童最常见的肉瘤，60% 发生在 20 岁以前，多数发生于精索和睾丸周围，患者表现为阴囊肿物。

【诊断要点】①组织学类型为胚胎性横纹肌肉瘤，可见富于细胞区和黏液样区域，细胞为原始的肌母细胞样细胞，某些细胞具有强嗜酸性胞质，其中可见有横纹的带状细胞和奇异的"蝌蚪"细胞；②可见梭形细胞亚型胚胎性横纹肌肉瘤，预后好于典型的横纹肌肉瘤；③desmin、myogenin、MyoD1、vimentin 阳性。

（五）其他肿瘤

良性软组织肿瘤包括平滑肌瘤、脂肪瘤、横纹肌瘤、纤维瘤、血管瘤、神经鞘瘤、神经纤维瘤、血管肌成纤维细胞瘤和富于细胞性血管纤维瘤，均可发生于睾丸。

肉瘤除了横纹肌肉瘤以外，其次为平滑肌肉瘤和脂肪肉瘤。发生于睾丸周围的其他软组织肉瘤包括纤维肉瘤、血管肉瘤、卡波西肉瘤、所谓的恶性纤维组织细胞瘤、恶性孤立性纤维性肿瘤及恶性横纹肌样瘤均有报告。

精索高分化脂肪肉瘤(图片)

睾丸类癌(图片)

（张廷国）

第二节　前　列　腺

一、前列腺炎

（一）慢性前列腺炎

慢性前列腺炎（chronic prostatitis）包括慢性细菌性前列腺炎和非细菌性前列腺炎，后者更常见。慢性细菌性前列腺炎常由前列腺结节状增生或结石压迫尿道导致的细菌入侵、泌尿道反复感染（主要是大肠杆菌）等因素引起。慢性非细菌性前列腺炎病因不明、起病隐匿，在尿液和前列腺液中往往找不到细菌，经常反复发作。

【诊断要点】①在前列腺导管和腺上皮周围可见淋巴细胞、单核细胞和浆细胞等慢性炎细胞浸润；②腺上皮可萎缩、化生或增生；③化生或修复性再生的腺上皮可能出现反应性非典型性改变，应注意与前列腺上皮内瘤变鉴别；④本病有时可伴纤维结缔组织增生。

（二）结核性前列腺炎

结核性前列腺炎（tuberculous prostatitis）常继发于肺结核或泌尿生殖系等部位，很少在前列腺孤立发生。组织学同其他部位结核。

（三）黄色肉芽性前列腺炎

黄色肉芽肿性前列腺炎（xanthogranulomatous prostatitis）可在经尿道电切或活检的前列腺组织内意外发现，又称黄色瘤，见于老年人。镜下见胞质因富含脂质而呈泡沫状的组织细胞呈成片、成簇状排列，伴有炎细胞浸润。当炎细胞浸润不明显时，注意与肾上腺样型前列腺癌鉴别，癌细胞可见明显核仁、腺样排列、CD68（-）、CK（+），而黄色肉芽肿性前列腺炎呈片状排列、CD68（+）、CK（-）。

二、良性前列腺病变

（一）良性前列腺增生

良性前列腺增生（benign prostatic hypertrophy）包括前列腺结节状增生、萎缩后增生、基底细胞增生等，习惯上把结节状前列腺增生当作良性前列腺增生。

结节状前列腺增生是由于前列腺上皮和间质过度增生而引起的前列腺结节状增大,可能与老年人性激素代谢失衡有关。发病率随年龄递增,高峰年龄是 60~69 岁,80 岁以上的老年人约有 75% 发生不同程度的前列腺增生。

结节状前列腺增生导致排尿困难和前列腺肿大,前者包括尿频、尿急、尿流变细和尿流中断等,血清 PSA 水平可升高。病变主要累及移行区,少数累及外周区。

大体观,病变为大小不一的结节,结节直径几毫米到数厘米不等,有时结节不明显、呈弥漫性增生。增生的结节与周围组织交界面形成了"外科包囊",使增生的结节容易分离。结节退变时可出现钙化或梗死。以上皮增生为主时,因腺腔扩张导致前列腺肉眼上呈海绵状,可见乳汁样液体溢出。以纤维肌性间质增生为主时,结节呈灰白色、编织状。

【诊断要点】分型:①纤维肌腺瘤样型,是腺体、平滑肌和纤维组织同时增生形成的混合性增生结节,最常见;②腺瘤样型,以腺体增生为特点的上皮增生性结节(图 11-7);③纤维肌型,以纤维组织和平滑肌增生为主;④肌型,以平滑肌增生为主,见不到腺体,注意与平滑肌瘤鉴别;⑤纤维血管型,以纤维组织和小血管增生为主。

增生的上皮可以是高柱状并伴分泌或乳头状突入腺腔,也可以是低矮的立方上皮,腺腔内可见淀粉样小体。增生的结节可伴有基底细胞增生、腺瘤样增生、筛状增生、萎缩后增生和硬化性腺病等。穿刺活检一般穿刺到外周区,很少穿刺到移行区。

继发改变:良性结节状增生常伴慢性炎细胞浸润,当导管破裂、内容物外溢时可出现肉芽肿性改变,也可出现灶状钙化。增生的上皮细胞可出现尿路上皮、鳞状上皮、嗜酸细胞或黏液细胞化生,腺上皮可变扁、腺腔扩大或呈囊性变,腺上皮也可以出现灶性基底细胞增生。

免疫组化:分泌细胞 PSA 和 PAP 呈胞质弥漫性强阳性,CEA 在腔缘呈阳性。分泌细胞和基底细胞均表达广谱 CK 和低分子量 CK。基底细胞表达高分子量角蛋白(34βE12,胞质阳性)、p63(核阳性)。

【鉴别诊断】良性结节状增生伴各型上皮增生时需要与前列腺癌鉴别,详见本节相关内容。增生时产生的新腺泡基底细胞层可不完整或完全缺如;囊性扩张时基底细胞层也不明显,这时要参考形态学与癌鉴别。

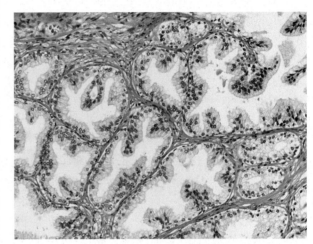

图 11-7 良性前列腺增生
前列腺腺体增生。

良性前列腺增生
(病例)

(二)前列腺萎缩性病变

前列腺萎缩性病变(prostatic atrophic lesion)主要包括萎缩和萎缩后增生。

1. 前列腺萎缩 好发于外周带,镜下表现为间质硬化,腺上皮萎缩,胞质减少,核浓缩,核仁不明显,腺腔囊性扩张,基底细胞存在但可能不连续(图 11-8)。

2. 萎缩后增生 见于 2%~3% 活检组织中,可见于各区,但好发于外周区。

【诊断要点】①在前列腺小叶萎缩和间质硬化的背景下,有一个或几个萎缩的囊性扩张导管,萎缩小叶周边可见簇状增生的腺泡;②增生的腺上皮胞质中等量、腔缘有分泌小簇,细胞核增大,偶见大核仁;③腺泡基底细胞存在但是经常不连续。

【鉴别诊断】前列腺萎缩后增生要与高分化前

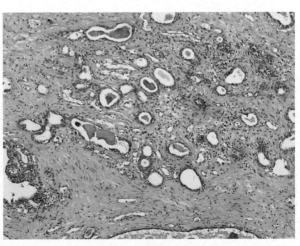

图 11-8 前列腺萎缩
前列腺腺腔呈囊性扩张,腺上皮萎缩。

列腺癌鉴别，萎缩后增生的腺泡不呈浸润性或融合性生长，有基底细胞[p63(+)、34βE12(+)]，腺上皮细胞呈良性，一般没有大核仁；而癌呈浸润性或融合性生长，没有基底细胞[p63(-)、34βE12(-)]，腺上皮有异型性。

（三）前列腺硬化性腺病

前列腺硬化性腺病（prostatic sclerosing adenosis）可在前列腺标本中偶然发现。镜下呈单灶或多灶性，每个病灶一般在2mm以内，增生的纤维-平滑肌间质中可见中等大小的小腺泡，细胞核无异型，无大核仁，腺泡周围有增厚的基底膜，颇似乳腺的硬化性腺病。有时在纤维性间质中小腺泡可扩张、腺上皮变扁，形态学类似腺瘤样瘤。当腺泡因间质增生而被挤压呈条索状、小簇状甚至单个细胞时，形态学需要与浸润性前列腺癌鉴别。前列腺硬化性腺病时，基底细胞存在但可能不明显，免疫组化S-100(+)可辅助诊断。

（四）前列腺尿道息肉

前列腺尿道息肉（prostatic urethral polyp）又称乳头状增生，大多见于成年男性的尿道前列腺部，血尿是最常见的症状。膀胱镜下，病变呈孤立性或广泛性散在的小乳头状，形成天鹅绒状被覆在膀胱黏膜表面。镜下乳头状结构为纤细的纤维血管轴心被覆前列腺腺泡上皮，腺上皮核小、呈圆形或卵圆形、无明显核仁、位于基底，胞质丰富、呈透明或弱嗜酸性、位于细胞顶端，免疫组化PSA(+)。少数情况下前列腺上皮内可混有残余的尿路上皮。

诊断本病时要警惕上皮下方是否伴有腺泡型的前列腺腺癌，同时要注意与膀胱或脐尿管高分化的乳头状腺癌鉴别。

（五）基底细胞增生

基底细胞增生（basal cell hypertrophy）好发于移行区，伴发于良性结节状增生。

【诊断要点】①腺泡基底细胞增生为两层以上，细胞较小、胞质较少、大小一致、核仁小、核分裂象罕见；②可为不完全性基底细胞增生，即基底细胞增生呈偏心性或围绕腺泡四周，腔面分泌上皮存在（图11-9）；③可为完全性基底细胞增生，即基底细胞增生呈实性或筛状、胞质常透亮、分泌上皮可消失；④基底细胞增生可累及少数腺泡或整个小叶，也可累及更大范围；⑤病变周围常为纤维组织增生或硬化。

【鉴别诊断】本病要注意与Gleason 3级筛状前列腺癌或筛状上皮内瘤变鉴别。基底细胞增生的细胞无异型、34βE12(+)；筛状癌的癌细胞可见异型性、核仁明显34βE12(-)；筛状上皮内瘤变仅少量细胞34βE12(+)、核仁增大。

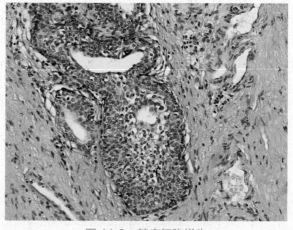

图11-9 基底细胞增生
前列腺基底细胞呈偏心性、实性增生。

（六）鳞状上皮化生

在梗死灶周围、炎症、去势或放疗后，前列腺腺泡和导管上皮化生为鳞状上皮，在腺泡或导管腔内可见鳞状细胞团。鳞状上皮化的细胞胞质透明或嗜酸，胞核皱缩深染，很少角化。

【鉴别诊断】鳞状上皮化生（squamous metaplasia）应与鳞状细胞癌或腺鳞癌鉴别。鳞状上皮化生无浸润性生长和细胞非典型性，而鳞状细胞癌浸润性生长，非典型性明显，一般不伴梗死灶。

三、前列腺肿瘤

（一）前列腺上皮内瘤变

前列腺上皮内瘤变（prostatic intraepithelial neoplasm，PIN）类似于宫颈上皮内瘤变（cervical intraepithelial neoplasia，CIN），分为低级别和高级别，低级别PIN本质是反应性或修复性不典型改变，与癌发生无关。高级别PIN（high grade prostatic intraepithelial neoplasm，HGPIN）可见于血清PSA升高的病例，常与癌伴发，是前列腺浸润癌的前驱病变。

【诊断要点】前列腺腺泡或导管被覆上皮细胞呈一致性增大和核质比增加，染色质不规则而染色过深、胞质透亮。核仁明显、呈紫红色，有一个或多个核仁。基底细胞存在，连续或不连续。检查细胞非典型性时，首先要观察靠近基底层的周边细胞,因为增生的分泌细胞有从周边向中央逐渐成熟的倾向(图 11-10)。

HGPIN 有 4 种结构形式,包括簇状型、微乳头型、筛状型和平坦型,偶尔还可出现上皮弧、罗马桥等形态。各种结构经常混合存在。①簇状型:复层分泌上皮呈簇状突入腺腔,可多达 5 层,内无间质。②微乳头型:细长的上皮性乳头长短不一、突入腺腔,有纤维血管轴心,但有时可能看不到。③筛状型:分泌上皮在腺腔内增生形成复杂的筛状结构,周边细胞到中心细胞有逐渐成熟的倾向,一般没有坏死。筛孔不规则,不像筛状癌那样圆整。④平坦型:分泌上皮仅 1~2 层,但细胞有非典型性,腔缘平坦。

免疫组化:34βE12 和 p63 可确定基底细胞的存在。CgA 和 Syn 的表达证实 HGPIN 中有灶性神经内分泌

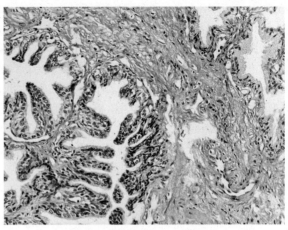

图 11-10　前列腺上皮内瘤变
前列腺上皮细胞增生,异型性明显。

细胞的存在。当 HGPIN 中 AMACR 呈强阳性时,后续前列腺活检中检测出癌的概率较高;而且,AMACR阳性的 HGPIN 通常邻近癌灶,这对确定下一次的活检部位有指导意义。

【鉴别诊断】

1. 前列腺筛状癌　筛状癌没有基底细胞[34βE12 阴性、p63 阴性],核异型性广泛,形态较一致,筛状结构可融合,也可包绕神经,筛状结构中可有灶性坏死。筛状型 HGPIN 基底细胞存在[34βE12 阳性、p63 阳性],分泌细胞有从周边向中央部成熟的倾向,一般没有坏死。

2. 导管型前列腺癌　导管型前列腺癌一般累及尿道前列腺部及精阜,而微乳头型及筛状型 HGPIN 一般累及前列腺外周带。导管癌细胞的多形性比 HGPIN 更明显,有明显的大核仁,核分裂多见。乳头状及筛状结构更广泛、更不规则,有纤维血管轴心。

3. 尿路上皮癌累及前列腺　尿路上皮癌胞质呈实性、中心部常有坏死,一般没有 HGPIN 中的簇状、筛状结构。癌细胞胞质嗜酸、较浓稠,形态学类似鳞状细胞癌,癌细胞非典型性明显,核分裂易见。尿路上皮癌中 PSA 阴性、34βE12 阳性,而 HGPIN 中 PSA 阳性、34βE12 部分阴性。

4. 前列腺结节状增生中的乳头状及筛状增生　无明显细胞非典型性和核增大。

5. 前列腺基底细胞增生　增生的基底细胞 34βE12 阳性、p63 阳性,HGPIN 仅基底细胞 34βE12 阳性、p63 阳性。基底细胞增生常发生于小型到中型腺泡,有时可伴黏液样间质,而 HGPIN 则常累及中型或大型腺泡。

(二) 前列腺腺癌

前列腺腺癌(prostatic adenocarcinoma)好发于老年人前列腺外周带,是前列腺最常见的恶性肿瘤。临床上常出现下尿路梗阻症状,肛门指诊可触及肿块,血清 PSA 常升高。

大体观,病变可单发或多发,切面呈灰白/灰黄色,无包膜,质硬。

【诊断要点】癌细胞可排列成腺泡状、筛状、乳头状或实性,腺体之间可发生融合。胞质可淡染或呈泡沫状,可轻度嗜碱、嗜酸或呈空泡状,也可呈颗粒状(图 11-11)。

腺泡腺癌基本的诊断标准包括浸润性生长、腺体结构异常、缺乏基底细胞和核非典型性。①浸润性生长包括浸润间质、平滑肌、神经周围、血管或淋巴管。②腺体结构异常是指腺体形态及大小不规则,腔内缘缺乏正常的乳头状结构,缺乏基底细胞,腺腔中可出现类晶体、酸性黏液或胶原小结。③核非典型性是指细胞核增大且不规则,核质比增高,染色质增粗、靠近核膜,有一个或多个明显的大核仁(图 11-11)。部分细胞核深染、结构模糊呈煤球状。应该注意的是,在同一种前列腺癌切片中,可以没有细胞核的非典型性或没有大核仁,此时要结合腺体结构和生长方式等综合分析。

前列腺癌具有高度异质性,大部分肿瘤惰性,仅有少数前列腺癌有高度侵袭性(10%~15%)。目前 WHO/国际泌尿病理学会评价其恶性度采用分级分组系统,该系统根据前列腺癌格利森评分系统(prostate cancer Gleason score system)总评分和疾病的危险度不同将前列腺癌分为 5 组,分别为分级分组 1 组(Gleason 评分 ≤ 6 分)、分级分组 2 组(Gleason 评分 3+4=7 分)、分级分组 3 组(Gleason 评分 4+3=7 分)、分级分组 4 组

（Gleason 评分 8 分）、分级分组 5 组（Gleason 评分 9 和 10 分）。

Gleason 分级：Gleason 分级是目前国内外应用最广泛的前列腺癌分级系统,能较好地预测患者的预后。根据腺体分化程度划分为 5 级,包括主要和次要两种生长方式,主要生长方式是指占优势的生长方式,次要生长方式是指不是主要成分,但至少占 5% 以上。Gleason 评分以两种评分相加,以此作为判断预后的标准。

（1）1 级：少见。境界清楚,由圆形癌性腺泡组成。腺泡形态均一,轮廓及腔面圆整,间距均匀,部分腺腔内可见类晶体或少量酸性黏液。癌细胞细胞膜清楚,胞质透亮或淡染,核及核仁中等大小。穿刺活检中一般不诊断为 1 级。

（2）2 级：缺乏明确境界,腺泡间距不等,其他与 1 级相似。

（3）3 级：最常见。肿瘤边缘不规则,腺泡可大、可小,可呈乳头状或筛状。腺泡大小不一,常相差 2 倍以上。腺泡间距常大于一个腺泡,彼此不融合（图 11-12）。

（4）4 级：腺泡融合,癌巢边缘不整齐,癌细胞可为嗜碱性的或胞质透亮的大细胞（图 11-13）。

（5）5 级：癌组织呈片状或实性细胞团,杂乱分布,边缘不整齐。形态学可像乳腺粉刺癌一样中心有坏死灶,也可为弥漫性小细胞或间变型癌,只有少量分散的腺腔。印戒细胞癌也包括在内（图 11-14）。

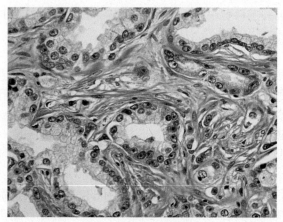

图 11-11　前列腺腺癌
癌细胞核质比增高、核仁明显。

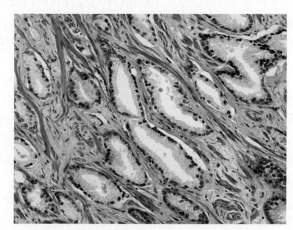

图 11-12　前列腺腺癌,Gleason 分级 3 级
癌细胞腺样排列,彼此不融合。

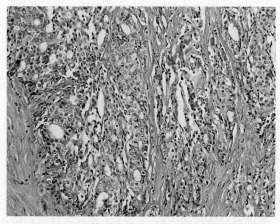

图 11-13　前列腺腺癌,Gleason 分级 4 级
癌细胞筛状排列。

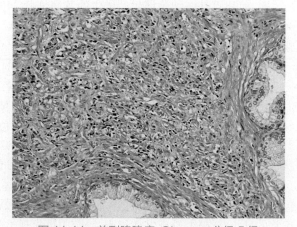

图 11-14　前列腺腺癌,Gleason 分级 5 级
癌细胞条索状排列。

组织学变异型：通常伴发于典型的腺泡腺癌中。当变异成分很少时,应根据普通腺癌成分进行 Gleason 分级。对于少数以变异型为主的病例,是否进行 Gleason 分级仍存在争议。

1. 萎缩型　本型癌细胞缺乏胞质,较少见,要注意与良性萎缩鉴别。两者的主要鉴别要点包括：①个别癌性萎缩性腺体可在良性腺体之间浸润性生长,而良性萎缩呈小叶状,可发生萎缩后增生（即中心是扩张的萎缩性腺体、周围是丛状的小腺体）。②良性萎缩可伴有纤维组织增

前列腺腺癌(图片)

生,而癌性腺体则无此表现。③萎缩型前列腺癌癌细胞有明显的非典型性,有的有巨大的嗜酸性核仁,而良性萎缩则无此表现。④邻近组织如果有典型的前列腺癌将有助于确定萎缩性腺体的性质。

2. 假增生型　腺体较大,紧密排列在一起,癌细胞向腺腔内呈乳头状突起,具有分支,细胞核有明显的非典型性。

3. 泡沫状腺体型　常与典型的前列腺癌并存。癌细胞胞质丰富、呈泡沫状,类似于黄色瘤细胞的胞质。细胞核圆形,小而深浓染。腺体密集排列,浸润性生长,腺腔内可见深粉染的分泌物。

4. 胶样及印戒细胞型　少见。胶样癌镜下为黏液性间质,周围是含杯状细胞的高柱状细胞,细胞核有不同程度的异型性,要注意与非前列腺源性的黏液性肿瘤鉴别。

5. 嗜酸细胞型　少见。癌细胞较大,胞质含嗜酸性颗粒。该型 Gleason 评分高。

6. 淋巴上皮瘤样型　癌细胞呈合胞体性,伴大量的淋巴细胞浸润。

7. 肉瘤样型(癌肉瘤)　罕见。由恶性上皮性成分和恶性间叶成分组成。腺性成分 Gleason 评分高低不等,间叶成分经常为增生的梭形细胞,也可为骨肉瘤、软骨肉瘤、横纹肌肉瘤、平滑肌肉瘤、脂肪肉瘤、血管肉瘤等。

免疫组化:癌组织表达 P504S 和 PSA,不表达基底细胞标记 34βE12 和 p63。

【鉴别诊断】高分化前列腺腺癌的鉴别如下。

1. HGPIN　大腺泡型及筛状癌应与 HGPIN 鉴别,HGPIN 表达基底细胞标记 34βE12 和 p63,而癌不表达基底细胞标记。

2. 含有透明细胞的前列腺癌与透明细胞良性病变　癌细胞核有异型性和大核仁,不表达基底细胞标记 34βE12 和 p63,良性病变则不然。

3. 小腺泡前列腺癌与非典型腺瘤样增生　非典型腺瘤样增生好发于结节状增生灶旁,与旁边的大腺泡有过渡,其上皮细胞没有明显的大核仁、基底细胞存在,腺腔内没有嗜碱性黏液,这些都与小腺泡前列腺癌不同。

4. 萎缩型前列腺癌与萎缩后增生　前者腺泡扩张、被覆上皮低矮、没有基底层,至少有部分肿瘤细胞核大、核仁明显,腺腔内可见蓝染黏液。这些特征均不见于后者。

5. 硬化性腺病　前者为排列不规则的小腺泡,常位于结节状增生灶旁,其基底层存在,有时可化生为表达 S-100 的肌上皮细胞,腺上皮无大核仁。

6. 筛状增生　增生的腺上皮胞质常透明、核小、核仁不明显,周边基底细胞存在,表达 34βE12 和 p63。

7. 基底细胞增生　增生的基底细胞无明显异型性,34βE12 和 p63 阳性。

8. 鳞状化生　可见于梗死灶周围,无异型性,可见细胞间桥。

9. 黄色瘤性前列腺炎　胞质呈泡沫状,CK 阴性,CD68 阳性。

10. 正常精囊、射精管　精囊上皮细胞胞质丰富,含有粗大的棕褐色色素颗粒,不表达 PSA。

11. 尿路上皮癌　缺乏腺样分化,核分裂和肿瘤坏死常见,PSA 和 PAP 阴性。

12. 尿路上皮增生　增生的尿路上皮呈卵圆形至梭形,与腺腔垂直,常有纵向的核沟和不明显的核仁,无明显异型性。

13. 直肠、膀胱、尿道球腺的转移癌　临床病史有助于鉴别,PSA 和 PAP 阴性。

14. 膀胱或胃的转移性印戒细胞癌　临床病史有助于帮助,PSA 和 PAP 阴性。

15. 印戒细胞样改变　见于间质细胞和淋巴细胞,最常见于经尿道前列腺切除术(transurethral resection of prostate,TURP)标本中,是由于透热疗法或损伤导致。

前列腺腺癌(病例)

（三）导管腺癌

导管腺癌(duct adenocarcinoma)常伴发于典型的腺泡型癌,呈乳头状或筛状型,乳头状结构通常分支复杂,筛状型中心常有坏死灶,如同粉刺癌。

前列腺导管腺癌
(图片)

（四）尿路上皮癌

尿路上皮癌(urothelial cell carcinoma)可以原发于前列腺导管,之后侵犯前列腺间质,更常见的是继发于前列腺尿道部或膀胱。

（五）鳞状细胞癌与腺鳞癌

鳞状细胞癌与腺鳞癌(squamous and adenosquamous carcinoma)少见,血清 PSA 可不升高。大多来自

尿道周围的前列腺导管,形态学与其他器官的同型肿瘤相同。腺泡成分 PSA 阳性,鳞状成分 PSA 不定,34βE12 可阳性。注意与侵及前列腺的膀胱鳞状细胞癌和腺泡鳞状化生鉴别。

(六)基底细胞癌

基底细胞癌(basal cell carcinoma)为低度恶性潜能的肿瘤,浸润性生长,可转移,血清 PSA 不升高。形态可呈囊性腺样或基底细胞样,前者与涎腺的同型肿瘤相似,后者周边细胞呈栅栏状排列。此型 34βE12(+)。

(七)神经内分泌癌

神经内分泌癌(neuroendocrine carcinoma)形态学范围从类癌样到小细胞癌,可伴发典型的腺泡型前列腺癌。癌细胞表达 CgA 和 Syn,要注意与淋巴瘤、促纤维组织增生性小圆细胞肿瘤和低分化癌相鉴别。

(八)前列腺间叶源性肿瘤

平滑肌肉瘤在成人的前列腺肉瘤中最为常见,平均大小 5cm,镜下见肿瘤细胞具有中度到重度非典型性,免疫组化特点同其他部位。肿瘤局部切除后,临床上常多次复发。横纹肌肉瘤可发生于幼儿至年轻成人。前列腺也可发生多种其他间叶源性肿瘤。

(张廷国)

第三节 阴 茎

一、尖锐湿疣

尖锐湿疣(condyloma acuminatum)一般由低危 HPV6 型和 HPV11 型感染引起,在阴茎的好发部位依次为龟头、包皮、尿道口和阴茎体。大体呈小斑片状、乳头状或菜花状。

【诊断要点】鳞状上皮乳头状增生,细胞轻度异型,内见挖空细胞,可出现角化亢进和角化不全,间质内可见炎细胞浸润。年龄较大、病变较久者可发生巨大尖锐湿疣,一般大于 5cm。

二、阴茎上皮内瘤变

阴茎上皮内瘤变(penile intraepithelial neoplasia)分为Ⅰ级、Ⅱ级、Ⅲ级。肉眼特征为孤立或多灶性的疹或斑片状病损,病变轻时可表现为白斑。形态学表现为细胞极性紊乱、核的非典型性和上皮成熟障碍,Ⅰ级异型细胞占上皮层的下 1/3,Ⅱ级占下 2/3,Ⅲ级占全层。

三、鳞状细胞癌

阴茎鳞状细胞癌(squamous cell carcinoma)有 3 种生长方式,分别为表浅浸润而水平生长、表浅浸润而垂直生长、深部浸润而多中心生长。肿瘤平均直径为 3~4cm,表面可以平坦或为溃疡或呈外生性,切面灰白、质脆。

【诊断要点】①以中分化癌最常见,高分化和低分化癌均少见。②肿瘤浸润间质,上皮基底界限不规则呈指状。浅表的肿瘤多为高分化癌,而浸润较深的多为低分化,低分化癌中可出现单个细胞坏死、粉刺样坏死及较多的核分裂。③深部浸润癌的部分区域可为梭形细胞、多形细胞、巨细胞、基底样细胞、透明细胞或棘层松解细胞。④肿瘤浸润固有膜或尿道海绵体时,既可以是单个细胞,也可以是小巢状、索条状或大片状的肿瘤细胞。

阴茎鳞状细胞癌变异型如下。

1. 湿疣样癌　肉眼见病变呈菜花样,镜下见鳞状上皮呈树枝状乳头瘤样增生伴表层的过度角化和角化不全,纤维血管轴心纤细,肿瘤细胞有轻 - 中度非典型性,可见挖空细胞。肿瘤可浸润深部,与间质的界面经常不规则。有些病例有 HPV16 型或 HPV6 型感染。

2. 乳头状癌　外生的肿物,灰白质硬。镜下见不规则的复杂性乳头,可有纤维血管轴心,分化高,伴过度角化。癌不规则浸润下方的间质。本型与 HPV 无关。

3. 疣状癌　呈外生性,灰白色。镜下见长短不一的乳头状病变,分化高,缺乏显著的细胞学非典型性、核分裂和浸润性生长,常伴棘皮症和过度角化。基底清楚,呈特征性的广基球根状浸润(图 11-15)。生长缓慢,可局部复发,但不转移。一般认为本型与 HPV 无关。

4. 基底样癌 肉眼表现为扁平或有溃疡的肿块,质硬。镜下见癌细胞呈巢状,常有粉刺样坏死。癌巢周围偶见栅栏状排列,中央可见突然发生的角化。癌细胞小,胞质少,核深染,核分裂活跃。肿瘤常浸润到相邻组织和腹股沟淋巴结,死亡率高。应注意与基底细胞癌鉴别,后者惰性,常位于阴茎表面,转移概率小。

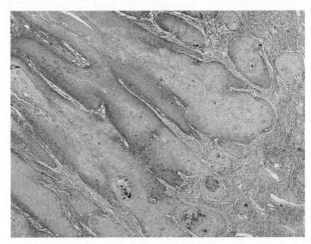

图 11-15 疣状癌
癌细胞呈乳头状排列,基底清楚,呈广基球根状。

(张廷国)

第十二章 女性生殖系统疾病

第一节 外 阴

一、尖锐湿疣

尖锐湿疣(condyloma acuminatum)是由人乳头瘤病毒(human papilloma virus,HPV)引起的皮肤和黏膜的增生性疾病,好发于外阴、阴道、宫颈和肛周。90%~95%的外阴尖锐湿疣是由非致癌性的HPV6、HPV11亚型所致,2020版《WHO女性生殖器官肿瘤分类》将之归入了"良性鳞状上皮病变",认为该类病变没有恶变潜能。但少数外阴和大多数宫颈尖锐湿疣是由致癌性HPV亚型感染所致,由于该类病变具有复发和进展为高级别病变的潜能,甚至病变旁边就合并有高级别鳞状上皮内瘤变,此时综合考虑将之归入"低级别鳞状上皮内病变"更为合适,需要纳入癌的防治计划。

因此,"尖锐湿疣"仅仅是一个形态学描述名词,其疾病性质和转归需要结合所感染的HPV亚型。外阴尖锐湿疣患者局部瘙痒,分泌物增多,肉眼见病变呈细乳头状、毛刷状突起,并呈多发性或片状融合。

【诊断要点】大体分型:①细颗粒型,表面粗糙呈细颗粒状;②斑块型,为稍隆起的扁平斑块或丘疹;③乳头或菜花型,呈鸡冠状或小而柔软、尖锐的突起。

镜下表现:①鳞状上皮呈外生或内翻性乳头状增生。②可有角化过度和角化不全,棘细胞层和旁基底细胞增生。③棘层内见挖空细胞(koilocytosis),位于棘层中上部,多群集,也可散在;细胞和胞核的体积大,有轻度异型,核型不规则,核深染,核膜凹凸不平;核周胞质空淡,有空晕(图12-1)。④真皮层血管扩张、上移,伴有数量不等的炎细胞浸润。

【鉴别诊断】①前庭乳头状瘤:是小阴唇鳞状上皮被覆黏膜发生的良性外生性鳞状上皮病变。目前认为是一种单纯的外阴前庭部位解剖学变异,与HPV感染无关。表皮呈颗粒状或小疣状增生,均匀一致;无角化不全;无挖空细胞;无细胞异型性。②寻常疣:疣状突起,颗粒层显著增厚,上皮脚常呈环抱状增生或假上皮瘤样增生;细胞核无异型,核内或胞质内可见包涵体;无挖空细胞。

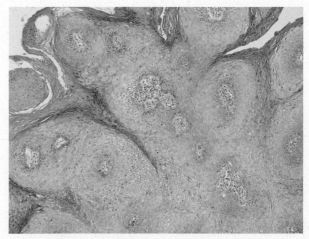

图 12-1 尖锐湿疣
鳞状上皮呈乳头状增生,增生棘层内见挖空细胞。

二、慢性单纯性苔藓

慢性单纯性苔藓(Lichen simplex chronicus)又名神经性皮炎,不是一种单独的疾病,而是多种皮肤慢性炎症、反复物理损伤导致局部皮肤增厚(苔藓化)的总称,以阴阜及大阴唇最为常见。患处见境界清晰的卵圆形、不规则或多角形丘疹形成的苔藓化斑块,干燥伴脱屑,皮肤增厚伴皮肤纹理加深,并可见抓痕,同时可能发生色素沉积或色素脱失。

【诊断要点】①表皮角化过度,可见灶性角化不全;②颗粒层及棘层增厚,真皮浅层慢性炎细胞浸润(图12-2);③有时伴有炎症;④表浅真皮乳头层可见纤维化改变,胶原带常有垂直排列的趋势。

【鉴别诊断】①慢性湿疹性皮炎:实际上与慢性单纯性苔藓是一个连续的疾病谱系。慢性单纯性苔藓与精神因素有关,而湿疹是由于过敏所致,表皮棘细胞层水肿,或角质层内出现均一红染物质都支持为湿疹。②银屑病:慢性单纯性苔藓具有显著但不规则的表皮棘层增厚,伴角化过度及颗粒层增生,通常中性粒细胞浸润较少,这些可与银屑病区别。

三、硬化性苔藓

临床所谓的"外阴白色病变"是一组以女性外阴皮肤黏膜变性、色素改变伴外阴瘙痒为主要特征的慢性疾病,多见于青春期前和绝经后。1987 年,国际外阴疾病研究协会(international society for the study of vulvar diseases,ISSVD)与国际妇科病理学家协会

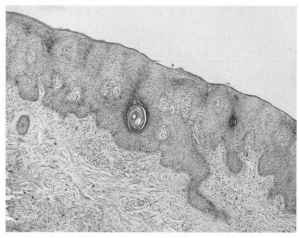

图 12-2　慢性单纯性苔藓
表皮颗粒层及棘层增厚,并伴有真皮浅层慢性炎细胞浸润。

(international society of gynecological pathologists,ISGyp)将"外阴白色病变"归属为皮肤和黏膜上皮内非肿瘤性病变,在组织学上分为外阴硬化苔藓型和鳞状上皮细胞增生型。

硬化性苔藓(lichen sclerosus,LS)是最常见的外阴白色病变,占外阴非肿瘤性上皮病变的 30%~40%。病因未明,约 21% 的硬化性苔藓患者伴自身免疫性疾病。LS 常发生在围绝经期和更年期妇女,也见于育龄期及儿童,好发于阴蒂、大阴唇内侧、小阴唇、舟状窝与会阴后联合,可波及肛周。患者主要症状为外阴瘙痒、烧灼感、性交痛、排尿困难等。外观为外阴皮肤硬化萎缩,小阴唇变小甚至消失,可与阴蒂粘连,大阴唇变薄,阴蒂萎缩而致包皮过长。其增生的上皮可以发生癌前病变[即分化型外阴上皮内瘤变(vulvar intraepithelial neoplasia,VIN),详见后文]或外阴鳞状细胞癌(详见后文)。

【诊断要点】①典型病变是境界清楚的白色斑片,发亮发硬,弹性减弱,可有皱缩、糜烂,偶见水疱、大疱及出血。②病变早期表皮有不同程度增厚,基底细胞有空泡样改变,带状 T 细胞为主的淋巴细胞浸润区,真皮乳头弹力消失、水肿伴不同程度的胶原增生。③病变中期表皮萎缩,角化过度,有时可见角化栓形成,颗粒层薄但完整,棘细胞层萎缩,基底细胞空泡变性消失,色素细胞减少消失,表皮钉突明显减少或完全消失。真皮乳头及真皮浅层可有水肿,血管及细胞成分均减少,真皮浅层弹力纤维被破坏,典型者呈增厚的均质化变性胶原带。其下方可见慢性炎细胞呈带状浸润,主要为淋巴细胞,其间夹杂组织细胞,偶可见浆细胞(图 12-3)。④病变晚期表皮萎缩及真皮硬化性改变可同中期,但慢性炎细胞浸润减少或消失。真皮深层附属器萎缩,胶原纤维玻璃样变,神经末梢肿胀,小动脉壁增厚,管腔变小甚至闭塞。

【鉴别诊断】①扁平苔藓,可见具有诊断价值的颗粒层楔形增厚、基底细胞液化变性和真皮浅层的淋巴细胞浸润带;而真皮乳头及浅层的水肿及胶原变性,弹力纤维的减少及淋巴细胞的浸润有助于诊断硬化性苔藓。②放射性改变,二者均具有真皮下硬化,但放射性改变的硬化带不规则,并不局限于真皮浅层,常可见具有一定核异型性的反应性成纤维细胞及较多的厚壁血管,此外临床病史很重要。

四、外阴鳞状上皮内病变

2014 版 WHO 根据病因、发病机制、形态和临床转归的不同,将外阴鳞状上皮前驱病变分为两类(表 12-1)。其中一类是由高危型 HPV 感染所致的外阴鳞状上皮内病变(squamous intraepithelial lesion,SIL),形态与宫颈 SIL 相同,可进一步分为低级别 SIL(low-grade SIL,LSIL)和高级别 SIL(high-grade SIL,HSIL)。但与宫颈不同的是,导致外阴 HSIL 的 HPV 亚型相对单一,主要集中在 HPV16、HPV18 和 HPV33 型。

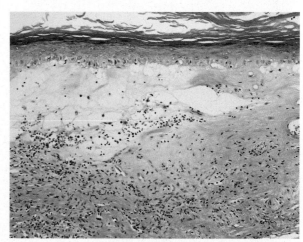

图 12-3　硬化性苔藓
表皮萎缩,真皮浅层见水肿胶原带,下方可见慢性炎细胞浸润。

常见于育龄期,20~35岁高发,表现为外阴瘙痒、疼痛,肉眼可见红斑、疣状斑块或色素较深的斑块。

表 12-1 2014 版 WHO 外阴鳞状上皮前驱病变的临床病理特点比较

特点	外阴 HSIL	分化型 VIN
2003 版 WHO 旧称	经典型 VIN,进一步被分为经典型 VIN Ⅱ级和经典型 VIN Ⅲ级	分化型 VIN
发生率	80%~90%	5%~10%,另有 3% 为 HSIL 和分化型 VIN 的混合型病变
病因	HPV 感染,70% 为 HPV16 型	不明
年龄	平均 40 岁	平均 67 岁
伴随病变	宫颈和阴道的 SIL	外阴的硬化性苔藓
肉眼	多灶,颜色各异的丘疹 / 疣状病变	单发、酷似炎症性皮病:早期病变薄而平整、皮肤光亮脱色;晚期皮肤增厚、病灶可见溃疡
组织学	典型,形态较易识别:33% 为基底样、50% 为湿疣样、17% 为上述二者的混合型 需要与乳腺外佩吉特病、尖锐湿疣和脂溢性角化病鉴别	不易识别,与鳞状上皮反应性增生具有交叉,常因此被漏诊
标记物	p53 野生型 p16 全层弥漫连续阳性 Ki-67 全层弥漫阳性	75% 有 p53 失活突变(基底层和副基底层细胞组化染色全或无) p16 阴性或镶嵌状局灶性阳性 Ki-67 阳性细胞主要在基底层和副基底层明显增高,但中表层细胞常无明显增高
进展	不到 10% 的病例会进展为外阴鳞状细胞癌(主要为基底样和湿疣样亚型,约占外阴鳞状细胞癌的 30%)	大于 90% 的病例会进展为外阴鳞状细胞癌(主要为高分化鳞状细胞癌,约占外阴鳞状细胞癌的 70%)

注:WHO,世界卫生组织;HSIL,高级别鳞状上皮内病变;HPV,人乳头瘤病毒;VIN,外阴上皮内瘤变;SIL,鳞状上皮内病变。

【诊断要点】外阴 SIL 与高危型 HPV 感染有关,常见分型为:①基底细胞样型(图 12-4);②湿疣样型(图 12-5);③湿疣 / 基底细胞样混合型。分级方式与宫颈 SIL 相似,按细胞成熟和分裂象的层面不同,进一步分为 LSIL 和 HSIL。

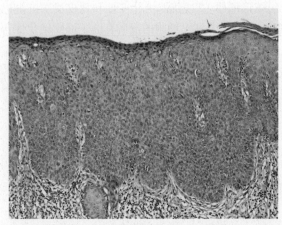

图 12-4 基底细胞样鳞状上皮内病变
异型基底样细胞增生占据上皮全层。

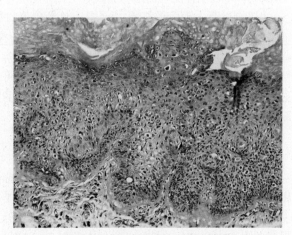

图 12-5 湿疣样鳞状上皮内病变
异型增生鳞状上皮呈乳头状增生。

【鉴别诊断】本病需与外阴鳞状上皮增生和外阴慢性感染性皮肤病相鉴别,这些病变缺乏非典型性,Ki-67 指数低表达,p16 阴性或镶嵌状阳性表达。

LSIL(CIN1 级或湿
疣)p16 染色(图片)

HSIL(CIN3 级)p16
染色(图片)

五、分化型外阴上皮内瘤变

【诊断要点】分化型外阴上皮内瘤变(differentiated-type vulvar intraepithelial neoplasia,dVIN)少见,细胞分化好,基底或基底旁细胞胞质丰富,可有角化不良,在上皮脚内可出现角化珠,细胞核大小均一,但染色质较粗或核仁明显(图 12-6)。

【鉴别诊断】本病易漏诊,易与外阴鳞状上皮炎症性病变混淆,在鳞状上皮的基底层和副基底层,可见 Ki-67 指数弥漫性增高、p53 具有突变型(全或无)表达方式,p16 阴性或镶嵌样表达。

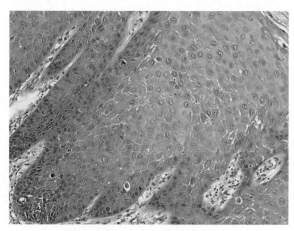

分化型 VIN Ki-67
染色(图片)

分化型 VIN p53 染
色(图片)

图 12-6　分化型外阴上皮内瘤变
鳞状上皮分化成熟,胞质嗜酸,胞核增大,核仁明显。

六、鳞状细胞癌

鳞状细胞癌(squamous cell carcinoma)是外阴最常见的恶性肿瘤,约占外阴恶性肿瘤的 95%。从病因上讲,外阴鳞状细胞癌不同于宫颈,约 70% 为非 HPV 依赖性,仅有 30% 是 HPV 依赖性,大致可以分为三种,并分别对应不同的前驱病变和组织学亚型(表 12-2)。本病常见于大阴唇,也可发生在小阴唇、会阴、阴阜及阴蒂。患者出现局部瘙痒或肿物,病灶呈溃疡或菜花状。病变多为单发,10% 为多发。

表 12-2　外阴鳞状细胞癌的临床病理特征

病因	前驱病变	组织学亚型
高危型 HPV 感染和吸烟	HSIL	基底细胞样和湿疣样
慢性外阴感染性疾病	硬化性苔藓、扁平苔藓和 dVIN	角化型鳞状细胞癌
绝大多数 HPV 阴性,偶见 HPV6 和 HPV11 型感染	不明	疣状癌

注:HPV,人乳头瘤病毒;HSIL,高级别鳞状上皮内病变;dVIN,分化型外阴上皮内瘤变。

【诊断要点】由不同分化特点的鳞状细胞构成的浸润性肿瘤。常见的组织学亚型如下。

基底细胞样型(basaloid type):由不成熟的基底细胞型鳞状细胞巢组成,胞质稀少。细胞巢中心可有细胞角化现象,但不形成角化珠。

湿疣样癌(warty/condylomatous carcinoma):表面呈疣状,癌细胞具有 HPV 感染的特点,即具有挖空细胞样形态。

角化型（keratinizing type）：以大小不等的鳞状细胞癌巢为特点，癌细胞间可见细胞间桥，癌巢中心有角化珠。

疣状癌（verrucous carcinoma）：占外阴癌的 1%～2%，多见于老年女性。表面角化亢进，呈疣状，下方呈杵状（bulbous pegs）推挤式浸润深部组织（图 12-7）。癌细胞的分化非常高、细胞异型性小，胞质丰富，核分裂象罕见，无挖空细胞。间质伴有明显的慢性炎细胞浸润。疣状癌表现为局部生长，很少发生淋巴结转移，5 年生存率为 80%。

【鉴别诊断】基底细胞癌，特别是基底细胞样鳞状细胞癌亚型需要与基底细胞癌进行鉴别。基底细胞癌的胞核大小染色一致，外周细胞呈栅栏状排列，癌巢周有裂隙。

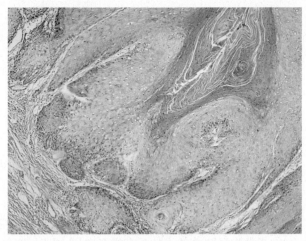

图 12-7 疣状癌
肿瘤呈疣状增生，并呈推挤式浸润深部组织。

七、佩吉特病

佩吉特病（Paget disease）是一种发生于鳞状上皮被覆皮肤或黏膜的原位腺癌，约占女性外阴肿瘤的 5%，常见于老年妇女，有瘙痒史，病程长，好发于大阴唇、会阴及肛周皮肤，但不侵犯阴道黏膜。病灶为境界清晰的糜烂状红斑，大小不一，略突出于皮肤表面，粗糙，可见浅溃疡形成，有时结痂及渗出，故又称癌性湿疹。

【诊断要点】基底层或全层有数目不等的佩吉特病细胞（图 12-8）。单个或小群分散在表皮层内，偶尔形成腺样结构，在基底层或表皮钉突的两边较多。

佩吉特病细胞形态有黏液样细胞、大汗腺癌样细胞、皮脂腺样细胞、混合细胞。表皮的基底膜完整。

佩吉特病细胞多呈 PAS 和黏液染色阳性，免疫组化染色 CK7、CAM5.2、CEA 和 EMA 阳性，而 CK5/6、S-100 和 ER、PR 阴性。

免疫表型显示可能有两种形式的佩吉特病：①表皮内汗腺导管开口处干细胞或异位的 Bartholin 腺细胞，是具有汗腺分化特点的表皮内原位腺癌，瘤细胞表达 CK7 和 GCDFP-15，约占 90%；② CK20 阳

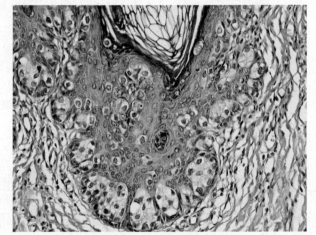

图 12-8 佩吉特病
表皮内见胞质丰富的佩吉特病细胞。

性，提示附近非皮肤来源的癌（如肠癌、尿路上皮癌）在外阴皮肤的佩吉样播散，约占 10%。

【鉴别诊断】黑色素瘤的肿瘤细胞常可见色素，免疫组化染色 S-100、HMB-45、Malan-A 阳性，而 AE1/AE3、CEA、EMA、CK7 阴性；佩吉特病肿瘤细胞黏液染色（AB 或 PAS）阳性。

八、恶性黑色素瘤

外阴恶性黑色素瘤（malignant melanoma）约占全身各部黑色素瘤的 3%，多见于绝经后妇女，偶尔可见于年轻人，甚至儿童。一般为富于色素的病变，呈棕色、黑色、蓝色或红色，平坦、息肉样、结节状或蕈状，边缘不规则。27% 患者为无色素性。

【诊断要点】①有三种组织学类型，分别为表浅扩散型、结节型和黏膜/肢端雀斑样型。②肿瘤细胞呈上皮样、梭形、树枝状、痣样或多种类型细胞混合构成，有重度细胞非典型性（图 12-9）。③瘤细胞呈簇状、片块状或假腺样伸入真皮内，可见脉管和神经浸润。④肿瘤细胞中黑色素的含量不等，也可不含色素。黑色素

显示 Fontana 和 Dopa 染色阳性。⑤免疫组化:S-100、HMB-45、Melan-A 阳性。

【鉴别诊断】①黑色素细胞痣,黑色素瘤具有病变不对称型,细胞分化不成熟,瘤细胞呈多形性,病变深部核分裂象,以及肿瘤组织内淋巴细胞浸润等特点;②低分化梭形细胞鳞状细胞癌,Pan-CK 和 EMA 阳性,而 S-100、HMB-45、Melan-A 阴性;③平滑肌肉瘤、隆突性皮肤纤维肉瘤、间变性淋巴瘤等肉瘤,免疫组化染色有助于鉴别诊断。

九、纤维上皮性息肉

纤维上皮性息肉(fibroepithelial polyp)好发于中年妇女的外阴、阴道及宫颈,直径小于 5cm,为有蒂的息肉样赘生物或无蒂的乳头状突起。

【诊断要点】①息肉样病变,表面被覆鳞状上皮,细胞无异型,具有明显纤维血管间质(图 12-10)。②间质中可含怪异的间质细胞,孕期间质细胞数目可显著增加或发生多形性变,核分裂象多(>10 个 /10HPF),甚至出现非典型核分裂象等,但无不良生物学行为。

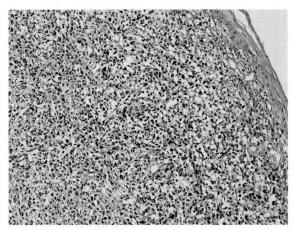

图 12-9　恶性黑色素瘤
表皮下见大量异型增生的肿瘤细胞,含有色素。

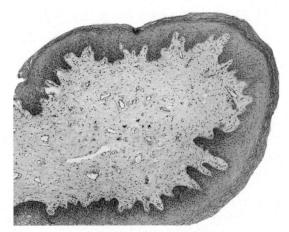

图 12-10　纤维上皮息肉
息肉样外观,表面覆盖鳞状上皮,间质为疏松结缔组织。

【鉴别诊断】本病需与血管肌成纤维细胞瘤、深部血管黏液瘤鉴别,见表 12-3。另外本病还需与胚胎性横纹肌肉瘤鉴别,后者多发生于青少年,上皮下见生发层,肿瘤由不同发育阶段的横纹肌母细胞组成,可见横纹,免疫组化 desmin、myogenin、MyoD1 等阳性。

表 12-3　外阴常见间叶性肿瘤的鉴别要点

鉴别要点	纤维上皮性息肉	血管肌成纤维细胞瘤	深部血管黏液瘤
发病年龄		均见于生育年龄	
部位 / 轮廓	有蒂息肉样	真皮或皮下	深在
大小	不等	<5cm	不等
边界	与正常组织交汇	界清	界限不清
细胞丰富度	不等	丰富与稀疏区交替存在	稀少
血管	不等,通常大而厚壁位于中央	多量毛细血管	大中口径,厚壁,红细胞外溢,周围黏液束状胶原沉积
分裂象	不等	低	罕见
desmin	阴性	阳性	阳性
临床病程	良性,罕见复发(如妊娠)	良性,不复发	30% 局部复发,部分呈破坏性

233

十、血管肌成纤维细胞瘤

血管肌成纤维细胞瘤（angiomyofibroblastoma）见于育龄期女性，位于皮下，边界清楚，生长缓慢，常小于5cm。

【诊断要点】①肿瘤外有纤维性假包膜。②含有交替分布的细胞丰富区和稀少区，间质内含有小到中等大小的薄壁血管（图 12-11）。③富于细胞区见肥胖的圆形或梭形肿瘤细胞围绕血管排列成束状或巢状；细胞稀少区水肿明显。④肿瘤细胞胞质中等量，嗜酸性，核染色质细腻，核仁不明显，核分裂象少见。⑤肿瘤细胞desmin 阳性，偶可表达 CD34、S-100、ER 和 PR，大部分情况下 actin 染色阴性。局部切除可以治愈。

【鉴别诊断】本病需与纤维上皮性息肉和深部血管黏液瘤鉴别，见表 12-3。

十一、深部血管黏液瘤

深部血管黏液瘤（deep angiomyxoma）好发于年轻妇女，常见于大阴唇，体积较大，长径常大于 10cm，生长较快。

【诊断要点】①肿瘤呈分叶状，切面灰红，质韧或为胶冻状，边界不清。②肿瘤细胞成分稀少，稀疏地分布于黏液基质中（图 12-12）。③瘤细胞小而一致，梭形或星形，胞质边界不清，弱嗜酸性，细胞核无异型，可见多核细胞。④间质含有数量不等的中到大的厚壁血管，血管壁可发生透明变性，常可见红细胞外溢。⑤肿瘤细胞 actin 和 desmin 阳性，S-100 阴性。

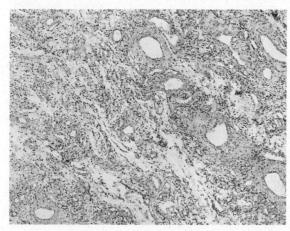

图 12-11　血管肌成纤维细胞瘤
细胞丰富区和稀少区交替分布，间质内含小到中等大小的血管。

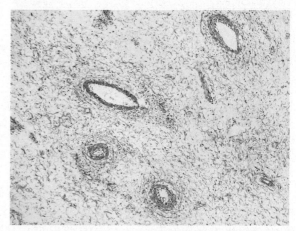

图 12-12　深部血管黏液瘤
黏液样基质间有中等大小的厚壁血管，血管壁灶性透明变性。

【鉴别诊断】本病需与纤维上皮性息肉和血管肌成纤维细胞瘤鉴别，见表 12-3。

（刘从容）

第二节　阴　道

一、阴道腺病

正常阴道无腺体，阴道壁如果出现腺体组织则称为阴道腺病（vaginal adenosis）。本病与以下几个因素有关：①患者的母亲在孕期接触己烯雌酚或氟尿嘧啶；②处女膜闭锁；③生殖器官发育不全，低雌激素水平；④理化因素导致阴道正常鳞状上皮被损伤后，被柱状上皮所替代。一般无症状，少数患者可有黏液性分泌物增多或出血。病变最多见于阴道上 1/3（前壁比后壁更易受累），其次为中 1/3，最少见于下 1/3。

【诊断要点】①镜下见阴道固有膜内有腺体存在，甚至取代部分表层鳞状上皮（图 12-13）；②腺体多数有不同程度的鳞状上皮化生，甚至会完全取代腺上皮，仅留下细胞团之间的黏液湖或细胞内的黏液滴；③可以有乳头形成(乳头状腺病)、微腺型增生、肠上皮化生等;④腺体周围或鳞状上皮下常有淋巴细胞和浆细胞浸润。

【鉴别诊断】①中肾管残留:一般位于阴道侧壁,位置较深,常为成群小管,内衬单层立方上皮,管腔内有PAS阳性的非黏液性物质,小管周围是疏松血管间质;②子宫内膜异位:病灶通常位于阴道壁深处,主要鉴别要点是该病腺体周围有子宫内膜间质,常伴出血;③鳞状细胞癌:细胞异型性大,癌巢周边呈不规则浸润性生长;④转移性腺癌。

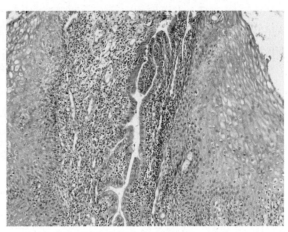

图 12-13 阴道腺病
阴道壁固有膜内可见腺体存在。

二、子宫内膜异位症

子宫内膜异位症(endometriosis)发生于阴道的不多,在盆腔子宫内膜异位中所占比例低于10%。阴道子宫内膜异位有三种发展模式:①黏膜下孤立的子宫内膜腺体,伴数量不等的间质;②位置较深的子宫内膜腺体形成小灶或扩张为囊肿;③含有大量子宫内膜组织的增生性病变,这种病变被称为"息肉样子宫内膜异位"。

【诊断要点】阴道黏膜下、肌壁内可见子宫内膜腺体及伴数量不等的间质。

【鉴别诊断】①中肾管残留:一般位于阴道侧壁,位置较深,常为成群小管,内衬单层立方上皮,管腔内有PAS阳性的非黏液性物质,小管周围是疏松血管间质;②阴道腺病:阴道固有膜内有宫颈管内膜腺上皮或输卵管子宫内膜腺上皮,可伴有不同程度的鳞状上皮化生;③腺肉瘤或癌肉瘤:前者具有恶性间质,而后者腺上皮及间质均有恶性特征。

三、鳞状细胞癌

阴道鳞状细胞癌(squamous cell carcinoma)的发病率较宫颈低得多,平均发病年龄为60岁。从病因上讲,50岁以下的阴道鳞状细胞癌患者与HPV感染密切相关。非HPV感染相关的阴道鳞状细胞癌多见于阴道下段,与外阴鳞状细胞癌相似。75%的患者常见的临床症状为无痛性阴道流血或分泌物恶臭,有时会有泌尿道症状或性交后出血。大体上,阴道鳞状细胞癌可呈溃疡状(约半数)、外生性(约1/3)、环形或缩窄型,肉眼见病变大小可从无病变到直径大于10cm,可为息肉样、带蒂、质硬、有溃疡或呈伞状,并可见于阴道任何部位。

【诊断要点】组织学类型与其他部位的鳞状细胞癌相同,分为角化型、非角化型、基底细胞样、疣状、湿疣状等亚型,多数为非角化型。注意区分疣状鳞状细胞癌和湿疣样鳞状细胞癌:与外阴同名肿瘤相似,二者均可呈乳头状生长,但前者基底部呈推进性、棘层增厚、上皮脚杵状,细胞异型性小(图12-14),而后者细胞异型性大,可见挖空细胞(图12-15)。

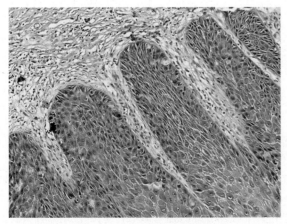

图 12-14 疣状鳞状细胞癌
肿瘤细胞异型性小,上皮脚呈杵状向真皮层推进。

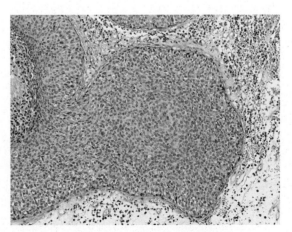

图 12-15 湿疣状鳞状细胞癌
肿瘤细胞异型性大,可见挖空细胞。

【鉴别诊断】①原发的宫颈癌或外阴癌：原发的阴道鳞状细胞癌发病率非常低，且与宫颈癌和外阴有相似的发病机制。因此，诊断阴道原发鳞状细胞癌的前提是至少在过去 10 年内无浸润性宫颈鳞状细胞癌或外阴鳞状细胞癌的病史。②低分化鳞状细胞癌还需与腺癌或肉瘤等鉴别。

四、葡萄状肉瘤

葡萄状肉瘤（sarcoma botryoides）是婴幼儿最常见的阴道肿瘤，是胚胎性横纹肌肉瘤的一种亚型，由横纹肌母细胞组成，起源于固有膜内的间叶组织。本病好发于 5 岁以下，最常见的症状为阴道出血，如果瘤体较大，可导致阴道扩张并脱出于阴道口外，呈红色质嫩息肉样肿物。其表面被覆完整黏膜上皮，切面呈水肿样，浅灰色至褐色。

【诊断要点】多数肿瘤呈疏松黏液样间质。肿瘤细胞聚集于黏膜上皮下，形成"生发层"（图 12-16A）。肿瘤的其他成分可以含有数量不等的星状细胞，或具有嗜酸性胞质的细长细胞，有些细胞质内可见横纹或纵纹（图 12-16B）。免疫组化 myogenin、desmin 有助于诊断。女性生殖道的横纹肌肉瘤在发生部位 - 年龄 - 分化程度、预后等特点上呈现出以下规律：阴道 - 婴幼儿 - 胚胎型，预后好；宫颈 - 儿童 / 青少年 - 胚胎 / 成人型，预后稍差；宫体 - 绝经后女性 - 成人型，预后差。

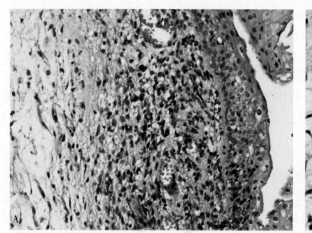
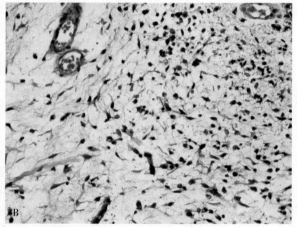

图 12-16　葡萄状肉瘤
A. 肿瘤细胞聚集于黏膜上皮下，形成"生发层"；B. 真皮深层及皮下组织的黏液样背景中，
可见星状及胞质嗜酸性的细长的肿瘤细胞。

【鉴别诊断】①纤维上皮性息肉：当葡萄状肉瘤的生发层仅局灶分布或缺乏时，易误诊为良性纤维上皮性息肉，可以借助免疫组化 desmin、myoglobin、myogenin、MyoD1 等鉴别；②与神经母细胞瘤、外周原始神经外胚层肿瘤等鉴别。

（刘从容）

第三节　宫　颈

一、尖锐湿疣

尖锐湿疣（condyloma acuminatum）是 HPV 感染宫颈鳞状上皮细胞后通常形成的特殊形态学改变。与外阴的尖锐湿疣多与低危型 HPV6、HPV11 感染有关不同，90% 以上宫颈的 HPV 感染都是高危型，所以即使形态学呈现的是尖锐湿疣，也需要纳入 LSIL 的范畴进行宫颈癌筛查，而不能简单看作非致癌型 HPV 感染而忽略。病变一般呈外生性、无蒂的突起，体积巨大的可形成菜花样肿物，可被误诊为癌。病变通常多发。

【诊断要点】①鳞状上皮呈明显的乳头状增生，每个乳头中心都有纤维血管轴心（图 12-17）；②乳头表面鳞状上皮中可见挖空细胞。

【鉴别诊断】尖锐湿疣需与湿疣样鳞癌及乳头状鳞状细胞癌等鉴别,间质浸润是鉴别的金标准。前者在活检很难鉴别,往往大块活检或锥切标本才能确诊,因此需要密切结合临床。后者虽然在组织学上具有大量乳头,但细胞学是典型 HSIL,所以一般不难鉴别。

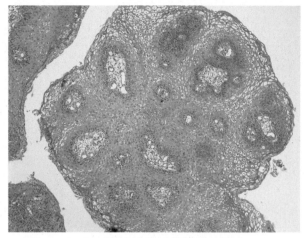

图 12-17　尖锐湿疣

鳞状上皮呈乳头瘤样增生,棘层不规则增厚,表层可见挖空细胞,胞质透亮,核大、深染且核型不规则。

二、宫颈鳞状上皮内病变和微小浸润性鳞状细胞癌

2020 年版《WHO 女性生殖器官肿瘤分类》中使用两级分类法将宫颈鳞状上皮内病变分为低级别鳞状上皮内病变(low-grade squamous intraepithelial lesion,LSIL)和高级别鳞状上皮内病变(high-grade squamous intraepithelial lesion,HSIL)。LSIL 指鳞状上皮内病变在临床表现和形态学上均显示 HPV 感染,同时伴有或未来发展为癌的风险较低。LSIL 包含原有的宫颈上皮内瘤变(cervical intraepithelial neoplasia,CIN)1 级和湿疣病变。HSIL 指如果不进行治疗,具有进展为癌的显著危险性,涵盖了原有的 CIN 2 级、CIN 3 级和原位鳞状细胞癌。虽然两级分类法被认为更具实用性和可重复性,但针对希望生育的年轻女性,区分 HSIL 的 CIN 2 级和 CIN 3 级对治疗方式的选择仍具有必要性。

宫颈微小浸润癌(microinvasive cervical cancer,MIC)是指处于最早期的浸润性宫颈鳞状细胞癌,其转移概率小,预后好,治疗上也可采用较为保守的措施。

【诊断要点】LSIL(CIN 1 级和湿疣)指基底层 / 副基底层样细胞的不同程度增生,并出现核分裂象,但增生细胞和分裂象均局限于鳞状上皮的下 1/3 层,且很少出现病理性核分裂。在鳞状上皮的上 2/3~3/4 层,虽然细胞开始出现分化、可见胞质,但细胞核增大导致核质比增大。此外,可见核浓染、核膜不规则和界限清楚核周空晕的挖空细胞(koilocyte)。挖空细胞最常见于鳞状上皮的上 1/3 层(图 12-18)。并非所有的 LSIL 均可见挖空细胞,有时仅见双核和多核细胞。表层细胞常见角化不全和角化过度。需要强调的是所有 SIL 病变的全层鳞状上皮均具有组织学形态的异常;但 LSIL 的下 1/3 层是以基底细胞 / 副基底细胞增生、分裂象增多为主要变化,中表层则是以挖空细胞作为主要表现。

从遗传学上讲,LSIL 应该是 DNA 稳定的二倍体或多倍体。因此,当鳞状上皮下 1/3 层出现高度异型的单个细胞和病理性核分裂时(提示 DNA 出现了不稳定性和 DNA 非整倍体的发生),该类病变应归入 HSIL。

与 LSIL 相比,HSIL 在鳞状上皮层的中 1/3 层(CIN 2 级)(图 12-19)和上 1/3 层(CIN 3 级)(图 12-20)胞质分化减少,分裂象增多,不再仅仅局限于下 1/3 层,而是常出现于中表层,并常见病理性核分裂象。

SIL 病变累及腺体:LSIL 和 HSIL 都可以累及腺体,病变级别越高,累及腺体的频率和数量会相应增加(图 12-21)。

宫颈微小浸润鳞状细胞癌是指肿瘤细胞突破基底膜并出现早期的间质浸润。镜下常见的浸润方式包括出芽状浸润(图 12-22)、迷芽状浸润(图 12-23)和融合性浸润。出芽状浸润是可以辨认的最早期的浸润癌,表现为从 HSIL 基底部发出的芽状癌细胞巢,突破基底膜,浸润间质。迷芽状浸润是指癌细胞巢脱离基底膜散在分布于间质中,随着病变进一步发展,浸

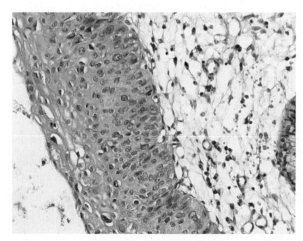

图 12-18　低级别鳞状上皮内病变[宫颈上皮内瘤变(CIN)1 级或湿疣]

鳞状上皮下 1/3 层的基底细胞 / 副基底细胞增生、细胞增多。中表层细胞可见胞质分化,细胞核轻度增大、核浆比轻度增高、极向轻度紊乱。中表层可见挖空细胞。

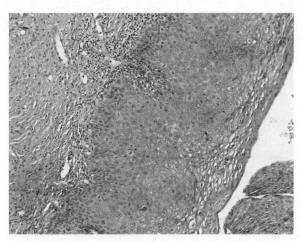

图 12-19　高级别鳞状上皮内病变 [宫颈上皮内瘤变
(CIN) 2 级]

鳞状上皮中 1/3 层胞质分化减少，但仍可见胞质分化。细胞核的异型性比 LSIL 更为明显，可见粗块状染色质、极向紊乱。分裂象增多、出现于中表层，可见病理性核分裂象。

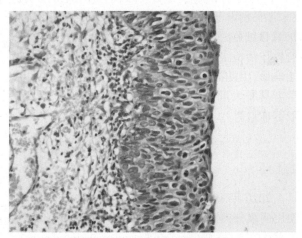

图 12-20　高级别鳞状上皮内病变 [宫颈上皮内瘤变
(CIN) 3 级]

鳞状上皮全层胞质分化均不明显、细胞密度较 CIN 2 级更大。细胞核的异型性大，可见粗块状染色质、极向紊乱。分裂象增多，出现于中表层，可见病理性核分裂象。

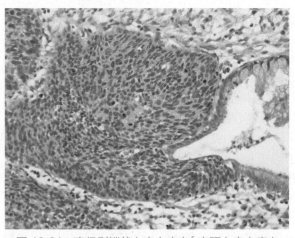

图 12-21　高级别鳞状上皮内病变 [宫颈上皮内瘤变
(CIN) 3 级] 累及腺体

中心部位可见宫颈腺体受累及、局灶区还可见残留的黏液柱状上皮。

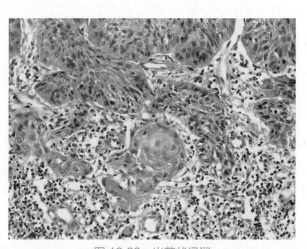

图 12-22　出芽状浸润

小团肿瘤细胞突破基底膜，呈芽状分支状浸润。

润灶增大、变宽，逐渐形成融合性浸润。在测量浸润深度时，需要从距离浸润灶最近的（表面被覆上皮或累腺病灶的）基底膜开始测量。

2018 版 FIGO 宫颈癌分期已经取消了对微小浸润灶水平延展宽度测量的要求，这是因为由于浸润灶通常存在于多个蜡块，浸润宽度很难在临床实践中获得准确的测量。浸润深度 $\leq 3mm$ 为 $1A_1$ 期浸润性鳞状细胞癌，浸润深度 $3 \sim \leq 5mm$ 为 $1A_2$ 期浸润性鳞状细胞癌。

【鉴别诊断】HSIL 需与反应性鳞状上皮增生、基底细胞增生、不成熟鳞状化生和鳞状上皮萎缩等鉴别。总体来说，HSIL 病变中细胞异型性较明显，核染色质粗糙，核分裂象易见；其他良性病变中细胞形态

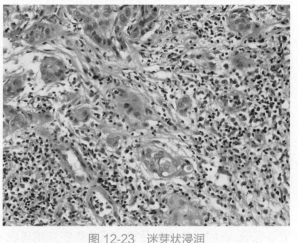

图 12-23　迷芽状浸润

微小浸润性癌灶脱离基底膜，似 "水滴" 样散布于周围间质中。

和极向正常,细胞核无明显异型性,核分裂象少。p16 和 Ki-67 是最常用的免疫组化辅助诊断指标,HSIL 中,p16 呈现弥漫连续的(对于染色的强弱没有要求)细胞核及胞质阳性,Ki-67 指数也明显增高。但需要特别强调的是,约 1/3 的 LSIL 会出现基底层/副基底层的 p16 弥漫连续阳性。因此,p16 组化的使用必须在组织学正确辨识的基础上。如果 HE 形态为典型的 LSIL,即使 p16 出现弥漫连续的阳性染色,也不能更改 LSIL 的诊断。

宫颈微小浸润癌在形态上也易与其他形态特征混淆,如鳞化上皮被正切、活检造成良性上皮移位、重度炎症造成上皮间质界限模糊和烧灼或挤压假象等。与 HSIL 累及腺体相比,微小浸润鳞状细胞癌病灶的基底膜消失,细胞出现反常成熟(胞质突然变得丰富、嗜伊红增强、细胞密度降低),周围间质呈水肿黏液样,可见促结缔组织增生性反应,常可见裂隙。

三、浸润性鳞状细胞癌

宫颈浸润性鳞状细胞癌(invasive squamous cell carcinoma)由具恶性特征的鳞状上皮细胞突破基底膜向间质生长而形成,多见于中老年妇女,平均年龄约 40 岁以上。

【诊断要点】①大体特征:外生型,呈"菜花状""乳头状"或"息肉状"肿块;溃疡型,组织坏死脱落而形成凹陷性溃疡或火山口样空洞;内生型,宫颈肥大或增粗如桶状,不形成明显结节状突起,主要表现为癌广泛浸润宫颈管壁。②组织学分型见表 12-4。

表 12-4 宫颈浸润性鳞状细胞癌的组织学亚型病理特征

亚型	特征
非角化型鳞状细胞癌(non-keratinizing squamous cell carcinoma)	多角形的鳞状上皮呈巢、片状生长,可见细胞间桥,但无角化珠形成。细胞丰富、核多形性、分裂象多见。核大且分布不均,染色质呈粗块状,核仁易见,且不规则并常为多个(图 12-24A)。当肿瘤细胞体积小、核质比更高、核仁不突出时,容易与高级别神经内分泌癌的小细胞癌亚型相混淆(图 12-24B),免疫组化可帮助鉴别
角化型鳞状细胞癌(keratinizing squamous cell carcinoma)	伴有明确角化珠(不管具体数量)形成的鳞状细胞癌,核大、染色质为粗块状,核污秽,常缺乏非角化型鳞状细胞癌突出的核仁(图 12-25)
基底细胞样鳞状细胞癌(basaloid squamous cell carcinoma)	由巢状不成熟的基底细胞样鳞状细胞构成,形态相似于 HSIL(CIN 3 级)。偶见单个细胞角化,但无角化珠。核可为多形性,核分裂象高,常见地图样坏死(图 12-26)。具有侵袭,且高度恶性
疣状癌(verrucous carcinoma)	详见本章相关内容
湿疣状癌(warty carcinoma)	详见本章相关内容
淋巴上皮(瘤样)癌(lymphoepithelioma-like carcinoma)	细胞形态(图 12-27)类似鼻咽部的淋巴上皮癌:未分化的肿瘤细胞一致、泡状核、核仁突出、胞质中等量略嗜酸性,巢周间质有大量炎症细胞浸润。最新研究显示,本型几乎均与高危型 HPV 感染有关,p16 弥漫阳性,与 EBV 的相关性缺乏确凿证据
鳞状(上皮)移行细胞癌(squamotransitional cell carcinoma)	特征性乳头状结构,被覆类似 HSIL 的肿瘤细胞,具有类似尿路上皮癌的组织学特征,但肿瘤细胞[CK7(+)/CK12(-)]并不具有尿路上皮的分化特点

注:HSIL,高级别鳞状上皮内病变;CIN,宫颈上皮内瘤变;HPV,人乳头瘤病毒;EBV,EB 病毒。

【鉴别诊断】①高级别鳞状上皮内病变;②低分化腺癌;③恶性黑色素瘤;④不成熟鳞化。

四、原位腺癌

原位腺癌(adenocarcinoma in situ,AIS)定义为正常位置上的宫颈腺体部分或完全被恶性上皮细胞所替代。宫颈 AIS 可以发生在宫颈任何部位的腺上皮,包括黏膜表层和深在的隐窝腺体,2/3 以上的病例发生在宫颈的移行带。

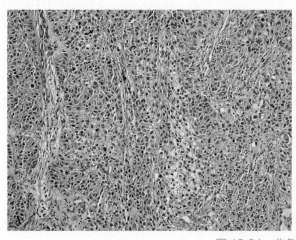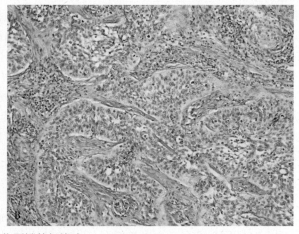

图 12-24 非角化型鳞状细胞癌

A.肿瘤细胞呈巢状分布,细胞多角形,核异型性明显,无角化珠形成;B.肿瘤由较一致的
基底样细胞构成,呈短梭形及卵圆形,胞质少,核深染,分裂象多见。

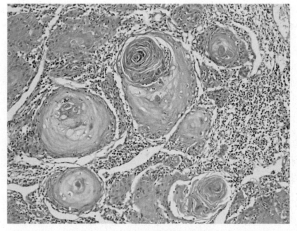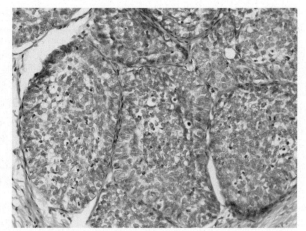

图 12-25 角化型鳞状细胞癌

肿瘤细胞胞质丰富、嗜酸,胞核具异型性,可见角化珠形成。

图 12-26 基底细胞样鳞状细胞癌

癌巢周边呈栅栏状排列,巢内可见假腺样结构。

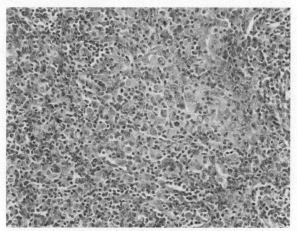

图 12-27 淋巴上皮瘤样癌

肿瘤细胞间见丰富的淋巴细胞浸润。

【诊断要点】①组织学特征：腺体结构保存，但腺上皮细胞具有重度异型性，细胞核增大，染色质增粗，出现单个或多个核仁，核分裂活性增加并且细胞核出现不同程度的复层，偶见细胞凋亡。受累上皮细胞胞质中的黏液减少，有时腺腔内可出现个别乳头状结构，在上述各项组织学改变中，核分裂象的出现至关重要（图 12-28）。②组织学亚型：宫颈内膜型 AIS、子宫内膜样型 AIS、肠型 AIS。③免疫组化：腺上皮阳性表达 p16、CEA，Ki-67 指数明显增高。

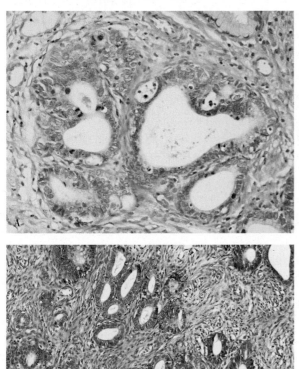
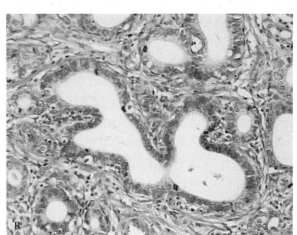
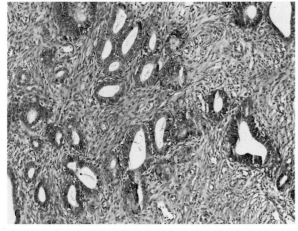

图 12-28　宫颈原位腺癌

腺体保留正常结构，但腺上皮排列成复层，细胞核具有重度异型性，染色质增粗，核分裂象易见，其中尚可见正常宫颈腺体（A~C）。

【鉴别诊断】AIS 与宫颈腺上皮输卵管 / 纤毛细胞化生鉴别：输卵管 / 纤毛细胞化生的细胞核无异型性，罕见核分裂象及细胞凋亡小体有助于两者的区分，但化生细胞 p16 染色可斑驳阳性，加染 Bcl-2（输卵管上皮化生阳性）有助于鉴别。

AIS 与子宫内膜异位鉴别：病灶通常由类似于增生期的腺体与子宫内膜样间质组成，腺上皮偶尔可以呈分泌期改变，虽部分病例可以找到核分裂象，但细胞形态温和。

AIS 与宫颈腺上皮 A-S 反应鉴别：宫颈 A-S 反应约占妊娠期子宫标本的 9%，一般仅见于一个或数个腺体。镜下形态与子宫内膜 A-S 反应相似。

AIS 与放疗引起的腺上皮非典型性改变鉴别：放疗后腺上皮出现的改变与鳞状细胞相似，包括细胞增大，核大且极向消失，染色质模糊，胞质嗜酸性，并可见空泡。放疗反应的细胞虽然增大，但核质比增加不明显，一般看不到核分裂象，并缺少复杂的腺体结构，患者有明确的宫颈放疗史。

AIS 与早期浸润性腺癌的鉴别：两者的鉴别有时相当困难，AIS 病变腺体局限在正常腺体的深处，尽管灶性偶可有乳头或筛状结构，但大部分腺体基本维持正常结构，而早期浸润性腺癌则往往出现明显的腺体不完整、腺上皮出芽、广泛的筛状结构、乳头及腺体融合，可见纤维黏液样间质等。

宫颈腺 - 神经内分泌癌（病例）

五、宫颈息肉

宫颈息肉（cervical polyp）是宫颈的常见病变，为宫颈管组织局部增生形成的赘生物。大多数由炎症长期刺激引起，多数患者无自觉症状，少数患者可表现为阴道少量出血。

【诊断要点】①大体特征：常位于宫颈管处，呈圆形或卵圆形的带蒂突起，表面可略有分叶，色泽灰红或灰白，表面有黏膜被覆，有时可有糜烂或溃疡形成。②组织学特征：息肉表面被覆宫颈黏液腺上皮，部分上皮可鳞状化生，间质内腺体不同程度增生，血管充血，伴数量不等的炎细胞浸润。息肉内腺体可发生微腺性增生，妊娠时息肉间质可发生蜕膜样变，腺体出现 A-S 反应，SIL 病变亦可累及到息肉表面上皮或其内腺体，后者特别需要关注，以免漏诊。

【鉴别诊断】①葡萄状肉瘤：如宫颈息肉被完整切除后送检，一般不易误诊，局部活检时要注意与葡萄状肉瘤鉴别，后者好发于幼女或儿童，为胚胎性横纹肌肉瘤的一种亚型，多呈息肉状生长，镜下见肿瘤细胞形成有特征性的"生发层"（形成层），瘤细胞小，核小且深染致密，部分呈圆形、椭圆形或梭形，某些细胞胞质嗜酸性，可显示骨骼肌的分化特征。②腺肉瘤：息肉状生长，但基底宽，体积较大，腺体周围肿瘤细胞常呈袖套状增生。对于"复发性子宫内膜息肉"，尤其要警惕第一次活检被漏诊的腺肉瘤可能。

六、蓝痣

蓝痣（blue nevus）是发生于宫颈的良性色素性病变。患者一般没有自觉症状，通常在子宫锥切或子宫切除标本中偶然发现。

【诊断要点】①大体特征：病变多发于宫颈管下段，呈蓝色或黑色的扁平斑片状，最大直径一般 <4mm；②组织学特征：镜下见宫颈间质浅层出现多角形或梭形的富含色素细胞，细胞常有长的分支状突起，这些分支与黏膜表层平行，胞质中含有亲银或嗜银的色素颗粒，免疫组化 HMB45、Melan-A 和 S-100 阳性。

【鉴别诊断】①黏膜黑变病：表现为宫颈黏膜出现不规则的色素沉着区域，镜下见基底层上皮色素沉着，有时会出现雀斑样改变。②恶性黑色素瘤：宫颈原发恶性黑色素瘤一般为息肉状含有色素的肿块，有时也可没有颜色。组织学上，肿瘤细胞呈单个或小簇状生长，细胞形态多样，可呈上皮样、浆细胞样或梭形，细胞异型性大，核染色质粗，核仁突出，核分裂象丰富。免疫组化 HMB45、Melan-A 和 S-100 阳性。

（刘从容）

第四节 子 宫

一、子宫内膜周期性改变

育龄期女性子宫内膜随着体内雌激素和孕激素周期性影响而产生相应的变化，通常将月经第一天至下次月经来潮的开始划分为一个周期，一般以 28 天为一个标准周期。因卵泡发育期长短可有差异，故月经周期长短（21~35 天都属于正常范围）也因人而异，但排卵后的黄体期则相对固定。标准周期可分为月经期（第 1~4 天）、增生期（第 5~14 天）及分泌期（第 15~28 天）。子宫内膜在组织学上分为基底层与功能层，前者位于子宫内膜基底部，形态不随周期改变而发生变化，而功能层则会因为所处周期的不同时相而表现为不同组织学形态，故功能层提供了判断送检子宫内膜所处月经周期的可靠形态学基础。

【诊断要点】

（一）月经期

由于卵巢黄体退化造成孕激素撤退，子宫内膜广泛崩解、出血及坏死（图 12-29）。①子宫内膜腺体分泌衰竭，破碎，腺上皮细胞核深染，胞质可见空泡样改变；②间质细胞崩解，形成致密的间质细胞团；③螺旋动脉扩张并可见血管内纤维素性血栓形成；④崩解背景中可见中性粒细胞及淋巴细胞存在，这是中性粒细胞在溶解因缺血已经发生坏死的内膜组织，并不代表炎症性反应，后者是指中性粒细胞直接攻击溶解组织所导致的坏死。

（二）增生期

子宫内膜的变化与雌激素刺激有关，对应卵巢的卵泡发育期。根据形态可进一步细分，具体如下。

1. 增生早期(图 12-30) ①腺体稀少,腺腔小,腺体较直;腺上皮细胞呈立方或矮柱状,细胞质少,胞核位于基底部,体积小,呈椭圆形,染色质稀疏;②短梭形间质细胞排列致密,体积小,呈短梭形,胞核深染,呈卵圆形;③螺旋动脉未增生,位于内膜基底。

2. 增生中期(图 12-31) ①腺体密度较早期增多,腺腔增大并可有弯曲,腺上皮开始出现假复层样排列,细胞核高低不齐,可见核分裂象;②间质水肿明显,间质细胞呈梭形或卵圆形。

3. 增生晚期(图 12-32) ①腺体较多,腺腔可见明显弯曲,排列成假复层的腺上皮细胞为高柱状,胞核增大、深染,可见核仁,分裂象多;部分散在上皮细胞胞质内可见少量核下空泡。②间质水肿较中期时程度有所减轻,间质细胞增生,呈短梭形,可见核分裂象。③螺旋动脉增生,管壁增厚。

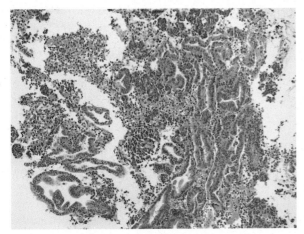

图 12-29 月经期子宫内膜

腺上皮可见分泌反应,间质崩解伴中性粒为主的炎症细胞渗出。

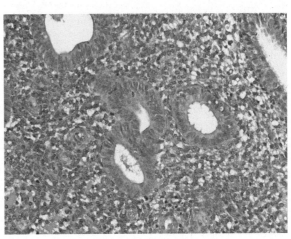

图 12-30 增生早期子宫内膜

腺腔小,腺上皮细胞可见核分裂,间质致密。

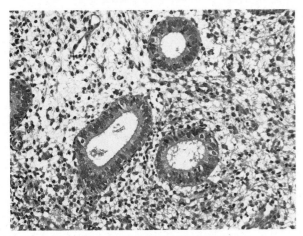

图 12-31 增生中期子宫内膜

腺腔增大,腺上皮细胞假复层排列,间质水肿。

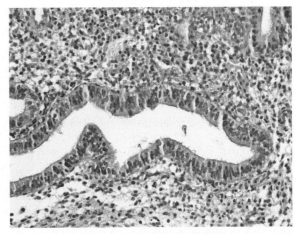

图 12-32 增生晚期子宫内膜

腺腔弯曲,腺上皮细胞可见少量核下空泡。

(三) 分泌期

子宫内膜变化与孕激素及少量雌激素作用有关,对应卵巢的黄体期,也可进一步细分,具体如下。

1. 分泌早期(图 12-33) ①腺腔弯曲并扩张,腺上皮由柱状细胞构成,染色质稀疏淡染,可见核仁,并且大于 50% 的腺体和大于 50% 的腺上皮细胞出现一致的核下空泡,此为分泌早期子宫内膜最具特征性的组织学改变;②间质仍较致密或轻度水肿。

2. 分泌中期(图 12-34) ①腺腔弯曲度增加,呈锯齿状,腔内可见分泌物,腺上皮细胞出现顶浆分泌,常导致腔缘不齐的表现;②间质水肿。

3. 分泌晚期(图 12-35) ①腺腔高度弯曲,腺上皮细胞分泌活动明显,部分腺上皮细胞可因分泌旺盛而致胞质稀少,腺腔内可见分泌物。②间质内可见两种细胞,一种细胞呈蜕膜样改变,体积增大,呈多边形或不规则形,胞质丰富。另一种细胞体积小、胞质稀少、核圆形致密,该类是淋巴细胞,显示杀伤性 T 细胞或 NK 细胞表型。子宫内膜间质明显可见两种不同类型的细胞,是分泌晚期子宫内膜的特征性形态学改变,提示子宫内膜已经为孕卵着床做好了准备。蜕膜样细胞用于阻挡绒毛的入侵,淋巴细胞将会对胚胎进行检验,一旦发现胚胎不够健康或免疫表型与母体有冲突,就会启动杀伤机制,导致流产。③间质内常见螺旋小动脉增生,管壁增厚且内皮细胞肿胀。

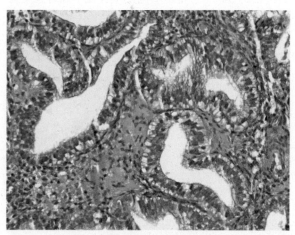

图 12-33 分泌早期子宫内膜
腺上皮细胞出现一致的核下空泡。

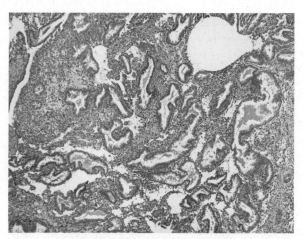

图 12-34 分泌中期子宫内膜
腺腔呈锯齿状,腔内可见分泌物。

【鉴别诊断】月经期子宫内膜由于广泛上皮崩解及间质塌陷,在刮宫机械性操作的作用下,可出现不规则的腺体密集排列的假象,应与子宫内膜增生性病变及腺癌鉴别,后者无间质崩解的背景,且密集排列的腺上皮细胞具有异型性及核分裂活性;有时塌陷的间质细胞形成较致密的团巢状排列,应与子宫内膜间质肿瘤鉴别,前者见明显的退变现象和炎症细胞的浸润可资鉴别。

二、子宫内膜腺体与间质比例及腺体结构异常

子宫内膜由腺体及间质组成,观察二者的比例并评价腺体结构是否异常是子宫内膜病理诊断的基础。

正常子宫内膜及大多数功能性出血子宫内膜的腺体及间质所占的面积比例约为 1:1,腺体比例增加

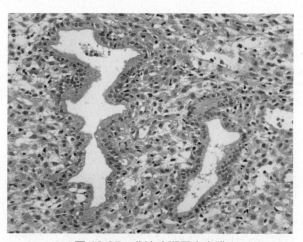

图 12-35 分泌晚期子宫内膜
腺上皮细胞因分泌旺盛而致胞质减少,间质可见
蜕膜样变和淋巴样两种细胞。

常见于子宫内膜各种增生性病变及癌,也见于月经期间质塌陷导致的腺体拥挤假象,而间质比例增加常见于萎缩性子宫内膜、子宫内膜间质广泛蜕膜样变及其他间质增生性病变如腺肉瘤等。

子宫内膜腺体结构异常为形态学评价指标,任何超过正常周期腺体结构的改变均可纳入此范畴。常见的表现形式有:①腺体发育不良;②腺体萎缩;③腺体囊性扩张;④腺体结构复杂。

由于本节内容实属病理形态学范畴,而非某一类疾病实体,其涵盖内容由生理性改变、良性病变到恶性病变,尤其是增生性病变及恶性病变在本节其他部分详细介绍,故本节仅对其中的部分生理性或良性病变作简要介绍。

(一) 子宫内膜腺体发育不良

由于卵巢或垂体病变或其他疾病引起的卵巢功能不全或衰退,导致卵泡发育不良,体内雌激素水平低下,可引起临床上相应的闭经、月经稀发和不孕。

【诊断要点】①子宫内膜菲薄,腺体稀少,腺腔小;②腺上皮细胞呈立方状或低柱状,单层排列,核深染,不见核分裂活性;③间质致密,间质细胞体积小,核深染(图12-36)。

（二）子宫内膜萎缩

绝经后由于体内雌激素和孕激素水平低下引起的生理性萎缩性改变。

【诊断要点】根据腺体形态不同可分为单纯性萎缩和囊性萎缩两类。①单纯性萎缩的内膜腺体稀少,腺腔小而直,腺上皮细胞呈立方状,单层排列;囊性萎缩的内膜腺体萎缩,部分可表现为程度不等的扩张或呈囊性,腺上皮细胞呈立方状或扁平。②间质致密,间质细胞体积小,核深染(图12-37)。

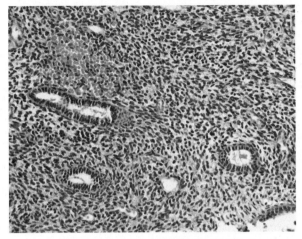

图 12-36　子宫内膜腺体发育不良

腺体数量少,上皮细胞单层排列。

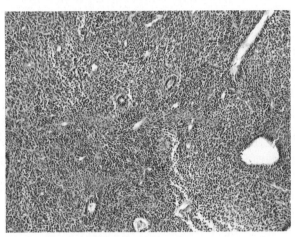

图 12-37　子宫内膜萎缩

萎缩腺体分散于致密间质中。

（三）子宫内膜激素类药物性反应

单纯性外源性雌激素的使用会引起子宫内膜增生,程度与用药剂量及时间(相关性更大)相关,持续应用可引起子宫内膜增生紊乱、非典型增生乃至腺癌,并常伴有腺上皮细胞桑葚样化生、纤毛细胞化生和黏液性化生。单纯性雌激素使用被认为是子宫内膜癌发生的高危因素,因此已较少使用,在子宫内膜标本中也较少观察到该类药物引起的相应形态学改变。目前,"药物性子宫内膜"一般是指应用孕激素类药物,最常见的是应用醋酸甲羟孕酮(安宫黄体酮)和醋炔诺酮后所引起的子宫内膜变化,该方法用于子宫内膜癌前病变或要求保留生育功能的子宫内膜癌患者。本节子宫内膜药物性反应也特指孕激素类药物作用后的子宫内膜特征性变化。

【诊断要点】孕激素类药物能抑制排卵和子宫内膜的增生,常表现为:①腺体稀疏,腺体间质比例减少,腺体结构简单;药物应用早期(通常指1~3个月)常见旺盛的腺上皮分泌活动,而长时间用药则引起腺体的广泛萎缩,腺腔小而圆,腺上皮单层排列,呈立方状或低柱状。②间质呈广泛的蜕膜样改变(图12-38)。

（四）子宫内膜息肉

子宫内膜息肉(endometrial polyp)可发生于任何年龄,是一种常见的瘤样病变。从遗传学上来讲,子宫内膜息肉是间质细胞出现了包括基因异位在内的遗传学异常,从而继发间质的增生和腺体的发育及生长紊乱。息肉内的间质通常来自子宫内膜基底层与肌层交界处,含有大于螺旋动脉口径的厚壁动脉的间质,并裹挟着腺体向上增生。因此,多普勒超声常可见异常血流信号。临床症状为月经量过多或不规则出血或绝经后出血,有的子宫内膜息肉体积较大,可有蒂连接于肌壁,蒂较长者可脱出于宫颈外口而造成子宫颈息肉的临床假象,可伴出血及坏死。

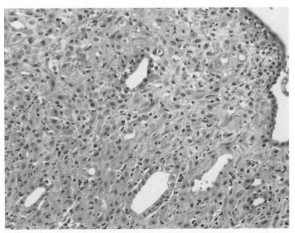

图 12-38　孕激素作用后子宫内膜

腺上皮呈分泌衰竭伴萎缩改变,间质明显蜕膜样改变。

【诊断要点】①诊断子宫内膜息肉的形态学金标准是可见厚壁扭曲血管,常成簇分布。②常有不同程度的纤维化间质背景,也可类似于正常增生期的致密间质(图 12-39)。③需要注意鉴别的是,息肉组织表面至少三面可见被覆表面上皮可能继发于各种假象,既不是诊断子宫内膜息肉的必要条件,也不是充分条件。由于间质的微环境异常,息肉常伴有腺体增生及结构的改变,息肉内子宫内膜与周围正常内膜的腺上皮周期可不同步,并常伴有腺上皮各型化生;发生于绝经后女性的子宫内膜息肉还可见到息肉内腺体的囊性萎缩性改变。

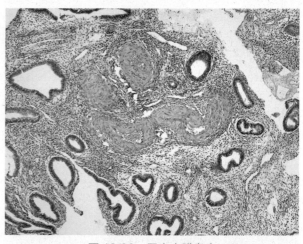

图 12-39　子宫内膜息肉
腺体呈增生期样改变,间质内可见厚壁血管。

【鉴别诊断】①分泌期子宫内膜:具有旺盛分泌活动的子宫内膜常伴有明显间质疏松及水肿,常规超声检查或宫腔镜检查有时会提示子宫腔内息肉样占位性病变,但活检时镜下仅见分泌期组织相,而无间质内厚壁血管及纤维化背景。②子宫内膜非典型息肉样腺肌瘤(atypical polypoid adenomyoma, APA),鉴别点详见表 12-5。③子宫内膜增生及腺癌:子宫内膜增生可表现为子宫内膜不光滑,呈息肉样外观,但镜下不见息肉的典型形态学特征;而子宫内膜腺癌具有恶性腺上皮细胞异型性及结构的紊乱,一般不难鉴别。当然,子宫内膜息肉恶变为癌的病例并不罕见,尤其是高龄患者,所以应全部取材详尽检查。

表 12-5　子宫内膜息肉和子宫内膜非典型息肉样腺肌瘤鉴别要点

鉴别要点	子宫内膜息肉	子宫内膜非典型息肉样腺肌瘤
病因	多数息肉间质细胞具有 6p21、6p22、12q13、12q14、12q15 和 7q22 易位	约 40% 病例有 MLH1 甲基化和微卫星不稳定性
年龄	生育年龄中后期及绝经后多见	多见于生育年龄前期,中位年龄 38 岁
部位	整个宫腔均可	多见于子宫下段
间质	厚壁扭曲血管,内膜样间质和多少不等的纤维性间质,偶见血管周围平滑肌的增生	全部由漩涡状排列的增生平滑肌构成,腺体与平滑肌之间不能有子宫内膜型间质
腺上皮	可呈现发育不良、增殖期样、萎缩/囊性萎缩、增生或癌变多种形态学改变	腺体密集排列、结构复杂,腺上皮多具有非典型性
化生	腺上皮多见纤毛细胞和黏液细胞化生,罕见桑葚样化生	90% 以上病例可见桑葚样化生
生物学行为	良性瘤样病变,但应全部取材,除外继发恶变的可能	具有低度恶性潜能(约 10% 恶变率)的双相(腺体 + 平滑肌)分化肿瘤

三、子宫内膜增生

子宫内膜增生是常见病变,可见于各年龄段,但以生育期及围绝经期多见,症状以月经紊乱及不规则出血为主要表现。其发生与内膜受雌激素持续刺激而缺乏相应的孕激素拮抗有关。目前认为,如果仅仅是缺乏孕激素拮抗的雌激素单一刺激所导致的增生,通常仅有腺体结构和密度的改变,只有细胞学出现了异型性,才提示在长期异常激素的刺激下继发了 PTEN 和 KRAS 突变等遗传学变异。所以,2014 版《WHO 女性生殖器官肿瘤分类》不再对仅有腺体结构变异的病例进一步分组,把原有的单纯性增生和复杂性增生合并,统称为不伴细胞非典型的子宫内膜增生,把增生的腺上皮细胞具有非典型性改变的病变统称为非典型性子宫内膜增生。

【诊断要点】

（一）不伴细胞非典型的子宫内膜增生

腺体增生，腺体与间质比例大于 1∶1。腺体密度不同程度增高，可出现"背靠背"区域，但腺体间依然存在少量间质分隔。腺腔大小不一，常可见大小不等的囊性扩张，甚至腺腔轮廓明显不规则，可见复杂分支状腺腔、腺上皮偶见乳头状增生及腺体出芽或外突成角。腺上皮细胞同增殖期子宫内膜腺体，呈假复层排列，核卵圆或梭形，染色质分布均匀，核仁不明显，不具有异型性（图 12-40）。

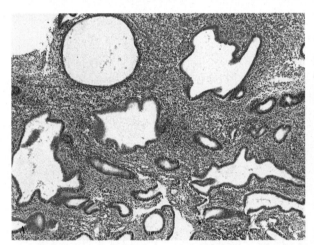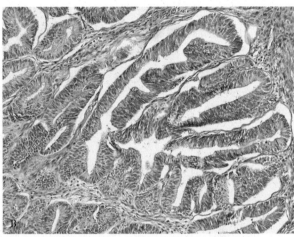

图 12-40　不伴细胞非典的子宫内膜增生

A. 腺腔大小不一，并可呈囊性扩张；B. 腺体排列紧密，"背靠背"表现，但细胞无异型性。

（二）非典型性子宫内膜增生

该型增生主要强调腺上皮细胞异型性，表现为：①腺上皮细胞排列紊乱，极向消失；②细胞核增大，形状不一致，可为椭圆形至圆形，核淡染，常呈泡状核，染色质分布不均，明显核仁；③核分裂象多见（图 12-41）。

【鉴别诊断】

不伴细胞非典型的子宫内膜增生有时需与子宫内膜囊性萎缩相鉴别，二者均有呈囊性扩张的腺腔结构，但后者结构简单，上皮单层排列，细胞呈立方状或扁平状，缺乏分裂活性。

非典型增生需与子宫内膜高分化子宫内膜样腺癌区别，因二者属于疾病发展的连续谱系，是诊断的难点。二者最容易的鉴别点是子宫内膜间质和/或子宫肌层是否有浸润，但在诊刮标本中很难观察到。

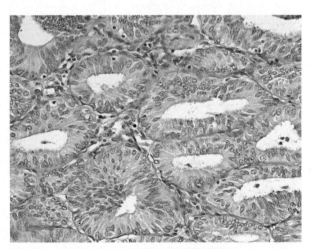

图 12-41　非典型性子宫内膜增生

腺上皮细胞排列紊乱，核增大，并可见明显核仁。

在临床实践中，一般是通过寻找所谓"融合性浸润"病灶来获得高分化子宫内膜样腺癌的诊断：腺体结构的高度异常，包括互相融合而杂乱的腺腔，形成共壁或筛孔样结构；广泛或融合性的乳头样结构；迷宫样腺上皮条索或实性的异型细胞团。当上述连续出现（其间内膜样间质消失）的复杂结构最大径超过 2mm，即达到了子宫内膜样腺癌融合性浸润的标准，从而确立癌的诊断。

此外，坏死和泡沫细胞的出现也提示可能有癌的存在，应该仔细寻找。虽然癌性间质（黏液水肿样、硬化性、伴炎症细胞浸润）也是诊断癌的重要指标，但由于绝大多数高分化内膜样癌属于低度恶性的肿瘤，侵袭性生长少见，所以很难在刮宫标本中见到典型的癌性间质。

在诊刮过程中可造成腺体及间质破碎，或月经期子宫内膜间质塌陷，均可造成镜下腺体密集甚至腺体套叠的假象，此时需要结合月经周期，重点仔细评判腺上皮细胞的异型性，从而作出正确诊断。

四、子宫内膜上皮内癌

子宫内膜上皮内癌(endometrial intraepithelial carcinoma,EIC)被认为是Ⅱ型子宫内膜癌(主要是浆液性癌)的早期表现。需要强调的是,EIC这个术语并不能很好地反映疾病的真实生物学行为。不同于发生于其他部位的上皮内癌,EIC所谓的"浆液性癌早期表现",虽然活检中其恶性病变仅局限于上皮内,但实际上约40%的EIC病例同时伴有盆腔播散,因此并不一定比相应的浸润性癌预后更好。这是由于浆液性癌(包括EIC)的细胞常伴有上皮钙黏素(E-cadherin)丢失,细胞黏附性差,非常容易脱落并沿着生理性管道(如输卵管)蔓延播散。此时,肿瘤的播散范围及临床分期对于预后判断更有实际意义。因此,对EIC病例应按照典型的子宫内膜浆液性腺癌进行细致地临床分期手术并实施后续治疗。

【诊断要点】子宫表面被覆上皮或腺上皮细胞具有显著异型性(图12-42A),表现如下。①腺上皮细胞体积增大,排列极向紊乱;②细胞核异型明显,与浆液性腺癌细胞类似,染色质粗、分布不均匀,常可见染色质团块,核分裂多并可见非典型性核分裂;③异型腺体可散在,也可紧密排列,但一般不见腺体融合,缺乏典型的间质浸润模式;④病变子宫内膜背景可为萎缩性子宫内膜,也可似正常增生期或有轻度增生的子宫内膜;⑤免疫组化p53阳性有助于诊断(图12-42B)。

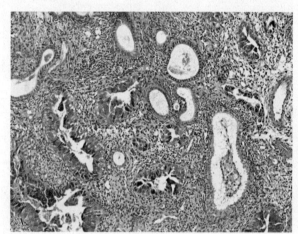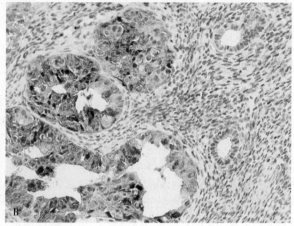

图 12-42　子宫内膜上皮内癌
A. 部分腺上皮细胞具有明显异型性,并有腔内乳头状结构,但无间质浸润;
B. 异型腺上皮细胞 p53 蛋白弥漫强阳性表达,提示错义突变。

【鉴别诊断】EIC需与子宫内膜非典型增生相鉴别,后者一般具有子宫内膜增生性背景,且腺体呈现复杂的结构,但异型性一般较EIC小,极少出现污秽浓染的核。应用p53免疫组化有助于二者鉴别,EIC常显示突变型p53,即"全"或"无"的染色方式。前者是指>70%的肿瘤细胞弥漫强阳性,提示错义突变型p53蛋白;后者是指在背景成纤维细胞、血管内皮和间质炎症细胞可见明确阳性信号的前提下,所有的肿瘤细胞均阴性,提示无义突变型p53蛋白。而子宫内膜非典型增生一般显示为野生型p53的染色方式,即部分肿瘤细胞强弱不等地表达,部分肿瘤细胞阴性。

五、子宫内膜癌

子宫内膜癌(endometrial carcinoma)是子宫体最常见的恶性肿瘤,分为Ⅰ型和Ⅱ型两类。Ⅰ型最常见,包括内膜样腺癌及黏液性腺癌,常发生于相对年轻的患者,恶性程度低,预后较好,肿瘤为雌激素依赖性癌,常高表达ER和PR,野生型p53表达,子宫内膜非典型增生为其癌前病变;Ⅱ型相对少见,包括浆液性腺癌及透明细胞癌,好发于年长患者,肿瘤侵袭性较强,预后相对Ⅰ型更差,与雌激素关系不如Ⅰ型密切,浆液性癌呈现突变型p53表达模式,透明细胞癌绝大部分呈现野生型p53表达模式,仅有约5%具有突变型p53。二者的ER及PR均呈阴性或弱表达。子宫内膜原发的鳞状细胞癌极其罕见,2020版《WHO女性生殖器官肿瘤分类》在其他子宫内膜癌中提及。基因组学证实,子宫内膜移行细胞癌并非一个独立病种,已经取消。此外还有一些少见类型的癌,包括未分化和去分化癌、高级别神经内分泌癌及转移癌等。

（一）子宫内膜样癌

【诊断要点】子宫内膜样癌（endometrioid carcinoma）大体检查可见子宫内膜粗糙增厚，可为息肉样、结节状突起或菜花样肿块，不同程度地浸润子宫肌壁，肉眼表现不具有特征性。

镜下表现：①增生的腺上皮排列成密集的腺管样结构，腺腔内可见广泛上皮搭桥、融合成筛状，或腺上皮增生为条索状并形成迷路样结构。②腺上皮复层排列，极向紊乱。上皮细胞轻至中度异型，细胞核增大，有时可见核仁，核分裂增多，但一般不会出现重度异型性，一旦出现，必须除外浆液性癌的可能性。③正常子宫内膜间质显著减少或消失，伴或不伴反应性的纤维结缔组织在癌性腺体周围环绕。

免疫组化 ER 及 PR 阳性表达，p53 一般为野生型染色模式，PTEN 常为阴性；此外，由于起源于中胚层，所以子宫内膜样癌既能表达 CK，也能表达 vimentin，是少数能同时表达上皮和间叶标记的肿瘤之一。

由于部分子宫内膜样癌具有 Lynch 综合征相关性，而分子生物学研究证明，没有任何形态学特征是检出 Lynch 综合征相关内膜癌的可靠金标准。因此，临床样本中应该通过免疫组化检测四种错配修复蛋白（MLH-1，PMS2，MSH2 和 MSH6）来进行筛查。

组织学分级依据肿瘤的组织结构和细胞的异型程度而定，类似的方法可用于黏液腺癌。首先以组织结构进行分级：肿瘤的实性成分小于 5% 时为 Ⅰ级（高分化）（图 12-43），实性成分 5%~50% 为 Ⅱ 级（中分化）（图 12-44），实性成分大于 50% 为 Ⅲ 级（低分化）（图 12-45）。

子宫内膜样癌还有几种组织变异型，包括绒毛管状腺癌、分泌性腺癌、伴有鳞状分化的腺癌及纤毛细胞型腺癌等。

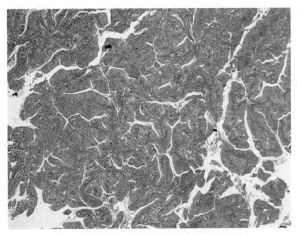

图 12-43 子宫内膜样癌 Ⅰ 级
肿瘤几乎全部由乳头状或腺样结构组成。

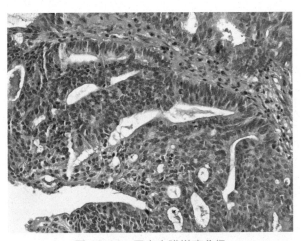

图 12-44 子宫内膜样癌 Ⅱ 级
肿瘤由腺样结构及实性成分共同组成。

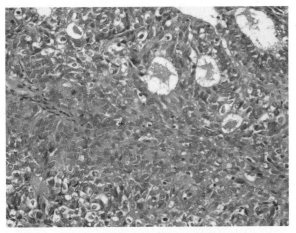

图 12-45 子宫内膜样癌 Ⅲ 级
肿瘤实性成分大于 50%。

【鉴别诊断】典型的高分化子宫内膜样癌需要与子宫内膜非典型增生相鉴别，见前述。

绒毛管状腺癌需与浆液性癌相鉴别，二者均可出现乳头状结构，但浆液性腺癌乳头粗大、结构复杂，被覆上皮细胞异型性大、核污秽、分裂象多，可出现砂粒体，免疫组化突变型 p53 表达，可资鉴别。

分泌性腺癌需要与正常分泌早期子宫内膜区别，尤其是当癌灶较局限时，应注意腺癌上皮呈迷路样、筛状及纤细乳头状的浸润模式，而正常子宫内膜无此形态，且腺体之间有正常间质分隔。

宫体去分化子宫内膜样癌（病例）

（二）黏液性癌

【诊断要点】黏液性癌（mucinous carcinoma）是相对少见的Ⅰ型子宫内膜癌，占1%~9%，是由明显含有胞质内黏液的肿瘤细胞组成的腺癌。本病类似于子宫颈的黏液性癌（图12-46）：①黏液性肿瘤成分须占整个肿瘤的50%以上方可诊断此型，因为其他类型的子宫内膜癌也可出现局灶性的黏液性分化；②腺体密集，呈乳头状、腺样或筛状排列，腺上皮复层化，细胞内含黏液，腺腔内也常有黏液；③以宫颈型黏液上皮为主，肠型分化少；④免疫组化常为vimentin阳性，CEA阴性。

【鉴别诊断】黏液性癌需与子宫内膜分泌性腺癌鉴别，二者均可有胞质内空泡结构，但所含物质不同，黏液性癌的肿瘤细胞胞质内黏液为糖蛋白，显示PAS或阿辛蓝染色阳性，而分泌性腺癌为PAS阳性的糖原，但经淀粉酶处理后PAS阴性。

黏液性癌还需与透明细胞腺癌鉴别，后者虽也有透明胞质，但不具备典型的核上或核下空泡的特征，且细胞核异型性显著，除了典型透明细胞外，还有鞋钉样细胞及嗜酸性细胞，黏液染色为阴性，免疫组化ER和PR阴性、HNF-1和Napsin A阳性支持透明细胞癌的诊断。

黏液性癌与发生在子宫颈的黏液腺癌鉴别：二者组织学相似，且后者更为常见。鉴别主要依靠大体检查判断原发部位，免疫组化有一定帮助，若vimentin阳性、CEA阴性、p16阴性或仅镶嵌阳性，则倾向于子宫内膜来源，反之则倾向为宫颈来源。

（三）浆液性癌

【诊断要点】浆液性癌（serous carcinoma）是Ⅱ型子宫内膜癌的主要类型（图12-47），占5%~10%，具较强侵袭力，预后不良。组织学特点为：①以乳头状结构为主要特征，乳头状结构复杂，也可见腺管样及实性生长方式。②肿瘤细胞异型性明显，染色质呈团块状，可有明显的核仁，并常有多核及巨核肿瘤细胞；核分裂多，并常见病理性核分裂。③腺腔内可有游离的乳头状上皮细胞簇。④约1/3病例伴有砂粒体。⑤免疫组化p53呈突变型（全或无），p16弥漫阳性。

【鉴别诊断】本病需与Ⅰ型绒毛管状腺癌鉴别，如前述。此外，还需与某些子宫内膜腺上皮化生性改变鉴别，如乳头状合体细胞性嗜酸性化生，也可出现乳头状结构，但这种微乳头状结构缺乏纤维血管轴心，被覆上皮细胞胞质常为嗜酸性改变，胞核无明显异型性，核分裂少。由于该病变本质是一种修复性改变，故常可在上皮内见到中性粒细胞的浸润甚至微脓肿的形成。

（四）透明细胞癌

【诊断要点】透明细胞癌（clear cell carcinoma）占子宫内膜癌的1%~5%，发生于子宫内膜的透明细胞癌与发生于卵巢者相同（图12-48）。主要特征为：①肿瘤细胞以体积大、胞质丰富且透亮的透明细胞为主，还可见胞质丰富红染的嗜酸性细胞及胞质稀少、胞核突向腔面的鞋钉样细胞。这三类细胞可以不同比例出现于不同的病例中。当在某些病例中典型透明细胞数量较少，而以嗜酸性细胞或鞋钉样细胞为主时，要特别警

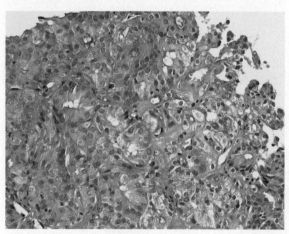

图12-46　黏液性癌
肿瘤腺上皮细胞内可见明显黏液成分。

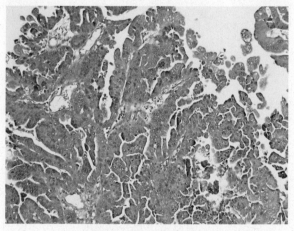

图12-47　浆液性癌
显示明显的乳头状结构，细胞异型性大，
并可见病理性核分裂。

惕。②细胞核异型显著,可见多核细胞,常有明显的核仁,核分裂及病理性核分裂多见。③组织结构以乳头状、腺管状及腺囊状为主,也可见实性区域。④无特异性的免疫组化标记,特殊染色 PAS 阳性,经淀粉酶消化后 PAS 阴性证实透亮的胞质内含大量糖原。

【鉴别诊断】透明细胞癌因具有透明的胞质,应与以下疾病鉴别:①子宫内膜分泌性腺癌,其主要是腺样结构,无复杂的乳头状分支及囊性区域,细胞异型性小,而不像透明细胞癌的细胞核都属于 3 级核,异型性大,这是鉴别的关键。免疫组化鉴别点见前述。②子宫内膜腺上皮A-S 反应(图 12-49),两者均可出现异型细胞核及透明的胞质,但 A-S 反应中腺上皮细胞核深染,形态较一致,无多形及巨核细胞,核分裂象罕见,结合间质蜕膜样改变、停经等疑似妊娠的提示,鉴别并不困难。

透明细胞癌(图片)

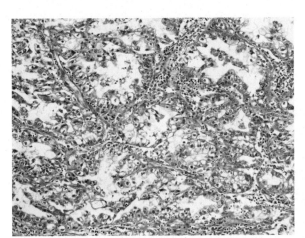

图 12-48 透明细胞癌

肿瘤呈腺样结构,细胞具有透明胞质。

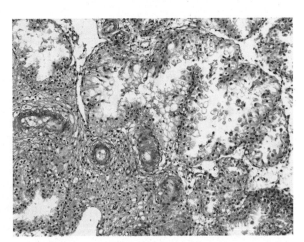

图 12-49 A-S 反应

腺上皮细胞具有透明胞质并见顶浆分泌,间质呈蜕膜样改变。

六、子宫平滑肌瘤

平滑肌瘤(leiomyoma)是女性生殖道最常见的间叶肿瘤,发病率差异较大,在 40 岁以上女性约为 40%。患者可为无症状隐匿发病,仅于体检时通过超声等影像学检查发现;也可由于月经紊乱、腹部不适等症状就诊时发现。根据其发生部位可分为浆膜下肌瘤、肌壁间肌瘤及黏膜下肌瘤,可为单发或多发,多者可达百余个。单个肌瘤直径小者数毫米,大者可超过 20cm。

【诊断要点】平滑肌瘤是由平滑肌细胞增生形成的肿瘤,大体呈界限清楚的结节状包块,切面呈实性,质韧,色灰白,典型者可见编织状结构。镜下特点(图 12-50):①肿瘤细胞呈长梭形,胞质丰富红染,呈束状或交织状排列。②细胞核纵切时呈长杆状,横切时为圆形,位于胞质中央;细胞核一般无异型性,染色质分布均匀。③核分裂象可见,一般小于 5 个 /10HPF。④可伴有多种变性,但不影响其诊断及预后。⑤免疫组化显示肌源性标记如 desmin、h-caldesmon、SMA 均阳性。平滑肌瘤可有多种组织学亚型,具备一般平滑肌瘤的表现并各有特征。

(一)富于细胞性平滑肌瘤

富于细胞性平滑肌瘤(cellular leiomyoma)的特征:①大体检查与一般平滑肌瘤不同,常呈黄色,质地稍软,编织状结构不明显。②细胞密度高,弥漫分布,交织状排列不明显。③细胞短梭形或卵圆形,胞质稀少,细胞核无异型性(图 12-51),染色质分布均匀;核分裂象少于 5 个 /10HPF。④间质内可见厚壁血管和裂隙,后者特别容易见于肿瘤周边与正常肌层交界处,提示肿瘤对周围肌层缺乏浸润能力。

(二)上皮样平滑肌瘤

上皮样平滑肌瘤(epithelioid leiomyoma)的特征:①肿瘤细胞体积较大,呈圆形或多边形,胞质丰富,红染或透明,胞核位于中央;②细胞呈片状、团巢状或条索样排列;③核分裂可见,一般小于 2 个 /10HPF;④间质内可有明显的玻璃样变性区;⑤还可分为平滑肌母细胞型(图 12-52A)、透明细胞型(图 12-52B)和丛状型。

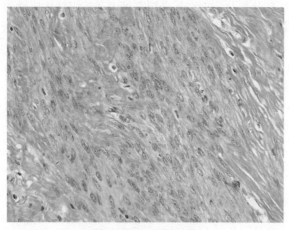
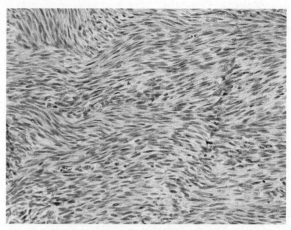

图 12-50　平滑肌瘤
梭形肿瘤细胞呈束状排列。

图 12-51　富于细胞性平滑肌瘤
肿瘤细胞密度增加,但无核异型性。

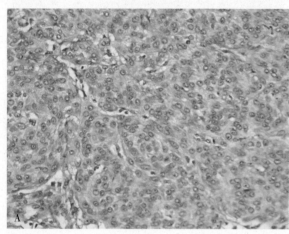
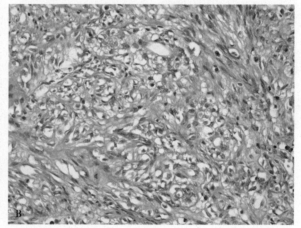

图 12-52　上皮样平滑肌瘤
A.肿瘤细胞呈上皮样改变,可见核仁,胞质丰富;B.肿瘤细胞具有透明胞质。

（三）黏液样平滑肌瘤

黏液样平滑肌瘤（myxoid leiomyoma）的特征：①大体呈半透明状质软包块；②肿瘤与正常肌壁分界清晰,无浸润性生长；③镜下见富含黏液样物质中散在平滑肌细胞；④瘤细胞无异型性,核分裂象少,一般为0~1 个 /10HPF（图 12-53）。

（四）脂肪平滑肌瘤

脂肪平滑肌瘤（lipoleiomyoma）的特征：①少见,大体因所含脂肪成分的多少不等而呈程度不同的黄色,质地较软。②镜下由平滑肌组织混合不等量的成熟脂肪组织构成。③平滑肌细胞为梭形,无异型,核分裂象少；脂肪细胞一般为成熟脂肪细胞（图 12-54）。

（五）奇异型核平滑肌瘤

奇异型核平滑肌瘤（leiomyoma with bizarre nuclei）曾被称为 atypical leiomyoma,由于容易与“恶性潜能未定的平滑肌肿瘤”相混淆,故不主张再使用“非典型性平滑肌瘤”这个名词。

其特点为：①少见,镜下由孤立或成群的奇异型平滑肌细胞生长于普通平滑肌瘤的背景中,病变可局灶或弥漫。②奇异型平滑肌细胞胞质嗜酸,细胞核形状奇异,分叶或多核,染色质浓染,可见核内假包涵体,细胞核通常污秽。核分裂象低,但有肿瘤内核碎片多见,故通常被误认为分裂象（图 12-55）。无肿瘤性坏死,但可见出血性梗死。

（六）其他

另有核分裂活跃的平滑肌瘤、出血性富于细胞性平滑肌瘤等亚型。

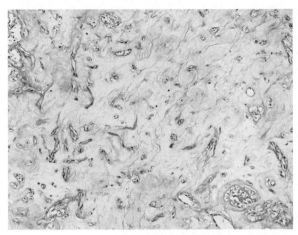

图 12-53　黏液样平滑肌瘤
肿瘤成分的间质发生黏液样变性,肿瘤细胞排列稀疏。

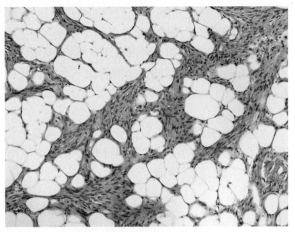

图 12-54　脂肪平滑肌瘤
肿瘤细胞间出现岛状分布的成熟脂肪细胞团。

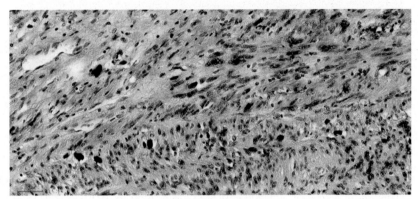

图 12-55　奇异型核平滑肌瘤
细胞核形状奇异,分叶或多核,染色质浓染,可见核内假包涵体,细胞核通常污秽。
有时肿瘤内核碎片多见,常被误认为分裂象,但真正的核分裂象低。

（七）子宫平滑肌瘤变性

最为常见,且一般出现于体积较大的肌瘤,推测与缺血及激素影响有关,类型包括:①透明变性;②水肿变性;③红色变性(图 12-56);④黏液样变性;⑤钙化。其中红色变性需与发生于平滑肌肉瘤的凝固性坏死鉴别,详见本节相关内容。

【鉴别诊断】平滑肌瘤需与所有的梭形细胞肿瘤鉴别,包括子宫内膜间质肿瘤、炎症性肌成纤维细胞瘤(IMT)、血管周上皮样细胞肿瘤(PEComa)、胃肠外胃肠间质瘤(GIST)、孤立性纤维性肿瘤(SFT)等,但子宫并

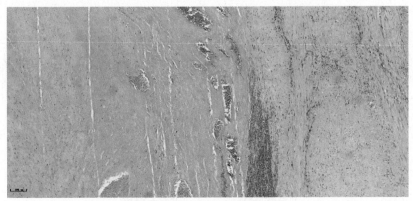

图 12-56　平滑肌瘤红色变性
坏死灶周围平滑肌细胞没有异型性,坏死和周围正常平滑肌之间可见肉芽组织的修复。

253

非这些肿瘤的好发部位,选用恰当的免疫组化标记和 FISH 检测即能较好地区分。

富于细胞性平滑肌瘤大体及镜下改变与子宫内膜间质肿瘤具有相似性,但后者肿瘤细胞体积更小,染色致密,类似正常增生期子宫内膜间质细胞,间质中有特征性的螺旋动脉样小血管;免疫组化必须联合应用,且准确性有限,超过半数的富于细胞性平滑肌瘤可呈 CD10 阳性,而超过 10% 的子宫内膜间质肿瘤 desmin 及 h-caldesmon 也呈阳性,除需结合形态学基础综合考虑外,FISH 检测对于二者的鉴别会提供重要帮助(详见本节后文)。

上皮样平滑肌瘤需与血管周上皮样细胞肿瘤(PEComa)鉴别,后者也有上皮样细胞及淡染或透亮胞质,但间质内有丰富纤细的血管网,肿瘤细胞围绕血管呈团巢或器官样排列(图 12-57),并表达 HMB45 及 Melan-A 标记,可资鉴别。

图 12-57 血管周上皮样细胞肿瘤(PEComa)

细胞呈上皮样,胞质淡染或透亮,间质内有丰富纤细的血管网,
肿瘤细胞围绕血管呈团巢或器官样排列。

对于凡是伴有奇异性核的子宫平滑肌瘤,应该进一步检测,对延胡索酸水合酶(fumarate hydratase,*FH*)突变相关性子宫平滑肌瘤进行筛查和鉴别。后者发病年龄轻,常小于 30 岁,多发,并常有复发史和家族史。镜下见红色 - 橘红色核仁、核周空晕和鹿角样的血管(图 12-58),免疫组化 FH 表达缺失。通过基因测序,进一步确定 *FH* 基因的胚系(遗传性肾癌和子宫平滑肌瘤病综合征,HLRCC,又名 Reed 综合征)和体细胞突变。

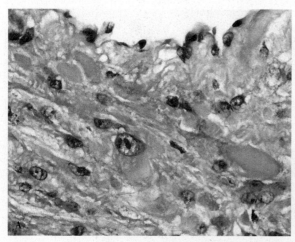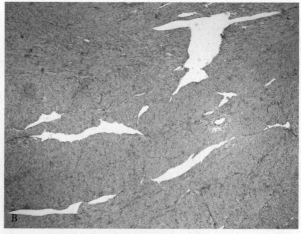

图 12-58 延胡索酸水合酶突变相关性子宫平滑肌瘤

A. 可见红色 - 橘红色核仁、核周空晕;B. 可见鹿角样的血管。

血管周上皮样细胞肿
瘤(PEComa)(图片)　　　*FH* 突变相关性子宫
平滑肌瘤(图片)

七、子宫平滑肌肉瘤

平滑肌肉瘤（leiomyosarcoma）是子宫最常见的恶性间叶性肿瘤，占子宫肉瘤的45%，但仅占所有子宫恶性肿瘤的1%。常发生于围绝经期及之后的女性，表现为子宫包块或出血，缺乏特异性临床表现。根据目前最新组学研究，大多数子宫平滑肌肉瘤具有高度的遗传学不稳定性和与平滑肌瘤完全不同的复杂核型，提示它们直接起源于原始间叶细胞，仅有少部分子宫平滑肌肉瘤有与平滑肌瘤相同的遗传学特征，提示的确有少量平滑肌肉瘤是由肌瘤恶变所致。本病恶性程度高，常经血行转移。

【诊断要点】大体可见肿瘤切面呈红色，鱼肉样，质软，常伴出血坏死及囊性变，与正常肌壁组织分界不清。

镜下诊断依据：①凝固性坏死，表现为多灶性不规则坏死，典型者呈地图样或岛屿样改变；与周围未坏死组织分界清晰，陡然出现而缺乏过渡；坏死区内可见肿瘤细胞残影，血管结构常保留，周围常残留一些存活的肿瘤细胞（图12-59）；坏死灶周围缺乏炎症和肉芽组织增生、纤维化等修复反应。②肿瘤细胞异型性（图12-60A）。③核分裂象（图12-60B）大于10个/10HPF（黏液样亚型大于2个/10HPF，上皮样亚型大于5个/10HPF即可诊断平滑肌肉瘤），可见病理性核分裂。④浸润性生长方式。⑤免疫组化显示肌源性标记，如desmin、h-caldesmon、SMA等可不同程度阳性。

常见组织学亚型有黏液样平滑肌肉瘤（图12-61）和上皮样平滑肌肉瘤（图12-62）。

【鉴别诊断】平滑肌肉瘤需与良性平滑肌瘤及恶性潜能未定的平滑肌肿瘤鉴别，主要依靠凝固性坏死存在与否、细胞核异型及核分裂活性这三个方面进行鉴别。其中凝固性坏死的判断是首要指标，其特点如前述，需与良性平滑肌瘤中常见的出血性梗死区别，后者变性区多呈片状分布，镜下广泛均质红染，无细胞残影及血管残留，变性区周边部可见变性与正常过渡区域，并常伴炎症反应及成纤维细胞增生等修复性反应。此外，平滑肌肉瘤还需与其他一些原发于子宫的肉瘤鉴别，如未分化肉瘤或癌肉瘤。

八、恶性潜能未定的平滑肌肿瘤

恶性潜能未定的平滑肌肿瘤（smooth muscle tumor of uncertain malignant potential，STUMP）用于描述部分按照目前诊断标准尚不能明确诊断为良性或恶性的平滑肌肿瘤，只占所有平滑肌肿瘤中的少数，随着研究的深入，这部分肿瘤的数量会越来越少。

【诊断要点】①具有可疑地图状坏死，任何数量

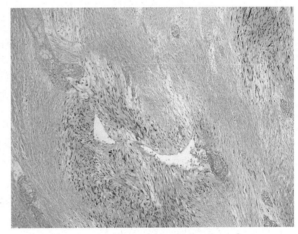

图12-59　凝固性坏死
不规则地图样坏死，血管周围常残留存活的肿瘤细胞。

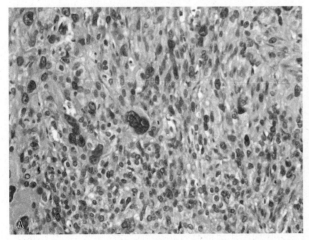

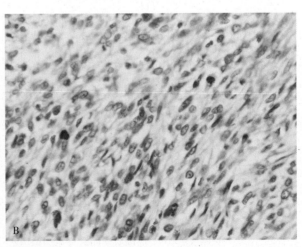

图12-60　平滑肌肉瘤
A.肿瘤细胞异型性明显，可见瘤巨细胞；B.可见较多核分裂。

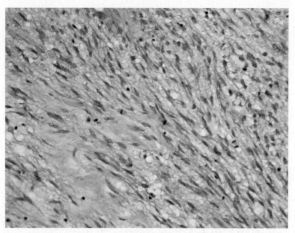

图 12-61　黏液样平滑肌肉瘤
肿瘤细胞异型性轻微,具有黏液样间质及较多核分裂。

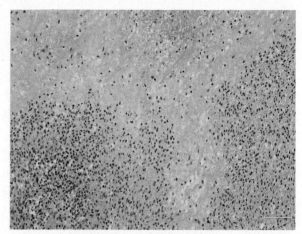

图 12-62　上皮样平滑肌肉瘤
肿瘤细胞胞质宽嗜酸性,具有较多核分裂和肿瘤性坏死。

的核分裂象,有或无细胞非典型性;②无地图状肿瘤坏死,核分裂象 >15 个 /10HPF,无细胞非典型性;③无地图状肿瘤坏死,核分裂象 5~9 个 /10HPF,有弥漫性或多灶性的显著的非典型性。

九、子宫内膜间质肿瘤

子宫内膜间质肿瘤(endometrial stromal tumor,EST)是由形态学上类似正常增生期子宫内膜间质细胞构成的肿瘤,多数学者认为其组织起源为子宫原始间叶细胞。2020 版《WHO 女性生殖器官肿瘤分类》将这类肿瘤分为子宫内膜间质结节、低级别子宫内膜间质肉瘤、高级别子宫内膜间质肉瘤和未分化子宫肉瘤四大类。

(一) 子宫内膜间质结节

【诊断要点】子宫内膜间质结节(endometrial stromal nodule,ESN)大体呈边界清晰的黄色肿块。镜下特征:①圆形或卵圆形肿块,通常为孤立性,与周围肌壁分界清楚(图 12-63),边界有 3mm 以内的指状突起,且该种突起数目不超过 3 个;②肿瘤细胞形似增生期子宫内膜间质细胞,无异型性;③有明显的螺旋动脉样小血管增生;④可伴有不同程度的胶原化;⑤免疫组化 CD10 阳性,SMA 可弥漫表达,但 desmin 和 h-caldesmon 阴性或仅局灶表达。

【鉴别诊断】①低级别子宫内膜间质肉瘤,二者鉴别要点为是否存在浸润性生长,仅凭细胞形态不能区分。因此对于诊刮标本或不带边界的子宫内膜间质肿瘤,无法判断其良恶性,必须在全切子宫标本内对肿瘤边界进行广泛取材后方可诊断。②富于细胞性平滑肌瘤,与低级别子宫内膜间质肉瘤的鉴别一样,需要联合使用免疫组组化和 FISH 检测,见表 12-6。

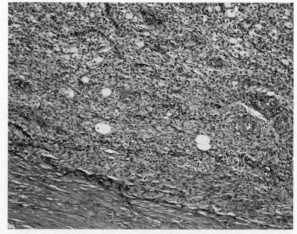

图 12-63　子宫内膜间质结节
肿瘤形似正常增生期子宫内膜间质,与周围肌壁分界清晰。

表 12-6　富于细胞子宫平滑肌瘤与低级别子宫内膜间质肉瘤的鉴别要点

鉴别要点	富于细胞子宫平滑肌瘤	低级别子宫内膜间质肉瘤
遗传学	HMGA2 蛋白过表达,MED12 点突变,FH 点突变	t(7;17)易位,染色体 6p21 重排,染色体 X;17 重排
形态	梭形平滑肌分化的细胞有成束排列的特点,常可见厚壁血管,与周围肌层间常可见裂隙,缺乏侵袭性生长	短梭形的间质细胞随机排列,可见呈簇的螺旋动脉,在周围肌层内有舌状浸润侵袭性生长,常可见脉管内瘤栓

续表

鉴别要点	富于细胞子宫平滑肌瘤	低级别子宫内膜间质肉瘤
组化	40% 的 CD10（+）	偶可 CD10（−）
	肌性标记 H-caldesmon（+）、desmin（+）、SMA（+）	肌性标记 H-caldesmon 15%（+）、desmin 32%（+）、SMA 63%（+）
FISH	JAZF1 分离探针检测（−）	>80% 的 JAZF1 分离探针检测（+）

（二）低级别子宫内膜间质肉瘤

【诊断要点】低级别子宫内膜间质肉瘤（low-grade endometrial stromal sarcoma）大体可见子宫腔内或肌壁内包块，结节状或弥漫浸润子宫肌层。镜下特征：①结节状、舌状浸润肌层（图 12-64），也可见血管侵犯；②肿瘤细胞形似子宫内膜间质结节，仅以细胞形态无法与子宫内膜间质结节区别；核分裂可见，但通常小于 5 个 /10HPF；③脉管内（通常是淋巴管内）可见瘤栓；④免疫组化同子宫内膜间质结节。

【鉴别诊断】①与子宫内膜间质结节的鉴别如前所述；②在微创标本中，由于将决定是否保留子宫和卵巢，所以与富于细胞子宫平滑肌瘤的鉴别十分必要，见表 12-6。

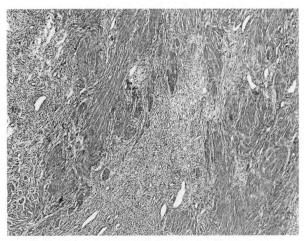

图 12-64　低级别子宫内膜间质肉瘤
肿瘤浸润子宫肌层。

（三）高级别子宫内膜间质肉瘤

【诊断要点】高级别子宫内膜间质肉瘤（high-grade endometrial stromal sarcoma）是指起源于子宫内膜间质、相对低级别子宫内膜间质肉瘤更具有破坏性生长方式的一类肿瘤。该类肿瘤中高级别的圆形肿瘤细胞与低级别的梭形肿瘤细胞成分并存，通常伴有纤维黏液样间质；缺少肿瘤细胞漩涡状排列于细动脉周围的生长方式，毛细血管突出；坏死多见；核分裂计数通常超过 10 个 /10HPF。可不同程度表达 CD10，常弥漫表达 Cyclin D1 和 BCOR。

低级别子宫内膜间质肉瘤（图片）

【鉴别诊断】需要结合高级别子宫内膜间质肉瘤的特征性遗传学变异，包括 *YWHAE* 基因断裂融合，*BCOR* 基因断裂融合，以及 *BCOR* 内部片段重复（*BCOR ITD*），与其他几种子宫常见的具有黏液样间质的间叶性肿瘤进行鉴别，见表 12-7。

表 12-7　具有"黏液样间质"子宫间叶性肿瘤鉴别诊断

鉴别点	黏液性平滑肌肉瘤	黏液样平滑肌瘤	炎症性肌成纤维细胞瘤	低级别子宫内膜间质肉瘤	高级别子宫内膜间质肉瘤
组织学	梭形细胞呈束状排列，核雪茄样深染，不同程度异型性，核分裂象 ≥2 个 /10HPF，可见肿瘤性坏死，浸润性边界	无或仅有轻度异型性，核分裂象 0~1 个 /10HPF，无肿瘤性坏死，边界清晰、圆整	梭形或上皮样细胞呈筋膜炎样排列，核椭圆浅染空泡状，可见坏死，浸润性边界，淋巴浆细胞浸润	细胞呈一致的短梭形，异型性小，螺旋动脉样小血管，舌状浸润	细胞呈圆形与低级别的梭形肿瘤细胞成分并存，常伴纤维黏液样间质，纤细血管网，舌状破坏性侵袭
免疫组化	肌源性标志物（+），ER（−/+），PR（−/+），p53 异常表达，p16 高表达，CD10（−/+），ALK（−）	肌源性标志物（+），P53 野生型，p16（−），CD10（+/−）	肌源性标志物（+/−），ALK（+），p53 野生型，p16（−），CD10（+/−）	肌源性标志物（−/+），CD10（+），ER（+），PR（+），p53 野生型，p16（−）	肌源性标志物（−/+），BCOR（+），CyclinD1（+），CD10（−），ER（−），PR（−）

续表

鉴别点	黏液性 平滑肌肉瘤	黏液样 平滑肌瘤	炎症性 肌成纤维细胞瘤	低级别 子宫内膜间质肉瘤	高级别 子宫内膜间质肉瘤
遗传学	基因组高度不稳定	*MED12,HMGA2*	*ALK,ROS1*	*JAZF1,SUZ12,PHF1*	*YWHAE,BCOR*
预后	高度侵袭性	良性	低 - 中度恶性	低 - 中度恶性	高度恶性
治疗	手术 + 放化疗	单纯切除	手术 + 靶向治疗 crizotinib	手术 + 内分泌治疗	手术 + 放化疗

（四）未分化子宫肉瘤

【诊断要点】未分化子宫肉瘤（undifferentiated uterine sarcoma）多发生于老年女性，属于高度恶性肿瘤，临床分期晚，预后差。镜下特征：①肿瘤通常弥漫或片状分布，广泛浸润子宫肌层；②肿瘤细胞无明显子宫内膜间质分化，体积大且多形性明显，可有丰富的嗜酸性胞质，染色质粗糙，呈团块状分布，可见明显核仁（图 12-65），核分裂活跃；③常出现广泛的坏死；④可不同程度表达 CD10，部分病例弥漫表达 Cyclin D1。

【鉴别诊断】本病主要需与高级别子宫内膜间质肉瘤鉴别，二者在形态学上有一定交叉，需结合免疫组化和 FISH 检测，从遗传学水平除外高级别子宫内膜间质肉瘤后，进行综合判断。

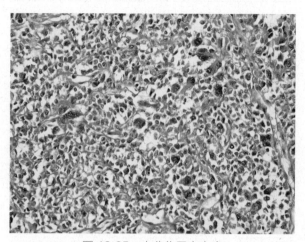

图 12-65　未分化子宫肉瘤

肿瘤细胞弥漫分布，异型性及多形性明显，子宫内膜间质分化不明显。

十、腺肉瘤

腺肉瘤（adenosarcoma）是由良性上皮和恶性间质成分构成的肿瘤，发病年龄 15~89 岁，中位年龄 58 岁。常见的临床症状为不规则阴道出血，偶可因肿瘤体积大而脱出于宫颈外口，影像学检查常发现子宫腔内占位性病变。本病属于低度恶性肿瘤，有复发风险。

【诊断要点】大体常呈宽基底息肉样病灶，可为单发或多发。镜下特征：①良性形态的子宫内膜腺体，腺腔常规则，但可因间质成分增生挤压而呈裂隙样，类似于乳腺的叶状肿瘤；②腺上皮细胞无或有轻度异型性，核分裂通常较少；③间质成分增生，尤其是围绕良性腺体周围的间质，形成特征性的"袖套"征象（图 12-66A）；④增生间质细胞常为梭形细胞，有程度不等的异型性，常见低级别子宫内膜间质肉瘤，偶可为平滑肌肉瘤及横纹肌肉瘤；⑤核分裂象不等，在小块活检标本中，如果已经出现典型的"袖套"征象，只要有分裂象即可诊断；⑥当肉瘤成分明显且大于 20% 时（图 12-66B），恶性程度增加，易复发和转移，应在诊断中注明肉瘤的类型及肉瘤成分过度生长。

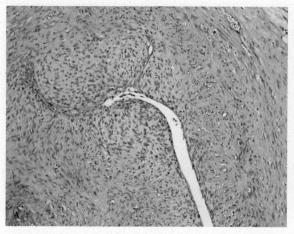 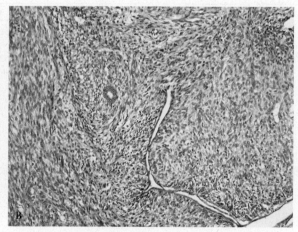

图 12-66　腺肉瘤

A. 上皮下肿瘤性间质细胞密度高，形成"袖套"样结构；B. 肉瘤性间质成分增生明显，细胞具有明显的异型性，提示预后不良。

【鉴别诊断】本病需与各型大体检查及镜下见呈息肉样生长方式的疾病鉴别：①子宫内膜息肉，上皮及间质成分均为良性表现，一般可见厚壁血管及间质纤维化，而无"袖套"征。②腺纤维瘤，该疾病存有争议，部分学者质疑腺纤维瘤的存在。目前鉴别要点在于腺纤维瘤中增生间质密度低于腺肉瘤，且细胞一般无异型性，核分裂为0~1个/HPF。③非典型息肉样腺肌瘤，腺上皮有非典型性，而间质为伴有明显平滑肌分化的子宫内膜息肉间质。

腺肉瘤(图片)

十一、恶性米勒管混合瘤

恶性米勒管混合瘤(malignant mixed müllerian tumor, MMMT)好发于老年女性，症状常为绝经后出血。肿瘤高度恶性，预后较差，多数研究表明平均生存时间不到2年。常发生早期转移，转移成分以癌性成分为主，肉瘤成分相对少见。MMMT也称为癌肉瘤(carcinosarcoma)，而近年研究显示其恶性上皮及间叶肿瘤为单克隆性，具有共同起源，故目前倾向其为一种能产生间叶成分的上皮性肿瘤，因此又称为化生性癌(metaplastic carcinoma)，属于去分化或化生性子宫内膜癌范畴。

【诊断要点】MMMT的特征是肿瘤兼有恶性上皮及间质双相分化(图12-67A)，表现为：①恶性上皮一般以腺癌为代表；②肉瘤成分又可为同源性肉瘤(如平滑肌肉瘤和子宫内膜间质肉瘤)和异源性肉瘤(横纹肌肉瘤、骨肉瘤及软骨肉瘤等)；③可混合其他一些少见成分，包括恶性神经外胚叶组织，恶性黑色素瘤及卵黄囊瘤等；④恶性上皮及间叶成分紧密混合，可以一种成分为主，而另一种成分占很少比例；⑤免疫组化显示上皮性成分CK(图12-67B)及EMA阳性，间叶成分vimentin阳性(图12-67C)，CK常也可局灶阳性，各种不同类型成分的免疫表型与其相应的组织形态改变符合。

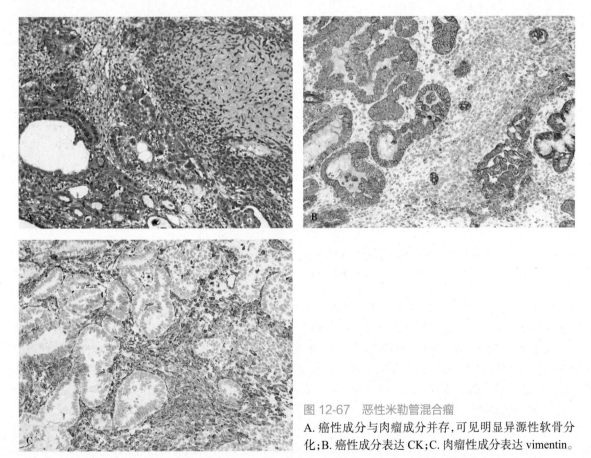

图12-67 恶性米勒管混合瘤
A. 癌性成分与肉瘤成分并存，可见明显异源性软骨分化；B. 癌性成分表达CK；C. 肉瘤性成分表达vimentin。

【鉴别诊断】MMMT因具有高度异型的形态，与良性病变鉴别并不困难。当肉瘤成分不明显时，需要与各型子宫内膜癌相区别，而当癌性成分不明显时，则需要与各型肉瘤鉴别，包括同源性的子宫内膜间质肉瘤、平滑肌肉瘤，以及异源性肉瘤，如前述的横纹肌肉瘤等。对于可疑MMMT病例，需要广泛取材方可准确诊断并确定其中各种成分。

(刘从容)

第五节 输 卵 管

一、输卵管炎

输卵管炎主要分为三种类型,分别为急性、慢性和肉芽肿性。

(一)急性输卵管炎

急性输卵管炎是化脓性炎性过程,通常由宫颈和宫腔播散到输卵管的细菌所致,常见致病菌为淋球菌和沙眼衣原体。淋球菌易在月经期通过子宫进入双侧输卵管,引起急性炎。临床表现为尿频、尿痛、腹痛,可伴发热、寒战及腹膜刺激征。妇科检查可见宫颈充血,附件区可触到痛性包块,后穹隆穿刺可抽出少量脓性液体。

【诊断要点】①淋球菌引起的输卵管炎以黏膜炎症为主,然后透壁性播散。大体上输卵管增粗,管腔扩张、管壁增厚,镜下见黏膜及间质充血、水肿、大量中性粒细胞浸润,腔内可见脱落坏死的黏膜上皮细胞及大量炎细胞形成的脓性分泌物(图12-68A),肌层及浆膜层也有轻重不等的炎性反应。②衣原体感染的组织学表现同淋球菌引起的改变,但常有亚临床性质,呈慢性炎过程,可出现淋巴滤泡增生和间质纤维化。③链球菌和葡萄球菌易进入血管和淋巴管,继而播散到输卵管,输卵管显著增粗,但管腔扩张不明显,黏膜炎症轻于肌层及浆膜层。④重度急性炎症可形成输卵管脓肿(图12-68B),输卵管不同程度扩张、增粗,呈节段性腊肠样,管腔内为脓液,常累及卵巢形成输卵管-卵巢脓肿。

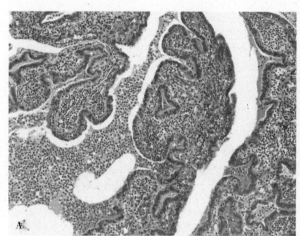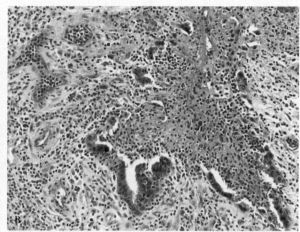

图 12-68 急性化脓性输卵管炎

A.黏膜及间质大量炎症细胞浸润,腔内见脓性分泌物;B.炎细胞主要成分是中性粒细胞,腔内为脓液,形成输卵管脓肿。

【鉴别诊断】急性化脓性输卵管炎镜下诊断并不难,临床上合并腹膜炎时与急性阑尾炎难以区别,典型的阑尾炎腹痛多始于上腹部及脐周,持续性疼痛加剧,并转移至右下腹,而急性化脓性输卵管炎表现为下腹或右下腹痛,但少有上腹部、脐周及转移性右下腹痛,结合妇科检查可鉴别。要注意鉴别急性化脓性输卵管炎继发的"输卵管假癌",腺体可以出现增生和粘连,细胞有轻-中度异型性,甚至形成假癌样外观,但病变的背景是炎症性背景可供参考。

(二)慢性输卵管炎

慢性输卵管炎主要由急性炎未能及时治疗或体质较差者病程迁延发展而来。临床表现为不同程度的下腹部不适、痛经、月经不调等,常因劳累或机体抵抗力降低加重。输卵管的病变形态随病变阶段的不同呈不同的慢性炎表现,最终可造成纤维化的管腔闭锁。

1. 滤泡性输卵管炎　随急性炎的发展,输卵管黏膜皱襞表面纤维蛋白沉积,导致相邻的黏膜粘连、永久性皱襞间搭桥形成。

【诊断要点】输卵管黏膜皱襞相互粘连,形成大小不等假腺样或滤泡状结构(图12-69),可见淋巴细胞、浆细胞等慢性炎细胞浸润(图12-70)。

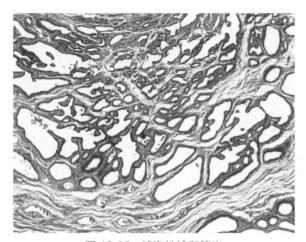

图 12-69　滤泡性输卵管炎

输卵管黏膜皱襞相融合,形成滤泡样网状结构。

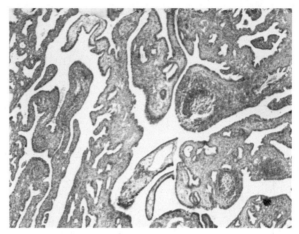

图 12-70　慢性输卵管炎

黏膜内见浆细胞、淋巴细胞浸润,灶性淋巴滤泡形成。

2. 输卵管积水　脓肿长期存在时,其中的脓细胞逐渐被溶解吸收,残留澄清液体,由于输卵管伞端闭锁,液体长时间蓄积造成输卵管积水。

【诊断要点】①输卵管膨大,以远端显著。切面管腔显著扩张,管壁通常薄而透明。由于输卵管壶腹部肌层薄,易扩张,峡部肌层较厚,较难扩大,因而积水形似曲颈瓶。②镜下见输卵管肌壁变薄,黏膜皱襞不同程度变平坦甚至消失,仅被覆输卵管上皮(图 12-71)。

3. 放线菌性输卵管炎　放线菌是条件致病菌,常存在于性生活活跃的女性下生殖道。临床资料显示置入宫内节育器后尤其是置入连续 3 年以上的妇女,放线菌引起的盆腔感染增多。

【诊断要点】①可见急、慢性输卵管炎的一般表现。②特征性改变为脓液中可见放线菌样微生物形成的"硫磺颗粒",形如"棉花团"或不规则"羊毛球",是缠绕成团的菌群和白细胞,周边为放射状排列的菌丝(图 12-72)。

(三)肉芽肿性输卵管炎

肉芽肿性炎可由感染性微生物和非感染性病变引起,感染性因素以结核分枝杆菌最常见,其次为放线菌、血吸虫等;非感染性因素包括结节病、克罗恩病、异物等。结核分枝杆菌播散至输卵管,通常继发于肺、肾结核的血行播散。

【诊断要点】①结核性输卵管炎多为双侧受累,也可有单侧。病变输卵管壁增厚,呈结节状,浆膜粘连,有时可见散在粟粒状病灶,伞端通常保持开放,管腔内可见干酪样坏死物。②镜下可见以上皮样细胞为主的肉芽肿性病变(图 12-73)主要位于输卵管黏膜皱襞,多核巨细胞常见(图 12-74),有时伴干酪样坏死及钙化,

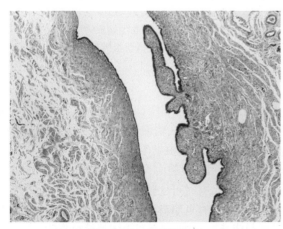

图 12-71　输卵管积水

输卵管肌壁变薄,黏膜皱襞不同程度变平坦,
上皮呈矮立方状。

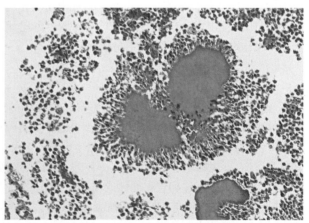

图 12-72　放线菌性输卵管炎

"羊毛球"样放线菌团,周边为放射状的菌丝。

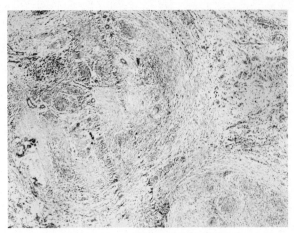

图 12-73　肉芽肿性输卵管炎
黏膜层出现上皮样细胞为主的肉芽肿性病变，
可见钙化和多核巨细胞。

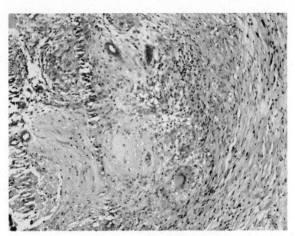

图 12-74　结核性输卵管炎
上皮性肉芽肿，常见多核巨细胞。

严重时病变累及肌层与浆膜。③当组织形态不典型时，应多做切片，利用抗酸染色、细菌培养、免疫荧光等辅助方法协助诊断。

【鉴别诊断】结核性输卵管炎常伴黏膜腺体反应性增生和粘连，皱襞相互粘连、搭桥，细胞在炎症刺激下具有轻 - 中度异型性及核分裂，甚至形成假癌样外观，要注意和输卵管腺癌鉴别，输卵管腺癌时大体可见乳头状新生物，质细腻，镜下细胞异型性更明显，并可见间质浸润。

输卵管结核（图片）

（四）结节性峡部输卵管炎

结节性峡部输卵管炎是由峡部的输卵管上皮憩室形成的假浸润性病变，类似输卵管"腺肌症"。病因不明，可能与炎症性扭曲变形和腺肌病样病变有关。本病可能导致不孕，与输卵管异位妊娠密切相关

【诊断要点】①病变通常为双侧性，大体检查可见一个或多个直径 1~2cm 的结节状隆起，常累及输卵管峡部，偶尔累及整个输卵管，质地韧，切面实性，常见有小囊形成；②镜下典型改变是输卵管管腔腺样与憩室样结构，一些憩室沿管腔深入肌层达管壁全层，内衬输卵管黏膜上皮，周围绕以增生的平滑肌组织（图 12-75）。

【鉴别诊断】①输卵管子宫内膜异位症：峡部结节性输卵管炎肌层内的腺体周围缺乏子宫内膜间质细胞，不伴陈旧性出血；②滤泡性输卵管炎：增生淋巴滤泡网状结构之间为纤维组织而不是平滑肌。

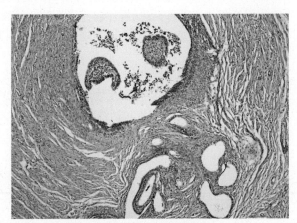

图 12-75　结节性峡部输卵管炎
肌层内几个不规则分布的输卵管腺体，
周围绕以平滑肌组织。

二、输卵管异位妊娠

输卵管是异位妊娠最常见部位，在异位妊娠中的比率超过 95%。输卵管妊娠（tubal pregnancy）通常为单侧性和单胎，少数为双侧性和双胎，双胎也可在同一输卵管中，但较为罕见。输卵管妊娠在极少数情况下可合并宫内妊娠，多见于体外受精，自然生育极其罕见。80% 以上的输卵管妊娠发生于壶腹部。临床症状最常见为腹痛、不规则阴道出血和恶心、呕吐，伴以短期停经史，部分患者可因腹腔内大出血而出现休克。

【诊断要点】①输卵管弥漫性或局灶性肿胀，伞端常有血凝块附着，有时可见破口，破口处可有血凝块堵塞，并可见少量胎盘绒毛组织埋于血凝块中（图 12-76A）。②在血凝块间查见胎盘绒毛，可伴有绒毛滋养细胞增生（图 12-76B）、水肿或退变。③输卵管黏膜有时可见局限性蜕膜反应，或出现黏膜上皮局灶性增生，常可见种植部位中间型滋养细胞，在流产型宫外孕中，可以作为确诊异位妊娠的依据。常有 T 淋巴细胞和巨噬细胞等非特异性炎细胞混合浸润。④子宫内膜出现程度不等和范围不一的蜕膜样变，可与宫内孕的蜕膜反应

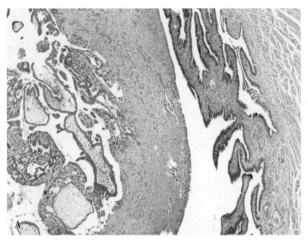
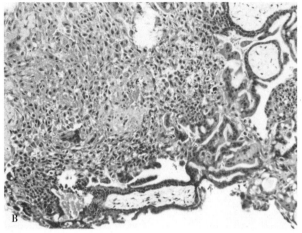

图 12-76　输卵管妊娠

A. 输卵管管腔内见胎盘绒毛组织;B. 胎盘绒毛伴滋养细胞的增生。

相当,但缺乏胎盘绒毛,也没有胎盘部位滋养细胞反应和蜕膜的炎症反应。⑤输卵管异位妊娠时,绒毛和绒毛外滋养细胞的免疫组化特征与宫内妊娠的滋养细胞类似。

【鉴别诊断】①宫内孕流产:宫内孕流产后在宫内缺乏胎盘绒毛,但子宫内膜可见胎盘部位滋养细胞反应,且蜕膜存在少量炎症反应,而输卵管则缺乏上述异位妊娠时的改变。②妊娠滋养细胞疾病:如绒癌和葡萄胎,输卵管异位妊娠由于输卵管黏膜的蜕膜和血管发育不良,常继发绒毛水肿,但缺乏绒毛滋养细胞的过度增生,因此不要过诊断为葡萄胎。

输卵管妊娠(病例)

三、输卵管癌

目前认为卵巢癌的 70% 是上皮性癌,其中 70% 是高级别浆液性癌,而后者 90% 来自输卵管。因此约 1/3 甚至更多所谓"卵巢癌"是输卵管癌(carcinoma of fallopian tube)累及盆腔的结果。因此原发输卵管癌比以往的认识要常见,患者年龄为 50~80 岁。临床表现有阴道排液、腹痛与盆腔包块组成诊断性"三联征",但仅在 15% 的患者中出现。

【诊断要点】输卵管癌多为单侧,少数为双侧,大多数位于输卵管内(通常位于输卵管远端 2/3 处),少数位于输卵管伞端。输卵管癌典型的外观呈纺锤状或腊肠样,伞端闭锁;有时输卵管弥漫增粗或呈结节状,也可形成明显的肿物,常呈实性或囊实性,切面多见乳头,质地多细腻,常有坏死。

癌旁可见输卵管上皮不典型增生或上皮内癌,表现为输卵管上皮复层化,排列拥挤,极性丢失,细胞核增大,核仁明显,核分裂象可见(图 12-77)。

高级别浆液性癌:瘤细胞排列成实性片状、筛状、腺样或复杂的乳头状结构(图 12-78A),被覆复层与裂隙样上皮。瘤细胞异型性显著,可见瘤巨细胞,核仁明显,核分裂多见,并可见病理性核分裂。肿瘤浸润管壁或突向黏膜腔内生长,伴间质浸润。常见坏死,有时可见砂粒体。免疫组化:多数 p53 弥漫强阳性(图 12-78B),WT1 核阳性(图 12-78C),Ki-67 高表达。分子遗传学:TP53 突变,可表达为错义突变或无义突变。

低级别浆液性癌:少见,由输卵管交界性浆液性肿瘤发展而来,瘤细胞大小形态相对一致,无显著异型性,核分裂不活跃,呈裂隙样、微乳头、索状、片状等多种排列方式(图 12-79)。免疫组化:p53 呈野生型表达。

子宫内膜样癌:输卵管原发的内膜样癌极其罕见。多见于:①子宫癌的蔓延和转移;②高级别浆液性癌的 SET 亚型,形态相似于内膜样,常被误诊;③子宫内膜异位继发,常发生于输卵管浆膜面和肌层,极少累及黏膜面。肿瘤

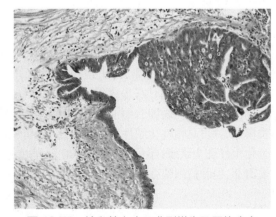

图 12-77　输卵管上皮不典型增生及原位癌变

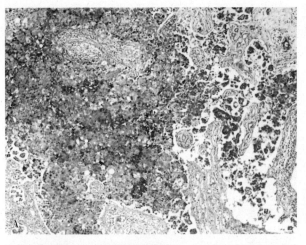

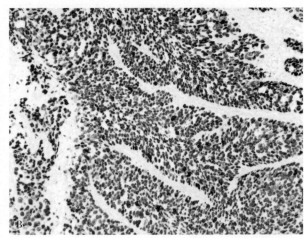

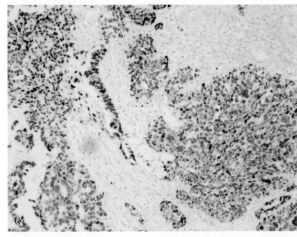

图 12-78　输卵管高级别浆液性癌

A. 癌细胞排列成实性片状、复杂的乳头状结构;B. p53 呈强阳性表达;C. WT1 呈强阳性表达。

由子宫内膜样腺管组成,也可为中肾管样密集的小管结构,管腔内有嗜酸性胶样物,有时可出现桑葚样鳞状上皮化生及梭形细胞分化。

　　未分化癌:为高级别癌,实性生长,缺乏特殊分化。免疫组化显示上皮表型,AE1/AE3 和 CK7 阳性。

　　其他组织学类型:透明细胞癌、黏液癌和移行细胞癌均有文献报道,但都非常罕见。诊断标准与卵巢的同型肿瘤相同。既往诊断的移行细胞癌很可能是高级别浆液性癌伴移行细胞样分化,而不是真正的移行细胞癌。

　　【鉴别诊断】①结核性及其他非特异性慢性输卵管炎:输卵管上皮呈乳头样和腺瘤样增生,并可有轻度异型性,核增大深染,可出现核分裂象,增生的上皮可伸入输卵管肌层,形成不规则的腺样结构,即

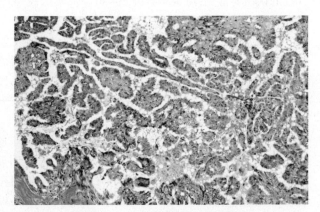

图 12-79　输卵管低级别浆液性癌

以乳头状结构为主,乳头分支复杂且不规则,乳头较为纤细,可见共壁及筛状结构。

假性浸润,极易与输卵管癌混淆,但炎症导致的输卵管上皮增生不形成肿物,细胞缺乏异型性和浸润性的生长模式,并可见慢性化脓性炎(中性粒细胞和浆细胞)的背景,患者可有多年盆腔疼痛和发热的病史;②输卵管化生性乳头状瘤:罕见,多与妊娠相关,病变累及输卵管黏膜,其黏膜上皮呈乳头状增生突向管腔,可见上皮出芽,但肿瘤细胞有丰富的嗜酸性胞质,轻度异型性,核分裂象罕见,缺乏浸润。

（张智弘）

第六节　妊娠滋养细胞疾病

妊娠滋养细胞疾病分为肿瘤(绒毛膜癌、胎盘部位滋养细胞肿瘤和上皮样滋养细胞肿瘤)、非肿瘤性病变(胎盘部位超常反应、胎盘部位结节和斑块)、葡萄胎(完全性、部分性和侵袭性)和异常(非葡萄胎)绒毛病变。

一、葡萄胎

葡萄胎(hydatidiform mole)分为完全性、部分性和侵袭性,好发于生育期。临床主要表现为停经后阴道出血,子宫增大与妊娠月份不相符,大多数血清人绒毛膜促性腺激素(human chorionic gonadotropin,HCG)水平异常增高。

【诊断要点】葡萄胎的主要特点为水肿绒毛和滋养细胞增生。

完全性葡萄胎(complete hydatidiform mole):①大体检查可见弥漫性绒毛水肿,形成大小不等的半透明水泡,直径1mm~2cm;②镜下见广泛绒毛间质水肿,中央水池形成(图12-80A),血管消失,绒毛间质可见明显核碎裂;③滋养细胞显著增生(图12-80B),无极向性、有异型性,可呈片状、团块状、多灶性增生,环绕绒毛呈"水母样"排列,可见核分裂;④免疫组化,绒毛间质和细胞滋养细胞的细胞核p57染色阴性,细胞滋养细胞Ki-67高表达;⑤鉴别诊断包括部分性葡萄胎、水肿性流产和伴有一定程度滋养细胞增生的早期非葡萄胎性妊娠。

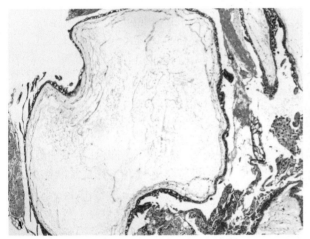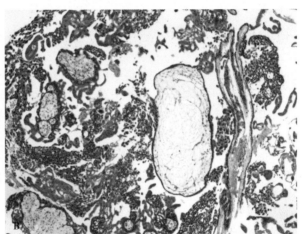

图12-80　完全性葡萄胎
A.绒毛广泛水肿,形成中央水池;B.绒毛周围滋养细胞显著增生。

部分性葡萄胎(partial hydatidiform mole):①大体上可保留胎盘的形状,常可伴胚胎或胎儿的先天性异常,仅部分绒毛呈水泡状,且水泡比完全性葡萄胎小而少;②镜下见增大的水肿性绒毛和正常大小伴纤维化的绒毛混合存在,水肿绒毛轮廓不规则(图12-81A),呈扇贝状,可见间质内滋养细胞包涵体;③滋养细胞增生较完全性葡萄胎轻,以合体滋养细胞增生为主,环绕绒毛或呈多灶性(图12-81B);④绒毛间质和细胞滋养细胞p57染色阳性(图12-81C);⑤鉴别诊断包括完全性葡萄胎、水肿性流产、妊娠伴染色体异常、胎盘间质发育不良。

侵袭性葡萄胎(invasive hydatidiform mole):①继发于葡萄胎之后,血清β-HCG水平持续性增高,伴阴道出血。②大体观察,子宫腔、子宫肌层或邻近的子宫外组织内见侵袭性出血性病变,肉眼常见明显的水泡。③诊断性显微镜下特征是子宫肌层或子宫外部位见水泡状胎块和滋养细胞。④鉴别诊断如下。绒毛膜癌为不见绒毛,仅见增生的滋养细胞;胎盘植入为胎盘与子宫肌层之间缺乏蜕膜组织,绒毛直接侵入子宫肌层,但绒毛并不水肿,也无滋养细胞增生。

二、绒毛膜癌

绒毛膜癌(choriocarcinoma)是由中间滋养细胞、合体滋养细胞和细胞滋养细胞共同增生形成的恶性滋

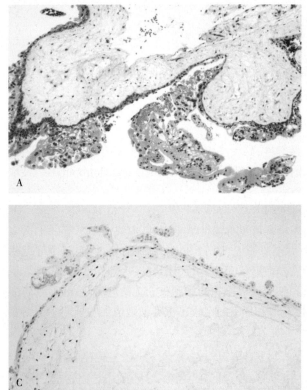

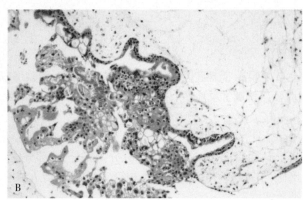

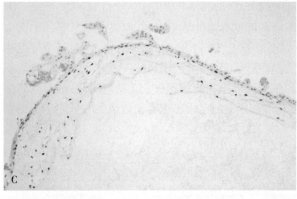

图 12-81 部分性葡萄胎

A. 水肿绒毛轮廓不规则,形成"海岸线"样外观;B. 滋养细胞轻 - 中度增生;C. 绒毛间质细胞呈 p57 染色阳性。

养细胞肿瘤,肿瘤中不出现绒毛结构。50% 继发于葡萄胎,其余发生于流产或足月产后。患者主要临床表现为不规则阴道出血和 HCG 水平显著升高。早期出现转移症状和体征。

【诊断要点】大体观察:通常为暗红色出血性肿块,有不同程度的坏死。子宫病灶大小变化较大,直径从数毫米到充满整个宫腔。

镜下观察:由中间滋养细胞、细胞滋养细胞和周围环状围绕的合体滋养细胞这三种恶性滋养细胞构成(图 12-82A)。滋养叶细胞异型性显著,可见大量核分裂(图 12-82B、图 12-82C)。肿瘤细胞形成片状结构,弥漫浸润性生长,或形成实性肿块。肿瘤中心常伴有大片的出血坏死。常见淋巴管浸润。肿瘤中无绒毛,无固有结缔组织性间质细胞和血管。但胎盘内绒毛膜癌可以出现绒毛。

免疫组化:所有肿瘤细胞均表达细胞角蛋白 AE1/AE3,Ki-67 指数高(>90%)。合体滋养细胞弥漫强阳性表达 HCG 和 HSD3B1,不同数量的细胞滋养细胞也可阳性,中间滋养叶细胞表达 Mel-CAM、HLA-G 和 MUC-4。

分子遗传学:绒毛膜癌具有高度复杂的核型,伴可重复的 7p 扩增和 8p 缺失。大多数绒毛膜癌表现为 XX 性染色体组合。

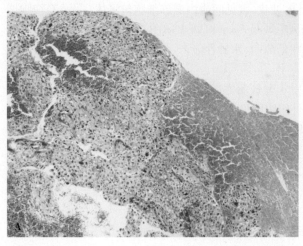

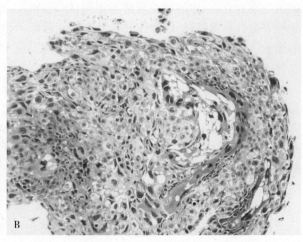

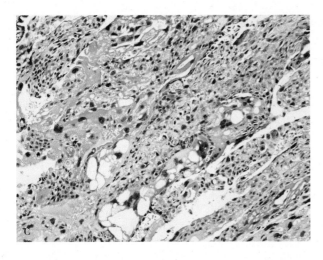

图 12-82　绒毛膜癌

A. 可见细胞滋养细胞、中间滋养细胞和合体滋养细胞；B. 细胞异型性显著，可见核分裂；C. 合体滋养细胞体积大，胞质丰富，多核，细胞核异型性大。

【鉴别诊断】本病主要需与侵袭性葡萄胎、胎盘部位滋养细胞肿瘤、上皮样滋养细胞肿瘤及非妊娠性绒毛膜癌等。具体鉴别要点见表 12-8。

表 12-8　绒毛膜癌与胎盘部位滋养细胞肿瘤、上皮样滋养细胞肿瘤的鉴别要点

鉴别要点	绒毛膜癌	胎盘部位滋养细胞肿瘤	上皮样滋养细胞肿瘤
年龄	生育年龄（平均 29~31 岁）	20~63 岁（平均 30~32 岁）	15~48 岁（平均 36 岁）
上次妊娠	足月妊娠，完全性葡萄胎	足月妊娠	足月妊娠
与上次妊娠间隔	月余~14 年（平均足月妊娠后 2 个月，完全性葡萄胎后 13 个月）	2 周~17 年（中位时间 12~18 个月）	1~25 年（平均 6.2 年）
临床表现	阴道出血，持续性滋养细胞疾病	稽留流产，闭经	阴道出血
治疗前 HCG/（mIU·ml^{-1}）	>10 000	<1 000	<3 000
肉眼	界限清楚 / 浸润性出血性肿物	膨胀性 - 浸润性，实性肿物	膨胀性实性肿物
肿瘤位置	宫体	宫体	宫颈，子宫下段，宫体
肿瘤边界	浸润性	浸润性	推挤性
肿瘤生长方式	三种滋养细胞均增生，广泛出血坏死	肿物大，肿瘤细胞取代血管壁，在肿瘤的边缘穿插生长于肌层的平滑肌之间	大片、巢状和索状，地图样坏死，玻璃样物质沉积，植入黏膜表面上皮
肿瘤细胞	绒毛中间滋养细胞、细胞滋养细胞、合体滋养细胞	种植部位型中间滋养细胞	绒毛膜型中间滋养细胞
细胞学异型性	重度	中 - 重度	轻 - 中度
间质	肿瘤本身没有间质和网络	直接浸润性生长于肌纤维之间	周围间质蜕膜样变
组化	合体滋养细胞 Diff(+)：HCG，HPL，HSD3B1；Ki-67 指数 >90%	Diff(+)：HPL，Mel-CAM 散在多核细胞(+)：HCG Ki-67 指数 5%~10%	Diff(+)：p63 个别细胞(+)：HPL，Mel-CAM Ki-67 指数 >10%

注：HPL，人胎盘催乳素；HCG，人绒毛膜促性腺激素；Mel-CAM，黑色素瘤细胞黏附分子。

绒毛膜癌肺转移（病例）

三、中间型滋养细胞肿瘤

中间型滋养细胞肿瘤相对少见，包括胎盘部位滋养细胞肿瘤（placentalsite trophoblastic

tumor，PSTT）和上皮样滋养细胞肿瘤（epithelioid trophoblastic tumor，ETT）。

1. 胎盘部位滋养细胞肿瘤

【诊断要点】①由肿瘤性种植部位中间滋养细胞组成。②典型的生长方式为弥漫一致的滋养细胞，呈实性、片状和不规则条索状排列，穿插于肌纤维之间（图 12-83A）。③瘤细胞单核，核圆形或卵圆形且深染，胞质丰富，嗜酸性或嗜双色性，偶尔可见多核滋养细胞（图 12-83B）。④肿瘤细胞呈人胎盘催乳素（human placental lactogen，HPL）和黑色素瘤细胞黏附分子（melanoma cell adhesion molecule，Mel-CAM）弥漫强阳性，HCG 和 inhibin 表达弱阳或阴性，p63 阴性。Ki-67 指数为 5%~10%。

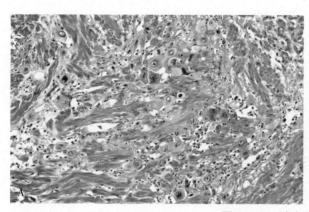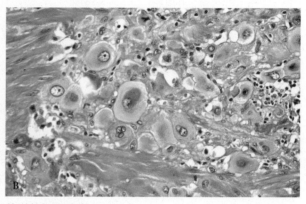

图 12-83　胎盘部位滋养细胞肿瘤

A. 肿瘤由中间滋养细胞组成，肿瘤细胞较一致，穿插浸润于肌纤维之间；
B. 肿瘤细胞单核，偶可见多核，胞质丰富。

2. 上皮样滋养细胞肿瘤

【诊断要点】①ETT 的瘤细胞类似平滑绒毛膜的中间滋养细胞，为相对较一致的单核滋养细胞。②瘤细胞呈巢状和团块状排列，虽然边缘可有局部浸润，但边界较清楚。团块的中间和周围可见广泛的坏死和透明样物质围绕，形成特征性的"地图状"结构（图 12-84A）。③瘤细胞呈上皮样，核较圆且形状一致，染色质细，核仁不明显，胞质嗜酸或透明（图 12-84B）。④肿瘤细胞呈 CK18、inhibin 及 p63 强阳性，HPL、HCG 和 Mel-CAM 仅局灶阳性。Ki-67 指数 >10%。

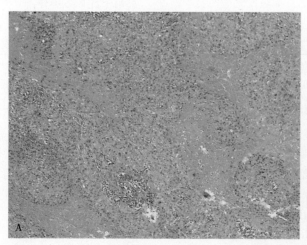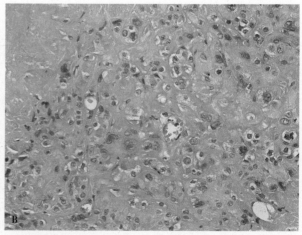

图 12-84　上皮样滋养细胞肿瘤

A. 特征性的"地图状"结构；B. 瘤细胞上皮样，核较圆而形状一致，胞质嗜酸或透明。

【鉴别诊断】上述两种肿瘤主要需与胎盘部位超常反应、胎盘部位结节、绒癌、上皮样平滑肌肿瘤及宫颈鳞状细胞癌鉴别。具体鉴别要点见表 12-9~ 表 12-12。

表 12-9 上皮样滋养细胞肿瘤与鳞状细胞癌的鉴别要点

鉴别要点	上皮样滋养细胞肿瘤	鳞状细胞癌
临床表现	年轻患者,阴道出血,近期妊娠史	老年患者,人乳头瘤病毒感染或宫颈上皮内瘤变病史
血清 HCG	升高(<2 500mIU/ml)	无升高
宫颈上皮内肿瘤	不相关	常有
组织学	结节状增生伴玻璃样变	鳞癌细胞巢伴角化
细胞学	多角形细胞,核结构复杂,胞质丰富、透明,呈嗜酸性	肿瘤细胞呈不同程度鳞状分化,可见细胞间桥
间质细胞蜕膜样变	常可见	无,除非伴同时或近期妊娠
免疫组化	inhibin、HLA-G、CK18、HPL、HCG 阳性	inhibin、HLA-G、CK18、HPL、HCG 阴性
子宫切除后临床随访	复发率 <25%	呈临床进展(依据肿瘤分期)

注:HPL,人胎盘催乳素;HCG,人绒毛膜促性腺激素。

表 12-10 胎盘部位过度反应与胎盘部位滋养细胞肿瘤的鉴别要点

鉴别要点	胎盘部位过度反应	胎盘部位滋养细胞肿瘤
临床表现	同时妊娠或水泡状胎块妊娠	停经,阴道出血,HCG 升高
大体	无明显肿块	浸润性肿块
细胞学	单个核中间滋养细胞,一般无非典型性	非典型性,单个核中间滋养细胞
生长方式	浸润生长,伴均匀分布的多核滋养细胞	融合片状浸润,周围少量多核滋养细胞
核分裂象	无	有
绒毛	有	无
Ki-67 指数	<1%	>10%

注:HCG,人绒毛膜促性腺激素。

表 12-11 胎盘部位结节与上皮样滋养细胞肿瘤的鉴别要点

鉴别要点	胎盘部位结节	上皮样滋养细胞肿瘤
临床表现	意外发现	阴道出血、HCG 升高等
大体	无明显肿块	浸润性肿块
细胞学	一致,无非典型性	多形性,非典型性
生长方式	单个细胞呈条索状或巢状	片状,呈大巢状或条索状
出血	无	可有
坏死或纤维素样碎片	无	有
间质玻璃样变	广泛	局灶
核分裂象	无或很少	有
Cyclin E	阴性	阳性
Ki-67 指数	<8%	10%~25%

注:HCG,人绒毛膜促性腺激素。

表 12-12 上皮样滋养细胞肿瘤与胎盘部位滋养细胞肿瘤的鉴别要点

鉴别要点	上皮样滋养细胞肿瘤	胎盘部位滋养细胞肿瘤
部位	子宫体	宫颈(50%)、子宫体(50%)
生长方式	结节状生长	肌束间浸润性生长
边界	推挤性边界	肌层浸润
基质	玻璃样基质 嗜酸性粒细胞碎片	常无
坏死	地图样坏死,可伴钙化	局灶坏死,无钙化
核多形性	轻 - 中度	中 - 重度
多核异型细胞	少见	常有
肿瘤细胞与血管关系	肿瘤细胞围绕血管	肿瘤细胞侵犯、占据血管
中间型滋养细胞类型	绒毛膜型	种植部位型
免疫组化		
p63	弥漫阳性	阴性
HPL	个别细胞阳性	弥漫阳性
Mel-CAM	个别细胞阳性	弥漫阳性

注:HPL,人胎盘催乳素;HCG,人绒毛膜促性腺激素;Mel-CAM,黑色素瘤细胞黏附分子。

(张智弘)

第七节 卵 巢

一、浆液性囊腺瘤、腺纤维瘤和表面乳头状瘤

浆液性囊腺瘤(serous cystadenoma)、腺纤维瘤(adenofibroma)和表面乳头状瘤(surface papilloma)为常见的卵巢肿瘤,主要见于成人,平均年龄 40~60 岁,通常无症状,肿瘤较大时,表现为腹痛、腹胀等症状。

【诊断要点】①多数为单侧发生,仅约 10% 为双侧发生。②囊腺瘤通常为单囊,偶为多囊,最大径 1~30cm,囊壁光滑,囊内充满澄清水样液体。腺纤维瘤和囊腺纤维瘤以大量纤维性间质成分为主,可有数量不等的腺样、囊样和乳头状结构。表面乳头状瘤为外生性,在卵巢表面形成乳头状突起。③被覆上皮类似于输卵管上皮,呈单层立方或低柱状纤毛上皮细胞(图 12-85),细胞无异型性,偶有分泌,有时由于囊液压力的挤压,上皮可以变得扁平。④囊腺瘤由囊肿和乳头组成。⑤腺纤维瘤有明显的纤维性间质。⑥卵巢的表面乳头状瘤表面为乳头状生长方式,被覆一层浆液性上皮。如果病变小于 1cm,称为表面间质增生,如果病变多发,称为表面乳头状瘤病。⑦小灶区域可能达到交界性浆液性肿瘤 / 非典型增殖性浆液性肿瘤(SBT/APST)的程度,如果它们的面积小于上皮总量的 10%,称为浆液性囊腺瘤 / 纤维瘤伴局灶性上皮增生。

【鉴别诊断】①皮质包涵囊肿:包涵囊肿直径通常小于 1cm,上皮为输卵管型上皮。②滤泡囊肿:当二者的囊壁内衬细胞萎缩时,鉴别困难。如囊壁衬覆细胞出现黄素化,则支持滤泡囊肿;当囊壁内衬细胞缺乏或扁平时,可诊断为单纯性囊肿。③甲状腺肿:甲状腺肿腺腔内常含有甲状腺胶质,与甲状腺组织结构相似,免疫

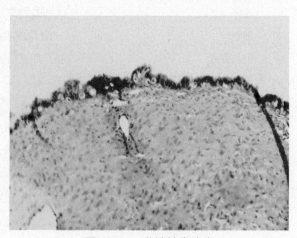

图 12-85 浆液性囊腺瘤
被覆单层浆液性上皮,与输卵管上皮相似。

组化常呈甲状腺球蛋白阳性。④卵巢网囊腺瘤:是发生于卵巢网的罕见肿瘤,位于卵巢门部,内衬非纤毛细胞,形成裂隙状结构,囊壁可见平滑肌和卵巢门细胞。

二、交界性浆液性肿瘤

交界性浆液性肿瘤(borderline serous tumor)发病高峰年龄为30~60岁,平均年龄42岁,占浆液性肿瘤的5%~10%。25%~30%的病例为双侧发生。2020版《WHO女性生殖道肿瘤分类》将交界性浆液性肿瘤分为普通型和微乳头亚型。

(一)普通型浆液性交界性肿瘤

【诊断要点】①肿瘤通常为囊性,一般>5cm,部分囊壁粗糙不平或囊内可见乳头。40%~70%的肿瘤累及卵巢表面。②肿瘤呈多级分支状结构(图12-86A),特征为大量不规则乳头,乳头从大到小逐渐分支,最终变成脱落的上皮簇(图12-86B)。③乳头被覆非复层化或复层化立方至柱状细胞,通常有纤毛。可见有数量不等的多角形和鞋钉样细胞伴嗜酸性细胞质,核中度增大,深染,有时有核仁,但很少出现广泛的明显核仁。也可能出现胞质透明的细胞。④砂粒体可见。⑤约10%的SBT/APST伴微小浸润,表现为乳头的纤维血管轴心间质见具有丰富的嗜酸性胞质的单个或小簇细胞,病变最大径<5mm,可为多灶性。⑥免疫组化:表达多种上皮性标记物,包括CK(CAM5.2,AE1/AE3)、EMA、WT1和PAX-8。ER和PR通常高表达,p53为野生型表达。⑦分子遗传学:约50%的病例见体细胞KRAS和BRAF突变。

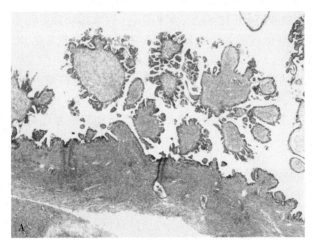
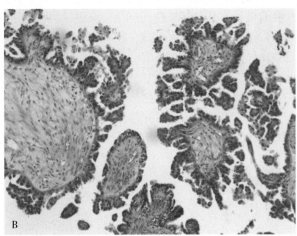

图12-86 交界性浆液性肿瘤

A.复杂的多级分支状结构,被覆立方至柱状上皮,细胞轻度异型性;B.大乳头状结构上
脱落的小乳头和小簇细胞,细胞轻度异型性。

(二)交界性浆液性肿瘤-微乳头亚型/非浸润性低级别浆液性癌

【诊断要点】①肿瘤不形成多级分支结构,形成微乳头状结构,微乳头直接从大的、纤维化乳头上发散出来(图12-87A),高度/宽度≥5:1(图12-87B);微乳头间质很少或无。②有时微乳头可融合形成筛状结构。少数肿瘤显示纯筛状结构,无微乳头。③肿瘤细胞呈立方或多角形,核质比较高,核非典型性更明显,可见小而明显的核仁。缺乏明显纤毛。④诊断交界性浆液性肿瘤-微乳头亚型需要至少一个区域有微乳头/筛状结构,其最大径≥5mm。⑤分子遗传学:约50%的病例显示体细胞KRAS突变。

【鉴别诊断】①交界性浆-黏液性肿瘤:有黏液分泌的浆液性肿瘤仅个别有分泌的细胞胞质内出现少量黏液。②网状型支持-间质细胞瘤:高峰发病年龄在10岁左右,可伴有雄激素异常的症状和体征,其小管和囊状结构内衬单层或多层细胞,细胞圆形,核异型性小,有少量胞质,周围常能找到胞质红染的Leydig细胞。

三、浆液性癌

浆液性癌(serous carcinoma)分为高级别浆液性癌和低级别浆液性癌。

(一)高级别浆液性癌

【诊断要点】①最常见的卵巢恶性肿瘤,虽然临床常以卵巢为主肿物出现,但大部分来自输卵管上皮,继

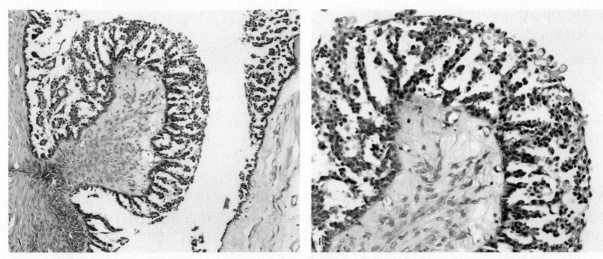

图 12-87　交界性浆液性肿瘤 - 微乳头亚型

A. 肿瘤不形成多级分支结构,微乳头直接从大的乳头轴心发散出来。B. 微乳头的高度至少是宽度的 5 倍。

发卵巢和盆腔播散形成。平均发病年龄 63 岁,绝大多数发病即为晚期。临床常见症状为腹痛和腹水,以及胃肠道症状。②通常双侧发生,呈外生性、实性、乳头状生长,可见囊腔。实性区切面质嫩,可见坏死、出血。③肿瘤生长方式包括实性、乳头状、腺样、筛状、迷路样和裂隙样(图 12-88A),少见绒毛 - 管状结构和微乳头结构。④肿瘤细胞核大、深染,异型性明显,常见有大的奇异形核或肿瘤性多核瘤巨细胞,核分裂象易见,常见病理性核分裂(图 12-88B)。⑤约 1/4 可见砂粒体。

免疫组化呈 CK7、CA125 阳性,WT1 核阳性。p53 表达有两种不同的模式:常见强的弥漫性核染色,约60% 的细胞或更多细胞着色。这种模式与错义突变有关。另一种为完全不染色,与无义突变有关。

分子遗传学:几乎所有的卵巢高级别浆液性癌可见 *TP53* 突变。近一半的卵巢高级别浆液性癌可见 *BRCA1* 和 *BRCA2* 的突变。

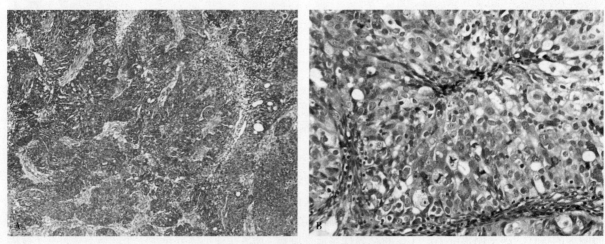

图 12-88　卵巢高级别浆液性癌

A. 细胞实性生长,形成裂隙样腔隙;B. 癌细胞显著异型性,核分裂象易见,可见病理性核分裂。

（二）低级别浆液性癌

【诊断要点】①约占所有浆液性癌的 5%。患者年龄较高级别浆液性癌者年轻。以卵巢包块为临床表现,腹水和类似卵巢高级别浆液性癌的症状一般较少。②通常为双侧发生,呈囊实性肿块,形成丰富的各级乳头状结构(图 12-89),可见内生或外生乳头,钙化常见。③卵巢低级别浆液性癌有多种结构模式,包括单个细胞和形状不规则的实性细胞巢杂乱地浸润间质,以及微乳头状结构,周围可见组织收缩假象;不同的浸润模式通常并存。砂粒体很常见。④瘤细胞形态类似于微乳头亚型浆液性交界性肿瘤,核分裂活性很低(通常 <2~3 个 /10HPF)。⑤有两个组织学亚型:

高级别浆液性癌
（图片）

砂粒体癌和大乳头型。

【鉴别诊断】透明细胞腺癌；低级别浆液性癌可见胞核大、突出的鞋钉样细胞，有透明细胞和/或嗜酸细胞，透明细胞腺癌形成的乳头状结构更加规则，且其纤维血管轴心多有透明变性，砂粒体罕见。HNF1β 和 NapsinA 阳性而 WT1 阴性支持透明细胞癌。

子宫内膜样腺癌：子宫内膜样腺癌所形成的乳头、腺体结构更加规则，体积更大，可呈绒毛腺管状，无游离的肿瘤细胞芽。子宫内膜样腺癌多伴有鳞状上皮化生，而浆液性癌则没有。砂粒体在子宫内膜样腺癌中罕见，而多见于浆液性癌。

成人型粒层细胞瘤：在实性浆液性癌中灶性细胞坏死与成人型粒层细胞瘤中的 Call-Exner 小体易混淆。浆液性癌 EMA、CK8、CK18 阳性，而成人型粒层细胞瘤 EMA 阴性，CK8、CK18 灶性阳性，成人型粒层细胞瘤呈 inhibin 和 calretinin 阳性，而浆液性癌则呈阴性。

网状型支持细胞间质肿瘤：罕见，10 岁左右是其发病高峰年龄，可伴有雄激素异常症状。组织学上呈管状和囊性结构。管腔衬覆单层或多层肿瘤细胞，细胞核圆形，胞质少量。可表达抑制素，calretinin 可帮助鉴别。

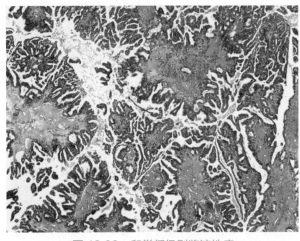

图 12-89　卵巢低级别浆液性癌
细胞异型性小，形成丰富的乳头。

低级别浆液性癌（图片）

四、黏液性囊腺瘤/腺纤维瘤

黏液性囊腺瘤（mucinous cystadenoma）占所有卵巢原发性黏液性肿瘤的 80%，腺纤维瘤（adenofibroma）少见。平均发病年龄 50 岁。常见症状是腹部/盆腔包块和疼痛。

【诊断要点】①绝大多数为单侧（95%）发生。②黏液性囊腺瘤肿瘤较大，平均 10cm，表面光滑，切面呈多房囊性，囊壁内表面光滑，少数单房。腺纤维瘤实性，通常较小。③肿瘤由多个囊肿和腺体组成，被覆非复层化黏液性上皮（图 12-90），类似于胃小凹或肠型上皮，后者可见杯状细胞，有时可见帕内特细胞（Paneth cell）和嗜银细胞。④局灶（<10% 的区域）可出现上皮增生，称为黏液性囊腺瘤伴局部上皮增生。⑤ 10% 的病例间质内可出现黏液外渗和黏液肉芽肿。⑥黏液性腺纤维瘤具有致密的纤维瘤样间质。⑦特殊染色和免疫组化示黏液 PAS 染色阳性，CK7 阳性。⑧分子遗传学：58% 的病例可见 KRAS 突变。

【鉴别诊断】①浆液性囊腺瘤：黏液性囊腺瘤瘤细胞呈立方状，与浆液性囊腺瘤相似，但其胞质内可见黏液，并无纤毛细胞，可与其鉴别。②伴异源性分化的支持间质细胞肿瘤：该肿瘤可含有内衬黏液上皮的腺、囊成分，与黏液性肿瘤相似。但支持间质细胞肿瘤具有特征性的支持细胞和间质细胞分化区域，可与黏液性肿瘤进行鉴别。③黏液性类癌：绝大部分黏液性类癌均为实性，囊性结构非常罕见。黏液性类癌中可见嗜银、亲银细胞，表达神经内分泌标记。

五、交界性黏液性肿瘤

交界性黏液性肿瘤（borderline mucinous tumor）患者年龄分布广，平均 40~49 岁。以往分为肠型和宫颈内膜型，目前将宫颈内膜型直接归入"交界性浆黏液性肿瘤"。肠型易伴腹膜假黏液瘤，但是伴腹膜假黏液瘤的卵巢黏液性肿瘤其本身就是腹膜假黏液瘤的一部分，或其本身就是转移性肿瘤，而非原发（交界/癌）。

【诊断要点】①单侧肿瘤占比 >95%。②肿瘤体积大，平均直径 21.5cm。切面呈多房囊性，囊壁常见

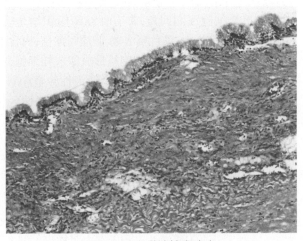

图 12-90　黏液性囊腺瘤
被覆单层黏液上皮，细胞核小，温和一致。

突出的包块和乳头状突起。③囊肿被覆胃肠型上皮,瘤细胞显示轻 - 中度异型(图 12-91)。上皮复层排列,可见密集、拥挤的囊、腺和乳头状结构。约 20% 的病例可见黏液外渗,以及肉芽肿形成。④当黏液性交界性肿瘤中小灶细胞伴有重度核异型性,诊断为交界性黏液性肿瘤伴上皮内癌(图 12-92)。⑤黏液性交界性肿瘤伴微浸润:间质内出现单个细胞、腺体、小的细胞簇 / 细胞巢、筛状结构的腺体浸润,常伴有组织收缩,瘤细胞胞质嗜酸性变,浸润灶最大径不超过 5mm。

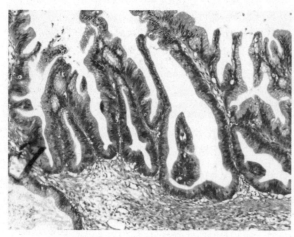

图 12-91　交界性黏液性肿瘤
上皮增生,轻 - 中度异型,缺乏破坏性间质浸润。

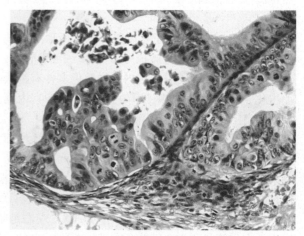

图 12-92　交界性黏液性肿瘤伴上皮内癌
可见显著的细胞异型性和核分裂象。

　　免疫组化:CK7 通常弥漫性阳性,CK20 灶性阳性(其程度通常不如 CK7),CDX2 表达不一,ER 和 PR 几乎总是阴性,高达 50%~60% 的肿瘤表达 PAX-8。

　　分子遗传学:30%~75% 的肿瘤可见 *KRAS* 突变。

　　【鉴别诊断】本病主要需与伴有异源性分化的支持 - 间质细胞瘤鉴别,其异源性分化成分常见黏液性成分,可与交界性黏液性肿瘤相似,寻找典型的支持 - 间质细胞瘤分化区域是鉴别诊断的关键。

六、黏液性癌

　　原发卵巢黏液性癌(mucinous carcinoma)相对少见。患者平均年龄 45 岁,通常表现为腹部增大或疼痛。

　　【诊断要点】①通常为单侧性,一般不累及卵巢表面或扩散至卵巢外。②肿瘤体积较大,平均直径 18~22cm,多为囊实性。③浸润性癌具有两种特征性浸润模式:膨胀型和毁损性浸润。前者表现为腺体融合性生长(图 12-93),其间间质极少或没有,形成迷宫样结构,可出现筛状结构。毁损性间质浸润较少见,表现为伴有恶性细胞学特征的不规则腺体、细胞巢和单个细胞浸润间质,常有促结缔组织增生。④肿瘤细胞异型性大,染色质浓聚,胞质嗜酸性,内含有丰富的黏液,有时可推挤细胞核形成印戒样细胞,核分裂象多,常见病理性核分裂。⑤黏液性肿瘤常见肿瘤异质性,同一肿瘤中可见良性、交界性和癌性区域,同时也可能灶性出现间变性癌区域,形成所谓的附壁结节,可表现为伴丰富嗜酸性胞质的横纹肌样大细胞、肉瘤样梭形细胞或多形性细胞,形成三种性质的附壁结节。⑥免疫组化显示 CK7(+)/CK20(+/-)的免疫表型,间变性区域可能丢失 CK 表达。⑦分子遗传学:较一致的改变为体细胞 *KRAS* 突变。

　　【鉴别诊断】①浆液性癌和子宫内膜样癌:可以出现较丰富的腺 / 囊腔内黏液,但无或只有少量细胞

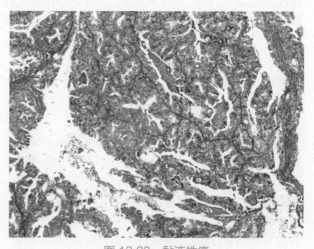

图 12-93　黏液性癌
癌组织融合性生长,形成迷宫样结构,
腺腔内可见坏死碎屑。

质内黏液。WT1 在浆液性肿瘤中表达,不在黏液性肿瘤中表达,而 CEA 仅在黏液性肿瘤中表达,还在浆液性和子宫内膜样癌中表达。②伴异源性分化的支持 - 间质细胞瘤:可出现伴有黏液性分化的腺、囊,使之与黏液性肿瘤相似,寻找到典型的支持间质细胞肿瘤区域是鉴别诊断的关键。③ Krukenberg 瘤:是来源于女性生殖系统之外的转移性黏液性腺癌,常见印戒细胞癌。乳腺和胃肠道是最常见的原发部位。常含有杯状细胞,多累及双侧卵巢。

黏液性癌(图片)

七、子宫内膜样肿瘤

黏液性癌附壁结节(图片)

子宫内膜样肿瘤(endometrioid tumor)包括子宫内膜样囊肿、子宫内膜样囊腺瘤 / 腺纤维瘤、交界性子宫内膜样肿瘤和子宫内膜样癌。

【诊断要点】子宫内膜样囊肿是子宫内膜异位症形成的囊肿,好发于 40~50 岁妇女,囊肿较大时伴有疼痛,常伴有其他部位的子宫内膜异位症。囊肿最大直径可达 15cm,囊内可见陈旧性出血,似巧克力,有称其为巧克力囊肿;镜下见囊肿壁被覆子宫内膜样上皮,下方可见子宫内膜样间质,常伴有出血和吞噬含铁血黄素的组织细胞。陈旧性病变的囊壁中,上皮可以缺失,囊壁见大量假黄色瘤样细胞。

交界性子宫内膜样肿瘤非常少见,肿瘤呈腺纤维瘤样及囊内生长;肿瘤性腺体类似子宫内膜复杂性增生,常伴有桑葚状和鳞状上皮化生;瘤细胞轻到中度异型。

子宫内膜样癌是第二常见的卵巢上皮性肿瘤,常见于 40~60 岁,症状通常表现为腹胀和疼痛。大体肿瘤平均直径 15cm,表面光滑,切面为囊实性或完全实性。肿瘤质脆,可伴有出血、坏死。镜下见肿瘤呈膨胀性和浸润性两种生长方式。大多数肿瘤为膨胀性生长,显示圆形、卵圆形或管状腺体呈背靠背排列,相互融合,形成筛状(图 12-94、图 12-95),病灶长径超过 5mm。少数肿瘤呈浸润性生长,表现为明显浸润间质的腺体、细胞簇或单个细胞,无序地浸润间质,常伴促结缔组织增生性间质反应或炎症性间质反应。

其他组织学亚型包括鳞状分化,分泌性、纤毛细胞及类似于性索 - 间质肿瘤的子宫内膜样癌。

卵巢子宫内膜样癌的分级通常采用子宫的子宫内膜样癌的 FIGO 分级。

免疫组化与发生于子宫的子宫内膜样癌相同,呈 CK、vimentin 阳性,ER、PR、PAX-8 多为阳性,p16 呈斑片状阳性。10% 的病例可出现 p53 的突变型表达。

【鉴别诊断】高级别浆液性癌:分化差的子宫内膜样癌与高级别浆液性癌在组织学上有一定重叠,但高级别浆液性癌常有不规则、裂隙样结构,p16 弥漫性阳性。鳞状上皮化生往往提示子宫内膜样癌,p16 为斑片状阳性。

黏液性癌:有丰富的囊 / 腺腔内黏液,并可见胞内有丰富黏液的杯状细胞,其 vimentin 阴性,而 CEA 阳性。

支持细胞肿瘤:上皮成分分化良好,形成的小管腔,仅有少量的腔内黏液,且支持间质细胞肿瘤不具有腺纤维瘤样的成分和鳞状上皮化生,免疫组化 EMA 阴性,inhibin 和 calretinin 阳性。

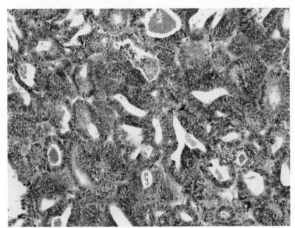

图 12-94　高分化子宫内膜样癌
腺体背靠背,相互融合形成筛状,形态类似子宫体的子宫内膜样癌。

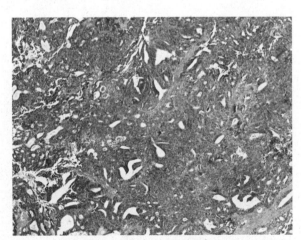

图 12-95　中分化子宫内膜样癌
子宫内膜样癌实性和腺样结构并存。

癌肉瘤：子宫内膜样癌含有明显的梭形肿瘤细胞需要与之鉴别，但其梭形肿瘤细胞成分通常为梭形鳞状细胞，异型性较癌肉瘤小，免疫组化表达上皮标记，而不表达间叶源性标记。

转移性结直肠癌：常为双侧性，囊腔内衬恶性高柱状细胞，形成筛状结构，筛孔内可见大量污秽性坏死。免疫标记可用 CK7、CK20 以资鉴别。

八、透明细胞肿瘤

良性和交界性透明细胞肿瘤罕见。发生于卵巢的透明细胞肿瘤绝大部分为透明细胞癌（clear cell carcinoma）。有学者指出，只要取材足够，所谓交界性透明细胞肿瘤总能发现癌变区域。故临床实践中诊断交界性透明细胞腺纤维瘤应非常谨慎。患者平均发病年龄 55 岁。该肿瘤与子宫内膜异位症密切相关，常与子宫内膜样癌混合存在。

【诊断要点】①良性肿瘤罕见，通常腺纤维瘤样结构、分化良好的腺体分布于纤维间质中。②交界性肿瘤罕见，通常呈腺纤维瘤样结构，有非典型的腺体分布于间质内。③透明细胞癌通常为单侧性，平均直径 15cm。肿瘤大部分为囊实性，部分实性，灶性出血，坏死可见。常有表面粘连，多为特征性的厚壁单囊结构，亦可为多囊，囊腔内常见白色或浅黄色实性乳头、结节突入囊腔。④镜下见肿瘤多呈乳头状、腺囊状、实性或混合性结构。乳头和腺囊状结构衬覆大量鞋钉样细胞（图 12-96A、图 12-96B），实性区的肿瘤细胞为多角形（图 12-96C）。乳头一般较规则、较小，但也可为大乳头，通常伴透明变性的纤维血管轴心。⑤肿瘤细胞形态变化较大，从多角形至立方形至扁平型，也可见深染、位于胞质顶端的鞋钉样细胞。肿瘤胞质相对丰富，透明，也可为嗜酸性或混合性，核分裂象通常不高。⑥大多数透明细胞癌可见嗜酸性小体。

免疫组化：透明细胞癌表达 PAX-8、NapsinA 和 HNF1β，不表达 WT1。ER 和 PR 通常为阴性。

分子遗传学：卵巢透明细胞癌最常见突变包括 *ARID1A* 突变、*PIK3CA* 活化突变和 *PTEN* 突变。

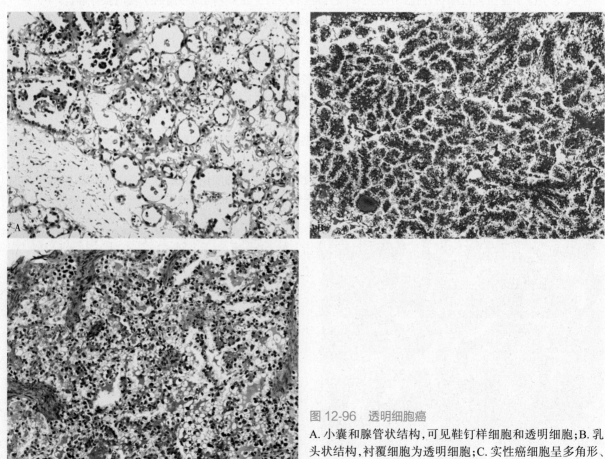

图 12-96　透明细胞癌

A. 小囊和腺管状结构，可见鞋钉样细胞和透明细胞；B. 乳头状结构，衬覆细胞为透明细胞；C. 实性癌细胞呈多角形、胞质透明，核多呈中位，有异型性。

【鉴别诊断】①无性细胞瘤：发病高峰年龄为 20~30 岁，其肿瘤细胞体积大、圆形，有平滑、清楚的边界，细胞核居中，有一个或多个突出的核仁，其组织内常见纤细的纤维分隔带，并有大量淋巴细胞浸润。②卵黄囊瘤：发病高峰年龄为 10~20 岁，卵黄囊瘤和透明细胞肿瘤均有疏松的黏液构象。卵黄囊瘤内可见 S-D 小体，常有多种构象，并常与其他类型的生殖细胞肿瘤伴发。卵黄囊瘤呈 glypican-3、SALL4 和 AFP 阳性，而 Leu-M1 呈灶性阳性，EMA 阴性。透明细胞腺癌常与子宫内膜异位症伴发，亦可伴发子宫内膜样腺癌和其他类型腺癌，并表达 EMA、Leu-M1。

九、Brenner 瘤

大多数为良性 Brenner 瘤（Brenner tumor），发病高峰年龄为 50 岁。交界性和恶性 Brenner 瘤常发生于 70 岁。大多数无症状，肿瘤很大的少数患者可能表现为腹部增大或疼痛。少数情况下，Brenner 瘤伴功能性间质并有内分泌症状。1/4 的 Brenner 瘤伴有其他肿瘤类型（黏液性肿瘤最常见）。

【诊断要点】大多数良性 Brenner 瘤直径 <2cm，分叶，切面灰黄，包膜完整，实性，囊性结构少见。交界性肿瘤少见，平均直径 18cm，常囊性变，可见乳头状肿块突入囊腔内。恶性肿瘤少见，平均直径 14cm，囊实性。

良性 Brenner 瘤，移行细胞组成的边界清楚的细胞巢，位于纤维瘤样间质内（图 12-97）。上皮细胞大小一致，细胞质淡染至透明，核卵圆形，染色质细腻，常见纵行核沟，瘤细胞一般无异型性和核分裂。细胞巢可为实性或囊性变，含有黏液或嗜酸性物质。30% 的病例细胞巢的囊内可见黏液上皮。常见间质透明变性，少数可见钙化。

交界性移行细胞瘤，背景中通常可见良性 Brenner 瘤成分。交界性成分表现为两种形式：一种可见突入囊内的乳头状结构，另一种少见，显示为增生性内翻性上皮细胞巢。肿瘤细胞有非典型性，核分裂象可见，无间质浸润。

恶性 Brenner 瘤：肿瘤形态类似于浸润性高级别尿路上皮癌，见恶性移行细胞形成的不规则细胞巢，背景中见良性和 / 或交界性 Brenner 瘤成分。

免疫组化：肿瘤表达 CK7、p63、S-100、GATA3、uroplakin 和 thrombomodulin，但是不表达或仅为局灶性表达 CK20。

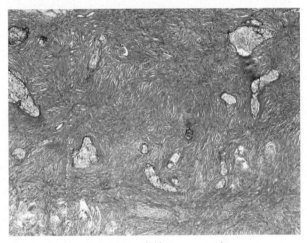

图 12-97 良性 Brenner 瘤
致密的纤维间质内散在移行细胞巢，无异型性。

【鉴别诊断】①黏液性囊腺瘤：良性 Brenner 瘤的囊性结构内壁上皮常有黏液分化，需要与黏液性肿瘤鉴别，但其黏液上皮周围常有移行细胞样肿瘤细胞，可以之鉴别。②低分化或未分化癌：常呈弥漫性生长，形成片状、梁状的实性区域，并由于出现中心性坏死而形成假乳头样结构，与移行细胞癌所形成的宽大的乳头状结构相似，但这种由坏死形成的假乳头无纤维血管轴心，可以此鉴别。

十、支持 - 间质细胞瘤

支持 - 间质细胞瘤（sertoli-leydig cell tumor，SLCT）是由分化程度不等的 sertoli 细胞、leydig 细胞及非特异的性腺间质细胞以不同比例混合构成的肿瘤。根据支持小管形成程度，组织学上分为高、中、低分化和网状型。其中，中、低分化及网状型 SLCT 可伴有异源性成分。SLCT 罕见，发病平均年龄 25 岁。显著的临床表现为男性化，偶也可出现雌激素增高的表现。

【诊断要点】97% 的 SLCT 为单侧，多为实性或囊实性，平均直径 12~14cm，低分化或网状型，或伴有异源性成分者体积往往较大。实性区呈黄色或灰色，常见出血坏死区。

高分化者，sertoli 细胞形成中空或实性小管，缺乏显著的核异型性或核分裂活性。有纤细的纤维性间质，间质中有小管状、条索状或单个散在的 leydig 细胞；罕见透明变性和骨化。

中分化者，低倍镜下呈分叶状（图 12-98A），不成熟的支持细胞呈圆形、卵圆形或梭形，胞界不清，核深染，排列成片块状或条索状（图 12-98B）。瘤细胞有轻到中度异型性，核分裂平均 5 个 /10HPF。肿瘤周边可见 leydig 细胞。

低分化者,瘤细胞弥漫成片状或团块状,呈肉瘤样结构,细胞梭形,呈中到重度核异型性和多形性,核分裂可高达 20 个 /10HPF;典型 leydig 细胞极少。

网状型,类似卵巢或睾丸网的结构,该结构占瘤体的 90% 以上。网状结构的形态学变化较大,从被覆立方或柱状上皮的裂隙样腔隙,至乳头状结构区域,直至被覆扁平形细胞的多囊性结构伴筛孔状腔隙。

约 20% 的肿瘤可见异源性成分,最常见的异源性成分为肠型黏液上皮,少见间叶成分,通常为软骨或骨骼肌。肿瘤分化越差,间叶性成分越易见。

免疫组化,支持细胞免疫表型与粒层细胞基本一致。leydig 细胞表达 vimentin、inhibin 和 Melan-A,往往不表达或灶性表达 CK、FOXL2、WT1。网状成分表达 CK、WT1。异源性成分根据不同分化表达相应的免疫表型。

分子遗传学,中、低分化或伴异源性成分的支持 - 间质细胞肿瘤及 sertoli 细胞肿瘤中,60%~85% 的病例可检见 *DICER1* 基因突变。

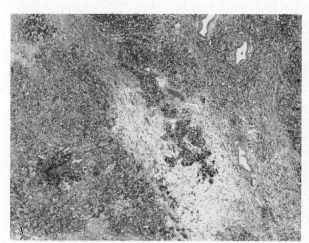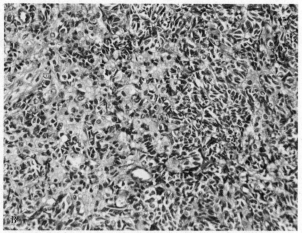

图 12-98　支持 - 间质细胞瘤

A. 小叶状结构,被轻度水肿的间质分隔;B. sertoli 细胞排列成巢状和条索状,以及含有嗜酸性胞质的 leydig 细胞。

【鉴别诊断】①粒层细胞瘤:30 岁以前少见,内分泌症状以女性化多见,瘤细胞呈滤泡型、小梁或弥漫型,常见 Call-Exner 小体,粒层细胞常有核沟,黄素化少见,无异源性成分。②子宫内膜样癌:可伴有盆腔子宫内膜异位症、子宫内膜癌,内分泌症状不明显,1/3 伴有鳞状上皮化生,无异源性成分,腺腔内可见黏液,黄素化间质细胞不含 Reinke 结晶,抑制素阴性。③卵巢转移性癌:多发生于年老者,且 >50% 双侧发病,腺管样结构的细胞有异型性,inhibin 阴性,CK、EMA、CEA 阳性。④卵巢类癌:神经内分泌标记如 Syn、CgA 有助于鉴别。原发性类癌可见畸胎瘤成分,转移性类癌几乎均为双侧性。

卵巢支持细胞瘤
（图片）

十一、粒层细胞瘤

粒层细胞瘤(granulosa cell tumor)是由向卵泡颗粒细胞分化细胞构成的肿瘤。卵巢粒层细胞可分为成年型和幼年型两种类型。

(一) 成年型粒层细胞瘤

成年型粒层细胞瘤(adult granulosa cell tumor,AGCT)占卵巢粒层细胞瘤的 95% 以上,发病高峰年龄为 50~55 岁。多数患者以性激素分泌紊乱为首发症状,约 10% 的患者因肿瘤破裂或扭转而导致急腹症。AGCT 为低度恶性肿瘤,具有远期(可长达 30 年)复发或转移的特点。

【诊断要点】95% 的病例为单侧肿瘤。肿瘤常有包膜,类圆形,表面光滑或呈分叶状。肿瘤平均直径约 10cm。切面呈黄色或灰白色,多数为实性或囊实性,质地硬或软。多数肿瘤可见灶状出血坏死。

瘤细胞小,呈圆形、多边形或短梭形,有少量淡伊红染的胞质,胞界不清。细胞核呈圆形、卵圆形或梭形,典型者可见纵行核沟,使核形似咖啡豆(图 12-99A),核染色质呈致密团块状或疏松空泡状,核仁较小。核分

裂象一般 <1~2 个 /10HPF。

瘤细胞在梭形间质细胞间相互聚集,排列成多种形式,最常见的为含 Call-Exner 小体的微滤泡结构(图 12-99B)。瘤细胞还可排列成巨滤泡结构、岛状、梁状、绸带状和弥漫性等形式。肿瘤通常是多种形式混合并存,有时可以一种形式排列为主。纤维卵泡膜瘤样间质常包绕粒层细胞成分。

粒层细胞瘤偶尔可发生黄素化。当粒层细胞瘤有大量黄素化细胞时,可称为黄素化粒层细胞瘤。少数病例中可见较大的怪异核和多核巨细胞。

免疫组化,α-inhibin、calretinin、FOXL2、类固醇源性因子 -1(SF-1)、WT1、CD56、ER 和 PR 阳性。CK 和低分子量 CK(CK8 和 CK18)灶性阳性,但 CK7、CK20 和 EMA 通常阴性。SMA、desmin、CD99(膜显色)和 S-100 也可有表达。

分子遗传学,超过 90% 的成年型粒层细胞瘤在 FOXL2 基因(402C~402G)有错义的体细胞点突变。

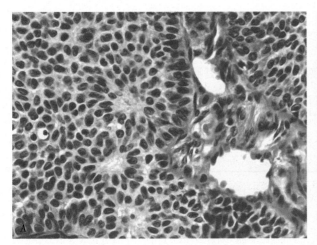
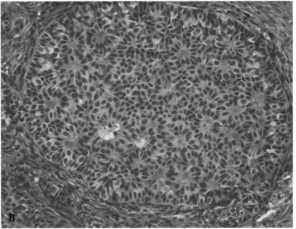

图 12-99　成年型粒层细胞瘤

A. 瘤细胞胞质少,细胞核呈圆形、卵圆形,有纵行核沟,形似咖啡豆;B.Call-Exner 小体,瘤细胞排列成微滤泡状,其内为嗜伊红物质。

(二)幼年型粒层细胞瘤

卵巢颗粒细胞瘤
(图片)

幼年型粒层细胞瘤(juvenile granulosa cell tumor,JGCT)占卵巢粒层细胞瘤的 5%,通常发生在 40 岁之前,平均发病年龄 15 岁。临床表现以性早熟和腹部包块最常见。JGCT 预后好,临床经过一般呈良性,只有 5% 的肿瘤为恶性。

【诊断要点】①肿瘤大体表现无特征性,与 AGCT 基本相同。双侧性 JGCT 约占 5%,出血坏死更明显。②实性区瘤细胞弥漫分布,可伴有数量不等的卵泡膜细胞将实性区分隔成结节状。滤泡样结构不规则,以中等大小为主,圆形或卵圆形,腔内含嗜酸性或嗜碱性液体(图 12-100)或缺如。Call-Exner 小体一般不见或极少见。③瘤细胞大小一致,圆形,胞质丰富、嗜酸或透亮,核圆形、染色深,罕见核沟,核分裂象较 AGCT 多见,常 >5 个 /10HPF。部分病例核异型性明显,偶可有奇异核。④粒层细胞和卵泡膜细胞均常出现显著黄素化,脂肪染色显示两种细胞内均富含脂质。⑤免疫组化与 AGCT 相似,但极少数表达 FOXL2。

【鉴别诊断】① AGCT 与 JGCT(表 12-13)。②子宫内膜样癌:腺管结构有时与 Call-Exner 小体相似,但前者常伴鳞状上皮化生,瘤细胞无核沟,有些病例伴发子宫内膜异位症。免疫表型 EMA、CK7 阳性,

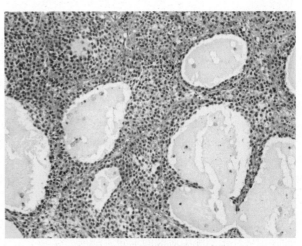

图 12-100　幼年型粒层细胞瘤

瘤细胞形成大小不等的滤泡,其内含嗜碱性液体,细胞均匀一致,核圆,无核沟。

α-inhibin、calretinin 等性索间质肿瘤的标记阴性。③未分化小细胞癌:约 1/3 病例具有高钙血症,无雌激素增高表现,罕见滤泡样结构且其形状常为圆形,出现坏死及横纹肌样细胞更有助于癌的诊断。癌细胞核深染,异型明显,常有奇异形核和病理性核分裂象。特征性地具有 SWI/SNF 复合体组成蛋白的缺失,最常见的是 SMACA4 蛋白表达缺失。④类癌:癌细胞界限清楚,细胞核呈一致性的圆形,无核沟,胞质明显嗜酸,免疫组化 CgA、Syn 阳性,可伴有畸胎瘤性成分。

幼年型颗粒细胞瘤(图片)

表 12-13　成年型粒层细胞瘤与幼年型粒层细胞瘤的鉴别要点

鉴别要点	成年型粒层细胞瘤	幼年型粒层细胞瘤
遗传学特征	超过 90% 的病例在 *FOXL2* 基因(402C~402G)有错义点突变	无 *FOXL2* 基因点突变
年龄	多见于 30 岁以后	50% 青春期前,30 岁以后罕见
伴随症状	80% 有雌激素或雄激素活性	80% 同性假性早熟
组织排列	大、小滤泡,梁状和岛状等各种排列均有,可见 Call-Exner 小体	实性排列为主,伴有大小不等的不成熟滤泡样结构,腔内见嗜酸性或嗜碱性液体
瘤细胞	胞质少,核深染,异型性小,可见核沟	胞质丰富,核深染,有异型性,无核沟,黄素化常见
核分裂	一般少见,肉瘤型可多见	较多
预后	低度恶性,进展缓慢,晚期复发或转移	罕见恶性,若为恶性,一般 3 年内复发或转移

十二、纤维瘤

纤维瘤(fibroma)是由产生胶原的梭形细胞、卵圆形细胞或圆形细胞组成的间质肿瘤,是最常见的纯卵巢间质肿瘤,占所有卵巢肿瘤的 4%。90% 以上的患者 30 岁以上,以 50~60 岁多见。患者主要症状为腹部肿块,腹痛、腹胀,瘤体较小时常无症状。1% 的病例伴有梅格斯综合征(Meige syndrome)。

【诊断要点】①一般为单侧发生,大小不一,平均直径 6cm,最大者直径可达 15cm。②较大的肿瘤表面平滑或结节状凸起,质硬。小的肿瘤可呈息肉状突出于卵巢表面,或在卵巢内呈界限不清的结节。切面灰白色,漩涡状,常伴有囊性变,偶可伴钙化。③肿瘤由梭形成纤维细胞及纤维细胞构成,呈束状或漩涡状排列,胶原纤维丰富(图 12-101)。④瘤细胞胞质稀少,可含少量脂质,核呈长梭形,核分裂象罕见。约 10% 的纤维瘤的肿瘤细胞非常丰富而胶原稀少,故称之为富于细胞纤维瘤。⑤瘤组织可有玻璃样变性、黏液变性、水肿、钙化或骨化。⑥免疫组化,瘤细胞可表达 vimentin、calretinin、α-inhibin。⑦分子遗传学,常有 12 号染色体三倍体。

【鉴别诊断】①巨大卵巢水肿:患者多 <30 岁,以腹痛为主要临床症状,并可伴男性化。整个卵巢弥漫水肿,但卵巢正常结构保留,可见间质细胞黄素化。②卵巢纤维瘤病:有明显的梭形细胞增生,但其内可见各级卵泡、黄体和白体等正常卵巢结构。③卵巢平滑肌瘤:瘤细胞为平滑肌细胞,核两端圆钝,免疫组化 SMA、desmin 阳性。④卵巢纤维肉瘤:瘤细胞核有中至高度异型性,核分裂象较多,4~25 个/10HPF。

十三、卵泡膜细胞瘤

卵泡膜细胞瘤(thecoma)是由类似于内层卵泡膜细胞和成纤维细胞构成的卵巢间质肿瘤。

(一)卵泡膜细胞瘤

绝大多数患者发生于绝经后,平均年龄 59 岁。临

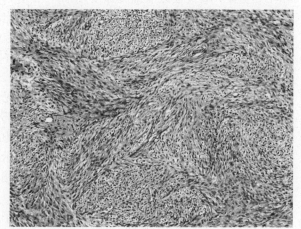

图 12-101　纤维瘤
肿瘤由梭形成纤维细胞及纤维细胞构成,
呈束状或漩涡状排列。

床表现以雌激素增多引起的绝经后阴道出血或月经异常为最常见。男性化症状罕见。

【诊断要点】①肿瘤一般为单侧,大小不一,一般直径为 5~10cm,切面实性,呈灰白色、淡黄色。②瘤细胞为梭形或卵圆形,胞界不清,胞质丰富淡染或呈空泡状(图 12-102),核呈圆形或卵圆形,核分裂象罕见,罕见肿瘤含有奇异形蜕变核。③瘤细胞排列成结节状或束状,通常含有纤维瘤样成分,常可见玻璃样变的胶原斑块,偶见钙化。④特殊染色:冰冻切片油红 O 染色显示卵泡膜瘤细胞胞质内含有丰富的脂质。网状纤维染色显示单个瘤细胞周围有网状纤维缠绕。⑤免疫组化:表达 inhibin、calretinin 和其他性索标记物。

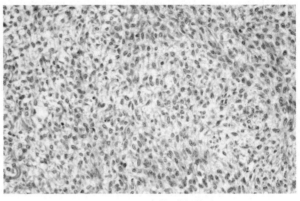

图 12-102　卵泡膜细胞瘤
瘤细胞核为圆形和卵圆形,胞质淡染呈空泡状,胞界不清。

（二）黄素化卵泡膜细胞瘤伴硬化性腹膜炎

黄素化卵泡膜细胞瘤伴硬化性腹膜炎(luteinized thecoma associated with sclerosing peritonitis)罕见,发生于年轻育龄女性(平均年龄 28 岁)。病变几乎总是双侧发生,通常出现腹胀、腹水、肠梗阻等症状。一般无雌激素或雄激素增多症状。肿瘤大体与典型卵泡膜细胞瘤类似。

【诊断要点】①典型卵泡膜细胞瘤或纤维瘤的背景上出现巢状或散在的黄素化细胞,卵巢皮质广泛受累,间质可水肿;②常有非常显著的核分裂活性;③免疫组化:梭形细胞的性索标记为阴性,而黄素化细胞阳性表达。

【鉴别诊断】①弥漫性粒层细胞瘤:*FOXL2* 基因点突变的检出是鉴别金标准,网织染色可协助鉴别。②间质黄体瘤:一般为老年患者,特指"直径 <1cm、位于卵巢皮质"的肿瘤,瘤旁常伴卵泡膜增生症。此肿瘤在 2014 版 WHO 中已被取消,目前认为是类固醇细胞瘤的退行性变,不再单独命名。

十四、无性细胞瘤

无性细胞瘤(dysgerminoma)是一种原始生殖细胞肿瘤,肿瘤细胞无特异性分化,相当于睾丸的精原细胞瘤。该病是卵巢最常见的恶性生殖细胞肿瘤,发病年龄 90% 小于 30 岁,平均年龄 22 岁。临床表现为腹胀、腹部肿块或腹痛。

【诊断要点】① 90% 为单侧性(多为右侧),10% 为双侧性。②无性细胞瘤直径通常大于 10cm,切面灰白、实性、质韧,常伴出血及坏死,表面光滑,常有完整包膜。③如果出现钙化常提示伴有性腺母细胞瘤的可能;出现坏死则可能混有其他生殖细胞成分。④瘤细胞较大,均匀一致,呈圆形或多边形,胞质丰富且透明(图 12-103A)。核居中,大而圆,核膜清楚,伴有一个或多个核仁,核分裂象易见。瘤细胞呈巢状、条索状或弥漫性分布,巢团被纤维间质分隔。常伴有淋巴细胞浸润(图 12-103B),以 T 细胞为主。⑤少数病例可见多核巨细胞和肉芽

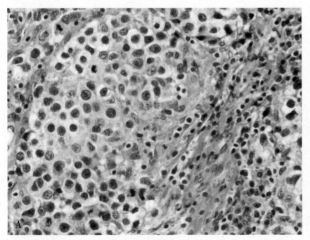
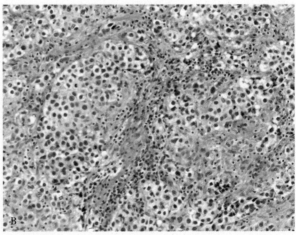

图 12-103　无性细胞瘤
A. 瘤细胞呈圆形或多边形,均匀一致,胞质丰富且透明;B. 瘤细胞排列成巢状、片状,被含有淋巴细胞的结缔组织间质围绕。

肿形成,5% 的病例可出现合体滋养细胞,使患者出现 HCG 增高。⑥免疫组化:PLAP、CD117(*c-kit*) 和 D2-40 呈细胞膜阳性;OCT-4、SALL4 呈弥漫性核阳性;CK 局灶阳性,但 EMA 阴性;合体滋养细胞表达 HCG。⑦分子遗传学:大多数无性细胞瘤显示等臂染色体 12p。*c-kit* 突变见于 25%~50% 的肿瘤。

无性细胞瘤(图片)

【鉴别诊断】①胚胎性癌:肿瘤细胞较无性细胞瘤更原始,形态更多样,瘤细胞更大,呈泡状,一个或多个核仁。免疫组化表达 CD30,CD117 阴性。②恶性淋巴瘤:免疫组化特征不同,淋巴瘤相关淋巴细胞标记阳性,而 PLAP、SAll4 等阴性。③透明细胞癌:缺乏无性细胞瘤常见的间质慢性炎症和肉芽肿,不表达原始生殖细胞标志,HNF1β 和 NapsinA 阳性。④类固醇细胞肿瘤:细胞质呈细空泡状,表达 inhibin 和 calretinin。

十五、卵黄囊瘤

卵黄囊瘤(yolk sac tumor)是高度恶性生殖细胞肿瘤;多发生于青年妇女,平均年龄 18 岁,半数发生于月经来潮后,罕见于绝经期后。症状为腹痛和盆腔包块。血清 AFP 水平增高。

【诊断要点】肿瘤几乎全为单侧发生(以右侧多见),体积一般较大,直径 5~35cm,平均 15cm,表面光滑,常有完整包膜,圆形或卵圆形,切面呈灰红、灰黄色,实性,鱼肉状,可伴囊性变和/或黏液变性,常继发出血和坏死。

镜下见多种组织学结构,常混合存在。基本病变:①微囊或网状结构,由微囊、疏松的黏液样基质和迷路样裂隙构成特征性的网状结构(图 12-104A),内衬扁平、立方上皮细胞,细胞有非典型性,具有大的泡状核,核仁显著。这是卵黄囊瘤的典型组织结构。② S-D 小体(图 12-104B),是卵黄囊瘤的特征性结构,但仅出现于 1/5 的病例中,形态为圆形或条状乳头,中央为纤维血管轴心,表面衬覆单层立方、矮柱状或鞋钉样细胞。③透明(嗜酸)小体,大小不等的圆形或卵圆形小球,位于胞质内或间质中,PAS 阳性。④基底膜样物质,透明变性的 PAS 阳性物质形成条索状、团块状或无定型絮状物,分布于肿瘤内。

其他组织学结构,包括多泡卵黄囊(大小不等的囊泡,内衬柱状、立方或扁平细胞,周围绕以疏松或致密的梭形细胞间质)、肝样结构(灶性或弥漫性肝细胞样成分)、腺样结构(不同分化程度的原始内胚层腺样结构,一种变异型类似分泌型子宫内膜样癌)、实体结构(肿瘤细胞聚集成实性片状)等。

免疫组化,AFP、广谱 CK、PLAP、SALL4、glypican-3 常阳性,不表达 OCT4、SOX2、D2-40 和 CD30。

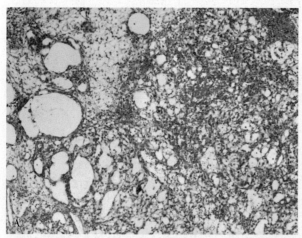
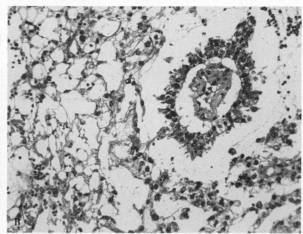

图 12-104　卵黄囊瘤

A. 由微囊、疏松的黏液样基质和迷路样裂隙构成特征性的网状结构;B. S-D 小体,中央为纤维血管轴心,表面衬覆单层立方、矮柱状或鞋钉样细胞。

【鉴别诊断】卵黄囊瘤有多种组织学模式,需与多种肿瘤鉴别。①透明细胞癌:多见于老年人,缺乏微囊、S-D 小体等结构,免疫组化表达 EMA、CK7、HNF1β 及 NapsinA,不表达原始生殖细胞免疫组化标志物;②其他鉴别还包括内膜样癌、幼年型颗粒细胞瘤、肝样癌等,结合临床特征、典型的病理形态及免疫组化,不难鉴别。

卵黄囊瘤(图片)

恶性卵黄囊瘤
(病例)

十六、胚胎性癌

胚胎性癌（embryonal carcinoma）属于高度恶性的罕见生殖细胞肿瘤，单纯性的胚胎性癌极少，大多数混有其他原始生殖细胞肿瘤成分，多发于儿童和青年妇女，发病年龄为 4~28 岁，平均年龄 15 岁。最常见的临床表现是盆部或腹部疼痛、腹部肿块或月经异常。儿童可能发生假性青春期性早熟。血清 β-HCG 和 AFP 多升高。

【诊断要点】①多为单侧，结节状，体积大，平均直径 15cm，切面呈囊实性，以实性为主，质韧，多彩状，继发出血及坏死，囊性区域含黏液样物。②瘤细胞排列呈巢状、片状、腺样或乳头状。大的原始细胞胞质嗜双色，核位于中央，多形性，染色质呈泡状，核仁显著，可多个，核分裂象常见（图 12-105A）。③常出现合体滋养细胞和 / 或中间滋养层细胞（图 12-105B）。④免疫组化：肿瘤细胞通常表达广谱 CK（AE1/AE3）、CD30、OCT4、SALL4 和 glypican-3；SOX2 不同程度呈阳性；EMA 阴性；若有合体滋养细胞时，HCG 阳性。

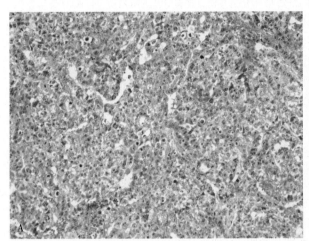
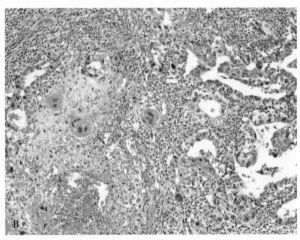

图 12-105　胚胎性癌

A. 原始细胞胞质嗜双色，核位于中央，染色质呈泡状，核仁显著，核分裂象常见；B. 肿瘤组织中常可见合体滋养细胞。

【鉴别诊断】①卵黄囊瘤：具有 S-D 小体、网状结构等卵黄囊瘤特有结构，而胚胎性癌结构较为单一，细胞多形性更为明显。②卵巢绒毛膜癌：双向分化的滋养层细胞，伴广泛出血及坏死。癌细胞表达 HCG，而不表达生殖细胞相关标记。③无性细胞瘤：肿瘤细胞形态大小一致，被纤维间质间隔，常伴淋巴细胞浸润，缺乏乳头和 / 或腺管排列结构，免疫组化表达 CD117，不表达 CD30。

胚胎性癌(图片)

十七、囊性成熟型畸胎瘤

囊性成熟型畸胎瘤（mature cystic teratoma）是最常见的卵巢肿瘤，约占所有卵巢肿瘤的 20%，好发于生育期女性。患者多无症状，常在妇科检查时偶然发现，可伴有腹痛、腹胀、阴道出血。

【诊断要点】①多为单侧，约 10% 为双侧，肿瘤圆形、卵圆形，体积大小不等，表面光滑。切面呈囊性，腔内充满皮脂和毛发（图 12-106），可见牙齿或骨质，内壁光滑附头节（由脂肪组织、牙齿和骨骼构成的突向囊内的结节）。②镜下可见来源于两胚层或三胚层的成熟性组织杂乱无章排列。③囊性成熟型畸胎瘤可发生恶变，成为鳞状细胞癌、腺癌、类癌、肉瘤及恶性黑色素瘤等。

【鉴别诊断】未成熟性畸胎瘤：含有数量不等的

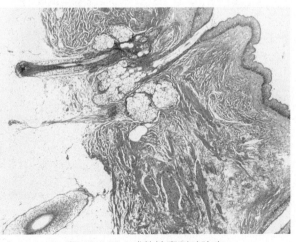

图 12-106　成熟性囊型畸胎瘤

可见分化成熟的鳞状上皮、皮脂腺、毛囊和脂肪组织。

未成熟组织,尤其是不成熟的神经外胚层成分。

十八、未成熟型畸胎瘤

未成熟型畸胎瘤(immature teratoma)多发生于儿童和青少年,症状为腹痛、腹胀或腹部包块。少数病例由于肿瘤扭转或破裂可出现急腹症。少数患者可出现血清 AFP 轻度升高。

【诊断要点】①多为单侧,10%~15% 的对侧卵巢同时出现囊性成熟性畸胎瘤。肿瘤呈圆形、椭圆形,体积较大,直径为 6~42cm,平均 18.5cm。②切面为多彩状,囊实性,以实性区为主,常见出血及坏死。③镜下可见 3 个胚层的未成熟和成熟组织。但诊断依据为是否存在幼稚神经外胚层组织或原始神经管(图 12-107)。④神经上皮呈菊形团排列或原始神经管常内衬拥挤的嗜碱性细胞,核深染,核分裂象多见。⑤根据镜下未成熟的神经上皮量对肿瘤进行病理分级。1 级:未成熟神经上皮灶在任 1 张切片中不超过 1 个低倍视野(×40);2 级:未成熟神经上皮灶在任 1 张切片中占 1~3 个低倍视野(×40);3 级:未成熟神经上皮灶在任 1 张切片中超过 3 个低倍视野(×40)。目前两级分类系统更常用,分为低级别(1 级)和高级别(2、3 级)。

免疫组化,NSE、S-100 可表达在未成熟的神经外胚层组织,NF、Syn、GFAP 常表达于成熟的神经组织成分。原始神经管细胞 Ki-67 常有较高的表达。肠和不成熟性神经成分呈 SALL4 阳性。神经上皮呈 SOX2 和 glypican-3 阳性。不成熟性胃肠型腺体可能表达 AFP。

【鉴别诊断】①成熟型实性畸胎瘤:无不成熟组织,胎儿型组织如软骨、发育成熟的大脑皮质和小脑组织(SALL4 阴性),不是诊断未成熟型畸胎瘤的依据;②癌肉瘤:由癌与同源或异源性肉瘤成分组成,缺乏神经外胚层组织。

十九、卵巢甲状腺肿

卵巢甲状腺肿(struma ovarii)是最常见的单胚层畸胎瘤,好发年龄为 40~50 岁。患者多无明显症状,少数表现为腹部包块、腹胀或甲状腺功能亢进等。高达 1/3 的病例出现腹水。罕见伴发梅格斯综合征。

【诊断要点】①单侧,通常伴有成熟性囊性畸胎瘤。体积大小不等,结节状。表面光滑有包膜,切面可为实性、囊实性或囊性,棕色、肉样,常含多个囊腔。②卵巢甲状腺肿由正常的或增生的甲状腺组织构成(图 12-108)。③恶性甲状腺肿最常见类型为乳头状癌,其次为滤泡性癌,卵巢甲状腺肿恶变的诊断标准包括肿瘤累及卵巢外,浸润至卵巢包膜表面和周围,血管侵犯及细胞异型等。④组织学上符合卵巢甲状腺肿的病例,如出现复发或卵巢外转移,虽然组织学类似于非肿瘤性甲状腺组织,但仍被定义为"高分化滤泡癌"。⑤免疫组化 TG 和 TTF-1 阳性。

【鉴别诊断】本病需与透明细胞腺癌鉴别。两者均有囊泡状结构和腔内含嗜酸性物质,但甲状腺肿滤泡大小不等和腔内含胶样物,免疫组化 EMA 阴性,TG 和 TTF-1 阳性可鉴别。

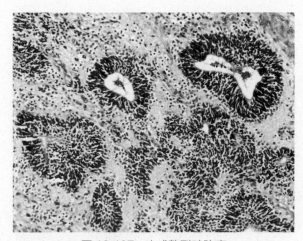

图 12-107 未成熟型畸胎瘤
原始神经细胞形成多个原始神经管。

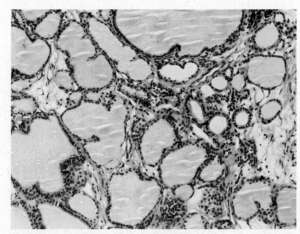

图 12-108 卵巢甲状腺肿
肿瘤由正常或增生的甲状腺组织构成,见大小
不等的滤泡,内衬单层扁平或立方上皮。

二十、卵巢类癌

卵巢类癌（ovarian carcinoid of the ovary）罕见，发病年龄为14~79岁，平均年龄53岁。绝大多数肿瘤都是偶然发现，有症状者多表现为卵巢肿物的相关症状，少部分可出现类癌综合征。

【诊断要点】①多为单侧，最常表现为囊性成熟性畸胎瘤中囊腔内突起的结节。肿瘤直径1~10cm，切面多为实性，呈灰黄、灰白或灰褐色。②基本类型，包括岛状类癌（图12-109）、小梁状类癌（图12-110）、甲状腺肿类癌（图12-111）、黏液性类癌（图12-112）4种类型。③免疫组化，表达一种或多种神经内分泌标记物（如CgA、NSE、Syn等），通常表达CDX2。岛状和小梁状类癌呈CK7阳性和CK20阴性；相反，黏液性类癌多为CK7阴性/CK20弥漫性阳性。在甲状腺肿类癌中，甲状腺肿成分通常表达TTF-1和CK7，而类癌成分不表达。

【鉴别诊断】①睾丸支持细胞瘤：与小梁状类癌结构相似，但类癌细胞更规则，胞质丰富且含嗜银颗粒，细胞条索较长，不表达α-inhibin；②卵巢粒层细胞瘤：与岛状类癌的腺泡状结构相似，癌细胞多可见核沟和形成Call-Exner小体，不表达神经内分泌标记；③卵巢继发性类癌：原发灶多在小肠，双侧卵巢多受累，常有腹膜病灶，不合并卵巢皮样囊肿；④黏液性类癌还需与卵巢Krukenburg瘤和黏液性肿瘤鉴别。

二十一、转移性肿瘤

转移性肿瘤所占卵巢肿瘤比例少于10%。常见的原发部位包括女性生殖道、大肠、胃和乳腺。原发肿瘤还包括阑尾类癌、胰腺肿瘤、小细胞癌、恶性黑色素瘤、淋巴瘤和白血病。相关临床病史、仔细寻找原发肿瘤、

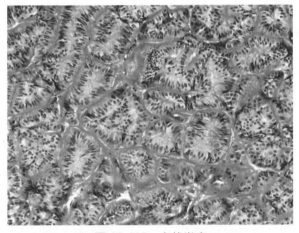

图 12-109　岛状类癌
肿瘤细胞形态一致，排列呈岛状。

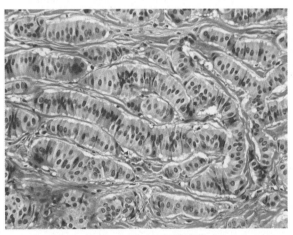

图 12-110　小梁状类癌
肿瘤细胞呈柱状，排列呈条索状或缎带状。

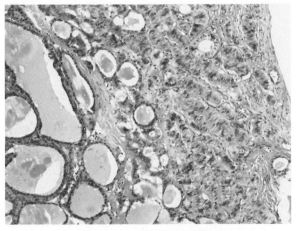

图 12-111　甲状腺肿类癌
不同比例的类癌（右侧）和甲状腺滤泡（左侧）混合构成。

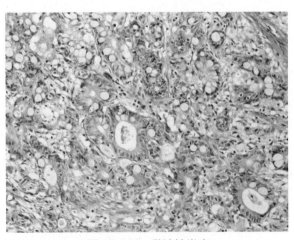

图 12-112　黏液性类癌
肿瘤由小腺体或腺泡构成，内衬柱状上皮，可见许多杯状细胞。

仔细的大体和组织学检查是诊断转移性肿瘤的重要因素。Krukenberg 瘤原指转移到卵巢的胃癌,现泛指具有腺癌分化特征的任何来源的卵巢转移性癌。主要通过血行转移,亦可通过腹腔播散、直接蔓延和淋巴等方式转移。

【诊断要点】① 70% 的转移性黏液性癌均为双侧受累及。②肿瘤外形不规则,形成孤立或多个边界清楚的结节,多于卵巢表面生长。病灶多为实性,可有一个或多个囊腔。③肿瘤位于卵巢表面,纤维间质增生,多结节状,有血管和淋巴管浸润,形态上与原发肿瘤有差异。④通常为腺癌。⑤在 Krukenberg 瘤中,印戒样的肿瘤细胞在间质内广泛浸润(图 12-113),亦可见少量腺管状结构。⑥特殊染色和免疫组化,黏液染色在 Krukenberg 瘤和其他类型的黏液性癌中呈阳性。肿瘤细胞呈 CK20、CEA、CA199 阳性。

【鉴别诊断】①临床病史是重要的鉴别诊断信息。②转移性肿瘤多累及卵巢皮质和卵巢门。③特殊染色和免疫组化染色可以提供帮助。④原发性黏液性腺癌与 Krukenberg 瘤:原发性黏液性腺癌多单侧发生,印戒样肿瘤细胞罕见,而 Krukenberg 瘤 70% 以上都为双侧受累,且含有丰富的印戒细胞。在缺乏临床病史的情况下,鉴别有时较困难。

二十二、浆 - 黏液性肿瘤

浆 - 黏液性肿瘤分为浆 - 黏液性囊腺瘤、交界性浆 - 黏液性肿瘤和浆 - 黏液性癌。肿瘤平均发病年龄 45 岁,临床表现以盆腔包块为主,一半以上有腹膜输卵管内膜异位。大于一半肿瘤为双侧性。肿瘤大体可为单房或多房,含有实性区域。肿瘤表面和囊内壁出现乳头状赘生物。

【诊断要点】①肿瘤结构与黏液性肿瘤类似。②被覆上皮为黏液性上皮和浆液性上皮(图 12-144),黏液性上皮类似于宫颈黏液上皮,无杯状细胞分化。有时可见子宫内膜样上皮、鳞状上皮甚至透明细胞。③肿瘤中可见乳头状结构,乳头轴心通常水肿,常见中性粒细胞浸润,可形成微脓肿。④约 1/3 病例伴子宫内膜异位。⑤良性、交界性和恶性的诊断标准同黏液性肿瘤。免疫组化通常呈 CK7 阳性、CK20 阴性、CDX2 阴性;常表达 ER 和 PR;大多数肿瘤 WT1 阴性。⑥分子遗传学,ARID1A 失表达,约 1/3 肿瘤与 ARID1A 基因突变密切相关。

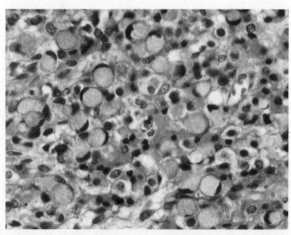

图 12-113 Krukenberg 瘤
大量的印戒细胞在间质内广泛浸润。

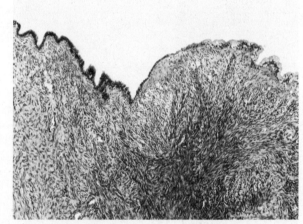

图 12-114 浆 - 黏液性肿瘤
囊肿被覆不同比例混杂的浆液性和黏液性上皮。

【鉴别诊断】黏液性肿瘤:上皮为肠型黏液上皮,常见杯状细胞,缺乏浆液性上皮。免疫组化:卵巢原发性黏液性肿瘤 ER、PR 均为阴性,而浆 - 黏液性肿瘤表达 ER、PR。

(张智弘)

第十三章 乳腺疾病

第一节 概　　述

本章从复习正常乳腺组织学开始,重点对浸润性乳腺癌和影响乳腺癌预后及治疗的相关因素、浸润性乳腺癌治疗后病理改变、导管及小叶增生性病变、纤维上皮性肿瘤、主要的乳腺间叶源性肿瘤、其他常见乳腺病变等进行介绍。需要住院医师掌握乳腺疾病外科学和乳腺肿瘤学相关的基本临床知识,熟悉乳腺癌的 TNM 分期,将标本取材的目的性与患者临床表现、影像学检查结果相联系;掌握浸润性乳腺癌组织学诊断要点(组织学分型、组织学分级及淋巴结转移情况等);充分认识组织病理诊断结果、肿瘤生物学标记物结果、分子分型与患者预后和治疗的密切关系。

随着医疗水平的提高,乳腺癌手术已从根治性手术发展到保乳手术,如何正确地评估手术切缘、评估前哨淋巴结状态已成为近年乳腺病理诊断的重要任务。肿瘤靶向药物治疗和新辅助治疗,使患者的预后得到了显著改善,如何对乳腺癌新辅助治疗的标本进行规范化取材及诊断也是住院医师日常外检所面临的工作。病理医师与多学科团队的外科医生、肿瘤科医生和其他专科医生一起进行病案讨论能很好地发挥病理诊断对评估患者预后及指导治疗的作用,这需要住院医师熟悉乳腺病理诊断中新的技术方法,能合理应用和恰当解释其结果,将这些技术和方法科学地应用于辅助诊断、预后评估并指导治疗。

乳腺起源于乳头的输乳管,分支逐渐增多至葡萄簇状的乳腺小叶。乳腺发育从胚胎腋窝到腹股沟的外胚层,称为乳脊或乳线。随着发育进展,除了胸部区域的外胚层均会出现退化。如果退化不完全,则出现异位乳腺组织和副乳,多见于腋窝区域。年轻女性乳腺受雌激素和孕激素分泌影响,表现为间质结缔组织致密,乳腺 X 线摄影对其缺乏敏感性。正常乳腺腔上皮细胞可表达雌激素受体(estrogen receptor,ER)和 / 或孕激素受体(progesterone receptor,PR)。乳腺小叶根据其形态可以分为 3 种类型:① 1 型小叶为原始幼稚小叶,多见于青春期前和未生育过的女性,在绝经后和绝经前患有乳腺癌的妇女乳腺中有时也可见 1 型小叶结构;② 2 型小叶为育龄期女性乳腺,可见多量的导管分支和腺泡;③ 3 型小叶为退化小叶,多见于绝经期女性。乳腺在月经期、妊娠期、哺乳期及停经期也都有多种生理改变。

成年女性乳腺结构由分支大导管、小叶外导管、小叶内导管、小叶内腺泡组成。终末导管小叶单元(TDLU)是乳腺结构和功能的基本单位,由小叶内导管和腺泡组成,两者均具有最外层的肌上皮细胞。肌上皮细胞可表现为多种形态,包括扁平或短梭形、胞质透亮上皮细胞样、浆细胞样。区分乳腺双层结构成分对于乳腺病变的评估十分重要,因为肌上皮细胞在良性病变和原位癌中完整表达,而在浸润性癌中表达缺失(微腺腺病可以出现肌上皮缺失)。免疫组化肌上皮标记具有不同的敏感性和特异性,如 p63、CD10、平滑肌肌球蛋白重链、钙调理蛋白 -calponin 等,建议采用两个或多个标记辅助诊断。男性乳腺因为缺少雌激素的刺激,TDLU 没有明显发育,仅由分支导管和纤维脂肪样间质组成。

(步　宏)

第二节　浸润性乳腺癌

一、影响浸润性乳腺癌预后和治疗的相关因素

多数浸润性乳腺癌(invasive breast carcinoma)表现为可触及的肿物和 / 或乳腺 X 线摄影、超声检查的异常。有些肿瘤可表现为隐匿性,临床仅为淋巴结肿大和 / 或出现远处转移为首发症状。

1. **组织学类型** 浸润性乳腺癌中 75% 为具有异质性的浸润性导管癌(非特殊类型)。浸润性乳腺癌的特殊组织学类型约占 25%,包括浸润性小叶癌、小管癌、黏液癌和髓样癌(分别占 15%、5%、2%~3%、1%~2%)。一些特殊类型癌的预后相对较好,如浸润性筛状癌、小管癌、腺样囊性癌等。>90% 的肿瘤成分组织学表现为特殊类型的分化,则可称为"特殊"类型癌,如果特殊癌成分介于 50%~90% 称为混合型癌,其预后介于特殊类型癌和非特殊类型癌之间。应将不同类型乳腺癌成分按照所占肿瘤的比例体现在报告中,且按照不同类型成分评估生物学标记。

2. **肿瘤大小** 肿瘤大小作为预后评估的最重要指标之一,对淋巴结阴性的患者尤其重要。TNM 分期中肿瘤大小指浸润性肿瘤成分的大小,不包括浸润性肿瘤附近的导管原位癌。通常需要结合大体和镜下观察来确定肿物的大小,有时影像学结果也可辅助诊断。一些体积小的肿瘤可通过粗针穿刺完整取出,这时最好将粗针穿刺取得的活检结果结合影像学证据,以评估浸润性乳腺癌的最大体积。浸润性肿瘤的多个病灶体积不能直接相加,每个病灶的直径应该独立记录,注意记录浸润性肿瘤的连续最大病灶。

3. **组织学分级** IBC 最常用的是 Elston-Ellis 修订的 Scarff-Bloom-Richardson(ESBR)分级系统,用于描述肿瘤的分化程度。此分级系统根据肿瘤的三个组织学特征划分(表 13-1),包括腺管和腺体形成细胞核多形性、核分裂计数。

表 13-1 Elston-Ellis 修订的 Scarff-Bloom-Richardson(ESBR)分级系统

特征	评分
腺管和腺体形成	
>75%	1
10%~75%	2
<10%	3
细胞核多形性	
小、规则、一致	1
中等大小、不一致	2
差异显著	3
核分裂计数(根据显微镜视野直径不同,评分不同)	
常见视野直径 0.55mm	
≤8	1
9~17	2
≥18	3
常见视野直径 0.49mm	
≤6	1
7~13	2
≥14	3
其余视野直径对应核分裂计数评分参见 2012 年《WHO 乳腺肿瘤组织学分类》	
总体评分	
(将腺管和腺体形成、核多形性和核分裂计数的各项得分相加)	
1 级	总分 3~5
2 级	总分 6 或 7
3 级	总分 8 或 9

4. **手术切缘** 肿瘤距手术切缘的距离与肿瘤的局部复发密切相关,特别是在乳腺癌保乳术后。较远的

切缘距离可用直尺测量,较近的切缘距离则需要在显微镜下测量。各方位切缘以不同颜色标记,墨迹浸染的切缘观察到肿瘤细胞即为切缘阳性。

5. 核分裂计数(mitosis index,MI) 是测量肿瘤细胞增殖活性的重要方法,在肿瘤核分裂最活跃的区域(常在肿瘤组织周边)评估10个连续高倍视野的核分裂总数。注意事项:①只有清晰可辨的核分裂象才能被纳入计数;②需了解所使用显微镜的视野直径及其对应的MI的评分阈值,不同型号的显微镜具有不同的视野直径,10个连续高倍视野(×40)的物镜得到的MI不同,其结果直接影响半定量法评估乳腺癌的组织学分级。对于不同视野直径对应的MI的评分阈值参见2012年《WHO乳腺肿瘤组织学分类》。

6. 淋巴管血管侵犯(lymphovascular invasion,LVI) 是影响预后的独立因素,作为预后不良的因素,对于淋巴结阴性的IBC患者尤其重要。淋巴结阴性的患者伴有LVI,提示淋巴结转移或远处转移的风险增高。LVI病灶常出现在浸润性癌周围正常淋巴管血管腔隙处,管腔内可见内皮细胞,肿瘤细胞的形态与腔隙形状不同,免疫组化CD34、D2-40标记可以帮助鉴别组织标本处理过程中造成的癌细胞巢周围间质回缩引起的裂隙假象。

7. 皮肤和乳头的侵犯 第8版美国癌症联合会(American Joint Committee on Cancer,AJCC)分期明确定义,皮肤上的微卫星肿瘤结节应从原发肿瘤中剔除并定义为T_4。T_{4b}除了包括患侧乳房皮肤水肿(包括橘皮样变)和溃疡外,经病理证实为侵犯皮肤的卫星状结节需合并溃疡或水肿才能定义为T_{4b}。

肿瘤细胞沿着输乳管上行浸润至表皮而不破坏基底膜,形成佩吉特病(Paget disease),伴有佩吉特病的乳腺浸润性癌,按浸润性癌的大小和特征进行分期,并对佩吉特病加以注明。

8. 淋巴结转移 评估腋窝切除淋巴结/前哨淋巴结转移病灶的数量和大小对于TNM分期很重要,病理报告中列出送检淋巴结总数、阳性淋巴结的数量、大小及是否存在淋巴结被膜外受累是必需内容。前哨淋巴结活检宜将淋巴结每间隔2mm切成若干片组织,仔细检查每片组织上是否存在肉眼可见的转移灶,所有切面均需送组织学评估。如淋巴结内有癌细胞转移,应尽可能报告转移癌灶的大小,确定为孤立肿瘤细胞(isolated tumor cells,ITC)、微转移及宏转移。

仅含有ITC的淋巴结不计入阳性淋巴结数目中,而应计入$pN_0(i+)$。ITC指单个细胞或最大径≤0.2mm的细胞簇,单张组织切片不连续或接近连续的细胞簇≤200个细胞,淋巴结不同纵/横切片或不同组织块不能累计计数,通常无或很少有组织学间质反应,可通过常规组织学或免疫组化检出。微转移指肿瘤病灶最大径>0.2mm,但≤2.0mm,或单张组织切片不连续,或接近连续的细胞簇>200个细胞。宏转移是指淋巴结内存在1个以上最大径>2.0mm的肿瘤病灶。前哨淋巴结转移灶最大病灶的尺寸都要测量和记录。如果存在宏转移淋巴结,则其他微转移的淋巴结要共同算作阳性,而仅表现为ITC的淋巴结不能被认为是阳性淋巴结。需要注意腋窝区域癌结节的周边存在乳腺组织或导管原位癌可提示是副乳的浸润性乳腺癌,而非淋巴结转移。

9. 乳腺癌的生物学标记物 自2005年以来,乳腺癌生物学标记物的应用改变了乳腺癌治疗的方式,使不同分子亚型的肿瘤接受个体化治疗成为可能。已知的生物学标记如ER、PR可用作评估预后的指标,并用于预测乳腺癌患者对内分泌治疗的疗效,HER2蛋白或基因状态也已用作评价预后,并用于评估靶向治疗药物(曲妥珠单抗、帕妥珠单抗等)的疗效。随着高通量分子检测技术的发展,多基因的表达模式也逐渐显现了其评估预后及指导治疗的价值。

(1)ER和PR:都属于核激素受体家族成员,与配体结合后,具有转录因子的作用,参与细胞生长和增殖,在乳腺癌的发生和发展中起到关键作用,可作为激素治疗反应的预测因子。大量研究表明,对内分泌治疗有反应的乳腺癌患者,往往对化疗不敏感。

乳腺癌的规范化报告要求每一个原发病灶和可能影响治疗决策的转移癌均应常规评价ER和PR状态。70%~80%的浸润性乳腺癌表现为ER/PR阳性。PR的表达与ER的表达有很强的相关性,可反映ER通路的功能状态。只表达PR但不表达ER的肿瘤不常见,一些研究显示该免疫表型在全部乳腺癌中的比例<1%,因此推荐在此种情况下应重新检测ER状态以排除ER假阴性。研究也显示在这些仅PR表达阳性的少数肿瘤中,患者仍然对内分泌治疗有反应。

我国《乳腺癌雌、孕激素受体免疫组织化学检测指南》推荐了激素受体检测及判读的方法,包括使用10%的中性福尔马林固定,固定时间6~72小时,染色时设定外对照。为使乳腺癌免疫组化判读标准化,建议使用染色强度和阳性细胞比例相结合的评分系统。肿瘤细胞核阳性细胞比例≥1%时,定义为ER及PR

阳性(图 13-1)。为提高可重复性,建议 10%~100% 阳性着色时可以每 10% 为一个等级,即约 10%、20%、30%……当 ER 阳性肿瘤细胞比率为 1%~10% 时,应力争更精确的报告,供临床医生与患者讨论,权衡内分泌治疗的利弊以寻求最佳治疗方案。阳性强度包括弱、中、强。应该是对整张切片中阳性肿瘤细胞的平均染色强度作出评估,以设立阳性对照的染色强度为参照。正常乳腺腔上皮细胞表达 ER 和 / 或 PR,因此可作为免疫组化染色自身阳性内对照辅助判读,尤其在 ER、PR 结果阴性时。

许多研究显示,粗针穿刺组织和切除标本中的生物学标记的评估结果高度一致。由于粗针穿刺组织固定较好,激素受体和 HER2 状态评价的准确性较高,可以指导后续治疗。若粗针穿刺组织中激素受体阴性,最好在手术切除标本中再次检测,以排除由于肿瘤异质性导致粗针穿刺结果阴性的情况。

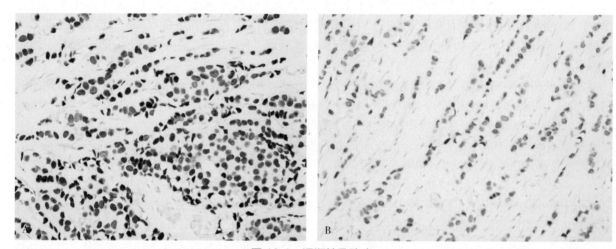

图 13-1 浸润性乳腺癌

A. 免疫组化示 ER 阳性表达(强阳性,阳性率 >90%);B. 免疫组化示
PR 阳性表达(中等阳性,阳性率 >90%)。

(2)HER2 蛋白:是一种酪氨酸激酶受体,属于表皮生长因子受体家族。*HER2/neu* 癌基因的扩增与肿瘤细胞的生长、增殖、迁移和侵袭相关,在约 20% 的乳腺癌中表现为过表达。在未接受新辅助治疗的患者中,*HER2* 基因扩增是独立的预后因素,与转移率高,复发时间短,总体生存率低有关,提示患者预后较差。同时 HER2 过表达提示肿瘤对氨柔比星的治疗和曲妥珠单抗的靶向治疗反应良好。

最常用 HER2 状态检测方法为 IHC 和荧光原位杂交法(fluorescence in situ hybridization,FISH),分别检测 HER2 蛋白的过表达和基因的扩增(图 13-2)。检测及判读参见《乳腺癌 HER2 检测指南(2019 版)》:免疫组化分为 0~3+,共 4 个评分等级(阴性:0 及 1+; 不确定 2+; 阳性 3+)。免疫组化不确定的病例(2+)则需要进行 FISH 进一步检测(如荧光原位杂交检测),也可选取不同的组织块重新进行免疫组化检测。研究表明,

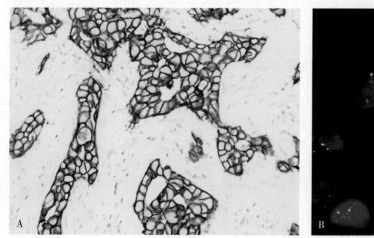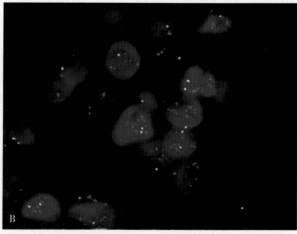

图 13-2 浸润性乳腺癌 HER2 状态检测

A. 免疫组化示 HER2 阳性表达(3+);B. 荧光原位杂交示 *HER2* 基因扩增。

免疫组化检测 HER2 蛋白水平和 FISH 检测基因状态一致率达 95%。

浸润性癌 HER2 免疫组化结果判定标准如下。

阴性 0：无着色或 ≤10% 的浸润癌细胞呈现不完整的、微弱的细胞膜染色。

阴性 1+：>10% 的浸润癌细胞呈现不完整的、微弱的细胞膜染色。

不确定 2+：>10% 的浸润癌细胞呈现弱 - 中等强度的完整细胞膜染色，或 ≤10% 的浸润癌细胞呈现强而完整的细胞膜染色。

阳性 3+：>10% 的浸润癌细胞呈现强、完整且均匀的细胞膜染色。

FISH 技术目前进行 *HER2* 基因状态检测的探针多为同时含有 *HER2* 基因和该基因所在的第 17 号染色体着丝粒（CEP17）序列的双探针。

双探针 FISH 的判读标准分以下 5 种情况。

1）HER2/CEP17 比值 ≥2.0，且平均 HER2 拷贝数 / 细胞 ≥4.0：此种情况判为 FISH 阳性。若众多 HER2 信号连接成簇时可直接判断为 FISH 阳性。

2）HER2/CEP17 比值 ≥2.0，平均 HER2 拷贝数 / 细胞 <4.0：建议对此种情况增加计数细胞，如果结果维持不变，则判为 FISH 阴性。

3）HER2/CEP17 比值 <2.0，平均 HER2 拷贝数 / 细胞 ≥6.0：建议对此种情况增加计数细胞，如果结果维持不变，则判为 FISH 阳性。

4）HER2/CEP17 比值 <2.0，平均 HER2 拷贝数 / 细胞 ≥4.0 且 <6.0。此种情况建议重新计数至少 20 个细胞核中的信号，如果结果改变，则对两次结果进行综合判断分析。如仍为上述情况，需要在 FISH 报告中备注：此类患者 HER2 状态的判断需结合 IHC 结果，若 IHC 结果为（3+），HER2 状态判为阳性。若 IHC 结果为 0、（1+）或（2+），HER2 状态应判为阴性。

5）HER2/CEP17 比值 <2.0，平均 HER2 拷贝数 / 细胞 <4.0：此种情况判为 FISH 阴性。

（3）其他免疫组化预后标记：增殖标记如 Ki-67、MIB1 也可用作预后评估。应对所有浸润性乳腺癌病例进行 Ki-67 的检测，并对癌细胞核中阳性染色细胞所占的百分比进行报告，阳性的强弱并不是目前的评估参数。在评估区域选择方面，对于阳性细胞分布较均匀的肿瘤细胞，只需随机选取 3 个或以上浸润性癌高倍视野计数，得出平均 Ki-67 指数；对于阳性细胞分布不均匀的肿瘤细胞，建议对阳性细胞热点区域的 3 个或以上浸润性癌高倍视野进行评估。Ki-67 指数临界值定义应根据各实验室具体情况，大部分国内专家认同 <15% 为低表达，>30% 为高表达。当 Ki-67 指数介于 10%~30% 时，建议尽量评估 500 个以上的浸润性癌细胞，以提高结果的准确性。

（4）乳腺癌分子分型：乳腺癌具有明显的异质性，可通过基因表达谱的研究和日常工作中的免疫组化对乳腺癌进行分子分型。这些亚型在基因表达、免疫组化表型、临床特点、治疗反应和预后等方面各不相同，分别命名为管腔 A 型、管腔 B 型、*HER2* 过表达型和三阴型（包括基底细胞样型）（表 13-2）。

表 13-2　乳腺癌分子分型的临床与组织病理学特征

分子分型	基因表达谱	免疫类型	主要治疗策略
管腔 A 型	*ER* 和 / 或 *PR* 基因高表达，增殖相关基因低表达，*HER2* 基因无过度表达	ER 阳性和 / 或 PR 阳性，HER2 阴性，Ki-67 指数较低，且 PR 高表达	内分泌治疗
管腔 B 型	*ER* 和 / 或 *PR* 基因高表达，增殖相关基因高表达，部分病例 *HER2* 基因高表达	管腔 B 型（HER2 阴性）：ER 阳性和 / 或 PR 阳性，HER2 阴性，Ki-67 指数较高或 PR 低表达 管腔 B 型（HER2 阳性）：ER 阳性和 / 或 PR 阳性，HER2 阳性，Ki-67 指数任何水平	内分泌治疗 ± 细胞毒化疗 细胞毒化疗 + 内分泌治疗 + 抗 HER2 治疗
HER2 过表达型	*ER* 和 *PR* 基因无过度表达，*HER2* 基因高表达	ER 阴性，PR 阴性，HER2 阳性	细胞毒化疗 + 抗 HER2 治疗
基底细胞样型	*ER*、*PR*、*HER2* 基因均无过度表达，*EGFR* 等基底细胞样基因高表达	ER 阴性，PR 阴性，HER2 阴性，CK5/6 阳性和 / 或 EGFR 阳性	细胞毒化疗

注：PR，孕激素受体；ER，雌激素受体；HER2，人表皮生长因子受体 2。

管腔 A 型和 B 型乳腺癌(约占乳腺癌的 70%)的共同特点是 ER 阳性,与其他亚型相比预后较好。管腔 A 型肿瘤常表现为组织学低级别,管腔 B 型组织学级别相对较高。管腔 A 型和 B 型都能从激素治疗获益,但是管腔 B 型对化疗药物的反应优于管腔 A 型。

HER2 过表达型(约占乳腺癌的 20%)表现为 HER2 表达阳性,ER 和 PR 通常阴性表达,此型组织学级别高,常伴有腋窝淋巴结受累。

基底细胞样型乳腺癌高表达基底型细胞角蛋白如 CK5/6 和 CK17,不表达 ER、PR 和 HER2 蛋白,因此这种亚型也被称为三阴性乳腺癌,但一些三阴性乳腺癌并不表达基底型细胞角蛋白,因此三阴性乳腺癌的概念更宽。三阴性乳腺癌预后差,常见 BRCA1/2 突变。此亚型患者不能从内分泌治疗和曲妥珠单抗治疗中获益。

第 8 版 AJCC 分期建议多基因检测进入临床实践,辅助预后分层,主要包括 Oncotype Dx、Mammaprint、EndoPredict、PAM50 和 Breast Cancer Index,其中 21 基因检测 Oncotype Dx 最为推荐。21 基因检测(21-gene Oncotype DX)是通过反转录聚合酶链反应检测特定的 21 个基因,最后通过公式计算得到一个复发风险评分(RS)。对于 ER 阳性、HER2 阴性、腋窝淋巴结阴性、肿瘤直径为 0.6~1.0cm 的中低分化或伴不良预后因素者行 21 基因检测,根据 RS 评分选择进一步治疗方案:如果 RS 评分小于 18 分,则给予内分泌治疗;RS 评分为 18~31 分,根据患者意愿,联合或不联合内分泌治疗和辅助化疗;RS 评分大于 31 分,则联合应用内分泌治疗和辅助化疗。70 基因检测芯片通过检测新鲜组织,可以预测淋巴结阴性、ER 阳性或阴性的患者 5 年复发风险,将肿瘤准确地分类为预后好和预后差两组。

二、常见的浸润性乳腺癌组织学类型

(一)浸润性导管癌,非特殊型

浸润性导管癌,非特殊型(invasive ductal carcinoma, no special type, IDC-NST)是乳腺癌中最常见的亚型,占浸润性乳腺癌的 40%~75%。这是一组异质性肿瘤,它们在形态学、临床表现及预后方面均有不同。IDC-NST 常因临床扪及肿物和 X 线摄影或超声检查被发现。

【诊断要点】①肿瘤大小差异显著,病变呈不规则星芒状或结节状;边界不清,无包膜;通常实性质硬,刀切有砂粒感,切面灰白伴黄色条纹。②浸润性导管癌虽然缺乏可以用于分类的特殊组织形态学,但在生长方式、细胞学形态、增殖活性及伴发原位癌级别及范围等方面不尽相同。其生长方式可为丛状、小梁状、条索状。异质性在同一肿瘤内也很显著。③在浸润性癌成分确定困难时,可行免疫组化染色辅助标记肌上皮,如 p63、calponin、平滑肌肌球蛋白重链、CD10、S-100 证实肌上皮细胞消失。因不同的肌上皮标记具有不同的敏感性和特异性,建议联合应用。鉴于 p63 核阳性的稳定表达和管腔周的线性排列,SMMHC 平滑肌肌球蛋白重链标记与乳腺间质成纤维细胞的交叉反应小,可优先选择上述两种肌上皮标记。

ESBR 分级系统是判断预后的重要分级系统(图 13-3)。

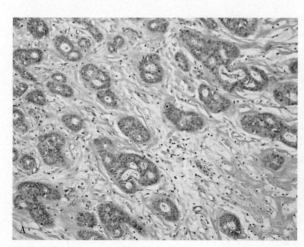
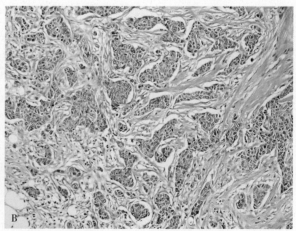

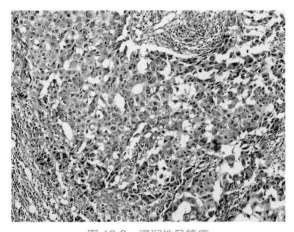

（三阴型）浸润性导管癌 - 基底细胞样型（病例）

浸润性导管癌 -Luminal A 表型（病例）

图 13-3　浸润性导管癌
A. ESBR 分级 1 级；B. ESBR 分级 2 级；C. ESBR 分级 3 级。

（二）特殊组织学类型

1. 浸润性小叶癌（invasive lobular carcinoma，ILC）　是浸润性乳腺癌中第二常见的类型，占所有浸润性癌的 5%~15%。常表现为同侧多灶性或双侧发生的病变。ILC 患者临床可触及团块，但更多的时候也是在乳房 X 线摄影或超声检查时发现。ILC 与 IDC-NST 的临床特征具有差异：前者较少发生实质脏器（肺、肝和脑）转移，更易转移至卵巢、腹膜、胃肠道及骨等，部分转移癌在腋窝淋巴结转移中常见孤立肿瘤细胞模式（不同于肿瘤细胞簇状侵及被膜下淋巴窦）。故发生在卵巢的以印戒细胞形态为主的转移性癌，除考虑胃肠来源的印戒细胞癌外，还需鉴别诊断乳腺来源 ILC。

【诊断要点】ILC 肿物形态大体上可与 IDC 相似。部分病例也可仅表现为坚韧、难以推动的乳腺包块。有时病变乳腺未见显著的大体改变，只能通过镜下观察发现肿瘤。

ILC 有独特的形态学及间质浸润方式：单个细胞散在分布或呈单列线状列兵样排列的肿瘤细胞，也可围绕正常导管呈同心圆 / 靶样生长。肿瘤细胞的浸润未见显著促纤维组织增生的间质反应。经典型 ILC 由均匀一致、失黏附性、体积小的肿瘤细胞构成，核小而均一，位于细胞的一侧，有时可见胞质内腔，核分裂象少见。ILC 的特殊亚型与经典型在结构或细胞形态上存在差别：印戒细胞亚型由大量核偏位印戒样形态的细胞组成；实性和腺泡型的肿瘤细胞聚集呈球状生长，被纤维间质分割；多形性亚型的肿瘤细胞异型性大、具有显著多形性，且核分裂象更多见。

浸润性小叶癌（图片）

IHC 染色显示 80%~95% 的 ILC 表达 ER，60%~70% 表达 PR，*HER2* 扩增或 HER2 过表达很少见。

ILC 转移病灶形态类似原发性小叶癌，需要结合临床相关病史及 IHC 辅助诊断（图 13-4）。经典型 ILC 预后好于多形性 ILC 及 IDC-NST。

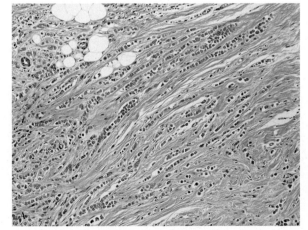

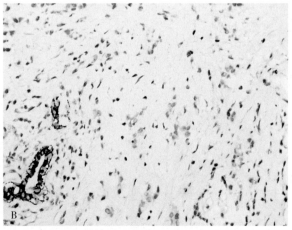

图 13-4　浸润性小叶癌
A. 浸润性小叶癌（经典型）；B. 免疫组化示浸润性小叶癌 E-cadherin（-），周围乳腺导管 E-cadherin（+）。

【鉴别诊断】①具有 ILC 形态的浸润性导管癌(表 13-3);②反应性增生的组织细胞 / 炎细胞;③淋巴造血系统肿瘤。

表 13-3　浸润性小叶癌与浸润性导管癌免疫组化鉴别诊断

癌症类型	E-cadherin	P120
浸润性小叶癌	阴性或细胞膜阳性表达减少	细胞质阳性
浸润性导管癌	细胞膜阳性	细胞膜阳性

2. 小管癌(tubular carcinoma)　占浸润性癌的 2%,常因乳腺 X 线摄影筛查发现,局部复发及远处转移率少,具有相对较好的预后。

【诊断要点】①大体表现为边界欠清的质硬包块。②成角的腺管无序排列,腺管由单层上皮细胞围绕形成,尖端呈角,管腔开放,可见细胞的顶浆突起(图 13-5),胞核呈椭圆形伴轻至中度的异型性。癌组织具有富于细胞的促纤维增生性间质。③免疫组化显示小管癌缺少肌上皮细胞,可将此肿瘤与良性硬化性乳腺病变(硬化性腺病、放射状瘢痕、复杂性硬化性病变)相区别。肿瘤几乎总是表达 ER 及 PR,HER2 常阴性。④腋窝淋巴结转移少见,体积大的肿瘤可出现少数 I / II 级腋窝淋巴结转移。

【鉴别诊断】①硬化性腺病:具有小叶结构轮廓,腺体受压变形,硬化性腺病存在肌上皮细胞,免疫组化染色可证实。②放射状瘢痕:病变可见纤维化和弹力纤维变性,肌上皮标记有助于与小管癌的鉴别诊断。③微腺性腺病:腺管小而圆,弥漫浸润性生长,腔内含有胶样分泌物是其特征形态;微腺性腺病缺乏成角的形态,缺乏顶浆突起有提示作用。免疫组化示微腺性腺病 S-100 阳性、p63 阴性、EMA 阴性及 AE1/AE3 阳性。

3. 黏液癌(mucinous carcinoma)　单纯性黏液癌是低度恶性的乳腺癌,是指肿瘤 ≥ 90% 区域具有细胞外黏液成分,且细胞外黏液占据肿瘤 1/3。该亚型占所有浸润性癌的 1%~6%,淋巴结转移率低,预后较好。黏液癌可与浸润性导管癌混合存在,预后取决于浸润性导管癌成分。

【诊断要点】①肿物呈局限性生长,推挤状,质软,切面呈凝胶样,伴光泽感。②肿瘤细胞呈巢状,并被纤细的富含毛细血管的纤维分隔,漂浮于细胞外的黏液湖中(图 13-6)。多数病例细胞核级低。③老年女性患者,粗针穿刺组织乳腺间质中出现黏液湖,需要警惕黏液癌的可能性,建议手术切除肿物。④ IHC:p63 染色显示肌上皮消失,可以与黏液囊肿样病变鉴别。多于 90% 的肿瘤 ER、PR 表达阳性,少见 HER2 过表达。部分黏液癌可有神经内分泌分化。⑤特殊染色:黏液湖 AB 染色(+)。

【鉴别诊断】①黏液囊肿样病变;②隆乳异物反应。

4. 伴有髓样特征的癌　经典髓样癌(medulllary cacinoma)不足所有浸润性癌的 1%。好发于年轻女性,临床表现为可触及的肿物。在乳腺 X 线摄影中为边界清楚的肿物。髓样癌和伴有髓样特征的癌有相关性,常具有 *BRCA1* DNA 修复基因的家族性突变。

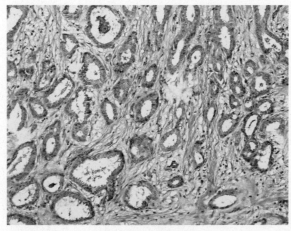

图 13-5　小管癌
腺体成角浸润,管腔开放,细胞嗜酸性或嗜双色性,
可见顶浆突起。

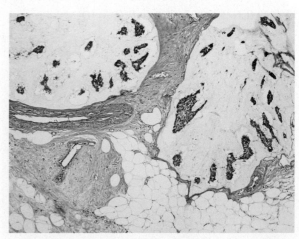

图 13-6　黏液癌
肿瘤细胞团漂浮于黏液湖中。

【诊断要点】①肿瘤表现为边界清楚，质软，棕褐色或灰红色的结节。切面呈膨胀性生长方式。肿瘤可伴有出血坏死，部分病例可出现囊性变。②显微镜下（图 13-7）合体细胞结构在肿瘤组织中的比例大于75%；有弥漫的淋巴细胞、浆细胞间质浸润；有推挤性边缘；有高级别多形性泡状核（核级 2 或 3）；无腺管分化。③通常 ER 阴性、PR 阴性及 HER2 无蛋白过表达和基因扩增（三阴性肿瘤）。④与同级别的非特殊类型的浸润性乳腺癌相比单纯性髓样癌预后良好。

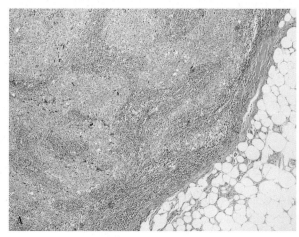
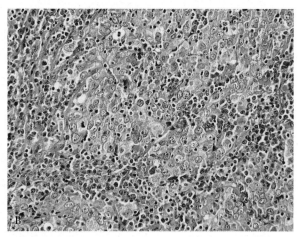

图 13-7　伴有髓样特征的癌

A. 肿瘤具有推挤性边缘；B. 肿瘤细胞由合体样细胞组成。

【鉴别诊断】①缺乏上述所有组织学标准的浸润性癌现被认为是非典型髓样癌 / 伴有髓样特征的癌，在日常外检这些特殊形态的癌常被过诊为髓样癌，导致患者缺乏合理的治疗，而发生早期复发和转移；②淋巴造血系统肿瘤。

5. 浸润性微乳头状癌（invasive micropapillary carcinoma）　单纯型浸润性微乳头状癌指 >75% 的肿瘤成分表现为微乳头状结构。该亚型占浸润性癌的 0.9%~2%。浸润性微乳头状癌可与浸润性导管癌和黏液癌混合存在。

【诊断要点】①簇状、腺样或微乳头状肿瘤细胞团位于纤维间质组成的腔隙内（图 13-8A），腔隙内不见黏液性物质。②微乳头状结构缺乏典型的纤维血管轴心。③ EMA 显示微乳头外侧缘阳性（图 13-8B），证实肿瘤极向翻转。④肿瘤 ER、PR 阳性表达率不一。需要注意在评价 HER2 蛋白表达时肿瘤细胞膜虽然未呈闭环状完整着色，存在一定程度的不连续性和间断性，但强而厚的细胞膜棕褐色染色应等同于完整的细胞膜染色。⑤认识这种癌的重要性在于此型淋巴管血管侵犯、腋窝淋巴结转移率和复发性均较其他亚型显著增高。多数研究者提出不论浸润性微乳头状癌的比例，只要该种成分出现，就应体现在病理报告中。

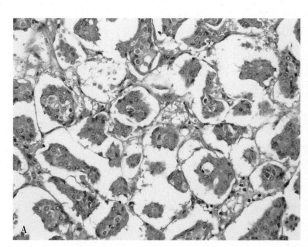
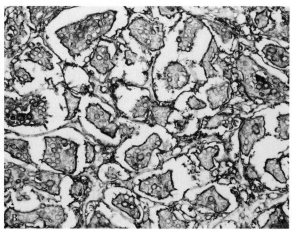

图 13-8　浸润性微乳头状癌

A. 微乳头状肿瘤细胞团位于纤维间质组成的腔隙内；B. 免疫组化示肿瘤乳头外侧缘 EMA（+）。

【鉴别诊断】①非特指浸润性导管癌伴有间质收缩裂隙；②微乳头状结构的黏液癌；③伴有微乳头状结构的转移性卵巢癌、肺及尿路上皮癌。

6. 化生性癌（metaplastic carcinoma） 少见，占乳腺浸润性癌的 0.2%~5%。这是异质性成分很高的一组肿瘤，肿瘤内可见上皮 - 间质相互移行转化：非腺性上皮（鳞状细胞、梭形细胞）或间叶细胞（软骨细胞、骨细胞、横纹肌细胞）类型。

【诊断要点】除肿瘤体积较大，其余大体表现与非特殊型浸润性导管癌相似。鳞状细胞癌可表现为囊性肿物。

低级别腺鳞癌由成角的轻度异型腺体和灶状鳞状分化细胞团组成，排列无序伴浸润性生长，腺体内可见充满角化物的微囊。

化生性梭形细胞癌（图 13-9）由转化的梭形细胞组成，其组织学可仅表现为轻度细胞异型，如纤维瘤病样梭形细胞癌。当肿瘤内合并腺管结构明显时，诊断相对容易；但当腺管样结构缺乏时，诊断需要辅助 IHC 染色多种细胞角蛋白（如 MNF116 和高分子量 / 基底细胞型角蛋白抗体 CK34βE12）及肌上皮标记 p63，肿瘤旁导管原位癌区域也对诊断具有提示作用。

间叶分化的混合性化生性癌最常见的是灶状区域向软骨样 / 软骨黏液样基质或骨样基质分化；其他类型的间叶细胞分化如纤维肉瘤、横纹肌肉瘤也可见到。

因为单纯的肌上皮癌在组织学形态和免疫表型方面与梭形细胞化生性癌无显著区别，已将其归入化生性癌的其中一种亚型。

>90% 的化生性癌成分 ER、PR 及 HER2 表达为阴性，但是腺管结构生物学标记的表达不一。

预后较好的化生性癌亚型见于纤维瘤病样化生性癌、低级别腺鳞癌；梭形细胞癌具有相对较低的淋巴结转移率，但是易出现淋巴血管侵犯，总体预后差。

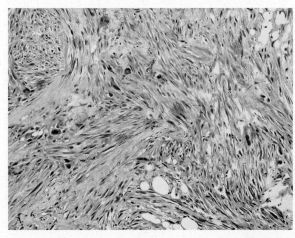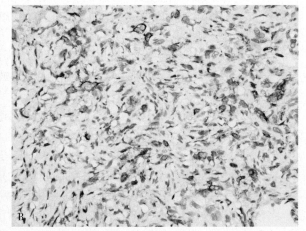

图 13-9　梭形细胞癌

A. 肿瘤细胞呈梭形组织学形态；B. 免疫组化示肿瘤细胞 MNF116（+）。

【鉴别诊断】①皮肤来源鳞状细胞癌。②原发性或转移肉瘤：乳腺原发肉瘤极其罕见，以梭形细胞形态为主的乳腺恶性肿瘤，在诊断前应排除化生性癌。多种上皮性标记及 p63 在化生性癌中阳性表达。③恶性叶状肿瘤。

7. 炎症性乳腺癌（inflammatory carcinoma） 是一种临床 - 病理结合性的诊断性病变类型，临床表现为弥漫性红疹、硬化及乳房皮肤压痛，超过 1/3 的乳腺皮肤出现水肿，且与非凹陷性水肿（橘皮征）相关。

【诊断要点】①特定的临床表现和 / 或伴有肿物。②炎症性乳腺癌的临床表现与皮肤淋巴管血管内的肿瘤栓子形成，阻塞脉管相关。不伴有皮肤改变的真皮内淋巴管癌栓的发现不能用于诊断炎症性乳腺癌。③炎症性乳腺癌的诊断不是病理学诊断，是与临床表现密切相关的肿瘤名称。在乳腺癌分期中，炎症性乳腺癌归为 T_{4d} 期，是预后极差的肿瘤。

8. 其他少见类型的乳腺癌 腺样囊性癌、筛状癌、肌上皮癌、皮脂腺癌、富于脂质癌、富于糖原透明细胞癌、腺泡细胞癌及浸润性大汗腺癌。

三、浸润性乳腺癌治疗后的病理改变

新辅助化疗和保乳手术后结合放疗的治疗方式已广泛开展,使得病理医生必须熟悉正常乳腺放化疗后的形态改变,能正确评估放化疗对正常乳腺和肿瘤治疗的影响。

乳腺癌对治疗的反应是判断无病生存率及总体生存率的重要预后指标之一,分为完全性反应、局部反应和无反应。在大体检查时,必须仔细慎重地评估肿瘤的位置及大小。因为病理学完全缓解(pathologic complete response,pCR)的定义是乳腺内只有残余瘤床而无任何浸润性癌细胞残留,所以需要在作出 pCR 诊断前,对肿瘤床区域进行彻底取材。

正常乳腺组织在化疗后的变化通常包括小叶萎缩、硬化及核异型性增加或胞核及胞质的退行性变化。放化疗对原发肿瘤及淋巴结组织学形态产生的影响,包括肿瘤胞质减少伴嗜酸性变及空泡化、胞核增大、多形性明显、肿瘤细胞坏死、慢性炎症细胞浸润、泡沫样组织细胞(图 13-10)或异物巨细胞聚集、间质纤维化及含铁血黄素沉积。治疗反应差的浸润性癌体积缩小不显著;对治疗敏感的浸润性癌在致密的纤维化瘤床中见散在分布的浸润灶。评估治疗后的肿瘤体积,应以连续性肿瘤的最大癌灶和/或肿瘤床所包括的癌灶数量所决定,而不是由肿瘤床的面积所决定。治疗后,绝大多数肿瘤会和治疗前保持相同的组织学级别,但核的多形性会使病理医生误认为高核级。

肿瘤的生物标记在治疗前后很少发生变化。规范化报告需要评估残留肿瘤大小和残留肿瘤占瘤床的比例,很多评估系统已经发展成熟,可对新辅助化疗治疗的病理反应进行分级评估,常用的如 MD Anderson 残留肿瘤负荷方案(residual cancer burden,RCB)(4 级分类)(表 13-4)和通过比较新辅助化疗前后的组织学特征进行分级的 Miller-Payne 分级系统(5 级分类)(表 13-5)。

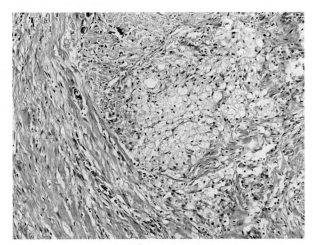

图 13-10 乳腺癌化疗后反应
可见泡沫样组织细胞聚集。

表 13-4 乳腺癌新辅助化疗后的残留肿瘤负荷方案(RCB)分级系统

方案	组织学特征	方案	组织学特征
RCB 0	乳腺或淋巴结内无癌	RCB 2	部分反应,中等残留病变
RCB 1	部分反应,微小残留病变	RCB 3	化疗耐受,广泛残留病变

表 13-5 乳腺癌新辅助化疗的 Miller-Payne 分级系统

分级	组织学特征
1 级	无改变,或单个恶性细胞有部分改变,但总体上细胞数量不减少
2 级	肿瘤细胞少量减少,<30%,总体上细胞数量仍多
3 级	肿瘤细胞减少 30%~90%
4 级	肿瘤细胞明显消失,仅残留小簇广泛散在的单个肿瘤细胞,肿瘤细胞减少 >90%
5 级	切片上化疗前肿瘤部位未见浸润性癌成分;仅保留纤维血管性间质,该部位通常含有巨噬细胞,可伴有导管原位癌

淋巴结对治疗的反应通常表现为纤维化及泡沫组织细胞聚集(完全反应),也可表现为仅小灶转移性肿瘤细胞残留。新辅助化疗后的病例,除报告阳性淋巴结数目以外,还需报告伴或不伴癌细胞转移但有明显化疗反应(如纤维化)的淋巴结数目。

(步 宏)

第三节　微浸润性乳腺癌

微浸润性乳腺癌(microinvasive carcinoma)与高级别导管原位癌伴发的微浸润性癌可在乳腺 X 线摄影中见到微钙化灶,也可仅表现为肿物或乳腺致密度改变。

【诊断要点】边界不清的纤维性增厚区域或肿物,切面伴或不伴粉刺样坏死。

微浸润性乳腺癌定义为乳腺间质出现单个或多个独立的镜下浸润灶,每个病灶大小不超过 1mm。微浸润性乳腺癌常见于高级别导管原位癌。

导管周围密集的间质反应和淋巴浆细胞浸润的特征性组织学形态具有提示作用。对于较大的(>5cm)高级别导管原位癌,在初步取材后,如镜下观察为浸润不确定,就需要进一步广泛多处取材,如有必要肿物全部取材送检及结合深切组织连片以明确浸润病灶的存在。

多重免疫组化标记在诊断微浸润性乳腺癌中尤其有价值。如双标记(p63 和 CK),可清晰地显示微浸润性乳腺癌巢的上皮细胞 CK 阳性(胞质着色),肌上皮消失(无细胞核着色)(图 13-11),其他标记还见于复合抗体(ADH-5)多重染色:基底型细胞角蛋白标记 CK5、CK14(细胞质棕色定位),腺终端细胞角蛋白标记 CK7、CK18(细胞质红色定位)及肌上皮 p63(细胞核定位)。

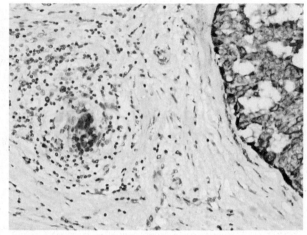

图 13-11　免疫组化显示微浸润性乳腺癌缺失肌上皮
ADH-5 抗体标记,浸润性癌仅显示胞质红色着色,缺乏肌上皮的胞核,基底型细胞角蛋白胞质棕色着色。

存在多灶性的微浸润病灶,以最大病灶的直径为准,每个病灶的大小不应相加。微浸润性乳腺癌的原发肿瘤(T)分期为 T_{1mi}。

【鉴别诊断】①导管原位癌累及小叶(小叶癌化):乳腺小叶结构存在,高倍镜下可见肌上皮成分;②组织切面造成导管分支的微浸润假象;③穿刺针道处上皮细胞移位;④原位癌累及放射状瘢痕、复杂硬化性病变和硬化性腺病:肌上皮标记的应用具有重要辅助作用。

(步　宏)

第四节　导管内增生性病变

导管内增生性病变通常起源于乳腺末梢导管 - 小叶单位,沿导管系统向乳头方向发展,并可侵入导管系统内邻近的分支;少数起源于较大的导管和输乳管,可向乳头发展,导致佩吉特病或侵及邻近的导管分支。导管内增生性病变包括普通型导管增生、非典型导管增生和导管原位癌。

一、导管原位癌

导管原位癌(ductal carcinoma in situ,DCIS)是一种局限于乳腺导管 - 小叶内的肿瘤性病变,其特征是上皮细胞增生,细胞非典型性从轻微到明显,有发展为浸润性乳腺癌的风险,但不是一定会进展为浸润性乳腺癌。DCIS 最常见的影像学表现是钙化灶的存在。在磁共振成像(MRI)中,DCIS 常表现为延迟高峰增强曲线的非肿块样强化。

【诊断要点】①多数 DCIS 大体上无特殊,表现为局部乳腺组织增厚,切面可挤压出膏状物质(与镜下的粉刺型坏死相关)。②生长方式:DCIS 被认为是由多种不同细胞核形态的肿瘤细胞增殖形成,增殖的细胞形态单一并均匀分布。这些细胞有多种生长方式,可见肿瘤细胞充满导管及终末导管小叶单位的管腔,最常见的生长方式包括实性、乳头状、微乳头状及筛状(图 13-12)。③粉刺型坏死:任何级别的 DCIS 均可见到粉刺型坏死,但是更常见于高级别病变。其特点是 DCIS 累及的管腔中心见粉染坏死物伴钙化。有研究表明,粉刺型坏死与 DCIS 乳房切除术后局部复发率的增加呈正相关。

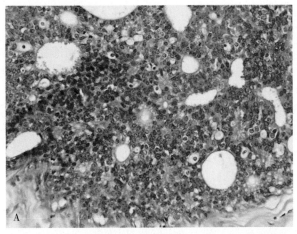
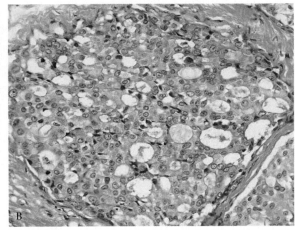
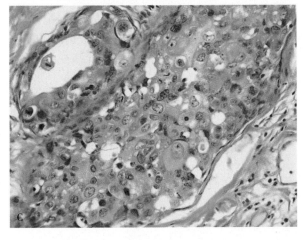

图 13-12 导管原位癌
A. 低级别；B. 中等级别；C. 高级别。

DCIS 预后及治疗方案的相关因素如下。

1. **体积 / 范围**　如果病变只出现在一张切片，对 DCIS 大小的显微镜测量是最准确的测量方式。如果病变出现在多张切片中，最准确的测量方式是将有 DCIS 的切片与标明位置及区域的乳房标本大体图表相结合。在少数情况下，不能给出肿瘤的准确体积，可将 DCIS 的切片数量及单张切片病灶最大直径作为参考范围出现在病理报告中。

导管原位癌（图片）

2. **核级**　按照 SBR 标准分为低级别、中等级别和高级别（表 13-6）。

表 13-6　导管原位癌几种三级分类系统举例

分类系统	低级别	中等级别	高级别
Scott（改良的 Lagios 系统）	低级别：非粉刺型组织学，低度核级别，无坏死	中级别：中间型组织学（混杂非粉刺型结构），中度核级别，无坏死	高级别：粉刺型组织学，高度核级别，广泛坏死
欧洲病理学家工作组	高分化：细胞核分布均匀。大小一致，有明显极性，核外形规则，染色质细腻且分布均匀，核仁不明显，罕见核分裂象。坏死无或少，可有层状、无定形钙化	中分化：细胞核轻到中度多形性，部分有极性，部分核大小、形状和分布不一。染色质细腻到粗糙，有小核仁，偶见核分裂。不同程度的中央坏死或单个细胞坏死。可有层状、无定形钙化	低分化：细胞核高度多形性，无极性，核外形不规则，分布不均匀。染色质粗糙、片块状，核仁明显。常见中央坏死和单个细胞坏死。常见无定形钙化
Van Nuys	非高级别不伴坏死：低级别核（直径为 1~1.5 个红细胞），核仁不明显，弥漫性染色质；或中级别核（直径 1~2 个红细胞），核仁偶见染色质粗糙。无粉刺型坏死	非高级别伴坏死：低级别核（直径为 1~1.5 个红细胞），核仁不明显，弥漫性染色质；或中级别核（1~2 个红细胞大小），核仁偶见，染色质粗糙。出现粉刺型坏死（单个细胞坏死不算）	高级别：高级别核（直径 >2 个红细胞），核仁直径 >1 个红细胞。粉刺型坏死周围被大而多形性细胞围绕，或为筛状和微乳头状结构。可无坏死

3. **DCIS 手术切缘**　手术切缘状态很重要，它与肿瘤局部复发相关。因为 DCIS 在大体上通常不可见，所以需要进行显微镜检查明确切缘状态，包括最靠近阳性切缘的位置及与切缘的距离、病灶的分布（局灶性、多灶性、广泛性）均需要写入病理报告。因为与浸润性癌混合存在的 DCIS 范围广泛，患者的局部复发率显著增加，尤其在手术标本 DCIS 累及或接近切缘时，所以当 DCIS 与浸润性癌混合存在，需要在报告中反映 DCIS 的情况，如 DCIS 在肿瘤中的体积（占总体肿瘤的比例）。

4. **其他**　微小钙化的出现需要与钙化一样引起注意，因为通过微小钙化可预测 DCIS 的复发情况。生物标记物的检测：ER 及 PR 状态可以为 DCIS 提供预后信息，也可辅助评估肿瘤对内分泌治疗反应的可能性。

导管原位癌伴微浸润（病例）

二、非典型导管增生

非典型导管增生（atypical ductal hyperplasia，ADH）是指具有类似低级别 DCIS 的细胞形态学特点和 / 或组织结构的一组导管内增生性病变，但它在形态学特征和量化标准上都不足以诊断为 DCIS。

【诊断要点】① ADH 的增生细胞形态与低级别 DCIS 相似，形态较一致，导管部分受累，细胞排列具有一定极向性。可见一个导管完全由一致的细胞组成。②量化标准中，也可将 ADH 与低级别 DCIS 相区别（前者 <2mm 或 <2 个导管）。粗针穿刺活检标本组织学形态诊断为 ADH，再次手术切除病变标本中有 20%~40% 病例诊断为原位癌或浸润性癌，故在粗针穿刺活检中诊断 ADH 时，建议手术切除病变。③ ADH 的细胞学形态是指具有低级别细胞核的病变，如果是中等级别或高级别的细胞核，不论肿瘤范围大小都应诊断为 DCIS。

三、普通型导管增生

【诊断要点】①普通型导管增生（usual ductal hyperplasia，UDH）的导管管腔扩张，增生的上皮细胞大小不一、界限不清、形态多样（包括管腔上皮和肌上皮细胞），排列呈流水状、漩涡状或部分搭桥结构（图 13-13）；可见二级管腔结构；UDH 细胞在搭桥结构中呈平行排列而不是垂直排列。②高分子量角蛋白在大多数 UDH 中阳性表达，而在大多数 DCIS 中不表达。UDH 并不是直接的癌前病变，然而，长期随访提示有轻度增加浸润癌发病的危险。

【鉴别诊断】低级别 DCIS。

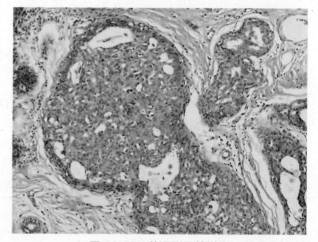

图 13-13　普通型导管增生

四、柱状细胞增生

终末导管小叶单位扩张伴上皮细胞增生是成年女性最常见的乳腺改变。

【诊断要点】①柱状细胞增生（columnar cell hyperplasia，CCH）常为多发性、双侧性，病变体积可超过正常 TDLU 的 100 倍，常衬覆一层或双层单形一致的柱状上皮细胞。②目前尚不明确柱状细胞非典型增生是否增加患乳腺癌的发病风险。一些研究显示，多达 20% 的针刺活检标本诊断为 CCH 伴有细胞非典型的病例，在乳腺切除标本中发现癌，故在粗针活检报告中应建议病变手术切除。

柱状细胞增生（图片）

（步　宏）

第五节　小叶瘤变

小叶瘤变（lobular neoplasia）是对发生于 TDLU 的上皮非典型增生病变的总称，以非黏附性的、均一的细胞增生为特点，累及 TDLU 并以派杰样方式累及导管上皮层。小叶原位癌和非典型小叶增生的唯一区别在于受累的小叶单位的范围及程度。

（一）小叶原位癌

【诊断要点】①增生的肿瘤细胞充填 TDLU 的大部分小叶（>50%），导致其腺泡结构体积增大（图 13-14）。②小叶原位癌（lobular carcinoma in situ，LCIS）中常见肿瘤细胞呈派杰样扩散到导管，这种现象也可见于 DCIS；这种扩散方式会逐渐破坏正常导管上皮并形成三叶草样的外观。③ LCIS 的特点为排列松散、小而均一的肿瘤细胞增生，细胞染色质均匀，核仁不凸显，可见含有嗜酸性黏蛋白小滴的胞质空泡。④当切缘出现 LCIS 时，多数医生不支持再次切除，而辅以术后放疗。

第 8 版 AJCC 分期将 LCIS 归为良性疾病，从 pTis 分期中删除。LCIS 现在被认为是一种增生性疾病，虽有发展成为乳腺癌的风险，但并不具有致转移的恶性侵袭性。

【鉴别诊断】实性生长方式的低级别 DCIS：IHC 染色 E-cadherin 和 p120 结合组织学形态可资鉴别（LCIS 细胞通常体积小且失黏附性，常伴有胞质内腔）。

（二）多形性小叶原位癌

【诊断要点】① LCIS 独特的形态学类型：由明显增殖活性的低分化失黏附细胞组成（图 13-15）。这种细胞表现出 2~3 倍核体积变异、核膜不规则及明显的核仁。②可见肿瘤中心粉刺样坏死及钙化。③多形性 LCIS 也可以派杰样方式在导管内扩散。④多形性 LCIS 的正确识别，对局限性和隐匿性 ILC 的发现具有提示作用。

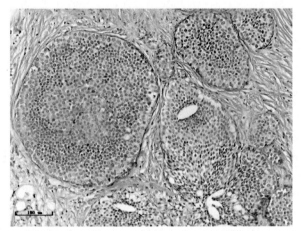

图 13-14　经典型小叶原位癌

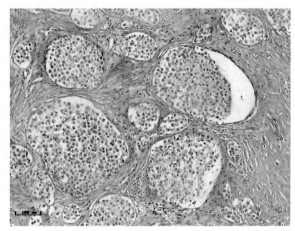

图 13-15　多形性小叶原位癌

【鉴别诊断】中等至高级别的 DCIS：两者在临床、放射学及病理学上都具有相似性，均常扩散至较大的导管和 / 或伴有中心粉刺样坏死。肿瘤细胞的失黏附特性及 E-cadherin 的 IHC 染色有助于诊断。

（三）非典型小叶增生

【诊断要点】非典型小叶增生（atypical lobular hyperplasia，ALH）与 LCIS 的区别在于单个小叶单位的受累范围不同，两者在形态学和生物学行为方面是连续性的病变。

（步 宏）

第六节　乳头区佩吉特病

患者皮肤瘙痒、糜烂伴红肿。

【诊断要点】①乳头的佩吉特病（Paget disease）被认为是肿瘤细胞通过乳管累及到皮肤基底层，但基底膜保持完整，多与高级别 DCIS 相关；②细胞胞质透明，具有异型性，散在分布于基底层（图 13-16A）；③佩吉特细胞 HER2 表达常阳性（图 13-16B），还表达 CAM5.2、CK7、EMA，不同程度表达 GCDFP-15；④特殊染色显示肿瘤细胞 AB 染色（+）、PAS（+）

【鉴别诊断】① Toker 细胞（鳞状上皮内角质细胞，胞质透明且体积小，不见细胞异型性）；②恶性黑色素瘤；③鲍恩病（Bowen disease）。

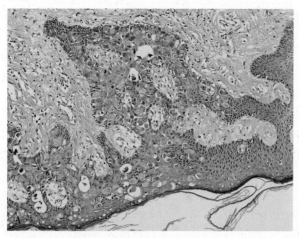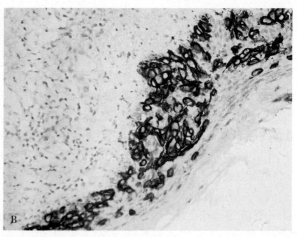

图 13-16　佩吉特病

A. 表皮内异型肿瘤细胞胞质透明,散在分布于基底层;B. 免疫组化示佩吉特细胞 HER2 表达阳性。

（步 宏）

第七节　导管内乳头状病变

一、导管内乳头状瘤

导管内乳头状瘤(intraductal papilloma)是指导管内生长,呈具有纤维血管轴心的乳头状、树枝状,被覆上皮和肌上皮两型细胞的良性肿瘤,不包括没有纤维血管轴心的开窗式的导管增生和微乳头状增生。肿瘤可分为 2 类:①中心型导管内乳头状瘤,发生在大导管,常单发,故又称孤立性导管内乳头状瘤;②外周型导管内乳头状瘤,发生在终末导管小叶单位,常多发,故又称多发性导管内乳头状瘤。

【诊断要点】中心型导管内乳头状瘤导管扩张呈囊状,内含清亮或血性液体,肿瘤位于导管内,呈绒毛乳头状。肿瘤一般小于 1cm,常有蒂与导管壁相连,瘤组织软脆,呈红色或褐色。

中心型导管内乳头状瘤导管囊状扩大,上皮呈乳头状增生,外形宽而钝圆,中间有丰富、疏松纤维血管轴心,形成树枝状复杂结构(图 13-17)。乳头表面衬以立方 / 柱状腺上皮和肌上皮两层细胞,导管周围有肌上皮及基膜。肌上皮可有显著增生,细胞大,呈上皮样或梭形,胞质通常透明,可伴大汗腺、鳞状上皮和 / 或柱状细胞化生。通常核分裂少见,缺乏钙化。部分病例可发生梗死。乳头间质及导管壁可有程度不同的纤维化透明变。

外周型导管内乳头状瘤通常为多发性病变。与中心型导管内乳头状瘤类似,乳头状结构更多样化和不规则,乳头大小不等,长短不一,亦可为腺型或假腺乳头状。

【鉴别诊断】导管内乳头状瘤肌上皮标记物(如 p63、SMMHC、calponin、SMA、CD10)染色乳头内及导管周围有肌上皮,CK5/6 阳性可资鉴别。

二、导管内乳头状癌

导管内乳头状癌(intraductal papillary carcinoma)是指导管内恶性乳头状病变,纤维血管轴心被覆恶性腺上皮细胞,缺乏肌上皮。

【诊断要点】①大体上肿瘤表现为界限清楚的圆形或卵圆形病灶,质地软,色灰白、灰红至棕褐,可伴有出血。37% 肿瘤位于囊性扩张的导管或腔隙内,近 1/3 肿瘤具有乳头状外观。②导管和 / 或终末导管小叶单位充满纤细、分支状纤维血管轴心(图 13-18),被覆单一型肿瘤性上皮细胞。③肿瘤细胞呈单层或复层柱状细胞,有序覆盖于纤维血管轴上,形态温和,也可呈复层梭形细胞形态。④肿瘤细胞也可形成微乳头、筛状、实性结构,掩盖了乳头之间的空隙。⑤肿瘤细胞通常显示低 - 中级核特征。⑥乳头间和上皮增生灶内缺少肌上皮细胞,而导管周围存在肌上皮细胞层。⑦肌上皮标记物(如 p63、calponin、SMMHC、SMA、CD10)染色乳头内的肌上皮全部缺失或少数散在阳性,导管周围有肌上皮,CK5/6、CKl4 阴性,ER 单克隆性表达。

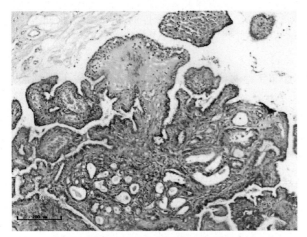

图 13-17 导管内乳头状瘤

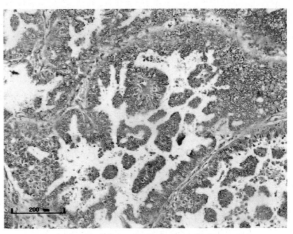

图 13-18 导管内乳头状瘤

【鉴别诊断】良、恶性导管内乳头状病变的鉴别:尽管良、恶性导管内乳头状病变鉴别中没有所谓的绝对特征,但肿瘤内肌上皮细胞完全缺乏则几乎肯定地表明导管内乳头状肿瘤为恶性病变(表 13-7)。

表 13-7　良性乳头状瘤与导管内乳头状癌的鉴别诊断

鉴别指标	乳头状瘤	导管内乳头状癌
覆盖乳头轴心的细胞类型	上皮和肌上皮	上皮(导管管壁周边可见肌上皮细胞)
细胞核特征	细胞核大小不等、形态各异,染色质正常、泡状	细胞核大小、形态相对一致,染色质深、弥漫
大汗腺化生	常见	缺乏
纤维血管轴心	通常较粗大,整个病变均能见到,可显示硬化改变	通常纤细,某些区域可缺乏,硬化不常见
肌上皮标记	阳性	阴性(某些乳头状癌中可见到)

三、包裹性乳头状癌

包裹性乳头状癌(encapsulated papillary carcinoma)是乳头状癌的变异型,其特征是由低 - 中核级肿瘤上皮细胞被覆的纤维血管细乳头完全包裹在纤维被膜内。多数病例的乳头内或病变周围缺少肌上皮细胞层。

【诊断要点】①与乳头状瘤相比,包裹性乳头状癌无明显的特征。②低倍镜下可见明显的纤维性厚包膜。③包裹的结节由纤维血管细乳头构成,乳头表面衬覆低 - 中核级肿瘤性上皮细胞。④上皮细胞通常排列成实性或筛状结构。⑤癌细胞可呈双态性改变,具有上皮、肌上皮分化的特点,但肌上皮标记物阴性。可有细胞内和 / 或细胞外黏液。⑥瘤细胞及囊壁通常缺乏肌上皮,p63、calponin、SMMHC、SMA 等阴性,CK5/6阴性。

【鉴别诊断】①包裹性乳头状癌伴浸润性癌与假浸润改变:包裹性乳头状癌的纤维包膜陷入肿瘤细胞的情况并不少见,为了避免与陷入的上皮混淆,浸润性癌灶应明确地出现于病变的纤维囊壁之外的组织内,才能判断为真浸润。另外,也需注意与穿刺后上皮细胞移位埋陷鉴别。②浸润性乳头状癌:界限比较清楚,但具有浸润性边缘,核级别较高并伴有坏死,缺乏纤维囊壁样结构。如果包裹性乳头状癌周围有浸润性乳头状癌,此病例应诊断为浸润性乳头状癌。③实性乳头状癌:实性结构,纤维血管间隔不明显,实性区无肌上皮细胞。④周围组织中不伴有 DCIS 或浸润性癌的导管内乳头状癌:无淋巴结转移或疾病相关死亡的报道,预后非常好。如周围组织中存在 DCIS 或浸润性癌,则前者与局部复发率上升(原位或浸润性)有关。单发的导管内乳头状癌的手术切除范围要完全,应包括病变及其周围乳腺组织的充分切除。

包裹性乳头状癌
(图片)

四、实性乳头状癌

实性乳头状癌（solid papillary carcinoma）是一种特殊类型的乳头状癌，以致密排列、膨胀性生长、富于细胞的结节为特征。结节内纤维血管轴纤细、不明显，低倍镜下看似实性结构。常有神经内分泌分化。可以出现浸润癌，常伴有黏液和/或神经内分泌特征。

【诊断要点】①低倍镜下病变为界限清楚的多结节状，导管明显膨胀性扩大，呈卵圆形或不规则形。②瘤细胞呈实性增生，其中有纤维血管轴心网（呈实性乳头状结构），其周围细胞常栅栏状排列或呈假菊形团。③细胞形态较温和，呈卵圆形、梭形或印戒样，胞质呈嗜酸性颗粒状、淡染或有黏液，核低到中级别，染色质细腻，可见小核仁。④神经内分泌标记物（如 Syn、CgA 等）阳性，ER、PR 单克隆性表达，肌上皮标记物（如 p63、calponin、SMMHC）纤维血管轴心及导管周围有阳性肌上皮，部分病例阴性。肿瘤细胞 CK5/6、HER2 阴性，Ki-67 低增殖活性。组织化学黏液染色（AB/PAS）常见多少不等的阳性细胞。

【鉴别诊断】本病需与导管内乳头状瘤、旺炽型普通导管增生鉴别。这些病变缺少实性乳头状癌的细胞均一性、核分裂活性、神经内分泌/黏液表型。免疫组化有助于鉴别，实性乳头状癌不表达 CK5/6，而良性病变则表达 CK5/6。

实性乳头状癌（图片）

（步 宏）

第八节　纤维上皮性肿瘤

一、纤维腺瘤

纤维腺瘤（fibroadenoma）是常见的乳腺良性病变，表现为可触及的肿物和影像学上圆形、界限清楚的肿物，常发生于年轻女性。

【诊断要点】①大体为切面灰白、质韧、界限清楚、分叶状肿物。②镜下见肿物由不同程度增生的梭形细胞间质组成，分为裂隙状管内型（图 13-19A）和腺管状管周型（图 13-19B）。细胞性纤维腺瘤常见于青少年，易复发、生长迅速，细胞丰富，部分组织学形态与叶状肿瘤重叠。黏液性纤维腺瘤间质有明显的黏液样变，罕见病例可与 Carney 综合征（肾上腺皮质的皮质醇增多症、皮肤色素沉着症、各种内分泌或非内分泌性的肿瘤）有关。③继发性改变，如梗死或间质的透明变性，伴或不伴有钙化（梗死常见于孕期妇女，而透明变性见于病变长期存在的老年妇女）。④乳腺中见的上皮性改变均可发生在纤维腺瘤中，如上皮的化生和增生、硬化性腺病、DCIS、LCIS 及 IBC。

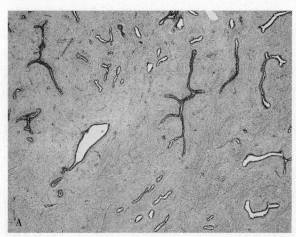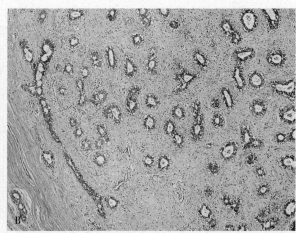

图 13-19　纤维腺瘤
A. 裂隙状管内型；B. 腺管状管周型。

【鉴别诊断】良性叶状肿瘤。

二、叶状肿瘤

叶状肿瘤（phyllodes tumor，PT）的发生率较纤维腺瘤低，占纤维上皮性肿瘤的比例 <3%。

【诊断要点】PT 和纤维腺瘤的主要区别是上皮成分沿裂隙排列，形成叶片状。根据间质细胞的异型性和增生程度，PT 分为良性（图 13-20）、交界性（图 13-21）和恶性（图 13-22）。前两者的区别在于细胞的异型性和核分裂活性。交界性的肿瘤可以见到局部浸润性的边界。恶性 PT 除具有浸润性边界，常可见明确的梭形细胞肉瘤性区域及间质的过度生长（低倍镜下出现缺乏上皮细胞的间质区域）。异源性肉瘤成分（软骨肉瘤或骨肉瘤）也常出现在恶性叶状肿瘤中。总体说来，约 20% 的 PT 出现复发（其中良性 PT 占 17%，恶性 PT 占 27%）；约 10% 的肿瘤出现转移（良性、交界性、恶性 PT 分别占 0、4%、22%）。

目前最常用的是包括良性、交界性和恶性 PT 的 3 级分级法，分级的依据是对间质细胞丰富程度、细胞异形性、核分裂活性、肿瘤边界或边缘的情况、间质分布方式或间质过度生长、恶性异源性成分的半定量评估（表 13-8）。

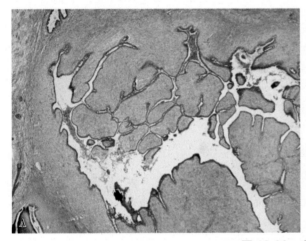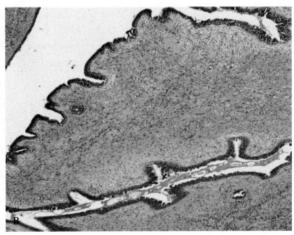

图 13-20　良性叶状肿瘤

A. 分叶状结构；B. 叶状结构衬覆导管上皮，增生间质梭形细胞形态温和。

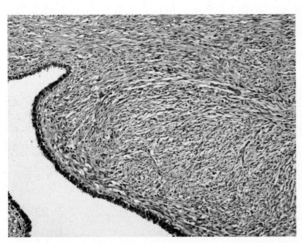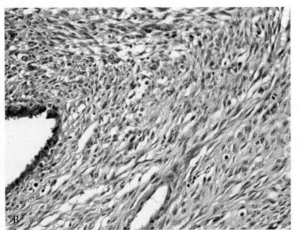

图 13-21　交界性叶状肿瘤

A. 间质梭形细胞密度增加；B. 间质梭形细胞具有中度异型性，可见核分裂象。

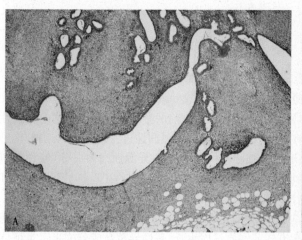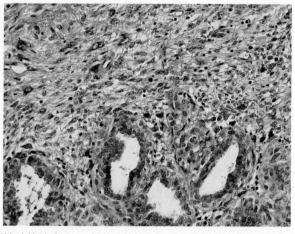

图 13-22　恶性叶状肿瘤

A. 肿瘤浸润性边缘；B. 间质梭形细胞具有显著异型性，易见核分裂象。

表 13-8　良性、交界性和恶性叶状肿瘤的组织学特征

组织学特征	良性	交界性	恶性
肿瘤边界	清楚	清楚，局灶可浸润性	浸润性
间质细胞丰富程度	常轻度丰富，可不均匀或弥漫性分布	常中度丰富，可不均匀或弥漫性分布	常显著丰富，弥漫性分布
间质异型性	轻度或无	轻度或中度	显著
核分裂活性	常无（<5 个 /HPF）	常较多见（5~9 个 /HPF）	常丰富（≥ 10 个 /HPF）
间质过度生长	无	无或非常局限	常有
恶性异源性成分	无	无	可以有

注：HPF，高倍视野。

【鉴别诊断】①纤维腺瘤；②化生性癌。大多数 PT 是良性，仅少部分出现局部复发。少见的情况下（总共约 2% 或更少）肿瘤可以转移，主要见于恶性级别的病例。所有 PT 都可以出现局部复发，总体局部复发率为 21%，良性、交界性、恶性 PT 的局部复发率分别为 10%~17%、14%~25% 和 23%~30%。

三、错构瘤

乳腺错构瘤（hamartoma of the breast）是由异源性乳腺组织构成的病变，可发生于任何年龄。

【诊断要点】①肿瘤圆形或椭圆形，有薄而完整的包膜，质地较软，切面根据纤维和脂肪组织的多少呈灰白到黄色。②肿瘤为异源性，主要有纤维结缔组织、脂肪组织和腺体。③有时可以出现透明软骨、平滑肌等组织，最常见的组织学类型是透明变性的纤维结缔组织分隔导管和小叶，而且混有不同数量的脂肪。

错构瘤（图片）

（步　宏）

第九节　间叶源性肿瘤

乳腺和身体的其他部位一样，也会发生间叶源性肿瘤，但十分少见或罕见，可参见本书第十五章。乳腺间叶源性肿瘤的诊断应首先排除化生性癌和叶状肿瘤。乳腺间叶源性肿瘤中的肌成纤维细胞瘤及瘤样病变（如结节性 / 增生性筋膜炎、假血管瘤样间质增生、纤维瘤病、肌成纤维细胞瘤）报道较多。乳腺的血管组织

肿瘤较为特殊,包括小叶周血管病、血管瘤、原发和继发性血管肉瘤,乳腺血管来源的肿瘤绝大多数为血管肉瘤,良性者少见,所以诊断良性血管瘤应特别慎重,许多形态上类似良性血管瘤的病变实际上是血管肉瘤,需要多取材,仔细鉴别。

乳腺癌根治术后,尤其是乳腺癌手术加放疗后继发的血管肉瘤值得注意,其形态类似于乳腺原发血管肉瘤。其他脂肪、平滑肌、骨和软骨组织肿瘤,周围神经肿瘤,纤维肉瘤和横纹肌肉瘤在乳腺都有报道。CD10阳性的非特殊类型肉瘤则非常罕见。

(步 宏)

第十节 其他常见的乳腺病变

一、脂肪坏死

脂肪坏死(fat necrosis)可继发于创伤后、术后或放疗后,但大多数病例是特发性的。临床和影像学表现类似于浸润性乳腺癌。

【诊断要点】脂肪组织呈现坏死和炎性反应,由泡沫样巨噬细胞和异物巨细胞散在分布;晚期可表现为纤维化和营养不良性钙化。

【鉴别诊断】脂肪肉瘤:肿瘤性脂肪大小不一,可见非典型脂肪细胞,细胞遗传学显示肿瘤成分 $MDM2$ 基因扩增。

脂肪坏死(图片)

二、导管扩张症

导管扩张症(duct ectasia)中年女性常见,临床表现为乳腺疼痛和乳头溢液,伴或不伴有肿物的形成。

【诊断要点】特征是主导管的扩张,管腔里有无定型的分泌物,伴导管上皮内泡沫状巨噬细胞聚集。常见导管壁纤维化和导管周慢性炎细胞浸润。

【鉴别诊断】①贴壁型 DCIS:单层或数层具有高级别核的瘤细胞呈平坦型生长;②以囊肿为表现的乳腺病。

导管扩张症(图片)

三、硬化性腺病

硬化性腺病(sclerosing adenosis)常伴有增生性病变。乳腺 X 线摄影常表现为钙化、结构的扭曲。

【诊断要点】以小叶为中心的腺泡或小导管增生,伴纤维间质的增生。病变中上皮受压扭曲通常使上皮层的识别很困难。

【鉴别诊断】在小的活检组织中需要与浸润性癌鉴别,特别是当硬化性病变类似于假浸润时。增生、受压的腺泡,少细胞的结缔组织增生,以小叶为中心的生长方式及 IHC 显示肌上皮细胞存在都可以帮助诊断。

复杂硬化性病变
(图片)

四、放射状瘢痕/复杂硬化性病变

放射状瘢痕/复杂硬化性病变(radial scar/complex sclerosing lesions)在临床、影像、大体及显微镜上的特征都常与浸润性癌相混淆。

【诊断要点】①腺管和小叶由中央向周围呈放射状/卫星状排列。中央由纤维弹性间质形成轴心,周围导管上皮可呈普通型增生、导管内乳头状瘤、纤维囊性乳腺病。②腺管结构周围始终存在肌上皮,可以用肌上皮标记辅助诊断。③针刺活检诊断后,建议病变切除活检。避免漏诊病变周围合并的 DCIS 或浸润性癌。

放射状瘢痕(图片)

(步 宏)

第十四章　淋巴结、脾及骨髓

第一节　淋 巴 结

一、总论

(一) 正常组织学

淋巴结是由纤维被膜及纤维血管支架组织所支撑的各种淋巴细胞、组织细胞等的具有免疫应答及淋巴液转运功能的器官,解剖学上可分为纤维被膜及纤维血管支架、皮质区、副皮质区、髓质区、门部等。

1. 纤维被膜及纤维血管支架　淋巴结表面为纤维组织被膜,被膜上有多个毛细淋巴管注入口。由被膜向下延伸的纤维组织分隔,以及分隔中的滋养血管,构成淋巴结的物理支架,并提供血液滋养;由淋巴结门部进入与走出的小动脉和小静脉伴纤维分隔而行。组织学切片上,纤维分隔在被膜下比较明显,髓质区不显著。

2. 皮质区　即边缘窦与副皮质区之间的带状区域,主要由滤泡区和滤泡间区构成。

边缘窦为淋巴结被膜与相邻的两个淋巴滤泡之间构成的细胞较稀疏的三角形区域,这是由毛细淋巴管流入的淋巴液、外来物(病原体/抗原、转移的癌细胞等)到达的第一站,故在阅片找淋巴结转移癌时,应重点观察边缘窦。另外,在诊断各种淋巴瘤时,边缘窦消失(被淋巴瘤细胞挤压)也是重要的诊断依据之一。

淋巴滤泡为 B 淋巴细胞的功能区域,呈结节状,主要排列于皮质区,根据其功能状态分为初级滤泡(primary follicle)和次级滤泡(secondary follicle)。初级滤泡主要有成熟的处女型 B 小淋巴细胞组成,无显著的生发中心。次级滤泡是经抗原刺激后,有显著的生发中心,周围有套细胞层和边缘区细胞(腹腔淋巴结较明显)。

生发中心(germinal center)中主要有中心细胞、中心母细胞(二者均 CD10、Bcl-6 阳性)构成,少量滤泡树突细胞(CD21、CD35 阳性)形成网状支架,另有体积较大的吞噬易染小体的巨噬细胞、少量辅助 T 细胞(CD4、CD57、PD1 及 CXCL13 阳性)。次级滤泡生发中心有明显的极向,朝向抗原刺激一侧(向着淋巴结被膜面)为"明区",而远离抗原刺激一侧为"暗区",明区外侧套细胞层较厚,暗区外侧套细胞层较薄。免疫组化 Ki-67 指数生发中心较高,而且也显示出与组织学对应的"明区"和"暗区"。

3. 副皮质区　副皮质区为皮质区向内至髓索之间的带状区域,与皮质区和髓索相过度,但无明确分界。滤泡间区与副皮质区为 T 淋巴细胞的分布及功能区域,同时也是 B 淋巴细胞由淋巴滤泡向髓索迁移的通道。切片上主要由成熟 T 淋巴细胞组成,另有散在的 B 淋巴细胞、指状突树突细胞(S-100 阳性,CD68 阳性);副皮质区增生常伴有多量毛细血管、毛细血管后静脉增生,易见肥胖的上皮样内皮细胞。

4. 髓质区　髓质区包括髓索与髓窦(髓淋巴窦)。髓索为从副皮质区延伸到淋巴结门部,由髓窦分隔的索状淋巴组织,其中有 B 免疫母细胞、浆母细胞、成熟浆细胞及散在 B 小淋巴细胞。髓窦是淋巴液的通道,窦内面衬扁平的窦岸细胞,为特殊的内皮细胞,细胞之间有桥粒连接。淋巴窦内有窦组织细胞及不定量的淋巴细胞。

5. 门部　淋巴结门部汇集 3 个管腔,包括流入的动脉血管、流出的静脉血管及流出的淋巴管。淋巴液在淋巴结的输送途径为淋巴结周围的毛细淋巴管→淋巴结被膜→被膜下窦(边缘窦)→中间窦(皮质区)→髓窦→输出淋巴管(淋巴结门)。

(二) 诊断技术

淋巴瘤诊断相关技术包括活检 HE 切片组织病理学、免疫组化技术、流式细胞术、分子病理技术等,以下就其基本原理、应用范围等进行简要介绍。

1. 淋巴结活检 HE 切片组织病理学　活检淋巴结部位以颈部、腋下、滑车部较为适宜,尽量避免腹股沟部位,因为腹股沟淋巴结常因慢性感染等引起显著增生,干扰病理诊断。同一部位有多个肿大淋巴结时,尽量取较大者进行活检,小淋巴结虽然易于活检,但病变往往不充分,影响诊断。

活检时勿用手术器械钳夹淋巴结,因钳夹可致细胞挤压造成诊断困难。尽量取完整淋巴结,如不能取完整淋巴结,应用锋利的手术刀切取最大径≥0.5cm 的组织,切忌切取破碎淋巴结组织,否则会严重影响诊断。活检下的淋巴结组织根据各医院病理科与手术室协商情况,可立即送病理科处理,或立即放入 10% 中性缓冲福尔马林固定液中,然后送病理科。送达病理科的新鲜标本应立即处理,可取一半放入组织培养液或生理盐水中,进行分子遗传学检测;另一半放入 10% 中性缓冲福尔马林固定液。将较小的淋巴结对半切开,如横径大于 1cm,可沿横径切开,厚度约 3mm,最好固定过夜(6~12h)后取材。

根据 NCCN 等行业指南,穿刺活检标本不适用于淋巴瘤的初次诊断,穿刺标本能提供的诊断信息少,病理诊断严重受限。穿刺标本可用于已诊淋巴瘤病例的复查及治疗效果评估等。虽然病理科有时不得不根据穿刺活检标本进行淋巴瘤的初诊,但临床医师必须明白穿刺标本诊断的局限性,需密切结合临床及影像学资料等作出综合判断。

需要特别强调的是固定充分、制作精良、厚薄适度、红蓝鲜明的 HE 切片是诊断淋巴瘤的最基本要求。对于有经验的病理学家,绝大多数淋巴组织疾病的定性诊断(增生还是淋巴瘤)根据 HE 切片观察即可作出,进一步分型诊断则依据免疫组化染色等。同时,HE 切片组织学观察也决定着下一步所做的免疫组化项目或分子病理检测。在来自基层医院的会诊病例中,超过一半以上病例的诊断困难,均是由组织固定不佳、HE 切片染色质量差造成的。

2. 免疫组化是应用抗原 - 抗体特异性结合的原理,用已知的抗体检测组织切片中未知的抗原,通过显色技术,使抗原直接呈现在切片上的技术。对于染色阳性的细胞,不仅能观察阳性部位(膜阳性、浆阳性或核阳性),同时能观察阳性细胞的数目、所占比例及分布特点,有时还可以评估细胞染色的强度,以上信息均能够为淋巴瘤诊断提供帮助。免疫组化技术已成为淋巴瘤诊断不可或缺的辅助手段,HE 切片组织学观察,加上免疫组化染色,能够对绝大多数(90%~95%)的淋巴瘤病例作出明确的病理诊断,包括分型诊断。

免疫组化的应用范围:①淋巴瘤分型;②淋巴瘤与其他小圆细胞恶性肿瘤(小细胞癌、恶性黑色素瘤、各种母细胞瘤等)的鉴别;③增生与淋巴瘤的鉴别;④靶向治疗依据(如 CD20、CD117、ALK 等);⑤分期及预后提示。

正确选择和使用免疫组化,体现着病理医师的学术水平。

(1)免疫组化项目的选择必须依据 HE 切片组织学观察,在有初步诊断及鉴别诊断的方向后,再有目的地应用免疫组化套餐,切勿滥用。

(2)抗体宜组合应用,相互印证,通常对于 T 细胞和 B 细胞,至少使用两种以上的抗体标记。

(3)对于小活检标本,特别注意鉴别非淋巴组织肿瘤,通常可做 CK(AE1/AE3)、S-100 和 LCA(如形态高度可疑淋巴瘤,可直接染色 CD20、CD3),确定分化方向后再做第二轮免疫组化;在第一次切片时可多切 10 张白片备用,以防再切标本时组织切尽。

(4)免疫组化实验室需要有严格的室内质控(每张切片上放阳性对照组织或组织芯片),提倡定期参加室间质评。

(5)免疫组化染色的评估同样重要,必须对照 HE 切片,分清楚目标细胞及背景细胞,重视阳性着色的部位、阳性细胞数目及组织学分布特点等。经典型霍奇金淋巴瘤、富于 T 细胞 / 组织细胞大 B 细胞淋巴瘤及结节性淋巴细胞为主型霍奇金淋巴瘤等,肿瘤细胞数目远远少于背景细胞,需认真在高倍镜下观察,明确目标细胞的表达情况。

淋巴瘤分型诊断常用抗体如下。

(1)B 或 T 淋巴母细胞淋巴瘤:CD99、TdT、CD34、CD20、CD19、PAX-5、CD79a、CD2、CD3、CD45RO、CD1a。

(2)成熟 B 细胞淋巴瘤:CD20、CD79a、PAX-5、CD19、OCT2、Bob1,以下各类型 B 细胞淋巴瘤酌情选用。

(3)成熟 T 细胞淋巴瘤:CD2、CD3、CD4、CD5、CD7、CD8、CD45RO,以下各类型 T 细胞淋巴瘤酌情选用。

(4)NK/T 细胞淋巴瘤:CD56、CD45RO、TIA-1、EBER-ISH。

(5)间变性大细胞淋巴瘤:ALK、CD30、CD2、CD4。

(6)浆细胞瘤:CD79a、CD138、CD38、PAX-5、CD56。

(7)边缘区细胞淋巴瘤、小淋巴细胞淋巴瘤/慢性淋巴细胞性白血病、套细胞淋巴瘤:CD5、CD23、Cyclin D1、Sox-11、Ki-67;黏膜相关淋巴组织结外边缘区淋巴瘤加染 AE1/AE3。

(8)滤泡性淋巴瘤:CD10、Bcl-6、Bcl-2、CD21、Ki-67。

(9)伯基特淋巴瘤(Burkitt lymphoma):CD10、Bcl-6、Ki-67。

(10)霍奇金淋巴瘤:CD30、CD15、CD20、PAX-5、EBER-ISH。

(11)血管免疫母细胞性 T 细胞淋巴瘤:CD21、CD10、PD1、CLCL13、EBER-ISH。

(12)组织细胞肉瘤:CD68、CD163。

(13)滤泡树突细胞肉瘤:CD21、CD23、CD35、CD68。

(14)指状突树突细胞肉瘤:S-100、CD68。

(15)朗格汉斯组织细胞增生症/肉瘤:S-100、CD1a、Langerin、CD68。

(16)细胞毒细胞标记:TIA-1、perforin、Granzyme B。

抗体的非特异性及交叉反应:几乎不存在 100% 特异性抗体,因此需注意抗体的非特异性表达,应选用一组抗体标记而不仅依靠单个抗体的表达情况。

(1)CD20 是较好的 B 细胞淋巴瘤标记,但在 B 淋巴母细胞淋巴瘤、ALK 阳性大 B 细胞淋巴瘤、浆母细胞淋巴瘤及浆细胞肿瘤时可不表达。T 淋巴母细胞淋巴瘤有时可表达 CD20、CD79a。

(2)CD5、CD43、CD45RO 通常为 T 细胞标记,但小淋巴细胞淋巴瘤可表达 CD43 和 CD5,套细胞淋巴瘤、部分弥漫大 B 细胞淋巴瘤可表达 CD5;CD45RO 和 CD43 在单核/组织细胞肿瘤或髓系肿瘤中也阳性表达。如遇到 CD20(-)、CD3(-),而 CD43(+)肿瘤,需除外髓系及组织细胞来源。

(3)CD30 阳性不仅见于霍奇金淋巴瘤的 R-S 细胞和间变大细胞淋巴瘤,所有活化的淋巴细胞(正常淋巴结或 EBV 相关淋巴增生性病变),甚至胚胎性癌、未分化癌也可阳性表达,尤其当胞质阳性(非膜阳性)时特异性更差。

(4)PAX-5 标记 R-S 细胞阳性,而间变性大细胞淋巴瘤阴性。

(5)Bcl-2 在低级别滤泡性淋巴瘤中阳性率高,而在高级别滤泡性淋巴瘤中阳性率降低。特殊的滤泡性淋巴瘤如皮肤原发滤泡性淋巴瘤、儿童型滤泡性淋巴瘤 Bcl-2 阴性。观察时应对照 HE 切片及 CD21 染色,只有生发中心 Bcl-2 阳性表达才有意义,勿将生发中心不明显的初级滤泡 Bcl-2 阳性误诊为滤泡性淋巴瘤。

(6)LCA 阳性可见于绝大多数淋巴造血组织肿瘤,但间变性大细胞淋巴瘤、淋巴母细胞淋巴瘤、浆细胞瘤部分阴性或全阴性;组织细胞、树突细胞、朗格汉斯细胞(Langerhans cell)及 R-S 细胞 LCA 阴性表达。

(7)单纯 CD138 阳性表达不能确诊浆细胞肿瘤,因上皮细胞或癌 CD138 可阳性。

(8)CD56 常用作 NK/T 细胞标记,但部分结外 NK/T 细胞淋巴瘤阴性,而单形性嗜上皮性肠道 T 细胞淋巴瘤、母细胞性浆样树突细胞肿瘤、部分外周 T 细胞淋巴瘤和浆细胞瘤可 CD56 阳性。

(9)AE1/AE3 阳性可见于少数淋巴瘤及组织细胞肿瘤(成纤维细胞型树突细胞肿瘤);EMA 阳性可见于间变性大细胞淋巴瘤、结节性淋巴细胞为主型霍奇金淋巴瘤和浆细胞瘤等。故 AE1/AE3 和 EMA 阳性不能急于诊断癌。

(10)部分大 B 细胞淋巴瘤可表达 S-100,无明确临床意义。

3. 流式细胞术(flow cytometry,FCM)是以流式细胞仪测量悬浮细胞(或微粒)的一种细胞分析技术,作为与免疫组化互补的诊断方法,以其快速、客观、定量及多参数分析等独特优势,在淋巴瘤诊断方面发挥着重要作用。FCM 在淋巴瘤诊断中的作用主要有明确淋巴瘤诊断、辅助淋巴瘤诊断和微小残留病(minimal residual disease,MDR)检测 3 个方面。

(1)可明确诊断的淋巴瘤类型,多为以白血病形式存在并具有特征表型的淋巴瘤,如急性淋巴细胞白血病/淋巴母细胞淋巴瘤、慢性淋巴细胞白血病/小淋巴细胞淋巴瘤、毛细胞白血病、浆细胞肿瘤、T 大颗粒淋巴细胞白血病、侵袭性 NK 细胞白血病、慢性 NK 细胞增多症、成人 T 细胞白血病/淋巴瘤、肝脾 T 细胞淋巴瘤、Sézary 综合征等。

(2)可辅助诊断的淋巴瘤类型,主要是指免疫表型不具有特异性,FCM 可以作为形态学、遗传学的重要补充。常见的有边缘区淋巴瘤、滤泡淋巴瘤、幼淋巴细胞白血病、套细胞淋巴瘤、淋巴浆细胞淋巴瘤/华氏巨球蛋白血症、伯基特淋巴瘤(Burkitt lymphoma)、非特殊型外周 T 细胞淋巴瘤、血管免疫母细胞性 T 细胞淋巴巴瘤等。

(3)多参数 FCM-MRD 技术在慢性淋巴细胞白血病中得到了广泛的应用和认可,其次是套细胞淋巴瘤和毛细胞白血病,在其他类型淋巴瘤中的应用较少。

FCM 的优点:①能同时分析多种抗原,而且可精确分析某种细胞的数量及比例;②可检测弱表达的表面抗原,检测石蜡切片难以鉴定的标记物;③适合对体液和(骨髓)穿刺标本进行检测,避免活检造成更大创伤;④可进行 DNA 倍体分析;⑤检测过程快速;⑥可通过设门消除死亡细胞的影响。

FCM 的局限性:①需要新鲜未固定的组织或细胞标本;②骨髓纤维化(myelofibrosis,MF)时穿刺易"干抽",细胞数目不能满足分析要求;③若肿瘤中硬化组织过多,难以制作细胞悬液;④组织形态学信息丢失;⑤对于小细胞背景的大细胞淋巴瘤(霍奇金淋巴瘤、富于 T 细胞/组织细胞的大 B 细胞淋巴瘤),因肿瘤细胞少,无法检测;⑥易漏诊没有异常抗原表达的 T 细胞淋巴瘤;⑦难以检测核阳性的抗体。

关于 FCM 的相关技术、操作及结果分析等,参见相关专著。

4. 分子病理技术　部分淋巴瘤及其亚型有相对特异性的分子遗传学改变,可提供诊断及治疗的依据,包括二代测序等各种分子生物学检测技术均可用于淋巴瘤的诊断,其中最常见的是基因重排技术和核酸荧光原位杂交技术。

(1)基因重排技术

1)理论基础:淋巴细胞在发育成熟过程中,免疫球蛋白(immunoglobin,*Ig*)和 T 细胞受体(T cell receptor,*TCR*)基因不断发生重排。这两个基因结构相似,均由可变区(variable region,V 区)、高变区(diversity region,D 区)、连接区(joining region,J 区)和恒定区(constant region,C 区)组成。在淋巴细胞成熟过程中,先发生 D-J 区基因重排,然后 V 区再与 D-J 区基因重排,形成 V-D-J 重排基因(*IgH*、*TCR*□、*TCRβ*),或 V 区与 J 区直接重排,形成 V-J 重排基因(*IgK*、*IgL*、*TCR*□、*TCRγ*),上述基因转录成 RNA 后再与 C 区转录的 RNA 拼接成 Ig、TCR 分子的 mRNA。由于 V 区、D 区、J 区各基因片段为多拷贝,因此重排的形式多样,可形成超过 1×10^{12} 种基因重排形式。

在正常或反应性淋巴组织中,每个 B 淋巴细胞和 T 淋巴细胞都有自己的重排形式,其重排产物在长度和序列上各不相同,呈多克隆性,电泳检测时表现为不同长度 DNA 组成的"抹片(smear)"带;而淋巴瘤细胞则是单克隆恶性增生,具有相同的基因编码,故其重排产物在电泳时 DNA 表现为一条清晰的亮带或峰值。应用克隆性重排检测判断淋巴组织是否发生恶性转化,已经在临床上得到广泛应用。

2)检测方法及其优、缺点:主要有 Southern 印迹杂交和基于聚合酶链反应(polymerase chain reaction,PCR)技术两大类检测方法。前者具有较好的敏感性和可靠性,但操作步骤复杂,检测周期长,需要的 DNA 量较大,对 DNA 质量要求高,不适用于石蜡包埋组织和福尔马林固定组织等,故目前临床实践中应用很少,已逐步被 PCR 技术所取代。而 PCR 技术操作简单、检测快速、敏感性及特异性高,不但可用于新鲜组织,也可检测石蜡组织标本。其缺点是如果标本过小、淋巴组织过少,可能出现假阳性结果;引物覆盖不全、DNA 质量差等可出现假阴性结果。

3)基因重排技术在非霍奇金淋巴瘤诊断中的价值:通过检测淋巴组织是否有克隆性重排,一方面辅助诊断淋巴瘤,另一方面可辅助判断 B 系或 T 系细胞分化,但需了解少量 T 细胞淋巴瘤可能出现 Ig 克隆性重排,部分 B 细胞淋巴瘤可出现 TCR 克隆性重排。不同类型淋巴瘤基因克隆性重排情况见表 14-1。

表 14-1　T 细胞及 B 细胞淋巴瘤/白血病克隆性基因重排情况　　　　　　　单位:%

疾病	TCR			Ig		
	TCRB	TCRG	TCRD	IgH	IgK	IgL
淋巴母细胞性 T 细胞恶性肿瘤						
CD3(−)T 急性淋巴母细胞白血病	84	85	76	16	0	0
CD3(+)T 急性淋巴母细胞白血病	96	100	58	6	0	0
淋巴母细胞性 T 细胞非霍奇金淋巴瘤	79	100		10	33	0

续表

疾病	TCR			Ig		
	TCRB	TCRG	TCRD	IgH	IgK	IgL
成熟 T 细胞恶性肿瘤						
T 慢性淋巴细胞性白血病	84	97		3	0	0
T 前淋巴细胞性白血病	100	>90	25	7		
HTLV1 阳性成人 T 细胞白血病 / 淋巴瘤	100	100	0	3	0	0
外周 T 细胞非霍奇金淋巴瘤	80	80	20	4	12	0
皮肤 T 细胞淋巴瘤 / 蕈样霉菌病	100	100		7	0	0
淋巴母细胞性 B 细胞恶性肿瘤						
无表型急性淋巴细胞白血病	9	22	0	95	13	9
普通型急性淋巴细胞白血病	41	66	54	99	32	2
前 B 细胞急性淋巴细胞白血病	23	44	20	100	8	20
B 细胞急性淋巴细胞白血病	0	0		100		
成熟 B 细胞恶性肿瘤						
B 细胞慢性淋巴细胞性白血病	7	0	0	100	100	30
毛细胞白血病	0	0		100	100	70
B 细胞非霍奇金淋巴瘤	6	6		100	100	30
多发性骨髓瘤	5	0	0	100	100	30

注:TCR,T 细胞受体基因;Ig,免疫球蛋白基因。

　　相应地,也应注意基因重排技术辅助淋巴瘤诊断的局限性。

　　假阴性:虽然 PCR 具有高度的敏感性和特异性,但克隆性重排阴性并不能完全除外淋巴瘤,这是因为基因重排具有多样性和随机性,PCR 引物不能覆盖所有的重排基因。为了减少假阴性,可选用 BIOMED-2 引物进行检测;新鲜组织标本与石蜡组织标本相比,可提取到更高质量的 DNA,也可以减少假阴性;另外,与琼脂糖电泳相比,毛细管电泳可大大提高检测的敏感性和准确性。假阴性产生的另一个原因与一些淋巴瘤的病理亚型有关,如滤泡性淋巴瘤、浆母细胞性淋巴瘤、弥漫大 B 细胞性淋巴瘤及伯基特淋巴瘤等,由于肿瘤细胞超突变,导致 VH 基因片段缺失,引起 PCR 反应失败,使假阳性率提高,此时应密切结合组织形态学和免疫组化表型等,作出正确的诊断。

　　假阳性:多见于淋巴组织过少的标本,如骨髓穿刺活检标本,个别增生的淋巴细胞显示出相对克隆性,从而引起克隆性重排。因此要注意,扩增时模板 DNA 需达到一定的量(>50ng)。另一方面,某些增生及肿瘤前状态,也可检测到 Ig 或 TCR 阳性,如临床意义不明的单克隆丙球蛋白病、EBV 相关 T 淋巴细胞增殖性疾病等,均需密切结合组织形态学及临床资料进行鉴别。

　　(2)荧光原位杂交(fluorescence in situ hybridization,FISH)技术:是应用核酸分子碱基互补的原理,用已知的荧光标记的探针(核苷酸片段)在组织切片上与 DNA 进行杂交,从而对目标 DNA 标本进行、定性、定位甚至相对定量检测的技术方法。FISH 技术操作相对简单,尤其适合检测诸如基因扩增(gene amplification)、染色体重排(chromosomal rearrangement)等较大片段的基因异常。几乎所有类型的淋巴瘤都有染色体异常,部分频发性、非随机性细胞遗传学异常,尤其是染色体易位,与特定类型的淋巴瘤及临床表现和 / 或预后相关,通过 FISH 检测这些染色体异常,有助于淋巴瘤的诊断及分型等。

　　适合 FISH 检测的常见淋巴瘤的染色体异常如下。

　　1)滤泡性淋巴瘤中,由于 t(14 ;18)(q32 ;q21)致 Bcl-2 基因重排,Bcl-2 过表达而阻碍了生发中心 B 细胞的凋亡,与该肿瘤的发病密切相关。免疫组化生发中心 Bcl-2 阳性表达。该异常改变可见于 90% 的低级别滤泡性淋巴瘤。

2）套细胞淋巴瘤的 t(11；14)(q13；q32)易位,引起 Cyclin D1 过度表达,Cyclin D1 作为细胞周期 G_1 期到 S 期的阻滞点,可促进肿瘤细胞增殖加速。

3）黏膜相关淋巴组织淋巴瘤中,高达 60% 的病例可检测出三体;20%~50% 有 t(11；18)(q21；q21)易位,导致位于 11 号染色体的凋亡抑制基因 AP12 与位于 18 号染色体的 MLT 基因融合,从而形成 API2/MALT1 融合基因。API2 的表达抑制了半胱氨酸 - 天门冬氨酸酶的活性,而其配体基因 MALT1 则激活了 NFκB 途径,促成了增殖淋巴 B 细胞的肿瘤转化。存在该分子异常的胃黏膜相关淋巴组织淋巴瘤抗幽门螺杆菌治疗效果差。约 40% 的脾脏边缘区细胞淋巴瘤存在 7q21~7q23 等位基因缺失。

4）"双打击淋巴瘤"及"三打击淋巴瘤"指在部分高级别 B 细胞淋巴瘤及部分弥漫大 B 细胞淋巴瘤中,存在 MYC(8q24)、Bcl-2(18q21) 和 / 或 Bcl-6(3q27)易位重排,该类肿瘤具有高度侵袭性,临床常采用比非特殊型弥漫大 B 细胞淋巴瘤强度更大的化疗方案。

5）伯基特淋巴瘤中几乎所有病例均有 MYC 基因易位,大部分(约 80%)为 t(8；14)(q24；q32),即 MYC 基因与 IgH 基因融合;其余为 t(8；14)(q24；q32)(MYC-IgK 融合)或 t(8；22)(q24；q11)(MYC-IgL)融合,各占约 10%。MYC 基因易位后,受免疫球蛋白重链或轻链强启动子的调控而过度表达,促进细胞通过细胞周期调控点,并激活凋亡相关因子,促进肿瘤细胞增殖。

6）仅少数 T 细胞淋巴瘤有特殊的遗传学异常。如 ALK(+)的间变大细胞淋巴瘤存在 t(2；5),由此导致位于 5 号染色体上的间变淋巴瘤激酶基因(ALK)的易位。

二、反应性增生疾病和淋巴结炎

(一) 淋巴结反应性增生

淋巴结反应性增生(reactive hyperplasia of lymph node)又称非特异性淋巴结炎(non-specific lymphadenitis),指多种因素所致的淋巴结良性增生性疾病,根据病因、病程和临床病理表现的不同,可分为急性和慢性非特异性淋巴结炎。

1. 急性非特异性淋巴结炎 常由急性非特异性感染引起引流区域淋巴结肿大及急性炎症,如口腔牙龈或扁桃体的急性炎症引起颈部淋巴结肿大,下肢、外阴等部位感染致腹股沟淋巴结肿大等。系统性病变感染和细菌感染可引起全身淋巴结肿大。患者可因淋巴结被膜紧张引起疼痛,如急性炎症严重,可有发红、皮温升高、压痛等表现,脓肿形成者可有波动感。

【诊断要点】①肉眼见病变淋巴结肿大,外观呈灰红色,质地软。②淋巴滤泡显著增生,生发中心扩大,中心可见多量吞噬易染小体的巨噬细胞,核分裂增多。滤泡有极向,朝向抗原(淋巴结被膜)一侧套区增厚。③感染严重者可见坏死及淋巴结内脓肿形成。④感染不严重者,淋巴窦或滤泡周围可见引流的中性粒细胞。

【鉴别诊断】非特异性反应性淋巴滤泡增生,无急性炎症病史及组织学表现。

2. 慢性非特异性淋巴结炎 各种原因所致的可复性淋巴组织增生,包括滤泡增生、副皮质区增生、窦组织细胞增生及混合性增生等。常见原因有药物、化学物品、病原微生物感染等,一些患者可无显著的病因。

【诊断要点】①肉眼见淋巴结体积增大,可局灶性或全身性,伴或不伴有系统性症状。②反应性滤泡增生:可见显著扩大的滤泡,切片上滤泡大小不等,生发中心增生显著,核分裂数量增多,可见吞噬易染小体的巨噬细胞。生发中心有极向,周围有显著的套区(图 14-1);免疫组化提示生发中心 Ki-67 指数高,有极向;Bcl-2 阴性。③反应性副皮质区增生:淋巴结结构大致正常,副皮质区带显著增宽,可见多量细胞混杂,包括 T 小淋巴细胞、组织细胞及免疫母细胞等,有时可见不等量浆细胞;血管增生显著,可见上皮样血管内皮细胞。副皮质区增生显著者可形成 T 结节,形似淋巴滤泡,而其细胞构成成分不同。

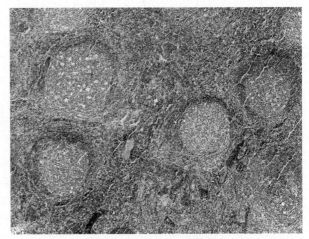

图 14-1 反应性滤泡增生
滤泡有极向,一侧有较厚的套区,生发中心可见
吞噬易染小体的巨噬细胞。

④反应性窦组织细胞增生：淋巴结结构大致正常，淋巴窦内组织细胞增生，组织细胞体积大，胞质丰富淡红染，形成淡染相互连通的条带。⑤混合性增生：有时滤泡及副皮质区可同时增生。

【鉴别诊断】①反应性滤泡增生需与滤泡性淋巴瘤、生发中心进行性转化、结节性淋巴细胞为主型霍奇金淋巴瘤、富于淋巴细胞经典型霍奇金淋巴瘤等鉴别；②反应性副皮质区增生需与皮病性淋巴结炎、T 细胞淋巴瘤、髓系肉瘤、边缘区 B 细胞淋巴瘤、经典型霍奇金淋巴瘤等鉴别；③反应性窦组织细胞增生：初学者易误诊为转移性癌。

（二）细菌性化脓性淋巴结炎

常由葡萄球菌或链球菌引起的淋巴结急性化脓性炎症，主要由引流区域急性化脓性炎症所致，如牙科化脓性炎、上呼吸道感染、阑尾炎等。

【诊断要点】①淋巴窦内可见淡红染液体(窦性卡他)伴多量中性粒细胞、巨噬细胞；②淋巴结皮质可见多量中性粒细胞浸润，可形成微脓肿；③严重者淋巴结周围纤维脂肪组织内可见炎症反应；④革兰氏染色或病原微生物培养可辅助诊断。

【鉴别诊断】①猫抓病性淋巴结炎；②性病性淋巴肉芽肿；③经典型霍奇金淋巴瘤伴坏死。

（三）病毒性淋巴结炎

各种病毒可引起淋巴结肿大及炎症，其中较常见者如 EBV、单纯疱疹病毒(HSP)、巨细胞病毒及人类免疫缺陷病毒(HIV)等。不同病毒所引起的淋巴结病变差别较大。

1. 传染性单核细胞增多症(infectious mononucleosis)　是由 EBV 引起的，主要见于儿童及青少年的全身性淋巴组织增生性疾病，主要症状包括发热、咽炎、淋巴结肿大、外周血中淋巴细胞增多及出现异型淋巴细胞等。

【诊断要点】①淋巴结变形但结构尚存，滤泡区及滤泡间区均增生；②免疫母细胞增生，成片或窦性分布，易见核分裂，有时还见多核巨细胞，形态学表现似淋巴组织肿瘤；③免疫母细胞可双核，形态类似霍奇金细胞或 R-S 细胞；④增生的淋巴细胞常表达 EBV 蛋白或 EBV 编码的小分子 RNA(EBER)。

【鉴别诊断】①经典型霍奇金淋巴瘤；②外周 T 细胞淋巴瘤。

2. 单纯疱疹病毒淋巴结炎(Herpes simplex lymphadenitis)　由 1 型或 2 型 HSP 感染淋巴结引起的病变，常见腹股沟部位淋巴结肿大，同时伴双侧皮肤簇状水疱或红斑，伴烧灼样疼痛或发痒，可反复发作。该病变也可见于恶性肿瘤、免疫力低下患者。

【诊断要点】①局灶性病变位于滤泡间及副皮质区，呈"打孔样"或"鸟眼状"外观；②可见 HSV 感染的细胞，呈多核及毛玻璃样核，核内可见嗜酸性包涵体；③坏死灶周围有带状分布的炎细胞，周围伴淋巴细胞、免疫母细胞、嗜酸性粒细胞及巨噬细胞浸润；④免疫组化、流式细胞检测以多克隆性 T 细胞为主。

【鉴别诊断】①猫抓病；②菊池病(Kikuchi disease)；③经典型霍奇金淋巴瘤；④弥漫大 B 细胞淋巴瘤。

3. 巨细胞病毒淋巴结炎(cytomegalovirus lymphadenitis)　由巨细胞病毒(cytomegalovirus, CMV)感染引起，该病毒可通过母婴传播、密切接触传播、性传播等，常见于婴幼儿、青少年及免疫力低下的成人。

【诊断要点】①混合性滤泡及副皮质区增生；②滤泡可呈"旺炽性"增生，核分裂及吞噬易染小体巨噬细胞多见，但在免疫力低下患者中滤泡增生不明显；③副皮质区及滤泡间增生，呈弥漫性或"斑杂状"外观，混杂的大小不等淋巴细胞、免疫母细胞及组织细胞，免疫母细胞可呈实性片状，可有片灶状浆细胞样单核细胞及小灶坏死；④单核细胞样 B 细胞增生；⑤部分 CMV 感染细胞体积较大，可见核内及胞质内包涵体；⑥免疫组化或原位杂交可检测 CMV。

【鉴别诊断】①传染性单核细胞增多症；②其他病毒感染，如单纯疱疹病毒淋巴结炎等；③非霍奇金淋巴瘤；④经典型霍奇金淋巴瘤。

4. 人类免疫缺陷病毒性淋巴结炎(human immunodeficiency virus lymphadenitis)　由 HIV 感染引起，在不同的期别有不同的病理组织学改变，常伴机会性感染。

【诊断要点】①早期表现为"旺炽性"滤泡增生，滤泡形态不规则，套区变薄，有时可见滤泡出血、溶解；淋巴窦内可见单核样 B 细胞，有时可见来源于滤泡树突细胞的多核巨细胞。②过渡期：滤泡增生及灶性滤泡破坏，血管及浆细胞数目增多。③淋巴滤泡退化：滤泡萎缩，呈"燃烧尽"样，易见滤泡硬化；滤泡间血管增生，淋巴细胞数目减少，浆细胞增多。④淋巴细胞削减：正常淋巴结结构消失，淋巴细胞减少、消失，组织细胞及浆细胞显著增多，淋巴结主要由髓索及髓窦构成，被膜下及淋巴窦纤维化。⑤易伴发机会性感染。

⑥高效抗反转录病毒治疗（highly active antiretroviral therapy，HAART）后，淋巴结可部分恢复结构。

【鉴别诊断】①反应性滤泡增生；②其他类型病毒感染，如传染性单核细胞增多症；③透明血管型卡斯尔曼（Castleman）病；④AIDS 相关淋巴瘤。

（四）真菌性淋巴结炎

由各类真菌感染所引起的淋巴结炎称真菌性淋巴结炎（fungal lymphadenitis），多数为条件致病菌，在儿童及老人多见，临床上多有长期大剂量应用广谱抗生素、长期使用激素、器官移植后免疫抑制剂及后天性免疫缺陷等情况。较常见的真菌类型包括曲菌、新型隐球菌、组织胞质菌、白念珠菌及见于免疫抑制患者的马尔尼菲青霉菌等。

【诊断要点】①根据致病菌量、毒力及机体免疫力，病变可表现为渗出、急性化脓性炎、增殖为主的类上皮肉芽性炎等各种形式，或其中两种及以上的混合性病变；②多数在 HE 切片上有可识别的具有特征性真菌菌丝和 / 或孢子，新型隐球菌、组织胞质菌等孢子主要在多核巨细胞及巨噬细胞胞质内；③六胺银、PAS 等特殊染色可识别多数真菌；④必要时可穿刺行病原学培养鉴定。

【鉴别诊断】主要应与其他化脓性或类上皮肉芽肿疾病鉴别，如结核、结节病、性病性淋巴肉芽肿、自身免疫性疾病或类风湿等。

（五）分枝杆菌淋巴结炎

常见的分枝杆菌感染主要有结核分枝杆菌、麻风杆菌及不典型分枝杆菌。

1. 结核分枝杆菌性淋巴结炎　由结核分枝杆菌感染引起的结核性淋巴结炎（tuberculous lymphadenitis），也称淋巴结结核，是临床上最常见的淋巴结特殊性感染疾病。多数表现为一组淋巴结大，可融合，严重者皮肤破溃形成经久不愈的窦道；如有脓肿形成则可触及波动感，不伴有发热及局部皮温增高，故又称"冷脓肿"。

【诊断要点】①依据病原菌数量、毒力及机体免疫力，病变可呈渗出、坏死及增生（类上皮肉芽肿）等各种病变，以类上皮肉芽肿病变为主，伴或不伴有干酪样坏死（图 14-2）；②通常为结节性病变，典型的结核结节中央为干酪样坏死，周围为类上皮细胞、朗格罕多核巨细胞，再向外为淋巴细胞、浆细胞等；③干酪样坏死为彻底的凝固性坏死，呈颗粒状，不保留原坏死组织结构轮廓；④晚期病变可出现纤维化、硬化及钙化等；⑤抗酸染色加上荧光色素染色可显著提高结核分枝杆菌检出率，抗酸染色在高倍镜或油镜下可见紫红色杆菌；⑥病变典型者可直接确认诊断，可疑者可请结合临床及病原学检查（致病菌培养或 PCR TB-DNA 检查）。

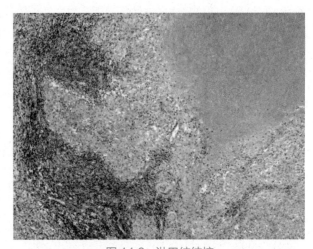

图 14-2　淋巴结结核
右上部为结节中央干酪样坏死，坏死周围为类上皮细胞及朗格罕多核巨细胞，外围为淋巴细胞及浆细胞。

【鉴别诊断】①真菌性淋巴结炎；②组织胞质菌性淋巴结炎；③猫抓病；④结节病；⑤组织细胞坏死性淋巴结炎。

2. 麻风分枝杆菌性淋巴结炎　由麻风分枝杆菌感染引起，患者常伴有皮肤麻风，皮肤病变引流区域淋巴结可见肿大及炎症。

【诊断要点】①依据患者免疫力与细菌毒力、细胞量的不同，可表现为结核样型麻风和瘤样麻风；②结核样型麻风淋巴结肿大不明显，可见多量不伴干酪样坏死的类上皮肉芽肿结节，结节由类上皮细胞、多核巨细胞构成，与结节病类似，抗酸染色不易找到阳性杆菌；③瘤型麻风患者淋巴结肿大明显，滤泡间区可见大量泡沫样组织细胞，抗酸染色在泡沫细胞胞质内可见大量阳性分枝杆菌。

【鉴别诊断】①淋巴结结核；②结节病；③不典型分枝杆菌感染；④各类真菌性淋巴结炎。

3. 不典型分枝杆菌性淋巴结炎　由不典型分枝杆菌感染引起的淋巴结炎。虽然与结核、麻风一样抗酸染色阳性，但与结核不同，药敏试验显示链霉素及异烟肼抗药性。不典型分枝杆菌为条件致病菌，常见于儿童、老人或 AIDS 等免疫力低下人群。

【诊断要点】①在 AIDS 或免疫力低下患者,表现类似瘤型麻风,为大量增生的泡沫样组织细胞,可伴有部分浆细胞,抗酸染色组织细胞质内可见大量阳性杆菌;②在儿童常表现为化脓性炎,或急性炎伴干酪样坏死及类上皮肉芽肿结节,与一些真菌感染病变类似,罕见情况下有多核巨细胞。

【鉴别诊断】①结核及麻风病;②结节病;③各种真菌感染。

(六) 弓形体淋巴结炎

弓形体淋巴结炎(toxoplasmosis lymphadenitis)是由鼠弓形体感染引起的以广泛微肉芽肿病变为特点的淋巴结炎症,可发生于伴恶性肿瘤及免疫力低下的患者。

【诊断要点】①多量微肉芽肿病变,分布于滤泡间,部分侵犯至滤泡内;②淋巴结结构大致正常,淋巴窦可见,部分伴滤泡增生;③淋巴窦单核样 B 细胞增生;④髓索内可见增生的免疫母细胞、浆细胞;⑤单纯 HE 切片不易见到弓形体,需特殊染色(Sabin-Feldman 染色)、免疫荧光染色或 PCR 基因检测。

【鉴别诊断】①外周 T 细胞淋巴瘤(NOS),即所谓的 Lennert 淋巴瘤;②结核、不典型分枝杆菌感染等,需病原学检查。

(七) 组织细胞坏死性淋巴结炎

组织细胞坏死性淋巴结炎(histiocytic necrotizing lymphadenitis)多发于年轻女性,颈部淋巴结常见,淋巴结出现灶状坏死、富含组织细胞及核碎片,临床上为类似病毒感染的自限性疾病。该病由菊池(Kikuchi)昌宏和藤本(Fujimoto)吉秀两位专家首先报道,故也称为 Kikuchi-Fujimoto 淋巴结炎或菊池病。

【诊断要点】①淋巴结肿大,但直径常 <2cm;②淋巴结副皮质区可见多个浅白色病灶,部分病灶可融合;③增生性病变以大量增生 T 细胞为主,细胞中等大小,胞质丰富淡染,细胞核卵圆形或不规则形;④坏死性病变中,除上述细胞外,可见圆形细颗粒状坏死细胞核碎片、片状凝固性坏死等,并无中性粒细胞;⑤坏死灶可伴有组织细胞 / 黄色瘤样细胞,部分吞噬细胞核碎片(图 14-3),有的病变以黄色瘤样细胞为主,晚期纤维化;⑥部分病例伴浆样树突细胞增生(CD3 阴性、CD123 阳性)。

【鉴别诊断】①系统性红斑狼疮淋巴结炎;②外周 T 细胞淋巴瘤;③弥漫大 B 细胞淋巴瘤;④猫抓病;⑤经典型霍奇金淋巴瘤;⑥各种坏死性肉芽肿病变。

(八) 木村病

木村病(Kimura disease)是多发于亚洲人的头颈部淋巴结肿大或皮下结节性病变,可累及大涎腺,以显著嗜酸性粒细胞增多及淋巴滤泡增生为特征,男性常见。

【诊断要点】①皮肤病变多发生于真皮深层皮下组织,淋巴滤泡增生,伴嗜酸性粒细胞及血管增生(图 14-4)。②发生于淋巴结者,显著的嗜酸性粒细胞增生,可见嗜酸性脓肿形成;淋巴滤泡反应性增生,部分滤泡被嗜酸性粒细胞溶解,或生发中心退化,有嗜酸性物沉积;淋巴结间质、血管周硬化。

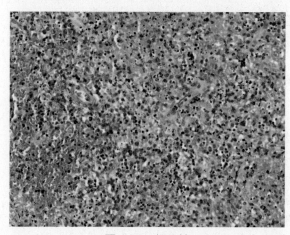

图 14-3 坏死灶

高倍镜下为增生的 T 细胞及组织细胞,圆形颗粒状坏死细胞(凋亡)碎片,无中性粒细胞。

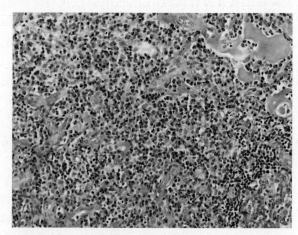

图 14-4 木村病

大量嗜酸性粒细胞浸润,嗜酸性脓肿形成,小血管增生。

【鉴别诊断】①血管淋巴增生伴嗜酸性粒细胞增多 / 上皮样血管瘤;②经典型霍奇金淋巴瘤;③朗格汉

斯组织细胞增生症;④皮病性淋巴结炎;⑤寄生虫感染。

（九）窦组织细胞增生伴巨大淋巴结病

窦组织细胞增生伴巨大淋巴结病(sinus histiocytosis with massive lymphadenopathy)又称 Rosai-Dorfman 病,为原因不明的组织细胞、浆细胞及淋巴细胞等增生性疾病,除淋巴结外,约 40% 病例发生于结外。临床上男性多发,多为自限性。

【诊断要点】①累及淋巴结者,常体积巨大。结外者可表现为肿块。②淋巴结结构尚存,窦区高度扩大。③低倍镜下呈"明暗相间"的组织学特点,明区主要为丰富的组织细胞,暗区为大量增生的小淋巴细胞及浆细胞。④散在的体积巨大(>7 倍的小淋巴细胞)的 S-100 阳性组织细胞具有诊断价值。胞质略嗜酸性,有位于中央的泡状核,小而明确的核仁。⑤部分组织细胞胞质内有吞噬完整的红细胞、淋巴细胞及浆细胞,多见于淋巴结病变。

【鉴别诊断】①朗格汉斯组织细胞增生症;② Erdheim-Chester 病;③不典型分枝杆菌感染;④淋巴结转移性癌等。

（十）淋巴结结节病

淋巴结结节病(sarcoid lymphadenopathy)是原因不明多系统肉芽肿性疾病累及淋巴结的表现,病理诊断主要靠排除其他类似的肉芽肿疾病。各个年龄均可发病,高峰年龄为 20~39 岁,女性多见。

【诊断要点】①不伴坏死与急性炎症的"致密性"类上皮肉芽肿结节,结节大小较一致;②除外各种特殊感染(结核、真菌等)及其他类上皮肉芽肿疾病;③部分可有显著的纤维化。

【鉴别诊断】①结核;②真菌性淋巴结炎;③不典型分枝杆菌感染;④其他类上皮肉芽肿性炎。

（十一）类风湿性淋巴结病

类风湿性淋巴结病(rheumatoid lymphadenopathy)指类风湿性关节炎伴有淋巴结肿瘤等病变。约 75% 的患者在其疾病的某一阶段可有局灶性或系统性淋巴结病变。

【诊断要点】①淋巴滤泡高度增生,生发中心呈显著的"星天"巨噬细胞现象;②可有透明的嗜酸性物质沉积;③滤泡间大量的浆细胞浸润;④血管内皮细胞增生。

【鉴别诊断】①梅毒性淋巴结炎;②卡斯尔曼病;③滤泡性淋巴瘤;④浆细胞瘤;⑤经典型霍奇金淋巴瘤;⑥血管免疫母 T 细胞淋巴瘤。

（十二）卡斯尔曼病

卡斯尔曼病(Castleman disease)最早指主要累及纵隔淋巴结的良性、无症状性肿大,之后又发现本病是与 HHV8 感染相关的多中心性病变。目前根据临床表现,主要分为单中心透明血管型卡斯尔曼病、单中心浆细胞型卡斯尔曼病和多中心卡斯尔曼病 3 大类。

1. 单中心透明血管型卡斯尔曼病　约占单中心卡斯尔曼病的 80%~90%。多见于年轻人,大部分 30~40 岁,多累及纵隔及胸腔淋巴结,偶见于颈部淋巴结。多数为无症状的巨大肿块,偶然发现。部分可出现压迫症状,部分患者可有继发性淀粉样变。

【诊断要点】①淋巴结正常结构存在,可见增生的滤泡,生发中心显著萎缩。滤泡间区血管增生,增生的血管可长入滤泡及生发中心。②两个以上的滤泡可融合为一个大结节。③套区淋巴细胞围绕生发中心环状排列,呈"靶环状"或"洋葱皮"样结构(图 14-5)。④滤泡间浆细胞、免疫母细胞数量较少。

【鉴别诊断】①浆细胞型卡斯尔曼病;②胸腺瘤;③血管免疫母 T 细胞淋巴瘤;④ HIV 淋巴结炎。

2. 单中心浆细胞型卡斯尔曼病　约占单中心卡斯尔曼病的 10%~20%。可发生于各个年龄段,多累及外周淋巴结,累及纵隔、胸腔者相对少见。多数患者无症状或仅有压迫症状,10%~20% 患者可出现发热、盗汗、乏力及体重下降等,或仅有贫血、血小板减少等系统症状。有系统症状的患者多为 HHV8(+)或伴有 POEMS

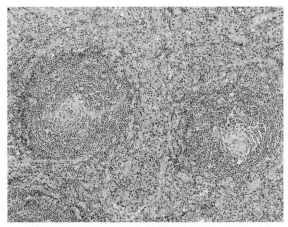

图 14-5　透明血管型卡斯尔曼病
滤泡生发中心萎缩,滤泡间区血管增生,小血管向套区及滤泡内长入,套区细胞呈"靶环状"结构。

病,很可能为多中心卡斯尔曼病的早期阶段或未被认识的多中心型卡斯尔曼病。

【诊断要点】①淋巴结正常结构存在,滤泡间见大量实性片状成熟浆细胞。②淋巴滤泡增生,部分滤泡生发中心萎缩,类似透明血管型卡斯尔曼病时滤泡改变。

【鉴别诊断】①HHV8(+)多中心型卡斯尔曼病;②自身免疫性疾病;③边缘区 B 细胞淋巴瘤。

3. 多中心卡斯尔曼病 患者多伴有免疫缺陷(AIDS 相关)、免疫调节异常及 HHV8 感染,部分伴有 POEMS 病,男性略多见,多个年龄段均可发病,全身各处淋巴结均可累及,95% 患者出现 B 症状,伴脾大(75%)及肝大(50%),可有多浆膜腔积液、其他慢性感染(EBV、CMV、丙型肝炎病毒等),少数患者伴中枢神经系统异常。

【诊断要点】①滤泡间区大量实性片状浆细胞浸润;②显著血管增生,套区与滤泡间区边界模糊;③HHV8(+)细胞散在分布,多见于套细胞区;④浆细胞有不同程度异型性,可见体积较大的浆母细胞或免疫母细胞,偶见个别体积巨大细胞。

【鉴别诊断】①单中心透明血管型或浆细胞型卡斯尔曼病;②淋巴瘤及淋巴结的卡斯尔曼病样改变;③类风湿性关节炎;④淋巴结浆细胞瘤。

（十三）皮病性淋巴结炎

皮病性淋巴结炎(dermatopathic lymphadenitis)是由于各种皮疹、皮肤脱屑性疾病所致的引流淋巴结皮质及副皮质区片状组织细胞增生为特征,可见吞噬色素的组织细胞。

【诊断要点】①淋巴结结构大致正常,皮、髓质区可见实片状组织细胞增生区域,色泽较周围淋巴组织淡染(图 14-6)。②增生的组织细胞主要有 3 种,其一为吞噬黑色素及脂质的组织细胞;其二为指状突树突细胞(S-100 阳性,CD1a & Langerin 阴性);其三为朗格汉斯组织细胞(S-100、CD1a、Langerin 均为阳性)。③晚期病变组织细胞数目减少,色素游离,纤维组织增生及硬化。④常伴有淋巴滤泡增生、浆细胞增多。

【鉴别诊断】①T 细胞淋巴瘤,如蕈样霉菌病累及淋巴结、血管免疫母 T 细胞淋巴瘤等,依靠形态学、肿瘤细胞免疫表型及 TCR 基因克隆性重排检测鉴别。②朗格汉斯组织细胞增生症:淋巴结结构破坏,多量嗜酸性粒细胞,其他脏器受累,免疫组化 Cyclin D1 核阳性表达。

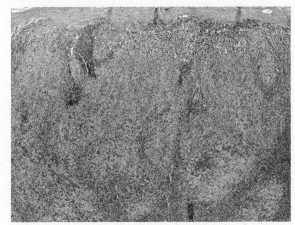

图 14-6 皮病性淋巴结炎

低倍镜见皮、髓质区实片状组织细胞增生,色泽较周围淋巴组织略淡染,主要为指状突树突细胞增生,可见吞噬色素细胞。

三、恶性淋巴瘤

（一）T 淋巴母细胞白血病 / 淋巴瘤

T 淋巴母细胞白血病 / 淋巴瘤(T-lymphoblastic leukaemia/lymphoma,T-ALL/LBL)是定向为 T 细胞谱系的淋巴母细胞肿瘤,通常由小至中等大小母细胞组成,有中度浓缩、分散的染色质和不明显的核仁。病变可累及骨髓和血液(T-ALL)或主要累及胸腺或淋巴结或结外部位(T-LBL)。骨髓活检中淋巴母细胞比例≥25% 时可诊断骨髓性白血病,淋巴母细胞比例小于 20% 时应避免诊断。

男性多发,多见于儿童和青年,少数见于成人。表现为淋巴瘤者约占 85%,约 15% 为 T-ALL。多表现为纵隔快速增大的肿块,胸腔积液常见,可累及外周淋巴结、皮肤、肝、脾、中枢神经系统及睾丸等。

【诊断要点】①正常淋巴结结构部分或完全破坏。②肿瘤细胞形态均匀一致,小至中等大小,胞质较少,细胞核圆形及椭圆形,染色质较细腻,核仁不明显,核分裂易见。③部分可见"星天"巨噬细胞现象(图 14-7)。④少数病例可伴有嗜酸性粒细胞浸润。⑤免疫组化 TdT、CD99、CD3、CD7 常为阳性,其中 CD3 胞质阳性有诊断意义,CD7 无 T 细胞谱系价值;CD4、CD8 常双阳性,CD10 有时也可阳性。需注意约 10% 患者 CD79a 阳性,勿误诊为 B 细胞谱系;少数患者 CD13、CD33、CD117 阳性表达;Ki-67 指数高。⑥基因重排:绝大多数有 TCR 基因克隆性重排,约 20% 患者伴 IGH 基因克隆性重排。

【鉴别诊断】① B 淋巴母细胞白血病 / 淋巴瘤。②急性髓系白血病；③伯基特淋巴瘤；④母细胞亚型套细胞淋巴瘤。

（二）B 淋巴母细胞白血病 / 淋巴瘤

根据 2017 年 WHO 造血及淋巴组织肿瘤分类，将 B 淋巴母细胞白血病 / 淋巴瘤（B-lymphoblastic leukaemia/lymphoma，B-ALL/LBL）分为"非特殊型"和伴有"再现性遗传异常"两大类别。其病理组织学、免疫组化和基因重排检测无显著差别，但具有"再现性遗传异常"者反复出现某种平衡易位或染色体数目异常等，具有独特的临床表现、预后特征，表明其具有独特的生物学行为，是独立疾病实体。

B-ALL/LBL 是定向于 B 细胞谱系的前体淋巴样细胞肿瘤，通常由胞质少、中等浓缩、成分散的染色质和不明显核仁的中、小母细胞组成，累及骨髓和血

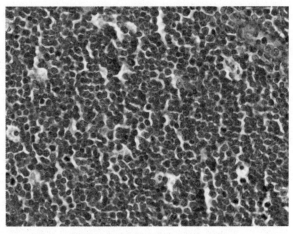

图 14-7　T 淋巴母细胞淋巴瘤
肿瘤细胞形态均匀一致，中等大小，胞质较少，核圆形及椭圆形，染色质细腻，可见"星天"巨噬细胞。

液（B-ALL），偶尔出现主要累及淋巴结或淋巴结外部位（B-LBL）。术语"淋巴瘤"是在病变无或很少有血液和骨髓受累时使用。由于广泛的骨髓和血液受累，合适的术语是 B-ALL。在许多治疗方案中，骨髓母细胞 >25% 可用于定义白血病。

本病主要累及儿童和青年，偶见于成人。B-ALL 占儿童 ALL 的 80%~85%，但在 LBL 中约占 10%。B-ALL 多数有骨髓衰竭表现，而 B-LBL 以累及淋巴结为主要表现。该病病情发展快，但化疗效果较好。

【诊断要点】①受累淋巴结完全或部分破坏。②肿瘤细胞均匀一致，为小到中等大小、圆或椭圆形细胞核，染色质较均匀、细腻，核仁不明显，核分裂多见。③部分病例有"星天"巨噬细胞现象。④免疫组化 B 细胞标记 CD19、CD79a、CD22 常阳性；CD20 阴性或仅微弱阳性；CD99、TdT 及 PAX-5 常阳性；CD34、CD45 表达不恒定，少数髓系标志 CD13、CD33 偶可表达；PAX-5 为较好的 B 细胞谱系标记，而 CD79a 在 T-ALL/LBL 中有相当高的阳性比例，因而不适合用作细胞谱系标记；Ki-67 指数高。⑤几乎所有的病例都有 *IGH* 基因克隆性重排，约 70% 的病例有 *TCR* 基因重排，故基因重排不适合用于判断 B 或 T 细胞谱系。⑥伴有再现性遗传异常者需进行相应的分子病理检测，包括伴有 t（9 ；22）（q34.1 ；q11.2）；*BCR-ABL1*、伴有 t（v；11q23.3）；*KMT2A-* 重排、伴有 t（12 ；21）（p13.2 ；q22.1）；*ETV6-RUNX1*、伴有超二倍体、伴有亚二倍体、伴有 t（5 ；14）（q31.1 ；q32.1）；*IGH/IL3*、伴有 t（1 ；19）（q23 ；p13.3）；*TCF3-PBX1*、*BCR-ABL1-* 样及伴有 *iAMP21* 等类型。

【鉴别诊断】① T-ALL/LBL；②急性髓系白血病；③伯基特淋巴瘤；④母细胞亚型套细胞淋巴瘤。

（三）慢性淋巴细胞性白血病 / 小淋巴细胞性淋巴瘤

慢性淋巴细胞性白血病 / 小淋巴细胞性淋巴瘤（chronic lymphocytic leukaemia/small lymphocytic lymphoma，CLL/SLL）是由共表达 CD5 和 CD23 的单形成熟小 B 细胞组成的肿瘤。外周血中具有 CLL 的形态特征和表型单克隆 B 细胞计数 ≥ 5×10⁹/L 时诊断为 CLL；外周血中 CLL 样细胞计数 <5×10⁹/L 并有淋巴结、脾或其他髓外器官累及者，诊断为 SLL；外周血中克隆性 CLL 样细胞计数 <5×10⁹/L 且无淋巴结肿大、器官增大或其他髓外疾病者，诊断为单克隆 B 细胞淋巴细胞增多症（monoclonal B-cell lymphocytosis）。

B 淋巴母细胞
淋巴瘤(图片)

本病多见于中老年人，中位年龄 >70 岁，男性略多见，西方比亚洲人多见。患者多无症状，部分出现乏力、贫血、感染、肝脾肿大及淋巴结肿大等，多数患者外周血淋巴细胞计数增多。临床进展缓慢，但难以治愈。表达 CD38 及 Zap70 者预后较差。约 3.5% 的患者可发生高级别转化（Richter 综合征），大部分转化为弥漫大 B 细胞淋巴瘤，小部分转化为霍奇金淋巴瘤。

【诊断要点】大部分淋巴结正常结构消失，均匀一致的小淋巴细胞弥漫浸润，低倍镜下可见明暗相间区域，较明亮区域往往可见散在大细胞（前淋巴细胞、副免疫母细胞），Ki-67 指数比周围高，即所谓的"增殖中心（proliferation centers）"；少数病例仅部分淋巴结受累。

肿瘤细胞小，胞质少，细胞核圆形，有块状浓集的染色质，偶见小核仁，核分裂活性极低；有些病例细胞核中度不规则，可能误诊为套细胞淋巴瘤；有些病例可见浆样分化。

脾脏病变白髓受累明显,红髓也有受累,增殖中心不如淋巴结病变明显。

骨髓受累可表现为间质性、结节状、混合性间质及结节状及弥漫性病变(图14-8)。

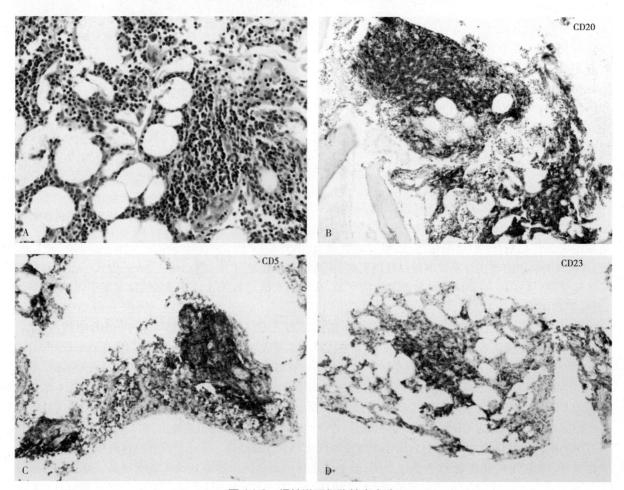

图 14-8　慢性淋巴细胞性白血病

A. 骨髓组织间质弥漫及结节状小淋巴细胞浸润;B. 免疫组化 CD20 强阳性;

C. 免疫组化 CD5 阳性;D. 免疫组化 CD23 阳性。

免疫组化全 B 细胞标记阳性,如 CD20、CD19、CD79a 及 PAX-5 等;CD5、CD23 及 CD43 阳性表达;Cyclin D1、Sox11 阴性表达;LEF1 对于鉴别增生或其他类型 B 细胞淋巴瘤有帮助。

IGH 克隆性重排阳性。40%~50% CLL/SLL 免疫球蛋白可变区(*IGHV*)基因无体细胞突变,提示来源于初始 B 细胞,预后较差;50%~60% 病例有 *IGHV* 体细胞突变,提示来源于生发中心后 B 细胞,预后较好。

【鉴别诊断】①边缘区淋巴瘤;②套细胞淋巴瘤;③淋巴浆细胞淋巴瘤;④滤泡性淋巴瘤;⑤淋巴结反应性增生。

慢性淋巴细胞性
白血病(图片)

(四)淋巴浆细胞性淋巴瘤

淋巴浆细胞性淋巴瘤(lymphoplasmacytic lymphoma,LPL)是由小 B 淋巴细胞、浆细胞样淋巴细胞和浆细胞组成的肿瘤,不符合任何其他伴浆细胞分化的小 B 细胞类淋巴瘤;通常累及骨髓并伴 Waldenstrom 巨球蛋白血症(Waldenstrom macroglobulinemia,WM),但少数 LPL 不伴 WM。

本病多发于老年人,男性多见,白种人多见。约 25% 患者无显著症状,骨髓的肿瘤细胞浸润可引起二系或三系贫血;部分累及肝脏、淋巴结;血浆 IgM 升高可引起高黏稠血症、自身免疫或冷球蛋白血症;部分可有系统性淀粉样变或轻链沉积疾病。

【诊断要点】①淋巴结可部分或完全受累;骨髓受累者可为结节状、间质性或弥漫性;脾脏红髓可结节状受累。②由小淋巴细胞、浆样细胞及浆细胞不同比例混合而成,且需除外其他类型可伴浆细胞样分化的小

B 细胞淋巴瘤；部分可有滤泡"植入"现象。③大于 90% 病例有 *MYD88* 基因突变，但非诊断必需。④部分可转化为大细胞淋巴瘤，少部分转化为霍奇金淋巴瘤。⑤少部分可伴有所谓的"晶体储积组织细胞增生症（crystal-storing histiocytosis）"。⑥浆样细胞胞质内及胞质外可见红染蛋白样小体，分别称为 Dutcher 小体和拉塞尔小体（Russell body）。

淋巴浆细胞性淋巴瘤（图片）

【鉴别诊断】①淋巴结边缘区淋巴瘤；②慢性淋巴细胞白血病 / 小淋巴细胞性淋巴瘤；③脾脏边缘区淋巴瘤；④黏膜相关淋巴组织结外边缘区淋巴瘤；⑤浆细胞骨髓瘤；⑥滤泡性淋巴瘤或套细胞淋巴瘤伴浆样分化。

（五）淋巴结边缘区淋巴瘤

淋巴结边缘区淋巴瘤（nodal marginal zone lymphoma, NMZL）是一种主要定位于淋巴结边缘区 B 淋巴细胞肿瘤，其形态学上类似于结外或脾脏的边缘区淋巴瘤所累及的淋巴结，为胞质淡染的单核样 B 或小中心细胞样，但没有结外或脾脏疾病的证据。

该肿瘤相对少见，发病高峰约 60 岁，多表现为局限性或广泛淋巴结肿大，累及颈部、腋下或腹股沟淋巴结，约 15% 患者存在 B 症状。

【诊断要点】①早期边缘区扩大呈结节状，随后可融合、弥漫性生长。②肿瘤细胞为单核样 B 细胞或中心细胞，其中有散在的大细胞。③可出现浆样细胞及成熟浆细胞分化。④残存生发中心增生，部分病例边缘区细胞"植入"滤泡及生发中心（图 14-9）。⑤ B 细胞标记如 CD20、CD79a、PAX-5、CD19 等阳性；CD5、CD23、Cyclin D1、Sox11 阴性；约 50% 病例 CD43 阳性；浆样细胞可表达免疫球蛋白。⑥ *IgH* 基因克隆性重排阳性。

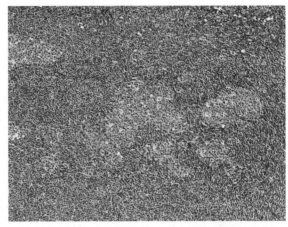

图 14-9　淋巴结边缘区淋巴瘤
可见肿瘤性小淋巴细胞侵入、分割原有的生发中心。

淋巴结边缘区淋巴瘤（病例）

【鉴别诊断】①黏膜相关淋巴组织结外边缘区淋巴瘤继发累及淋巴结；②淋巴浆细胞淋巴瘤；③套细胞淋巴瘤；④慢性淋巴细胞白血病 / 小淋巴细胞淋巴瘤；⑤外周 T 细胞淋巴瘤。

（六）黏膜相关淋巴组织结外边缘区淋巴瘤

黏膜相关淋巴组织结外边缘区淋巴瘤（extranodal marginal zone lymphoma of mucosa-associated lymphoid tissue, MALT）是一种结外淋巴瘤，常发生于胃、肺、涎腺、泪腺、皮肤、甲状腺及乳头等部位，肿瘤由中心细胞样细胞、类似于单核样 B 细胞、小淋巴细胞及分散的免疫母细胞和中心母细胞样细胞，有时伴浆细胞分化。滤泡的边缘区扩大、融合，部分可浸润滤泡（滤泡植入）。肿瘤细胞通常浸润上皮，形成淋巴上皮病变。发生在不同解剖部位的 MALT 淋巴瘤共有某些特征，但在病因、形态特征、分子细胞遗传异常和临床病程方面也存在部位特异性差异。

本病多发于成人，中位年龄 60~79 岁，占 B 细胞淋巴瘤的 7%~8%，但在胃占 50%。病变进展缓慢，Ⅰ 期患者 5 年生存率 90%~95%，Ⅱ 期患者约 80%。发生于胃部者多与幽门螺杆菌感染有关，发生于甲状腺、涎腺者可能与自身免疫有关。

【诊断要点】①反应性增生的滤泡周围边缘区扩大、融合；②肿瘤细胞可为单核样 B 细胞、中心细胞及浆样细胞等；③多数可见淋巴上皮病变，有助于诊断，但非必需；④免疫组化全 B 标记如 CD20、CD19、CD22、CD79a、PAX-5 等阳性，CD5、CD23、Cyclin D1 阴性，Ki-67 指数低；⑤ *IgH* 基因克隆性重排阳性，且可在临床消退多年后仍检测到；⑥ 30%~40% 患者存在 *IAP2-MALT1*、*IgH-MALT1*、*FOXP1-IgG* 及 *BCL10-IgH* 等多种基因易位重排，且不同原发部位的基因异常有较大差异。

结外黏膜相关淋巴组织结外边缘区淋巴瘤（图片）

【鉴别诊断】①反应性滤泡增生；②套细胞淋巴瘤；③滤泡性淋巴瘤；④浆细胞瘤。

（七）脾边缘区淋巴瘤

脾边缘区淋巴瘤（splenic marginal zone lymphoma, SMZL）是由小淋巴细胞组成的 B 细胞肿瘤，分布于脾脏白髓周围的边缘区，边缘区扩大及融合，部分可"植入"白髓的滤泡；小 B 细胞和少量较大的转化母细胞同时累及红髓。脾门淋巴结和骨髓也常受累。部分患者外周血中可见绒毛状淋巴细胞(villous lymphocyte)。

本病较罕见，患者多在 50 岁以上，中位年龄 61~68 岁。常表现为脾大、脾门淋巴结肿瘤，多数在诊断时已有骨髓受累，常伴贫血、免疫异常性疾病等。疾病进展缓慢，化疗效果好，脾切除后生存期长。少部分可转化为弥漫大 B 细胞淋巴瘤。

【诊断要点】①白髓边缘区扩大、融合；②肿瘤细胞为单核样 B 细胞、中心细胞，可伴浆样分化，有少量转化的母细胞；③红髓可见片灶状及弥漫性肿瘤细胞浸润；④免疫组化与 MALT 相似；⑤ *IgH* 基因克隆性重排阳性。

【鉴别诊断】①慢性淋巴细胞白血病 / 小淋巴细胞性淋巴瘤；②滤泡性淋巴瘤；③套细胞淋巴瘤；④毛细胞白血病。

(八)滤泡性淋巴瘤

滤泡性淋巴瘤(follicular lymphoma，FL)是由生发中心 B 细胞(中心细胞及中心母细胞)组成的肿瘤，至少部分呈滤泡状生长。随着疾病进展组织学分级可不断升高。弥漫性实片状中心母细胞(中心细胞消失)是进展为弥漫性大 B 细胞淋巴瘤(DLBCL)的证据。FL 还有 4 个亚型：①原位滤泡性肿瘤；②十二指肠型 FL；③睾丸 FL；④弥漫型 FL。儿童型 FL 和原发性皮肤生发中心淋巴瘤是单独的疾病实体，不归类于 FL 亚型中。

滤泡性淋巴瘤占所有非霍奇金淋巴瘤约 22%，各国发病率差异大，多见于美国及欧洲。FL 主要发生于成人，中位发病年龄 59 岁，女性多于男性。病变主要累及颈部、腋窝及腹股沟淋巴结，可仅表现为淋巴结肿瘤，诊断时多为进展期，40% 有骨髓受累。本瘤在低度恶性淋巴瘤中预后最好，总体 10 年生存率约 80%，临床分期和 IPI 指数与预后相关。部分可转化为弥漫大 B 细胞淋巴瘤。

【诊断要点】①约 80% 的病例为大小、形状较一致的肿瘤性滤泡紧密排列。②肿瘤性滤泡无极向，无吞噬易染小体巨噬细胞，无或仅有很薄的套细胞层(图 14-10)。③肿瘤性滤泡内主要为中心细胞及体积较大的中心母细胞。中心细胞小至中等大，胞质少，核型不规则，核仁不明显；中心母细胞体积较大，核圆形或椭圆形，呈空泡状，可见 1~3 个贴边的核仁。④根据平均每高倍视野(0.159mm^2)中心母细胞数量进行组织学分级：0~5 个 /HPF 为 1 级，6~15 个 /HPF 为 2 级，>15 个 /HPF 为 3 级；1 级与 2 级可合并为低级别，3 级为高级别。3 级又进一步分为 3a 级(中心母细胞混合中心细胞)和 3b 级(实性片状中心母细胞，中心细胞消失)。⑤根据滤泡结构的比例，分为滤泡型(滤泡结构 >75%)、滤泡与弥漫型(滤泡结构 25%~75%)及弥漫型(滤泡结构 <25%)三大类。⑥可有印戒细胞、分叶核细胞、滤泡性浆细胞、花朵样、单核样 B 细胞样等亚型。

免疫组化：生发中心 Ki-67 指数常降低，且无极向。滤泡中心 Bcl-2 阳性有参考诊断价值，阳性率与组织学分级相关，低级别(1 级与 2 级)为 85%~90%，高级别为 50%~70%；肿瘤细胞 B 细胞标记阳性，中心细胞标记 Bcl-6、CD10 阳性。免疫球蛋白重链及轻链基因克隆性重排。

【鉴别诊断】①反应性滤泡增生；②结节性淋巴细胞为主型霍奇金淋巴瘤；③套细胞淋巴瘤；④淋巴结边缘区淋巴瘤。

(九)套细胞淋巴瘤

套细胞淋巴瘤(mantle cell lymphoma，MCL)是一种由单形性小至中等淋巴样细胞组成的成熟 B 细胞肿瘤，常具有不规则细胞核轮廓，一般无中心母细胞、副免疫母细胞等转化细胞；超过 95% 的病例存在 *CCND1* 基因易位。缺乏中心母细胞、副免疫母细胞和增殖中心。以往认为 MCL 是一种具有较强侵袭性且无法治愈的淋巴瘤，但现在认识到有一些低度恶性的亚型，包括白血病性非淋巴结 MCL 和原位套细胞肿瘤。

本病占非霍奇金淋巴瘤的 3%~10%，好发于中老年人，发病高峰年龄 60~70 岁，男性多见。常表现为全身淋巴结肿大，部分肝脾肿大，约 50% 患者出现 B 症状，累及骨髓常见，结外常见部位为肠道。难

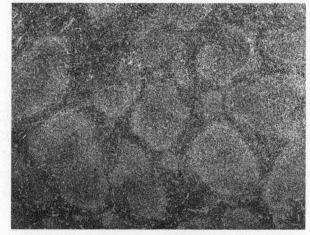

图 14-10　滤泡性淋巴瘤
大小较均匀一致的滤泡排列紧密，滤泡无极向，生发中心内巨噬细胞消失，套区消失。

以治愈,中位生存期 2~5 年。

【诊断要点】①淋巴结结构破坏,可呈弥漫性、结节状或套区等方式生长。②单形性的小到中等大小淋巴细胞,核形略不规则,有数量不等的核分裂。③玻璃样变的小血管常见。④散在分布单个上皮样组织细胞,有类似"满天星"样。⑤母细胞样及多形性为两个具有高侵袭性亚型。⑥免疫组化除 B 细胞标记阳性外,CD5、Cyclin D1(图 14-11)、Sox11 常阳性,CD43、Bcl-2 阳性;CD23 阴性或弱表达;CD10、Bcl-6 常阴性;Ki-67 指数 5%~50%。⑦ *IgH* 基因克隆性重排阳性,大部分无 *IGHV* 体细胞突变,提示来源于生发中心前 B 细胞。⑧几乎所有病例存在 t(11;14)(q13;q32)易位,引起 Cyclin D1 过表达。

【鉴别诊断】①母细胞样亚型需与淋巴母细胞淋巴瘤/白血病鉴别;②滤泡性淋巴瘤;③淋巴结的边缘区 B 细胞淋巴瘤。

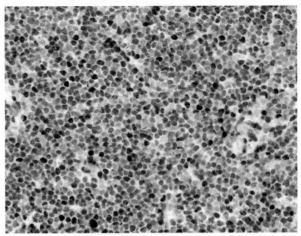

图 14-11 套细胞淋巴瘤
免疫组化 Cyclin D1 阳性表达为诊断依据,>50% 以上肿瘤细胞核阳性。

(十)非特殊型弥漫大 B 细胞淋巴瘤

弥漫大 B 细胞淋巴瘤(diffuse large B-cell lymphoma,DLBCL)是由中等或大 B 淋巴样细胞组成的肿瘤,其核大小为正常淋巴细胞 2 倍以上,为弥漫性生长。根据形态、生物学和临床特征将 DLBCL 细分为不同的疾病实体(表 14-2)。不能归于上述各型、生物学上异质性的病例归类为 DLBCL[非特指(not otherwise specified,NOS)]。DLBCL(NOS)可分为生发中心 B 细胞亚型(germinal center B-cell,GCB)和活化 B 细胞亚型(activated B-cell,ABC)。

表 14-2 弥漫大 B 细胞淋巴瘤中独立的疾病实体

疾病实体	分类
独立疾病实体	富于 T 细胞/组织细胞大 B 细胞淋巴瘤
	原发中枢神经系统弥漫大 B 细胞淋巴瘤
	原发皮肤弥漫大 B 细胞淋巴瘤,腿型
	非特殊型 EBV 阳性弥漫大 B 细胞淋巴瘤
	伴慢性炎症的弥漫大 B 细胞淋巴瘤
	淋巴瘤样肉芽肿病
	伴 *IRF4* 重排的大 B 细胞淋巴瘤
	原发纵隔(胸腺)大 B 细胞淋巴瘤
	血管内大 B 细胞淋巴瘤
	ALK 阳性大 B 细胞淋巴瘤
	浆母细胞性淋巴瘤
	HHV8 阳性大 B 细胞淋巴瘤
	原发渗出性淋巴瘤
高级别 B 细胞淋巴瘤	伴 *MYC* 和 *Bcl-2* 和/或 *Bcl-6* 重排的高级别 B 细胞淋巴瘤
	非特殊型高级别 B 细胞淋巴瘤
B 细胞淋巴瘤,不能分类	具有介于弥漫大 B 细胞淋巴瘤与经典霍奇金淋巴瘤特征,但不能分类的 B 细胞淋巴瘤

DLBCL 在西方占成人非霍奇金淋巴瘤的 25%~30%,在中国比例更高,约 40%。其可发生于淋巴结和结外组织,临床上是一组临床表现、组织形态、免疫表型及分子生物学改变各异的一组疾病,并非独立的疾病实体。DLBCL 可以是原发的,也可由各种类型的低级别 B 细胞淋巴瘤大细胞转化而来。生发中心来源的 DLBCL 比生发中心外来源者预后好,国际预后指数对该病的预后有很好的预测作用。DLBCL 是侵袭性肿瘤,对化疗敏感,经过治疗后约半数患者可完全缓解。CD20 单克隆抗体药物 Rituximab 与 CHOP 方案并用(R-CHOP)可显著改善患者生存情况。

【诊断要点】①淋巴结可完全性或部分性破坏。②瘤细胞体积较大,形态学可类似中心母细胞、免疫母细胞(图 14-12)或异型性极大的间变型细胞,核分裂易见。③B 细胞标记如 CD19、CD20、CD22、CD79a、PAX-5 等阳性,但有时个别可能失表达;Ki-67 指数高。④根据 CD10、BCL6、Mum-1 免疫组化表达情况可分为生发中心 B 细胞样亚型(GCB 型)和活化 B 细胞样亚型(ABC 型)。CD10 阳性则为 GCB 型;CD10 阴性时,Bcl-6 阳性 /Mum1 阴性则为 GCB 型,Bcl-6 阴性或 Bcl-6 阳性 /Mum1 阳性则为 ABC 型。以上标记物≥30% 肿瘤细胞阳性表达时即判断为阳性。也有根据 Bcl-2、FOXP1、GCET1 及 LMO2 等免疫组化进行亚型判断者。

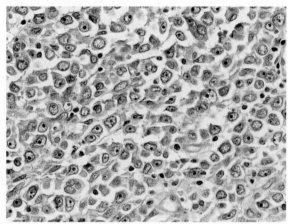
图 14-12　非特殊型弥漫大 B 细胞淋巴瘤
肿瘤细胞体积大,染色质较少,核膜增厚,中央有一较大核仁,为免疫母细胞形态。

⑤ C-MYC 阳性表达和 / 或 Ki-67 指数大于 90% 时,可建议做 Bcl-2、Bcl-6 及 C-MYC 基因检测除外"双打击"淋巴瘤;p53 强阳性表达提示 TP53 基因错义突变可能,后者提示预后差。⑥多数 IgH 基因克隆性重排阳性。可伴有多种分子遗传学异常。

【鉴别诊断】①转移性癌或恶性黑色素瘤;②传染性单核细胞增多症;③组织细胞坏死性淋巴结炎;④伯基特淋巴瘤;⑤间变性大细胞淋巴瘤;⑥粒细胞肉瘤。

(十一) 伯基特淋巴瘤

伯基特淋巴瘤(Burkitt lymphoma,BL)是一种高度侵袭性但有治愈可能的淋巴瘤,由单形性中等大小、胞质嗜碱性的肿瘤细胞组成,核分裂及凋亡多见,可有"星天"巨噬细胞现象。肿瘤多表现为结外巨大肿块,生长迅速,少数表现为白血病。绝大多数存在 MYC 基因与 IG 基因易位重排,不同类型 BL 伴 EBV 感染率有差异。

地方性 BL 好发于非洲赤道地区,儿童多见,男女发病率约 2:1。BL 最常累及颅面骨,其次为腹部脏器,青春期和妊娠期乳腺也可受累,几乎所有病例均有 EBV 感染。散发性 BL 全球各地均可发生,常见于儿童和青年,男女发病比例(2~3):1。常累及腹部脏器,如回盲部、腹腔淋巴结、卵巢、肾等,青春期和妊娠期乳腺也可受累;白血病期常伴髓外巨大肿物,少数仅骨髓受累。约 30% 伴 EBV 感染。免疫缺陷相关性 BL 常见于 HIV 感染患者,淋巴结和骨髓均可受累,EBV 感染率 25%~40%。

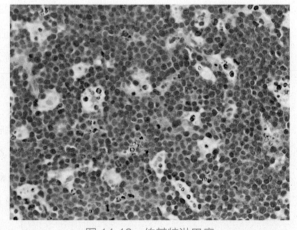
图 14-13　伯基特淋巴瘤
中等大小圆形细胞核,较多块状染色质,大量核分裂及凋亡细胞,有"星天"巨噬细胞现象。

【诊断要点】①单形性中等大小细胞,核圆形(图 14-13),浓聚的粗块状染色质,可有多个小核仁;胞质嗜碱性,部分胞质内有空泡。②大量核分裂及凋亡细胞,可有"星天"巨噬细胞现象。③免疫组化除 B 细胞标记阳性外,为生发中心细胞表型 CD10、BCL6 阳性,TdT 及 Bcl-2 阴性;Ki-67 指数接近 100%。④绝大多数有 MYC 基因与 IG 基因易位重排。⑤个别病例无 MYC 基因易位重排,但形态、免疫组化与临床特征与伴 MYC-IG 易位重排者相同,目前也归类于伯基特淋巴瘤。

伯基特淋巴瘤
(病例)

【鉴别诊断】①淋巴母细胞淋巴瘤 / 急性淋巴细胞性白血病；②中心母细胞型弥漫大 B 细胞淋巴瘤；③粒细胞肉瘤。

(十二) 纵隔灰区淋巴瘤

纵隔灰区淋巴瘤指界于弥漫大 B 细胞淋巴瘤和经典霍奇金淋巴瘤之间特征不能分类的 B 细胞淋巴瘤。其形态及免疫表型与弥漫大 B 细胞淋巴瘤(尤其是原发纵隔大 B 细胞淋巴瘤)和经典霍奇金淋巴瘤有不同程度的重叠。常发生于纵隔，以往称为 "纵隔灰区淋巴瘤"。

灰区淋巴瘤(图片)

【诊断要点】①有实性片状大细胞，类似 DLBCL，又有类似经典霍奇金淋巴瘤的 HRS 细胞；②免疫组化实性片状 B 细胞标记强阳性；HRS 细胞 CD30 阳性，LCA 阳性；CD15 和 EBER-ISH 常阴性。

【鉴别诊断】①经典霍奇金淋巴瘤；②原发纵隔大 B 细胞淋巴瘤；③非特殊型弥漫大 B 细胞淋巴瘤。

(十三) 成人 T 细胞白血病 / 淋巴瘤

成人 T 细胞白血病 / 淋巴瘤(adult T cell leukaemia/lymphoma, ATLL/ATL)是由人类 T 淋巴细胞白血病病毒 1 型(human T cell leukemia virus-1, HTLV-1)感染引起的主要由高度多形性的淋巴样细胞组成的外周 T 淋巴细胞肿瘤。

【诊断要点】①淋巴结、骨髓或皮肤被肿瘤细胞弥漫性累及。②中等到大淋巴样细胞，多形性细胞核，染色质呈粗块状，核仁小，胞质嗜碱性；部分病例可为较一致圆形核。③免疫组化 CD2、CD3、CD5、TCR-α/β 阳性，CD45RO 阳性，大部分病例 CD4(+)/CD8(−)。④ *TCR* 基因克隆性重排。⑤复杂的分子遗传学异常，宿主细胞中有整合的单克隆 *HTLV-1* 基因。

【鉴别诊断】①非特殊型外周 T 细胞淋巴瘤；②血管免疫母细胞性 T 细胞淋巴瘤；③间变大细胞淋巴瘤；④蕈样霉菌病 /Sézary 综合征。

(十四) 结外 NK/T 细胞淋巴瘤, 鼻型

结外 NK/T 细胞淋巴瘤, 鼻型(extranodal NK/T-cell lymphoma, nasal type)是 NK 细胞或 T 细胞谱系的结外淋巴瘤，其特征是血管浸润和破坏、组织显著坏死、细胞毒性表型及与 EBV 相关。大多数病例似乎是真正的 NK 细胞肿瘤，但有些病例属于细胞毒性 T 细胞谱系。

本病多发生于亚洲、中南美洲，成年男性多见，累及鼻腔、鼻咽部、鼻窦及腭部等，皮肤、软组织、胃肠道及睾丸等也常见，部分可累及淋巴结；本病与 EBV 关系密切。

【诊断要点】①组织坏死严重，常需多次取材，血管壁肿瘤细胞侵犯常见。②肿瘤细胞形态可为小、中、大或间变细胞，多数为中等大小混合细胞，细胞核不规则，染色质呈颗粒状，核仁不明显；胞质淡染或透亮，核分裂易见。③炎症性背景影响诊断。④常为阳性者有 CD56、CD2、TIA-1、粒酶 B、穿孔素、CD45RO 及 CD43 等；常为阴性者有胞膜 CD3、CD5、CD4、CD8 等。⑤ EBER-ISH 多数肿瘤细胞阳性。⑥ *TCR* 基因克隆性重排率低，部分细胞毒 T 细胞系可能重排，约占 15%。

【鉴别诊断】①炎症性病变；②单形性嗜上皮性肠道 T 细胞淋巴瘤；③皮下脂膜炎样 T 细胞淋巴瘤；④韦氏肉芽肿病。

(十五) 血管免疫母细胞性 T 细胞淋巴瘤

血管免疫母细胞性 T 细胞淋巴瘤(angioimmunoblastic T-cell lymphoma, AITL)是成熟的滤泡 T 辅助细胞(T follicular helper cell, TFH)的肿瘤，往往为系统性和 / 或累及淋巴结的多形态淋巴细胞浸润、高内皮小静脉和滤泡树突状细胞(follicle dendritic cell, FDC)明显增生。EBV 阳性 B 细胞几乎总是存在，有时数量较多。

本病好发于中老年人，常表现为全身淋巴结肿大，伴不同程度肝脾肿大、皮疹、多克隆高 γ 球蛋白血症、胸腔积液、腹水、发热及体重减轻等症状，诊断时多为进展期，为侵袭性肿瘤。患者中位生存期 <3 年。

【诊断要点】①淋巴结结构常全部破坏。②肿瘤细胞胞质透明(图 14-14)或为苍白色，可小片状聚集。③高度增生的血管及上皮样内皮细胞。④滤泡树突细胞高度增生，排列紊乱，如 "风吹稻草" 样。⑤部分伴有浆细胞、嗜酸性粒细胞浸润。⑥ 80%~90% 病例可见散在 EBER-ISH 阳性的免疫母细胞。⑦免疫组化 CD2、CD3、CD4、CD5、TCR-α/β 阳性；CD10、Bcl-6、CXCL13、PD-1 等可阳性或阴性；CD21 显示增生的滤泡树突细胞。⑧ *TCR* 基因克隆性重排。

【鉴别诊断】①病毒性淋巴结炎；②经典型霍奇金淋巴瘤；③富于 T 细胞 / 组织细胞的大 B 细胞淋巴瘤；④非特殊型外周 T 细胞淋巴瘤。

（十六）肠病相关性 T 细胞淋巴瘤

肠病相关性 T 细胞淋巴瘤（enteropathy-associated T-cell lymphoma，EATL），以前称为 I 型 EATL，是肠黏膜上皮内的 T 细胞淋巴瘤，有多种形态的细胞组成，患者常伴乳糜泻。肿瘤细胞由中等至大淋巴细胞组成，常伴有慢性炎症细胞的成分。邻近小肠黏膜显示绒毛萎缩，隐窝增生和上皮内淋巴细胞增多。

经典型患者多有对谷物过敏病史，有慢性腹泻、腹痛及吸收不良，常合并肠穿孔。好发于空肠、回肠，易合并肠穿孔。

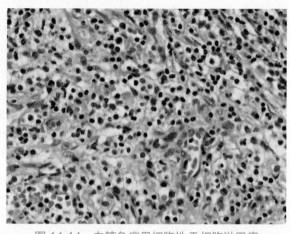

图 14-14 血管免疫母细胞性 T 细胞淋巴瘤
肿瘤细胞胞质透明，片状分布于高度增生的血管组织。

【诊断要点】①瘤细胞形态多样，可呈小、中及大细胞，中等及大细胞多见，核呈圆形或多角形、泡状，核仁明显；胞质淡染；部分病例核呈多形性，可见多核瘤巨细胞。②常伴有大量组织细胞、嗜酸性粒细胞等炎症背景。③小肠黏膜间质大量肿瘤细胞，绒毛萎缩、隐窝上皮增生、上皮细胞内淋巴细胞浸润。④免疫组化 CD3、CD7、CD103、CD45RO 及细胞毒性标记 TIA-1、粒酶 B、穿孔素阳性，CD4、CD5、CD56 阴性，CD8 不恒定。⑤ *TCRβ/γ* 基因克隆性重排。

鼻型结外 NK/T 细胞淋巴瘤(图片)

【鉴别诊断】①鼻型结外 NK/T 细胞淋巴瘤；②肠道非特殊型外周 T 细胞淋巴瘤；③肠道 B 细胞淋巴瘤；④克罗恩病。

（十七）单形性嗜上皮性肠 T 细胞淋巴瘤

单形性嗜上皮性肠 T 细胞淋巴瘤（monomorphic epitheliotropic intestinal T-cell lymphoma，MEITL）是源自肠上皮内淋巴细胞的原发性肠 T 细胞淋巴瘤。肿瘤细胞具有单一形态，有中等大小的圆核，边缘呈淡染胞质，肠道上皮通常有"旺炽型"瘤细胞浸润。与经典的肠病相关性 T 细胞淋巴瘤（EATL）不同，与乳糜泻没有明确的关联，没有炎症背景，而且坏死通常不明显。基于独特的病理和流行病学特征，该疾病不再称为 II 型 EATL。

【诊断要点】①由形态单一的小至中等大小肿瘤细胞组成，核圆形，深染，有较少淡染胞质。②病变区小肠绒毛萎缩，间质及上皮内大量肿瘤细胞浸润。③缺乏炎症背景，坏死不明显。④免疫组化 CD3、CD7、CD8、CD56、CD103、CD45RO 及细胞毒标记（TIA-1、粒酶 B、穿孔素）阳性；CD4、CD5 阴性；部分可 CD30 阳性。⑤ *TCR* 基因克隆性重排。

【鉴别诊断】①肠病相关性 T 细胞淋巴瘤；②肠道非特殊型外周 T 细胞淋巴瘤；③鼻型结外 NK/T 细胞淋巴瘤。

（十八）非特殊型外周 T 细胞淋巴瘤

非特殊型外周 T 细胞淋巴瘤（peripheral T-cell lymphoma，not otherwise specified，PTCL，NOS）是淋巴结和淋巴结外成熟 T 细胞的一类异质性肿瘤，非单一的疾病实体。诊断时需除外任何当前分类中的成熟 T 细胞淋巴瘤的特定实体（表 14-3）。

PTCL，NOS 为高度侵袭性肿瘤，几乎全部发生于成人，表现为淋巴结肿瘤，结外部位也常累及；进展期常伴有 B 症状，预后差，易复发。

表 14-3 诊断非特殊型外周 T 细胞淋巴瘤需除外的疾病实体

疾病实体	免疫表型
血管免疫母细胞性 T 细胞淋巴瘤	CD4>CD8；常抗原丢失（CD7、CD5、CD4/CD8、CD52），GATA3（-/+），TBX21（-/+），细胞毒颗粒（-/+），CD30（-/+），CD56（-/+）；B 免疫母细胞常 EB 病毒（+）
伴滤泡 T 辅助细胞表型的淋巴结外周 T 细胞淋巴瘤	以下滤泡 T 辅助细胞标记中至少表达 2 种（理想情况下 3 种）：CD10，Bcl-6，PD1，CXCL13，CXCR5，ICOS，SAP；无滤泡树突细胞或高内皮细胞增生

疾病实体	免疫表型
成人 T 细胞白血病 / 淋巴瘤	CD4(+),CD25(+),CD7(−),CD30(−/+);CD15(−/+),FOXP3(−/+)
ALK+ 间变性大细胞淋巴瘤	CD30(+),ALK(+),EMA(+),CD25(+),细胞毒颗粒(+/−),CD4(+/−),CD3(−/+),CD43(+)
ALK- 间变性大细胞淋巴瘤	CD30(+),EMA(+),CD25(+),细胞毒颗粒(+/−),CD4(+/−),CD3(−/+),CD43(+),PAX-5/BSAP(−)
富于 T 细胞 / 组织细胞大 B 细胞淋巴瘤	在反应性 T 细胞 / 组织细胞背景下,分布散在大 B 细胞,具有 B 细胞谱系表型
T 区增生	增生的 T 细胞无全 T 标记缺失,CD4/CD8 细胞混合存在,不等量 CD25 及 CD30 阳性细胞,散在 CD20 阳性大细胞

注:(+)为几乎总是阳性;(+/−)为多数情况下阳性;(−/+)为多数情况下阴性;(−)阴性。

非特殊型外周 T 细胞淋巴瘤(图片)

【诊断要点】①累及副皮质区或弥漫性累及淋巴结。②肿瘤细胞可为小、中及大细胞,中等及大细胞常见;胞质可淡染、嗜酸性或嗜碱性;细胞形态多样,可为泡状核、浓染核或多形性核,可有类似 R-S 细胞。③背景常有炎细胞浸润,如嗜酸性粒细胞、浆细胞、CD4(+)、CD25(+)、CD7(−)、CD30(−/+)、CD15(−/+)、FOXP3(−/+)上皮样组织细胞等。④毛细血管后静脉增生,上皮样内皮细胞明显。⑤可见高增殖指数及凋亡。⑥全 T 标记阳性,但 80% 病例有个别全 T 标记失表达;大部分 CD4(+)/CD8(−),也可有 CD4(−)/CD8(+);部分细胞毒标记、CD30 可阳性。⑦ *TCR* 基因单克隆性重排。

【鉴别诊断】①血管免疫母细胞性 T 细胞淋巴瘤;②成人 T 细胞白血病 / 淋巴瘤;③间变性大细胞淋巴瘤;④经典型霍奇金淋巴瘤;⑤富于 T 细胞 / 组织细胞大 B 细胞淋巴瘤。

(十九)间变性大细胞淋巴瘤

2017 年 WHO 造血淋巴组织肿瘤分类将间变性大细胞淋巴瘤分为 ALK+ 和 ALK− 两个独立的疾病实体。ALK+ 间变性大细胞淋巴瘤(ALK+ anaplastic large cell lymphoma,ALK+ ALCL)是 T 细胞淋巴瘤,通常由较大且具有丰富胞质和多形性、多呈马蹄形核的淋巴样细胞组成,伴 *ALK* 基因染色体易位、表达 ALK 蛋白和 CD30。具有相似的形态和表型特征但缺乏 *ALK* 重排和 ALK 蛋白的 ALCL 是单独的类别,即 ALK−ALCL。ALK+ ALCL 还必须与原发性皮肤 ALCL(常 ALK−)及具有间变性形态和 / 或 CD30 表达的 T 细胞或 B 细胞淋巴瘤进行鉴别。

ALK+ ALCL 多发于儿童及年轻成人,多数在诊断时已为进展期,60% 患者有结外累及,总体预后较好(5 年生存率 80%~90%);ALK−ALCL 可发于各年龄段,男性患者略多于女性,常出现 B 症状,预后较 ALK+ 者差,但略好于非特殊型外周 T 细胞淋巴瘤。

【诊断要点】①早期为窦性分布,随病变进展破坏正常淋巴结结构。②肿瘤细胞形态多样,通常为中等或较大细胞,但存在小细胞亚型;细胞单核或多核,核形态多样,可呈花环状、马蹄形、R-S 细胞样及破骨细胞样等。③特征性细胞(hallmark cells)的共同特点为胞膜清楚、胞质丰富、淡染或嗜碱性。核旁可见一嗜酸性区(高尔基器)。核呈卵圆形、分叶状、肾形、U 形或胚胎样,可有一至多个明显的核仁(图 14-15)。核分裂多见。肿瘤细胞可黏附成实片状,类似癌组织形态。④免疫组化 CD30 均为弥漫强阳性;ALK+ ALCL ALK 阳性,ALK 阳性着色部位不同代表不同的基因易位突变类型;T 细胞标记部分阳性(CD2、CD4),CD3、CD5、CD7 常为阴性,也可无 T 系抗原表达(null cell);B 细胞谱系标记均为阴性。⑤ *TCR* 基因克隆性重排阳性。

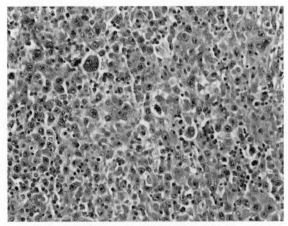

图 14-15　间变性大细胞淋巴瘤

肿瘤细胞较大,胞质红染,有黏附性。核大小不等,可见多核细胞及 R-S 样细胞。核膜清楚,可见一至数个大小不等核仁。

【鉴别诊断】①经典型霍奇金淋巴瘤;②非特殊型外周 T 细胞淋巴瘤;③ CD30 阳性弥漫大 B 细胞淋巴瘤;④ ALK+ 弥漫大 B 细胞淋巴瘤;⑤原发皮肤间变性大细胞淋巴瘤。

(二十) 儿童 EBV 阳性 T 细胞增生性疾病

儿童 EBV 相关性 T 细胞和 NK 细胞淋巴组织增生性疾病可分为儿童系统性 EBV 阳性 T 细胞淋巴瘤和慢性活动性 EBV 感染两大类。儿童系统性 EBV 阳性 T 细胞淋巴瘤的临床病程呈暴发性,通常与噬血综合征相关。T 细胞和 NK 细胞型的慢性活动性 EBV 感染有广泛的临床表现,从惰性的局灶病变如水痘疫苗样淋巴增生和严重的蚊虫叮咬过敏,到以发烧,以及肝、脾和淋巴结肿大为特征的全身性疾病,伴或不伴皮肤病变。另外,病变在多种形态特征上存在明显的重叠,因此准确诊断需密切结合临床。

该类病变主要包括儿童系统性 EBV 阳性 T 细胞淋巴瘤、系统性 T 细胞和 NK 细胞型慢性活动性 EBV 感染、水痘疫苗样淋巴增殖性疾病、严重的蚊虫叮咬过敏等,具体请参照 WHO 造血淋巴组织肿瘤分类。

(二十一) 霍奇金淋巴瘤

霍奇金淋巴瘤(Hodgkin lymphoma,HL)常累及淋巴结,由较大的不典型单核或多核的肿瘤细胞、周围围绕不同的成熟性非肿瘤性炎细胞组成,可由胶原纤维带分隔或呈广泛纤维化。肿瘤细胞常被 T 细胞包绕,形成"玫瑰花结"样改变。根据肿瘤细胞的形态、免疫表型及背景细胞的不同可分为结节性淋巴细胞为主型霍奇金淋巴瘤(nodular lymphocyte predominant Hodgkin lymphoma,NLPHL)和经典型霍奇金淋巴瘤(classical Hodgkin lymphoma,CHL)两大类。NLPHL 与 CHL 不同点在于其肿瘤细胞基本保持 B 细胞抗原表型,而 CD30、CD15 表型缺失,两者相同点均为有丰富的非肿瘤性炎细胞背景(通常为 T 细胞)而肿瘤细胞稀少。CHL 按照其组织形态学特点分为结节硬化型、富于淋巴细胞型、混合细胞型和淋巴细胞消减型。HL 占所有淋巴瘤的 10%~20%,而 CHL 约占所有 HL 的 90%,其发病高峰年龄 15~35 岁,而结节硬化型之外的 CHL 在老年人群中有第二个发病高峰。有些 CHL 亚型与 EBV 感染密切相关,如混合细胞型和淋巴细胞消减型。

患者常表现为外周淋巴结肿大,颈部淋巴结是常见部位,病变由一个或一组淋巴结开始,由近及远向周围淋巴结扩散。约 40% 患者出现 B 症状(包括发热、乏力、盗汗、体重下降等)。约 10% 患者可累及骨髓;30%~40% 病例在诊断时有脾脏累及;少部分可转化为弥漫大 B 细胞淋巴瘤。

【诊断要点】HL 的肿瘤细胞为形态较大、双核或分叶核的大细胞,体积大,直径约 25~50μm,圆形或椭圆形,胞质丰富,略嗜酸或嗜碱性。细胞核圆形或椭圆形,可单核(又称霍奇金细胞)、双核(诊断性 R-S 细胞、镜影细胞)或多核,染色质粗,沿核膜浓聚,核内可见大而清晰红色的巨大核仁(3μm 以上),核仁周围有空晕;除典型的 R-S 细胞外,在结节硬化型霍奇金淋巴瘤中可见胞质空亮、多个小核仁的"陷窝细胞"、细胞核固缩呈黑炭样的"木乃伊细胞";还可见多核 R-S 细胞(图 14-16)。

结节硬化型(nodular sclerosis,NS)CHL:好发于颈部、锁骨上及纵隔淋巴结。组织学特点为粗大胶原纤维分隔为多个结节,有散在陷窝细胞、木乃伊细胞及霍奇金细胞,诊断性 R-S 细胞不易见,背景炎细胞尤其是嗜酸性粒细胞、组织细胞常见。其中个别病例可见多量大细胞融合成片,称为"合体样"亚型。结节硬化型 EBER 阳性率低,小于 10%;结节硬化型不向其他亚型转化。

混合细胞型(mixed cellularity,MC)CHL:多量肿瘤细胞与炎细胞混合存在,诊断性 R-S 细胞及其他单核及变异型肿瘤细胞均多见;EBER-ISH 阳性率高达 70%;混合细胞型可转化为淋巴细胞消减型。

富于淋巴细胞型(lymphocyte-rich,LR)CHL:病变中可见大量淋巴细胞,而肿瘤细胞稀少,通常无嗜酸性粒细胞等炎细胞。约 40% 病例 EBER 阳性。该型少见,但预后好。

淋巴细胞消减型(lymphocyte depletion,LD):病变组织中有大量的 R-S 细胞及其变型,而间质淋巴细胞很少,EBER 阳性率高。该型最少见,好发于老年人,临床分期高,预后差。

结节性淋巴细胞为主型霍奇金淋巴瘤(NLPHL):不常见,以青年、中年人相对多见,颈部、腋下受累多见。肿瘤易复发,但预后较好。病变低倍镜下呈深染模糊不清结节状生长,结节内、结节间可见稀疏分布的大细胞,该细胞体积大,多分叶状细胞核,染色质细腻,可见一个或多个小嗜碱性核仁,胞质淡染,即 L&H 细胞,又称"爆米花"细胞。背景中主要为淋巴细胞,嗜酸性粒细胞、中性粒细胞及浆细胞等少见。L&H 细胞表达 B 细胞分化抗原,CD15 及 CD30 阴性,也缺乏 EBV 感染。3%~5% 患者转化为弥漫大 B 细胞淋巴瘤。

CHL 的肿瘤细胞 CD30 阳性(89%~100%)、CD15 阳性(75%~80%),CD20 阴性或弱阳性,PAX-5 常弱

阳性,部分 EBER-ISH 阳性(不同亚型阳性率有差异);LCA 阴性。

显微切割肿瘤细胞 *IG* 基因克隆性重排,但也有一部分 *TCR* 基因克隆性重排。

【鉴别诊断】①NLPHL 需与 CHL 鉴别;②富于 T 细胞/组织细胞大 B 细胞淋巴瘤;③小淋巴细胞性淋巴瘤/慢性淋巴细胞白血病;④慢性淋巴细胞白血病合并 HL。⑤血管免疫母细胞性 T 细胞淋巴瘤。

(二十二)免疫缺陷相关淋巴增生性疾病

免疫缺陷相关淋巴增生性疾病(immunodeficiency associated lymphoproliferative disorders,IALD)包括:①与原发性免疫缺陷相关的淋巴增生疾病(lymphoproli-ferative diseases associated with primary immune disorders),有大于 60 种的原发性免疫缺陷疾病,所引起的淋巴增生性疾病有高度差异性,参见相关专著;②移植后淋巴增生性疾病(posttransplant lymphoproliferative

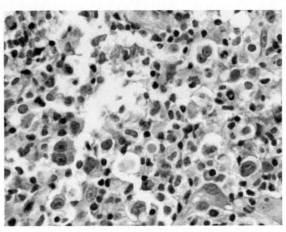

图 14-16 经典型霍奇金淋巴瘤,R-S 细胞
细胞体积大,胞质丰富,略嗜碱性。细胞核圆形或椭圆形,可见单核及双核(镜影细胞)R-S 细胞,核内可见大而清晰红色的巨大核仁,核仁周围有空晕。

disorders,PTLD),继发于实体器官移植、骨髓或干细胞移植后宿主免疫抑制,继发 EBV 感染引起传染性单核细胞增生症样淋巴细胞/浆细胞增生,以及 B 细胞及 T 细胞淋巴瘤、HL 等疾病;③HIV 感染相关的淋巴瘤(lymphomas associated with HIV infection),指 HIV 感染及 AIDS 患者发生的包括伯基特淋巴瘤、中枢神经弥漫大 B 细胞淋巴瘤、原发性渗出性淋巴瘤、浆母细胞性淋巴瘤及 HL 等;④其他医源性免疫缺陷相关淋巴增生性疾病(other iatrogenic immunodeficiency associated lymphoproliferative disorders),自身免疫性疾病或非器官移植患者使用了免疫抑制剂,患者发生的类似移植后弥漫大 B 细胞淋巴瘤,其他 B 细胞、T/NK 细胞淋巴瘤或 HL 等。

(二十三)组织细胞肉瘤

组织细胞肉瘤(histocytic sarcoma)是表现出成熟组织细胞的形态和免疫表型特征的恶性肿瘤,可发生于淋巴结内或结外,急性单核细胞白血病相关的肿瘤性增生不包括在内。

本病可发生于各个年龄段,成人多见,中位年龄 52 岁,男性略多见。开始可为孤立性肿块,患者有发热、体重减轻、肝脾肿大、全血细胞减少等。本病可为多部位系统性病变,对治疗反应差。

【诊断要点】①肿瘤细胞大、黏附性差、弥漫性分布,在淋巴结、肝和脾中可窦性分布。②细胞形态较单一,大的圆形或椭圆形核,个别可有梭形细胞区域;细胞质丰富、嗜酸性,可有细小空泡。细胞核大,呈圆形至椭圆形或不规则折叠,常偏心分布,大的多核细胞常见。③背景为反应性细胞,包括小淋巴细胞、浆细胞、良性组织细胞和嗜酸性粒细胞等。④电镜显示丰富的细胞质和大量溶酶体,无伯贝克颗粒(Birbeck granule)和细胞连接。⑤免疫组化 CD68(PGM1)、CD163 阳性,S-100、LCA、CD43、CD45RO 有时可局灶弱阳性;B 系、T 系、髓系及树突细胞标记不表达。

【鉴别诊断】①大 B 细胞或 T 细胞淋巴瘤;②单核细胞白血病;③指状突树突细胞肉瘤。

(二十四)滤泡树突细胞肉瘤

滤泡树突细胞肉瘤(follicular dendritic cell sarcoma,FDCS)为具有滤泡树突细胞形态和免疫表型(CD21 及 CD35 阳性)的梭形、椭圆形细胞的肿瘤,细胞排列成编织状、漩涡及席纹状,间质有少量淋巴细胞、浆细胞;低至中度恶性。

本病发病年龄范围广,多发生于颈部淋巴结,腋下、纵隔、肠系膜及腹膜后淋巴结均可发生,也可发生于扁桃体、口腔、胃肠道、纵隔、肝、脾、皮肤及软组织等,脾炎性假瘤样型可能与 EBV 感染有关,部分继发或伴发卡斯尔曼病。

【诊断要点】①普通型形态与滤泡树突细胞或类上皮细胞相似,瘤细胞椭圆形或梭形,呈编织状、漩涡状或席纹状排列;瘤细胞界限不清,胞质淡染,核膜薄,染色质细且稀少,核仁小、居中,核分裂数不定;伴有散在小淋巴细胞、浆细胞(图 14-17)。②炎性假瘤样型:好发于肝、脾等结外部位,组织学与普通型类似,但淋巴细胞、浆细胞及组织细胞反应更显著,瘤细胞异型性不明显,与炎性假瘤相似,伴有 EBV 感染。③免疫组化 CD21、CD23、CD35、CXCL13、D2-40 阳性，大部分 EMV 及簇集素（clusterin）阳性；部分病例 S-100、CD68、actin、肌成束蛋白（fascin）等阳性；Ki-67 指数 1%~25%。④电镜可见桥粒蛋白连接。

【鉴别诊断】①炎性假瘤；②鼻咽癌淋巴结转移或淋巴上皮瘤样癌；③颅外异位脑膜瘤。

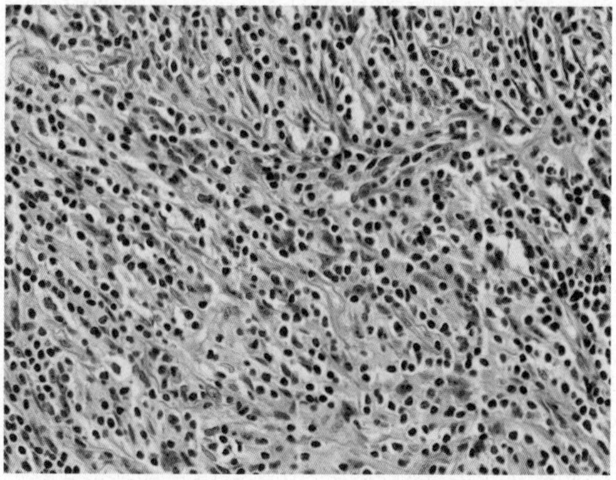

（二十五）指状突树突细胞肉瘤

指状突树突细胞肉瘤（interdigitating dendritic cell sarcoma，IDCS）为具有指状突树突细胞形态和免疫表型的肿瘤，肿瘤细胞呈梭形、椭圆形，编织状及漩涡状排列，间质有少量反应性淋巴细胞、浆细胞。

IDCS 大部分发生于淋巴结，少部分发生于结外，多为无痛性包块，少数有疲劳、发热、夜汗等症状。有些病例为进展性，化疗效果差。

图 14-17　滤泡树突细胞肉瘤

细胞呈梭形，编织状排列，细胞界限不清，胞质淡染，核内染色质细，偶见一个小核仁，间质散在小淋巴细胞浸润。

【诊断要点】①肿瘤最早从副皮质区向周围扩展，逐渐破坏淋巴结结构。②肿瘤细胞为圆形、椭圆形或梭形，排列成束状、席纹状；细胞核椭圆形或折叠状，染色质少且细腻，有核仁；核分裂 <5 个 /10HPF；间质伴少量淋巴细胞、浆细胞浸润。③免疫组化 S-100 强阳性，CD68、溶菌酶、LCA、fascin 等弱表达，CD1a、langerin 及 FDC 标记阴性。④电镜见肿瘤细胞表面有细长的指状突起相互嵌接，无伯贝克颗粒与桥粒蛋白连接。

指状突树突细胞肉瘤（图片）

【鉴别诊断】①皮病性淋巴结炎；②滤泡树突细胞肉瘤；③梭形细胞恶性黑色素瘤；④鼻咽癌淋巴结转移。

（二十六）朗格汉斯细胞组织细胞增生症

朗格汉斯细胞组织细胞增生症（Langerhans cell histiocytosis，LCH）是朗格汉斯细胞克隆性增生肿瘤，肿瘤细胞表达 CD1a、langerin 和 S-100，电镜下可见伯贝克颗粒。

LCH 多发于儿童，男性多见，欧洲白种人比黑种人多见。其可局灶发生，也可累及皮肤、骨、肺、肝、脾及垂体等多个部位或多个系统。根据不同的临床病理特点分为"孤立性嗜酸性肉芽肿""Hand-Schuller-Christian 病"及"莱特勒 - 西韦病（Letterer-Siwe disease）"等三种综合征。单灶病变除局部损害外可无症状，多灶骨破坏可发生突眼症、尿崩症、牙齿脱落等；莱特勒 - 西韦病则有发热、皮损、肝脾肿大、淋巴结肿大、全血减少等，患者最终死亡。

【诊断要点】①肿瘤细胞有典型的朗格汉斯细胞特征，大小约 10~15μm，圆形或椭圆形，细胞质中等、略嗜酸性；细胞核有核沟、皱褶、凹陷或分叶状，染色质细腻，核仁小，核分裂不易见。②常伴有不等量的嗜酸性粒细胞；也可伴组织细胞、破骨细胞样多核巨细胞、小淋巴细胞等。③晚期纤维组织增生，泡沫细胞增多而朗格汉斯细胞及嗜酸性粒细胞减少。④免疫组化 S-100、CD1a、langerin 阳性，LCA、CD68 弱阳性或不恒定。近来文献表明 LCH 免疫组化 Cyclin D1 核阳性，而反应性朗格汉斯细胞阴性。⑤电镜下可见典型的伯贝克颗粒。

【鉴别诊断】①皮病性淋巴结炎；②淋巴结或骨的 T 细胞淋巴瘤；③朗格汉斯细胞肉瘤；④ Erdheim-Chester 病。

（卢朝辉）

第二节　脾　脏

一、发育性疾病

（一）副脾

副脾（accessory spleen）指在脾主体之外形态类似淋巴结、镜下为有纤维包膜的正常脾组织的小结节，最大径通常小于 4cm，位于脾门、脾脏韧带及胰尾部，可能为发育异常或创伤后形成，在尸检中多达 20%~33%

可见副脾存在。少见情况下副脾可位于胰腺组织内。副脾可能导致影像学诊断错误或治疗性脾切除漏切副脾致术后持续出现症状。罕见情况下副脾蒂扭转引起急腹症。副脾主要需与脾门部淋巴结进行鉴别诊断。

（二）囊肿

脾囊肿包括上皮性囊肿（epithelial cyst）和假囊肿（pseudocyst）两大类。

上皮性囊肿内衬鳞状上皮（表皮囊肿）、低立方上皮（间皮囊肿）或伴有皮肤附件（皮样囊肿）。常为单房性囊肿，囊壁有纤维组织增生，囊内可有红染液体，免疫组化内衬上皮角蛋白阳性。约30%患者无症状，囊肿 <5cm 不需手术，较大的囊肿可产生周围器官压迫或易外伤破裂，需手术治疗。

假囊肿常为脾创伤后形成的非肿瘤性囊肿，内层无上皮被覆。囊壁纤维组织增生，有含铁血黄素沉着或钙化，囊内容物为血液或坏死组织碎屑。

二、脾功能亢进

（一）原发性血小板减少性紫癜

原发性血小板减少性紫癜（idiopathic thrombocytopenic pupura，ITP）是一种因血循环中存在抗血小板抗体使血小板破坏过多，血小板计数下降导致皮肤、黏膜或内脏的出血或紫癜。ITP患者脾脏增大，但很少超过200g。部分病例脾滤泡增生活跃、次级滤泡多见，边缘带增宽。红髓中有较多中性分叶核细胞及浆细胞，呈簇状的核碎片增多及可染铁缺乏；少数病例有较多泡沫状组织细胞浸润，严重时类似尼曼-皮克病（Niemann-Pick disease）脾改变；有的可见巨核细胞及髓外造血。

（二）自身免疫溶血性贫血

自身免疫溶血性贫血（autoimmune hemolytic anemia，AIHA）是由于免疫功能紊乱致体内产生各种抗自身红细胞抗体，作用于机体正常红细胞，使红细胞破裂引起贫血。脾脏轻至中度肿大，平均重约650g。脾白髓滤泡增生，数目增多，生发中心扩大，边缘带增宽。少数病例脾滤泡萎缩。红髓充血，以髓索显著。巨噬细胞增生。红系造血岛常见，可有浆细胞浸润，一般无泡沫状巨噬细胞，含铁血黄素沉着明显。

（三）淤血性脾大

淤血性脾大（congestive splenomegaly）是由于各种原因致脾静脉回流障碍、脾淤血肿大及随后脾间质纤维化改变。常见的原因有肝硬化门静脉高压或右心衰竭所致体循环淤血。临床表现为脾大，肝硬化时脾下缘可达肋弓下8cm；体循环淤血仅引起脾轻度及中度肿大；脾功能亢进使红细胞、白细胞及血小板因吞噬过多而三系下降；肿大的脾易受外伤或自发性破裂。

【诊断要点】①早期红髓脾窦内及血管内淤血，随后窦周纤维组织增生及胶原沉积，红髓纤维细胞增多，窦显扩张而窦内红细胞数量减少；纤维化结节内有含铁血黄素沉着。②白髓显萎缩（14-18）。

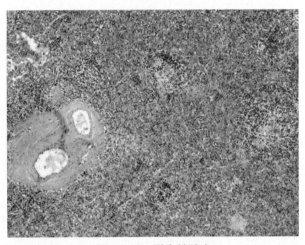

图14-18　淤血性脾大
脾窦及脾索中大量红细胞聚集，白髓萎缩。

三、炎症

（一）滤泡增生

脾滤泡增生（follicular hyperplasia）指各种免疫因素致脾白髓滤泡扩大。原因常为各种抗原刺激引起的B细胞增生。组织学表现为滤泡增生，滤泡大小不等，生发中心扩大，吞噬易染小体巨噬细胞增多，生发中心保持极向；周围有显著的套细胞及边缘区细胞围绕；红髓可有小淋巴细胞、浆细胞数目增多。本病主要与脾滤泡性淋巴瘤相鉴别。

（二）急性败血症性脾炎

急性败血症性脾炎是由细菌感染引起的脾病变，通常脾为继发性感染部位。临床常见脾大及脾功能减退，实验室检查白细胞数目增多、血培养可检出病原微生物、血清存在特异性抗体等。显微镜下脾组织内可见多量中性粒细胞浸润，有微脓肿或脓肿形成。

(三) 肉芽肿性炎

肉芽肿性脾炎主要包括脾脂性肉芽肿、脾结节病及脾慢性肉芽肿疾病。

脾脂性肉芽肿(lipogranulomas)是由于内源性或外源性脂质增多,引起脾组织内富含脂质空泡的组织细胞聚集,镜下见大小不等成片或成簇组织细胞灶,多核巨细胞及上皮样组织细胞常见,不伴坏死。

脾结节病(sarcoidosis)为原因不明且累及多系统的肉芽肿性疾病,镜下见多发的、致密的均匀一致类上皮肉芽肿结节,伴有多核巨细胞,无干酪样坏死。排除其他相似疾病后才作出结节病诊断。

脾慢性肉芽肿性疾病(chronic granulomatous disease,CGD)是由于巨噬细胞中某种酶先天性缺乏导致不能消除所吞噬的病原体,引起反复感染及肉芽肿疾病。镜下在白髓及红髓中见中央有脓肿形成的坏死性肉芽肿病变,可伴有多核巨细胞,脾病变中很难确定病原体。

(四) 传染性单核细胞增多症

传染性单核细胞增多症(infectious mononucleosis,IM)是急性 EBV 感染所致以 B 淋巴细胞增生为主的一系列临床综合征。IM 为自限性疾病,多发于青少年,但所有年龄段均可发生。临床表现为发热、咽炎、淋巴结肿大等,有时出现脾大,可发生脾破裂大出血。镜下脾组织内可见免疫母细胞[CD30(+)]数目增多,免疫母细胞、淋巴细胞可侵犯脾血管,引起血管炎;白髓增生显著,但无生发中心;细胞坏死及凋亡常见。EBER-ISH 检测可显示感染的免疫母细胞。

四、淋巴造血组织增生性疾病

(一) 慢性淋巴细胞性白血病/小淋巴细胞性淋巴瘤

慢性淋巴细胞性白血病/小淋巴细胞性淋巴瘤(chronic lymphocytic leukemia/small lymphocytic lymphoma,CLL/SLL)脾脏表现为脾大,中位重量 1 400g,切面可见弥漫分布的粟粒状结节。镜下见以累及白髓为主,白髓扩大,结节状,与滤泡性淋巴瘤相比结节边界较模糊;红髓髓索及髓窦也可见弥漫性及小巢状肿瘤细胞聚集;增殖中心(假滤泡)可见;常累及脾门淋巴结。免疫组化 B 细胞谱系标记阳性,CD5、CD23 阳性,Cyclin D1 阴性,Ki-67 指数较低。

(二) 淋巴浆细胞性淋巴瘤

淋巴浆细胞性淋巴瘤(lymphoplasmacytic lymphoma,LPL)为累及白髓的 B 细胞淋巴瘤,由不等量的小 B 细胞、浆样细胞及浆细胞组成,不能归类于其他 B 细胞淋巴增殖性疾病中。脾大约见于15%的患者。镜下见以累及白髓为主,多量淋巴浆细胞在白髓聚集,结节状或弥漫性。常可见到 Dutcher 小体和 Russell 小体,偶可见淀粉样物质及晶体储集组织细胞增生症(crystal-storing histiocytosis)。免疫组化成熟 B 细胞(CD20)及浆样细胞、浆细胞标记(CD38、CD138)表达,多数病例存在 MYD88(L265P)体细胞突变。

(三) 套细胞淋巴瘤

套细胞淋巴瘤(mantle cell lymphoma,MCL)为具有特征性的 *CCND1-IGH*/t(11,14)(q13;q32)易位重组的 B 细胞淋巴瘤。约40%可累及脾,表现为脾大,中位重量约 1 600g,切面可见弥漫性或多发粟粒状生长方式,偶可见到巨大鱼肉状结节(大细胞转化)。镜下见白髓扩大,结节状或弥漫性,红髓累及与病变程度呈正相关;肿瘤细胞为小到中等大小、核形略不规则淋巴细胞,也可见到多形性或母细胞亚型。免疫组化 B 细胞标记阳性,CD5、Cyclin D1、Sox-11 阳性,CD23 阴性。

(四) 脾边缘区淋巴瘤

脾边缘区淋巴瘤(splenic marginal zone lymphoma,SMZL)为起源于脾白髓边缘区的 B 细胞淋巴瘤,形态与淋巴结边缘区淋巴瘤相似,脾门淋巴结及骨髓也常累及,循环血中可见绒毛状淋巴细胞。肉眼见脾大,切面弥漫分布灰白色粟粒状小结节。低倍镜下深染区(白髓区肿瘤细胞)与淡染区(红髓区)相间,白髓被肿瘤性取代,边缘区显著增宽;红髓中肿瘤细胞弥漫性散在或小巢状聚集,红髓窦内见上皮样组织细胞增生。免疫组化 B 细胞抗原表达,CD5 阳性约见于 20% 病例,CD23、Cyclin D1、Sox-11 阴性。

(五) 滤泡性淋巴瘤

滤泡性淋巴瘤(follicular lymphoma,FL)为由生发中心细胞(中心细胞与中心母细胞)组成的 B 细胞淋巴瘤。FL 累及脾,引起脾大(中位重量约 1 100g),切面常见弥漫性粟粒状改变,少部分可为单个或多个大小不等结节,常为 G3 级 FL。镜下见病变累及白髓原有的滤泡(图 14-19),类似淋巴结的 FL,滤泡可融合形成大结节;部分可呈边缘区样累及。红髓受累不显著。滤泡无极向,生发中心中无吞噬易染小体巨噬细胞;

根据平均每高倍视野中心母细胞数目将肿瘤分为 1 级、2 级、3A 及 3B 级。脾门淋巴结常累及。

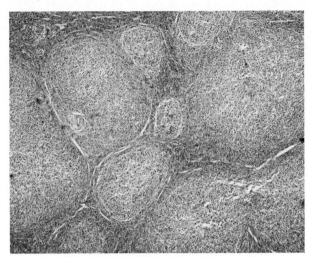

脾滤泡性淋巴瘤 3B
级(图片)

图 14-19　脾滤泡性淋巴瘤
脾组织内可见多个较致密结节,以累及白髓为主。
无明确极向,无套细胞及吞噬易染小体巨噬细胞。

(六) 弥漫大 B 细胞淋巴瘤

脾原发的弥漫大 B 细胞淋巴瘤(diffuse large B-cell lymphoma,DLBCL)患者具有脾外淋巴瘤病史,全身性 DLBCL 累及脾者不包括在内。该病较罕见,主要发生于老年人,中位年龄 64 岁。大部分患者脾大,平均重量 1 000g,可累及脾门淋巴结、肝、骨髓等,B 症状常见。肉眼见病变呈单个或多个大小不等境界清楚结节,可形成巨大结节,切面鱼肉状。镜下见巨大肿块破坏白髓及红髓,肿瘤细胞可呈中心母细胞样、免疫母细胞样及间变样等多种形态,坏死较常见,肿瘤周围可见纤维化,肿瘤与非肿瘤脾组织分界清楚。部分脾弥漫大 B 细胞淋巴瘤可累及红髓。免疫组化表型与脾外弥漫大 B 细胞淋巴瘤相同。

(七) 肝脾 T 细胞淋巴瘤

肝脾 T 细胞淋巴瘤(hepatosplenic T-cell lymphoma,HSTL)是仅累及肝、脾,无淋巴结肿大的结外高侵袭性淋巴瘤亚型,预后差。肿瘤细胞来源于细胞母性 T 细胞,通常是 γδT 细胞。肿瘤细胞中等大小,以显著地脾窦、肝窦及骨髓窦性浸润为特征。肉眼见脾脏弥漫性增大,重量常大于 1 000g,切面均匀一致,无显著结节性病变。镜下见肿瘤细胞累及红髓髓窦及髓索,白髓萎缩,可见噬血现象;肝脏呈显著的窦性浸润,可有轻度汇管区浸润;少部分患者脾门淋巴结窦内肿瘤细胞浸润。免疫组化 TCR-γδ 阳性而 TCR-βF1 阴性,CD3、CD7 阳性,CD5 常阴性,呈非激活细胞母性 T 细胞表型(TIA1 阳性而 granzyme B、perforin 阴性)。*TCRγ* 基因克隆性重排常见,*TCRβ* 基因克隆性重排也可见到。

(八) 脾脏浆细胞瘤

多发性骨髓瘤(multiple myeloma,MM)为累及骨髓的单克隆浆细胞性肿瘤,有高度侵袭性。对其诊断需结合骨髓穿刺活检、实验室检查(贫血、高钙血症、肾功能不全)及影像学骨浸润性病变等确定。髓外孤立性浆细胞瘤也是单克隆浆细胞性肿瘤,不伴全身症状,多数外科切除后治愈,与多发性骨髓瘤关系不确定。上述两种病变均可累及脾。肉眼见脾病变可呈单发、多发结节,也可弥漫性累及。镜下见病变为实性片状肿瘤性浆细胞,形态可类似成熟浆细胞或母细胞样及间变型等,不伴有背景淋巴细胞或卡斯尔曼病。免疫组化 CD20 阴性,CD38 和 CD138 阳性,LCA 不确定,部分病例 CD117、CD56、Cyclin D1 可阳性。免疫球蛋白重链及轻链克隆性重排阳性。

(九) 非特殊型外周 T 细胞淋巴瘤

非特殊型外周 T 细胞淋巴瘤(peripheral T-cell lymphoma,not otherwise specified,PTCL,NOS)指不能归类于现有 WHO 分类中的一组异质性成熟 T 细胞肿瘤。系统性疾病时,脾也可被累及。肉眼见脾大,重量常大于 1 000g,有时有巨脾形成,切面红色、质软,未见明确结节。镜下见肿瘤细胞浸润脾索,脾索增宽,红髓中也可见模糊结节。肿瘤细胞呈多形性形态,多为中等及大细胞,可见多核巨细胞、R-S 样细胞,胞质透明较常见。伴有增生的组织细胞、嗜酸性粒细胞,部分可有类上皮肉芽肿形成,也可伴显著噬血现象。免疫组化CD2、CD3、CD4大部分阳性,CD5、CD7失表达常见。多数 *TCR* 基因克隆性重排阳性。少数EBER-ISH检测出现阳性细胞。

(十)经典型霍奇金淋巴瘤

经典型霍奇金淋巴瘤(classical Hodgkin lymphoma,CHL)为一类具有单克隆的特征性B细胞来源的霍奇金R-S(HRS)细胞伴各种炎细胞背景的肿瘤,HRS细胞为肿瘤细胞,常较稀少。组织学类型包括结节硬化型、富于淋巴细胞型、混合细胞型及淋巴细胞消减型等。脾的经典型霍奇金淋巴瘤可以为原发性,也可为系统性疾病累及。

肉眼见脾内单发或多个较大、境界清楚、褐色或灰红色结节,在部分HIV感染患者,也可呈多发性粟粒样结节,未累及的脾组织白髓增生。镜下见病变组织形态学与发生于淋巴结的CHL各类型相似,有数量不等、多种形态的HRS细胞,伴有反应性炎细胞背景。弥漫小结节状生长者,病变首先累及白髓,然后结节逐渐扩大并融合。免疫表型HRS细胞CD30阳性,部分CD15阳性,PAX-5弱阳性,不同类型EBER-ISH检测阳性率有差别,CD20、LCA阴性。

(十一)慢性粒细胞白血病

慢性粒细胞白血病(chronic myelocytic leukemia,CML)为一种伴有 *BCR-ABL1* 融合基因异常的慢性髓系增生性肿瘤,可累及骨髓、外周血及脾等。脾显著增大,可形成巨脾,肉眼未见结节状病变,切面可因出血、坏死而呈斑杂的颜色。镜下见脾组织内髓外造血显著,常以一系细胞为主;白髓不明显;外周血及骨骼组织中大于一系细胞增多。

(十二)毛细胞白血病

毛细胞白血病(hairy cell leukemia,HCL)为一种小到中等细胞组成的B细胞肿瘤,细胞核卵圆形,有丰富的胞质,表面有多量绒毛状突起,可累及外周血、骨髓及脾。肉眼见脾显著增大,切面均质、牛肉状、未见明确结节,可有出血及血湖形成。镜下见肿瘤细胞弥漫性累及红髓髓索及髓窦,有血湖及假血窦形成,血湖周围为肿瘤细胞,无上皮被覆。白髓萎缩或消失。免疫组化全B细胞标记阳性,CD76、CD25、CD103、CD123阳性表达。*IG* 基因单克隆性重排阳性,100%的病例伴有 *BRAF V600E* 突变。

(十三)T细胞前淋巴细胞白血病

T细胞前淋巴细胞白血病(T-cell prolymphocytic leukemia,T-PLL)是由小到中等成熟具有胸腺后细胞表型的T细胞白血病,可系统性累及脾、外周血、骨髓、淋巴结及肝脏等。肉眼见脾大,重量大于2 000g,切面呈红色、质实、牛肉状,无明确结节。镜下见红髓髓索及髓窦均见弥漫性肿瘤细胞浸润,白髓累及也可见,肿瘤细胞中等大小,核呈圆形或不规则形,可见一个核仁。

(十四)T细胞大颗粒淋巴细胞白血病

T细胞大颗粒淋巴细胞白血病(T-cell large granular lymphocytic leukemia,T-LGLL)为单克隆性细胞毒T细胞大颗粒淋巴细胞的白血病扩散。脾弥漫性中度增大,不形成明确的结节,脾重量710~1 850g。镜下见弥漫性红髓浸润,主要侵犯髓索,白髓保持完整。诊断主要靠外周血流式细胞学检查,极少通过脾切除获得疾病诊断者。

(十五)脾髓外造血

髓外造血(extramedullary hematopoiesis,EMH)指发生于骨髓以外器官的造血现象。脾大小正常或轻度增大,切面均质呈牛肉样,偶见境界清楚褐红色结节。镜下脾组织内可见红系、粒系及巨核系细胞,可以其中一种、两种增生为主,也可以三系均增生。各系细胞形态正常,无异型性。如有显著异型性,则可能为白血病累及脾。

(十六)组织细胞肿瘤

脾的组织细胞肿瘤主要包括滤泡树突细胞肉瘤、炎性假瘤样滤泡树突细胞肿瘤、朗格汉斯细胞组织细胞增生症及组织细胞肉瘤等,分述如下。

滤泡树突细胞肉瘤(follicular dendritic cell sarcoma,FDCS)为表达滤泡树突细胞标记的梭形/卵圆形细胞恶性肿瘤。脾病变为境界清楚、均质灰白灰粉色结节。镜下见梭形/卵圆形细胞实性、交织性或涡旋状排列,肿瘤细胞异型性不显著,核分裂或凝固性坏死易见。免疫组化CD21、CD23、CD35阳性,有时仅局灶或片状细胞阳性。

炎性假瘤样滤泡树突细胞肿瘤(inflammatory pseudotumor-like follicular dendritic cell tumor,IPT-FDCT)为滤泡树突细胞肉瘤的一个亚型,约70%患者EBER阳性。肉眼见为单一结节,切面灰褐色、质实,直径

3~22cm,有时可见坏死。镜下见境界清楚的结节,周围可有不全纤维包裹,以及疏松分布的梭形、卵圆形肿瘤细胞伴大量炎细胞浸润。肿瘤细胞表达滤泡树突细胞表型,多数 EBER 阳性。

朗格汉斯细胞组织细胞增生症(Langerhans cell histiocytosis, LCH)为朗格汉斯细胞克隆性增生,表达 CD1a、S-100、langerin 蛋白,伴再现性遗传学异常。肉眼见脾大,有一个以上结节状病变。镜下见典型朗格汉斯形态细胞聚集,细胞卵圆形,直径 10~15μm,胞质丰富淡红染,咖啡豆样核,有分叶或核沟,不显著的核仁,间质伴嗜酸性粒细胞浸润。免疫表型 CD1a、S-100、langerin 阳性,CD68 弱阳性。*BRAF V600E* 激活突变常见;电镜下见典型的伯贝克颗粒。

组织细胞肉瘤(histiocytic sarcoma)指由恶性组织细胞组成的肿瘤,起源于专能干细胞。脾病变为一个以上实性结节,可结节状或弥漫分布。镜下见肿瘤性组织细胞黏附性差,呈上皮样组织细胞、高度异型性、多形性肿瘤细胞,胞质丰富,呈嗜酸性或泡沫状,细胞核呈空泡状,有时有明显的核仁。偶可见噬红细胞现象。免疫组化 CD68、CD163、溶菌酶阳性。

(十七) 肥大细胞增生症

肥大细胞增生症(mastocytosis)指多于一个器官的肥大细胞异常增生,多数患者伴 *KIT* 基因的体细胞激活点突变。镜下见脾索及白髓周围多灶性致密肥大细胞聚集,可累及白髓或血管周,结节中央伴透明变性及硬化,可伴有不等量的嗜酸性粒细胞、浆细胞。免疫组化 CD117 阳性,部分 CD2、CD25 阳性。

(十八) T 淋巴母细胞淋巴瘤和 B 淋巴母细胞淋巴瘤 / 急性淋巴细胞白血病

急性淋巴母细胞白血病(acute lymphoblastic leukemia, ALL)指不成熟 B 细胞或 T 细胞肿瘤累及外周血及骨髓,通常将仅累及淋巴结或其他结外器官者称为淋巴母细胞淋巴瘤。肉眼见脾大,镜下见脾红髓及白髓弥漫性浸润,肿瘤细胞中等大小,胞质少,核染色质细腻。免疫组化 CD99、TdT 阳性,B-ALL 的 CD19、CD22、CD79a 阳性,*IGH* 基因克隆性重排阳性;T-ALL 的 CD1a、CD2、CD3、CD4、CD5、CD7 及 CD8 等可阳性,*TCR* 基因克隆性重排阳性。

五、非造血系统肿瘤和其他

(一) 血管肿瘤

血管肿瘤主要包括窦岸细胞血管瘤、血管瘤、血管内皮细胞瘤和血管肉瘤,分述如下。

窦岸细胞血管瘤(littoral cell hemangioma)为起源于脾红髓窦衬覆细胞的良性血管性肿瘤,内覆细胞具有组织细胞及血管内皮两种分化方向。肉眼见脾轻度到显著肿大,切面见脾多发性海绵状血管病变。镜下见薄壁囊腔,囊内充满红细胞,壁上内覆扁平细胞及高柱状细胞(图 14-20)。扁平细胞具有血管内皮免疫表型,CD31、CD34 及第Ⅷ因子阳性;高柱状细胞具有组织细胞分化,CD68 和 CD163 阳性。脾髓外造血常见。

血管瘤(hemangioma)为良性血管肿瘤,由大小不等、相互连通的血管腔组成,内覆扁平或簇状无异型性的内皮细胞。脾脏可正常大小或增大,常为单个或多个境界清楚结节,切面呈暗红色或深红色海绵状。镜下见多量薄壁血管腔,腔内大量红细胞,内皮细胞无显著异型性,周围髓外造血易见。

血管内皮瘤(hemangioendothelioma)指形态及生物学行为界于血管瘤与血管肉瘤之间的肿瘤,从已积累资料看,本瘤为恶性肿瘤,并非所谓"中间型"肿瘤。肉眼见单发或多发结节,可有囊性变。镜下见肿瘤细胞呈多种形态,如上皮样、卡波西样、肌样或成肌纤维细胞样,或以上组合。与血管瘤相比,肿瘤细胞更加富于细胞、更加多形性,血管腔形态不规则,明确的恶性细胞特征并不明显,核分裂、坏死少见。免疫组化 CD31、CD34、ERG 及第Ⅷ因子受体阳性,CD8 阴性。

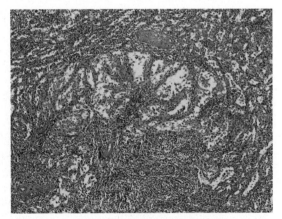

图 14-20　窦岸细胞血管瘤
脾组织内大小不等海绵状囊性病变,囊壁上被覆高柱状及鞋钉样细胞。

血管肉瘤(angiosarcoma)为由肿瘤性血管内皮细胞组成的恶性血管肿瘤。脾脏常显著增大,切片呈多种形态,如出血状、结节状、海绵状、囊性等,坏死易见,结节境界可较清,也可为浸润性模糊边界。镜下同一病例可有多样组织学形态,内皮细胞有多形性,从相对较小异型性到高度异型性(图 14-21),可排列成裂隙状、乳头状、复层性或实性,常形成不规则浸润性血管腔、相互沟通的裂隙,核分裂易见。可见坏死、陈旧性出血及含铁血黄素沉积。肿瘤可见周边正常脾组织浸润。免疫组化血管标记如 CD31、CD34、ERG 及第Ⅷ因子受体阳性,FLI-1 可阳性,CD8 阴性。

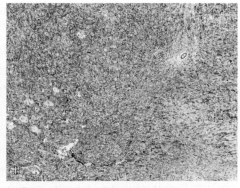

图 14-21　脾血管肉瘤

A. 异型性较大的梭形细胞的细胞间有多量血窦形成;B. 免疫组化肿瘤细胞 CD31 阳性表达。

(二) 非血管源性肿瘤

此处仅介绍硬化性血管瘤样结节性转化和脾错构瘤。

硬化性血管瘤样结节性转化(sclerosing angiomatoid nodular transformation,SANT)是一种由血管瘤样结节、纤维化等所构成的特征性良性血管性病变,其性质倾向于错构性而非真性肿瘤病变。大体多为单个境界清楚的结节,结节中心硬化。镜下见病变由多个大小比较一致的血管瘤样结节相互融合成肉眼可见的单个大结节,结节中有毛细血管腔、较大的裂隙状、圆形或不规则的静脉血管腔,结节内及周围有不等量炎细胞,中心纤维硬化明显。免疫组化表现出不同的表型,但第Ⅷ因子阳性常见。

脾错构瘤(splenic hamartoma)为仅由红髓组织组成的良性错构性病变。肉眼在脾切面见境界较清楚的结节,与正常脾组织相比略呈棕色,常为单发,很少有多发者,结节可挤压周围正常脾组织。镜下见排列不规则的红髓组织,无白髓组织,显微镜下病变边界与正常脾组织模糊,可有散在淋巴细胞浸润,有时有不典型间质细胞或髓外造血。

脾血管结节状转化
(图片)

(三) 炎性假瘤

炎性假瘤(inflammatory pseudotumor,IPT)是脾脏由炎细胞及梭形细胞(可伴纤维化)构成的反应性病变。肉眼见病变常为单发境界清楚结节,切面灰白、棕褐色或黄色,直径 1~22cm,平均 10cm。镜下见梭形细胞为短梭形,细胞核异型性不明显,排列成束状、涡旋状,可显著纤维化,伴有大量浆细胞、淋巴细胞及组织细胞浸润。部分白髓可陷入病变。

(四) 转移瘤

转移瘤(metastatic tumor)指其他部位的实体肿瘤转移至脾实质,脾表面或被膜生长的肿瘤不包括在内。肉眼见转移瘤可呈巨块状、多结节状或仅显微镜下可见。大的结节常境界清楚、灰白色、质硬,可有出血、坏死。镜下转移瘤与原发肿瘤组织学相类似,如来源于卵巢的上皮性癌(高级别浆液性癌、透明细胞癌)、肺腺癌、皮肤恶性黑色素瘤、肾细胞癌、结肠癌等。临床病史对于诊断非常重要。

(卢朝辉)

第三节　骨　髓

一、总论

(一) 骨髓活检的意义

1. 在全血细胞减少时的鉴别诊断意义　全血细胞减少主要分为骨髓不增生性和骨髓增生性两大类。

前者如再生障碍性贫血,后者如骨髓增生异常综合征、一些急性白血病、原发性骨髓纤维化(MF)、淋巴瘤及骨髓转移性肿瘤等,仅根据外周血及骨髓穿刺涂片细胞学检查不易明确病因。

2. 在骨髓穿刺干抽或骨髓稀释时诊断意义　当骨髓增生极度活跃、细胞黏附紧密或骨髓网络纤维及胶原纤维增生等情况下,骨髓穿刺不能抽吸出骨髓液,从而无法作出细胞学诊断。骨髓稀释指抽取液涂片中仅见外周血成熟分叶核、杆状核白细胞,无骨髓幼稚粒、红系细胞,从而不能用于诊断的情形。此时采用环钻的方法取得骨髓组织,同时此类组织还可在玻片上滚动印片,既可进行细胞学诊断,又可进行组织学诊断。低增生性骨髓增生异常综合征、低增生性白血病时常因纤维化或骨髓中脂肪组织增多导致干抽/骨髓稀释,可能被误诊为再生障碍性贫血,此时骨髓活检鉴别诊断很有必要。

3. 骨髓转移性肿瘤的诊断意义　髓外原发的上皮及间叶性肿瘤可通过血道、淋巴道转移至骨髓,骨髓活检组织学结合免疫组化,可明确作出转移瘤的病理诊断。而骨髓穿刺涂片细胞学仅能将转移性肿瘤归类于"分类不明细胞"。上皮性肿瘤常引起广泛纤维化,易引起骨髓穿刺"干抽"现象,难以诊断。有一部分患者是以骨髓转移肿瘤就诊,通过骨髓活检诊断,倒推找到原发肿瘤的。

4. 淋巴瘤侵犯骨髓的诊断及治疗意义　多种外周B或T细胞淋巴瘤、霍奇金淋巴瘤等可侵犯骨髓,侵犯骨髓者属于临床Ⅳ期病变,临床期别与治疗方案的选择及预后判断密切相关。除诊断价值之外,骨髓活检也用于判断化疗或骨髓移植的疗效。单纯HE染色组织学观察对淋巴瘤诊断有很大限制,配合免疫组化和/或流式细胞学检查,绝大多数淋巴瘤可通过骨髓活检得到明确诊断。

(二)骨髓活检病理方法学

1. 塑料包埋及石蜡包埋切片HE染色　骨髓穿刺标本可采用甲基丙烯酸羟乙基酯(GMA)包埋,不脱钙,甚至不脱水,可切取厚度达1μm的半薄切片,从而能很好地保持不同阶段造血细胞的形态,直接进行白血病分型。但因塑料包埋不能像石蜡切片进行各种免疫组化或回顾性研究,同时塑料包埋免疫组化染色质量不稳定,因此国内医院仍大多采用常规脱钙、石蜡包埋切片技术。有的医院同时取两块骨髓活检组织,分别做塑料包埋和石蜡包埋切片。

2. 组织化学染色　最常见的有网织纤维染色和铁染色等。多数骨髓增生性疾病均需对骨髓纤维化(MF)程度进行评估,网织纤维染色是最常用的评估方法,染色结果进行半定量分级的方法见表14-4。

表14-4　骨髓纤维化的半定量评分标准

分级	标准
MF-0	散在线状网织纤维,无相互交叉,对应正常骨髓
MF-1	疏松的网织纤维有较多交叉,尤其血管周区域更显著
MF-2	弥漫致密网织纤维在大量交叉,偶见局灶束状致密网织纤维,提示胶原形成及局灶骨硬化
MF-3	弥漫致密网织纤维有大量交叉,多量粗大束状致密网织纤维,提示胶原形成伴骨硬化

注:仅评估造血组织区域的网织纤维密度,如果存在异质性,大于30%骨髓区域最高级别的评分为本例的最终评分;建议MF-2和MF-3加做Masson三色染色,以进一步对胶原纤维进行半定量评分。

MF,骨髓纤维化。

对于非增生性疾病如再生障碍性贫血等建议加做铁染色。铁利用障碍或利用减少,导致储存铁及可染铁增多,铁染色阳性有助于确定诊断。骨髓活检铁染色强度分级标准见表14-5。

表14-5　骨髓活检铁染色强度分级标准

分级	标准
(−)	阴性,无蓝色物质
(+)	偶见巨噬细胞胞质内蓝色细颗粒物质
(++)	巨噬细胞胞质及间质内散在蓝色粗颗粒物质
(+++)	巨噬细胞胞质及间质内散在蓝色粗颗粒物质,偶见中等块状物
(++++)	巨噬细胞胞质及间质中较多大小不等蓝色块状物

3. 其他病理辅助诊断技术　免疫组化染色、流式细胞术检查及分子病理检测均可用于骨髓活检标本的病理诊断，相关内容参见本章第一节。

（三）骨髓组织学

骨髓组织学主要包括造血细胞、非造血细胞、间质和基质细胞、血管和窦样结构等，其中以造血细胞最为重要，在此做重点介绍。

造血细胞（hematopoietic cell）是由多能干细胞发育和分化为所有类型的髓性细胞（myeloid cell），包括粒系细胞、红系细胞、巨核系细胞和单核系细胞。平时所说的"粒红比"指的是粒系 + 单核系与红系细胞数目的比例。

（1）粒系细胞：原始粒细胞（myeloblast）为粒系细胞的原始阶段，胞体中等大小，胞质少，嗜碱性，无颗粒。胞核呈圆形或卵圆形，有 1~5 个核仁，核膜厚，染色质淡，无聚集成块。这类细胞数目较少，多位于骨小梁旁。早幼粒细胞（promyelocyte）基本与原始粒细胞相似，不同点在于胞质中出现粉红色颗粒，核呈圆形或卵圆形，染色质开始聚集。中幼粒细胞（myelocyte）及晚幼粒细胞（metamyelocyte）核仁消失，染色质聚集成块状，特殊颗粒增多，胞核由半圆形（中幼粒）发展成肾形（晚幼粒），最后形成杆状核、分叶核粒细胞。

（2）红系细胞：原始红细胞（pronormoblast）胞体大而圆，胞质嗜碱性，核圆形居中，核膜薄，核仁 1~3 个，染色质颗粒不清，核切面呈深灰蓝色；早幼红细胞（basophilic normoblast）胞体圆、核圆，居中。有时核周胞质可见一圈线状空晕，染色质出现凝集，核染色深浅不一。中幼红细胞（polychromatophilic normoblast）胞体圆、核圆、居中。胞质红色，核染色质粗块状，有龟背样外观，无核仁。晚幼红细胞（orthochromatic normoblast）胞体小、胞质丰富，红色，核深染，呈墨点状。红细胞常组成造血岛，中央为巨噬细胞及较幼稚红系细胞，周边为较成熟细胞，最后从晚幼红的有核红细胞脱核，成为成熟红细胞。

（3）巨核系细胞：多在窦样结构旁，与骨小梁有一定距离，胞质突起伸入窦内皮细胞间隙，方便胞质破裂形成血小板进入血液。根据形态可分为小巨核细胞、单圆核巨核细胞、多核性巨核细胞、多叶核巨核细胞、裸核巨核细胞及无核巨核细胞等。

（4）单核系细胞：与粒系细胞是同一定向干细胞分化而成，在正常人骨髓中单核细胞数量少，无特定分布位置，可分为原始单核细胞、幼稚单核细胞、成熟单核细胞等阶段。

非造血细胞主要有浆细胞、肥大细胞；间质和基质细胞包括成纤维细胞、网状外膜细胞、窦内皮细胞、组织细胞、网织细胞等。血管起滋养作用。窦样结构（sinosoid）是骨髓中一个与造血功能密切相关的结构，与完成造血和防御两项功能有关。骨髓输入小动脉和毛细血管开口于窦样结构的腔间被覆一层具有特殊功能的内皮细胞，称为"窦内皮细胞"。它们连续或间断地被覆在窦内壁上，正常情况下，窦样结构控制血细胞的释放，未成熟血细胞不能经窦样结构释放到周围血液中，但在病理情况下则可能有未成熟、不同阶段血细胞进入血循环。窦内皮细胞还具备吞噬和抗原递呈两方面的功能。

（四）骨髓活检观察及报告内容

病理报告内容通常应包括以下内容。

（1）送检标本是否满足诊断需要。通常至少 3 个以上骨髓陷窝能够用于镜下观察方可满足需要；如果标本不满意，应指出不满意的原因（如组织过小、组织挤压破碎等）。

（2）评估造血组织与脂肪组织比例，需要密切结合患者年龄，且避开靠近骨皮质处的骨髓组织。生理状态下造血组织比例在不同的年龄段变化较大，如 10~20 岁的儿童或青少年造血组织比例在 80% 以上，30~40 岁时下降至 50% 左右，70 岁时下降至 30% 左右。可以粗略地使用公式［（100- 年龄）± 10］% 来估计患者生理状态下造血组织比例，并与镜下实际造血组织比例相比较，若超过上下限 10%，则报告造血组织比例增高或降低。

（3）造血组织中三系细胞比例：切片中容易分辨的细胞有成熟粒细胞、晚幼红细胞（有核红细胞）及巨核细胞，通常粒 / 红比为（2~4）：1，女性粒细胞比例往往更高。各系细胞比例超出正常范围时需在报告中显示出来。粒系及红系各阶段细胞均可见，但母细胞比例通常 <3%。不同阶段各系细胞比例在骨髓穿刺涂片细胞学诊断更为精确。巨核细胞易分辨，通常为成熟巨核细胞。

（4）骨髓组织中可见部分淋巴细胞，其中 B 淋巴细胞在骨髓活检组织中少见，尤其是儿童；T 细胞可见于老年人骨髓组织中，老年人骨髓组织中也可见淋巴滤泡形成，通常一个骨髓陷窝中少于 3 个淋巴滤泡。

（5）一些细胞成分正常情况不出现于骨髓组织中，如组织细胞、类上皮肉芽肿、纤维化、上皮性肿瘤细胞等,报告中需显示并提示临床做相应系统检查。

(6)所做的特殊染色、免疫组化及分子检测等结果,也需体现在报告中。

(7)结合以上组织学改变,对于大多数淋巴瘤、转移性肿瘤等可作出明确诊断;对于造血组织疾病,结合临床及骨髓穿刺涂片细胞学结果,可能作出提示性诊断;无明确方向性者作出描述性诊断。

二、骨髓活检常见的非肿瘤性病变

(一)再生障碍性贫血

再生障碍性贫血(aplastic anemia,AA)是由多种原因引起骨髓造血干细胞和微环境严重损害,导致骨髓造血功能衰竭的疾病。病因包括物理性、化学性、生物性、免疫性因素影响或原因不明的发病。异常免疫反应损伤造血干细胞是 AA 重要的发病机制。发病后出现骨髓组织改变为造血组织比例减少,脂肪细胞、网状细胞、淋巴细胞及浆细胞等非造血细胞数目增多,骨髓间质水肿、出血(图 14-22)。

(二)巨幼细胞性贫血

巨幼细胞性贫血(megaloblastic anemia,MA)指由于维生素 B_{12} 及叶酸缺乏,细胞 DNA 合成障碍所引起的贫血,病变细胞核、胞质发育不平衡及无效造血,呈现典型的巨幼改变。不仅累及红系细胞,粒系细胞和巨核系细胞也可受累。骨髓组织学改变为粒系、红系幼稚细胞体积增大,胞核浅染、苍白,分叶核及杆状核粒细胞数目明显减少,铁染色阳性。

(三)类白血病反应

类白血病反应(leukemoid reaction,LR)指因某种因素刺激机体的造血组织而引起的类似白血病的血液改变,外周血白细胞计数增高,和 / 或出现幼稚血细胞(核左移)。多见于某些细菌或病毒的严重感染,也常出现于恶性肿瘤广泛播散、急性溶血及某些药物反应等。骨髓活检显示造血组织增生极度活跃,粒系、红系偏幼稚阶段细胞增多,分叶、杆状核粒细胞和晚幼红细胞数目减少;原始阶段细胞少见,各阶段细胞形态无异常,有时浆细胞易见。

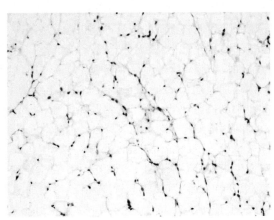

图 14-22 再生障碍性贫血

骨髓组织中造血细胞比例显著减少,几乎全部被脂肪组织所取代,仅间质可见零星造血细胞。

三、急性白血病和骨髓异常增殖综合征

(一)急性白血病

急性髓系白血病(acute myeloid leukemia,AML)是克隆性髓系细胞异常增殖形成的造血组织恶性肿瘤,包括粒系、红系、巨核系和单核系细胞等;表现为外周血、骨髓和 / 或其他组织中大量幼稚白血病细胞增生、浸润及破坏。根据不同的分子遗传学异常及临床特征等,分为 AML 具有再现性遗传学异常(AML with recurrent genetic abnormalities)、AML 伴有骨髓异常增殖相关改变(AML with myelodysplasia-related changes)、治疗相关的髓系肿瘤(therapy-related myeloid neoplasm)、AML 非特殊类型(AML,NOS)、髓系肉瘤(myeloid sarcoma)及与唐氏综合征相关的髓系增生(myeloid proliferations associated with Down syndrome)等类型。骨髓组织学改变多数为骨髓增生活跃,造血组织比例升高,少数病例增生正常或低下。白血病细胞可呈单一性弥漫增生,完全取代正常造血组织,也可呈片、灶状增生,残留部分造血组织。急性原巨核细胞白血病时,粒系、红系、巨核系三系细胞增生显著受抑制,少部分病例伴有纤维化。

(二)骨髓增生异常综合征

骨髓增生异常综合征(myelodysplastic syndrome,MDS)是由于克隆性造血干细胞、祖细胞发育异常,从而引起外周血一系或多系血细胞减少、一系或多系髓系细胞发育异常(病态造血)、无效造血和易演变为急性髓系白血病等一类肿瘤的疾病。根据疾病的临床特征和遗传学背景,又分为"伴单系异常增生""伴环状铁幼粒红细胞"等 7 种类型。

骨髓病理组织学缺乏特征性形态学改变,主要有:①多数病例骨髓增生活跃至极度活跃,少数(7%~19%)病例增生低下。②粒系原始细胞、幼稚细胞增多,伴形态发育及分布异常。原始粒系细胞远离骨小梁,

呈丛状、簇状分布。③红系细胞的形态异常和成熟停滞。红系细胞显示"核幼质老"的巨幼样变、双核或三核幼稚红细胞，以及核发芽、核不规则及胞质空泡化等现象。红系细胞发育停滞表现为同一阶段红系细胞成片状增生现象。④巨核系发育异常，主要表现为体积小、分叶少的巨核细胞及淋巴细胞样小巨核细胞。⑤凋亡细胞增多。⑥间质网织纤维增生，血窦壁变性或破裂，间质水肿，红细胞外渗，淋巴细胞散在或结节状分布，肥大细胞、浆细胞及组织细胞增多等。

四、慢性骨髓增生性肿瘤

（一）慢性粒细胞白血病

慢性粒细胞白血病（chronic myelocytic leukemia，CML）定义参见本章第二节。骨髓病变在慢性期、加速期和急变期各不相同。

慢性期（chronic phase）骨髓造血细胞增生活跃，粒系细胞增生和成熟与正常血细胞相似，粒细胞数目增多。无显著异常增生，骨髓中原始细胞比例 <5%；如果 ≥10% 则提示进展期疾病。红细胞前体的比例通常显著降低。巨核细胞的数量可能正常或略有减少，但 40%~50% 的病例表现出中度至明显的巨核细胞增殖。巨核细胞比正常小，核无分叶，被称为"矮"巨核细胞，但不是真正的骨髓增生异常综合征时的微巨核细胞，嗜酸性粒细胞和嗜碱性粒细胞通常数量增加，组织细胞数目增多。

在加速期（accelerated phase），造血组织增生活跃，三系细胞均可见细胞增生异常，出现小巨核细胞，包括类似 MDS 时的小巨核细胞，伴胶原纤维 / 网织纤维增生。CD34 染色可显示幼稚细胞比例，占 10%~19%，多数病例幼稚细胞为髓系表型。如果看到淋巴母细胞，应小心出现淋巴母细胞危象。

母细胞期（blast phase）的标准：外周血或骨髓中母细胞比例 ≥20%（图 14-23）和 / 或髓外部位出现母细胞增生。大部分病例中，母细胞为髓系，包括中性粒细胞性、单核细胞性、巨核细胞性、嗜碱或嗜酸细胞性、红细胞性，或上述种类的混合。20%~30% 患者可出现淋巴母细胞，大部分为 B 淋巴母细胞，虽然也可出现 T 淋巴母细胞或 NK 细胞转化。有报道显示可继发淋巴母细胞或髓母细胞危象。各系母细胞形态学特点可比较明显，但在母细胞期，多数母细胞比较原始，且母细胞同时表达多系免疫表型者常见。髓外母细胞增生更多见于皮肤、淋巴结、骨及中枢神经系统，可见于任何部位，可为髓系、淋巴系或混合系。

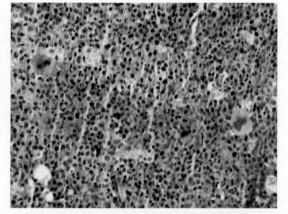

图 14-23　慢性粒细胞性白血病，母细胞期
高增生骨髓象，>95V%，骨髓中母细胞比例 ≥ 20%。

（二）真性红细胞增多症

真性红细胞增多症（polycythaemia vera，PV）是一种慢性骨髓增生性肿瘤，其特征是红细胞数量显著增多，这种红细胞增多与正常调节红细胞生成的机制无关。骨髓组织学改变包括骨髓造血组织增生极度活跃，脂肪组织显著减少或消失；粒系、红系及巨核系细胞不同程度增生。其中三系均增生者多见，其次为红系和粒系增生，再次为粒系、巨核系增生，单纯红系增生者少见；巨核系、红系、粒系细胞增生活跃；淋巴细胞、浆细胞、肥大细胞等非造血细胞减少；骨小梁减少、变细。

（三）原发性血小板增多症

原发性血小板增多症（essential thrombocythaemia，ET）是一种慢性骨髓增生性肿瘤，主要累及巨核细胞系。其特征是外周血中持续的血小板增多（血小板计数 ≥ 450 × 10⁹/L），骨髓中巨大、成熟的巨核细胞增多，临床上发生血栓形成和 / 或出血。骨髓组织学：骨髓增生正常、活跃或低下。细胞成分以粒系增生为主，各阶段粒细胞均可增生，成熟阶段细胞较多。巨核细胞系显著增多，>13 个 /HPF，其分布可呈聚集的"肉芽肿型"或分散的"弥漫型"，前者更易发生骨髓纤维化。巨核细胞以多核叶成熟型巨核细胞多见，一般无单圆核巨核细胞或小巨核细胞。后期常继发骨髓纤维化。

（四）原发性骨髓纤维化

原发性骨髓纤维化（primary myelofibrosis，PMF）是一种克隆性骨髓增生性肿瘤，特征是骨髓中异常巨核细胞和粒系细胞增生，伴有骨髓纤维组织增生及髓外造血。从早期以造血细胞为主缺乏纤维化阶段，逐渐发展到明显纤维化阶段,到最终骨硬化。纤维化期出现外周血有核红细胞、肝脾肿大。

骨髓组织学:①细胞期,纤维细胞及成纤维细胞增生约占骨髓组织的 1/3,粒系、红系各阶段细胞均可增生,比例大致正常;巨核细胞数量可多可少。有多少不等的淋巴细胞、浆细胞及组织细胞浸润,网织纤维染色 MF-2 级。②胶原形成期,纤维化约占骨髓组织 2/3,呈弥漫性或斑块状,红色胶原增多,粒系、红系细胞显著减少,裸核巨核细胞可见。网织纤维染色 MF-2~MF-3 级。③硬化期,广泛纤维化,胶原纤维增生(图 14-24),造血细胞显著减少或消失,偶见裸核巨核细胞,部分病例出现编织骨。网织纤维评估 MF-3 级。

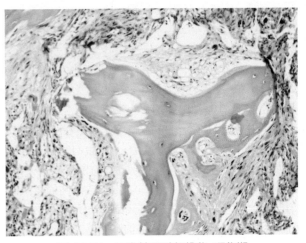

图 14-24　原发性骨髓纤维化,硬化期
广泛纤维化,胶原纤维增生,可见部分残存巨核系细胞增生。

五、慢性淋巴增生性疾病

(一)浆细胞骨髓瘤 / 多发性骨髓瘤

浆细胞骨髓瘤(plasma cell myeloma,PCM)/ 多发性骨髓瘤(multiple myeloma,MM)是骨髓的多灶性肿瘤性浆细胞增生,通常与血清和 / 或尿中的 M 蛋白有关,伴有与浆细胞肿瘤有关的器官损害。骨髓几乎是所有 PCM 的起源部位,在大多数情况下有弥漫性的骨髓受累。该疾病的临床范围从无症状到高度侵袭性。诊断需综合考虑临床、形态、免疫和影像学特征。通常出现单克隆性浆细胞比例 ≥10% 骨髓细胞,加上临床高钙血症(hypercalcaemia)、肾功能不全(renal insufficiency)、贫血(anaemia)及骨病变(bone lesions)其中之一,就可确定诊断 MM;或单克隆浆细胞比例 ≥ 60% 骨髓细胞,也可直接确定诊断 MM。骨髓组织学可见单克隆浆细胞间质散在分布,也可成簇、结节状或弥漫分布(图 14-25),通常正常造血组织存在。随着病变进展,骨髓可弥漫性累及,侵占正常造血组织范围。

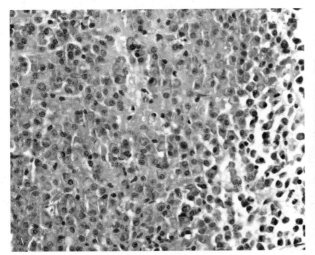
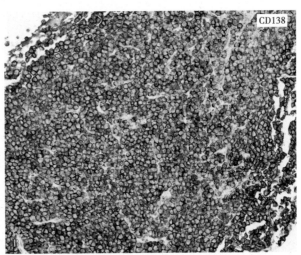

图 14-25　多发性骨髓瘤
A. 骨髓组织中见多量较一致浆细胞浸润;B. 免疫组化 CD138 弥漫阳性。

(二)"闷燃型"浆细胞骨髓瘤

"闷燃型"浆细胞骨髓瘤(smouldering plasma cell myeloma)指骨髓中 10%~60% 单克隆性浆细胞增生,伴或不伴 M 蛋白,但不出现 MM 的临床事件(高钙血症、肾功能不全、贫血及骨病变,英文首字母缩写 CRAB)及淀粉样变。骨髓组织学改变与 MM 相似。

(三)淋巴浆细胞性淋巴瘤

淋巴浆细胞性淋巴瘤(lymphoplasmacytic lymphoma,LPL)定义参见本章第一节。骨髓病变表现为肿瘤

细胞弥漫性和 / 或间质浸润，有时伴有小梁旁聚集。浸润细胞为小淋巴细胞和数量不等的浆细胞、浆细胞样淋巴细胞。肥大细胞数目增多。

（四）重链病

重链病（heavy chain disease,HCD）是三种罕见的产生单克隆免疫球蛋白重链（γHCD 中的 IgG,αHCD 中的 IgA 和 μHCD 中的 IgM）的 B 细胞肿瘤。重链通常会被截断，从而无法与轻链正常组装，产生的蛋白质大小不定，通过常规的血清蛋白质电泳无法产生特征性的单克隆峰。骨髓组织学可见含有空泡的浆细胞，通常与类似于 CLL 细胞的圆形小淋巴细胞混合。

（五）意义不确定的 IgM 单克隆 γ 球蛋白病

意义不确定的 IgM 单克隆 γ 球蛋白病（IgM monoclonal gammopathy of undetermined significance,MGUS）指血清 IgM 副蛋白浓度 <30g/L，骨髓单克隆性浆细胞浸润 <10%，且不伴贫血、全身症状或 B 症状、血高黏度、淋巴结肿大、肝脾肿大或其他终末器官损害。MGUS 可能发展为淋巴瘤或原发性淀粉样变性。骨髓病变为散在单克隆浆细胞浸润，且浆细胞比例 <10%，但由于浆细胞数量少，很难与骨髓中固有的多克隆浆细胞区别；另一个需鉴别的是淋巴浆细胞淋巴瘤。

（六）多中心性卡斯尔曼病

多中心性卡斯尔曼病定义参见本章第一节。骨髓表现为成熟浆细胞数目增多，类似浆细胞骨髓瘤，但浆细胞为多克隆性，骨髓组织中可检测到 HHV8（+）细胞。

六、系统性肥大细胞增生症

系统性肥大细胞增生症（systemic mastocytosis,SM）定义参见本章第一节。骨髓病变表现为可见多灶性致密肥大细胞聚集（≥15 个细胞），沿骨小梁分布的单形性梭形肥大细胞；卵圆形或梭形肥大细胞胞质内可见细颗粒，肥大细胞主要分布于骨小梁旁或血管周，肥大细胞簇及骨小梁旁网织纤维增生，纤维性增厚。伴有不等量淋巴细胞、嗜酸性粒细胞及组织细胞浸润。

（卢朝辉）

第十五章　软组织疾病

软组织肿瘤是病理诊断中的难点,分布广,且种类多,另外,软组织恶性肿瘤——肉瘤相对癌少见,以及假肉瘤性病变和中间型肿瘤的存在,使得诊断更加困难。本章重点讲述软组织肿瘤中较为常见的疾病。

第一节　成纤维细胞/肌成纤维细胞肿瘤

一、良性肿瘤/瘤样病变

(一)结节性筋膜炎

结节性筋膜炎(nodular fasciitis)属于肌成纤维细胞增生性病变,并非炎症性病变,部分病变可自行消退。局部手术彻底切除可治愈,罕见复发和转移。本病多见于成人,20~40岁最常见;好发于上肢前臂,其次为头、颈部、躯干,下肢、手、足较为少见;病变多发生于浅筋膜,依其浸润深度的不同,可分为皮下型、筋膜型、肌内型。

【诊断要点】①肿物近期迅速生长,病程3个月,大多为1~2周,半数患者伴有局部微痛或触痛。②肉眼见病变多为单个圆形或卵圆形的结节,偶尔为多发性结节,与周围组织境界不清,无包膜;平均直径不超过2cm。③光镜下见病变边界不清,丰富的梭形成纤维细胞和肌成纤维细胞呈短束状或不规则排列(图15-1),细胞增生活跃,核肥胖淡染,可见小核仁,核分裂象易见,但无病理性核分裂。④细胞间常有微囊状裂隙,其内常见外渗的红细胞。⑤间质因疾病的时期不同而变化多样,早期常伴疏松的黏液样背景,中期炎性肉芽组织增生,晚期胶原纤维化明显。⑥间质偶见破骨细胞型的多核巨细胞、钙化或骨化。⑦免疫组化梭形细胞表达vimentin、SMA。⑧分子遗传学,*MYH9-USP6*基因融合是本病的特征。故FISH检测多呈*USP6*基因断裂。

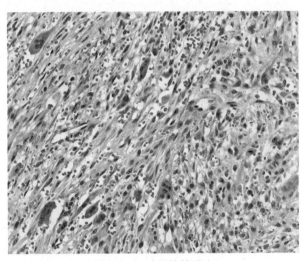

图15-1　结节性筋膜炎

稀疏黏液样的背景中,肥胖的梭形肌成纤维细胞短束状排列,可见核分裂象,间质有外渗的红细胞,及散在的破骨样多核巨细胞。

【鉴别诊断】本病主要应与梭形细胞肉瘤鉴别,如纤维肉瘤、平滑肌肉瘤、多形性未分化肉瘤等,这些肉瘤的瘤细胞都有明显的异型性,核质比高,可见病理性核分裂;其他还需与发生于浅表部位的皮肤纤维组织细胞瘤、神经纤维瘤等鉴别。

结节性筋膜炎
(病例)

(二)增生性肌炎

增生性肌炎(proliferative myositis)发生于肌肉内,生长快,从发病到手术切除,一般不超过2个月。其症状不明显,多数病例于触摸时发现结节或肿块。患者发病年龄比结节性筋膜炎大,常见于40~50岁,男女无明显差别。本病好发于躯干肌肉和肩胛带区,偶见于大腿肌群。与增生性筋膜炎相似,切除后罕见复发。

【诊断要点】①肉眼见肿块边缘不清(图15-2A),直径小于5cm,多数不超过3cm。切面呈灰色瘢痕样,大多位于肌膜下。②光镜下见病变边界欠清,由增生的成纤维细胞、肌成纤维细胞和神经节细胞样巨细胞组成。③成纤维细胞和肌成纤维细胞呈梭形、蝌蚪样或不规则形。④神经节样巨细胞体积大,胞质丰富嗜碱,核空泡状,核仁明显,酷似神经节细胞,呈均匀或片块状分布。⑤核分裂象易见,但无病理性核分裂。⑥间质黏液样或胶原样。⑦病变内残存的萎缩的横纹肌细胞散布于增生的成纤维细胞、肌成纤维细胞间,低倍镜下呈棋盘样(图 15-2B)。⑧免疫组化梭形细胞表达 vimentin、SMA,不表达 desmin;神经节样巨细胞常不表达 actin。

【鉴别诊断】本病主要应与横纹肌肉瘤、恶性外胚间叶瘤或恶性蝾螈瘤鉴别,其他还需与结节性筋膜炎、骨化性肌炎等鉴别。

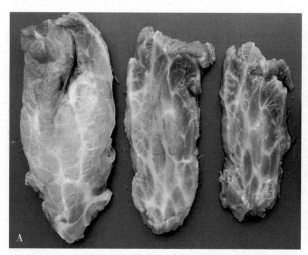
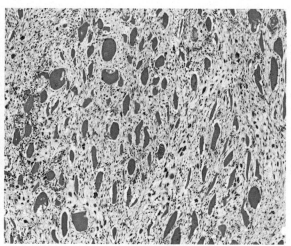

图 15-2　增生性肌炎

A. 肉眼见病变无明确边界,与肌肉组织相互交错;B. 增生细胞挤压和分散横纹肌束,呈棋盘样结构。

二、纤维瘤病

纤维瘤病(fibromatosis)又称侵袭性纤维瘤病,它包括了一组相关的疾病。根据年龄、部位、病因的不同,分为多种亚型。按年龄可分为:①幼年性纤维瘤病,包括颈纤维瘤病(先天性斜颈)、婴幼儿指/趾纤维瘤病、幼年性透明纤维瘤病;②成人纤维瘤病,包括掌/跖纤维瘤病、阴茎纤维瘤病、颈项型纤维瘤、加德纳纤维瘤、腹壁纤维瘤病、腹壁外纤维瘤病、腹腔内和肠系膜纤维瘤病。按部位可分为浅表性纤维瘤病[如指/趾、掌/跖、阴茎纤维瘤病等]和深在性纤维瘤病(如腹壁、腹外和腹腔内纤维瘤病等)。按特殊原因引起的纤维瘤病,可有瘢痕性纤维瘤病(瘢痕疙瘩)和放射性纤维瘤病。不同类型的纤维瘤病形态学上都是由增生的成纤维细胞、肌成纤维细胞和胶原纤维构成,不同的是梭形细胞和胶原纤维在比例上有所差异,或伴有一些特殊的临床及组织学表现,下面分述几种较多见的亚型。

(一) 颈纤维瘤病

颈纤维瘤病(fibromatosis colli)主要发生于新生儿(2~4 周)颈部,男多于女,右侧多见,40%~50% 伴有不正常分娩(如臀产、钳产)史;患儿常出现斜颈,故又名先天性斜颈、婴儿胸锁乳突瘤。本病生物学行为属于良性。1 岁以上患儿可手术治疗,切除后无复发。

【诊断要点】①肿块位于胸锁乳突肌远端,质硬,可水平移动,不侵犯表面皮肤,平均直径 1~2cm;②镜下见部分胸锁乳突肌被弥漫增生的成纤维细胞取代,增生的成纤维细胞和残余的横纹肌纤维均匀混杂;③病变早期,成纤维细胞丰富,有间质黏液样背景,病变晚期细胞成分较少,间质呈瘢痕样;④残余的横纹肌细胞萎缩退变,横纹消失,部分核深染畸形;⑤免疫组化瘤细胞呈 vimentin 和 SMA 阳性。

(二) 掌/跖纤维瘤病

掌/跖纤维瘤病(palmar/plantar fibromatosis)累及掌腱膜或跖腱膜,约 50% 为双侧性;掌纤维瘤病主要见于中老年人,常侵犯第四、五指掌的尺侧,引起手指屈曲挛缩,导致手功能障碍;跖纤维瘤病发病年龄较轻,个别病例可见新生儿和婴幼儿,常发生在非承重的足底腱膜,很少累及足趾,一般不引起功能障碍,但有烧灼感和行走疼痛。其生物学行为属于中间型,累及双侧多发患者、有家族史患者及出现手术后神经纤维瘤患者易局部复发。

【诊断要点】①肉眼见肿物无包膜,坚实而不规则,大小数毫米至数厘米,常混有皮下脂肪组织;②镜下见在早期,富于细胞的(肌)成纤维细胞增生,形成一个或多个结节,瘤细胞肥胖,无明显异型性,可见个别核分裂,胶原纤维少,基质呈黏液样;③随着病变进展,成纤维细胞增殖活性下降,细胞变细长,量减少,致密胶原纤维增加,晚期表现为类似肌腱的致密纤维胶原组织或玻璃样变结节;④肿瘤发生于浅表腱膜,可延伸并取代其上的皮下脂肪,但不侵袭下方肌肉。

(三) 韧带样型纤维瘤病

韧带样型纤维瘤病(desmoid-type fibromatosis)又称侵袭性纤维瘤病、肌肉腱膜纤维瘤病、韧带样肿瘤,主要累及深部软组织,包括腹壁纤维瘤病(好发于妊娠期或产后女性腹壁肌)、腹壁外纤维瘤病(肩部、胸背、大腿、臀部等)、腹腔内纤维瘤病(肠系膜、盆腔、腹膜后);肿瘤生长缓慢,浸润周围肌肉组织,易局部复发;腹腔内纤维瘤病患者部分伴加德纳综合征(Gardner syndrome),同时出现肠系膜纤维瘤病、家族性腺瘤性息肉病、多发性骨瘤、皮肤囊肿等。肿瘤生物学行为属于中间型,易复发。

【诊断要点】①肉眼见肿物多位于肌肉内,边界不清,质硬韧,有时有砂粒感,切面灰白,呈编织状,大小5~10cm。②镜下见病变边界不清,大小一致的梭形成纤维细胞和多少不等的胶原纤维形成平行的宽束状分布。③梭形细胞核肥胖或细长,可见小核仁,偶见核分裂,有时大片胶原纤维透明变性。④发生于腹腔内肠系膜的纤维瘤病常伴间质黏液变性;间质可伴灶性淋巴细胞浸润及灶性出血。⑤病变浸润周围肌肉组织,致受累肌肉变性、萎缩,形成多核肌细胞(图 15-3)。

【鉴别诊断】纤维瘤病在早期生长阶段富于细胞,要与纤维肉瘤鉴别,后者细胞有明显异型性,核质比高,有较多的核分裂及病理性核分裂象,常见肿瘤性坏死;晚期以胶原增生为主,伴有间质玻璃样变性,要与纤维瘢痕鉴别。纤维瘤病各亚型之间形态学有相似处,但临床特点、生物学行为有所不同,手术处理范围不尽相同,相互之间也需鉴别。

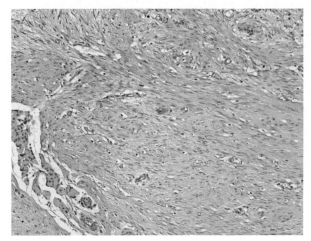

图 15-3 腹壁侵袭性纤维瘤病

平行排列的梭形瘤细胞侵袭性生长,背景伴多量胶原纤维,左下角可见周围横纹肌细胞受累,萎缩退变,形成多核肌细胞。

三、孤立性纤维性肿瘤

孤立性纤维性肿瘤(solitary fibrous tumor, SFT)是一种较常见的成纤维细胞性肿瘤,好发于脏层胸膜,亦可累及全身各部位的皮下、深部软组织、纵隔、腹膜后、腹腔、头颈部和全身各脏器,男女发病比例无差异,发病高峰年龄在 20~70 岁。生物学属于中间型肿瘤,少数有复发或转移。

【诊断要点】①肉眼见肿瘤为卵圆形或类圆形结节,境界清楚,有完整包膜或纤维性假包膜,平均直径5~8cm;切面灰白质韧,可伴黏液变区域或出血坏死区。②镜下见瘤组织无特征性结构,瘤细胞稀疏区与密集区交替分布,间隔以瘢痕样透明变性的胶原纤维;瘤细胞呈短梭形或卵圆形,胞质稀少,界限不清,核染色质均匀;间质富于玻璃样变的鹿角形分支的血管(图 15-4),可伴黏液变性。③部分病例肿瘤内出现成熟的脂肪组织,又称脂肪瘤性孤立性纤维性肿瘤。④部分病例在经典孤立性纤维性肿瘤的组织学基础上出现多核巨细胞,伴假血管样腔隙,又称巨细胞血管纤维瘤。⑤约 10% 的病例瘤细胞密集,呈明显异型性,核分裂 ≥ 4 个/HPF,可见肿瘤性坏死及周围组织浸润生长,称为恶性孤立性纤维性肿瘤。最近有报道孤立性纤维性肿瘤呈去分化,部分区域转变为高级别肉瘤,出现或不出现异源性的横纹肌肉瘤或骨肉瘤分化。⑥免疫组化肿瘤细胞表达 CD34、STAT6、Bcl-2、vimentin。分子检测大多数瘤细胞呈 *NAB2-STAT6* 基因融合。

【鉴别诊断】SFT 形态学多样,鉴别诊断范围较广,需与真皮纤维瘤、隆突性皮肤纤维肉瘤、低度恶性肌成纤维细胞肉瘤、上皮样平滑肌瘤、神经鞘瘤、神经纤维瘤、单相型滑膜肉瘤等鉴别。

四、炎性肌成纤维细胞肿瘤

炎性肌成纤维细胞肿瘤(imflammatory myofibroblastic tumor)又称为浆细胞肉芽肿、浆细胞假瘤、炎性假瘤、网膜肠系膜黏液样错构瘤等,累及周身各处,最常见于肺、网膜、肠系膜、膀胱。儿童及青年人多见。临床及影像学可见病变浸润邻近脏器(如肝、胃、脾脏、肾脏等),易被误诊为恶性肿瘤。生物学行为为中间型。

【诊断要点】肉眼见肿瘤境界清楚或呈多结节状,切面呈灰白、灰褐,肉质感或黏液样,直径1~17cm。

镜下见肿瘤由增生的梭形(肌)成纤维细胞及淋巴细胞、浆细胞、嗜酸性粒细胞等炎症背景共同构成;组织学表现多样,可分为3种亚型。

(1)黏液型:似肉芽组织或结节性筋膜炎样,胖梭形(肌)成纤维细胞排列于疏松水肿的黏液样背景中,可见各种炎症细胞和泡沫样组织细胞浸润,可见神经节样(肌)成纤维细胞。

(2)梭形细胞密集型:梭形细胞密集束状、漩涡状排列,伴间质黏液样或胶原化,似纤维瘤病样、纤维组织细胞瘤样或平滑肌瘤样病变,背景见弥漫的炎细胞浸润,淋巴浆细胞灶性聚集,亦可见神经节样(肌)成纤维细胞(图15-5)。

(3)纤维型:梭形(肌)成纤维细胞减少,胶原增生伴玻璃样变性,间质淋巴细胞、浆细胞浸润,并可见局灶钙化或骨化。

免疫组化瘤细胞表达vimentin、SMA、desmin,部分表达CK、ALK、CD68,而S-100、CD117阴性。

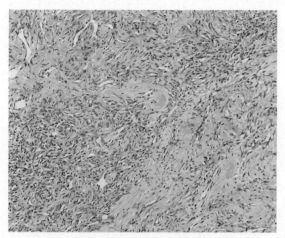

图15-4　孤立性纤维性肿瘤
肿瘤内细胞稀疏区与密集区交替分布,间隔以瘢痕样透明变性的胶原纤维,间质富于鹿角形分支的血管。

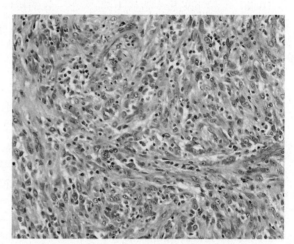

图15-5　炎性肌成纤维细胞肿瘤
炎症背景中,梭形的(肌)成纤维细胞密集束状或漩涡状排列,瘤细胞核呈圆形或卵圆形,部分可见核仁。

【鉴别诊断】炎性肌成纤维细胞肿瘤有时核分裂异常活跃,会误诊为肉瘤,加之出现神经节样细胞核仁明显,易误为异型性,但此时瘤细胞核质比并不高,也无病理性核分裂,仍应诊断为炎性肌成纤维细胞瘤。如瘤细胞表现出明确异型,核分裂活跃,并见病理性核分裂,可诊断为炎性肌成纤维细胞肉瘤。其他还需要与胃肠道炎性纤维性息肉、特发性腹膜后纤维化、胃肠道外间质肿瘤、炎性假瘤样滤泡树突细胞肿瘤等鉴别。

五、隆突性皮肤纤维肉瘤

隆突性皮肤纤维肉瘤(dermatofibrosarcoma protuberans)是一种缓慢生长但有局部侵袭性的中间型肿瘤,常发生于躯干、四肢、头颈部的皮肤及皮下,少数侵袭肌肉;好发于中青年人,偶见于儿童。本病有多种组织学亚型,包括经典型、色素性(又称Bednar瘤)、伴有肌样/肌成纤维细胞性分化性斑块样和黏液型。部分儿童病例常见巨细胞及假血管腔隙,又称巨细胞性成纤维细胞瘤(旧称幼年性隆突性皮肤纤维肉瘤)。纤维肉瘤型的隆突性皮肤纤维肉瘤属于恶性肿瘤。病灶切除不彻底易局部复发,约13%纤维肉瘤型隆突性皮肤纤维肉瘤可发生淋巴结或内脏转移。

【诊断要点】①肉眼见肿块境界不清,呈侵袭性生长,切面灰白,部分有黏滑感,直径1~8cm(平均3~4cm)。②镜下见肿瘤位于真皮浅层,浸润性生长,侵犯皮肤附件及皮下脂肪组织,有时成熟的脂肪裹卷入肿瘤内形成"蜂窝状"结构(图15-6)。③经典型瘤细胞呈特征性的席纹状或车辐状排列,高倍下见瘤细胞呈梭形,轻度异型性,核分裂象1~3个/HPF。④约5%的病例肿瘤内见散在分布、多少不等的含黑色素的树突状细胞,称色素型。⑤约5%的病例间质广泛黏液变性,瘤细胞呈梭形或星芒状漂浮于黏液背景中,经典席纹状排列不明显,背景见多量弯曲的血管,称黏液型,多见于一些复发病例。⑥另有 5%~10% 的病例部分区域瘤细胞异型明显,核分裂增多,瘤细胞排列成束状或鱼骨样,形似纤维肉瘤,称纤维肉瘤型。⑦免疫组化瘤细胞 CD34 阳性;色素型 HMB45 阳性、S-100 阴性;分子检测瘤细胞表现为 *COL1A1-PDGFB* 基因融合。

【鉴别诊断】经典型需与皮肤纤维组织细胞瘤鉴别,后者虽无完整包膜,但境界相对清楚,不会形成长条索状深入浸润及"蜂窝状脂肪"结构;黏液型需与黏液型脂肪肉瘤鉴别,后者也是广泛黏液背景中明显的弯曲血管,但管壁薄,血管有分支,相互连接成网,并可见脂肪母细胞;色素性需与色素型神经纤维瘤、色素型神经鞘瘤、恶性黑色素瘤鉴别;纤维肉瘤型需与纤维肉瘤鉴别。

色素性隆突性皮肤纤维肉瘤(病例)

六、纤维肉瘤

纤维肉瘤(fibrosarcoma)是由成纤维细胞及数量不等的胶原构成的恶性肿瘤,男性好发,多见于四肢、躯干、头颈的深部软组织。据发病年龄不同,分为成人型(>5 岁)及婴幼儿型(0~5 岁),成人型中又有特殊的形态学亚型,如黏液型纤维肉瘤、硬化型上皮样纤维肉瘤等。成人型早期生长缓慢,无明显临床症状,仅约 1/3 患者诉有痛感,常累及肌间纤维组织,可侵袭血管、神经,可局部复发,也可远处转移至肺、骨。婴幼儿型纤维肉瘤约 20% 为先天性,一般预后好于成人型,如伴肿瘤出血坏死、侵袭内脏器官者预后较差。

【诊断要点】肉眼见肿块境界相对清楚,切面呈灰白色或褐色,硬度与胶原含量有关,高级别肉瘤常伴出血坏死。

镜下见肿瘤由梭形细胞组成,呈束状结构,或出现特征性的人字形 / 羽毛状 / 鱼骨样排列,局灶亦见席纹状排列(图 15-7);高倍镜下见瘤细胞核两端尖细,染色质深染,胞质稀少,可见不同程度的核分裂。

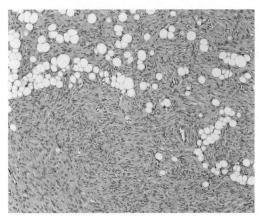

图 15-6　隆突性皮肤纤维肉瘤

短梭形瘤细胞呈特征性的席纹状或车辐状排列,侵袭裹卷周围脂肪,形成"蜂窝状"结构。

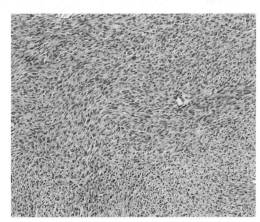

图 15-7　成人型纤维肉瘤

梭形瘤细胞呈束状或局灶席纹状排列,染色质深染,胞质稀少。

低级别者胶原纤维较多,可伴间质玻璃样变性或瘢痕样硬化,嗜银染色见网状纤维丰富,围绕着每个瘤细胞,出血坏死少见;高级别者瘤细胞核染色质更加深染,出现灶性圆形或多核巨细胞,形似未分化肉瘤,核分裂象及出血坏死多见。

硬化型上皮样纤维肉瘤间质胶原化明显,瘤细胞可排列成条索状,似上皮来源恶性肿瘤。免疫组化瘤细胞表达 MUC4。

含脂性孤立性纤维性肿瘤(病例)

部分纤维肉瘤可发生黏液变性及骨软骨化生。

婴幼儿型纤维肉瘤大部分形态学与成人型相似,但常伴丰富的薄壁血管及散在淋巴细胞浸润,并有特征性染色体易位形成的 *ETV6-NTRK3* 融合基因,加之预后不同,可能是不同的疾病,应与成人型区别对待。

免疫组化瘤细胞表达 vimentin 和 Ⅰ 型胶原,CK、EMA、SMA、S-100、desmin 均阴性。

【鉴别诊断】①恶性外周神经鞘膜瘤:肿瘤发生常与周围神经密切相关,常见交替分布的细胞稀疏区及密集区,部分区域可见波浪状细胞、逗点状核及厚壁血管、栅栏状或漩涡状结构等神经肿瘤的特征,免疫组化 S-100 阳性。②单相型滑膜肉瘤：肿瘤以纤维肉瘤样梭形细胞为主，但局灶可见呈早期上皮分化的细胞，并常伴钙化、血管外皮瘤样的鹿角形血管及间质肥大细胞的浸润，免疫组化 CK、EMA、Bcl-2 阳性，并有 *SYT-SSX* 融合基因形成。③平滑肌肉瘤：瘤细胞较肥胖，胞质呈强嗜酸性，核杆状，两端较钝，免疫组化 desmin、SMA、actin 等肌源性标记阳性。④横纹肌肉瘤：总会找到一些不同分化程度的横纹肌母细胞，胞质呈强嗜酸性，甚至可见横纹或纵纹，免疫组化 desmin、MyoD1、myogenin 等阳性。

（韩安家）

第二节　所谓的纤维组织细胞性肿瘤

一、纤维组织细胞瘤

纤维组织细胞瘤（fibrohistiocytic tumor）是一组具有共同形态特点、生物学特性而又不完全相同的局限性肿瘤，包括真皮纤维瘤、皮肤组织细胞瘤、皮下结节性纤维增生、纤维黄色瘤等。该类肿瘤生物学行为良性，部分可局部复发（以富于细胞皮肤组织细胞瘤多见）。

【诊断要点】①多见于成人四肢，呈孤立性、缓慢生长的无痛性肿块，少数为多发结节。②肉眼见病变为真皮内小结节，直径常 <3cm，肿瘤无包膜，境界相对清楚，切面灰白色、灰黄色或棕色。③镜下见病变多位于真皮内，偶尔累及皮下，由梭形 / 卵圆形（肌）成纤维细胞及圆形 / 卵圆形组织细胞样细胞组成，交错排列成短束状或席纹状结构，夹有胶原纤维，细胞界限不清，核空泡状，核仁小（图 15-8）。④肿瘤中可见泡沫细胞、多核杜顿（Touton）巨细胞或含铁血黄素沉着，并见少数炎症细胞。有时间质可发生黏液样变、胶原化、透明变性。⑤富于细胞者核分裂象较多（1~10 个 / 10HPF）。⑥免疫组化瘤细胞表达 FⅧa、vimentin，部分表达 SMA、CD68，不表达或仅局灶表达 CD34。

【鉴别诊断】纤维组织细胞瘤主要累及皮肤，要与发生于皮肤的梭形细胞病变鉴别，如神经纤维瘤、结节性筋膜炎、隆突性皮肤纤维肉瘤等；如组织细胞较多，需与异物反应、特殊感染（麻风等）、Rosai-dorfman 病、朗格汉斯细胞组织细胞增生症等鉴别；如继发广泛出血，需与血管瘤样纤维组织细胞瘤、卡波西肉瘤（Kaposi sarcoma）等鉴别。

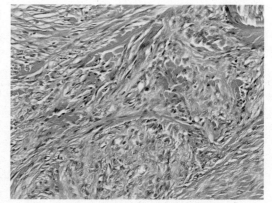

图 15-8　皮肤纤维组织细胞瘤
梭形 / 卵圆形（肌）成纤维细胞交错排列成短束状或席纹状结构，夹有胶原纤维，细胞界限不清，核空泡状，核仁小。

二、滑膜腱鞘巨细胞瘤

滑膜腱鞘巨细胞瘤（tenosynovial giant cell tumor）又称腱鞘巨细胞瘤，起源于关节滑膜、关节囊和腱鞘，有局限型和弥漫型。

（一）局限型滑膜腱鞘巨细胞瘤

局限型滑膜腱鞘巨细胞瘤（tenosynovial giant cell tumor, localized type）多见于中青年女性的手指，临床表现为缓慢生长的无痛性小结节，部分患者有外伤史。其生物学行为良性，有局部复发潜能。

【诊断要点】①肉眼见肿块境界清楚，切面灰白色（图 15-9A）或灰褐色，呈分叶状，直径 0.5~4cm。②镜下见肿瘤常有纤维性包膜和间隔，分隔肿瘤呈分叶状；肿瘤由增生的圆形或卵圆形单核样细胞组成，伴有数量不等的多核破骨细胞样细胞、泡沫样组织细胞、吞噬含铁血黄素的组织细胞和炎症细胞（淋巴细胞、肥大细胞为主），间质伴不同程度的胶原化（图 15-9B）。③单核样细胞胞质淡染，核圆形或肾形，可见核沟；破骨样巨细胞散布于单核细胞之间；泡沫样组织细胞呈散在的片状或地图状分布，结节周边多见，可伴有胆固醇裂隙。④核分裂可达 3~5 个 /10HPF，但坏死罕见。⑤免疫组化单核样细胞 CD68 阳性，部分表达 HHF35。

（二）弥漫型滑膜腱鞘巨细胞瘤

弥漫型滑膜腱鞘巨细胞瘤（tenosynovial giant cell tumor, diffuse type）又称色素性绒毛结节性滑膜炎，但细胞遗传学上与局限型一样，有核型异常，可自主性生长，提示本质仍为肿瘤性。本病发病年龄广，更易累及年轻患者,女性略多见;发病部位以下肢多见,尤其膝关节等大关节附近或脊柱。临床表现为关节疼痛、肿胀、活动受限,病程相对较长。肿瘤不易切除干净,复发常见,反复复发可影响关节功能;少数病例可发生恶性变。

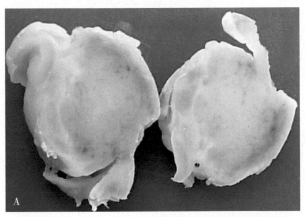
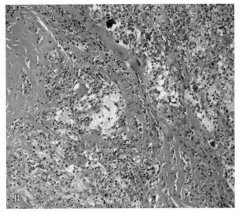

图 15-9　局限型腱鞘滑膜巨细胞瘤大体观察

A. 边界清,切面呈灰白色;B. 组织细胞样瘤细胞、泡沫细胞和破骨样巨细胞组成,间质胶原化。

【诊断要点】①肉眼见肿瘤较大(直径 >5cm),呈多结节状,质硬或海绵状,灰白色或黄色(图 15-10A)、褐色或呈多彩状;②镜下见肿瘤无纤维包膜,低倍镜下可见杂乱的绒毛结构及裂隙样、假腺样或假腺泡结构,有时伴出血;③破骨样巨细胞不常见;④单核细胞有两种,一种体积较小,核卵圆形,胞质淡染,为主要成分,另一种体积较大,呈圆形或多边形,胞质透亮或深嗜伊红色,边缘常可见含铁血黄素颗粒;⑤泡沫样组织细胞多少不等,间质内可见淋巴细胞浸润;⑥恶性变病例形态学表现为核分裂象增多(>20 个 /10HPF),坏死,核大,核仁明显,瘤细胞呈梭形(图 15-10B)等改变;⑦免疫组化同局限型。

【鉴别诊断】局限型需与发生在关节的腱鞘纤维瘤、腱鞘黄色瘤鉴别。弥漫型需与软组织巨细胞瘤、滑膜肉瘤、透明细胞肉瘤等鉴别。

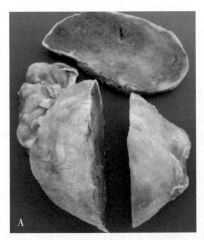
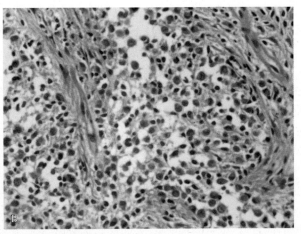

图 15-10　弥漫型腱鞘滑膜巨细胞瘤

A. 大体见肿瘤边界清,切面呈黄色;B. 瘤细胞呈梭形,部分瘤细胞为片状分布的圆形。

三、未分化 / 不能分类的肉瘤

未分化 / 不能分类的肉瘤(undifferentiated/unclassified sarcoma)属高度恶性。在 2013 年的 WHO 软组织肿瘤分类中,依据肿瘤细胞的形态,将未分化 / 不能分类的肉瘤分为多形型、圆细胞型、梭形细胞型和上皮样型。

【诊断要点】①好发于中老年人,男性略多见。病变累及四肢、躯干、腹膜后等深部软组织,生长迅速,部分伴疼痛。②肉眼见膨胀性生长肿物,可有假包膜。较大(直径 >5cm),切面多样,可伴出血坏死。③镜下见瘤细胞呈明显的多形性,常伴有奇异型瘤巨细胞,混合数量不等的梭形细胞和圆形组织细胞样细胞,胞质嗜酸或泡沫样。④瘤细胞排列无固定方向,局部可见呈车辐状或席纹状排列。⑤可见多量病理性核分裂象(图 15-11),间质出血坏死、黏液变性及胶原沉积。⑥免疫组化瘤细胞无特殊表达。

【鉴别诊断】未分化 / 不能分类肉瘤是一个排除性诊断,必须经免疫组化或电镜证实,排除肌源性、神经源性、黑色素性肿瘤、低分化癌,并需要多取材寻找有无真正的脂肪母细胞,排除多形性脂肪肉瘤或去分化脂肪肉瘤。

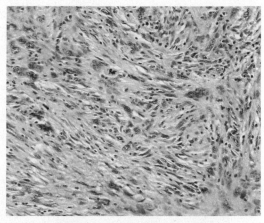

图 15-11　多形型未分化肉瘤

瘤细胞以梭形细胞为主,局部席纹状排列,有明显的核异型性,图中上方可见病理性核分裂象。

(韩安家)

第三节　脂肪组织肿瘤

一、良性肿瘤

良性脂肪肿瘤包括脂肪瘤(lipoma)、脂肪母细胞瘤(病)、棕色脂肪瘤(又称冬眠瘤)和脂肪瘤病。此处主要介绍脂肪瘤。

脂肪瘤是由成熟的白色脂肪构成的良性肿瘤,是成人最常见的软组织肿瘤,常见于浅表皮下,也可发生于深部软组织,如肌肉内、骨表面、关节内、神经等,分别称为肌内脂肪瘤、骨旁脂肪瘤、腱鞘滑膜脂肪瘤、神经脂肪纤维错构瘤等。

【诊断要点】临床表现为无痛性的软组织肿物,通常有完整包膜,但发生于深部组织时肿瘤边界欠清。肿块呈结节状,圆形或分叶状,大小相差悬殊,由小结节(<1cm)至巨大肿块(重 90.7kg),单个或多发。

肉眼见肿块质软,淡黄色,呈油腻状,偶尔体积较大或伴外伤者,切面见液化性坏死、囊性变。

镜下见肿瘤由成熟的脂肪细胞组成,瘤细胞大小略显不一(图 15-12);肿瘤由纤维组织分隔成大小不规则的小叶;瘤组织内各处毛细血管数量及分布不均匀。

如肿瘤内纤维组织过多,可称为纤维脂肪瘤;如瘤内富于黏液基质,则称为黏液脂肪瘤;如肿瘤在横纹肌内浸润生长,则称为肌内脂肪瘤;如肿瘤内出现软骨或骨化生,分别称为软骨脂肪瘤或骨脂肪瘤。

有时肿瘤中会伴有其他成分,如肿瘤内(常位于周边部)出现增生的毛细血管,管腔内常见微血栓,称为血管脂肪瘤;如肿瘤内出现骨髓样成分,称为髓脂肪瘤(主要见于肾上腺);如肿瘤内出现平滑肌成分并占优势,称为平滑肌脂肪瘤(多位于腹腔、腹膜后、腹股沟区等深部软组织);如肿瘤内出现中等大小的厚壁血管及不规则平滑肌束,称为血管平滑肌脂肪瘤(多见于肾内或肾旁),属于血管周上皮样细胞分化肿瘤家族中的一种。

脂肪瘤还有一些少见的特殊形态,如含大量梭形细胞、黏液间质和绳索状胶原纤维的梭形细胞脂肪瘤、含大量泡状脂肪母细胞和软骨样基质的软骨样脂肪瘤。

【鉴别诊断】本病主要需与脂肪肉瘤鉴别,尤其有黏液背景的脂肪瘤需与黏液型脂肪肉瘤鉴别,较大的纤维脂肪瘤需与非典型脂肪瘤性肿瘤 / 高分化脂肪肉瘤鉴别,梭形细胞脂肪瘤需与去分化脂肪肉瘤鉴别。

二、非典型脂肪瘤性肿瘤 / 高分化脂肪肉瘤

在以往的概念中,非典型脂肪瘤(atypical lipomatous tumor)和高分化脂肪肉瘤(well differentiated liposarcoma)在形态学上非常相似,"非典型脂肪瘤"用于描述发生于皮下,易于完整切除的脂肪肿瘤,预后较好,而高分化脂肪肉瘤用于诊断发生于深部组织,因不易切除干净多次复发,致无法控制的侵袭性生长和

发生去分化、转移而致命,预后较差。之后发现两者在遗传学上也相同,均出现 *MDM2* 基因的扩增。2013 版《WHO 软组织及骨肿瘤分类》使用"非典型脂肪瘤性肿瘤"的名称,高分化脂肪肉瘤作为同义名出现。

【诊断要点】好发于中老年人,常见于肢体(尤其大腿)深部软组织,其次为腹膜后、睾丸旁 / 腹股沟、纵隔等处,较少发生于皮下组织。肉眼常表现为巨大的分叶状肿块,切面深黄至乳白色,可含有较多的纤维条索、胶冻样区域或点灶状出血,易被误为脂肪瘤。

镜下形态多样,分为脂肪瘤样、硬化型、炎症型、梭形细胞型。

(1)脂肪瘤样型表现为肿瘤由成片分化好、近乎成熟的脂肪细胞构成,但细胞的大小、形状较正常的变化大,可见含小脂滴的脂肪母细胞(图 15-13)及核大深染的异型细胞,偶见小灶黏液样区,内含星形、梭形和小印戒样脂肪母细胞。

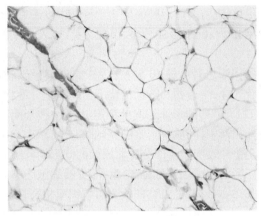

图 15-12 脂肪瘤

肿瘤由成熟的脂肪细胞组成,细胞大小略显不一。

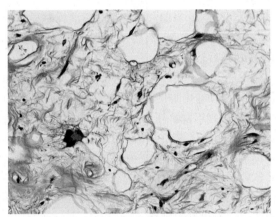

图 15-13 脂肪瘤样脂肪肉瘤

在分化好、近乎成熟的脂肪细胞背景中,见核大深染异形的脂肪母细胞,胞质内含脂滴空泡。

(2)硬化型是在脂肪瘤样型的基础上,发生明显纤维组织增生,玻璃样变,散在有异型性的多空泡脂肪母细胞、核深染畸形的裸核样细胞或花环状巨细胞,可见灶状黏液样区。

(3)炎症型的特点是在脂肪瘤样型或硬化型的背景中出现大量炎症细胞,主要为淋巴细胞和浆细胞浸润,呈结节状或带状浸润,有时甚至掩盖脂肪肉瘤的本质病变。

(4)梭形细胞型是增生的温和的神经样或成纤维细胞样梭形细胞与分化良好的脂肪肉瘤相间形成,间质可有胶原变性或黏液样变区域。

免疫组化肿瘤细胞 S-100 阳性,MDM2、CDK4 阳性。

【鉴别诊断】因形态多样,鉴别诊断谱系广泛。脂肪瘤样型需与脂肪瘤、脂肪坏死、脂膜炎等鉴别;硬化型需与多形性脂肪瘤、去分化脂肪肉瘤等鉴别;炎症型需与脂性肉芽肿、脂膜炎、脂肪坏死、炎性肌成纤维细胞瘤等鉴别;梭形细胞型需与梭形细胞脂肪瘤、神经纤维瘤、平滑肌脂肪瘤等鉴别。

三、恶性肿瘤

(一)去分化脂肪肉瘤

部分非典型脂肪瘤性肿瘤 / 高分化脂肪肉瘤可发生去分化,进展为不同组织学形态的肉瘤,称为去分化脂肪肉瘤(dedifferentiated liposacoma),可以见于肿瘤初发时,也可发生于肿瘤复发后;去分化成分可以是纤维肉瘤、未分化肉瘤,或少数情况下为肌源性肉瘤,也可以是同源性的脂肪肉瘤。去分化后肿瘤预后较差,易复发、转移。影响肿瘤预后最重要的因素是肿瘤部位和能否手术切除,而不是去分化的范围和细胞异型性。

【诊断要点】①好发于中老年人肢体深部、腹膜后、睾丸旁区,一般病史较长,近期生长迅速。②肉眼见体积较大的多结节黄色肿物,含散在实性灰褐色非脂肪性区域。可伴坏死。③镜下见分化良好的脂肪肉瘤中出现高度恶性或低度恶性的梭形或多形性肉瘤成分,两种成分常突然转变,也可相互移行或混合分布(图 15-14)。④去分化区可呈多种组织学表现,最常见的是高度恶性的未分化肉瘤或黏液性纤维肉瘤,有

5%~10% 出现异源性分化,表现为肌源性肉瘤、骨/软骨肉瘤、血管肉瘤等,偶尔也出现同源性脂肪母细胞分化或多形性脂肪肉瘤样的区域。⑤还有部分为低度恶性的去分化脂肪肉瘤,去分化区域表现为轻度异型的束状排列的成纤维细胞性梭形细胞,似纤维瘤病样或高分化纤维肉瘤的形态。⑥免疫组化肿瘤细胞 S-100、MDM2 阳性。FISH 检测瘤细胞可出现 *MDM2* 基因扩增。

【鉴别诊断】当取材不充分,遗漏非典型脂肪瘤性肿瘤/高分化脂肪肉瘤的区域时,易误诊为非脂肪源性的肉瘤;另外低度恶性的去分化脂肪肉瘤需与高分化的梭形细胞脂肪肉瘤鉴别,前者在梭形细胞区域内不含非典型脂肪细胞或脂肪母细胞等脂肪肿瘤的成分。

(二)黏液样/圆细胞脂肪肉瘤

黏液样脂肪肉瘤是由一致的圆形/卵圆形原始间叶细胞组成的肿瘤,可见数量不等的单泡状印戒样脂肪母细胞,伴明显的间质黏液变和丛状/分支状毛细血管,在脂肪肉瘤中发病率仅次于非典型脂肪瘤性肿瘤/高分化脂肪肉瘤;当瘤细胞密集时黏液样基质减少,称为圆细胞脂肪肉瘤。肿瘤生物学行为中度恶性,易复发,约 1/3 病例发生转移,转移至软组织、肺、骨等处。患者年龄大、圆细胞成分多、出现坏死,以及 p53 的过表达提示预后较差。

【诊断要点】①好发于中年人,平均年龄较其他类型脂肪肉瘤患者年轻 10 岁左右,主要累及四肢或肢带深部软组织。②肉眼见肿块常有完整包膜,切面呈胶冻样,有光泽,半透明。③低倍镜下见肿瘤呈分叶状,小叶周边瘤细胞丰富。高倍下可见不同分化程度的瘤细胞,有圆形/卵圆形原始间叶细胞、星形/梭形间叶细胞、单泡状印戒样或多空泡脂肪母细胞,漂浮于大量的细胞外黏液中,间质有丰富的、纤细的分支状毛细血管网(图 15-15)。有时间质黏液聚集形成黏液湖或所谓“肺水肿”样改变。④部分肿瘤原始的圆形间叶细胞增多,核分裂增多,黏液样基质减少,丛状毛细血管网也被掩盖,诊断为圆细胞脂肪肉瘤,部分圆细胞脂肪肉瘤会出现与黏液样脂肪肉瘤的移行区域。⑤免疫组化肿瘤细胞 S-100 阳性。FISH 检测瘤组织呈特征性 *FUS-DDIT3*(*CHOP*)基因融合。

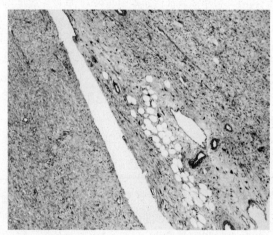

图 15-14 去分化脂肪肉瘤
高分化脂肪肉瘤与去分化肿瘤成分交界区。

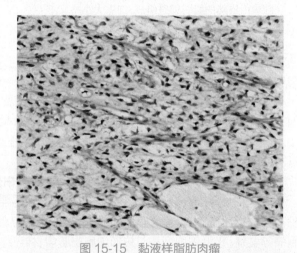

图 15-15 黏液样脂肪肉瘤
广泛的黏液背景中,有星形/梭形间叶细胞、印戒样/多空泡脂肪母细胞漂浮,间质有丰富的、纤细的分支状毛细血管网。本例瘤细胞略丰富,部分向圆细胞脂肪肉瘤过渡。

【鉴别诊断】黏液样脂肪肉瘤需与富含黏液基质的肿瘤,如黏液瘤、血管黏液瘤、脂肪母细胞瘤、黏液型隆突性皮肤纤维肉瘤、黏液型纤维肉瘤、黏液性软骨肉瘤等鉴别;圆细胞脂肪肉瘤需与小圆细胞恶性肿瘤,如尤因肉瘤、淋巴瘤、胚胎性横纹肌肉瘤等鉴别。

(三)多形性脂肪肉瘤

多形性脂肪肉瘤(pleomorphic liposarcoma)是一种多形性的高度恶性肉瘤,也是脂肪肉瘤中最少见的类型。

【诊断要点】①多见于中老年人,好发于四肢和肢带的深部软组织。②肉眼见肿块多呈结节状,切面呈灰白色、灰黄色,常伴有坏死区,多数肿瘤直径 >10cm。③镜下见瘤细胞显著异型、多形,含大量单核、多核瘤巨细胞;在弥漫分布的异型细胞间,散在较小的多边形、圆形、梭形或印戒样脂肪母细胞,可见诊断性的巨大多空泡脂肪母细胞,胞质内有桑葚样空泡,核深染,边缘有空泡压迹(图15-16)。④免疫组化 S-100 灶性阳性。

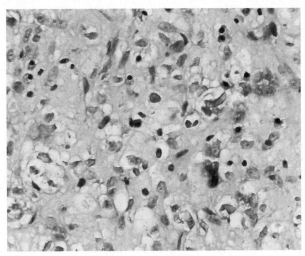

图 15-16 多形性脂肪肉瘤

瘤细胞显著异型、多形,有单核/多核瘤巨细胞、多边形/印戒样脂肪母细胞,胞质内见脂肪空泡,核深染,边缘有空泡压迹。

【鉴别诊断】本病主要需与其他类型多形性肉瘤鉴别。

(韩安家)

第四节 平滑肌肿瘤

一、平滑肌瘤

平滑肌瘤(leiomyoma)属于良性肿瘤,最常见于子宫,非子宫部位的软组织平滑肌瘤主要发生于皮肤或皮下,起源于皮肤立毛肌及外生殖器(乳头、外阴、阴道、阴囊、肛门等)的浅表皮下。发生于深部(如腹腔、腹膜后)的良性平滑肌瘤非常少见。

【诊断要点】①好发于中年女性,肿瘤常单发,一般较小(直径 <2cm),发生于深部软组织者较大。②肉眼见肿瘤无包膜,但边界清楚,切面坚实、灰白,呈编织状或漩涡状。③镜下见成熟的梭形平滑肌细胞呈束状或编织状排列,瘤细胞核呈杆状、两端钝圆,似雪茄烟样,胞质丰富,嗜酸性(图15-17),核端可见空泡,有时见细胞核栅栏状排列,罕见上皮样细胞形态;瘤细胞无明显异型性,核分裂象罕见。病程长者可继发间质透明变性、黏液变性、钙化、纤维化、奇异核等退行性改变。④免疫组化瘤细胞表达 SMA、desmin、MSA。

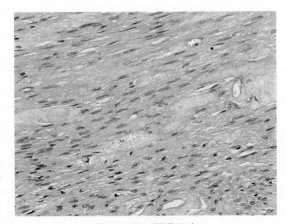

图 15-17 平滑肌瘤

成熟的梭形平滑肌细胞束状排列,核呈杆状、两端钝圆,似雪茄烟样,有嗜酸性丰富胞质。

【鉴别诊断】发生于浅表皮肤的平滑肌瘤需与皮肤纤维组织细胞瘤、神经鞘瘤、神经纤维瘤等鉴别,发生于深部的平滑肌瘤需与神经鞘瘤、高分化平滑肌肉瘤鉴别(肿瘤直径 >5cm,核分裂象 >1 个 /10HPF 支持平滑肌肉瘤的诊断)。

二、平滑肌肉瘤

平滑肌肉瘤(leiomyosarcoma)属于恶性肿瘤,好发于盆腹腔、腹膜后、四肢深部,少见于皮肤和血管。发生于深部软组织的平滑肌肉瘤以中老年女性多见，易转移，预后差；发生于血管者多累及下腔静脉或下肢的大静脉，肿瘤位于下腔静脉时可因阻塞肝静脉出现巴德 - 基亚里综合征（Budd-Chiari syndrome，BCS）（肝大、黄疸、腹水）；发生于浅表皮肤的平滑肌肉瘤以男性多见，常伴疼痛，易于早期发现，预后较好。还有少部分平滑肌肉瘤与免疫缺陷有关，主要发生于 HIV 阳性、移植后或伴有 EBV 感染的儿童和青少年，肿瘤常多灶性累及实质脏器，不累及软组织。

【诊断要点】肉眼见肿瘤呈圆形或不规则结节，切面呈鱼肉样，灰红色 / 灰黄色，可伴出血坏死、囊性变。肿瘤可呈浸润性生长，也可界限较清。一般位于腹腔、腹膜后等深部者肿块较大，直径多 >5cm，平均 16cm；位于皮肤者较小，直径多 <3cm。

镜下见梭形细胞呈束状交织排列，瘤细胞核呈杆状，两端平钝，可出现核端空泡，胞质丰富嗜酸（图 15-18），有时局部呈上皮样形态；瘤细胞有不同程度的异型性，核分裂 >2 个 /10HPF；除束状排列外，局灶可见席纹状、栅栏样结构；间质可伴黏液变性或纤维胶原增生，较大的平滑肌肉瘤常见玻璃样变、细胞稀疏带和肿瘤凝固性坏死区。

瘤细胞以上皮样形态为主时，称上皮样平滑肌肉瘤；肿瘤内散在较多破骨样巨细胞时，称富于破骨样多核巨细胞的平滑肌肉瘤；瘤细胞胞质呈广泛的嗜酸性颗粒状改变时，称颗粒细胞性平滑肌肉瘤；间质伴多量慢性炎细胞浸润时，称炎症性平滑肌肉瘤；瘤细胞局部显示多形性，表现为低分化肉瘤的形态时，称多形性平滑肌肉瘤。

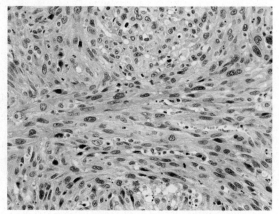

图 15-18　上皮样平滑肌肉瘤

梭形瘤细胞束状交织排列，细胞核呈棒状，两端平钝，有明显的异型性，胞质丰富嗜酸。

免疫组化瘤细胞表达 SMA、MSA、h-caldesmon、calponin、desmin。

【鉴别诊断】本病主要需与其他梭形细胞肉瘤鉴别，如纤维肉瘤、低度恶性肌成纤维细胞肉瘤、恶性外周神经鞘膜瘤、胃肠道间质瘤、无色素的恶性黑色素瘤和富于细胞的平滑肌瘤、神经鞘瘤等鉴别。高级别的多形性平滑肌肉瘤需与多形性未分化肉瘤鉴别。

（韩安家）

第五节　横纹肌肿瘤

本节主要介绍横纹肌肉瘤（rhabdomyosarcoma）。横纹肌肉瘤是儿童期常见的软组织恶性肿瘤，由不同分化阶段的横纹肌母细胞组成。依据临床特点、病理学形态和分子遗传学表现不同横纹肌肉瘤分为胚胎性、葡萄簇样、梭形细胞 / 硬化型、腺泡状和多形性横纹肌肉瘤。

一、胚胎性横纹肌肉瘤

胚胎性横纹肌肉瘤（embryonal rhabdomyosarcoma）是儿童和青少年软组织肉瘤中最常见的类型，肿瘤好发于头颈部（尤其眼眶）、泌尿生殖道、腹膜后，偶见于躯干和四肢的软组织。肿瘤生长迅速，高度恶性。

【诊断要点】①肉眼见肿瘤境界不清，质地较软，切面呈灰白色或灰红色，胶样或鱼肉样，常伴出血、坏死、囊性变。②镜下见原始间叶细胞与不同分化阶段的横纹肌母细胞以不同比例混合组成。原始的星形或小圆形细胞，核深染，胞质稀少，核分裂多见；并出现多少不等的逐渐向横纹肌方向分化的细胞，表现为蝌蚪样细胞、长梭形细胞、带状细胞、网球拍样细胞、大圆形细胞、疟原虫样细胞、蜘蛛网状细胞等，胞质逐渐增多，胞质因肌原纤维聚集而呈强嗜酸性，有时胞质内可见横纹（图 15-19）。③瘤细胞片状分布，疏密不均，背景常伴黏液变性；有时可见散在或成簇分布的瘤巨细胞，核深染异型，称间变性横纹肌肉瘤。④免疫组化瘤细胞表达 desmin、MyoD1、myogenin。

【鉴别诊断】出现明显横纹分化的横纹肌肉瘤易于诊断，横纹不明显时需与其他幼稚的小圆细胞肿瘤鉴别，如神经母细胞瘤、尤因家族肿瘤、恶性横纹肌样瘤、促结缔组织增生性小圆细胞肿瘤、小细胞恶性黑色素瘤、恶性淋巴瘤、小细胞癌等鉴别。

二、葡萄簇样横纹肌肉瘤

葡萄簇样横纹肌肉瘤（botryoid rhabdomyosarcoma）属于胚胎性横纹肌肉瘤的亚型，主要见于婴幼儿，也见于青年妇女，多累及阴道、膀胱、胆道、鼻咽等黏膜覆盖的空腔脏器。肿瘤完整切除后，如辅以化疗，预后较好，是横纹肌肉瘤中预后最好的亚型。

【诊断要点】①肉眼见肿瘤呈葡萄状或息肉状，可有短蒂，质地柔软，呈黏液水肿样，可伴有感染、出血和坏死。②镜下见肿瘤主要位于黏膜下，表面黏膜可增生或有溃疡形成；瘤细胞形态同胚胎性横纹肌肉瘤，但在紧靠黏膜上皮下方出现瘤细胞密集排列的宽带状区域，称为"生发层"（图 15-20），为特征性表现；生发层以下，间质疏松水肿，充满大量黏液样基质，内见散在的圆形或梭形横纹肌母细胞。③免疫组化瘤细胞表达desmin、MyoD1、myogenin。

【鉴别诊断】肿瘤细胞稀少时需与非典型性纤维性息肉、黏液瘤、假肉瘤样肌成纤维细胞增生鉴别，需注意寻找"生发层"细胞，观察瘤细胞的异型性和横纹肌样胞质；同时，发生于生殖道的葡萄簇样横纹肌肉瘤还需与生殖道横纹肌瘤鉴别，后者也好发于中青年女性，但瘤细胞是成熟的横纹肌细胞，无异型性及核分裂象。

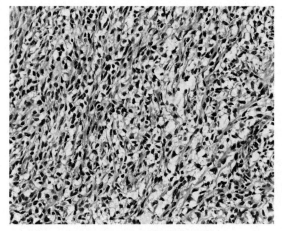

图 15-19 胚胎性横纹肌肉瘤

原始的梭形细胞分布于大量的黏液间质中，部分出现长梭形细胞伴有丰富嗜酸的胞质。

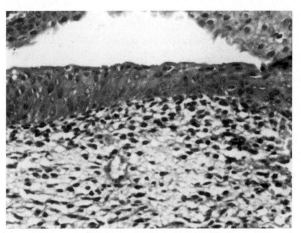

图 15-20 葡萄状横纹肌肉瘤

表皮下特征性"生发层"结构。

三、梭形细胞/硬化型横纹肌肉瘤

梭形细胞/硬化型横纹肌肉瘤（spindle cell/sclerosing rhabdomyosarcoma）目前在肿瘤分类中作为独立类型。肿瘤多见于儿童，偶见于成人，男性发病多于女性，常累及睾丸旁区和子宫旁区，其次为头颈部，偶见于其他部位。肿瘤预后较经典的胚胎性横纹肌肉瘤稍好。

【诊断要点】①肉眼见肿瘤境界清楚，但无完整包膜，切面灰白质韧，常有漩涡状外观。②镜下见瘤细胞呈束状长梭形，核长卵圆形，两端稍钝，似平滑肌肉瘤细胞，但胞质深嗜酸性，多数胞质内可见横纹；在肿瘤周边或黏液变性的基质中，易见横纹肌母细胞。瘤细胞间含数量不等的胶原，部分区域瘤细胞可排列成席纹状、交织状、漩涡状或波浪样，似神经纤维。③部分病例可见经典的胚胎性横纹肌肉瘤成分，也有部分病例胶原增生明显伴有玻璃样变性和硬化，表现为硬化型横纹肌肉瘤。④免疫组化瘤细胞表达 desmin、MyoD1、myogenin，出现硬化区域时，MyoD1 阳性表达，而 desmin 和 myogenin 可能表达丢失或弱阳性。

【鉴别诊断】本病主要需与高分化平滑肌肉瘤及恶性外周神经鞘膜瘤、蝾螈瘤鉴别。

四、腺泡状横纹肌肉瘤

腺泡状横纹肌肉瘤（alveolar rhabdomyosarcoma）常见于 10~25 岁的青少年，多见于四肢深部软组织，其次为头颈和躯干。肿瘤高度恶性。

【诊断要点】①肉眼见肿瘤境界不清，常浸润周围软组织，切面呈灰白色或灰红色，肿瘤大者常见出血坏死。②镜下见瘤细胞以原始幼稚的小圆形细胞为主,部分显示横纹肌母细胞分化,核分裂多见;瘤细胞呈片状或巢状排列,瘤巢的中央常因发生退变坏死而脱落,形成特征性的腺泡状结构,腺泡之间为纤维血管间隔(图 15-21)。有时肿瘤内散在多核瘤巨细胞。③部分腺泡状横纹肌肉瘤的瘤细胞胞质丰富,透明淡染,瘤细胞巢也为实性,腺泡状结构不明显,称为实体型腺泡状横纹肌肉瘤或透明细胞变型。④也有部分病例出现腺泡状横纹肌肉瘤与胚胎性横纹肌肉瘤的混合形态,有黏液样间质和梭形横纹肌母细胞,称胚胎性 - 腺泡状混合型横纹肌肉瘤,但预后主要取决于腺泡状横纹肌肉瘤。⑤免疫组化瘤细胞表达 desmin、MyoD1、myogenin。FISH 检测瘤细胞可出现 *PAX-3* 或 *PAX-7-FOXO1* 基因融合。

【鉴别诊断】经典的腺泡状横纹肌肉瘤以幼稚的小细胞成分为主,需与尤因家族肿瘤、恶性淋巴瘤等小圆细胞恶性肿瘤鉴别。实体型需与透明细胞癌、透明细胞肉瘤、腺泡状软组织肉瘤等鉴别。

五、多形性横纹肌肉瘤

多形性横纹肌肉瘤(pleomorphic rhabdomyosarcoma)较少见,好发成人四肢深部软组织,男性多见,高度恶性。

【诊断要点】①肉眼见肿瘤体积较大,常有纤维性假包膜,切面灰白,质软,呈鱼肉样,可伴出血坏死。②镜下见肿瘤由显著异型的大圆形、多边性和梭形细胞组成,并见蝌蚪样、带状、网球拍样细胞,显示横纹肌母细胞分化。肿瘤性坏死(图 15-22)及病理性核分裂常见。③免疫组化至少表达一项骨骼肌特异性标记,如MyoD1、myogenin。

【鉴别诊断】本病需与多形性未分化肉瘤、多形性平滑肌肉瘤、间变型横纹肌肉瘤等鉴别。

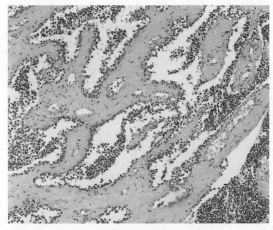

图 15-21 腺泡状横纹肌肉瘤

瘤细胞被致密的纤维血管间隔分隔为巢状,瘤巢中央的细胞黏附性差,形成假腺泡样结构。

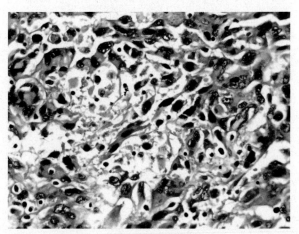

图 15-22 多形性横纹肌肉瘤

瘤细胞明显多形性伴灶性坏死。

(韩安家)

第六节 脉 管 肿 瘤

一、良性肿瘤

(一) 毛细血管瘤

毛细血管瘤(capillary hemangioma)属于主要由毛细血管型血管组成的血管瘤,是婴幼儿最常见的血管瘤,好发于头面部,尤以口唇和眼睑部多见。部分病例在数月至数年内可自发性消退。

【诊断要点】①肉眼见病变微隆起于皮肤,呈鲜红色或紫红色,境界清楚,无包膜,直径数毫米至数厘米。②镜下见病变一般位于真皮层内,由增生的成熟的毛细血管呈分叶状排列,毛细血管被覆单层内皮细胞,管腔内可含红细胞,管周壁无平滑肌纤维(图 15-23)。血管间或小叶之间为纤维结缔组织,病程长者可伴明显纤维化或透明变性。③部分毛细血管瘤的血管分化不成熟,血管腔小、不明显甚至完全闭塞,形成实性区;肿瘤内富于胖梭形内皮细胞,伴有中等量核分裂象,间质可见肥大细胞浸润,称为幼年性毛细血管瘤,可渐变为典型的毛细血管瘤。④免疫组化瘤细胞表达 CD34、CD31、ERG、FⅧ。

【鉴别诊断】幼年性毛细血管瘤富于细胞,并可见核分裂象,不要误认为恶性病变,注意肿瘤的分叶状结构和相对清楚的边界,有助于正确诊断。

(二)海绵状血管瘤

海绵状血管瘤(cavernous hemangioma)是由扩张的薄壁大血管组成的血管瘤,病变位置较深,累及内脏者多累及肝脏。部分病例伴多灶性内生性软骨瘤,称 Mafucci 综合征。

【诊断要点】①肉眼见肿块体积较大,边界多不清楚,切面呈海绵状或蜂窝状,含大量血液,受压后可缩小。②镜下见病变由扩张的薄壁大血管构成,管腔大而不规则,大小不一,腔内充满血液;管壁被覆一层扁平的内皮细胞,局灶可形成乳头突入管腔(图 15-24);有时管腔内有新鲜或机化的血栓形成;管壁一般无平滑肌纤维。③部分病例可与毛细血管瘤并存,称混合性血管瘤。

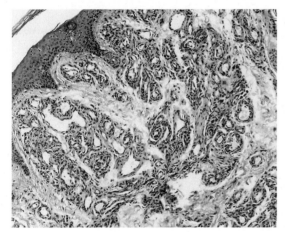

图 15-23　毛细血管瘤
病变位于真皮层内,由增生的成熟的毛细血管呈分叶状或结节状排列。

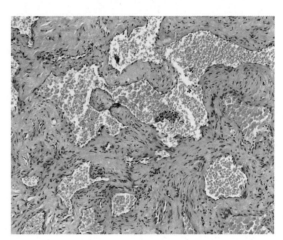

图 15-24　海绵状血管瘤
病变由扩张的薄壁大血管构成,管腔大而不规则,大小不一,腔内充满血液;管壁被覆一层扁平的内皮细胞。

【鉴别诊断】本病主要需与分化良好的血管肉瘤鉴别,尤其是发生在乳腺和肝脏者。乳腺的血管肉瘤常出现分化较好的区域,形似海绵状血管瘤,但肿瘤体积较大,呈侵袭性,浸润乳腺小叶生长;相反,乳腺的良性血管瘤一般较小,直径多 <2cm,境界相对清楚。肝脏的海绵状血管瘤有时体积较大,因切面的原因会出现血管腔隙之间相互沟通吻合的假象,但内皮细胞无异型性,可与血管肉瘤鉴别。

(三)化脓性肉芽肿

化脓性肉芽肿(pyogenic granuloma)又称肉芽组织型血管瘤,好发于皮肤和黏膜,常见于牙龈、手指、唇面、舌等处,多发病于 20 岁以上成人。

【诊断要点】①肉眼见病灶呈息肉状隆起于皮肤或黏膜表面,有蒂或无蒂,紫红色,脆嫩,易破溃出血,直径多 <3cm;②低倍镜下见病变呈外生性生长,表面皮肤黏膜可形成溃疡、继发感染,蒂部与周边皮肤/黏膜连接处常形成"衣领状"改变;③病变主体为增生的毛细血管呈簇状或分叶状分布,小叶内增生的小血管多围绕一个管径较大的血管(管壁常有平滑肌);④间质为纤维黏液样,伴急慢性炎细胞浸润,似炎性肉芽组织;⑤内皮细胞和间质成纤维细胞有时可见较多核分裂象,不要误为恶性。

【鉴别诊断】本病需与高分化血管肉瘤鉴别,后者不仅管腔相互吻合沟通,而且呈明显浸润性生长,可资鉴别。

(四)淋巴管瘤

淋巴管瘤(lymphangioma)较血管瘤少见,半数以上为先天性,90% 发生于 2 岁以前。发生于胎儿的淋巴管瘤(囊状水瘤)常与胎儿水肿和特纳综合征(Turner syndrome)相关,并伴有较高的死亡率。

【诊断要点】①肉眼见肿瘤境界清楚,柔软,有波动感,常由一个或多个相通的大囊组成(图 15-25A),称为囊性淋巴管瘤(囊状水瘤),好发于组织疏松的颈部和腋窝;部分病例也可表现为界限不清的海绵状可压缩的病变,称为海绵状淋巴管瘤,好发于组织较致密的口腔、唇、颊、舌等处。②镜下见肿瘤均由管径大小不等、管壁厚薄不均的扩张的淋巴管组成,小淋巴管周围有不明显的外膜包绕,大的淋巴管壁常有发育不良的平滑肌纤维。③管腔内均充满含淋巴细胞(图 15-25B)的蛋白性液体,内衬扁平的内皮细胞。④间质为胶原纤维,淋巴细胞团灶性分布其间。

【鉴别诊断】淋巴管瘤继发性出血时需与海绵状血管瘤鉴别。发生于腹腔内的淋巴管瘤需与囊性间皮瘤及胰腺的微囊性腺瘤鉴别。

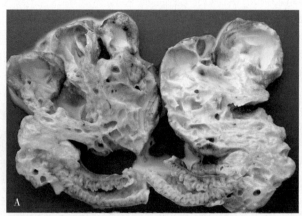
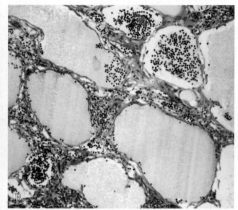

图 15-25 囊性淋巴管瘤

A.肉眼见瘤体呈蜂窝状;B.间质为纤维组织,可见较多淋巴细胞及淋巴滤泡形成。

二、中间型肿瘤

(一)卡波西型血管内皮瘤

卡波西型血管内皮瘤(Kaposiform hemangioendothelioma)是一种有局部侵袭性的由不成熟血管构成的肿瘤,好发于儿童和青少年,多累及浅表和深部软组织,可伴发淋巴管瘤病和卡萨巴赫-梅里特综合征(Kasabach-Merritt syndrome)(巨大血管瘤、血小板减少性紫癜、纤维蛋白原缺乏血症)。

【诊断要点】①肉眼见发生于皮肤的病变表现为边界不清的紫色斑片,累及深部软组织的病变呈多发粗结节状浸润,并常引起纤维组织增生;②镜下见肿瘤兼有毛细血管瘤和卡波西肉瘤的形态特征;③低倍镜下见肿瘤由浸润性生长的结节组成,结节间为纤维结缔组织(图 15-26);④高倍镜下见结节内的细胞为梭形的血管内皮细胞,部分为圆形、上皮样,瘤细胞之间形成细长或新月形的血管间隙,似卡波西肉瘤;⑤有时内皮细胞胞质内出见空泡提示血管内皮分化,也有时出现明确的圆形或椭圆形血管腔隙,似毛细血管瘤;⑥肿瘤的特征是常出现肾小球样结构,由圆形、上皮样或梭形的血管内皮细胞聚集成团,细胞团的一侧见血管间隙形成的肾小球囊样结构;⑦瘤细胞异型性不大,核分裂少见;⑧间质内可见红细胞碎片和微血栓形成;⑨免疫组化瘤细胞表达 ERG、CD31、CD34,部分梭形细胞表达 MSA。

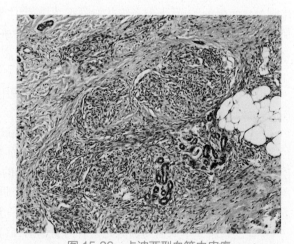

图 15-26 卡波西型血管内皮瘤

病变位于真皮及皮下,由浸润性生长的血管内皮细胞结节组成,结节一侧可见血管间隙,形成的肾小球囊样结构。

【鉴别诊断】本病主要需与后天性丛状血管瘤、幼年性毛细血管瘤、梭形细胞血管瘤、卡波西血管肉瘤等鉴别。

(二) 复合性血管内皮瘤

复合性血管内皮瘤 (composite hemangioendothelioma) 是由组织学不同类型混合的、具有局部侵袭性,但罕见转移的中间型血管肿瘤。

【诊断要点】临床表现:大多数病变见于成人,多见于 20~70 岁,偶见婴儿发病,发病无性别差异。本病好发于四肢末端,尤其手、足,少数病例可发生于头颈部。临床病程长,表现为皮肤缓慢生长的灰红色结节状肿物,1/4 的患者伴有淋巴水肿的病史。

肉眼见肿物为单结节或多结节,直径 0.7~30cm,边界不清,浸润性生长,部分病例伴有皮肤紫红色变。

镜下见肿瘤中心位于真皮和皮下组织,浸润性生长。病变是由不同比例的良性和恶性血管成分构成的统一体,包括上皮样血管内皮瘤、网状型血管内皮瘤、梭形细胞血管瘤、血管肉瘤样区域和良性血管病变(动静脉畸形和局限性淋巴管瘤)。"血管肉瘤样"区域表现为高分化血管肉瘤特征,复杂的血管交错分布,内皮细胞有异型性,分裂象相对少见。

假肌源性血管内皮瘤(图片)

个别罕见病可出现以实性结构和大量核分裂象为特征的低分化血管肉瘤区域。此外,病变中存在大量含有空泡的内皮细胞,呈假性脂肪母细胞性外观也具有特征性。

免疫组化,瘤细胞表达 ERG、CD31、CD34 和 FⅧ等血管内皮标记。

三、恶性肿瘤

(一) 卡波西肉瘤

卡波西肉瘤 (Kaposi sarcoma) 是一种有局部侵袭性的恶性血管内皮肿瘤,与人类第 8 型疱疹病毒(HHV-8)感染密切相关。据临床特点不同,分为经典惰性型、非洲地方型、医源性和获得性免疫缺陷综合征(AIDS)相关型。

【诊断要点】临床表现:经典惰性型多见于地中海区域个体或有有东欧血统的老年男性,多累及下肢远端,见皮肤紫蓝色斑丘疹、斑块或结节,可形成溃疡,常伴淋巴水肿;非洲地方型主要累及非洲儿童和青年男性,表现为局部或全身巨大淋巴结肿大,偶见累及眼眶、腮腺,病程短,致死性高,而皮肤病变较轻;医源性主要发生于器官移植或其他接受免疫抑制治疗的患者,停止免疫治疗后可消退,但累及内脏者也会致命;AIDS 相关型发生于约 30% 的艾滋病患者,多累及面部、外生殖器和下肢皮肤,口腔黏膜、淋巴结、胃肠道和肺也常受累,起病时为粉色扁平状小斑块,后期为紫蓝色丘疹,病程为侵袭性。

镜下改变根据病变的早晚,分为斑片期(早期)、斑块期(进展期)和结节期。斑片期表皮扁平,真皮层内见围绕扩张的大血管的小血管增生,有时表现为不规则分支的血管网,形似高分化血管肉瘤,但内皮细胞温和,与正常血管或淋巴管内皮细胞相似,斑片周围可见少量淋巴细胞和浆细胞浸润;斑块期皮肤轻微隆起,此时增生的血管累及真皮并向皮下伸展,血管周开始出现梭形细胞,间质可见红细胞、含铁血黄素和玻璃样小球;结节期方出现典型病变,见片状融合的梭形细胞灶,梭形细胞弧线形交错排列形似高分化纤维肉瘤,细胞间可见含红细胞的裂隙状血管腔隙,梭形细胞的核分裂象较少,间质可见淋巴细胞和浆细胞浸润、含铁血黄素沉着及玻璃样小球。

部分卡波西肉瘤分化差,梭形细胞有明显的异型性和活跃的核分裂象(图 15-27),主要见于非洲地区的患者。

AIDS 相关型的卡波西肉瘤可出现类似血管肉瘤的转化区域,含有类似血管瘤或淋巴管瘤的大而扩张的管腔,内衬非典型的内皮细胞呈乳头状突起,称为淋巴管样的卡波西肉瘤。

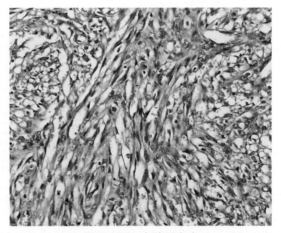

图 15-27 卡波西肉瘤

束状排列的单一梭形细胞被含红细胞的裂隙状血管分隔,略显筛状结构,梭形细胞有异型性。

免疫组化梭形瘤细胞 CD31、CD34、FLI1/ERG、D2-40 阳性。

【鉴别诊断】早期病变无特异性,常难以明确诊断。结节期病变需与高分化纤维肉瘤、高分化血管肉瘤、梭形细胞血管瘤、卡波西型血管内皮瘤等鉴别。

(二) 上皮样血管内皮瘤

上皮样血管内皮瘤(epithelioid hemangioendothelioma)是一种具有转移潜能的低度恶性血管肿瘤,主要见于成人,好发于四肢浅表或深部软组织,也可见于肺、肝、骨、脑等脏器。肿瘤可单发,亦可多发。约半数病变与血管相关或由血管发生(多为静脉),发生于血管内者因肿瘤致管腔闭塞,引起局部明显水肿和缺血性疼痛。

【诊断要点】①肉眼见肿块境界不清,切面呈灰白色或灰红色,质地较实,呈纤维样,部分位于深部或体积较大者可见钙化或骨化。②镜下见黏液样或胶原样的背景中,瘤细胞排列呈短条索状或小巢状,细胞圆形、多边形或稍呈梭形,胞质丰富红染,常见胞质内管腔或空泡形成(图 15-28),有时管腔或空泡内含单个或多个红细胞;瘤细胞核仁不明显,核分裂象少见;间质可出现灶性钙化、骨化。③ 1/4~1/3 的病例会出现核异型性、核分裂象增多(>1 个 /10HPF)、肿瘤性坏死、灶性的梭形细胞实性区,在临床上表现为更高的侵袭性。④免疫组化瘤细胞表达 CD31、CD34、FLI1/ERG、FⅧ,部分病例 CK、EMA 灶性阳性。

【鉴别诊断】本病需与低分化腺癌(尤其印戒细胞癌)、上皮样血管瘤、上皮样血管肉瘤、上皮样肉瘤等鉴别。

(三) 血管肉瘤

血管肉瘤(angiosarcoma)属于较为罕见的软组织肿瘤,同义词包括淋巴管肉瘤、脉管肉瘤和恶性血管内皮瘤,好发于皮肤和浅表软组织,也可累及肢体深部软组织、乳腺、肝脏、骨、脾等。依临床特征不同,可分为普通型皮肤血管肉瘤不伴有淋巴水肿、普通型皮肤血管肉瘤伴有淋巴水肿(所谓的淋巴管肉瘤)、乳腺血管肉瘤、深部软组织血管肉瘤、放射后血管肉瘤。

【诊断要点】①肉眼见肿块表现为结节状出血性肿物,境界不清,切面呈微囊或海绵样,分化较差者质实,灰白色纤维样。②镜下形态因分化程度不同,不同病例或同一病例的不同区域,可出现很大差异。③高分化血管肉瘤可形似良性血管瘤,见清晰管腔形成,管壁衬覆内皮细胞可无明显异型性,但管腔形状不规则,相互连接吻合,形成乳头状、窦隙状、网状、隧道样结构,并浸润分离周围组织生长。④低分化血管肉瘤形似癌或高级别梭形细胞肉瘤,内皮细胞明显异型性,细长或肥硕,瘤细胞形成实性团块状或片状,其间可见不典型、不完整的血管腔隙形成。⑤部分血管肉瘤的瘤细胞主要成分由高级别的圆形细胞组成,胞质丰富,核大呈空泡状(图 15-29),呈巢状或丛状分布,易与低分化癌、恶性黑色素瘤等混淆,称为上皮样血管肉瘤,常见于深部软组织,也可见于皮肤。⑥免疫组化瘤细胞表达血管内皮标记 CD31、CD34、FLI1/ERG、FⅧ,上皮样血管肉瘤可呈 CK 阳性表达。

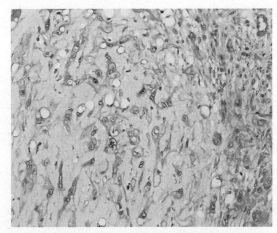

图 15-28　上皮样血管内皮瘤
显著的黏液样背景中,瘤细胞排列呈短条索状,细胞圆形、多边形,胞质丰富红染,常见胞质内管腔或空泡形成。

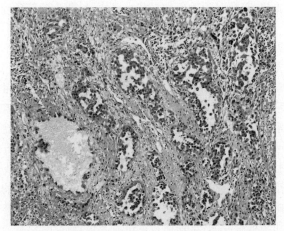

图 15-29　上皮样血管肉瘤
肿瘤细胞主要由高级别的圆形细胞组成,胞质丰富,核大呈空泡状,此区域见明确管腔形成。

【鉴别诊断】高分化血管肉瘤主要需与良性血管瘤鉴别,低分化血管肉瘤在血管腔隙分化不明显时需与其他梭形细胞肉瘤鉴别,上皮样血管肉瘤需与癌、恶性黑色素瘤鉴别。

上皮样血管肉瘤
(病例)

(韩安家)

第七节　血管周细胞肿瘤

一、血管球瘤

血管球瘤(glomus tumor)是由正常血管球的变异平滑肌细胞增生或过度生长形成的间叶性肿瘤。其生物学行为多数良性,恶性血管球瘤罕见。

【诊断要点】肿瘤好发于青年人四肢末端的皮下组织,最多见于甲床下,也可见于胃、骨、纵隔等深部组织,发生于甲床下者常伴有疼痛,女性多见。肿瘤可单发,亦有10%出现多发。

肉眼见肿瘤呈红色或蓝色结节,直径多<1cm,境界清楚,多无包膜。

镜下依据球细胞、血管和平滑肌的相对比例,分为实体性血管球瘤(经典型)、球血管瘤、球血管平滑肌瘤等几个亚型。

(1)实体性血管球瘤:约占75%,由大小一致的圆形的球细胞巢围绕于毛细血管周围,球细胞体积较小,有中位圆形的核,胞质嗜双色至微嗜酸(图15-30)。间质玻璃样变或黏液变。肿瘤主体以外常见球细胞围绕在小血管周围形成小的袖套状结构。部分病例还可出现形似血管外皮瘤样的分支状血管结构,或形似副节瘤样的表现。

(2)球血管瘤:约占20%,低倍下似海绵状血管瘤,高倍下可寻见小簇状球细胞围绕在扩张的静脉周围,常见于多发性病例或家族性病例。

(3)球血管平滑肌瘤:少见,有典型的球细胞区域,并与成熟的梭形平滑肌细胞相移行。

(4)伴异型细胞核的血管球瘤:少见。部分球细胞出现核大、深染、形状多样等退行性改变,但无其他不良表现;生物学行为良性。

(5)恶性血管球瘤及恶性潜能未定的血管球瘤:当肿瘤直径>2cm,出现非典型核分裂,细胞核显著异型时,需考虑恶性诊断。

免疫组化瘤细胞表达SMA、h-caldesmon,瘤细胞周围有丰富的IV型胶原,desmin、CD34、CK、S-100阴性。

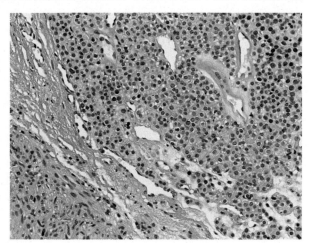

图15-30　血管球瘤
圆形的球细胞大小一致,有中位圆形的核,胞质嗜双色,围绕于毛细血管周围,左下见成熟的平滑肌分化。

【鉴别诊断】本病需与汗腺瘤、皮内痣、副节瘤等鉴别。

二、血管平滑肌瘤

血管平滑肌瘤(angioleiomyoma)属于良性肿瘤,形态学上瘤细胞有向血管周肌样细胞和肌周细胞的分化趋势,与肌周细胞瘤及肌纤维瘤(病)形成连续的谱系。

【诊断要点】①肿瘤多累及中年女性真皮深部或皮下,多位于四肢远端,单发,生长缓慢,常伴有疼痛。②肉眼见肿瘤境界清楚,直径<2cm;切面实性,灰白。③根据镜下形态可分为实性型、静脉型和海绵型。实性型见平滑肌束紧密交叉排列,其间血管受压为裂隙状。静脉型内见厚壁静脉型血管,病变内平滑肌束环层或同心圆样围绕迂曲的厚壁血管,并与管壁平滑肌细胞移行(图15-31)。海绵型由扩张的血管和少量平滑肌构成,管壁平滑肌与病变内交织的平滑肌束难以区分。以上三种形态可相伴出现。④间质可发生黏液变性、透明变性、脂肪化生或软骨化生,也可见平滑肌细胞核畸形退变。⑤免疫组化瘤细胞desmin、SMA阳性,HMB45阴性。

【鉴别诊断】本病需与平滑肌瘤、神经纤维瘤、神经鞘瘤等鉴别。

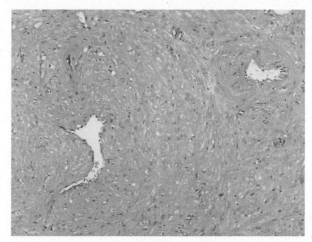

图 15-31 静脉型血管平滑肌瘤
平滑肌束环层围绕迂曲的厚壁血管,并与管壁平滑肌细胞移行。

盆腔血管母细胞瘤
(图片)

(韩安家)

第八节 周围神经肿瘤

一、神经鞘瘤

神经鞘瘤(schwannoma)又称施万细胞瘤,是源于神经鞘细胞(施万细胞)的良性肿瘤。

【诊断要点】肿瘤可发生于任何年龄,多见于中青年人。肿瘤好发于头颈部或四肢的屈侧面,其次,脊神经根、颈神经、交感神经、迷走神经、腓神经、胫神经均是好发部位。深部肿瘤常发生于纵隔、腹膜后、盆腔等,累及脏器者较少见,多位于胃肠道。肿瘤生长缓慢。

肉眼见肿瘤呈圆形、椭圆形、哑铃形或结节状,大小不等,一般包膜完整,质地坚实,水肿或囊性变者较软,切面灰白、淡黄,稍呈编织样,水肿明显者呈半透明状,可伴有出血、囊性变。

镜下见肿瘤特征性地交替出现 antoni A 和 antoni B 区域,两者比例变化不定。

(1)antoni A 区由较密集的梭形细胞组成,核为梭形或卵圆形,核膜薄,染色质细而疏松,核仁小,胞界不清。细胞可排列成栅栏状、丛状、螺旋状、编织状、漩涡状或触觉小体状,另可见 verocay 小体(图 15-32),即两行致密的排列整齐的细胞核,其间由原纤维性的细胞突起分隔开来。

(2)antoni B 区肿瘤细胞成分少,排列无序。胞质突起彼此连接而成网状,网眼中为透亮的基质,有时网眼扩大形成微小囊腔。细胞呈梭形、卵圆形、星形和小淋巴细胞样,核染色深,胞质少,呈灶性散布在疏松水肿的间质内。

肿瘤内血管多为厚壁血管,管腔扭曲,有时伴血栓形成。

体积较大或生长较久的肿瘤常见间质出血、钙化、玻璃样变和囊肿形成,并常见吞噬含铁血黄素细胞和组织细胞的浸润。个别神经鞘细胞核大、深染,有一定程度的非典型性,但少有核分裂象,称为退变性神经鞘瘤。

约 5% 的神经鞘瘤瘤以 antoni A 区为主,瘤细胞密集,核分裂活跃,但肿瘤边界清晰或有包膜,包膜下还常见淋巴组织聚集,称为细胞性神经鞘瘤。

约 5% 的神经鞘瘤镜下表现为丛状多结节状的生长模式,称为丛状神经鞘瘤,与丛状神经纤维瘤不同,与神经

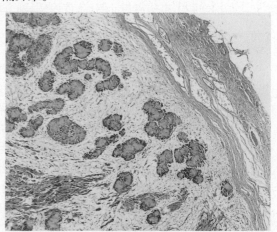

图 15-32 神经鞘瘤
肿瘤包膜完整,镜下由细胞密集的 antoni A 和疏松网状的 antoni B 区域组成,antoni A 区瘤细胞栅栏状排列,并形成 verocay 小体结构。

纤维瘤病的关系不明显。

【鉴别诊断】细胞性神经鞘瘤需注意与低度恶性外周神经鞘膜瘤、高分化平滑肌肉瘤等鉴别,瘤细胞缺少、核深染、间变、浸润性生长及出现多灶性肿瘤坏死等恶性特征,并且 S-100 的表达呈弥漫阳性,可资鉴别。

二、神经纤维瘤

神经纤维瘤(neurofibroma)是一组良性的周围神经鞘膜肿瘤,由神经鞘细胞、轴索、(成)纤维细胞和神经束膜样细胞等混合组成,其内常夹杂残留的有髓或无髓神经纤维。其生长模式有局限性(孤立性)、弥漫性和丛状 3 种,局限性神经纤维瘤主要表现为散发病例,而后两者常与 1 型神经纤维瘤病(neurofibromatosis 1, NF1)相关。NF1 又称周围型神经纤维瘤病,是一种常染色体显性遗传病,患者常出现腋窝或腹股沟区的雀斑样病变、皮肤牛奶咖啡斑、不同类型的神经纤维瘤、神经系统肿瘤(如视神经胶质瘤、星形细胞瘤等)、虹膜色素性错构瘤(Lisch 结节)、骨骼异常和血管异常。

【诊断要点】

1. 局限性神经纤维瘤

(1)主要发生于青年人真皮或皮下组织的表浅病变,见于体表任何部位。

(2)肉眼见肿瘤膨胀性生长,可有或无完整包膜,切面呈黄白色,有光泽。

(3)镜下肿瘤常呈不同的形态,取决于肿瘤细胞、黏液和胶原纤维成分的多少。

(4)神经鞘细胞是瘤细胞的主要成分,表现为细长的梭形、核纤长、尖细,呈波浪状、逗点状,核深染,胞质淡红染,交错成束状(图 15-33)。这些细胞与形成网状排列的胶原纤维关系密切。间质可见疏松水肿的黏液样物质。

(5)部分富于细胞病例,间质无黏液样物质,瘤细胞排列呈短束状、漩涡状或席纹状,与 antoni A 区十分相似,但缺乏 verocay 小体和栅栏状排列的核,无神经鞘瘤的 antoni A 区和 B 区的复合存在方式。

(6)部分细胞稀少的病例,肿瘤严重的黏液变性,易误认为黏液瘤,但瘤细胞排列有方向性,有时可见 Wagner-Meissner 小体。

(7)神经纤维瘤内还可能见到类似颗粒细胞瘤的瘤细胞、菊形团形成、黑色素沉着、产生黏液的腺样结构和横纹肌分化,有时间质散在肥大细胞、淋巴细胞、泡沫样黄色瘤细胞浸润。

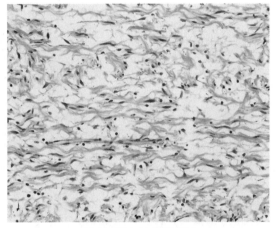

图 15-33　神经纤维瘤

瘤细胞呈细长的梭形,核纤长、尖细,呈波浪状、逗点状,核深染,胞质淡红染,基质黏液样。

2. 弥漫性神经纤维瘤　①好发于儿童或青年人头颈部,其次为躯干和四肢,表现为皮肤表面斑块状隆起。10% 的患者伴有 NF1。②肉眼见肿瘤位于真皮和浅筋膜之间的皮下组织,色灰白,质地柔软,呈黏液样或坚实橡皮样。直径常 >5cm,边界不清。③镜下见肿瘤沿结缔组织间隔和脂肪小叶间隔生长,可包绕皮肤附件组织。④瘤细胞呈短梭形或卵圆形,间质为纤细的纤维性胶原组成的均匀一致的基质。⑤特征性的肿瘤内常见成串的 Meissner 小体样结构。⑥除神经纤维瘤组织外,常还有多种间叶成分(脂肪、血管)。

3. 丛状神经纤维瘤　①较少见,多累及儿童的头颈部大神经 / 神经丛,也可累及四肢,严重时称为神经瘤性象皮病。患者几乎均伴有 NF1,有恶变倾向。②肉眼见肿瘤多位于神经干或其分支,扭曲、迂回似蠕虫样。③镜下见病变由迂曲膨大的丛状神经束构成,间质多伴有黏液变性,有时肿瘤细胞突破神经,累及周围软组织,形成神经纤维瘤的弥散性背景。④当瘤细胞密集,出现异型性时,需警惕恶性转化的危险。

【鉴别诊断】局限性神经纤维瘤需与神经鞘瘤、纤维组织细胞瘤、平滑肌瘤等鉴别;弥漫性神经纤维瘤需与隆突性皮肤纤维肉瘤鉴别;丛状神经纤维瘤需与丛状神经鞘瘤、丛状纤维组织细胞瘤鉴别。

三、混杂性神经鞘肿瘤

混杂性神经鞘肿瘤(hybrid nerve sheath tumor)是由神经纤维瘤、神经鞘瘤和神经束膜瘤中的 2 种或 2

种以上成分组成的良性外周神经鞘肿瘤。最常见为混杂性神经鞘瘤 / 神经束膜瘤,其次为混杂性神经纤维瘤 / 神经鞘瘤。

【诊断要点】本病发病年龄广泛,多见于青年人,男女比例相同,可发生于全身任何部位,少数发生于胃肠道。临床多表现为无痛性肿块,主要位于皮下或真皮内。肉眼见肿瘤境界清楚,切面质韧,直径 1~8cm。

镜下见混杂性神经纤维瘤 / 神经鞘瘤呈双相形态,富细胞的神经鞘瘤结节分布于丛状的典型神经纤维瘤的背景中(图 15-34)。混杂性神经鞘瘤 / 神经束膜瘤呈明显的束状生长方式,核肥胖、胞质嗜酸的神经鞘细胞与核细长、胞质有细长突起的神经束膜细胞交错或混杂存在。核分裂罕见。偶尔该肿瘤表现为双相性或分叶状生长方式,表现为孤立的神经鞘瘤和神经束膜结节或神经鞘瘤结节周围为神经束膜成分。

免疫表型:神经鞘细胞呈 S-100 阳性,神经束膜细胞呈 EMA 阳性。神经纤维细胞呈 NF 和 CD34 阳性。

【鉴别诊断】本病需与单一的神经鞘瘤、神经纤维瘤和神经束膜瘤鉴别。诊断时需注意肿瘤成分是单一还是 2 种及以上,必要时免疫组化染色可辅助诊断。

四、恶性外周神经鞘瘤

起源于外周神经或具有各种神经鞘膜细胞(如施万细胞、神经束膜细胞、成纤维细胞)分化的恶性肿瘤统称为恶性外周神经鞘瘤(malignant peripheral nerve sheath tumor,MPNST)。

【诊断要点】MPNST 多发生于中青年人,伴发神经纤维瘤病的患者多较年轻。累及躯干、肢体近端、腹膜后、纵隔等深部软组织,常与大神经干相关,头颈部较少见。

肉眼见肿瘤呈不规则结节或分叶状、纺锤形肿物,较大(平均直径 >5cm),切面灰白,均质,呈鱼肉样,可继发出血坏死,也可黏液变性或囊性变。

镜下见梭形瘤细胞束状平行或局部漩涡状排列,可出现栅栏状、结节状、花纹状结构,低倍镜下见致密的细胞束与细胞稀少的黏液样区交替排列(图 15-35)。

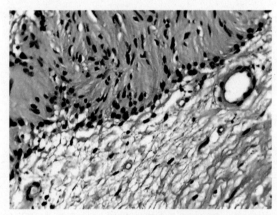

图 15-34　混杂性神经鞘肿瘤
神经鞘瘤与神经纤维瘤混合存在。

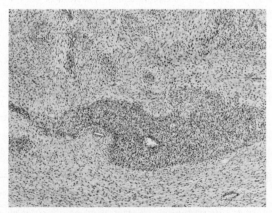

图 15-35　恶性外周神经鞘膜瘤
低倍镜下见致密的细胞束与细胞稀少的黏液样区
交替排列。

(1)高倍镜下见瘤细胞呈明显的不规则形,核扭曲,呈波纹状、逗点状,胞质浅染、模糊。

(2)部分肿瘤与神经关系密切,沿神经周或神经内扩散;有时可见肥硕的肿瘤细胞在血管内皮下增生,致肿瘤细胞疝入血管腔。

此外,还可见到梭形细胞排列成结节状,卷曲成漩涡,近似触觉小体样结构,但一般见不到如良性神经纤维瘤的典型 Wagner-Meissner 小体或环层小体。

10%~15% 病例出现异源性成分,如分化成熟的横纹肌、骨及软骨组织、横纹肌肉瘤(恶性蝾螈瘤)、软骨肉瘤和骨肉瘤成分,偶尔还可见到灶性脂肪肉瘤成分。

部分病例伴有神经纤维瘤的背景,但瘤细胞丰富、多形,并可见核分裂活跃,是起源于神经纤维瘤的恶性外周神经鞘膜瘤,通常低度恶性。

约 <5% 的 MPNST 肿瘤细胞以多角形上皮样细胞为主,核仁明显,形似癌或恶性黑色素瘤,称为上皮样

恶性外周神经鞘瘤,高度恶性。

免疫组化瘤细胞呈 S-100、Leu-7、PGP9.5 阳性。需注意的是,肿瘤恶性程度越高,瘤细胞分化越原始,S-100 的表达率越低;部分瘤细胞表达 CD34,上皮样恶性外周神经鞘瘤可局灶表达 CK8/18。另外,H3K27me 蛋白因发生甲基化在 MPNST 中可出现不同比例的表达缺失,并随着 MPNST 的级别增高缺失率增加。

【鉴别诊断】本病需与梭形细胞肉瘤,如纤维肉瘤、单相型滑膜肉瘤、平滑肌肉瘤、恶性孤立性纤维性肿瘤、富于细胞神经鞘瘤等鉴别。上皮样恶性外周神经鞘瘤需与低分化癌、恶性黑色素瘤、透明细胞肉瘤等鉴别。

(韩安家)

第九节　起源未定的软组织肿瘤

一、肢端纤维黏液瘤

肢端纤维黏液瘤(acral fibromyxoma)是良性成纤维细胞性肿瘤。病变部位限于肢端,最常见于指 / 趾甲旁区,故又称指 / 趾纤维黏液瘤、细胞性指 / 趾纤维瘤。

【诊断要点】①患者年龄 4~86 岁,约 70% 的患者 ≥ 40 岁。男女之比 2:1。约 2/3 以上的病例发生在指 / 趾甲或指 / 趾甲旁区,最常见于大足趾。肿物生长缓慢,约 40% 的患者有疼痛。肿瘤常导致指 / 趾甲变形。②肉眼见浅表的半球形隆起息肉样或疣状肿物,表面被覆上皮完好或有溃疡形成。肿瘤直径 0.6~5cm。肿瘤质地柔软到质硬,切面从有光泽的、黏液样至灰白色实性纤维样不等。③镜下见在黏液或胶原性背景中散在梭形或星状成纤维细胞,细胞呈松散的束状结构和宽的席纹结构,常见血管增生,肥大细胞常见(图 15-36);核分裂象罕见(平均 <1 个 /10HPF)。偶见瘤细胞中度异型和多形性。病变可侵袭周边组织。④免疫组化瘤细胞呈 CD34 阳性,EMA 表达不确定,S-100、GFAP、actin、desmin、CK 均阴性。

【鉴别诊断】本病主要应与纤维瘤病和黏液瘤鉴别。纤维瘤病的瘤细胞呈片块状或束状侵袭性生长,间质胶原化明显。黏液瘤主要由大量的黏液和零星分布的星状细胞构成,缺乏明显的纤维细胞成分。

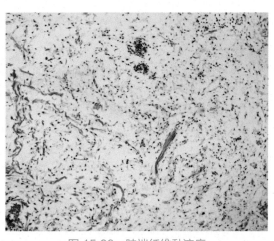

图 15-36　肢端纤维黏液瘤
黏液及少量胶原背景中散在短梭形或星状成纤维细胞,毛细血管丰富。

二、肌内黏液瘤

肌内黏液瘤(intramuscular myxoma)属于良性软组织肿瘤,以梭形细胞分布的稀少血管但黏液丰富的基质为特征。

【诊断要点】①女性多见,发病年龄 40~70 岁。主要位于股部、肩部、臀部和上臂等部位。临床表现为生长缓慢的无痛性软组织肿块。②肉眼见肿瘤大小不等,最大直径可达 20cm,多数 5~10cm。病变边界尚清楚,切面呈黏液样或胶冻状(图 15-37A),可有囊性变。③镜下见肿瘤由一致的温和的梭形或星状细胞、丰富的黏液基质构成,胶原纤维和血管较少(图 15-37B)。瘤细胞小,呈圆形、核致密深染,胞质嗜酸稀少,瘤细胞无异型性,核分裂象少或无,病变常累及周围肌肉。约 10%~90% 肿瘤内部分区域瘤细胞密集、胶原纤维和血管丰富,若以这些成分为主时,可称为富细胞黏液瘤。④免疫组化瘤细胞呈 vimentin 阳性、CD34、desmin、actin 不同程度表达,S-100 阴性。

【鉴别诊断】本病与黏液性神经纤维瘤的区别是后者表达 S-100;与低度恶性黏液纤维肉瘤不同,本病缺乏明显异型性;而黏液脂肪瘤可见大量分化成熟的脂肪细胞;黏液性脂肪肉瘤可见分化程度不同的脂肪瘤细胞和分布均匀的分支状血管。侵袭性血管黏液瘤通常体积较大,呈侵袭性生长,可见大小不等的血管及血管周梭形的肌成纤维细胞成分等与本病不同。

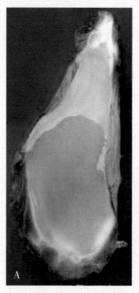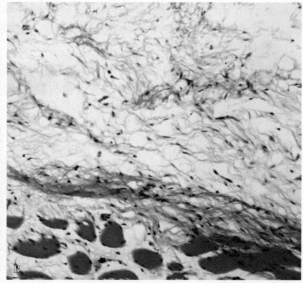

图 15-37　肌内黏液瘤肉眼观察

A. 肿瘤边界清楚,切面呈胶冻样;B. 梭形细胞形态温和,胞质嗜酸性,大量黏液样物质集聚,血管稀少。

三、关节旁黏液瘤

关节旁黏液瘤(juxta-articular myxoma)罕见,发病年龄 16~83 岁,平均 43 岁,88% 位于膝关节附近,其他部位包括肘、肩、踝和臀部,34% 病例可局部复发。

【诊断要点】①肉眼见肿瘤呈胶冻样,常伴囊性变。直径 0.6~12cm,平均 3.8cm,中位直径 3.5cm。②镜下见其组织学与肌肉内富细胞黏液瘤很相似。密集增生的梭形细胞分布于丰富的黏液基质中,核分裂象缺乏(图 15-38)。89% 病例可有囊腔形成。囊壁为纤维素或厚的胶原纤维。肿瘤边界不清,可见出血、含铁血黄素沉着、慢性炎症细胞浸润、纤维素机化和成纤维细胞增生性反应。③免疫表型同肌肉内黏液瘤。

【鉴别诊断】同肌肉内黏液瘤。

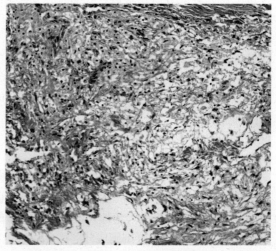

图 15-38　关节旁黏液瘤

形态温和的梭形细胞散在分布于血管稀疏的黏液样基质中。

四、浅表性血管黏液瘤

浅表性血管黏液瘤(superficial angiomyxoma)又称皮肤黏液瘤,中青年多见(20~40 岁),男性发病多于女。病变多位于躯干、下肢、头颈部,少数出现于外阴区,位置表浅,累及真皮或皮下,少数可复发,无转移。

神经鞘黏液瘤
(图片)

【诊断要点】①肉眼见肿瘤呈息肉样或结节样,边界清楚,直径 1~5cm,呈灰白色,胶冻样。②镜下见病变位置表浅,累及真皮或皮下组织。瘤组织呈分叶状,瘤细胞呈星状或梭形,细胞少至中等量,弥散分布于丰富的黏液样间质;有较多的中性粒细胞;散在分布许多毛细血管,壁薄,管腔常扩张,但无厚壁血管。③免疫组化瘤细胞呈 vimentin(+),CD34(+),灶性表达 desmin、actin;但 S-100(-)。

【鉴别诊断】本病主要与黏液瘤、神经鞘黏液瘤、浅表性肢端纤维黏液瘤、侵袭性血管黏液瘤等鉴别。

五、深部侵袭性血管黏液瘤

深部侵袭性血管黏液瘤(deep aggressive angiomyxoma)好发于 30~70 岁成人,男女比例 1∶6,好发于女性盆腔和会阴,少数累及男性精索、腹股沟、肛门、会阴深部软组织。本病易复发,无转移。

【诊断要点】①肉眼见瘤体一般较大,直径常大于10cm,少数可达20cm以上;呈分叶状或息肉状,边界不清,浸润性生长,质软;切面灰白、灰黄,呈黏液胶冻样。②镜下见瘤组织细胞成分少,细胞小,呈星芒状、梭形(图15-39),核小,分布于黏液基质中,呈巢团状或弥漫分布;间质黏液样变或水肿明显,可见丛状分布的小或中等大的血管,血管壁厚薄不一,厚壁血管可透明变性,周围可见肌样嗜伊红染肌成纤维细胞束或平滑肌细胞束;间质可见肥大细胞和红细胞外渗。③免疫表型:瘤细胞呈vimentin、desmin、SMA、HHF-35、CD34、ER和PR阳性;S-100和CK阴性。

【鉴别诊断】①血管肌成纤维细胞瘤;②浅表性血管黏液瘤;③黏液瘤;④黏液性神经纤维瘤;⑤黏液样脂肪肉瘤。

六、血管瘤样纤维组织细胞瘤

血管瘤样纤维组织细胞瘤(angiomatoid fibrous histiocytoma)旧称血管瘤样恶性纤维组织细胞瘤,发病年龄从出生至70岁,多见于20岁的青少年。男女发病比例相当。好发于肢体,其次是躯干、头颈部,其他部位如纵隔、肺、支气管、卵巢、腹膜后偶有报道。本病属中间性未分类肿瘤,复发率2%~10%,偶有转移(<1%)。

【诊断要点】肉眼见肿瘤直径0.7~12cm,平均直径2cm,边界清,呈实性。切面灰白、灰红;90%可见不规则囊腔,含有血性液体。

镜下见嗜酸性、组织细胞样细胞和肌样细胞呈多结节状增生;血窦样腔隙(图15-40);瘤结外围被致密纤维组织包绕,伴淋巴细胞和质细胞浸润,偶见具有生发中心的淋巴滤泡形成;瘤结中央出现大小不等、形状不规则血窦样囊腔,囊内可见红细胞,囊壁缺乏血管内皮细胞。囊腔外围可见大片组织细胞样细胞,大部分瘤细胞分化好,少部分瘤细胞呈多形性,可见多核巨细胞,胞质呈泡沫状,可吞噬含铁血黄素;核分裂象易见,但不见病理性核分裂象。

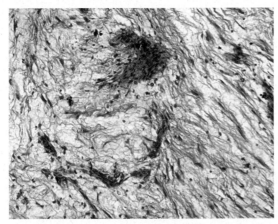

图15-39　深部侵袭性血管黏液瘤
明显肌样分化的梭形细胞散在分布,部分围绕在
血管周围。

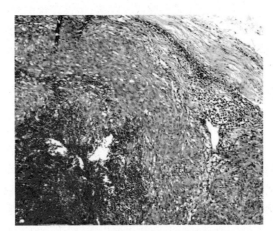

图15-40　血管瘤样纤维组织细胞瘤
瘤细胞围绕着充满血液的血窦样腔隙。

免疫表型:瘤细胞呈vimentin、CD68阳性;desmin、CD99、calponin、EMA有不同程度的阳性,CD34、S-100阴性。

分子遗传学:90%以上的肿瘤具有t(2;22)易位,导致EWSR1-CREB1基因融合;因此,FISH检测EWSR1断裂基因呈阳性。

【鉴别诊断】本病需要与淋巴结转移瘤、炎性肌成纤维细胞肿瘤、滤泡树突细胞肿瘤鉴别,根据组织学改变和免疫组化表达特征易于鉴别。

七、肌上皮瘤/肌上皮癌/混合瘤

软组织肌上皮瘤(myoepithelioma)在形态和免疫表型上与涎腺同名的肿瘤相似,曾用名有外胚间叶性软骨黏液样肿瘤、副脊索瘤。软组织的肌上皮性肿瘤少见,男女发病率相当,约20%的病例发生于儿童。肌上皮癌（myoepithelial carcinoma）主要发生于儿童；75% 病变发生在四肢（下肢多于上肢），其次为躯干、头颈部，罕见骨和内脏。患者表现为无痛性肿块。多数软组织肌上皮肿瘤为良性经过。诊断恶性唯一可靠的标准是细胞核中度到重度异型。组织形态良性的肿瘤复发率为 20%，并且罕见转移。40%~50% 的肌上皮癌可见复发和转移。最常见的转移部位包括肺、淋巴结、骨和软组织。

【诊断要点】肉眼多数表现为边界清楚的结节，少数（特别是肌上皮癌）为浸润性边界。切面从有光泽的、黏液性到实性或鱼肉样。肿瘤直径 1~20cm。

镜下见肌上皮性肿瘤多表现为网状或梁状生长方式伴明显的黏液基质，有时呈巢状、实性生长。肿瘤细胞呈上皮样、梭形，细胞核一致，胞质嗜酸或透明，有时似浆样细胞伴胞质内包涵体特征。10%~15% 的肿瘤显示骨或软骨分化；鳞状上皮化生和脂肪细胞化生少见。若含有导管成分，则称为"混合瘤（mixed tumor）"。肌上皮癌示肿瘤细胞核异型、核分裂活跃和肿瘤坏死，部分肿瘤（特别是儿童患者）还可见未分化的圆细胞成分。

免疫表型：90% 以上瘤细胞表达广谱 CK、S-100 和 calponin。约 2/3 病例表达 EMA，半数病例表达 GFAP。部分病例表达 SMA 和 p63。desmin 和 CD34 阴性。肌上皮癌呈 *SMARCB1*（*INI1*）表达缺失。

【鉴别诊断】本病需与软组织转移癌、骨外黏液样软骨肉瘤、透明细胞汗腺癌、脊索瘤等鉴别。

八、滑膜肉瘤

滑膜肉瘤（synovial sarcoma）是并非由滑膜组织发生的恶性肿瘤，它起源于未知的多潜能干细胞，可向间叶和上皮双向分化，多见于四肢大关节旁，常与腱鞘、滑囊或关节囊密切相关，也可发生在远离关节和滑囊的部位，如肌肉内、胸腹壁、咽后壁和实质脏器等处。

【诊断要点】肿瘤常见于青少年和年轻人，中位年龄约 26.5 岁，男性多见。临床表现为可触及的深部肿胀或肿块，半数患者伴有疼痛或触痛。部分患者有外伤史。

肉眼见肿块呈圆形或分叶状，生长较快的肿瘤边界不清，浸润周围组织，生长较慢的肿瘤可压迫邻近组织形成假包膜。切面呈灰白色或黄褐色，因胶原含量不同，质地可较软也可坚硬，常见出血坏死，部分病例表现为囊性肿物。肿块直径 3~6cm（最大可有 15cm 以上）。

镜下见肿瘤细胞既可出现有向上皮分化似癌的形态，也可出现具有间叶分化的梭形细胞似纤维肉瘤样形态。根据此两种成分在肿瘤内的多少及分化程度，可分为双相型、单相纤维型、单相上皮型、低分化型。其中单相上皮型十分罕见，而且多数病例经仔细寻找，大多可寻到小灶梭形细胞分化，所以，严格意义上，属于上皮成分丰富的双相型滑膜肉瘤。

（1）双相型滑膜肉瘤：由比例不等的上皮细胞和梭形细胞共同组成，两者之间可有移行（图 15-41）。上皮细胞呈立方形或高柱状，核圆形或卵圆形，空泡样，排列呈条索、网状、腺样结构，或形成乳头状，乳头轴心为梭形细胞，伴有鳞状上皮化生罕见；周围的梭形细胞为肥大的纺锤形，大小一致，核深染，常呈实性片状或束状交错排列。上皮细胞和梭形细胞均可见核分裂象。肿瘤中血管较丰富，可出现鹿角形分支的血管（血管外皮瘤样的血管）结构，间质可有出血、肥大细胞浸润、胶原纤维透明变性、黏液样变性和钙化，罕见骨化形成。

（2）单相纤维型滑膜肉瘤：相对常见。瘤细胞以梭形细胞为主，细胞形态和间质改变同双相型滑膜肉瘤，有时局部可出现小灶的具有上皮样形态特征的细胞，黏附性稍强，胞质略嗜酸，免疫组化可表达上皮性标记。

（3）低分化型滑膜肉瘤：可伴发滑膜肉瘤的任意一种亚型，高度恶性。组织学上根据细胞形态又分为大细胞或上皮样型、小细胞型、高级别梭形细胞型 3 种类型。瘤细胞具有高级别细胞核特征和高核分裂活性，常伴有坏死，富含薄壁扩张的血管。

免疫组化瘤细胞表达 EMA、CK、CK19，另有部分病例有 S-100、CD99、Bcl-2 的表达。但 CD34 阴性。分子遗传学有特异性的染色体易位形成 *SYT-SSX* 融合基因，可以用 FISH（图 15-42）和 RT-PCR 的方法检测。

【鉴别诊断】双相型滑膜肉瘤结合临床病史、形态学表现、免疫标记和分子检测较易作出正确诊断，注意与肉瘤样癌鉴别。单相纤维型滑膜肉瘤需与纤维肉瘤、恶性外周神经鞘膜瘤等梭形细胞肉瘤鉴别，注意间质肥大细胞和血管外皮瘤样的表现，如有玻璃样变性和钙化形成，也是诊断滑膜肉瘤的线索。单相上皮型滑膜肉瘤需要与腺癌鉴别，注意多取材，寻找有无梭形细胞区域。低分化型滑膜肉瘤由于分化较差，易误为低分化癌、恶性黑色素瘤、横纹肌样瘤、尤因肉瘤、低分化恶性外周神经鞘膜瘤等多种恶性肿瘤，确诊常需免疫组化染色和分子遗传学辅助检测的帮助。

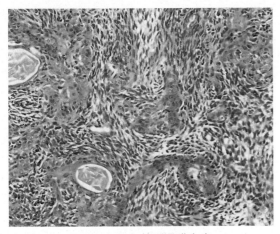

图 15-41　双相型滑膜肉瘤
上皮结构与恶性梭形细胞紧密嵌合排列,上皮样结构
可见管腔内嗜酸性分泌物。

图 15-42　滑膜肉瘤 FISH 检测
SYT 断裂基因呈阳性。

九、上皮样肉瘤

上皮样肉瘤(epithliod sarcoma)是一种形态和免疫表型都有上皮特征的恶性间叶源性肿瘤,有经典型和近端型(中央型)两种临床病理亚型。

(一)经典型上皮样肉瘤

经典性上皮样肉瘤多见于青少年和年轻人的肢体远端,低倍镜下呈多结节状,结节中央坏死、出血或玻璃样变性,易误认为良性肉芽肿性的病变;多见于年轻患者(10~39 岁),男性多发,常见于手指、手掌及前臂的屈肌面,其次为膝部、小腿、踝、足部,躯干和头颈罕见,但头皮除外。肿瘤单发或多发,可累及浅表和深部软组织,浅表者常浸润表皮形成浅溃疡,深部者常紧邻肌腱和筋膜。

【诊断要点】①肉眼见结节直径 0.5~5cm(位于深部者可较大,达 15cm),边缘不规则,切面灰白、灰褐,质实偏硬,可伴出血坏死。②镜下见肿瘤呈显著的结节状排列,结节境界不清,中央坏死或退变,有时几个坏死结节融合形成边缘不规则的"地图样"病变。当肿瘤播散至筋膜或腱膜时,形成花边样外观。③瘤细胞可表现为卵圆形或多角形的大细胞,胞质丰富嗜酸,也可表现为肥胖的梭形细胞,部分病例还以梭形细胞为主(图 15-43)。④病变中上皮样细胞与梭形细胞相融合,但不形成滑膜肉瘤样的双相分化和腺样结构。⑤间质有丰富的致密、透明胶原沉积。周边常见慢性炎细胞聚集。10%~20% 的病例可见小灶钙化及骨化。神经旁和血管旁常见肿瘤细胞浸润。⑥免疫组化瘤细胞表达 CK、EMA 和 vimentin,通常上皮样细胞区域比梭形细胞 CK 表达更显著。60% 的病例 CD34 阳性,INI-1 表达丢失。S-100、CD31 阴性。

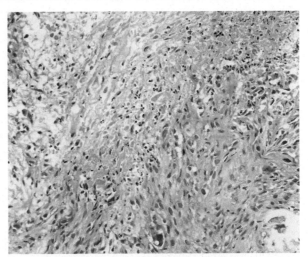

图 15-43　经典型上皮样肉瘤
瘤细胞肥胖,呈梭形,部分为多角形,核大异型,胞质丰富嗜
酸,围绕左上中央坏死病灶。

上皮样肉瘤(图片)

(二)近端型上皮样肉瘤

近端型上皮样肉瘤又称中央型上皮肉瘤,好发于中老年人,累及肢体近心端或躯体中线部位,如骨盆、会阴、生殖道,肿瘤发生部位深,侵袭性强,预后差。

【诊断要点】①肉眼见肿块常为灰白色,呈结节状,体积可较大,部分切面有出血坏死;②镜下见瘤细胞由大圆形的上皮样细胞组成,有明显的异型性,核呈空泡样,可见明显核仁,部分胞质内见嗜酸性透明包涵体,似横纹肌样细胞;③病理性核分裂及肿瘤性坏死常见,但坏死很少形成肉芽肿样结构;④瘤细胞免疫表型同经典型上皮样肉瘤。

【鉴别诊断】经典型上皮样肉瘤需与坏死性感染性肉芽肿、溃疡型鳞状细胞癌、恶性黑色素瘤等鉴别,伴广泛间质出血时需与上皮样血管肉瘤鉴别。近端型上皮样肉瘤需与肾外横纹肌样瘤、恶性黑色素瘤、低分化滑膜肉瘤等鉴别。

十、腺泡状软组织肉瘤

腺泡状软组织肉瘤(alveolar soft part sarcoma)罕见,约占软组织肉瘤的 0.2%~0.9%。本病青少年多见(15~35 岁),30 岁前女性多于男性,男女比例为 1∶2;而 30 岁以后,男性略多于女性。病变好发于四肢深部软组织,尤其是股部、臀部,亦见于躯干、头颈部、腹膜后等。在儿童,常发生于头颈部特别是舌和眼眶。其他实质脏器如肺、胃、肝、乳腺、骨、喉、心脏、膀胱和宫颈等偶有发生。

【诊断要点】①肉眼见肿瘤境界不清,圆形、卵圆形,体积一般较大,可有出血坏死。②镜下见瘤细胞排列成腺泡状或巢状,巢大小不等、形状不一,细胞巢之间为互相连通的毛细血管网(图 15-44)。瘤细胞大小较一致,呈圆形、卵圆形或多角形,界限清楚,胞质丰富,可见嗜酸性颗粒或透明,胞质内含有菱形、杆状、单个或束状排列的结晶,部分瘤细胞胞质透亮。核为圆形或不规则形,偏位,空泡状,核分裂象少见。在婴幼儿,瘤细胞缺乏特征性的器官样或巢状结构,而呈实性片状结构。③特殊染色:瘤细胞呈 PAS 阳性。④免疫表型瘤细胞多呈 vimentin、actin、desmin 阳性,TFE3 核阳性。偶见 S-100、NSE 阳性。但 HMB45、synaptophysin、chromogranin A、NF、CK 和 EMA 阴性。

腺泡状软组织肉瘤
(图片)

【鉴别诊断】根据本病的组织学排列特点,主要应与副神经节瘤、颗粒细胞瘤、转移性腺癌、腺泡状横纹肌肉瘤、血管周上皮样细胞肿瘤等鉴别。

十一、软组织透明细胞肉瘤

软组织透明细胞肉瘤(clear cell sarcoma of soft tissue)又称软组织恶性黑色素瘤(malignant melanoma of soft parts)。本病罕见,多见于青年,发病高峰年龄 30~40 岁,男女比例相同。本病好发于四肢远端特别是足踝部、手腕部,部位深,常与肌腱或腱膜相连,与皮肤无关,头颈部和躯干较少见,罕见发生于腹膜后、实质脏器或骨。发生于胃肠道者,多见于小肠,而胃、结肠少见。肿瘤多单发。

【诊断要点】①肉眼见肿瘤直径多 <5cm,但个别直径可 >10cm。切面呈分叶状,灰白色。肿瘤境界清楚,色素沉着、坏死和囊性变罕见。②镜下见瘤细胞被纤维组织分隔,呈巢状(图 15-45)或分叶状。瘤细胞呈多角形或梭形,约 50% 肿瘤有散在花环状多核巨细胞,细胞无明显异型性,胞质淡染或透亮,也可呈嗜伊红色;核大,核仁明显,但核分裂象少。部分瘤细胞呈梭形、束状排列似纤维肉瘤。一般不见黑色素。③免疫表型:瘤细胞呈 S-100、HMB-45、MITF、Melan-A 弥漫强阳性。

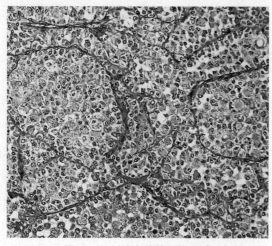

图 15-44　腺泡状软组织肉瘤
肿瘤组织呈特征性器官样、巢状结构,巢间为血窦。

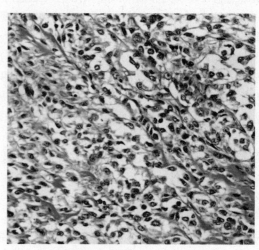

图 15-45　软组织透明细胞肉瘤
肿瘤细胞呈巢状、片状分布。

【鉴别诊断】本病需要与滑膜肉瘤、上皮样恶性外周神经鞘膜瘤、低分化癌鉴别。

十二、血管周上皮样细胞肿瘤

血管周上皮样细胞肿瘤(perivasular epithelioid cell tumor，PEComa)是由特定细胞且与血管壁相关，通常表达黑色素标记和平滑肌标记的一组间叶性肿瘤。PEComa 家族包括血管平滑肌脂肪瘤、肺透明细胞瘤(糖瘤)、淋巴管平滑肌瘤病和其他发生在软组织和实质脏器如肝、肾和子宫等组织学和免疫表型与 PEComa 类似的肿瘤。其中血管平滑肌脂肪瘤和淋巴管平滑肌瘤病多见，而其他类型少见。女性远多于男性，男女比例 1:6。发病年龄广泛，多见于青中年，平均年龄 45 岁。大多数 PEComa 为散发性，仅有少部分与结节性硬化综合征(tuberous sclerosis complex)有关。PEComa 好发于腹膜后、腹盆腔区域、子宫和胃肠道，少数发生于软组织、皮肤和骨。硬化性 PEComa 常发生于腹膜后。10%~15% 为恶性 PEComa。

(一)肺透明细胞糖瘤

肺透明细胞糖瘤(clear cell "sugar" tumor of the lung)较少见，多发于成年女性。

【诊断要点】①肉眼见肿瘤直径 5~8cm，边界较清，切面呈灰红色、棕褐色。②镜下见瘤细胞呈圆形或卵圆形，细胞边界清楚，胞质丰富，弱嗜酸性或透明，瘤细胞间富含纤细的血窦结构，分隔或包绕瘤细胞成巢或器官样排列，部分瘤细胞呈放射状分布血管周围。细胞核较一致，圆形或卵圆形，核分裂罕见，部分可见多核巨细胞。③免疫表型：瘤细胞表达 HMB45、Melan-A、SMA 和 MiTF-1 阳性，不表达 S-100。

【鉴别诊断】本病需与转移性肾透明细胞癌、恶性黑色素瘤、副神经节瘤等鉴别。

(二)镰状韧带/圆韧带透明细胞肌黑色素细胞肿瘤

透明细胞肌黑色素细胞肿瘤为 PEComa 家族中的罕见肿瘤。常发生在肝镰状韧带或子宫圆韧带，称为镰状韧带/圆韧带透明细胞肌黑色素细胞肿瘤(clear cell myomelanocytic tumor of the falciform ligament/ligamentum teres)，部分可在大网膜，极少在股部；多发于青少年女性。

【诊断要点】①肉眼见肿瘤质稍硬，直径 5~20cm，切面可出血、囊性变。②镜下见瘤组织由胞质嗜酸或透亮、形态较一致的梭形细胞组成，部分呈上皮样；瘤细胞核居中，外形不规则或可见核沟，可见清楚的小核仁，核分裂罕见；瘤细胞呈束状、巢状或片状结构，间质为纤维血管网，后者分隔肿瘤呈腺泡状或巢状。③免疫表型：瘤细胞表达 HMB45、Melan-A、SMA 和 MiTF-1，不表达 S-100。

【鉴别诊断】本病主要应与细胞性神经鞘瘤、平滑肌瘤、平滑肌肉瘤、肌腱透明细胞肉瘤鉴别。

(三)血管平滑肌脂肪瘤

血管平滑肌脂肪瘤(angiomyolipoma)是 PEComa 家族中最常见的一种良性间叶性肿瘤，多发生于肾、肾周和肝，常伴有结节性硬化综合征。男女发病之比约 1:4，多发生于 25~55 岁。

【诊断要点】肉眼见肿瘤呈结节状、分叶状，无包膜，边界清，直径 3~27cm，切面灰白、灰黄，质软，可见灶性出血(图 15-46A)。

镜下见肿瘤由 3 种比例不等的成分组成(图 15-46B)：①成熟脂肪组织；②厚壁、扭曲的血管，直径大小不一，弹力纤维层缺如或异常，中层多伴玻璃样变性；③不规则片状或交错的平滑肌束，常围绕血管分布。瘤细胞亦可呈上皮样，胞质透亮或含嗜酸性颗粒，可称上皮样血管平滑肌脂肪瘤。

血管平滑肌脂肪瘤按瘤组织成分所占比例分为经典型、平滑肌瘤型(梭形和上皮样平滑肌样细胞混合为主)、上皮样型、脂肪瘤样型和血管瘤样型。

免疫表型：瘤细胞呈 vimentin、SMA、MSA、HMB-45、Melan-A 阳性。

血管平滑肌脂肪瘤
(图片)

【鉴别诊断】①脂肪肉瘤；②平滑肌肉瘤；③肾透明细胞癌；④肝细胞癌。

(四)淋巴管平滑肌瘤病

淋巴管平滑肌瘤病(lymphangioleiomyomatosis)多见于生育期妇女，常发生在肺、纵隔、腹膜后，局部病灶称为淋巴管平滑肌瘤，广泛累及大节段的淋巴链、胸导管或肺实质者称淋巴管平滑肌瘤病。

【诊断要点】①肉眼见肿物呈灰红色、海绵状。病变累及肺时，肺呈蜂窝状伴肺大疱形成。②镜下见病变分布于囊腔的边缘或沿血管、淋巴管、支气管分布。肺部病变大多数瘤细胞为小梭形(图 15-47)或卵圆形，胞质少，淡染，核仁明显，细胞间常有淋巴样间隙，伴囊腔形成。部分瘤细胞类似上皮细胞、组织细胞或蜕膜样细胞，胞质丰富、嗜酸。瘤细胞常包绕嗜酸性均匀一致的无定形物质，偶有钙化。③免疫表型：瘤细胞呈

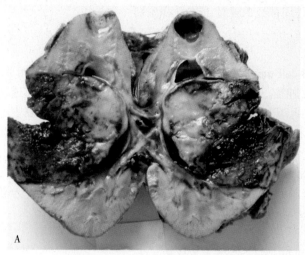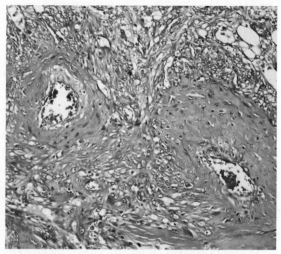

图 15-46 肾血管平滑肌脂肪瘤

A. 肉眼见瘤组织边界清，切面有出血；B. 显示厚壁血管、不等量的平滑肌细胞和成熟脂肪组织。

SMA 阳性，少部分 desmin 阳性，多数上皮样细胞表达 HMB45 和 Melan-A，ER、PR 阳性，不表达 S-100。

【鉴别诊断】本病需与肺纤维化、朗格汉斯细胞组织细胞增生症、肺原发或继发平滑肌瘤、平滑肌肉瘤等鉴别。

（五）恶性 PEComa

大部分 PEComa 属良性病变，对其诊断恶性的标准和预后尚无统一认识。2002 年 WHO 软组织肿瘤分类认为如果 PEComa 显示浸润性生长、明显富于细胞，核增大、深染，核分裂象活跃、非典型核分裂象和凝固性坏死被认为是恶性。2013 年 WHO 软组织肿瘤分类中，恶性 PEComa 的诊断标准为核分裂活跃、坏死、明显的核异型性和多形性。

【鉴别诊断】本病主要应与软组织透明细胞肉瘤、平滑肌肉瘤、多形性肉瘤等鉴别。

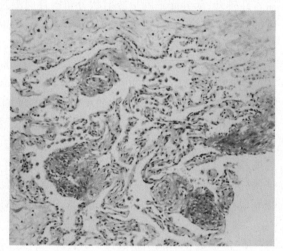

图 15-47 肺淋巴管平滑肌瘤病

肺间质见未成熟梭形细胞增生的结节，似平滑肌细胞。

（韩安家）

第十六章　骨和关节疾病

要做好骨病变的诊断必须了解骨的基本结构。根据骨的形状分为长骨和扁骨,长骨的不同部位可分为骨骺、骨干和干骺端;长骨的两端为骨骺,未骨化前是由软骨构成;两端骨骺之间为骨干,由致密的骨皮质及骨髓构成;在骨干和骨骺交界处,称为干骺端,是骨质生长的主要部分,由丰富的成熟骨小梁网构成,其间为骨髓组织;骨干与干骺端间无清楚分界线。随着骨的生长,骨骺与干骺端不断骨化,最后骨骺与骨干结合,完成骨的发育,X线表现为骨骺线消失。骨皮质由板层骨构成,具有完整的哈佛系统。在骨皮质外周有一层由致密的纤维组织构成的骨外膜,在其内面有一层菲薄的骨内膜。

病理诊断对骨病变的临床治疗十分重要,是决定患者是否需要截肢,或单纯切除,或仅行搔刮术,或根本不用手术治疗等的重要依据。需注意的是,作骨病变病理诊断前必须结合患者的临床表现及影像学检查表现。患者的年龄、性别、病变部位及临床症状等,常可提供重要的诊断线索。骨病变的初次病理诊断通常是小块活检组织,缺乏对病变整体情况的了解,影像学检查可有效地补充这方面的不足,还可以提示病灶与周围组织的关系等。因此,对骨病变的诊断,必须结合病理改变、临床表现及影像学检查三者综合考虑,认真进行鉴别诊断,方能避免误诊,防止"一叶障目,不见泰山"。

骨病变的病理改变形态多样,且常相互类似,易造成混淆。例如,在观察不同的骨病变时,常可在病变组织中同时见到不同成熟阶段的新生骨质,需注意区别该新生骨质为反应性骨质还是肿瘤性骨质,需在整体病变的背景下,观察病变细胞的形态,并结合新生骨质的特点,注意鉴别,综合判断。此外,一些骨肿瘤在其发展过程中,可出现或转变为其他恶性骨肿瘤,或合并其他病变(如动脉瘤样骨囊肿)。因此,不能机械地以固定不变的眼光来看骨肿瘤的组织分类。相对其他疾病而言,免疫组织化学技术对骨病变的诊断相对有限,但对于鉴别诊断的应用很有价值。

第一节　成软骨性肿瘤

一、骨软骨瘤

骨软骨瘤(osteochondroma)又名骨软骨性外生骨疣,是指在骨的表面覆以软骨帽的骨性突出物,约占良性骨肿瘤的30%,是最常见的良性骨肿瘤。本病多发生于青少年,可随骨骼发育而增大,表现为局部硬性包块;最常发生于长骨的干骺端,以股骨下端及胫骨上端为最多见;其次是肱骨及腓骨,亦可发生于扁骨等处。骨软骨瘤可分为单发性与多发性两种,形态上基本相同,以单发性多见,多发性者为骨软骨瘤病,与遗传因素有关。

目前病因尚未完全明了,可能是发育过程中的骨骺软骨细胞或未分化细胞发生迷离,移位至骨骺旁形成的病变;或由于骨膜发育异常,导致其骨的塑形不全所致。放射线的长期照射亦可引起本病。

【诊断要点】①肿瘤发生于骨干与骨髓连接部(干骺端),向外生长,呈有蒂或有柄状。②从肿瘤的突出面垂直锯开,剖面常显示3层不同的结构:表面为一薄层灰白色纤维包膜,或称软骨膜;中层为肿瘤的顶部,由厚薄不同的透明软骨构成,称软骨帽(cartilaginous cap),其厚度常小于6mm,很少大于10mm;基底部为肿瘤主体,由海绵状松质骨构成,骨小梁呈蜂窝状排列并与其下正常的松质骨相移行。③镜下表现为清楚的三层结构(图16-1),表面的包膜为致密的纤维组织;靠内层的组织逐渐过渡至软骨帽,软骨帽结构似正常骨骺软骨,从近表层到基底部软骨细胞呈逐渐成熟表现;交界处见成熟的软骨细胞排列成行,并见有钙化及骨化现象。基底部由海绵状骨质构成,与软骨帽交界处常有软骨性骨化所形成的新骨。④影像学表现为有蒂或广基底的病变,特征性结构是与基底骨相延续的骨皮质突出物,常可见到不规则的钙化(图 16-2)。

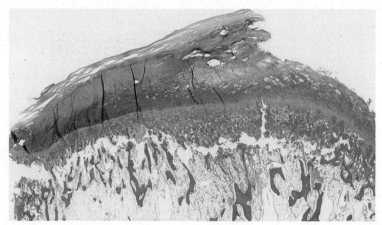

骨软骨瘤(图片)

图 16-1　骨软骨瘤

【鉴别诊断】骨软骨瘤需与正常骨骺组织区别:①正常骨骺部软骨层厚度均匀,软骨细胞排列较整齐,分布也均匀,这与骨软骨瘤不同;②骨软骨瘤的透明基质可液化成囊状,这不见于正常骨骺。同时结合肉眼形态、病史及影像学表现可以鉴别。

【治疗与预后】经手术切除一般可治愈,切除不完全者可复发。本瘤可恶变为外周型软骨肉瘤,以多发性骨软骨瘤病较多见。恶变早期表现为瘤体迅速增大,软骨帽层增厚至 1cm 以上,镜下在其外围可见到异型的软骨细胞。另外,少数病例亦可恶变为纤维肉瘤,甚至恶变为未分化肉瘤。

二、软骨瘤

软骨瘤(chondroma)是一组良性肿瘤,其结构与正常的透明软骨相似。临床上依其生长部位可分为内生性软骨瘤、外生性软骨瘤、内生性软骨瘤病三种。内生性软骨瘤(enchondroma)相对常见,多发生在手、足短骨和四肢长骨等部位的骨干骨髓腔内。发生在手、足短骨者,由于瘤组织的膨胀性生长,可使髓腔扩大,骨皮质变薄,一般不引起周围骨膜反应性骨质增生。发生在长骨者,由于骨皮质较

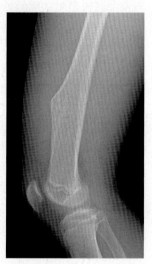
图 16-2　骨软骨瘤影像学
表现(平片)

厚,引起骨皮质变薄及隆起可很轻微,但瘤组织可在髓腔内广泛蔓延,甚至可侵占全部骨干髓腔。外生性软骨瘤比较少见,多见于长骨。肿瘤从软骨膜发生,向骨外生长,亦称为骨膜软骨瘤(periosteal chondroma)。

内生性软骨瘤病(enchondromatosis)即为多发性内生性软骨瘤,一般位于掌指骨区域。如果骨广泛受累,病变主要单侧分布,则称为奥利尔病(Ollier disease),多发生于儿童,是正常软骨内化骨障碍导致的发育异常。马富奇综合征(Maffucci syndrome)是由奥利尔病和软组织(偶尔见于内脏)的血管瘤两种病变构成。约 25% 的奥利尔病患者到 40 岁左右时会发展成软骨肉瘤,而马富奇综合征的恶变率则更高。影像学检查在瘤体部常可见透亮阴影,在阴影内可见到一些砂粒样致密点状或环状钙化(图 16-3)。

【诊断要点】①内生性软骨瘤常由骨皮质构成肿瘤外壳,瘤组织一般不穿破骨皮质(图 16-4)。②外生性软骨瘤表面有一较完整灰白色纤维包膜,切面多呈大小不等的分叶状,其间有细小纤维条索分隔。③瘤组织呈淡蓝色或银白色,半透明,有光泽,质硬,有时尚夹杂一些淡黄色砂粒样的钙化组织。三种软骨瘤组织学形态大致相似。④瘤组织由较成熟的透明软骨构成,呈不规则的分叶状,每小叶由较稀疏的纤维血管组织包绕。瘤细胞多少不一,形似较成熟的软骨细胞,但排列不均匀,细胞大小、形态不一(图 16-5)。⑤最重要的是瘤细胞核多呈固缩状,不见核仁,核周围仅有少量胞质,不见核分裂。⑥软骨基质亦可呈多种改变,如稀疏或广泛的小泡沫状、黏液变,点或块状钙盐沉着,灶性软骨骨化灶等。⑦内生性软骨瘤病的软骨细胞更丰富,且软骨细胞比普通的内生性软骨瘤细胞异型性更明显。

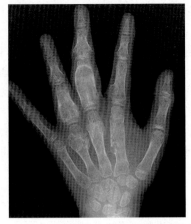

图 16-3 多发性内生性软骨瘤病影像学
表现(平片)

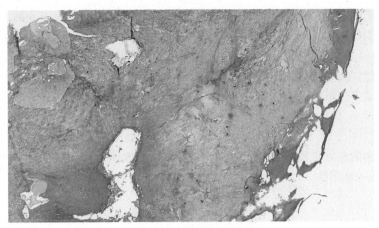

图 16-4 内生性软骨瘤

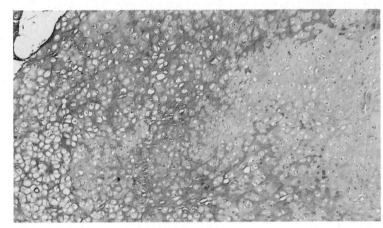

图 16-5 软骨瘤

多发内生性软骨瘤
(图片)

【鉴别诊断】骨软骨瘤:可见典型的 3 层结构。虽然内生性软骨瘤的边缘部瘤组织可与骨小梁相混,但这些骨质是成熟的,不是新生的。

软骨瘤恶变(或称分化好的软骨肉瘤):一般在取材充分的前提下,良恶性区分要从临床、影像学表现及病理检查三方面综合考虑。若近来瘤体增大较快,且位于盆骨、胸骨、肋骨、四肢长骨或椎骨等易恶变之处,肉眼见肿瘤较大(一般直径 >8cm,从肋骨发生者直径 >10cm),以及长骨内生性软骨瘤已穿破骨皮质等都可视作恶性指征。镜下不能从基质的各种继发性改变区分。

瘤细胞的数量不能作为良恶性的鉴别点,只能从瘤细胞的形态特征来区分良恶性:软骨瘤的瘤细胞较小且一致,多为单核,偶见双核瘤细胞,但核不肥大,无瘤巨细胞及多核瘤巨细胞;恶性变时常见瘤细胞核肥大深染,易见双核,核分裂也易见。

三、软骨母细胞瘤

软骨母细胞瘤(chondroblastoma)是一少见的良性骨肿瘤,多发生于青少年,常在 20 岁前起病,男多于女。其好发于长骨,如股骨、胫骨及肱骨等处,偶尔见于扁骨,多位于骨骺端,随后侵犯干骺部及骨干部。影像学检查多为一类圆形模糊的斑点状阴影,周围由一清楚的硬化性骨质包绕(图 16-6)。

软骨母细胞瘤临床起病缓慢,常表现为邻近关节活动障碍或关节疼痛,而局部肿块多不明显。极少数病例尤其是经保守治疗

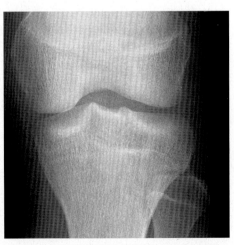

图 16-6 软骨母细胞瘤影像学表现(平片)

后的复发病例,有时生长迅速,侵犯血管、淋巴管及神经,甚至在肺内形成转移。一般认为瘤组织已浸润至周围软组织内和瘤组织侵犯血管或已形成远处转移时,才能确定为恶性。

【诊断要点】①瘤组织多呈灰色,质较松脆,部分因钙化而变硬,可合并出血及坏死,偶见动脉瘤样骨囊性样改变。②瘤组织常见具有特征性的格子样钙化,具有诊断意义(图 16-7)。③瘤细胞中等大小,呈类圆形或多边形,核较大呈圆形、肾形或梭形,常有纵向的核沟和一或一个以上不清楚的核仁。染色质较稀疏,胞质较少,染色淡红,细胞境界清楚。④瘤组织的另一重要成分是分布弥漫的与破骨细胞相似的多核巨细胞,核数多在 10 个以下,但亦可多至 50 个以上,胞质丰富,嗜酸性。⑤可见逐渐过渡的软骨样组织或骨样组织。⑥偶尔可见核分裂,但无病理性核分裂,一般作为良性病变对待,少有恶性。⑦免疫组织化学检查瘤细胞 S-100 阳性。

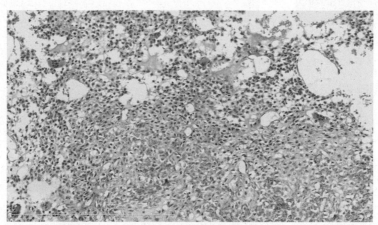

软骨母细胞瘤
(图片)

图 16-7　软骨母细胞瘤

【鉴别诊断】①骨巨细胞瘤:因软骨母细胞瘤含有较多多核巨细胞,故易与骨巨细胞瘤混淆。鉴别点见表 16-1。②软骨黏液样纤维瘤:详见下文软骨黏液样纤维瘤部分内容。③有时被误为软骨肉瘤。与软骨肉瘤的不同在于:软骨肉瘤发病年龄常较大,瘤细胞异型性明显,多核巨细胞少,无格子样的钙化。参见下文软骨肉瘤部分。

表 16-1　骨巨细胞瘤与软骨母细胞瘤的鉴别

鉴别要点	骨巨细胞瘤	软骨母细胞瘤
发病年龄	多为 20~40 岁	多为 10~20 岁
多核巨细胞	数目较多,体积较大	数目相对较少,体积多较小
瘤细胞	核较一致,胞质较少,细胞常呈梭形,境界不明显,排列有极向	核具多形性,胞质较多,境界清楚,排列无极向
免疫组化	S-100 阴性	S-100 阳性
钙化	多不明显,不呈格子状结构	常较明显,可呈格子状结构
透明软骨	甚少	常见,多少不一

四、软骨黏液样纤维瘤

软骨黏液样纤维瘤(chondromyxoid fibroma)是一种少见的良性成软骨性肿瘤,好发于 30 岁以下的青少年,男稍多于女,下肢的胫骨及腓骨较多见。临床症状轻微,生长缓慢,常有隐痛或局部膨大。影像学见肿瘤多位于长骨的干骺端,为一偏心位的透亮阴影,界限清楚。位于长骨骨骺端的病例多经搔刮术而治愈,但位于不规则骨、扁骨等处的虽为良性,但多有向周围组织浸润的倾向,而且易复发,值得注意。少数可反复复发,极个别病例可恶变为软骨肉瘤。

【诊断要点】①肿瘤大小不一,呈实体性,结节状,质硬,分界清楚。②切面呈灰白色及淡蓝色,灰白色部分为纤维组织成分,常呈编织样外观;淡蓝色部分为软骨样成分,半透明有光泽,可呈斑块状分布。③两种成分常交错排列,形成大小不一的分叶状结构,小叶内有多少不等的黏液样变基质。④瘤细胞呈星形、梭形、带状,胞质突明显,可互相连结成网状(图16-8)。核呈梭形、卵圆形或不规则形,往往深染呈固缩状。⑤常混杂一些奇异的瘤细胞,核大深染,或为多核细胞,细胞体积较大,胞质含有空泡,容易被误认为恶性瘤细胞。⑥瘤细胞间为黏液样基质,多少不一,呈淡蓝色或深蓝色。⑦免疫组化检查瘤细胞 S-100 阳性。⑧小叶外围部见丰富的毛细血管及结缔组织,并伴有多少不等的淋巴细胞、单核细胞或中性粒细胞浸润。

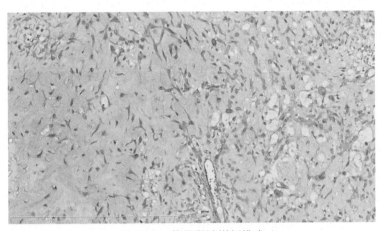

软骨黏液样纤维瘤
(图片)

图 16-8　软骨黏液样纤维瘤

【鉴别诊断】由于软骨黏液样纤维瘤组织内常出现少量异型性较明显的瘤细胞,故易被误认为软骨肉瘤或黏液样软骨肉瘤。但软骨黏液样纤维瘤具有以下特点:①多见于青少年,病情发展较慢。②在同一区域内的软骨细胞分化比较一致,无明显异型性,不出现巨核及多核瘤巨细胞。某些具有一定异型性的瘤细胞多属幼稚的或变性的纤维细胞或间叶细胞,不是恶性软骨细胞。③部分区域纤维组织增生及纤维化明显。④肿瘤小叶外围间质内常有炎症反应,多有破骨细胞样的多核巨细胞出现。

黏液瘤或黏液纤维瘤:一般无软骨成分,不呈分叶结构。

软骨母细胞瘤:缺少黏液样的组织成分和明显的小叶状结构,一般纤维化不明显;常呈格子样钙化。

软骨黏液样纤维瘤
(病例)

五、软骨肉瘤

软骨肉瘤(chondrosarcoma)是发生在骨的常见的成软骨恶性肿瘤,发病率仅次于骨肉瘤,好发年龄较多在中年以后,罕见发生于儿童,发生于儿童的软骨肉瘤多为间叶性软骨肉瘤。根据发生部位,可分为中央型及外周型。根据肿瘤发生的基础,又可分为原发性及继发性,继发者多发生在先驱病变,如软骨瘤、奥利尔病、骨软骨瘤、畸形性骨炎等基础上,好发于骨盆、股骨、肋骨及肩胛骨等。软骨肉瘤临床经过多较缓慢,表现为局部肿物及疼痛等。影像学检查见肿瘤为边缘模糊的透亮区,内夹杂一些环状钙化斑点(图16-9),但在分化差的软骨肉瘤,可无钙化斑点。软骨肉瘤一般较骨肉瘤生长慢,转移也较晚,可直接浸润周围软组织,侵犯血管可转移至肺、肝、肾及脑等处。淋巴结转移极罕见。术后常易复发,复发的肉瘤组织分化程度常较原发者更差。

【诊断要点】肉眼见肿瘤呈半透明、灰白色、分叶状结构,其内常夹杂一些淡黄色的钙化小灶。部分可出现黏液样变、囊性变及出血等继发性变化。

软骨肉瘤分为3级,1级软骨肉瘤多呈中等细胞密度,部分细胞核深

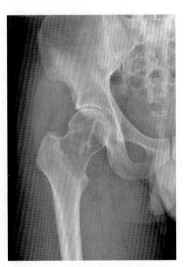

图 16-9　软骨肉瘤影像学表现
(平片)

染、肥大,形态较一致,可见双核瘤细胞,一般见不到核分裂。

3级软骨肉瘤的瘤细胞密度高,分化低,呈圆形、卵圆形、梭形或蝌蚪状,鲜见陷窝形成。瘤细胞的细胞核大且呈畸形,占胞体的大部分,染色质丰富,常呈粗颗粒状、深染,核膜及核仁较明显,胞质量多少不等。核分裂常见,偶尔可见到小部分分化较成熟的软骨细胞,是确诊的重要依据。

2级软骨肉瘤在形态上介于前两者之间(图16-10),可见核分裂。

继发性软骨肉瘤原发疾病的病史非常重要。

免疫组化示瘤细胞S-100阳性。

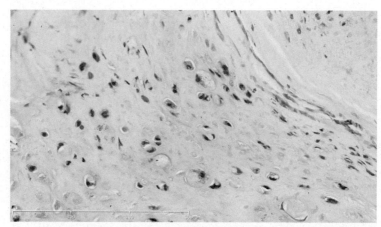

软骨肉瘤(图片)

图 16-10　软骨肉瘤

【鉴别诊断】①需与软骨母细胞性骨肉瘤鉴别,骨肉瘤应见到肉瘤样肿瘤细胞直接形成肿瘤性类骨组织或骨质,且发病年龄较轻,多在青少年期,生长迅速,易早期转移。而软骨肉瘤虽可有骨化灶,但均是软骨性化骨,好发年龄和临床进展也与骨肉瘤有明显不同。②需与软骨瘤鉴别分化好的软骨肉瘤尚需与软骨瘤鉴别,详见本节软骨瘤部分。③透明细胞性软骨肉瘤也应与软骨母细胞瘤鉴别,详见下文透明细胞性软骨肉瘤部分。

六、特殊类型的软骨肉瘤

(一)皮质旁(骨膜性)软骨肉瘤

皮质旁(骨膜性)软骨肉瘤(juxtacortical chondrosarcoma/periosteal chondrosarcoma)来自骨表面(很可能来自骨膜),是与皮质旁骨肉瘤相对应的成软骨性恶性肿瘤,较少见,男多于女,多于20岁左右起病,主要累及长骨的骨干,最常见于股骨。本瘤生长缓慢,患部可有疼痛、压痛。

【诊断要点】①影像学可见肿瘤位于骨皮质旁,一般体积较小,瘤体内可见多少不等的环状钙化点,亦可有Codman三角,类似于皮质旁骨肉瘤。瘤体位于骨皮质外、骨膜下,一般不浸润骨髓腔。②肿瘤呈分叶状、灰白色,质硬。③镜下见瘤细胞分化良好,相当于软骨肉瘤的1级或2级,呈小叶状排列。④瘤细胞近表面处分化较差,靠近深部则分化较好,有软骨内化骨及点状钙化灶。无直接成骨表现。⑤预后较传统型好,很少或不发生转移。

(二)去分化性软骨肉瘤

去分化性软骨肉瘤(dedifferentiated chondrosarcoma)是软骨肉瘤的一种亚型,呈高度恶性,约占软骨肉瘤的10%。

【诊断要点】①通常是指既有分化好的软骨肉瘤成分,同时伴发其他低分化肉瘤成分者,后者多为纤维肉瘤、骨肉瘤或其他类型的肉瘤。这两部分瘤组织通常界限分明。②常表现为软骨肉瘤小叶外围部的非软骨肉瘤细胞成分,如纤维肉瘤、未分化肉瘤或骨肉瘤。③免疫组化染色,分化好的部分S-100呈阳性,而非软骨肉瘤的低分化肉瘤部分仅有散在梭形细胞S-100阳性。④仅<20%的病例有 *IDH1* 突变。⑤预后较差,常远处转移并导致死亡。

去分化性软骨肉瘤(图片)

(三)间叶性软骨肉瘤

间叶性软骨肉瘤(mesenchymal chondrosarcoma)较为罕见,约有2/3发生于骨骼,1/3发生于软组织。从骨骼发生者较多见于扁骨,长骨少见。约半数病例起病于 20~30 岁,女性稍多于男性。

【诊断要点】①肉眼见肿瘤呈结节状,境界较清楚,但无包膜,大小不一;②镜下表现主要是在大片幼稚未分化的间叶性瘤细胞中散布着岛屿状的软骨细胞灶;③瘤细胞呈小圆形或梭形,形态、大小一致,核深染,核仁不清楚,胞质极少,核分裂较少;④瘤细胞常紧密排列成片块,常显出类似恶性血管外皮瘤的形态(图 16-11);⑤弥漫分布的间叶性瘤细胞中,常见间叶性肿瘤细胞逐渐过渡为透明软骨细胞的现象(图 16-12),透明软骨灶大小、形态不一,分化较成熟,与间叶性肿瘤细胞成分间的界限清楚;⑥嗜银纤维染色亦见瘤细胞间有较丰富的嗜银纤维,形成致密网状;⑦免疫组化 SOX9 阳性和 FLI-1 阴性,大部分病例有 *HEY1-NCOA2* 基因融合;⑧病程较为缓慢,手术切除后复发率较高,并常转移至骨、肺、肝、脑及局部淋巴结等处。

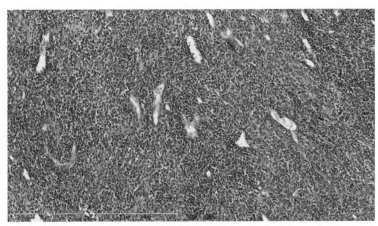

图 16-11　类似恶性血管外皮瘤形态的间叶性软骨肉瘤

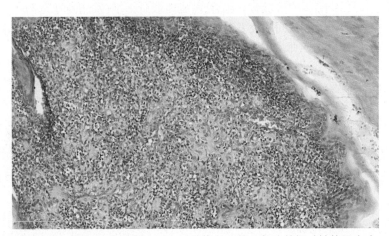

图 16-12　间叶性肿瘤细胞逐渐过渡为透明软骨细胞的间叶性软骨肉瘤

(四)透明细胞性软骨肉瘤

透明细胞性软骨肉瘤(clear cell chondrosarcoma)亦是软骨肉瘤的一个亚型,相当罕见,多发于男性,好发年龄多在 18~55 岁。常见部位为长骨近侧的干骺端,多见于股骨、肱骨及胫骨等,尤其是股骨颈、股骨头和粗隆。临床上常出现患部持续性疼痛、压痛、肿胀,一般触不到肿块。临床呈低度恶性,病程较长。

【诊断要点】①影像学表现为肿瘤位于长骨干骺端或骨髓端,呈筛孔状膨胀性溶骨性骨质破坏,破坏区内可有不规则的小点状钙化灶,骨质膨胀扩张,其周围仅剩菲薄的骨皮质,一般不见附近的软组织肿块。有时膨胀性骨质破坏内出现骨峰征时,其征象颇似骨巨细胞瘤。②镜下瘤组织由具有特征性弥漫分布的、胞质透明的瘤细胞组成。瘤细胞中等大,呈类圆形或多角形,胞质丰富、透亮,胞界清楚,呈不规则及不完整的小叶状排列。胞核小、居中,具有一定的异型性,核分裂罕见。部分可见格子样钙化。③在小叶周围可见散在的多核巨细胞,其核数少,体积也小。④免疫组化示大片的瘤细胞 S-100 阳性。与普通型软骨肉瘤的鉴别见

表 16-2。

表 16-2 软骨母细胞瘤、软骨肉瘤与透明细胞性软骨肉瘤的鉴别

鉴别要点	软骨母细胞瘤	透明细胞性软骨肉瘤	软骨肉瘤
好发年龄	小于 20 岁	18~55 岁	大于 40 岁
好发部位	长骨干骺端	长骨干骺端	纵轴骨、扁骨及长骨骨端
瘤细胞	类圆形或多边形,胞质少,界清;核呈类圆形,肾形及梭形,核仁不明显	透明细胞呈类圆形或多角形,胞质丰富透明,界清;核小,居中,具异型性	肉瘤细胞呈圆形,核肥大呈畸形、巨核、双核、多核,根据分化不同可有核分裂
	间质有软骨样组织或透明软骨	可有高分化软骨肉瘤成分	常见灶性瘤细胞变性坏死
	S-100 阳性	S-100 阳性	S-100 阳性
多核巨细胞	胞质丰富,破骨细胞样核数 10~50 个	胞质少,体积小,核数少	无
格子样钙化	有,常见	有	无

(石怀银)

第二节 成骨性肿瘤

一、骨样骨瘤

骨样骨瘤(osteoid osteoma)是一种生长缓慢的发源于成骨性结缔组织,主要形成较多骨样组织或编织骨的良性肿瘤,好发于长骨骨干,主要是股骨和肱骨,特别是股骨上端,发病高峰为 11~30 岁,男性多于女性。临床表现为患部疼痛,进行性加重,由间歇性发展为持续性,休息无缓解,疼痛亦可累及邻近关节。疼痛夜间更甚,常影响患者睡眠,服用阿司匹林多可缓解疼痛。本病预后良好,手术彻底切除可痊愈。

【诊断要点】典型的影像学改变是在病灶处可见圆形或椭圆形的透亮区,其中央多有小块密度稍高区域,为骨化硬核。病灶周围有反应性骨质硬化(图 16-13)。发生于骨皮质的病灶,骨质硬化明显,而发生在骨髓腔或关节软骨者则不明显。

肿瘤多位于皮质内,体积较小,一般直径 <1cm,圆形或椭圆形,无包膜。肿瘤中央常因骨化而较硬,周边有环形的充血带,分界清楚,可将肿瘤从其包绕的骨组织中剔出,故瘤体又有"核"或"核体(nidus)"之称。瘤体通常比其周围骨质红润,质地松脆,呈颗粒状结构,主要与骨样组织成分的多少有关。

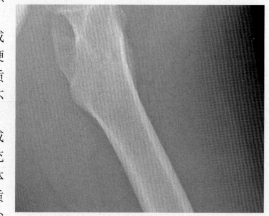

图 16-13 骨样骨瘤 X 线片

肿瘤见骨样组织和成骨性结缔组织,两者相间分布。

骨样组织呈小条索状、小梁状或不规则的片块状,相互交织,伴不同程度钙质沉积或不成熟的骨化(图 16-14)。这种骨化和钙化不完全,且无完整的平行条纹结构而有别于正常的骨小梁和板层骨,是本瘤诊断要点之一。

成骨性结缔组织由扩张的薄壁血管、纤维组织和轻度增生的成骨细胞组成,成骨细胞位于骨样组织的边缘。纤维组织内存在数目不等的多核巨细胞。巨细胞无异型性。

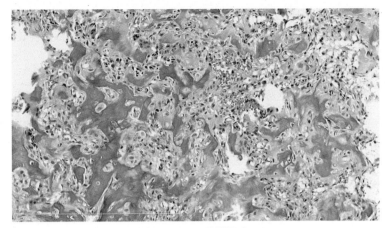

骨样骨瘤(图片)

图 16-14 骨样骨瘤

【鉴别诊断】①临床上较易被误诊为某些炎症性疾病,如慢性硬化性骨髓炎、局限性骨脓肿及骨梅毒等。这些疾病在症状或 X 线征象上似骨样骨瘤,但镜下极少见或无骨样骨瘤特有的骨样组织。②重点与骨母细胞瘤相鉴别。肉眼见骨母细胞瘤呈棕红色,较骨样骨瘤深,肿瘤体积较大,直径常 >2cm,肿瘤周的反应性骨质增生没有骨样骨瘤厚,也没有肿瘤中央的骨化硬核。影像学检查对鉴别骨样骨瘤很有价值。镜下见骨样骨瘤的成骨细胞较少,且较分散,骨化不成熟。而骨母细胞瘤的骨母细胞丰富,可形成较成熟的骨质。

骨样骨瘤(病例)

二、骨母细胞瘤

骨母细胞瘤(osteoblastoma)是一种来源于骨母细胞较少见的良性骨肿瘤,多发生于 10~30 岁,尤多见于 20 岁以下,男性多于女性,发病部位以身体中轴骨骼包括脊柱和骶骨、颅面骨和颌骨最多见,其次为四肢长骨及短骨。临床表现为患部进行性疼痛、触痛及局部肿胀。影像学改变常无特异性,主要用于判断肿瘤是否存在侵袭行为,用以与骨肉瘤鉴别。

【诊断要点】①肿瘤直径通常 >2cm,呈膨胀性生长,周围骨质受压,与周围组织分界明显。一般呈棕红色颗粒状或砂粒状,易见出血灶。②骨母细胞瘤的特征为大量增生的大小一致的成骨细胞,弥漫分布,细胞胞质丰富,边界清楚;核圆形或卵圆形,核膜平滑,无异型性,有时可见核分裂,但无病理性核分裂(图 16-15)。③可见片状、索状或小梁状的骨样组织相互吻合,并可有不同程度的钙化和骨化,可过渡为骨成熟的各阶段成分。④大量分化良好的肿瘤性成骨细胞单层或多层紧密排列在新生骨质的边缘。⑤骨样组织和骨质所形成的骨小梁较宽大,分布较密集,排列较规则。⑥肿瘤间质血管丰富,多有明显扩张。⑦在血管旁或新生骨质的边缘,有时出现形态上酷似破骨细胞的多核巨细胞。

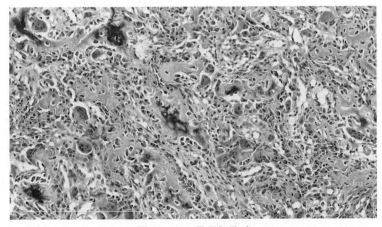

骨母细胞瘤(图片)

图 16-15 骨母细胞瘤

【鉴别诊断】①主要与骨肉瘤(特别是骨母细胞型骨肉瘤)鉴别。鉴别要点见表 16-3。②骨母细胞瘤还要与骨样骨瘤鉴别。骨样骨瘤疼痛剧烈,一般不会累及颅面骨,直径常 <1cm,肿瘤中央及肿瘤周围的骨质增生反应比骨母细胞瘤明显,特别是无大量增生的肿瘤性骨母细胞,影像学检查特征性较强。

表 16-3 骨母细胞瘤与骨肉瘤的鉴别

鉴别要点	骨母细胞瘤	骨肉瘤
生长方式	主要呈膨胀性生长,压迫周围骨质	浸润性生长,有显著的骨质破坏
瘤细胞的形态	瘤细胞增生活跃,但无明显异型性,核分裂较少,无病理性核分裂,胞质也较丰富	瘤细胞呈明显多形性,核异常增大,可见病理性核分裂,可出现肿瘤性软骨细胞
肿瘤性骨质的形态	能形成分化较好的骨小梁,排列整齐	肿瘤性骨质排列不规则,分化较差,呈波浪形、梁索状或片状

三、骨肉瘤

骨肉瘤(osteosarcoma)又称成骨肉瘤,是间叶组织发生的具有直接形成骨质或骨样组织(类骨)能力的恶性肿瘤,其发病率位于恶性骨肿瘤的首位,发病年龄多见于 11~20 岁,其次为 21~30 岁,55 岁以上的老年人出现继发性骨肉瘤亦较多见,甚至出现发病的第二个高峰,男性多于女性。本病发生部位以股骨最常见,其次为胫骨,尤以股骨的下端、胫骨或腓骨的上端,即膝关节的上下方最多见,占 60%。

临床表现常为患部的疼痛和肿胀。局部检查可触及肿块,且有压痛。后期皮肤张紧发亮,呈紫铜色,表面静脉充盈或怒张,晚期可扪及搏动。患者血清碱性磷酸酶增加,经彻底手术治疗后,血清碱性磷酸酶应减至正常范围,如其含量仍继续超过正常水平,即有转移瘤存在的可能。治疗以手术为主,以化疗及区域性介入化疗为辅,酌情联合放疗或后装放疗、免疫和生物治疗、中药治疗。

骨肉瘤的临床病理表现复杂多样,有多种临床病理分型方法。按其形成骨质数量及对原有骨质的破坏情况,可分为成骨性、溶骨性和混合性三大类。基于肿瘤细胞和组织分化方向,可分为骨母细胞型、软骨母细胞型、成纤维细胞型和混合细胞型等。

目前以世界卫生组织(WHO)的分类方法最常用,且与临床治疗及预后有较密切关系。首先按肿瘤发生部位分为中心性骨肉瘤与表面性骨肉瘤。在中心性骨肉瘤中,将分化较好、恶性度较低的骨肉瘤,以及临床病理具有特殊表现的圆形细胞骨肉瘤和血管扩张型骨肉瘤从一般性骨肉瘤中分出来;在表面性骨肉瘤中分为骨旁骨肉瘤、骨膜骨肉瘤和高度恶性表面骨肉瘤,共分七种类型。

(一)普通型中心性骨肉瘤

普通型中心性骨肉瘤(conventional central/medullary osteosarcoma)好发人群为 11~20 岁的青少年,好发部位为长骨的干骺端,以股骨下段、胫骨上段及肱骨上段多见。影像学检查见干骺端的骨松质和骨皮质呈斑片状、虫噬样骨质破坏,以后骨破坏区融合形成大片的骨缺损区。肿瘤骨可表现为云絮状、斑块状或针状。当骨肉瘤穿破骨皮质向外侧发展时,骨外膜被掀起,并因受刺激而形成新骨,新生骨质在肿瘤的上下端堆集,而形成三角形突起,可在影像学平片中显示出来,称为 Codman 三角。

随着骨外膜掀起,由骨外膜供应骨皮质的小血管受牵拉而延伸,并与骨表面垂直,在这些血管周围,血供丰富,肿瘤生长快,成骨也较多,在影像学平片上表现为放射状的横纹阴影,称"日光放线征"(图 16-16)。CT 显示不规则溶骨性破坏,骨皮质中断,骨外形成较大软组织肿块。同时显示肿瘤骨较平片敏感,并能较好地显示肿瘤的侵犯范围。

【诊断要点】发生于骨髓腔,向一侧或周围发展,可穿破骨皮质,将骨膜掀起,向周围软组织生长,形成半球形或近梭形肿块,切面呈斑驳状或多彩性。在骺板尚未闭合的患者,瘤组织很少破坏骺板,而直接进入关节腔。

镜下观察:多由明显异型性的瘤细胞构成,并能直接形成肿瘤性骨及骨样组织(图 16-17)。肿瘤性骨质为同质性淡红染物质,呈不规则的飘带状或网状结构。

瘤细胞大小不一,单核或多核,核深染,染色质呈粗颗粒状或凝块状,部分可见粗大核仁,常见核分裂。

基于骨肉瘤细胞和组织分化方向,可分为四种亚型,包括骨母细胞亚型(以异型性骨母细胞为主,图 16-17)、软骨母细胞亚型(一半以上呈软骨肉瘤样结构,但必须见到梭形瘤细胞,并见瘤细胞直接形成类骨或瘤骨,图 16-18)、成纤维细胞亚型(一半以上呈纤维肉瘤样结构,但必须见到瘤细胞形成肿瘤性骨质或骨样组织,图 16-19)、混合型(指骨母细胞亚型、软骨母细胞亚型或成纤维细胞亚型多种成分较等量地混合)。

　　免疫组化示碱性磷酸酶(AKP)呈强阳性反应,尤以肿瘤外围生长区活性最高。与骨质钙化有关的基质蛋白,包括骨钙素(osteocalcin)、骨粘连蛋白(osteonectin)、骨桥蛋白(osteopontin)及骨形态形成蛋白(BMP)等,其阳性结果均提示为成骨性组织或成骨性肿瘤,不能区分良恶性。

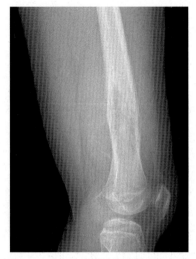

图 16-16　骨肉瘤影像学表现(平片)

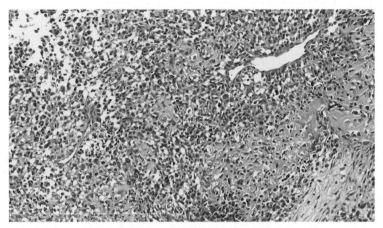

图 16-17　骨母细胞亚型骨肉瘤

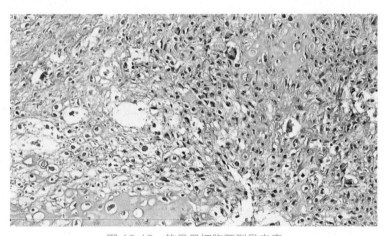

图 16-18　软骨母细胞亚型骨肉瘤

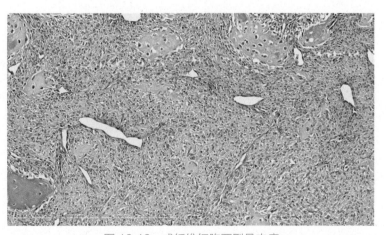

图 16-19　成纤维细胞亚型骨肉瘤

低级别中心性骨肉瘤(图片)

（二）骨内分化好低度恶性骨肉瘤

骨内分化好低度恶性骨肉瘤（intraosseous well-differentiated low grade osteosarcom）少见，好发于长骨干骺端或骨干的髓腔内，股骨多见。肿瘤大部分边界较清楚，部分可见局灶骨皮质被浸润破坏，极少有Codman三角区出现。

【诊断要点】①镜下多数为分化成熟的成骨性纤维组织；瘤细胞为梭形，多较一致，无明显异型性，少量核分裂，但病理性核分裂极少。②肿瘤形成的骨小梁形态多种多样，成熟过程不一致，形似纤维结构不良中的鱼钩状骨小梁，有的可融合成较大骨小梁，但很少见到成熟的板层骨。

（三）圆形细胞骨肉瘤

圆形细胞骨肉瘤（round cell osteosarcoma）是中心性骨肉瘤中的一个亚型，高度恶性，较少见。

小细胞骨肉瘤
（图片）

【诊断要点】①主要由小圆形细胞构成，核染色深、粗粒状，胞质较少，但瘤细胞间可找到少量绸带样或网状类骨组织或骨组织，常伴有较多出血坏死；②诊断时常需要结合免疫组化染色以排除骨的淋巴瘤、原始神经外胚层肿瘤（primitive neuroectodermal tumor，PNET）/尤因肉瘤（Ewing sarcoma）等，同时本瘤可见到肿瘤性成骨是重要的区别要点。

（四）血管扩张型骨肉瘤

血管扩张型骨肉瘤（telangiectatic osteosarcoma）较少见，多侵犯长骨，尤以股骨（远端）为多。其易于血行转移，预后极差。

血管扩张型骨肉瘤
（图片）

【诊断要点】①肉眼见肿瘤为出血性溶骨性病变，明显出血，呈出血性囊状或海绵状，向周围浸润生长；②镜下见骨肉瘤组织内有多量相互连接、大小不一的血腔或扩张的血管，血腔间为异型性骨肉瘤细胞分隔，分隔的组织可见到含多核巨细胞的纤维组织，核分裂常见；③常被误诊为动脉瘤样骨囊肿，应提高警惕。

（五）骨旁骨肉瘤

骨旁骨肉瘤（parosteal osteosarcoma）是发生于骨外表面的高分化骨肉瘤。临床上肿瘤生长较慢，是骨肉瘤中预后最好的一种类型。

血管扩张型骨肉瘤
（病例）

【诊断要点】①最常发生于股骨下端的后方，其次为胫骨上端。影像学表现为基底部附着于骨表面的象牙样骨性肿块，与骨皮质间可有一透亮间隙，一般不见骨膜反应。CT可清楚显示骨旁的骨性包块，并与骨皮质间有一条细低密度带，很少见软组织肿块。②肉眼见瘤体位于骨旁，呈分叶状或结节状，以一宽阔基底附着在骨皮质上，肿瘤附着部以外的瘤组织常保留有骨膜分隔，不与骨皮质直接相连，易与骨化性肌炎混淆。③晚期可穿破骨皮质，侵犯骨髓腔。④镜下见瘤组织主要由大量骨小梁构成，骨小梁多较成熟，可具有层状结构，小梁为纤维组织分隔，成纤维细胞具有轻度异型性（图16-20），核分裂少见。⑤偶见有局灶性软骨区，呈高分化软骨肉瘤样改变。

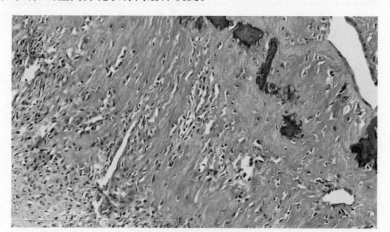

图16-20　骨旁骨肉瘤

髂骨骨肉瘤CT横断面（图片）

（六）骨膜骨肉瘤

骨膜骨肉瘤（periosteal osteosarcoma）是表面型骨肉瘤中的一种，恶性程度介于骨旁骨肉瘤和高度恶性表面骨肉瘤之间,可发生于任何年龄,以 20~30 岁多见,多位于股骨或胫骨的干骺端。

【诊断要点】①影像学见瘤体位于骨皮质表面,与骨皮质紧密相连,延及周围软组织,肿块内部有条状骨化影,呈放射状或平行针状,垂直于骨皮质。瘤骨于肿瘤基底部浓密,周围则变得稀薄。可以侵犯骨皮质,而髓腔极少侵犯。②肉眼见瘤体主要位于骨外,基底贴附于骨皮质上,仅轻度浸润骨皮质,但不侵入骨髓腔。③镜下见肿瘤由大量分叶状软骨性组织组成,呈低度恶性或中度恶性软骨肉瘤样改变,软骨内可出现钙化或软骨内骨化。④在软骨小叶之间还见异型性梭形细胞,这些梭形细胞直接形成数量不一的肿瘤性骨样组织或骨质。

骨膜骨肉瘤(图片)

（七）高度恶性表面骨肉瘤

高度恶性表面骨肉瘤(high-grade surface osteosarcoma)是表面型骨肉瘤少见的一种类型,预后相当于普通型中心性骨肉瘤。

【诊断要点】①最常发生于股骨下端后方,其次为胫骨上端;②肉眼见肿瘤分叶不明显;③镜下见肿瘤主要呈骨母细胞型分化,异型性明显。

【鉴别诊断】①骨肉瘤主要与骨母细胞瘤鉴别,鉴别要点见本节"二、骨母细胞瘤"部分;②圆形细胞骨肉瘤需注意与骨的淋巴瘤、原始神经外胚层肿瘤(PNET)/尤因肉瘤等鉴别,骨肉瘤可见到肿瘤性成骨是鉴别的最重要依据,同时结合免疫组化染色较易区别;③血管扩张型骨肉瘤常被误诊为动脉瘤样骨囊肿,找到异型性骨肉瘤细胞,并见到肿瘤性成骨即可确诊为血管扩张型骨肉瘤;④骨旁骨肉瘤易与骨化性肌炎混淆,需进行鉴别。

(石怀银)

第三节 骨巨细胞瘤

骨巨细胞瘤(giant cell tumor of bone)亦称破骨细胞瘤(osteoclastoma)。因肿瘤组织中出现大量破骨细胞样多核巨细胞而命名,是我国较常见的骨肿瘤,多数属具有局部侵袭性的肿瘤,是肿瘤 ICD-O 编码中属"1"类的肿瘤。本病好发于 20~45 岁的青壮年,好发部位是四肢长骨的骨端,尤以股骨下端、胫腓骨上端、桡骨和肱骨下端多见,长骨以外则以脊椎多见。临床常表现为疼痛、肿胀和关节活动受限,有时伴病理性骨折。

恶性骨巨细胞瘤又名去分化骨巨细胞肿瘤,WHO 将其命名为骨巨细胞瘤内的恶性(malignancy in giant cell tumor of bone),原发性的是发生在骨巨细胞瘤中的高级别肉瘤,继发性的是高级别肉瘤发生在曾有过骨巨细胞瘤的部位,是肿瘤 ICD-O 编码中属"3"类的肿瘤。要诊断骨巨细胞瘤恶性变时,必须有恶变前病理证实为良性病变的依据。

以前可根据基质细胞和多核巨细胞的数量和形态,将骨巨细胞瘤分成 I、II、III 级,但由于其预后因素的复杂性,目前认为肿瘤形态学分级和预后关系并非绝对一致。故以前的形态学三级分级标准逐渐废弃,倾向只分良性和恶性。骨巨细胞瘤局部侵袭性强,刮除术后复发率高,偶尔发生远处转移,以肺转移为多。

【诊断要点】手术刮除标本常为碎块,棕红或暗红色,富有细胞部分呈灰白色,质松脆或软。手术切除标本常见肿瘤位于骨端呈偏心位置,同时向干骺端与关节软骨扩展。有时肿瘤体积较大,大部分为巨大空腔,内含血块样结构,其间见薄层纤维间隔,与动脉瘤样骨囊肿极为相似。肿瘤周围可有菲薄的反应性骨壳包绕。

镜下观察:肿瘤主要由两类细胞构成,即单核基质细胞和多核巨细胞。单核基质细胞是决定肿瘤性质的细胞,细胞为短梭形、卵圆形或圆形,染色质疏松,可见小核仁,细胞境界不清楚。可见核分裂,但无病理性核分裂。多核巨细胞体积较大,细胞边界不规则,分界清楚,常较均匀地散布在基质细胞之间,细胞核数量多,核形与基质细胞相似(图 16-21)。

肿瘤本身无成骨现象,但有时可见有类骨组织及新生骨小梁,这是一种反应性成骨或病理性骨折后形成的骨痂(图 16-22)。

原发性恶性骨巨细胞瘤是在普通骨巨细胞瘤的基础上,出现异型细胞灶,恶性特征明显,两者分界常较清楚。

继发性恶性骨巨细胞瘤则为高级别的梭形细胞肉瘤,常看不到原有的普通骨巨细胞瘤的区域。

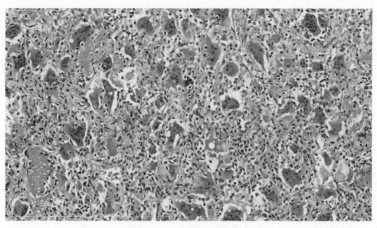

图 16-21　骨巨细胞瘤 1

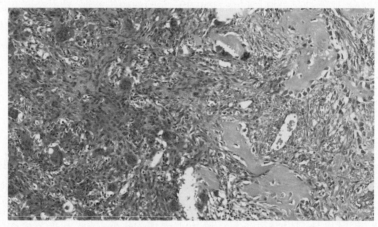

图 16-22　骨巨细胞瘤 2

　　影像学显示长骨病变常位于骨端，靠近骺板，早期呈偏心性，以后可侵犯整个骨骺和部分干骺端，偶尔累及关节。骨皮质膨胀变薄如蛋壳，很少有骨膜反应。有的病灶可显示粗细不等的梁状结构，形成多房性肥皂泡样阴影（图 16-23）。

　　免疫组化示单核基质细胞可表达 p63，多核巨细胞表达组织细胞的抗原，如 CD68、溶菌酶、α_1- 抗胰蛋白酶、α_1- 抗糜蛋白酶。

　　【鉴别诊断】必须牢记骨巨细胞瘤富含多核巨细胞，但含多核巨细胞的病变不一定都是骨巨细胞瘤。几乎所有骨病变如炎症、代谢性疾病、瘤样病变、良性和恶性肿瘤中，都可存在数量不等的多核巨细胞。真正的骨巨细胞瘤与富含巨细胞病变之间的主要区别是巨细胞与间质细胞的空间关系。真正的骨巨细胞瘤的巨细胞分布均匀、有规律；而富含巨细胞病变的巨细胞分布不均，有些区域巨细胞成簇，有些区域则不见巨细胞。总之，多核巨细胞性骨病变十分复杂，稍有不慎极易造成误诊。

　　需要进行鉴别诊断的主要病变如下。

　　（1）软骨母细胞瘤：两者鉴别见本章"第一节　软骨母细胞瘤"部分。

　　（2）非骨化性纤维瘤：也有梭形结缔组织细胞、多核巨细胞、含铁血黄素沉着及泡沫细胞的出现，与骨巨细胞瘤十分相似，需注意鉴别，鉴别点请参见本章"第五节　非骨化性纤维瘤"部分。

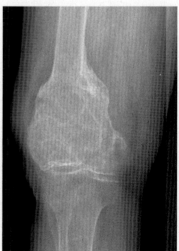

图 16-23　骨巨细胞瘤影像学表现（平片）

　　（3）骨嗜酸性肉芽肿：也常出现多核巨细胞。骨嗜酸性肉芽肿以大量组织细胞增殖和嗜酸性粒细胞浸润为特征，免疫组化检查 S-100、CD1α、langerin 呈阳性反应。一般只要注意到该病，鉴别较容易。

　　（4）未分化肉瘤需：应与恶性骨巨细胞瘤相鉴别。前者的成纤维细胞常呈漩涡状或车辐状排列，组织细胞有吞噬现象,可吞噬脂质并呈泡沫状,多见恶性的多核瘤巨细胞,具明显异型性,是肿瘤细胞,而在骨巨细胞瘤中几乎不见这种细胞。

(5)动脉瘤样骨囊肿:多见于青少年,好发于长骨干骺端或骨干,也见于扁骨和椎骨,具有特征性的相互吻合的海绵状血管瘤样囊腔和纤维性间隔的结构,多核巨细胞分布不均且多位于血管囊腔和出血灶附近,其胞体较小、巨细胞间为成熟的纤维组织,若囊壁间隔较窄,则呈"飘带样"结构。

(6)甲状旁腺功能亢进性棕色瘤:是由甲状旁腺功能亢进引起的全身性内分泌紊乱性疾病。其临床表现的辨别十分重要,为全身骨质稀疏及血钙和碱性磷酸酶增高;受累骨可见大量增生的纤维组织、多核巨细胞及富含含铁血黄素的吞噬细胞聚集所形成的结节,其中可见丰富的扩张毛细血管及出血,因出血及大量含铁血黄素沉积而呈棕色。病变中的多核巨细胞体积较小,数目较少,常成群或结节状分布,特别在出血区十分显著。只要注意病史和临床表现,多数可以鉴别。

(7)巨细胞修复性肉芽肿:又称骨的巨细胞肉芽肿,是一种骨内反应性修复性瘤样病变,可以是外伤、出血或炎症引起,多发生于20岁以前的青少年,好发于颌骨、手部及足部,长骨罕见。镜下见纤维血管间质中出现多核巨细胞呈肉芽肿样聚集,病变纤维化明显,出血灶及含铁血黄素沉着多见,间质中常有淋巴细胞和浆细胞浸润。多核巨细胞分布不规则,体积较小,核的数目较少,多限于20个核以下,多数病例可见反应性的骨样组织和骨小梁。

(8)骨折时可因坏死、出血及多核巨细胞反应而误诊为骨巨细胞瘤合并病理性骨折,但骨折时含有多量肉芽组织及出血,多核巨细胞数量少,分布不均匀,且无真正成片的单核间质细胞。只要诊断时考虑到就可以鉴别。

骨巨细胞瘤(病例)

(石怀银)

第四节 组织细胞及纤维组织细胞性病变

一、骨的良性纤维组织细胞瘤

骨的良性纤维组织细胞瘤(benign fibrous histiocytoma of bone)是骨少见的良性肿瘤,以纤维和组织细胞增生造成的骨质破坏为特征,常发生于20岁以上的成人,伴患部明显疼痛。其好发部位为骨盆、肋骨,也可见于长骨的骨干和干骺端并累及骨骺。本瘤具有局部侵袭性,手术切除或刮除后可复发,但未见转移。虽然其组织学表现与骨的干骺端纤维性缺损(或非骨化性纤维瘤)相似,但两者在影像学和临床表现上不同。

【诊断要点】①肿瘤大小不等,灰白色、质韧,切面呈黄色或褐色、红褐色,其内无骨组织。瘤组织可侵蚀骨质,骨皮质变薄,但无骨膜反应。②组织学特点与非骨化性纤维瘤相同,可见梭形的细胞,呈漩涡状或车辐状排列,其周围为多少不等的束状胶原纤维,其间可见散在泡沫细胞和多核巨细胞。上述细胞形态规则,无

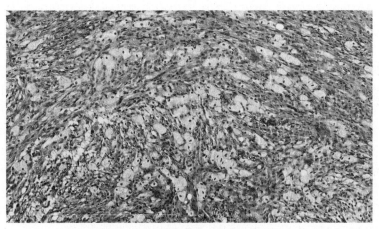

图 16-24 骨的良性纤维组织细胞瘤

异型性,可见有少量核分裂,但无病理性核分裂。部分可见胆固醇结晶及含铁血黄素沉着(图 16-24)。③免疫组化示瘤细胞 vimentin、AAT、ACT、lysozyme 阳性,表明其纤维组织细胞来源。④影像学平片和 CT 表现为边界清楚的溶骨性或膨胀性骨质破坏,内可见粗糙骨嵴。多数伴有薄或厚的反应性骨硬化缘,无软组织侵袭及骨膜反应。

【鉴别诊断】骨化性纤维瘤:因两者有相同的组织学特点,故其鉴别主要根据影像学和临床表现的不同,见表 16-4。

表 16-4 骨化性纤维瘤与骨的良性纤维组织细胞瘤的鉴别

鉴别要点	骨化性纤维瘤	骨的良性纤维组织细胞瘤
好发人群	高峰年龄 20~30 岁,女性多发	一般为 20 岁以下的青少年
好发部位	上、下颌骨含牙区	下肢长骨的干骺端、膝关节周围
临床表现	颊板或舌板的无痛性占位,较大者可至下颌下缘或鼻窦底	通常无症状,无意中发现。较大者引起疼痛或病理性骨折
预后	手术后大多不复发	预后极好,复发罕见

良性纤维组织细胞瘤存在多少不等的巨细胞,所以需要与骨巨细胞瘤鉴别。骨巨细胞瘤发生于干骺愈合后的骨端部,影像学上多呈膨胀性、偏心性骨质破坏,骨皮质变薄,无骨硬化边及骨膜反应。镜下,良性纤维组织细胞瘤的梭形细胞排成漩涡状和编织状,胶原纤维较多,多核巨细胞较小,分布较稀疏,核数也较少(常为 3~10 个),而骨巨细胞瘤的典型组织学为短梭形的基质细胞中均匀分布多核巨细胞,多核巨细胞较大,核数目较多(常为 10~30 个)。需注意的是骨巨细胞瘤中可见到良性纤维组织细胞瘤样区域,故在诊断良性纤维组织细胞瘤之前,须仔细寻找有无骨巨细胞瘤的典型病灶,以排除骨巨细胞瘤的可能。

高分化的纤维肉瘤:纤维肉瘤有病理性核分裂而无泡沫样细胞及多核巨细胞,无轮辐状排列,与良性纤维组织细胞瘤不同。此外,若影像学检查为边界清楚的溶骨性缺损伴边缘反应性骨质硬化,也支持后者的诊断。

硬化性纤维瘤:良性纤维组织细胞瘤内梭形纤维性成分较多时需与硬化性纤维瘤鉴别,硬化性纤维瘤无泡沫样细胞及多核巨细胞,无轮辐状排列,可以此鉴别。

二、骨的未分化高级别多形性肉瘤

骨的未分化高级别多形性肉瘤(undifferentiated high-grade pleomorphic sarcoma)曾称骨恶性纤维组织细胞瘤(malignant fibrous histiocytoma of bone,MFH),是来源于原始间叶组织的恶性肿瘤。多见于中年以上的男性,40~60 岁最多见。本瘤全身各处骨骼均可发生,以长骨的干骺端,尤其是股骨下端及胫骨上端为多见。临床表现主要是局部疼痛、肿胀和包块,疼痛无夜间加剧现象,患者无恶病质表现。部分病例可伴病理性骨折。实验室检查,碱性磷酸酶不高,红细胞沉降率可正常或增快。影像学平片和 CT 见边界不清的骨质溶解区,呈虫蚀状、鼠咬状或渗透性的骨破坏,肿瘤多呈偏心性生长,常见肿瘤破坏骨皮质,侵及软组织形成软组织肿块,骨膜反应少见。本瘤恶性程度较高,常转移至肺、肝和其他骨质等。同时骨组织未分化高级别多形性肉瘤比软组织未分化高级别多形性肉瘤预后更差。

【诊断要点】①肿瘤位于骨内,境界不清,常侵蚀破坏骨皮质使之变薄,并侵及周围软组织。切面灰白色、鱼肉状,常因继发改变而呈多彩性,一般不见明显的编织状或漩涡状结构。②组织学上肿瘤由梭形细胞、组织细胞样细胞和多形性细胞构成,梭形细胞呈轮辐状 / 席纹状排列是其特征(图 16-25)。③可见多少不等的多核瘤巨细胞及炎症细胞浸润。④瘤细胞异型性明显,核分裂多见。⑤免疫组化示瘤细胞 vimentin 强阳性,SMA 可灶性阳性,组织细胞样细胞 CD68、AAT、ACT、lysozyme、Mac387 阳性。

【鉴别诊断】需与纤维肉瘤鉴别。纤维肉瘤的瘤细胞成分单一,呈编织状或 "人" 字形排列,多核巨细胞较少,且无组织细胞样细胞;而骨的未分化高级别多形性肉瘤多形性明显,除了轮辐状排列的梭形瘤细胞,还有组织细胞样细胞及炎症细胞,并见较多多核巨细胞,瘤细胞异型性明显。此外,免疫组化显示未分化高级别多形性肉瘤的 CD68、AAT、ACT、lysozyme 可阳性,而纤维肉瘤这些皆为阴性。

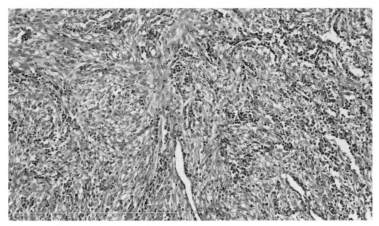

骨的未分化高级别
多形性肉瘤(图片)

图 16-25 骨的未分化多形性肉瘤

分化差的骨肉瘤,尤其是恶性纤维组织细胞瘤样骨肉瘤易误为未分化高级别多形性肉瘤,但骨肉瘤发病年龄较轻、含肿瘤性骨样组织和瘤细胞含碱性磷酸酶(ALP),可帮助鉴别。

骨的平滑肌肉瘤也有异型的梭形细胞,有时可见瘤巨细胞,易与未分化高级别多形性肉瘤混淆。但骨的平滑肌肉瘤的多形性没有未分化高级别多形性肉瘤明显,免疫组化显示 HHF35、actin、SMA 弥漫强阳性,可供鉴别。

三、骨嗜酸性肉芽肿

骨嗜酸性肉芽肿(eosinophilic granuloma of bone)是以大量组织细胞增殖和嗜酸性粒细胞浸润为特征的克隆性朗格汉斯细胞的肿瘤性增生性病变。骨嗜酸细胞性肉芽肿、汉 - 许 - 克病(Hand-Schüller-Christian disease)和莱特勒 - 西韦病(Letterer-Siwe disease)三者合在一起统称为组织细胞增多症 X(histiocytosis X)。一般认为此病为同一基本病理改变的不同阶段。本病为组织细胞增多症 X 的最轻型,也称局限性组织细胞增生症 X,目前称为朗格汉斯细胞组织细胞增生症(Langerhans cell histiocytosis),其预后远远好于其他两种组织细胞增生症 X。

本病多见于儿童及青少年,男性多于女性。约 50% 以上病变发生在颅骨、肋骨和股骨,发生于颅骨者多见于 20 岁以下患者,20 岁以上的单发病灶往往在肋骨和颌骨,肢体长骨的病变都发生在 20 岁以下,多发病变常累及颅骨和肋骨。临床表现主要为局部疼痛及压痛,常呈持续性钝痛,其次为局部肿块。全身多无症状或偶有低热、食欲缺乏、体重减轻。血常规检查见嗜酸性粒细胞稍增加(4%~10%)。影像学检查示病变始于骨髓腔,为卵圆形分界清楚的密度减低区,病变周围髓腔轻度硬化。本病预后一般较好,少数病例可自行吸收而痊愈。

【诊断要点】①病变位于骨髓腔,向骨皮质扩展,甚至侵犯软组织。病灶为灰黄色或灰褐色组织伴出血、坏死,质软而脆。②组织细胞呈星状或条索状增生,体积大,椭圆形,核浅染,核膜弯曲,核仁不明显,罕见核分裂(图 16-26)。③夹杂多少不等的嗜酸性粒细胞、淋巴细胞、泡沫细胞、浆细胞、中性粒细胞和成纤维细胞。嗜酸性粒细胞较多时可形成"嗜酸性粒细胞脓肿",诊断较易。但有些病例嗜酸性粒细胞很少或缺如,而以组织细胞增生为突出表现,易误诊为网织细胞肉瘤。

继发病变:灶性出血坏死常见,可出现异物巨细胞型多核巨细胞,核 5~10 个,常呈花环状或桑葚状排列。还可见含铁血黄素沉着等。

免疫组化示瘤细胞 S-100、CD1α 和 langerin 阳性。

电镜检查可见特征性的伯贝克颗粒(Birbeck granule),呈网球拍样。

【鉴别诊断】骨嗜酸性肉芽肿的嗜酸性粒细胞少时,需与霍奇金淋巴瘤鉴别。霍奇金淋巴瘤的瘤细胞大小不一,核有异型,常出现双核 R-S 细胞,核大浓染,大小不一,核仁明显;淋巴细胞多而嗜酸性粒细胞少;而骨嗜酸性肉芽肿的瘤细胞大小一致,胞核一般无异型性,罕见核分裂,多核巨细胞为异物巨细胞型,核大小一致,另外,两者免疫表型完全不同,易帮助鉴别。

骨嗜酸细胞性肉芽肿、汉 - 许 - 克病及莱特勒 - 西韦病:三者病变形态相似,都有组织细胞增生、嗜酸性粒细胞浸润及组织细胞吞噬类脂的表现,但各有特点。汉 - 许 - 克病中组织细胞胞质内常有大量类脂聚集,

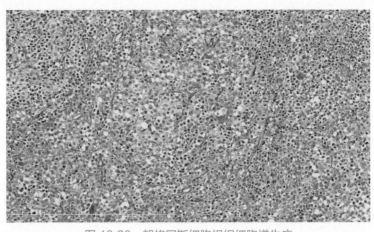

图 16-26 朗格罕斯细胞组织细胞增生症

使细胞明显肿大,嗜酸性粒细胞较少;莱特勒-西韦病组织细胞增生明显,胞核着色浅淡,似恶性组织细胞,异型性明显,嗜酸性粒细胞也少,故与嗜酸性肉芽肿不同。此外,三者的临床表现及其他脏器损伤均有不同,结合临床情况将有助于鉴别。

骨外嗜酸性肉芽肿可发生于软组织、淋巴结、口腔或消化道等处,形成局灶性肿块,组织学上也有大量嗜酸性粒细胞浸润,但与骨无直接联系,且骨内无病变,故易于鉴别。

(石怀银)

第五节 骨的瘤样病变

一、骨的纤维结构不良

骨的纤维结构不良(fibrous dysplasia of bone)又称骨的纤维异常增殖症,是最常见的一种原因不明的骨的瘤样病变,其特点为受累骨内有纤维组织增殖,并有不同程度的骨质化生。肿瘤可产生过多的 FGF-23,导致骨软化。纤维组织增生可致骨变形,甚至病理性骨折。临床上可分为单骨型、多骨型和奥尔布赖特综合征(Albright syndrome)。我国以单骨型多见。

单骨型骨的纤维结构不良多发于青少年,长管状骨好发于股骨和胫骨,扁平骨好发于颌骨和肋骨。临床表现为肿块、面部畸形,可伴有轻度疼痛或病理性骨折。

多骨型骨的纤维结构不良常侵犯一侧肢体的多数骨,以胫骨、股骨、额骨较多,主要表现为肿块、畸形和病理性骨折。

奥尔布赖特综合征为同时出现多发骨病变伴有性早熟和皮肤色素沉着,多发生于女性,常有内分泌紊乱症状等。

单骨型者多采用刮除或局部切除治疗,单纯刮除者常易复发,局部广泛切除效果较好。

【诊断要点】受累骨常肿大,骨皮质变薄。骨髓腔内充满灰红或灰白色橡皮样韧实的组织,若有出血则呈暗红色,含有较多纤维骨小梁者有砂粒感。

镜下病变主要为增生的纤维组织及新生的大小、形状及排列方向不一的骨小梁,两者交织在一起,常可看到两者间的过渡状态。骨小梁一般较细长,形状不规则,呈球形、棒形或弯曲成弧形、"Y"形等。

骨小梁内的骨细胞肥大而圆,分布不规则,骨基质内有排列紊乱、纵横交错的胶原纤维,小梁周边一般不见成行排列的骨母细胞(图 16-27)。

可伴有继发病变,如黏液变、囊性变及出血坏死,在其周围可见吞噬细胞及多核巨细胞反应。多核巨细胞分布不均,有别于骨巨细胞瘤。

影像学见长骨病变一般位于骨干或干骺端的中央部,不侵犯骨骺板。病变骨膨胀变粗,伴弯曲畸形,骨皮质变薄,无骨膜反应。典型表现有毛玻璃样变(病变区骨皮质和髓腔正常结构消失,代之以均匀一致的,致密度低于骨皮质而高于髓腔骨松质的病变组织,其中骨小梁消失呈毛玻璃样)、囊状破坏、斑片状骨硬化。

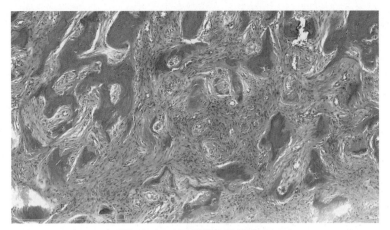

骨的纤维结构不良
（图片）

图 16-27　骨的纤维结构不良

【鉴别诊断】骨化性纤维瘤与单骨型骨的纤维结构不良在临床及影像学表现上均颇相似,主要鉴别点见表 16-5。

表 16-5　骨化性纤维瘤与单骨型骨的纤维结构不良的鉴别

鉴别要点	骨化性纤维瘤	骨的纤维结构不良
部位	好发于颌骨,长骨少见	较多发生于长骨,颌骨较少见
镜下特点	纤维组织内常有活跃的成骨现象,骨小梁较成熟,骨小梁嗜银染色见纤维呈规则的平行排列	纤维性骨小梁一般不变成板状骨,小梁边缘亦无成行排列的骨母细胞,嗜银染色见纤维排列紊乱
间质	间质排列较紧密,结构较一致,常呈漩涡状	间质可呈疏松黏液样或致密,这与病变的成熟程度有关

长骨单骨性纤维结构不良出现继发性囊性变时,要与孤立性骨囊肿鉴别,两者发病年龄、好发部位、临床症状及影像学表现均十分相似。孤立性骨囊肿的囊壁也有纤维组织、少数骨样组织及纤维性骨小梁,不同点在于孤立性骨囊肿侵犯的范围一般较长骨的单骨性纤维异常增殖症大;影像学见病灶比较清晰,无毛玻璃样阴影;手术时为一完整的囊肿结构。

因本病组织学上有活跃的成骨性结缔组织细胞增生,尤其对于年龄较轻、病变处于进展阶段者,可误诊为骨肉瘤;在检查时如观察区域富于细胞、活跃增生的结缔组织,而又极少有骨组织,可误诊为纤维肉瘤,但本病增生的细胞不具恶性特征。值得注意的是,本病亦可发生恶变,可转变为骨肉瘤、软骨肉瘤或纤维肉瘤。

【预后】大多数患者预后良好,单骨型者可有骨畸形,多骨型者可迫神经可出现行走困难。偶见恶变。

二、骨化性纤维瘤

骨化性纤维瘤(ossifying fibroma)是较为常见的由纤维组织和骨组织所构成的良性骨肿瘤,由于其组织学结构难于和骨的纤维结构不良区分开,因此 WHO 将其归类为骨的瘤样病变。但此瘤又有一些自身特点,因而有些学者将此瘤从骨的纤维结构不良中划分出来,称为骨化性纤维瘤。本病好发于 11~30 岁青少年,女性略多于男性,多见于颅骨(上颌骨较下颌骨为多),临床表现为局部肿胀。一般采用局部刮除或手术切除病灶,预后大多良好,很少复发。

【诊断要点】①肿瘤在骨皮质内,呈灰白色、质韧,若骨质较多,切之有砂粒感。②镜下见肿瘤由纵横交错的纤维组织与成熟的骨小梁构成(图 16-28)。③纤维组织疏密不等,但一般较致密。成纤维细胞体积较细小,散在各处,间质中含有不等量的胶原纤维,有时很多。④骨小梁周边围绕成排的骨母细胞和不等量的

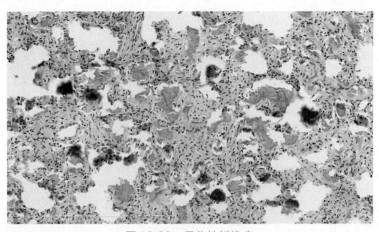

图 16-28 骨化性纤维瘤

破骨细胞,骨小梁排列方向不一,大多数小梁的中央部是纤维性骨,其外周则向板状骨过渡,个别骨小梁完全为成熟的板状骨。⑤间质纤维偶可呈漩涡状。间质内无出血、炎症和多核巨细胞。⑥影像学见肿瘤位于骨皮质内,偏心性,呈圆形或卵圆形界限较清楚的密度减低区。骨皮质膨胀、变薄及消失,其周边有不同程度的硬化现象。

【鉴别诊断】骨化性纤维瘤与单骨型骨的纤维结构不良在临床及影像学表现上均颇相似,主要鉴别点见表 16-5。

三、非骨化性纤维瘤

非骨化性纤维瘤(non-ossifying fibroma)又称干骺端纤维性缺损(metaphyseal fibrous defect),是一种较为少见的骨良性纤维性病变。目前大多数学者主张把病灶较小、无明显症状且局限于骨皮质内、仅引起骨皮质轻度缺损称为干骺端缺损。若病灶继续扩大,累及骨髓腔且引起临床症状称非骨化性纤维瘤,所以非骨化性纤维瘤可能从干骺端缺损发展而来。本病常发生于青少年,尤以 10~20 岁为最多,多见于四肢长骨骨干的上或下 1/3 处,以股骨下端及胫骨上端为多见;其次为肱骨、尺骨及桡骨。病变常为单发,也可双侧和多发性出现。临床病程发展缓慢,症状常不明显,有时仅有局部隐痛或胀痛,病灶清除后可完全治愈。

【诊断要点】常为手术删除的瘤组织碎块,质软,主要由灰白色坚韧的纤维组织构成,病变表面的骨皮质因受侵蚀而变薄。

镜下见病变由纤维组织构成,排列呈漩涡状或车辐状,胶原纤维介于梭形成纤维细胞之间(图 16-29)。可见成堆的多核巨细胞和吞噬脂质(主要为胆固醇酯)的泡沫细胞。多核巨细胞的体积较小,核较少,仅为 3 至数个。出血灶中多核巨细胞较多,并见有含铁血黄素沉着。在肿瘤中没有新生骨质形成是本瘤的特点之一。邻近病变的正常骨组织常有反应性骨质增生或骨质吸收现象。

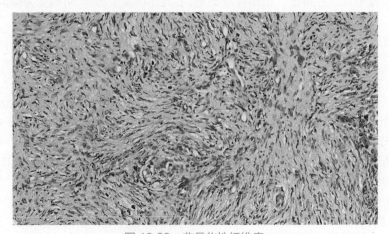

图 16-29 非骨化性纤维瘤

非骨化性纤维瘤
(图片)

影像学的典型病例具有特征性改变,可见病变多始自长骨的干骺端,距骺板 1~2cm,总是在一侧骨皮质上,呈偏心性,随着骨干的纵向生长发育,病变逐渐远离骺板向骨干移行。病灶呈卵圆形、分叶状密度减低的透亮阴影,影像学显示病变内侧面常有一薄层硬化带,透亮阴影可有骨脊分隔呈多房样。骨皮质变薄,略膨出(图 16-30)。若无病理性骨折,则很少出现骨膜反应。发生于小长骨(如肋骨、尺骨和桡骨等)的病灶,常占据整段骨髓的横径,易误诊为骨的纤维结构不良、孤立性骨囊肿或骨嗜酸性肉芽肿。

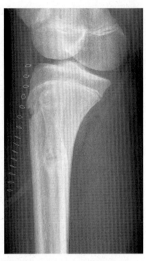

图 16-30 非骨化性纤维瘤
(平片)

【鉴别诊断】①非骨化性纤维瘤由于有梭形结缔组织细胞、多核巨细胞、含铁血黄素沉着及泡沫细胞的出现,因此与骨巨细胞瘤十分相似,需注意鉴别,鉴别点见表 16-6。②孤立性骨囊肿的囊壁由纤维组织构成,并有多核巨细胞、泡沫细胞和含铁血黄素。但孤立性骨囊肿有一充满液体的囊腔,是鉴别的关键。③骨的韧带状纤维瘤亦常发生于青少年,多见于四肢长骨干骺端。由成熟的纤维组织构成,不同在于韧带状纤维瘤肉眼呈灰白色、韧实,镜下见成纤维细胞较细小,胶原纤维极其丰富,而不见多核巨细胞和泡沫细胞,且不呈漩涡状排列。

表 16-6 骨巨细胞瘤与非骨化性纤维瘤的鉴别

鉴别要点	骨巨细胞瘤	非骨化性纤维瘤
好发人群	常发生于 20~40 岁成人	常发于青少年
好发部位	常发于长骨的骨端	好发于长骨的干骺端
镜下形态	梭形细胞增生较活跃,巨细胞多,体积较大,核数也较多(常为 10~30 个,甚至可达 200 个),肿瘤组织内偶有新生的骨样组织。可有泡沫细胞,但不如非骨化性纤维瘤多见	梭形细胞较小,排列成漩涡状或编织状,胶原纤维较多,而多核巨细胞较少,分布较稀疏、不均匀,常呈长形,体积较小,核数也较少,瘤组织内没有新生骨形成
临床表现	症状较明显,切除后可复发,且可恶变	症状常不明显,切除后不复发,很少发生恶变

四、动脉瘤样骨囊肿

动脉瘤样骨囊肿(aneurysmal bone cyst)是一种原因不明的骨的瘤样病变,主要由扩张的海绵状囊腔构成囊性病灶,其外围有纤维组织包绕。其多发生于 20 岁以下的青少年,好发于四肢长骨和椎骨(包括椎弓、棘突和横突),但也可见于其他扁平骨和小的管状骨,发生于管状骨的几乎都在干骺端。多数认为是由于某种原因引起骨的局部循环障碍所致,也可能继发于非骨化性纤维瘤、软骨黏液纤维瘤、软骨母细胞瘤、骨巨细胞瘤、骨肉瘤、良性骨母细胞瘤、孤立性骨囊肿及骨纤维异常增殖症等。因此诊断时应仔细检查,排除其他原有病变的可能性。临床大部分病例病程缓慢,可广泛破坏骨组织。临床多采取病灶刮除、植骨术或手术切除治疗。部分病例术后可复发。

【诊断要点】多为手术刮除标本,肉眼见暗红色破碎组织如肉芽状,切面常见海绵状小囊腔。有时周围有硬化骨。若为局部切除标本,可见病灶为大小不一的球状膨胀性肿物,表面被有骨膜,骨膜下有薄层骨壳。切面见正常骨结构消失,由大小不等相互沟通的血性囊腔代替,内有不凝固的血液。囊内面光滑,囊腔间组织呈灰白色或铁锈色,质韧,宽窄不一。

镜下见大小不等的扩张的充满血液的血性囊腔,囊腔之间为纤维结缔组织间隔(图 16-31)。可见出血灶、吞噬含铁血黄素的巨噬细胞及多核巨细胞,呈肉芽肿样,并可有薄层骨样组织和骨小梁的形成。骨小梁周围可绕以骨母细胞和破骨细胞。多核巨细胞的数量有时较多,但体积较小,分布不均,多在出血区域或附近。囊壁内间质细胞的胞核可出现异型性和核分裂,一般认为核分裂与病变发展速度有关。核分裂多者易早期复发。

动脉瘤样骨囊肿可伴发或继发于其他病变,如骨巨细胞瘤、成软骨细胞瘤等。

影像学表现为一膨胀性、溶骨性病变,中间有粗细不均的小梁分隔呈蜂窝状,与正常骨交界处有增生的致密骨形成骨壳(图 16-32)。CT 检查见病变多呈囊状膨胀性骨破坏,骨壳菲薄,其内面凹凸不平,多数有骨嵴但无真正的骨性分隔。破坏区与正常骨交界区可有硬化,破坏区内一般可见多个含液囊腔,并可见液 - 液平面。

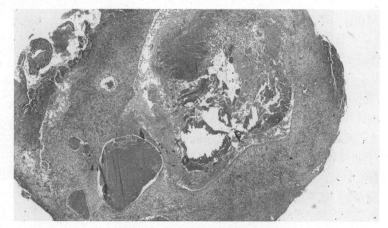

图 16-31 动脉瘤样骨囊肿

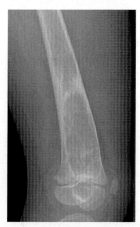

图 16-32 动脉瘤样骨囊肿
X 线片(平片)

【鉴别诊断】①骨的血管瘤,鉴别点见表 16-7;②孤立性骨囊肿,鉴别点详见本节"孤立性骨囊肿";③血管扩张型骨肉瘤因含大量血腔,并可有骨小梁、软骨灶及多核巨细胞而与动脉瘤样骨囊肿相似,但骨肉瘤细胞具恶性特征,可见肿瘤性成骨,是主要鉴别点;④骨的血管瘤在影像学上与动脉瘤样骨囊肿相似,鉴别点见表 16-7。

表 16-7 骨的血管瘤与动脉瘤样骨囊肿的鉴别

鉴别要点	骨的血管瘤	动脉瘤样骨囊肿
发病率	罕见	常见,常继发或并发于其他骨病变
血管/腔形态	血管较小而形态较一致,有增生的内皮细胞围绕	血腔巨大而不规则,不一定有内皮细胞被覆
基质	间质内无增生的骨样组织或骨质小灶,多核巨细胞罕见	间质内见增生的骨样组织或骨质小灶,常见多核巨细胞
X 线表现	溶骨性变化不明显,骨性间隔更密、更不规则,呈栅栏状	膨胀性、溶骨性病变,中间有粗细不均的小梁分隔呈蜂窝状,与正常骨交界处有增生的致密骨形成壳

五、孤立性骨囊肿

孤立性骨囊肿(solitary bone cyst)是常见的骨的瘤样病变之一,为原因不明的骨内良性、膨胀性囊性病变,多为在单个骨发生的孤立性、单房囊性溶骨性缺损,囊内有淡黄色清亮液体。囊肿生长缓慢,一般为良性过程,预后较好。其常见于青少年即骨骺生长活跃期,以 4~20 岁多见,男性多于女性。病变常位于长管状骨的干骺端,特别是肱骨和股骨的近端最常受累。临床上一般无明显症状,可合并自发性骨折。

【诊断要点】①多为手术刮除标本,为膜状纤维组织碎片,呈灰白色,可附有少许骨。截除标本中见囊肿为单房囊性,囊腔内含不等量清亮黄色液体。②镜下见囊壁无被覆上皮,由纤维结缔组织构成,厚薄不一,薄的仅有数层纤维细胞;厚的可见纤维组织及丰富的毛细血管,其间常见散在的含铁血黄素沉着。囊壁组织内可见一些骨样组织和骨小梁(图 16-33)。③影像学表现为不规则的椭圆形或圆形膨胀性均匀透亮骨缺损区,边界清楚,皮质变薄,但尚完整,无骨膜反应。

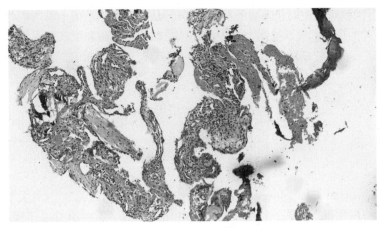

图 16-33　骨囊肿

【鉴别诊断】①部分病例囊壁有较多的多核巨细胞,可被误诊为囊性骨巨细胞瘤,但骨囊肿的巨细胞体积小,数目亦较少,结合肉眼可见单房性囊肿,可资鉴别。②动脉瘤样骨囊肿:动脉瘤样骨囊肿可发生于椎体及附近,而孤立性骨囊肿常位于长骨干骺端的中央部,很少发生于椎体;动脉瘤样骨囊肿可见多数大小不等的血窦状囊腔,囊壁的多核巨细胞也多,囊壁呈飘带状,而孤立性骨囊肿内含黄色清亮液体,与动脉瘤样骨囊肿的多房性、内含不凝固血液不同。③骨的纤维结构不良伴巨大囊性变时易与孤立性骨囊肿混淆。骨的纤维结构不良即使是广泛囊性变仍可找到灰白色有砂粒感的实体区,且囊性变周围无真正的纤维性囊壁结构。

六、甲状旁腺功能亢进性棕色瘤

棕色瘤(brown tumor)是由于甲状旁腺增生或肿瘤等引起甲状旁腺激素(PTH)分泌过多,促使破骨细胞增生活跃、吸收大量骨质、钙自骨骼动员进入血液循环,引起血钙升高,致骨质疏松,引起反应性纤维结缔组织增生,并常伴有囊性变的假性肿瘤。此时,可在局部骨骼形成肿块,多伴有出血及含铁血黄素沉着,因肉眼呈棕色,故名棕色瘤。棕色瘤其实并非真性肿瘤,因而归为骨的瘤样病变。

本病多见于 20~50 岁女性,起病缓慢。常见的早期症状是骨痛,实验室检查血钙升高、血磷降低及血清碱性磷酸酶升高均有助于对本病的诊断。棕色瘤可见于全身多处骨骼,好发于长骨骨干及颌骨,其次为长骨两端及手、足小骨等。影像学表现为局限性囊性骨质破坏,骨皮质呈薄壳状,其边缘清楚,周围绕以反应性新生骨。同时,可见全身弥漫骨质疏松及手指骨的骨膜下骨质吸收。若能及时、彻底去除原发病,则预后良好。

【诊断要点】①病灶大小不一,呈圆形或不规则形,常侵蚀至骨皮质,质地较软,切面有新鲜或陈旧性出血,常呈囊性变,为棕红色。②镜下观察:病灶由大量增生的纤维组织及多核巨细胞和富含含铁血黄素的吞噬细胞聚集在一起形成的结节,其中伴有较多血管及新旧出血(图 16-34)。③病灶周围见新形成的骨样组织及不成熟的和成熟的骨小梁,骨小梁周围有成排的骨母细胞及较多的破骨细胞。④实验室检查血钙升高、血磷降低、PTH 和血清碱性磷酸酶升高。

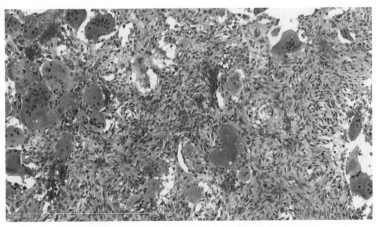

图 16-34　甲状旁腺功能亢进性棕色瘤

【鉴别诊断】①巨细胞修复性肉芽肿如果不考虑部位,从其组织学结构上难与棕色瘤区分。因此,怀疑为巨细胞修复性肉芽肿的患者都应该检测血液中的钙、磷、碱性磷酸酶和甲状旁腺激素水平,以排除甲状旁腺功能亢进的可能性。②与骨巨细胞瘤鉴别,详见本章"第三节　骨巨细胞瘤"。

(石怀银)

第六节　关节与滑膜病变

一、变性性关节病

变性性关节病(degenerative joint disease)又称变性性关节炎、肥大性关节炎、骨关节炎或老年性关节炎,是一种中年以后发生的慢性进行性关节病变,而非一种真正的关节炎症。其好发于髋、膝、踝、颈椎、腰椎及手指等关节。病变原发于关节软骨,发生变性、糜烂以致部分剥脱,继之关节软骨周围组织增生、骨赘形成,软骨下骨质变致密呈象牙质性改变,关节因而肥大、畸形及运动受限。本病起病缓慢,开始病变关节运动受限和轻微疼痛,随病变不断发展,症状日益明显,一般不会导致关节的真正强直。本病病因未明,考虑可能与年龄因素带来的组织变性和关节长期磨损有关。

【诊断要点】①肉眼见软骨逐渐变成黄色而失去光泽,弹性减少,表面出现不规则的压迹、小窝和线形的沟,或呈天鹅绒状,软骨逐渐变薄(图 16-35)。②软骨基质黏液样变性,失去均质性,使软骨基质沿其胶原纤维的走向而断裂,形成许多平行的裂纹,即软骨基质微纤维化(fibrillation)。③软骨细胞肿胀、溶解脱失,数量减少,亦可见增生。增生的软骨细胞多在微纤维化裂隙邻近处,集合成堆。④关节活动时发生磨损,形成软骨小碎片从表面脱落,致软骨下骨组织裸露。⑤软骨严重磨损的部位骨小梁增粗,骨髓腔变窄,骨质逐渐致密、坚硬、光滑,质如象牙,称为象牙质性变。⑥外周承受应力相对小的部位或深部的骨组织往往发生萎缩,出现囊性变,周围由纤维组织或骨质包绕。⑦软骨边缘部血管和软骨

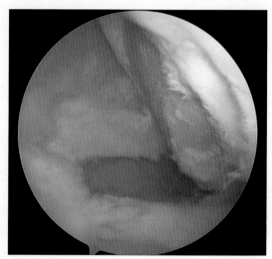

图 16-35　变性性关节炎

膜过度增生,产生新的软骨而形成软骨性骨赘,并可骨化形成骨性骨赘,使关节面周边形成特殊的、肥厚的围堤状(唇样病变)。如骨赘断裂或关节软骨剥脱,可形成关节内游离小体。⑧滑膜组织早期充血水肿,关节液增多;后期滑膜表面绒毛增生、肥厚,关节液减少。

变性性关节病
(图片)

【鉴别诊断】主要与类风湿关节炎鉴别,详见本节"类风湿关节炎"。

二、类风湿关节炎

类风湿关节炎(rheumatoid arthritis)属于一种原因未明的全身性结缔组织疾病,主要表现为慢性多发性关节炎,多累及手、足等小关节,往往对称分布。增生性滑膜炎为其关节病变的主要环节,由此引起关节软骨和关节囊的破坏,并被肉芽组织所取代,最后使关节强直畸形。同时,病变关节附近肌肉萎缩,骨质疏松。本病多累及手足小关节,尤其是近侧指间关节、掌指关节和跖趾关节,其次为肘、腕、膝、踝、髋、椎关节,颞颌关节等亦可累及。当病变主要累及脊椎、骶髂关节和髋关节时,称为"类风湿性脊椎炎",脊柱与下肢变成强直的弓形,故又称为强直性脊椎炎或畸形性脊椎炎。类风湿关节炎多见于女性。

本病发病年龄多在 20~40 岁。多数起病隐匿,有低热、疲乏、手足麻木等前驱症状,继而关节发生疼痛、僵硬、红肿,局部皮肤温热。病变开始常仅累及一两个小关节,往往呈游走性,以后发展为对称性多发性关节炎。同时,患者伴有不规则发热、体重减轻、脉搏加快、贫血、红细胞沉降率加快、白细胞数增高等全身表现。本病呈慢性经过,病变加剧和缓解反复交替,最终致关节畸形、功能丧失。患者可死于严重继发感染,仅极少数因全身性病变而死亡。

本病的病因尚未完全阐明,目前认为是由病毒、细菌、支原体感染或其他因素触发的一种自身免疫性疾

病。大多数患者血清中含有称为"类风湿因子"的抗体,类风湿因子与抗原形成的抗原 - 抗体复合物可激活补体,使炎症细胞和滑膜细胞释放溶酶体酶和 IL-1 等各种炎症介质,与关节和关节外器官或组织病变的发生有密切关系。

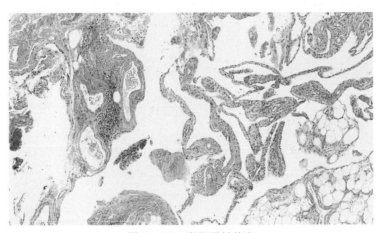

图 16-36　类风湿关节炎

【诊断要点】①早期病变常开始于滑膜,滑膜及附近的关节囊充血、水肿、增厚及粗糙,关节腔内有积液。②滑膜衬覆细胞增生是重要的组织学改变之一(图 16-36)。增生以滑膜皱襞底部为明显,可呈复层并常呈栅栏状向关节腔方向排列。增生明显处还可见滑膜巨细胞,但不具特异性。③滑膜的淋巴细胞和浆细胞浸润增多,可集合成堆,形成淋巴样小结和生发中心,这是类风湿关节炎较为特征性的病变之一,急性期亦可见较多中性粒细胞。④滑膜血管扩张、充血、水肿。血管内皮细胞增生、肿胀,管壁增厚,管腔狭窄,偶见有血栓形成。⑤滑膜表面和滑膜间质常有纤维素样物质沉着。纤维素样物质和坏死组织的机化和瘢痕形成,使滑膜和关节囊明显增厚,关节面发生纤维性粘连,形成纤维性关节强直。⑥常有关节软骨破坏,关节下骨髓常可有少量以淋巴细胞、浆细胞为主的炎症细胞浸润。关节附近的骨皮质和骨髓的骨小梁常萎缩变薄、骨质破坏。⑦少数病例在肌腱、腱鞘、关节周围的皮下组织甚至内脏可出现类风湿结节,由纤维素样坏死围绕以栅栏状排列的组织细胞所组成,伴有慢性炎症细胞浸润。

【鉴别诊断】类风湿关节炎累及膝关节时,滑膜呈明显的绒毛结节状,需与色素沉着绒毛结节性滑膜炎相鉴别。类风湿关节炎是多关节炎,病变以淋巴样小结增生和浆细胞浸润为主,组织细胞的增生为次,含铁血黄素沉着一般呈灶性见于血管周围。而色素沉着绒毛结节性滑膜炎则多为单关节病变,以组织细胞高度增生为主,炎症细胞浸润不明显;含铁血黄素的沉着明显且较弥漫。

三、滑膜骨软骨瘤病

滑膜骨软骨瘤病(synovial osteochondromatosis)是较少见的良性滑膜疾病,绝大多数为单关节病变,少数为双侧性,膝关节最常见,发生于关节滑膜及与关节相通的滑液囊。其特点是滑膜内层结缔组织增生并化生成多数软骨结节,后者可继发钙化和骨化,并可脱离滑膜,进入关节腔,形成大量游离小体。本病以 30~50 岁为多,男多于女,是一种慢性渐进性的良性病变,病程可达数年至数十年,常表现为关节疼痛、肿胀和运动受限,或游离体在骨关节端之间被卡住引起关节交锁等。有些病例可自行静止和退化。本病一般术后不复发,预后良好。

目前多认为本病是原因未明的关节滑膜内软骨化生所致的一种瘤样病变。影像学检查见病变关节内及其周围多数圆形或卵圆形不透光的结节,软骨结节钙化和骨化明显,或同时呈现骨质疏松等变性性关节炎的改变。

【诊断要点】①滑膜受累广泛,有无数的软骨性结节突起,大小不一,有光泽,灰白色半透明。结节可脱离滑膜而形成游离小体,亦称关节鼠,呈圆形或卵圆形,少数为不规则形。②镜下见滑膜内层结缔组织中有无数软骨结节形成,软骨化生与周围结缔组织间有过渡现象。常继发钙化和骨化(图 16-37)。③软骨结节内的软骨细胞往往成堆排列,分布疏密不等,一般无明显异型性。一些病例可见软骨细胞核深染、肥大、不规则,双核甚至多核等不典型性,是活跃增生的现象,不是恶性指征。

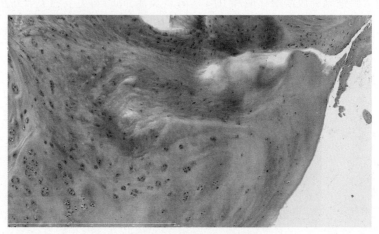

图 16-37 滑膜骨软骨瘤病

【鉴别诊断】根据典型的肉眼改变即可诊断。镜下见滑膜内层软骨化生,形成软骨结节。变性性关节炎、神经源性关节病、类风湿关节炎或损伤性关节炎等关节滑膜内有时亦可有软骨或骨碎片,但这些软骨或骨片不呈圆形或卵圆形,具有明显的变性改变,与周围滑膜没有过渡表现,这些与滑膜骨软骨瘤病不同。

(石怀银)

第十七章 神 经 系 统

本章重点讲述神经系统的肿瘤性及非肿瘤性病变。神经系统的肿瘤分级及诊断相对其他系统疾病不同,肿瘤与非肿瘤之间的鉴别有时也相对困难。掌握好这一系统的知识对神经科病理检查十分重要。

第一节　神经系统非肿瘤性病变

一、脑血管病

脑血管病(cerebral vascular disease)主要包括以下几种。

(一)动脉粥样硬化

动脉硬化共同特点为动脉壁增厚,失去弹性;主要包括动脉粥样硬化(atherosclerosis)和非动脉粥样硬化性动脉硬化。动脉粥样硬化是最常见、最严重的血管病。非动脉粥样硬化性动脉硬化包括主动脉硬化、小动脉硬化和 Mnckeberg 动脉硬化。

【诊断要点】在颅底动脉环的主要分叉和椎基底动脉系统最严重。光镜下见血管内膜下为吞噬类脂质的巨噬细胞聚集,进一步发展演变成粥样化斑块;聚集的类脂崩解,出现多数胆固醇结晶,并可见纤维细胞和平滑肌细胞增生,周边淋巴细胞浸润。斑块增大,内膜破溃,可出现出血,血栓形成和钙盐沉积。

动脉粥样硬化斑块
形成(图片)

(二)脑血管畸形

脑血管畸形(intracranial vascular malformation)的原因尚不清楚,可能为先天性或家族遗传性。脑血管畸形主要有 4 种,即动静脉血管畸形、静脉血管畸形、海绵状血管畸形和毛细血管扩张。

脑血管畸形(图片)

【诊断要点】①动静脉血管畸形(arteriovenous malformation)是脑血管畸形中最多见的一种。畸形血管是由动脉与静脉构成,光镜下见血管壁发育不全,并有钙化。②静脉血管畸形(venous malformation)的畸形血管结构管径大小不一,有高度扩张的静脉血管,并可见有出血、压迫性萎缩和胶质增生,有的病例见血栓形成。③海绵状血管瘤(cavernous hemangioma)较少见,光镜下表现和身体其他部位的海绵状血管瘤无明显差别。④毛细血管扩张症(telangiectasis)很少见,病灶小。光镜下见在脑组织内散在多数高度扩张的毛细血管。

海绵状血管瘤
(图片)

(三)动脉瘤

颅内动脉瘤(aneurysm)是指颅内动脉局部扩张膨大,膨大部分的管壁组织有明显病变,可以发生在动脉系统的任何部位。颅内动脉瘤可分为囊性动脉瘤、动脉粥样硬化动脉瘤、感染性动脉瘤和夹层动脉瘤。而假性动脉瘤系指动脉壁破裂,在破裂口处形成一个波动的血肿,这种血肿可以机化。

【诊断要点】囊性动脉瘤的管壁主要由纤维组织构成,原有的血管肌层和弹力层在动脉瘤的出口处突然中断。动脉粥样硬化的改变常见,并且病变典型,可伴有壁内慢性炎细胞浸润。动脉粥样硬化动脉瘤典型的病例侵犯颈内动脉的床突上部或基底动脉。大多数颅内的瘤性动脉瘤是心脏黏液瘤栓塞入大脑血管的结果,常表现为"自发性"脑内或蛛网膜下腔出血。

(四)颅内静脉窦血栓形成

引起静脉窦血栓形成(thrombosis of venous sinus)的原因大致有感染、血液凝固性改变(如脱水和血液疾病)及药物反应(如长期服用避孕药)。

【诊断要点】静脉窦本身的病变比较简单,即腔内有血栓形成,若有感染则静脉窦或静脉壁有炎细胞浸润。依据临床表现分为 3 类,即海绵窦血栓(大多是细菌性感染引起)、大脑深静脉血栓形成和矢状窦血栓形成。

（五）脑缺血和脑梗死

因脑组织需氧极高,一旦动静脉血流受阻必然导致供应区域的缺血缺氧改变,以及梗死灶形成,引起脑缺血(cerebral ischemia)和脑梗死(cerebral infarction)。脑卒中(stroke)是指由于脑缺血或出血突然出现局灶性或全脑性的神经科症状。

【诊断要点】脑缺血可引起神经元的退行性改变。经典的脑梗死病变区呈软化状态,又称脑软化。脑梗死可以分为缺血性和出血性两种,依据其病变发展过程分为 3 期:①坏死期,缺血性色苍白,略肿胀。光镜下见神经元呈缺血/缺氧变性,或出现所谓的苍白神经元,髓鞘和轴索变性及弥散中性粒细胞反应。②软化期,一般是几天之后病变区明显变软,灰白质界限不清,该期的特点是出现大量格子细胞(图 17-1),边缘处星形胶质细胞增生和增多的胶质纤维,有时还能见到含铁血黄素。③恢复期,病变区常塌陷,较大者呈囊肿样,囊内纤维条束横跨形成多房状,较小病变形成瘢痕。光镜下见格子细胞大量减少,边缘处星形胶质细胞增生和大量胶质瘢痕。

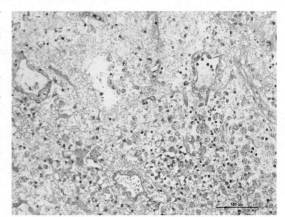

图 17-1　大量泡沫样的格子细胞

（六）脑出血

红细胞逸出血管外皆称为出血。大脑半球深部出血最常见的原因是高血压,高血压脑出血的部位在基底节,之所以多在该部位,主要由于豆纹动脉(或称出血动脉)破裂。

【诊断要点】光镜下观察脑出血(intracerebral haemorrhage,ICH)大致可以分为 3 期:①出血期,可见大片出血;②吸收期,先是大量格子细胞,之后星形细胞增生;③恢复期,血液和受损组织逐渐被清除,代之以胶质细胞、胶质纤维和胶原成分构成的瘢痕,因含铁血黄素沉着,故显棕黄色。

二、颅内出血和血肿

颅内出血(intracranial hemorrhage)和血肿(hematoma)形成是颅脑损伤常见的并发症,又称创伤性颅内出血。颅内血肿可以分为硬脑膜外血肿、硬脑膜下血肿、脑内血肿和脑室内积血。依据其解剖部位又可以分为颅后窝血肿、额颞顶部血肿、基底节区血肿及多发性血肿。依据其发生时间又可以分为急性(指伤后 1~3 天)、亚急性(指伤后 3 天~3 周)、慢性(伤后 3 周以上)和迟发性血肿。

三、神经系统感染性疾病

神经系统感染性疾病(infection of the nervous system)是指各种生物性病原体侵犯神经系统引起的疾病。这些病原体包括病毒、立克次体、螺旋体、细菌、原虫、真菌和寄生虫,它们侵犯神经系统可以引起各种各样的病理改变,产生各种各样的临床症状。

（一）细菌性感染

细菌性感染(bacterial infection)包括以下几种。

1. 化脓性脑膜炎(purulent meningitis)　化脓性脑膜炎的病原菌因患者的年龄不同而有所不同,新生儿期最常见是革兰氏阴性菌,青年人和成人中比较常见的是脑膜炎球菌和肺炎球菌。

【诊断要点】镜下见软脑膜充血,软脑膜和蛛网膜下腔内多量多形核白细胞渗出,有时还可见到少数淋巴细胞、巨噬细胞和纤维素渗出,炎细胞沿皮层小血管周围的血管周隙(perivascular space)[又称菲-罗间隙(Virchow-Robin space)]侵入脑内,并有小胶质细胞反应性增生。在亚急性或慢性脑膜炎病例中可以出现成纤维细胞增生,蛛网膜粘连,软脑膜增厚,粘连封闭正中孔造成脑室系统的扩大。严重病例炎症还累及颅神经的颅内段,神经内炎细胞浸润、水肿,轴索和髓鞘肿胀变性。

脑脓肿(图片)

2. 脑脓肿（abscess of brain） 是局部脑组织的化脓性炎。

【诊断要点】病理变化早期是化脓性脑炎，局部脑组织软化，之后中心部液化成脓腔，再后形成包裹，成为比较完整的脓肿。一个完整的脓肿壁包括：①坏死中心大量脓性崩解的白细胞；②炎症边缘多数炎细胞浸润；③胶原包膜；④相邻的脑组织炎性病变，主要是血管周围炎细胞浸润和新生血管形成；⑤反应性胶质细胞增生，脑组织水肿和继发脱髓鞘病变。

3. 结核性脑膜炎（tuberculous meningitis） 是结核分枝杆菌在脑脊髓膜播散所引起。

【诊断要点】结核性脑膜炎的主要病理变化是在软脑膜上见多数灰白色或半透明的粟粒状结节。病程迁延的病例还有较多的干酪样坏死和脑室扩张、脑室内积水。此外，扩大的脑室壁上可见颗粒性室管膜炎。镜下见软脑膜和蛛网膜下腔内多量炎性渗出物，主要是单核细胞、淋巴细胞和纤维素，在病情进展的结核性脑膜炎中常见有结核性肉芽肿，病灶中心是干酪样坏死，周围是上皮样细胞，朗格汉斯多核巨细胞和淋巴细胞浸润，并可见成纤维细胞增生。

（二）真菌性感染

侵犯中枢神经系统常见的真菌有新型隐球菌、念珠菌、曲菌、毛霉菌和放线菌等。真菌性感染（fungal infection）可以侵犯脑膜或脑实质。隐球菌病是中枢神经系统常见的真菌感染。

【诊断要点】隐球菌病早期病变在病灶的腔隙内见有大量菌体，悬浮于胶样物中，部分菌体在巨噬细胞和异物巨细胞中。病灶内多形核白细胞很少，不化脓，周围组织内炎症反应也很轻，脑内腔隙周围的胶质细胞增生也不明显。晚期病变形成肉芽肿，最后形成纤维瘢痕。

（三）脑猪囊尾蚴病

脑猪囊尾蚴病（cysticercosis）又称脑囊虫病。肉眼观察脑猪囊尾蚴病大体上可分为 3 种类型：①脑实质内囊虫病，未死蚴虫的囊内液半透明，内有一白色头节；已死蚴虫的囊内液体浑浊或形成钙化结节。②脑室内囊虫病，囊虫似一半透明水泡，附有白色头节。③蛛网膜下腔内囊虫病，多在脑底池，似葡萄串状，影响脑脊液循环，从而引起颅内压增高。

脑囊虫（图片）

（四）神经系统病毒感染

神经系统病毒感染（virus infection of nervous system）主要包括以下几种。

1. 单纯疱疹病毒性脑炎（herpes simplex viral encephalitis） 一般由Ⅰ型疱疹病毒引起。基本病理改变是急性出血性坏死性脑炎，部分病例的病灶边缘区神经细胞核内可见考德里 A 型包涵体（Cowdry A inclusion）。这种包涵体还可见于皮层和白质内的星形细胞和少突胶质细胞的核内。

2. 狂犬病毒性脑炎（rabies encephalitis） 一般由携带狂犬病毒的犬类咬伤而致。病理上主要改变在脑和脊髓的灰质。特异性改变是神经细胞胞质内见有嗜酸性、球形内氏小体（Negri body），常存在于海马的锥体细胞、小脑的浦肯野细胞（Purkinje cell）和大脑皮层的各层细胞内。

3. 虫媒病毒性脑炎（arboviral encephalitis） 国内最常见的是流行性乙型脑炎，传染媒介是蚊虫，多在夏秋季流行。其发病较急，主要症状是发热、嗜睡、癫痫、昏迷，有时会出现瘫痪；还伴有软脑膜充血、脑水肿，在大脑皮层和基底节内可见有多数小软化灶；同时会出现神经细胞变性、坏死，可见噬神经细胞现象，软化灶内无细胞性坏死，后期胶质细胞结节和星形细胞增生并形成胶质瘢痕，血管周围炎细胞浸润。

4. 拉斯马森综合征（Rasmussen syndrome） 又称拉斯马森脑炎（Rasmussen encephalitis），是一种罕见的、发生在儿童时期的慢性进行性神经功能障碍，以炎症局限于一侧大脑半球，顽固性局限性癫痫，认知功能受损为特征的疾病。拉斯马森综合征的组织病理学特点与病毒性脑炎相似。虽然认为该病是病毒感染所致，但目前的研究中，在脑组织内还未检测出病毒。

（戚基萍）

第二节 神经系统肿瘤

一、中枢神经系统肿瘤概述

神经上皮肿瘤是指起源于原始神经管的髓上皮成分的肿瘤，即广义上的"胶质瘤"。神经上皮的肿瘤大多是依据其病理特征进行分类。

　　根据肿瘤的生物学行为,依据 Daumas-Duport(1988)对星形细胞瘤的四级分类标准,即有或无下列特征进行分级:①核的非典型性;②核分裂;③血管内皮增生;④坏死灶。这四个标准都没有的是Ⅰ级星形细胞瘤,有一项的是Ⅱ级星形细胞瘤,有两项的是Ⅲ级星形细胞瘤,有三项或四项的是Ⅳ级星形细胞瘤。其中Ⅰ级和Ⅱ级是低级别肿瘤,预后较好;Ⅲ级和Ⅳ级是高级别肿瘤,预后较差。

　　2016 版《WHO 中枢神经系统肿瘤分类》对神经系统肿瘤建立了肿瘤分子诊断的新概念,对弥漫型胶质瘤、髓母细胞瘤和其他胚胎性肿瘤进行了重分类。神经系统常见肿瘤分类见表 17-1。

表 17-1　神经系统常见肿瘤分类

一、神经上皮肿瘤

1. 弥漫性星形细胞和少突胶质细胞肿瘤

　　1.1　弥漫型星形细胞瘤　　　　　　　　　　　　WHO Ⅱ 级

　　　　1.1.1　弥漫型星形细胞瘤,*IDH* 突变型

　　　　　　　肥胖型星形细胞瘤,*IDH* 突变型

　　　　1.1.2　弥漫型星形细胞瘤,*IDH* 野生型

　　　　1.1.3　弥漫型星形细胞瘤,非特殊类型

　　1.2　间变型星形细胞瘤　　　　　　　　　　　　WHO Ⅲ 级

　　　　1.2.1　间变型星形细胞瘤,*IDH* 突变型

　　　　1.2.2　间变性星形细胞瘤,*IDH* 野生型

　　　　1.2.3　间变性星形细胞瘤,非特殊类型

　　1.3　胶质母细胞瘤　　　　　　　　　　　　　　WHO Ⅳ 级

　　　　1.3.1　胶质母细胞瘤,*IDH* 野生型

　　　　　　　上皮样胶质母细胞瘤

　　　　1.3.2　胶质母细胞瘤,*IDH* 突变型

　　　　1.3.3　胶质母细胞瘤,非特殊类型

　　1.4　弥漫性中线胶质瘤,*H3 K27M* 突变型　　　　WHO Ⅳ 级

　　1.5　少突胶质细胞瘤　　　　　　　　　　　　　WHO Ⅱ ~ Ⅲ 级

　　　　1.5.1　少突胶质细胞瘤,*IDH* 突变和 1p/19q 共同缺失型

　　　　1.5.2　少突胶质细胞瘤,非特殊类型

　　　　1.5.3　间变性少突胶质细胞瘤,*IDH* 突变和 1p/19q 共同缺失型

　　　　1.5.4　间变性少突胶质细胞瘤,非特殊类型

　　1.6　少突星形细胞瘤　　　　　　　　　　　　　WHO Ⅱ ~ Ⅲ 级

　　　　1.6.1　少突星形细胞瘤,非特殊类型

　　　　1.6.2　间变性少突星形细胞瘤,非特殊类型

2. 其他星形细胞肿瘤

　　2.1　毛细胞星形细胞瘤　　　　　　　　　　　　WHO Ⅰ 级

　　　　　毛细胞黏液型星形细胞瘤

　　2.2　室管膜下巨细胞星形细胞瘤　　　　　　　　WHO Ⅰ 级

　　2.3　多形性黄色瘤型星形细胞瘤　　　　　　　　WHO Ⅱ ~ Ⅲ 级

　　　　　间变性多形性黄色瘤样型星形细胞瘤

3. 室管膜肿瘤

　　3.1　室管膜瘤　　　　　　　　　　　　　　　　WHO Ⅱ 级

　　　　　乳头状室管膜瘤(papillary)

　　　　　透明细胞型室管膜瘤(clear cell)

　　　　　伸长细胞型室管膜瘤(tanycytic)

　　　　　室管膜瘤,*RELA* 基因融合阳性

　　3.2　间变型室管膜瘤　　　　　　　　　　　　　WHO Ⅲ 级

　　3.3　黏液乳头状室管膜瘤　　　　　　　　　　　WHO Ⅰ 级

　　3.4　室管膜下瘤　　　　　　　　　　　　　　　WHO Ⅰ 级

4. 脉络丛肿瘤	
4.1　脉络丛乳头状瘤	WHO Ⅰ级
4.2　非典型脉络丛乳头状瘤	WHO Ⅱ级
4.3　脉络丛癌	WHO Ⅲ级
5. 胚胎性肿瘤	
髓母细胞瘤	WHO Ⅳ级
其他中枢神经系统胚胎性肿瘤	WHO Ⅳ级
6. 中枢神经细胞瘤	WHO Ⅱ级
二、脑膜肿瘤	
1. 脑膜瘤	
1.1　脑膜皮细胞型脑膜瘤	WHO Ⅰ级
1.2　纤维型（成纤维细胞型）脑膜瘤	WHO Ⅰ级
1.3　过渡型（混合型）脑膜瘤	WHO Ⅰ级
1.4　砂粒体型脑膜瘤	WHO Ⅰ级
1.5　血管瘤型脑膜瘤	WHO Ⅰ级
1.6　微囊型脑膜瘤	WHO Ⅰ级
1.7　分泌型脑膜瘤	WHO Ⅰ级
1.8　富于淋巴浆细胞型脑膜瘤	WHO Ⅰ级
1.9　生型脑膜瘤	WHO Ⅰ级
1.10　脊索瘤样型脑膜瘤	WHO Ⅱ级
1.11　透明细胞型脑膜瘤	WHO Ⅱ级
1.12　非典型脑膜瘤	WHO Ⅱ级
1.13　乳头状脑膜瘤	WHO Ⅲ级
1.14　横纹肌样型脑膜瘤	WHO Ⅲ级
1.15　间变型（恶性）脑膜瘤	WHO Ⅲ级
2. 血管周细胞瘤	WHO Ⅱ~Ⅲ级
3. 血管网状细胞瘤	WHO Ⅰ级
三、颅神经和外周神经肿瘤	
1. 神经鞘瘤	WHO Ⅰ级
2. 神经纤维瘤	WHO Ⅰ级
恶性外周神经鞘肿瘤	
四、生殖细胞肿瘤	
五、鞍区肿瘤	
颅咽管瘤	WHO Ⅰ级
1. 造釉细胞型颅咽管瘤	
2. 乳头型颅咽管瘤	
3. 神经垂体颗粒细胞肿瘤	WHO Ⅰ级
六、造血系统肿瘤	
七、转移癌	

注：WHO，世界卫生组织；IDH，异柠檬酸脱氢酶。

脊膜瘤（病例）

二、神经上皮肿瘤

神经上皮肿瘤（neuroepithelial tumor）包括以下几种。

（一）弥漫性星形细胞和少突胶质细胞肿瘤

WHO Ⅱ级弥漫型星形细胞瘤和 WHO Ⅲ级间变型星形细胞瘤新版都各自分为异柠檬酸脱氢酶（isocitrate dehydrogenase，*IDH*）突变型、*IDH* 野生型和非特殊类型三类。对于Ⅱ级和Ⅲ级星形细胞肿瘤，绝大部分都为 *IDH* 突变型。如果免疫组化显示 IDH1 R132H 阴性，以及基因测序 *IDH1* 位点未突变，则诊断为

IDH 野生型。但是弥漫型星形细胞瘤 *IDH* 野生型少见,需要与更低级别病变鉴别,如节细胞胶质瘤;而间变型星形细胞瘤 *IDH* 野生型也相当罕见,绝大部分这种肿瘤与 *IDH* 野生型胶质母细胞瘤的基因改变高度类似。*IDH* 野生型预后较差;如没有条件进行分子学检测,则归为非特殊类型。

少突胶质细胞瘤 WHO Ⅱ级及 WHO Ⅲ级分别分为 *IDH* 突变和 1p/19q 共同缺失型,以及非特殊类型。少突胶质细胞肿瘤的确诊需要 *IDH* 基因突变和 1p/19q 共同缺失证实。当无确切的基因结果时,组织学上典型的少突胶质细胞瘤应归为非特殊类型。此种肿瘤形态学按分化程度分为少突胶质细胞瘤(oligodendroglioma)和间变型少突星形细胞瘤(anaplastic oligoastrocytoma)。

1. 弥漫型星形细胞瘤(diffusely infiltrating astrocytoma) 以细胞高分化为特点,生长缓慢,好发于年轻人的幕上,弥漫侵及周围脑组织,并具有恶变成间变型星形细胞瘤的潜能,最终发展为胶质母细胞瘤。弥漫型星形细胞瘤相当于 WHO Ⅱ级。MRI 检查显示肿瘤 T_1WI 呈低信号,T_2WI 呈高信号。患者手术后平均存活时间 6~8 年。

2016 年 WHO 中枢神经系统肿瘤分类删除了原浆型星形胶质细胞瘤和纤维型星形胶质细胞瘤,保留了 *IDH* 突变的肥胖型星形细胞瘤。删除了大脑胶质瘤病的诊断,认为是一种胶质瘤的生长模式。

【诊断要点】①纤维型星形细胞瘤:核的异型性是诊断要点,无核分裂象、坏死和微血管增生。细胞密度低到中等。胞质不明显,呈"裸核"状,即伸长呈雪茄烟状,或不规则核深染,这是与正常或反应性星形细胞区别的要点。存在含黏液微囊是病变的特点,一般很容易在组织切片中辨认(图 17-2)。Ki-67/MIB-1 标记常显示生长分数 <4%。②肥胖细胞型星形细胞瘤(gemistocytic astrocytoma):肥胖细胞应在所有瘤细胞中 >20%。组织学特点是具有丰富的毛玻璃状嗜酸性胞质,胞质呈角状(图 17-3)。核常偏位,有小核仁。常见血管周围小淋巴细胞套。GFAP 在肥胖形肿瘤细胞核周和胞突强表达。在弥漫型星形细胞瘤中也可存在少许肥胖细胞,但不能诊断为肥胖型星形细胞瘤。

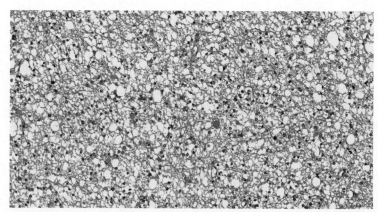

图 17-2 纤维型星形细胞瘤
背景疏松,微囊状。细胞密度中等度增加,核异型性少见。

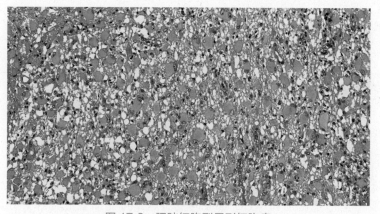

图 17-3 肥胖细胞型星形细胞瘤
肥胖细胞的组织学特点是具有丰富的毛玻璃状嗜酸性胞质,胞质呈角状。
肥胖的、无方向性的胞突形成致密的纤维网。

免疫组化:GFAP 及 oligo-2 阳性表达,ATRX 表达缺失(图 17-4),*IDH* 突变型 IDH1 R132H 阳性表达。

【鉴别诊断】本病需与正常脑组织、脱髓鞘性疾病、少突胶质细胞瘤、间变型星形细胞瘤和毛细胞性星形细胞瘤鉴别。

图 17-4 ATRX 表达缺失

2. 间变型星形细胞瘤(anaplastic astrocytoma) 是弥漫浸润的恶性星形细胞瘤,始发于成人,多位于大脑半球,组织学表现为核异型性、细胞密度增加和明显的增殖活性。间变型星形细胞瘤相当于 WHO Ⅲ 级。影像学间变型星形细胞瘤常存在部分强化,但无胶质母细胞瘤的典型环状强化。

【诊断要点】组织病理学原则上同弥漫型星形细胞瘤,但细胞密度、核异型性和核分裂象增加(图 17-5)。区域性或弥漫性高密度细胞区是重要的诊断标准。与弥漫型星形细胞瘤 WHO Ⅱ 级相比,间变型星形细胞瘤分裂较活跃。Ki-67/MIB-1 标记的分裂指数可达 5%~10%。

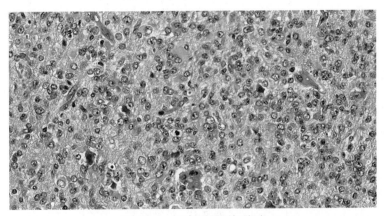

图 17-5 间变型星形细胞瘤
可见核分裂,细胞异型性明显。

免疫组化:GFAP 及 oligo-2 阳性表达,ATRX 表达缺失,*IDH* 突变型 IDH1 阳性表达。

【鉴别诊断】本病需与反应性胶质细胞增生、脱髓鞘性疾病、多发性进行性白质脑病、弥漫型星形细胞瘤、胶质母细胞瘤和间变型少突胶质细胞瘤鉴别。

3. 胶质母细胞瘤(glioblastoma) 是恶性程度最高的星形细胞肿瘤,好发于大脑半球,可从弥漫型星形细胞瘤 WHO Ⅱ 级发展而来(继发性胶质母细胞瘤),但更常见的是临床病史短,没有低恶性前期病变的原发性胶质母细胞瘤。胶质母细胞瘤相当于 WHO Ⅳ 级,分为:①胶质母细胞瘤,*IDH* 野生型(约占 90% 的患者),原发胶质母细胞瘤;②胶质母细胞瘤,*IDH* 突变型(约占 10% 的患者),继发胶质母细胞瘤,有低级别胶质瘤病史,更常见于年轻的患者;③胶质母细胞瘤,NOS,未能进行 IDH 检测胶质母细胞瘤。55 岁以上的胶质母细胞瘤患者几乎无 *IDH* 的突变,因此 IDH1 免疫组化为阴性可无需行 *IDH* 测序。MRI 检查胶质母细胞瘤 T_1WI 上,肿瘤周边环状强化,T_2WI 上,环状强化区更宽,边界不清,并与血管性水肿相重叠。

胶质母细胞瘤
(图片)

【诊断要点】胶质母细胞瘤肿瘤性星形细胞分化差,常呈多形性,细胞密度高、明显的核异型和活跃的分裂活性。明显的微血管增生和 / 或坏死是诊断的基本要点(图 17-6)。有些肿瘤因细胞的高度异型,很难辨认起源。胶质母细胞瘤局部异质性非常明显,使用定位细针穿刺活检的组织学诊断有一定困难。

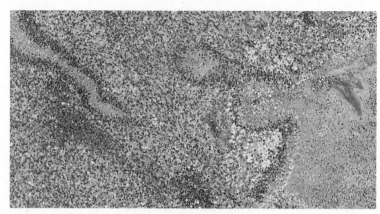

图 17-6　胶质母细胞瘤
假栅栏状坏死。

胶质母细胞瘤偶尔含腺样和带状上皮结构,常被称为"腺样"胶质母细胞瘤。小细胞在胶质母细胞瘤中很常见,但当此类细胞占优势和全部的时候,则被称为是一类"小细胞胶质母细胞瘤"。多核巨细胞是胶质母细胞的标志,但它既不是必有的特征也与临床进展无关。如果巨细胞成分占优势,则诊断为巨细胞胶质母细胞瘤。具有胶质和间叶组织双向分化的恶性肿瘤称为胶质肉瘤。

WHO 新的神经系统肿瘤分类中增加了一个新的分型:上皮样胶质母细胞瘤。上皮样胶质母细胞瘤以大的上皮样细胞为特征,富含嗜酸性胞质,染色质呈空泡状,大红核仁(类似于恶性黑色素瘤),出现类似横纹肌样细胞。常见于儿童及青年,伴有 *BRAF V600E* 突变,缺乏 *INI1*,不同于同样具有上皮样表现的其他肿瘤。

GFAP 免疫组化染色阳性细胞多少和染色强度在胶质母细胞瘤差别相当大。尽管大部分胶质母细胞瘤不表达 GFAP,但只要多处取材,至少有一部分瘤细胞 GFAP 阳性。虽然 GFAP 表达随着胶质瘤的发展而降低,但没有证据表明 GFAP 的存在能作为疾病发展的预后指标。

【鉴别诊断】本病需与间变型少突胶质细胞瘤、间变型室管膜瘤、原发性中枢神经淋巴瘤、髓母细胞瘤、原始神经外胚层肿瘤、转移瘤、脓肿、急性 / 亚急性梗死鉴别。

4. 少突胶质细胞瘤(oligodendroglioma)　是一种弥漫浸润、分化良好的胶质瘤,好发于成人(高峰年龄为 40~45 岁),主要位于大脑半球,组织学相当于 WHO Ⅱ 级。MRI 检查肿瘤 T_1WI 呈低信号,T_2WI 呈高信号,瘤周脑组织水肿不明显。由于瘤内出血和 / 或囊变,部分肿瘤信号密度不等。术后平均生存期 3~5 年,常局部复发,复发病例恶变虽不少见,但比弥漫型星形细胞瘤少。

【诊断要点】少突胶质细胞瘤瘤细胞密度中等,核圆,大小一致,在石蜡切片中胞质肿胀、透亮(蜂窝状)。其他特点包括微钙化、黏液 / 囊性变和致密的分支状毛细血管网(图 17-7)。明显的核异型和少见的分裂象仍可诊断 WHO Ⅱ 级少突胶质细胞瘤,但明显活跃的核分裂、微血管增生或显著坏死表明肿瘤进展为间变型WHO Ⅲ 级少突胶质细胞瘤。少突胶质细胞瘤本身还没有特异性免疫组化标记物,ATRX 阳性表达有一定帮助。Ki-67/MIB-l 的标记指数很低。

免疫组化及分子学:GFAP 及 oligo-2 阳性表达,ATRX 阳性表达(图 17-8A),*IDH* 突变型 IDH1 R132H 阳性表达(图 17-8B),1P/19q 共同缺失。

【鉴别诊断】本病需与中枢胶质和神经细胞肿瘤,如透明细胞室管膜瘤、中枢神经细胞瘤和胚胎发育不良性神经上皮肿瘤鉴别。

5. 间变型少突胶质细胞瘤(anaplastic oligodendroglioma)　是具有灶性或弥漫恶性病变特征的少突胶质细胞瘤,预后较少突胶质细胞瘤差。其好发于成人,组织学相当于 WHO Ⅲ 级。由于存在坏死、囊变、瘤内出血及钙化,间变型少突胶质细胞瘤影像学表现多样。CT 和 MRI 增强常呈斑片状强化,环状强化少见。

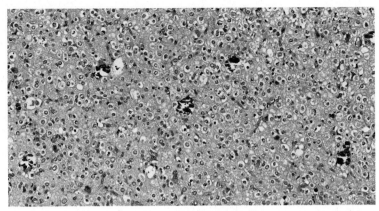

图 17-7　少突胶质细胞瘤

细胞密度中等,大小一致,透亮(蜂窝状),可见致密的分支状毛细血管网和钙化。

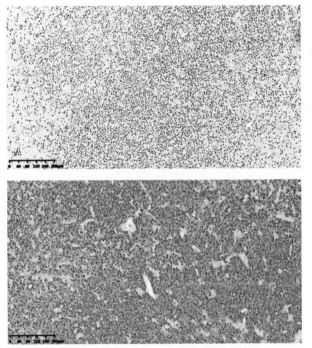

少突胶质细胞瘤
(图片)

少突胶质细胞瘤
(病例)

图 17-8　少突胶质细胞瘤免疫组化

A. ATRX 阳性表达;B. IDH1 R132H 阳性表达。

【诊断要点】间变型少突胶质细胞瘤伴灶性或弥漫恶性组织学特征,如细胞密度增高、明显的细胞异型性和核分裂象增多(图 17-9),可见微血管增生和坏死。这些特征并不支持胶质母细胞瘤的诊断。许多肿瘤细胞仍保持少突胶质细胞的特点,即有圆形深染核,核周有空晕,细胞突少,核分裂象易见。小肥胖细胞常见于间变型少突胶质细胞瘤,它的存在不影响诊断也不具有判断预后的价值。

6. 少突星形细胞肿瘤　应用基因检测,几乎所有组织学特征显示星形和少突两种成分的肿瘤均可分类至星形细胞瘤或少突胶质细胞瘤中的一种。因此,少突星形细胞肿瘤(oligoastrocytoma tumor)的诊断应归为非特殊类型。

(二)其他星形细胞肿瘤

1. 毛细胞型星形细胞瘤(pilocytic astrocytoma)　是一种边界较清,好发于儿童,缓慢生长的星形细胞瘤,相当于 WHO Ⅰ级。无论 CT 还是 MRI 检查都显示肿瘤边界清楚,可增强,少数有钙化。

【诊断要点】毛细胞型星形细胞瘤细胞密度低,组织双相性。这种双相组织特点最易在小脑肿瘤中发现。嗜酸性小体主要见于疏松组织,罗森塔尔纤维(Rosenthal fiber)常聚集在致密区。核分裂罕见,偶见染色质深染的核,可见微血管增生和脑膜浸润,但这不是恶性的指征。因毛细胞型星形细胞瘤的惰性本质和漫长的临床病程,常可在肿瘤中见到退行性改变,表现为明显的血管透明变性、扩张。

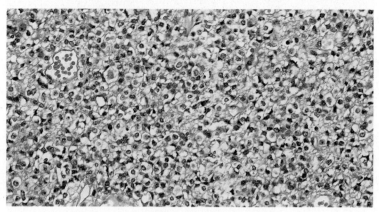

图 17-9 间变型少突胶质细胞瘤
细胞明显的异型性。

2. 多形性黄色星形细胞瘤(pleomorphic xanthoastrocytoma,PXA) 是预后相对较好的星形细胞瘤,好发于儿童和年轻人,常位于脑膜和大脑表面(脑膜-脑),多数患者有长期癫痫病史。CT 和 MRI 均可显示囊性变部分。

【诊断要点】典型的组织学特点包括多形性、含脂细胞、表达 GFAP 并常围绕网状纤维和嗜伊红颗粒小体(图 17-10)。诊断特征是大的黄色瘤样细胞,致密的网织纤维和淋巴细胞浸润。"多形性"指肿瘤组织学表现多样,可见梭形成分与单个或多核瘤巨细胞相混,巨细胞核的大小和染色相差很大。黄色瘤样细胞常规染色方法或免疫组化方法 GFAP 标记易显示星形细胞本质。

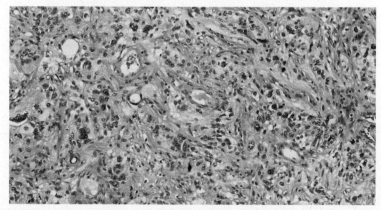

图 17-10 多形性黄色星形细胞瘤
肿瘤组织学表现多样,可见梭形成分与单个或多核瘤巨细胞相混,巨细胞核的大小和染色相差很大。

PXA 相当于 WHO Ⅱ级。间变型 PXA 诊断标准:核分裂象 >5 个 /10HPF;可伴有坏死。

星形细胞瘤(图片)

【鉴别诊断】本病需与胶质母细胞瘤、节细胞肿瘤鉴别。

3. 室管膜下巨细胞星形细胞瘤(subependymal giant cell astrocytoma) 是一种良性的缓慢生长的肿瘤,通常发生于侧脑室壁,由大的节细胞样星形细胞构成。肿瘤界限清楚,常发生钙化,由大型成簇的类似星形细胞的肿瘤细胞构成。常提示伴发结节性硬化综合征。

【诊断要点】典型的表现可以是胞质丰富呈玻璃样的多角细胞(像肥胖型星形细胞),也可以是位于纤维基质中稍小的长形细胞。

(三)室管膜瘤

室管膜瘤(ependymoma)起源于脑室内衬的室管膜细胞和脊髓中央管的残余室管膜细胞,好发于儿童和年轻人,组织病理学改变和生物学行为改变不一。室管膜肿瘤包括室管膜下瘤(WHO Ⅰ级)、黏液乳头型室管膜瘤(WHO Ⅰ级)、室管膜瘤(WHO Ⅱ级)、间变型室管膜瘤(WHO Ⅲ级),其中以室管膜瘤最为常见。根据组织结构,室管膜瘤分为以下主要亚型:①伸长细胞型室管膜瘤;②乳头状室管膜瘤;③透明细胞型室管膜瘤。分类增加了一个亚型,即 RELA 基因融合的室管膜瘤,为发生在绝大多数儿童的幕上肿瘤,预后较经典的室管膜瘤差,免疫组化有特异性的 L1CAM 表达。

【诊断要点】室管膜瘤:瘤细胞中等密度,形态一致。最具特征的组织改变是血管周围有假菊形团和室管膜菊形团(图 17-11)。核分裂象罕见或缺如,偶见非栅栏状坏死,仍诊断室管膜瘤 WHO Ⅱ级。大部分室管膜瘤细胞表达 GFAP,明显的 GFAP 反应常见于假菊形团。室管膜瘤表达 S-100 和 Vimentin。大部分 WHO Ⅱ级室管膜瘤上皮细胞膜抗原(EMA)阳性,阳性信号沿着室管膜菊形团腔面分布。鉴别诊断包括星形母细胞瘤、以血管为中心胶质瘤、髓母细胞瘤、神经细胞瘤、毛细胞型星形细胞瘤和毛细胞黏液性星形细胞瘤。

间变型室管膜瘤(anaplastic ependymoma):组织学相当于 WHO Ⅲ级。MRI 显示典型的反差增强。常表现为细胞密度增高,细胞分化差,核分裂活跃,常伴微血管增生和假栅栏状坏死,瘤菊形团少见或缺失。在无电镜的情况下,分化差的病例很难诊断为室管膜瘤。间变型室管膜瘤免疫组化反应与室管膜瘤相同,但 GFAP 染色强度可降低。鉴别诊断包括髓母细胞瘤、室管膜母细胞瘤、非典型畸胎瘤、脉络丛乳头状癌。

黏液乳头型室管膜瘤(myxopapillary ependymoma):好发于年轻人,几乎无例外,病灶均位于脊髓圆锥马尾终丝。组织学相当于 WHO Ⅰ级。组织学以肿瘤细胞围绕血管黏液样间质为轴心排列成乳头状结构为特点。瘤细胞表达 GFAP,瘤细胞呈立方形到长梭形,以乳头放射状排列在血管间质轴心周围。黏液聚集在血管和瘤细胞之间和囊腔内。核分裂很少或缺如。

室管膜下瘤(subependymoma):是生长缓慢的良性肿瘤。组织学相当于 WHO Ⅰ级,好发于第四脑室。室管膜下瘤的特点为簇状细胞核埋入致密的胶质细胞纤维基质中,典型的病变特点为小的有时融合的囊腔,特别是发生于侧脑室的肿瘤。

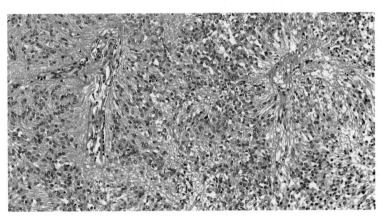

室管膜下瘤(图片)

图 17-11 室管膜瘤
瘤细胞中等密度,形态一致,可见血管周围有假菊形团。

(四) 脉络丛肿瘤

脉络丛肿瘤(choroid plexus tumor)起源于脑室内的脉络丛上皮细胞,好发于儿童,分为脉络丛乳头状瘤(choroid plexus papilloma)(WHO Ⅰ级)、不典型脉络丛乳头状瘤(atypical choroid plexus papilloma)(WHO Ⅱ级)、脉络丛癌(choroid plexus carcinoma)(WHO Ⅲ级)。在 CT 和 MRI 上,脑室内出现高密度包块影,增强后可强化,常伴有脑积水。

【诊断要点】脉络丛乳头状瘤:由一层柱状上皮细胞围绕在纤细的毛细血管纤维组织周围形成乳头状结构,细胞核圆形或卵圆形,位于上皮基底部(图 17-12)。核分裂象不易见,不侵犯脑组织,无坏死。免疫组化 GFAP 在正常脉络丛上皮细胞不表达,但 25%~55% 脉络丛乳头状瘤阳性表达。脉络丛乳头状瘤很像非肿瘤性脉络丛,但细胞较拥挤、细长;钙化位于上皮细胞间而不是间质内。

脉络丛癌:肿瘤显示恶性特征,核分裂象 ≥ 5~10 个 /10HPF;核分裂象 ≥ 5 个 /10HPF 伴核多形性、核密度增高、乳头状结构不明显、片状瘤细胞及灶性坏死等。病变并常弥漫浸润脑组织。

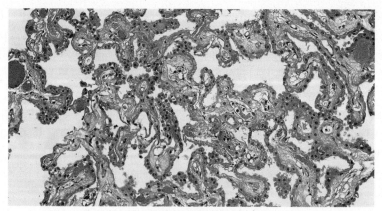

图 17-12 脉络丛乳头状瘤

由一层柱状上皮细胞围绕在纤细的毛细血管纤维组织周围的乳头状结构构成，
细胞核圆形或卵圆形，位于上皮基底部。

不典型脉络丛乳头状瘤：与脉络丛乳头状瘤和脉络丛癌之间的区别不很明确。核分裂象增多(≥ 2 个 /10HPF，≤ 5~10 个 /10HPF)；或核分裂象增多(≥ 2 个 /10HPF，<5 个 /10HPF)并具备以下部分条件，包括细胞拥挤异形，坏死，实性非乳头状区域。

（五）胚胎性肿瘤

胚胎性肿瘤(embryonal tumor)包括髓母细胞瘤(WHO Ⅳ级)和其他中枢神经系统胚胎性肿瘤(WHO Ⅳ级)。

1. 髓母细胞瘤(medulloblastoma) 发生于小脑的恶性侵袭性胚胎性肿瘤，好发于儿童，发病高峰年龄为 7 岁，易通过脑脊液途径播散。组织学相当于 WHO Ⅳ级。在 CT 和 MRI 上，髓母细胞瘤为高密度 / 信号，增强后均匀强化。

新版髓母细胞瘤分类是依据基因及组织学特点，各成体系。

根据基因分 4 个亚型，分别为 WNT 激活亚型、SHH 激活亚型、非 WNT/SHH 的 group 3 亚型、非 WNT/SHH 的 group 4 亚型。WNT 激活亚型预后最好；group 3 亚型预后最差；SHH 激活亚型预后和 group 4 亚型的髓母相似(介于 WNT 亚型和 group 3 亚型之间)。

组织学分型分为经典型、促结缔组织增生型 / 结节型、广泛结节型、大细胞和间变型。

【诊断要点】肿瘤由高密度细胞构成，瘤细胞核从圆形到卵圆形或呈雪茄烟样(图 17-13)，染色质多，胞质不明显。在 <40% 的病例可见到神经母细胞菊形团，常伴有明显的核多形性和高核分裂活性。髓母细胞瘤最常向神经元分化，Syn 呈阳性反应。组织学促纤维增生 / 结节型髓母细胞瘤呈结节状，无网织纤维区(白岛)。伴有广泛结节的髓母细胞瘤具有大量的结节状结构，无网织纤维区显著增大，富含神经毡样组织。大细胞及间变型髓母细胞瘤瘤细胞核大，细胞核呈明显多形性，核仁明显，核分裂和凋亡多见。这些特征在局部出现不足以诊断间变型髓母细胞瘤。

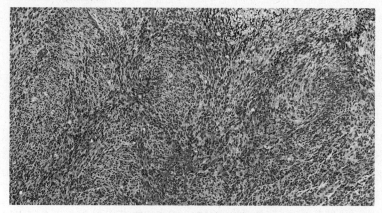

胚胎发育不良性神经上皮肿瘤(图片)

图 17-13 髓母细胞瘤

瘤细胞密度大，形成流水状或结节状结构。

2. 其他中枢神经系统胚胎性肿瘤

(1)发生于大脑或幕上的胚胎性肿瘤。组织学相当于 WHO Ⅳ 级。

(2)新版删除了中枢神经系统原始神经外胚层肿瘤(旧版的中枢神经系统原始外胚层肿瘤和中枢神经系统远视神经外胚层肿瘤被归入 NOS),基于 19 号染色体(19q13.42)*C19MC* 区域的扩增,当出现相同的伴有神经原纤维和真菊形团的胚胎源性肿瘤(ETANTR),即多层菊形团的神经源性肿瘤组织学形态时,若有 *C19MC* 扩增,诊断为伴有多层菊形团的胚胎性肿瘤(embryonal tumor with multilayered rosettes,ETMR),*C19MC* 变异;若无 *C19MC* 扩增缺失,诊断为伴有多层菊形团的胚胎性肿瘤,NOS。

髓上皮瘤的诊断仍然按照组织学特征(因为髓上皮瘤没有 *C19MC* 扩增)。

非典型畸胎样 / 横纹肌样的诊断需要明确的分子检测结果。如果肿瘤具有 AT/RT 的组织学特点但是无基因突变,只能描述性地诊断为具有横纹肌样特征的中枢神经系统胚胎源性肿瘤。

(六)中枢神经细胞瘤

中枢神经细胞瘤(central neurocytoma)由形态一致的伴神经元分化的圆形细胞构成,位于侧脑室的室间孔区,大部分发生于年轻人,预后好。组织形态相当于 WHO Ⅱ 级。其典型部位是在幕上侧脑室和 / 或第三脑室处。肿瘤在 CT 上为均匀的等密度或稍高密度,增强后可强化,可见钙化和囊性变。在 MRI 上,肿瘤呈等信号或高信号,增强后显著强化。

【诊断要点】中枢神经细胞瘤具有良性肿瘤的组织形态。可见不同的组织学表现,包括少突胶质瘤样蜂窝状结构、类似于松果体瘤样不规则菊形团大的纤维区、瘤细胞排列成流水状或室管膜瘤样的血管周围假菊形团(图 17-14)。细胞形态单一,核圆形或卵圆形,染色质呈细斑点状,偶见核仁。毛细血管常排列成分支状,很像内分泌肿瘤的组织形态。约 50% 病例可见钙化。

【鉴别诊断】本病需与少突胶质细胞瘤、室管膜瘤、松果体细胞瘤和胚胎发育不良性神经上皮肿瘤(dysembryoplastic neuroepithelial tumor,DNT)鉴别。神经突触素是最合适而且最可信的诊断标记物,特别是在神经纤维区的弥漫阳性反应,尤以纤维带和血管周围无细胞区的阳性反应最具诊断价值。

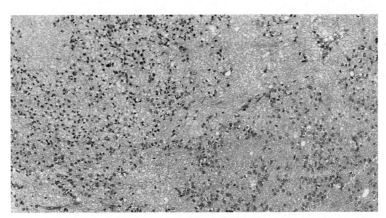

图 17-14 中枢神经细胞瘤

类似于松果体瘤样不规则菊形团大的纤维区,瘤细胞排列成室管膜瘤样的血管周围假菊形团。

(七)脑膜肿瘤

脑膜肿瘤(meningeal tumor)是发生于脑膜的一组肿瘤,大部分起源于脑膜皮细胞,包括脑膜瘤(meningiomas)(WHO Ⅰ 级、Ⅱ 级或 Ⅲ 级)、间叶肿瘤(mesenchymal,non-meningothelial tumor)、血管周细胞瘤(haemangiopericytoma)(WHO Ⅱ 级或 Ⅲ 级)、黑色素细胞肿瘤(melanocytic tumor)和血管网状细胞瘤(haemangioblastoma)(WHO Ⅰ 级)。

1. 脑膜瘤(meningioma) 大部分脑膜瘤为 WHO Ⅰ 级,有些亚型相当于 WHO Ⅱ 级和 Ⅲ 级。颅内脑膜瘤多数发生在大脑凸面,脊髓脑膜瘤好发于胸段。MRI 脑膜瘤表现为等信号,增强后可强化。肿瘤旁有"硬脑膜尾",提示可能存在硬脑膜播散。大部分脑膜瘤表达上皮膜抗原(EMA),在非典型和间变型脑膜瘤阳性少见,有些脑膜瘤 S-100 阳性,但阳性程度一般不强。

【诊断要点】脑膜皮细胞型脑膜瘤:该型常见,在小叶内,瘤细胞很像正常蛛网膜细胞,呈合体状,细胞之间边界不清,核卵圆形,染色质细(图17-15)。漩涡状结构和砂粒体少见。

纤维型(成纤维细胞型)脑膜瘤:该亚型常见,成纤维细胞样的梭形细胞平行或束状交叉排列在富于胶原和网状纤维的基质内,漩涡状结构、砂粒体和核内假包涵体结构不常见。但瘤细胞的核具有脑膜皮细胞型脑膜瘤细胞的特点,这对鉴别其他梭形细胞肿瘤如神经鞘瘤很有帮助。

过渡型(混合型)脑膜瘤:该亚型常见,具有脑膜皮细胞型和纤维型脑膜瘤间的过渡特点。瘤细胞排列成分叶状和束状结构,局部可见典型脑膜皮细胞特点。漩涡状结构丰富,砂粒体也多见,尤其在细胞漩涡中心。

砂粒体型脑膜瘤:该亚型也可诊断为脑膜瘤富含砂粒体。肿瘤形成不规则钙化,少数情况下形成骨化小体。有些肿瘤全部为砂粒体结构,仔细检查还可发现脑膜皮细胞的特点。

血管瘤型脑膜瘤:富含血管的脑膜瘤。血管腔小-中等,管壁薄,或因透明变性而增厚,大部分血管小,管壁透明变性。鉴别诊断包括血管畸形和血管网状细胞瘤。

微囊型脑膜瘤:该肿瘤以胞突细长、背景疏松、黏液状、似有许多小囊为特点,多形细胞多见(图17-16)。

分泌型脑膜瘤:该亚型的特点是灶性上皮细胞分化,上皮内微腺腔中PAS染色阳性,嗜伊红物质(图17-17),该结构称为假砂粒体。

富于淋巴浆细胞型脑膜瘤:内含丰富的慢性炎细胞浸润。要避免误诊为脑膜血管病变,该型肿瘤易伴发造血组织的异常。

化生型脑膜瘤:具有间叶组织分化的脑膜瘤。脑膜皮细胞型、纤维型和过渡型脑膜瘤内可见间叶成分,如骨、软骨、脂肪、黏液或黄色瘤细胞。该亚型的临床意义还不清楚。

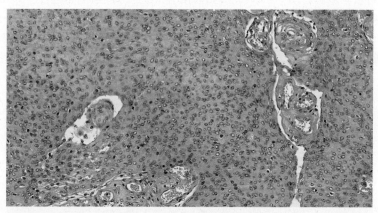

图17-15　脑膜皮细胞型脑膜瘤
瘤细胞很像正常蛛网膜细胞,呈合体状,细胞之间边界不清,核卵圆形,染色质细。

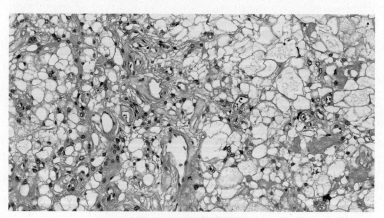

图17-16　微囊型脑膜瘤
背景疏松、黏液状。

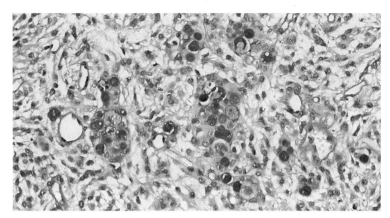

图 17-17 分泌型脑膜瘤
上皮内微腺腔中 PAS 染色阳性。

上述脑膜瘤相当于 WHO Ⅰ 级,下列肿瘤常有复发和 / 或具侵袭性生物学行为特点。

脊索瘤样型脑膜瘤:组织学类似脊索瘤的脑膜瘤,黏液背景,瘤细胞嗜伊红,空泡状,排列成小梁状。典型的脑膜瘤区域与脊索瘤样区相混,间质大量慢性炎细胞浸润(图 17-18)。此亚型肿瘤具有侵袭性,次全切除后常复发,相当于 WHO Ⅱ 级。

透明细胞型脑膜瘤:含有多角形、胞质透明、富含糖原细胞的脑膜瘤(图 17-19)。该亚型少见,由 PAS 染色阳性胞质透明的细胞构成。典型的脑膜瘤特点不明显。肿瘤好发于小脑脑桥角和马尾。有些肿瘤,特别是颅内透明细胞脑膜瘤,临床生物学行为较具侵袭性(WHO Ⅱ 级)。

非典型脑膜瘤:以往诊断标准规定核分裂活性增高(≥4 个 /10HPF)或伴有以下 3 个或更多特点,包括细胞密度高;小细胞大核;核质比例增高,核仁明显;无定型或片状生长方式和局部“海绵状”或“地图样坏死”,即可作出此型诊断。目前明确脑侵犯为非典型脑膜瘤的诊断标准。肿瘤侵犯脑组织,以及镜下核分裂象 >4 个 /10HPF,满足这两个标准即可诊断为 WHO Ⅱ 级非典型性脑膜瘤。

乳头状脑膜瘤:该型肿瘤罕见,至少部分区域存在血管周围假菊形团结构。该肿瘤好发于儿童。由于肿瘤的侵袭性生物学行为,此亚型定为 WHO Ⅲ 级。

横纹肌样型脑膜瘤:该型肿瘤少见,含巢状或片状分布的横纹肌样细胞,细胞圆形、核偏位、核仁明显。临床经过相当于 WHO Ⅲ 级。

间变型(恶性)脑膜瘤:该肿瘤恶性特点比非典型脑膜瘤多。明显的恶性细胞学特点包括肉瘤样、癌样、恶性黑色素瘤样和高核分裂象≥20 个 /10HPF(图 17-20)。肿瘤相当于 WHO Ⅲ 级,患者平均存活 <2 年。

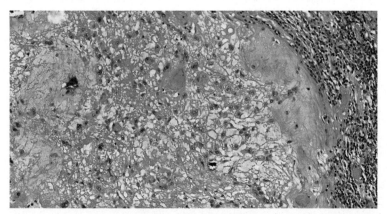

图 17-18 脊索瘤样型脑膜瘤
类似脊索瘤,黏液背景,瘤细胞嗜伊红,空泡状,间质大量慢性炎细胞浸润。

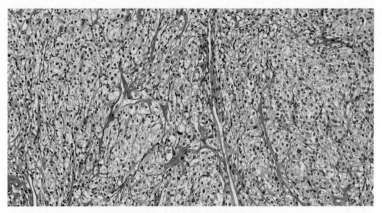

图 17-19　透明细胞型脑膜瘤
胞质透明,细胞富含糖原。

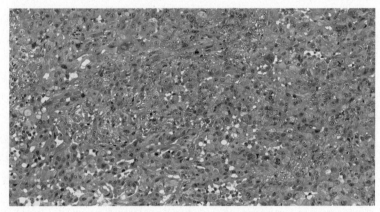

图 17-20　间变型(恶性)脑膜瘤
细胞密度高,异型性明显,核分裂易见。

2. 血管网状细胞瘤(haemangioblastoma)　发生于成人小脑、脑干和脊髓,生长缓慢,富于血管;其可散发也可与 von Hipple-Lindau(VHL)综合征相关。

【诊断要点】血管网状细胞瘤主要由纤细、管腔狭窄、呈分支状交织成网的薄壁毛细血管和 / 或大小不等、管腔不规则的薄壁血窦及间质细胞组成。间质细胞有三种,分别为毛玻璃样间质细胞、透明间质细胞、泡沫状间质细胞。间质细胞大而呈空泡状,可呈高度的细胞异型性,有丰富的血管和细胞(图 17-21)。免疫组化 inhibin 阳性。

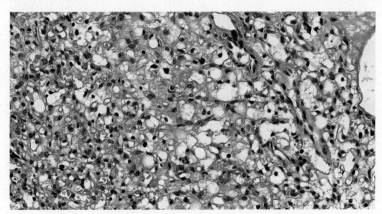

图 17-21　血管网状细胞瘤
主要由纤细、管腔狭窄、呈分支状交织成网的薄壁毛细血管和 /
或大小不等、管腔不规则的薄壁血窦及间质细胞组成。

三、脑神经和外周神经肿瘤

脑神经和外周神经肿瘤（cranialneural and peripheral neurogenic tumor）组织学和相关临床特点多种多样，更易发生于家族性综合征中，特别是神经纤维瘤。主要的临床病理分类包括神经鞘瘤（schwannoma）（WHO Ⅰ级）、神经纤维瘤（neurofibroma）（WHO Ⅰ级）、神经束膜瘤（perineurioma）（WHO Ⅰ级）和恶性外周神经鞘瘤（malignant peripheral nerve sheath tumor，MPNST）（WHO Ⅱ级、Ⅲ级或Ⅳ级）

（一）神经纤维瘤

神经纤维瘤是一种由施万细胞、神经束膜样细胞和成纤维细胞构成的肿瘤。多发性神经纤维瘤与神经纤维瘤病1型相关。组织学相当于WHO Ⅰ级。

【诊断要点】瘤细胞核呈卵圆形到梭形，波浪状。神经纤维瘤可出现散在不典型核（不典型神经纤维瘤）或细胞密度增加（细胞性神经纤维瘤）。核分裂罕见。胞突纤细，常规光镜下不易观察。

【鉴别诊断】①神经鞘瘤：神经纤维瘤的血管不发生透明变性，S-100阳性细胞比神经鞘瘤少；②神经束膜瘤：神经纤维瘤EMA阴性，但残存的神经束膜细胞可以阳性。

（二）神经鞘瘤

神经鞘瘤（schwannoma）是外周神经的常见良性肿瘤，由分化的肿瘤性施万细胞构成，包膜完整。组织学相当于WHO Ⅰ级。

【诊断要点】典型的神经鞘瘤有两种组织结构：致密的antoni A型和疏松的antoni B型。antoni A区瘤细胞核密集，核排列成与细胞长轴垂直的栅栏状结构，称为Verocay小体，胞突和基底膜红染。antoni B型结构表现为疏松网状背景，细胞成分少，肿瘤细胞核小，呈卵圆形。黄色瘤细胞常见于antoni B型区。构成肿瘤的神经鞘细胞胞质丰富，淡伊红染色，细胞边界不清，核呈长梭形，两头钝，大小同平滑肌细胞。生长时间较长的肿瘤，可见巨怪形核，偶尔可见核分裂象，但不要以此误诊为恶性肿瘤。神经鞘瘤血管壁厚并透明变性，扩张血管周围常见出血。

神经鞘瘤（病例）

（三）恶性外周神经鞘瘤

恶性外周神经鞘瘤（MPNST）指任何起源于外周神经或显示神经鞘分化的恶性肿瘤。组织学相当于WHO Ⅲ级或Ⅳ级。MPNST不常见，大部分发生于30~60岁的成人，有神经纤维瘤1型病史的患者比散发者的发病时间更早。

【诊断要点】瘤细胞呈纤维肉瘤样密集束状排列，胞质丰富，淡红。核深染，梭形，与平滑肌细胞相比两端较钝，大部分肿瘤弥漫生长，也可见细胞疏松和致密区、血管周围细胞密度增高区。3/4的肿瘤有地图样坏死和丰富的核分裂，每个高倍视野至少有4个核分裂象。少数肿瘤可显示神经束膜细胞的特点。WHO组织学分型：①上皮样型MPNST（epethelioid MPNST）；②腺管型MPNST（glandular MPNST）；③伴间质分化MPNST（MPNST with mesenchymal differentiation）。

四、生殖细胞肿瘤

详见第十一章和第十二章相关内容。

生殖细胞肿瘤（germ cell tumor）的形态学改变和免疫学表型与起源于性腺和其他脑脊髓外的生殖细胞肿瘤相似，包括生殖细胞瘤（germinoma）、成熟型畸胎瘤（mature teratoma）、未成熟型畸胎瘤（teratoma with malignant transformation）、卵黄囊瘤（内胚窦瘤）[yolk sac tumor（endodermal sinus tumor）]、胚胎性癌（embryonal carcinoma）和绒毛膜癌（choriocarcinoma）。

（一）生殖细胞瘤

生殖细胞瘤的瘤细胞大小一致，像原始生殖细胞，核大，呈泡状，核仁明显，胞质透明，富含糖原，间质常有多少不等的小淋巴细胞。免疫组化显示肿瘤细胞PLAP、CD117阳性。注意与垂体腺瘤、淋巴瘤、转移癌等鉴别。

生殖细胞瘤（图片）

（二）畸胎瘤

畸胎瘤（teratoma）含外、中和内胚层分化的3个胚层成分，分为成熟和不成熟两个亚型。①成熟型畸胎瘤：所含成分都完全分化，组织排列方式似正常组织。②未成熟型畸胎瘤：含有像胚胎样不完全分化的组织；可见神经上皮菊形团和神经管样结构。③畸胎瘤恶变：畸胎瘤含普通体细胞恶性成分，后者常为横纹肌肉瘤或未分化肉瘤，鳞状细胞癌或肠型腺癌罕见。

（三）卵黄囊瘤

卵黄囊瘤（yolk sac tumor）由卵黄囊内膜的原始上皮细胞样细胞构成，组织疏松，细胞密度不等，有明显的胚外中胚层样黏液基质。最具诊断价值的组织病理学改变是 PAS 阳性的上皮细胞胞质和细胞外间质嗜伊红小球。上皮成分 AFP 阳性可以与生殖细胞肿瘤的其他类型和胚胎性癌鉴别。

（四）胚胎性癌

胚胎性癌（embryonal carcinoma）瘤细胞大，紧密排列成巢状或片状、不完全乳头状或不规则条状和腺样。细胞弥漫性胞质角蛋白强阳性反应，显示上皮细胞分化，可以此与大部分生殖细胞肿瘤鉴别。

（五）绒毛膜癌

绒毛膜癌（choriocarcinoma）的诊断需要确定细胞滋养成分和合体滋养层巨细胞。肿瘤性合体滋养层细胞呈泡沫核，胞质透明或嗜酸性，很像细胞滋养层细胞。特征性改变是合体滋养层巨细胞胞质 β-HCG 和人胎盘催乳素阳性。

五、鞍区颅咽管瘤

详见第九章相关内容。

鞍区颅咽管瘤（craniopharyngioma）是鞍区良性肿瘤，推测可能起源于拉特克囊（Ratheke pouch）上皮，具有 2 种临床病理亚型：造釉细胞型和乳头型。组织学相当于 WHO Ⅰ 级。

（一）造釉细胞型颅咽管瘤

造釉细胞型颅咽管瘤（ameloblastic craniopharyngioma）含条索状、桥状多层鳞状上皮结构，伴周边栅栏状排列的细胞核。诊断特点包括致密"湿角化物"和营养不良性钙化。组织病理学很像颌造釉细胞瘤或钙化牙源性囊肿。

（二）乳头型颅咽管瘤

乳头型颅咽管瘤（nipple craniopharyngioma）常由片状鳞状上皮构成，不形成栅栏状结构。该亚型无湿角化物、钙化和胆固醇沉积。实性部分无周围柱状细胞，内层细胞也不形成海绵样网状结构。上皮细胞围绕纤维血管形成乳头状结构。

颅咽管瘤（图片）

六、颅内恶性淋巴瘤和造血细胞的肿瘤

颅内恶性淋巴瘤和造血细胞的肿瘤具体内容详见第十四章相关内容。

（一）恶性淋巴瘤

原发性中枢神经系统淋巴瘤是起源于中枢神经系统的结外恶性淋巴瘤（malignant lymphoma），需要与继发于系统性淋巴瘤的神经系统淋巴瘤鉴别。

在颅脑 CT 和 MRI 上呈单一或多发的高密度或等密度 / 信号病灶，增强后呈弥漫性强化。双侧对称性室管膜下高信号病灶常提示原发性中枢神经系统淋巴瘤。低倍镜下，原发性中枢神经系统淋巴瘤具有浸润血管的特点，弥漫浸润单个瘤细胞。

颅内恶性淋巴瘤（图片）

（二）组织细胞性肿瘤

组织细胞性肿瘤（histiocytic tumor）是一组异质性肿瘤，可见由组织细胞构成的肿瘤和肿瘤样包块。通常发生于儿童，朗格汉斯细胞表达 S-100、vimentin 和一些组织细胞标记物，包括 CD1a 和表达不定的 CD68。

朗格罕组织细胞增生症（图片）

七、颅内转移瘤和其他继发性肿瘤

中枢神经系统的转移性肿瘤是指起源于中枢神经系统以外并经血行播散（转移）或由邻近组织起源的肿瘤直接侵犯继发蔓延到中枢神经系统的肿瘤。

中枢神经系统转移瘤以中老年人多发，80% 以上的脑转移瘤位于大脑半球，特别是位于动脉边缘区及灰白质交界处，颅内转移的其他部位有硬脑膜和软脑膜。在这些部位的转移中经

血管周细胞瘤（图片）

常是从一个部位扩展到其他部位。

颅内转移瘤（intracranial metastases tumor）的神经症状和体征通常是由颅内压增高和肿瘤对邻近脑组织的局部影响所致；影像学 MRI 呈现为边界清楚，T_1WI 低信号，T_2WI 高信号及弥漫或环形对比增强，可见瘤周脑组织水肿带。与本病需要鉴别的有淋巴瘤及炎性病变等。

（戚基萍）

第十八章 皮肤疾病

一、寻常疣

寻常疣（verruca vulgaris）主要由人乳头瘤病毒 2 型、4 型感染引起，可通过直接及间接接触传播，可能与局部或全身免疫功能低下或产生免疫耐受有关。本病好发于手指、手背、足缘处，表现为皮肤表面过度角化、粗糙、大小不一、不规则的丘疹。

【诊断要点】①表皮疣状增生、棘层肥厚；②角化过度、垂直排列的角化不全，角化不全细胞的特点为细胞核较其他角化不全的细胞核大，深染，嗜碱性，呈圆形；③颗粒层显著增厚，有较多的嗜碱性角质透明颗粒；④表皮上层可见挖空细胞，其内含有大量的病毒性颗粒。

【鉴别诊断】脂溢性角化病、日光性角化病。

二、传染性软疣

传染性软疣（molluscum contagiosum）由痘病毒中的传染性软疣病毒感染引起，可直接接触传染，也可自体接种，多见于儿童及青年妇女。皮损为粟粒至绿豆乃至黄豆大半球形丘疹，呈灰白或珍珠色，表面有蜡样光泽，中央有脐凹，可从中挑出或挤出乳白色干酪样物质。

【诊断要点】①小叶状、表皮内生性生长的结节，边界清楚；②中央呈脐凹状；③角质形成细胞胞质中巨大包涵体，即软疣小体，最初是嗜酸性的，逐渐变为嗜碱性，软疣小体具有特征性诊断意义。

【鉴别诊断】基底细胞癌、角化棘皮瘤、化脓性肉芽肿。

三、皮肤结核病

由结核分枝杆菌感染所引起的皮肤损害。临床常见的皮肤损害为寻常狼疮和疣状皮肤结核。

【诊断要点】①寻常狼疮：真皮内可见典型的结核结构，即由上皮样细胞和多少不等的多核巨细胞（朗格汉斯细胞）组成，中心可有干酪样坏死，外周绕以密集的淋巴细胞浸润；表皮可形成溃疡，萎缩或棘层肥厚；深层组织中可查到结核分枝杆菌。②疣状皮肤结核：真皮内少见典型的结核结构；真皮内见中性粒细胞、淋巴细胞浸润，有时可见脓肿；表皮棘层肥厚、乳头瘤样增生；结核分枝杆菌罕见。

【鉴别诊断】盘状红斑狼疮、麻风、结节病、皮肤鳞状细胞癌。

四、扁平苔藓

扁平苔藓（lichen planus）为原因未明的一种皮肤黏膜炎症，具有特殊的临床和病理改变。皮损为三角形、多角形的淡红色或紫红色扁平丘疹，有蜡样光泽，常有白色小点或网状细纹，密集成片，皮损变肥厚。本病可发生于任何部位，如口腔、口唇、外生殖器、毛发等部位。

【诊断要点】①表皮角化过度，表皮内单个细胞可见非液化性坏死，即胶样小体；②颗粒层楔形肥厚；③棘层不规则增生或萎缩，增生时上皮钉突不规则伸长呈锯齿状；④基底细胞液化、变性，基底膜不清晰；⑤真皮浅层淋巴细胞呈带状浸润，与深部结缔组织界限清楚。

【鉴别诊断】银屑病、副银屑病。

五、硬化萎缩性苔藓

硬化萎缩性苔藓（lichen sclerosis et atrophicus）是一种病因不明的皮肤黏膜的慢性炎症性疾病，皮损特点为多数境界清楚的白色硬化性丘疹,中央黑色角栓,相互融合成瓷白色斑,晚期为白色萎缩斑,呈"羊皮纸"样外观,好发于外阴和躯干。

【诊断要点】①表皮角化过度,毛囊或汗管口角栓形成;②棘层萎缩,基底层液化变性;③表皮突明显减少或完全消失;④真皮浅层胶原纤维水肿和均质化,弹性纤维稀少,轻度淋巴细胞及组织细胞浸润。

【鉴别诊断】硬皮病、扁平苔藓。

六、痛风

痛风(gout)多发于中年男性,属于遗传性嘌呤代谢障碍性疾病,血清尿酸水平升高,尿酸盐以结晶形式沉积于组织内。临床表现为趾、踝、膝、腕、肘和手、足小关节红肿、疼痛。

【诊断要点】①真皮及皮下有大小不等境界清楚的团块状淡嗜伊红无定形物质;②周围肉芽肿反应;③较多多核巨细胞。

【鉴别诊断】多中心网状细胞增生症、赖特综合征(Reiter syndrome)、关节型银屑病、表皮下钙化结节、耳轮慢性结节性软骨皮炎、类风湿性结节。

七、雀斑

雀斑(lentigo)为常染色体显性遗传性疾病,通常幼儿期发病,青春期增多,过度日光照射或紫外线照射可诱发本病或使其加剧。皮损为圆形或卵圆形淡褐色或黄褐色斑疹,好发于面部。

【诊断要点】①表皮基底层尤其表皮突部位色素颗粒增多;②黑色素细胞数目并不增加;③表皮结构正常。

【鉴别诊断】单纯性雀斑样痣、色素痣、着色性干皮病。

八、色素痣

色素痣(pigmented nevus)是色素细胞在由神经嵴到表皮的移动过程中,由于偶然异常,造成黑素细胞的局部集中,即成为色素痣等病损,属发育畸形,又称痣细胞痣。根据痣细胞的分布,将本病分为交界痣、混合痣和皮内痣三型。

【诊断要点】①交界痣:表皮下部和真皮交界处有痣细胞巢,巢内有痣细胞及黑色素颗粒,多少不等;②混合痣:痣细胞巢(图18-1)除位于表皮下部和真皮交界处外,真皮浅层也有;③皮内痣:表皮正常,乳头层及乳头下层有境界带,网状层内有许多痣细胞巢,浅层痣细胞胞质中有多少不等的黑色素颗粒。

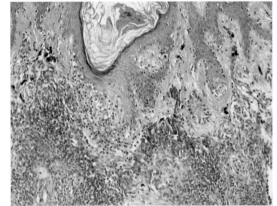

图18-1 混合痣
基底层及真皮浅层可见痣细胞巢,有分化成熟现象。

【鉴别诊断】脂溢性角化病、基底细胞癌、恶性黑色素瘤。

九、单纯性雀斑样痣

单纯性雀斑样痣(simple lentigo)为直径1~2mm的褐色及黑褐色斑疹或斑丘疹,可发生于任何部位,散在分布,幼年发病,日晒后不加重。

【诊断要点】①表皮基底层黑色素细胞数目增加;②表皮突延长;③真皮乳头体内噬黑色素细胞增多。

【鉴别诊断】色素痣、雀斑。

十、蓝痣

蓝痣(blue nevus)以女性多见,常自幼发生,有些发生于老年。本病常发生于手背、足背、面部及头皮,呈蓝色及蓝黑色丘疹,直径2~6mm。

【诊断要点】①黑色素细胞位于真皮深层或可延伸至皮下脂肪;②为树枝状及梭形黑色素细胞,含有大量黑色素颗粒；③黑色素细胞与表皮平行；④黑色素细胞聚集于皮肤附属器、血管及神经周围；⑤噬色素细胞增多。

【鉴别诊断】色素痣、咖啡斑。

十一、表皮痣

表皮痣（epidermal nevus）又称疣状痣，是表皮细胞发育过度导致表皮局限性发育异常所致，可能为显性遗传。临床分为局限型、炎症型和泛发型。

【诊断要点】①表皮呈不同程度的增生；②主要为角化过度、乳头瘤样增生及棘层肥厚；③可见颗粒层增厚；④有时可见表皮颗粒样变性；⑤基底层色素增多。

【鉴别诊断】线状苔藓、线状扁平苔藓、带状银屑病。

十二、恶性黑色素瘤

恶性黑色素瘤（malignant melanoma）简称"恶黑"，来源于黑色素细胞，为高度恶性的肿瘤。常表现为色素不均匀的黑斑、斑片、溃疡、结节、肿瘤等，亚洲人好发于四肢末端，白种人好发于躯干、四肢。

恶性黑色素瘤
（图片）

【诊断要点】①表皮全层可见有单个或成巢的异型性黑色素细胞；②肿瘤细胞沿水平和垂直方向扩展，深达真皮及皮下脂肪组织；③黑色素瘤细胞明显异型性，可见病理性核分裂；④以梭形细胞和上皮样细胞为主；⑤抗 S-100、抗 HMB-45 及 Melan-A 阳性。

【鉴别诊断】交界痣、佩吉特病、鳞状细胞癌、良性幼年黑色素瘤（benign juvenile melanoma）［又称"斯皮茨痣（Spitz nevu）"］。

足底恶性黑色素瘤
（病例）

十三、脂溢性角化

脂溢性角化（seborrheic keratosis）俗称老年疣，又称基底细胞乳头状瘤，病因不明，可能与常染色体显性遗传或长期日晒有关。本病主要见于中老年人，表现为淡褐色或深褐色丘疹或斑块，表面可呈轻度乳头瘤样增生，常附有油性鳞屑。成人如突然于躯干出现许多瘙痒性的黑色脂溢性角化，要检查有无内脏肿瘤。

【诊断要点】①角化过度；②角囊肿形成；③棘层肥厚；④基底细胞为主的乳头状瘤样增生；⑤病变基底部与两侧正常表皮钉突底部位于同一水平面上（图 18-2）。

【鉴别诊断】扁平疣、基底细胞癌、恶性黑色素瘤。

十四、表皮样囊肿

表皮样囊肿（epidermoid cyst）又名角质囊肿，是毛囊漏斗部的囊肿，囊腔的上皮与毛囊漏斗部上皮相似。皮损为半球形隆起的肿物，生长缓慢，正常皮色，质硬，有弹性，可移动，直径 0.5cm 至数厘米，无自觉症状。

【诊断要点】①真皮内囊肿形成；②囊壁由数层鳞状上皮组成；③囊壁由内向外依次为颗粒层、棘层和基底层；④囊内充满角质，呈环层状排列；⑤如囊肿破裂可引起异物反应。

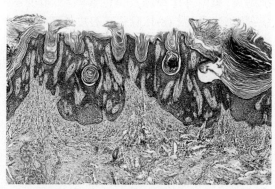

图 18-2 脂溢性角化
基底细胞增生，表面角化过度，内有角囊肿形成。

【鉴别诊断】多发性脂囊瘤、外毛根鞘囊肿。

十五、毛发上皮瘤

一般认为毛发上皮瘤（trichoepithelioma）可能起源于多潜能的基底细胞，是向毛发结构分化的良性肿瘤。临床上分为单发型和多发型。

【诊断要点】①真皮可见基底样细胞肿瘤团块，周围细胞呈栅栏状排列；②可见许多毛乳头样结构；③可见角囊肿；④肿瘤周边绕以结缔组织（图 18-3）。

【鉴别诊断】基底细胞癌、结节性硬化症。

十六、皮肤纤维瘤

皮肤纤维瘤(dermatofibroma)目前病因尚不明确,有学者认为是炎性反应性增生,也有学者认为其本质是肿瘤(皮肤纤维组织细胞瘤)的一种亚型。皮损为稍隆起质地坚实的结节,直径0.5~1.5cm,呈正常皮色、淡红、黄褐色或黑褐色,与皮肤粘连而与深部组织不粘连,可推动。

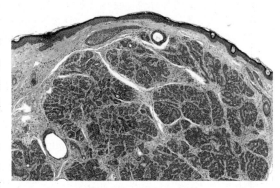

图18-3 毛发上皮瘤
可见基底样细胞肿瘤团块,有角囊肿及毛乳头样结构

【诊断要点】①表皮钉突延长;②基底层色素增加;③真皮成纤维细胞和胶原纤维增生而形成肿瘤团块;④成纤维细胞和胶原纤维相互交织排列成漩涡状或车轮状;⑤无包膜,与周围组织分界不清。

【鉴别诊断】隆突性皮肤纤维肉瘤、瘢痕疙瘩。

十七、软纤维瘤

软纤维瘤(soft fibroma)又名皮赘(cutaneous tag),常见于中老年,以女性多见,与结肠息肉有关。约75%的软纤维瘤患者伴有结肠息肉,而在正常人群中后者的发病率仅为10%。有学者认为,软纤维瘤可作为识别腺瘤样结肠息肉的标志。临床上分为单发袋状型与多发丝状型。

【诊断要点】①单发袋状型示表皮变薄、变平,基底层色素增加;②多发丝状型示表皮角化过度、乳头瘤样增生、棘层轻度至中度肥厚;③主要由疏松结缔组织、成纤维细胞、胶原纤维和扩张的毛细血管组成。

【鉴别诊断】丝状疣。

十八、瘢痕疙瘩

瘢痕疙瘩(keloid)由结缔组织过度增生而形成,患者多具瘢痕体质,部分患者有家族史。本病可继发于外伤、烧伤、烫伤、感染、注射或手术后。

瘢痕疙瘩(图片)

【诊断要点】①表皮萎缩变薄;②真皮内胶原纤维束致密增生,排列不规则;③伴血管增生;④病变周围无包膜;⑤胶原纤维常伴玻璃样变性。

【鉴别诊断】皮肤纤维瘤、肥厚性瘢痕。

十九、朗格汉斯细胞组织细胞增生症

朗格汉斯细胞组织细胞增生症(Langerhans cell histocytosis)曾称为组织细胞增多症X,是由骨髓来源的朗格汉斯细胞增生为特征的一组疾病。临床表现为一个疾病谱,病理表现基本相同。经典的分类包括莱特勒-西韦病(Letterer-Siwe disease)、汉-许-克病(Hand-Schüller-Christian disease)和骨嗜酸性肉芽肿3型。

朗格汉斯细胞组织细胞增生症(图片)

【诊断要点】①由朗格汉斯组织细胞、多核巨细胞、嗜酸性粒细胞、淋巴细胞和浆细胞组成的肉芽肿改变;②朗格汉斯组织细胞较大、胞核有沟槽,呈肾形或咖啡豆样,核仁明显,胞质丰富,嗜酸性;③组织细胞可表现出亲表皮性;④可见泡沫细胞和多核巨细胞;⑤免疫组化染色组织细胞S-100阳性,CD1a阳性。

【鉴别诊断】幼年黄色肉芽肿、播散性黄瘤、多中心网状组织细胞增生症。

二十、神经鞘瘤

神经鞘瘤(schwannoma)又称Schwann细胞瘤。肿瘤为圆球形或卵圆形结节,直径3~4cm,沿神经走行,移动度小,而向两侧移动度大,一般单发,偶可多发。患者常有疼痛。

【诊断要点】①肿瘤有完整的包膜;②主要有两型结构,即致密型和网状型,两型常同时存在,但多以一型为主;③肿瘤由致密的长梭形神经鞘细胞密集错综排列,少数形成涡纹状;④常呈双行栅状排列,

在双核间常见无核透明区,称 Verocay 小体;⑤网状型系致密型变性的结果,瘤细胞较小,排列疏松,无一定方向,间质有明显水肿,或黏液样基质,并常形成微小囊腔,坏死较常见;⑥肿瘤细胞 S-100、vimentin 均阳性。

【鉴别诊断】皮肤平滑肌瘤、血管球瘤、小汗腺螺旋腺瘤。

二十一、毛母质瘤

毛母质瘤(pilomatricoma)又名钙化上皮瘤,是起源于有向毛母质细胞分化的原始上皮胚芽细胞。其为单发性坚实的皮内或皮下结节,表面正常或呈淡蓝色。本病好发于头皮、面、颈及上肢等处。

【诊断要点】①肿瘤位于真皮深部或皮下组织,边界清楚。②肿瘤由两种细胞组成:嗜碱性细胞常位于肿瘤细胞巢周边部,细胞核小,胞质较少,排列紧密,可有较多核分裂;影细胞,仅有细胞轮廓,嗜碱性。③两型细胞间可见过渡细胞。④常见钙盐沉积(图 18-4)。

毛母质瘤(病例)

【鉴别诊断】毛发上皮瘤、表皮囊肿。

二十二、血管球瘤

血管球瘤(glomus tumor)为起源于正常血管球或其他动静脉吻合处的肿瘤;病因不明,有些多发性的患者有家族史,呈常染色体显性遗传。临床上可分为单发型和多发型。皮损为紫红色小结节,多见于四肢远端,尤以甲下最常见。患者常有阵发性疼痛。

【诊断要点】①肿瘤细胞团块位于真皮或皮下组织;②界限清楚的纤维组织包绕;③瘤内有数量不等的狭窄的血管腔;④血管腔有一层扁平细长的内皮细胞;⑤周围绕以多层圆形或立方形的血管球细胞。

【鉴别诊断】皮肤平滑肌瘤、神经鞘瘤、卡波西肉瘤。

二十三、血管肉瘤

血管肉瘤(angiosarcoma)为起源于内皮细胞或其前身细胞,为血管内皮或淋巴管内皮细胞的一种恶性肿瘤。本病好发于老年人头面部,皮损为红色或紫红色斑片或结节,触痛,可发生溃疡和出血。

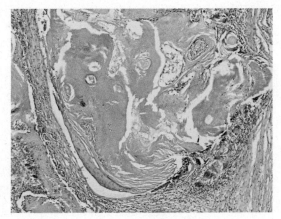

图 18-4　毛母质瘤
可见钙化及影细胞

【诊断要点】①肿瘤位于真皮,境界不清,由大小不等、交织吻合的血管组成;②内皮细胞单层或多层,有异型性,核分裂活跃;③增生的血管分割胶原纤维束;④部分肿瘤局部可见实性的未分化的梭形细胞外观;⑤肿瘤细胞 CD31、CD34 阳性。

【鉴别诊断】先天性血管瘤、化脓性肉芽肿、卡波西肉瘤。

二十四、血管外皮细胞瘤

血管外皮细胞瘤(hemangiopericytoma)是一种由血管外皮细胞发生的肿瘤,可发生于任何具有毛细血管的部位。皮损为单发,为质硬结节或斑块,好发于四肢。新版的软组织肿瘤分类已经把血管外皮细胞瘤/孤立性纤维性肿瘤合并为一类肿瘤。

【诊断要点】①肿瘤位于真皮及皮下脂肪,境界清楚;②由实性的肿瘤细胞区域和血管腔隙组成;③血管腔隙分支呈鹿角状;④实性区域肿瘤细胞呈圆形或短梭形,胞质嗜酸性或双染性;⑤肿瘤细胞在血管周围呈同心圆样排列;⑥肿瘤细胞 SMA 阳性,少量细胞肌丝蛋白阳性,局部 CD34 阳性。

【鉴别诊断】血管球瘤、卡波西肉瘤、恶性血管内皮细胞瘤。

二十五、鲍温病

鲍温病(Bowen disease)是一种皮肤原位癌,又称表皮内鳞状细胞癌(图 18-5),由 Bowen 于 1912 年首先描述而得名。皮损为单发,逐渐扩大呈圆形、多环形或不规则形稍隆起暗红色斑片,表面可有鳞屑,边界清楚。该病病程缓慢。

【诊断要点】①表皮棘层肥厚;②全层细胞排列紊乱;③鳞状上皮细胞呈高度不典型性,即核的大小、形态和染色深浅不匀;④可见角化不良细胞;⑤基底膜完整。

【鉴别诊断】乳房外湿疹样癌、恶性黑色素瘤、基底细胞癌。

二十六、凯拉增生性红斑

凯拉增生性红斑(erythroplasia of Queyrat)是发生于龟头部位的鲍温病,多见于龟头或包皮,表现为界限清楚、潮湿性稍浸润红斑,呈天鹅绒样,质地柔软,表面有灰白色鳞屑。

【诊断要点】①角质形成,细胞排列紊乱;②部分细胞异型性,可见核分裂;③角化不良细胞;④基底膜完整;⑤真皮上部有淋巴细胞及组织细胞浸润。

【鉴别诊断】扁平苔藓、银屑病。

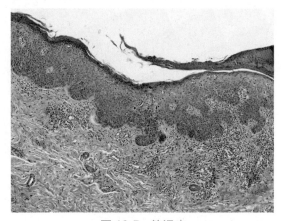

图 18-5　鲍温病

各层表皮细胞排列紊乱,细胞高度异型性,基底层细胞完整。

二十七、乳房及乳房外佩吉特病

佩吉特病又称湿疹样癌,病因不明。发生在乳房即乳房佩吉特病,发生于乳房外其他部位(外阴、阴囊、阴茎、肛周、腋窝等)即乳房外佩吉特病。癌细胞起源于乳腺或大汗腺导管上方,然后向乳房或表皮发展而致病。

【诊断要点】①表皮棘层肥厚;②表皮内可见佩吉特细胞,此细胞大,呈圆形或卵圆形,胞质丰满而淡染,核周较空、无细胞间桥,可见核分裂;③佩吉特细胞可从表皮伸入毛囊上皮中;④佩吉特细胞 PAS 及阿辛蓝染色阳性;⑤相当部分病变附近组织内可见浸润性导管癌或导管内癌。

【鉴别诊断】湿疹、鲍温病、恶性黑色素瘤。

乳腺外佩吉特病
(图片)

二十八、基底细胞癌

基底细胞癌(basal cell carcinoma)又称基底细胞上皮瘤、侵蚀性溃疡等,起源于基底层或毛囊外毛根鞘的多潜能细胞。本病好发于老年人的曝光部位,特别是颜面部。早期皮疹为珍珠样隆起边缘的圆形丘疹或结节,表面稍有角化或伴有小而浅表的糜烂、结痂或浅溃疡。

【诊断要点】①肿瘤细胞团块位于真皮内,可与表皮相连;②细胞小,胞质少,细胞境界不清,无细胞间桥,常无角质囊肿;③周边细胞呈栅栏状排列;④肿瘤细胞团块周围结缔组织增生,并可见黏蛋白变性;⑤肿瘤细胞团块与周围结缔组织间有裂隙(图 18-6)。

【鉴别诊断】本病需与角化棘皮瘤、鳞状细胞癌、寻常疣及传染性软疣、鲍温病、佩吉特病、日光角化病、脂溢性角化病等鉴别,色素性基底细胞癌应与恶性黑色素瘤鉴别。

皮肤基底细胞癌
(病例)

二十九、角化棘皮瘤

角化棘皮瘤(keratoacanthoma)主要见于中老年男性,表现为坚实的圆顶形结节,表面光滑,中央有充满角质栓的火山口状凹陷,通常在数周内直径增大至 1~2cm,大部分肿瘤在 4~6 个月后自行消退,好发于面部、上肢,多见于老年人,病理与皮肤鳞状细胞癌相似。有很多学者认为角化棘皮瘤是一种皮肤高分化鳞状细胞癌。

【诊断要点】①表皮凹陷如火山口样;②其中充以角栓;③底部表皮增生呈条索状向真皮内不规则延伸;④增生表皮内可见角化珠;⑤火山口周围表皮呈唇样突出,鳞状细胞伸向真皮,但未脱落入真皮;⑥有丝核分裂象及鳞状漩涡;⑦真皮内明显炎症反应(图 18-7)。

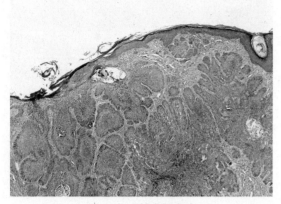

图 18-6 基底细胞癌

细胞排列紧密,上皮巢周围呈栅栏状,无角化囊肿,
瘤周有裂隙。

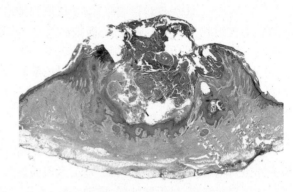

图 18-7 角化棘皮瘤

过度角化细胞形成"火盆状"外观。

【鉴别诊断】假性上皮瘤样增生。

三十、鳞状细胞癌

鳞状细胞癌(squamous cell carcinoma)简称鳞癌,又称表皮样癌,是起源于表皮或附属器角质形成细胞
的一种恶性肿瘤。癌细胞倾向于不同程度的角化。皮损常位于老年人的暴露部位皮肤;表现
为浸润性硬斑,以后可为斑块、结节或疣状损害,表面呈菜花状增生,或中央破溃形成溃疡。

皮肤鳞状细胞癌
(图片)

【诊断要点】①鳞状上皮细胞组成的肿瘤团块侵入真皮;②团块中有多少不等的异型性鳞
状细胞;③高分化者可见角化珠及细胞间桥;④可见角化不良细胞;⑤肿瘤细胞免疫组化染色
AE1/AE3、p63 阳性。

【鉴别诊断】角化棘皮瘤、基底细胞癌。

三十一、脂肪瘤

脂肪瘤(lipoma)是最常见的良性肿瘤之一,是由成熟脂肪细胞构成的良性肿瘤。肿瘤可单发或多发,通
常质地柔软,可以移动,圆形或分叶状,可对称或任意
分布,大小不一,与表皮不粘连,表面皮肤正常。患者
无自觉症状。

【诊断要点】①真皮中见成熟的脂肪细胞群集成
小叶状;②周围有完整的包膜(图 18-8)。

【鉴别诊断】皮肤纤维瘤、表皮样囊肿。

三十二、隆突性皮肤纤维肉瘤

隆突性皮肤纤维肉瘤(dermatofibrosarcoma
protuberans)是起源于真皮的一种软组织低度恶性肿
瘤,生长缓慢。皮损为局限性隆起斑块,质硬,呈红色
或青紫色,缓慢增大,表面皮肤可萎缩变薄,易破溃出
血。少数患者可有轻度至中度触痛。

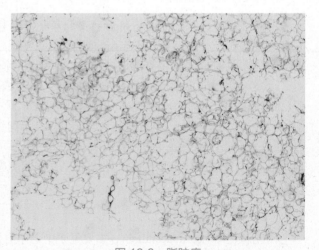

图 18-8 脂肪瘤

肿瘤细胞类似成熟脂肪细胞,有纤维分隔。

【诊断要点】①真皮内肿瘤由较大的梭形细胞组
成,向皮下脂肪侵袭;②肿瘤细胞胞质少、淡染、核细
长;③肿瘤细胞特征性地排列成席纹状;④可见少量大而异型的核及核丝分裂象;⑤血管丰富;⑥肿瘤无包
膜;⑦肿瘤细胞表达 CD34。

【鉴别诊断】皮肤纤维瘤、不典型纤维黄色瘤。

三十三、化脓性肉芽肿

化脓性肉芽肿（pyogenic granuloma）是一种后天性、由新生血管构成的良性肿瘤，表现为带蒂的单发红色结节，柔软，外伤后易出血。

【诊断要点】①肿瘤从真皮突出形成息肉样；②中心可见较大的血管，周围簇集的毛细血管被纤维组织隔开；③肿瘤上部表皮变薄，常破溃；④常伴有较多的炎细胞浸润，血管内皮细胞增生活跃，核分裂易见。

【鉴别诊断】皮肤纤维瘤、卡波西肉瘤。

三十四、卡波西肉瘤

卡波西肉瘤（Kaposi sarcoma）的经典型原因不明。艾滋病相关型卡波西肉瘤与人类疱疹病毒8型有关。皮损为多发性暗红色结节或斑块，表面光滑，境界清楚，疼痛。有时四肢伴有水肿。

【诊断要点】①真皮内血管数量增多，呈裂隙样；②内皮细胞突向管腔；③血管外红细胞及含铁血黄素；④血管周围梭形细胞增生，成条索状向外不规则扩展，核变长，大小不等；⑤内皮细胞异型性及易见核分裂（图18-9）。

【鉴别诊断】化脓性肉芽肿、纤维肉瘤。

三十五、尖锐湿疣

尖锐湿疣（condyloma acuminatum）是由人乳头瘤病毒感染所致，常发生在肛周及生殖器等部位，主要通过性接触传染。

【诊断要点】①表皮呈乳头状瘤样增生；②角化过度伴角化不全；③棘层明显肥厚；④棘层上方及颗粒层出现散在或成簇的空泡细胞，即挖空细胞，细胞核往往皱缩，呈葡萄干样；⑤真皮浅层毛细血管扩张，血管周围常有较多炎性细胞浸润（图18-10）。

【鉴别诊断】假性湿疣、阴茎珍珠状丘疹、梅毒、鲍温样丘疹病、生殖器鳞状细胞癌。

尖锐湿疣（图片）

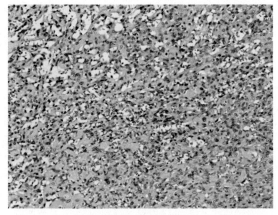

图 18-9 卡波西肉瘤
毛细血管腔隙周围内皮细胞增生，细胞异型性不大，核分裂易见。

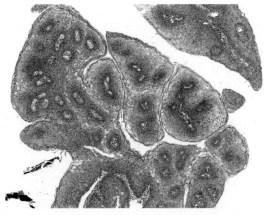

图 18-10 尖锐湿疣
乳头状增生，表皮有挖空细胞，棘层增生。

（卢朝辉）

第十九章　耳和眼疾病

　　耳和眼的病理检查标本在一般性综合医院较少见到。一些疾病的诊断及鉴别诊断应引起注意,如外耳的耵聍腺肿瘤、中耳的颈静脉鼓室副神经节瘤、胆脂瘤、神经内分泌腺瘤、内耳内淋巴囊的肿瘤、眼睑的皮脂腺癌和黏膜相关淋巴组织(mucosal-associated lymphoid tissue,MALT)淋巴瘤、脉络膜的黑色素肿瘤、视网膜母细胞瘤、眼眶内的视神经胶质瘤及炎性假瘤、泪腺的多形性腺瘤等,它们都具有一定的临床和病理特征。此外,眼眶内可发生多种间叶组织肿瘤,良性者以血管瘤、脑膜瘤和神经鞘瘤最常见,恶性肿瘤中成人以MALT 淋巴瘤多见,横纹肌肉瘤是儿童期眶内最常见的恶性肿瘤。

第一节　耳

190101
耳前瘘管(图片)

一、外耳发育异常

　　耳分内耳、中耳和外耳三部分,分别由外胚层形成的耳板、内胚层来源的第一咽囊和外胚层来源的第一鳃沟及围绕鳃沟的 6 个耳结节演变而来。耳的先天性畸形很多,包括耳前瘘管、鳃裂囊肿、耳郭畸形、外耳道闭塞及中耳畸形等,其中耳前瘘管在外检中最常见。

　　(一) 耳前瘘管

　　耳前瘘管(pre-auricular fistula)多发生在耳轮脚前,是耳郭形成过程中耳丘融合不良或第一鳃沟封闭不全所致。人群中约有 1.2% 的人发生耳前瘘管,患者多为男性。可为单侧或双侧,以单侧耳前瘘管多见。

　　耳前瘘管是只与外界相通的盲管结构,可分为两型。Ⅰ 型瘘管衬覆复层鳞状上皮或纤毛柱状上皮。管壁常伴有慢性炎症;Ⅱ 型瘘管发生过程中还有中胚层成分的参与,除含上皮、皮肤附属器结构外,深部管壁可见弹性软骨(图 19-1)。

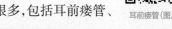

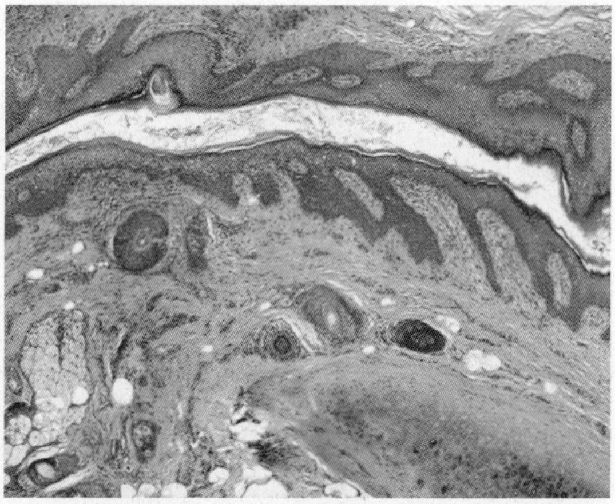

图 19-1　耳前瘘管
内衬鳞状上皮,下为纤维结缔组织、毛发及皮脂腺,并有软骨组织(Ⅱ型)。

　　(二) 鳃裂囊肿和瘘管

　　鳃裂囊肿(branchial cleft cyst)被分为第一、第二和第三鳃裂来源。耳区鳃裂囊肿和鳃裂瘘管(branchial cleft fistula)是第一鳃弓或第一鳃囊发育异常所致。鳃裂囊肿位于耳 - 下颌角后方。

　　鳃裂囊肿或瘘管内衬复层鳞状上皮或假复层纤毛柱状上皮。囊壁内可见大量淋巴组织,有时伴有淋巴滤泡。鳃裂瘘管囊壁结构与鳃裂囊肿基本相同,但存在与外界相通的开口。

190102
鳃裂囊肿(图片)

二、外耳炎症

　　耳部的炎症有急性炎症和慢性炎症。

　　耳息肉(otic polyp)镜下为炎性肉芽组织,可见 Rusell 小体、Mott 细胞(含大的嗜酸性免疫球蛋白小体),也可见多核巨细胞、胆固醇肉芽肿及钙化灶。慢性病例的间质内可见腺性包涵体。

190103
耳息肉(图片)

其他少见的炎性疾病包括恶性耳炎、特发性囊性软骨软化、慢性结节性耳轮软骨皮炎、复发性多软骨炎及耳硬化症等。

三、耵聍腺良性肿瘤

(一) 耵聍腺腺瘤

耵聍腺腺瘤(ceruminous adenoma)占全部耵聍腺肿瘤的 8.9%~38%,发病年龄分布广泛,40~60 岁多见,男性多于女性。其为缓慢生长的外耳道肿物或堵塞伴耳聋,分泌物少见。

耵聍腺腺瘤(图片)

【诊断要点】肿瘤一般较小,呈圆形或息肉状灰白色肿物,可有蒂。肿瘤表面被覆皮肤,光滑无溃疡,切面灰白色,可见小囊腔。镜下见肿瘤界限清楚,但无包膜。肿瘤细胞呈腺样或腺管状结构,可有囊性扩张,可伴腔内突起和乳头状增生。有少量纤维性间质。形态上近似耵聍腺,但缺乏正常耵聍腺的小叶结构。腺上皮由两层细胞构成,内层细胞可见顶浆分泌,胞质丰富,呈酸性,核圆,染色质致密。外层肌上皮细胞可增生,但并不是肿瘤所有部分都明显存在肌上皮细胞(图 19-2)。免疫组化染色内层细胞 CK7 阳性,外层细胞表达 p63、CK5/6、S-100,CD117 优先表达于内层细胞。

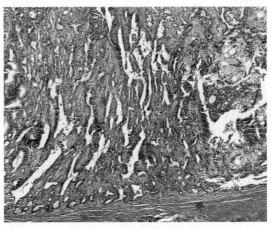

图 19-2　耵聍腺腺瘤
增生的腺体腺腔不规则,可见囊状及乳头状增生,
有纤维包膜围绕。

【鉴别诊断】①耵聍腺腺癌:耵聍腺腺瘤呈局限性、膨胀性生长,形态上很像或近似正常的耵聍腺组织。而耵聍腺腺癌呈浸润性生长,细胞有异型性。但有的腺癌分化很好,与腺瘤难以鉴别,表皮下的腺瘤有时很像腺瘤,到深部才表现出异型性和浸润性生长的特点。②中耳腺瘤:具有神经内分泌肿瘤标记的特点。

(二) 软骨样汗腺瘤

软骨样汗腺瘤(cartilage-like spiroma)又称多形性腺瘤或混合瘤。有学者认为该肿瘤起源于外耳道异位涎腺组织。镜下组织学形态与涎腺多形性腺瘤相似。

(三) 生乳头状汗腺囊腺瘤

生乳头状汗腺囊腺瘤(syringocystadenoma papilloma)常为先天性,多发生于面部和头皮,一般无特殊症状。发生于外耳道及耳郭者罕见。镜下形态与同类皮肤附属器肿瘤相似。

生乳头状汗腺囊腺瘤(图片)

(四) 良性外分泌圆柱瘤

良性外分泌圆柱瘤(cylindroma)极为少见,也被称为 Turban 瘤,发病年龄 20~40 岁较多,男女无差别或女性稍多。镜下见肿瘤细胞排列成团、索和腺管样结构,周围绕以粉染、均质物质,纤维间质少。细胞团中央区细胞较大,胞质多,核染色浅;外周区细胞小,胞质少,核染色深,部分有呈栅栏状排列的趋势。细胞团中可出现小梁状结构和小囊结构,腺管样结构有双层上皮构成。瘤细胞形态一致,无多形性。

四、耵聍腺癌

耵聍腺癌(ceruminous carcinoma)包括耵聍腺腺癌、腺样囊性癌及黏液表皮样癌,均少见,少于外耳道肿瘤的 2.5%。其男女比例约 1:1.5,发病年龄 21~92 岁,平均 50 岁。

【诊断要点】肉眼见肿瘤常呈息肉样。镜下见肿瘤无包膜,浸润周围软组织和骨组织,瘤细胞呈实性、囊状、筛状、腺样及单细胞等多种生长方式。核呈多形性,核仁明显,核分裂象易见。耵聍腺腺癌肿瘤细胞可见胞质嗜酸性,但顶浆分泌及肌上皮层不如耵聍腺腺瘤常见(图 19-3)。腺样囊性癌的亚型及黏液表皮样癌的镜下特点近似于发生于涎腺者。免疫组化染色腺样囊性癌及黏液表皮样癌 p63 可表达于基底样细胞及中间型细胞,耵聍腺腺癌也可显示有 p63 阳性的基底样细胞,基底样细胞还可表达 S-100 及 CK5/6;腔面细胞 CK7、CD117 常阳性。

五、中耳神经内分泌腺瘤

中耳神经内分泌腺瘤（neuroendocrine tumor of middle ear）是发生于中耳黏膜的良性肿瘤，又称中耳腺瘤、中耳腺瘤样瘤和中耳类癌等，具有神经内分泌和黏液分泌双重分泌的特点。本病多见于 20~50 岁。

【诊断要点】镜下见肿瘤无包膜，肿瘤细胞呈腺样、管状及实性片状、小梁状、囊性、筛状排列。一些中耳腺瘤的肿瘤细胞核染色质呈散在、点状（"盐和胡椒粉"样），和 / 或显示与神经内分泌肿瘤有关的带状、条索状、器官样结构（图 19-4）。免疫组化 CK7、CK5.2、AE1/AE3 弥漫阳性，CK20 局灶弱阳性。肿瘤细胞可表达神经内分泌标记，如 CgA、Syn、NSE 及多种多肽激素；vimentin 可阳性。肿瘤细胞可具亲银性和嗜银性。

中耳腺瘤（图片）

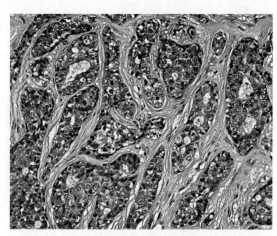

图 19-3　盯聍腺腺癌

可见形态不一的癌细胞巢，有腺腔形成，部分区细胞呈实性。

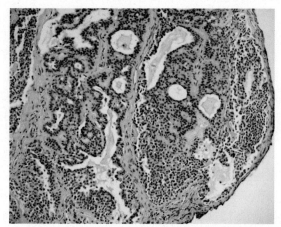

图 19-4　中耳神经内分泌腺瘤

瘤细胞巢呈腺样、条索状及实性生长，细胞大小、形态较一致。

【鉴别诊断】①鼓室球瘤；②脑膜瘤；③听神经瘤；④继发于中耳炎的化生性腺体增生，化生性腺体有慢性中耳炎的背景；⑤盯聍腺腺癌，肌上皮、神经内分泌标记物阴性；⑥中耳腺癌，癌细胞多形性明显，可见核分裂、坏死，具有侵袭性。

中耳腺瘤（病例）

六、中耳侵袭性乳头状肿瘤

中耳侵袭性乳头状肿瘤（aggressive papillary tumor of middle ear）也称颞骨侵袭性乳头状肿瘤，具有侵袭性，被认为是低度恶性肿瘤。本病女性多见，发病年龄平均 34 岁。镜下呈乳头状腺样排列，乳头衬覆单层矮柱状至柱状上皮，细胞核一致、胞质嗜酸、细胞界清，可见甲状腺滤泡样区域。

免疫组化瘤细胞 CK、EMA、S-100 可阳性，TG 阴性。15% 的中耳侵袭性乳头状肿瘤具有 Von Hippel-Lindau 病。

中耳侵袭性乳头状肿瘤（图片）

七、颈静脉鼓室副神经节瘤

颈静脉鼓室副神经节瘤（jugulotympanic paraganglioma，glomus tympanicum tumor）为肾上腺外的神经嵴源性良性肿瘤，起源于位于邻近颈静脉或中耳（鼓室球）的中耳蜗岬的副神经节，也称颈静脉球瘤、鼓室球瘤及颈静脉鼓室化学感受器瘤。本病可分为家族性和散发性，散发性者多见，约占 90%，主要发生于女性（男女比例为 1∶5）；家族性患者多为男性。本病可见于从婴儿到老年的任何年龄，高发年龄为 50~60 岁。10% 以上患者呈双侧、多发性，并伴发嗜铬细胞瘤。颈静脉鼓室副神经节瘤 85% 发生于颈静脉球（颈静脉球瘤），形成中耳或外耳道肿物；12% 源于迷走神经耳后支（鼓室球瘤），表现为中耳肿物；3% 源于舌咽神经鼓室支（鼓室球瘤），表现为外耳道肿瘤。

【诊断要点】肿瘤大小可以从直径几毫米到几十厘米，为红色、质脆、息肉样或不规则肿块。切面杂色，可见丰富的出血。镜下见肿瘤包膜不完整,形态表现与副神经节瘤一致(图19-5)。免疫组化主细胞表达CgA、Syn、NSE、CD56(膜)、NF及多种多肽,支持细胞S-100阳性。主细胞和支持细胞表达vimentin的情况不定。一般而言,上皮性标记CK、HMB45和间质性标记阴性。

中耳鼓室球瘤
(图片)

八、中耳胆脂瘤

中耳胆脂瘤(cholesteatoma of middle ear)是发生于中耳或乳突区的一种瘤样病变,非真正的肿瘤,也不含胆固醇物质。

【诊断要点】通常为单侧,分为先天性和获得性两类。获得性胆脂瘤较先天性者多。镜下诊断胆脂瘤须看到角化的复层鳞状上皮、皮下纤维结缔组织或肉芽组织、角化物(图19-6)。若只是看到角化物则不足以作出胆脂瘤的诊断。

【鉴别诊断】鳞状细胞癌和胆固醇性肉芽肿。

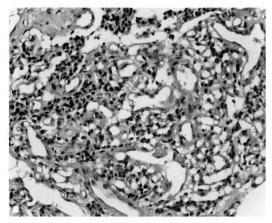

图 19-5 颈静脉鼓室副神经节瘤

肿瘤富于窦状薄壁血管,瘤细胞较小,位于血管间,排列呈条索状或小片状。

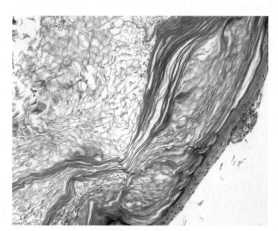

图 19-6 胆脂瘤

可见表皮样囊肿,囊肿内含大量角化物。

九、中耳胆固醇性肉芽肿

中耳胆固醇性肉芽肿(cholesterol granuloma of middle ear)多见于中耳乳突及颞骨岩部,常为单侧,可见于任何年龄,无性别差异。患者常有慢性中耳炎病史,原发性中耳胆固醇性肉芽肿极少。本病最常发生于岩骨尖。镜下见肉芽组织或纤维组织,伴出血、针形裂隙及多核巨细胞反应。胆固醇性肉芽肿可继发于胆脂瘤、中耳的内分泌腺瘤及内淋巴囊肿瘤,应注意鉴别。

十、内耳内淋巴囊肿瘤

内耳内淋巴囊肿瘤(endolymphatic sar tumor)可能源于内淋巴囊,现认为其属于恶性肿瘤。肿瘤生长缓慢,呈侵袭性生长,可广泛侵犯岩骨,但不发生转移,故又称内淋巴囊低度恶性腺癌。因肿瘤镜下呈乳头状生长,也称侵袭性内淋巴囊乳头状瘤,发病与Von Hippel-Lindau综合征相关。本病多发于成人,无性别差异。肿瘤早期位于内淋巴囊内,后期可破坏大部分岩骨,浸润中耳,并延伸至颅后窝进入小脑脑桥脚。

【诊断要点】肉眼见肿瘤呈分叶状,无包膜,灰白或红褐色,质脆。肿瘤体积通常较大。镜下见肿瘤细胞呈乳头状、腺样排列,位于扩张的腔内。乳头被覆单层矮立方至柱状上皮细胞。瘤细胞无多形性及核分裂。有的病例可见扩张的管腔,内含胶样分泌物,类似甲状腺滤泡结构(图19-7)。少数病例以透明细胞为主,类似前列腺癌或透明细胞癌。免疫组化染色肿瘤细胞弥漫表达CK,EMA、S-100、vimentin、NSE、GFAP等表达不稳定,TG阴性。

内耳内淋巴囊肿瘤
(图片)

【鉴别诊断】①甲状腺乳头状癌:TG(+)、TTF-1(+);②转移性肺癌:TTF-1(+)、CK7(+)、CEA(+);③结肠癌:CK20(+)、CEA(+);④肾细胞癌;⑤中耳腺瘤(表达神经内分泌标记)。

十一、前庭神经鞘细胞瘤

前庭神经鞘细胞瘤（vestibular Schwannoma）特异地发生于第Ⅷ对颅神经，又称听神经瘤、神经鞘瘤。其为颞骨最常见的肿瘤，占颅内肿瘤的 10%，占小脑脑桥脚肿瘤的 90%。多数患者 40~50 岁，为单侧及散发，8% 的患者可为双侧性，双侧性者合并 2 型神经纤维瘤病的可能性大。镜下改变和免疫组化染色同其他部位的神经鞘瘤。

十二、2 型神经纤维瘤病

2 型神经纤维瘤病（neurofibromatosis 2，NF2）是一种常染色体显性遗传病，以双侧前庭神经鞘细胞瘤、其他颅内及外周神经的神经鞘细胞瘤、其他颅内及脊柱内良性肿瘤的高发生率为特征，发病年龄通常在 10 岁或 20 岁以内，30 岁以内有听神经瘤或脑膜瘤的患者应注意排除 NF2 的诊断。眼科症状包括视力下降和白内障。70% 的 NF2 患者伴发皮肤肿瘤。

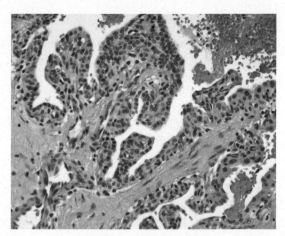

图 19-7　内淋巴囊肿瘤
可见囊腔及乳头状增生。

十三、其他病变

其他病变包括皮肤上皮性病变、良性软组织肿瘤及瘤样病变、恶性软组织肿瘤、良性骨和软骨组织肿瘤和瘤样病变、朗格汉斯细胞组织细胞增生症等淋巴造血系统肿瘤。

转移性肿瘤较少见，常见乳腺癌转移，其次是肺癌、肾癌、胃癌、前列腺癌、甲状腺癌、喉癌、肾上腺癌、睾丸癌、恶性黑色素瘤、结肠癌、子宫癌、恶性淋巴瘤，以及白血病。应用相关的免疫组化标记可识别其来源。

髓细胞肉瘤累及外
耳(图片)

横纹肌肉瘤累及外
耳及中耳

朗格汉斯细胞组织
细胞增生症(图片)

（刘红刚）

第二节　眼

眼部接受病理检查的较常见疾病包括眼睑、结膜、角膜、葡萄膜、视网膜、眼眶及泪器的部分疾病。

一、眼睑疾病

眼睑疾病归纳见表 19-1。

表 19-1　眼睑疾病

病变性质	疾病
良性病变	
炎症	眼睑炎（化脓性肉芽肿）、睑腺炎、睑板腺囊肿、传染性软疣、寻常疣、结节病
表皮肿瘤及瘤样病变	乳头状瘤、假上皮瘤样增生、角化棘皮瘤、脂溢性角化病、日光性角化病、表皮内鲍温病、表皮样囊肿、皮样囊肿

续表

病变性质	疾病
色素性肿瘤	雀斑、痣、蓝痣、太田痣
附属器肿瘤及瘤样病变	汗腺囊肿、皮脂腺囊肿、皮脂腺增生、皮脂腺腺瘤、毛孔瘤、钙化上皮瘤、毛囊瘤、外毛根鞘瘤、毛发上皮瘤、汗管瘤、汗孔瘤、乳头状汗管囊腺瘤、大汗腺囊腺瘤
间叶组织良性肿瘤及瘤样病变	神经纤维瘤、神经鞘瘤、颗粒细胞瘤、黄斑瘤、淀粉样变、类脂质蛋白沉积症
恶性肿瘤	基底细胞癌、皮脂腺癌、鳞状细胞癌、恶性黑色素瘤、恶性淋巴瘤、汗腺癌、梅克尔细胞癌（Merkel cell carcinoma）、横纹肌肉瘤、转移性肿瘤

钙化上皮瘤（图片）

毛发上皮瘤（图片）

睑腺炎（hordeolum）是睑缘毛囊、汗腺（Moll 腺）、睫毛、皮脂腺（Zeis 腺）及睑板腺（Meibom 腺）的急性化脓性炎症。睑板腺囊肿（chalazion）是从眼睑皮脂腺溢出脂质引起的慢性脂性肉芽肿。黄斑瘤（xanthelasma）多为对称性发生于上睑内眦部的黄色斑块，镜下为真皮内弥漫分布的大型组织细胞，内含脂肪。皮脂腺癌（sebaceous adenocarcinoma）包括由睑板腺及睫毛皮脂腺发生的癌，由睑板腺发生的皮脂腺癌也称为睑板腺癌（图 19-8）。基底细胞癌是眼睑最多见的恶性肿瘤。

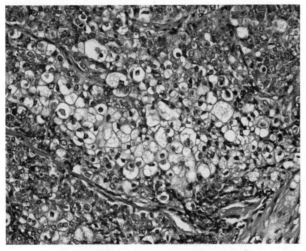

图 19-8 睑板腺癌

肿瘤呈小叶状排列，小叶中央区部分细胞较成熟，胞质空淡透明，呈泡沫状，核略偏离细胞中心。

上睑黄斑瘤（图片）

睑板腺囊肿（图片）

二、结膜疾病

结膜疾病归纳见表 19-2。

表 19-2　结膜疾病

类别	疾病
炎症	睑板腺囊肿、化脓性肉芽肿、结节性筋膜炎、淀粉样变、春季卡他、巨乳头型结膜炎、翼状胬肉
上皮性肿瘤及瘤样病变	乳头状瘤、假上皮瘤样增生、角化棘皮瘤、囊肿、日光性角化病
附属器肿瘤	多形性腺瘤、嗜酸性颗粒细胞瘤、黏液表皮样癌、皮脂腺癌
色素性肿瘤	黑变病、交界痣、皮内痣、复合痣、幼年性黑色素瘤、蓝痣、太田痣、恶性黑色素瘤
软组织肿瘤	睑裂斑、幼年性黄色肉芽肿、纤维黄色瘤、胎儿性横纹肌肉瘤、血管瘤、神经纤维瘤、神经鞘瘤
畸胎瘤、错构瘤、迷芽瘤	皮样囊肿、表皮样囊肿、皮样肿瘤、皮样脂瘤、骨瘤
淋巴造血组织肿瘤	黏膜相关淋巴组织结外边缘区淋巴瘤
继发性肿瘤	

　　翼状胬肉（pterygium）是睑裂部球结膜的偏黄色增厚，呈三角形向角膜侵袭生长形成的瘤样病变。镜下胬肉的尖端部可见成纤维细胞及胶原纤维向上皮基底细胞和角膜前界层间增生，角膜前界层消失，上皮变薄，胬肉体部为类似变性弹力纤维和毛细血管的结缔组织（图 19-9）。

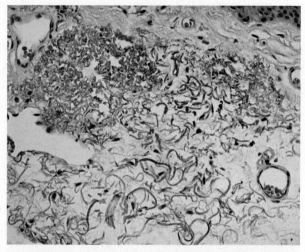

图 19-9　翼状胬肉
体部基质水肿，弹力纤维变性断裂，薄壁血管扩张。

结膜炎（图片）　　结膜皮样脂瘤（图片）　　结膜佩吉特样鳞状细胞原位癌（图片）　　球结膜痣（图片）

三、角膜疾病

角膜疾病归纳见表 19-3。

表 19-3　角膜疾病

类别	疾病
炎症	翼状胬肉、春季卡他环状型、药物变态反应、特殊感染
肿瘤	皮样囊肿、乳头状瘤、原位癌、鳞状细胞癌、恶性淋巴瘤、恶性黑色素瘤

皮样囊肿也称皮样瘤,属迷芽瘤,常发生在球结膜,有时累及部分角膜,可附有毛发,镜下为被覆表皮的结缔组织,通常含有毛囊、皮脂腺,也可见到软骨、骨及泪腺等。

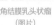

角结膜乳头状瘤
(图片)

四、葡萄膜肿瘤

葡萄膜包括虹膜、睫状体及脉络膜,以黑色素细胞肿瘤最多见,其次可见血管瘤、神经源性肿瘤及转移癌(如乳腺癌、肺癌、消化道癌、肾癌、甲状腺癌、胰腺癌和前列腺癌)等。睫状体还可以发生无色素上皮腺瘤、无色素上皮腺癌、色素上皮腺瘤、色素上皮腺癌、髓上皮瘤(图19-10)、神经胶质瘤、神经鞘瘤、神经纤维瘤、化学感受器瘤和平滑肌瘤等。

(一)脉络膜和睫状体的黑色素瘤

脉络膜黑色素瘤(melanoma of choroid)是成人最常见的原发性眼内恶性肿瘤,发病年龄广,51~60岁为好发年龄。白种中老年人相对多见,多为单眼发病,约半数发生于眼底后极部,半数见于眼底周边部和睫状体及眼底后极部和睫状体之间。患者初期几乎无自觉症状,随着肿瘤的增大可出现视网膜剥离、青光眼及白内障等并发症。

【组织学分型】

1. 梭形细胞A型　梭形细胞紧密排列,染色质丰富,核呈椭圆形,常见线状核膜纵褶,核分裂象常见,核仁不明显,核质比较痣细胞增高(图19-11)。

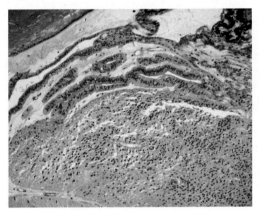

图 19-10　髓上皮瘤
可见增生的单层高柱状上皮、腺管样结构和纤维性基质。

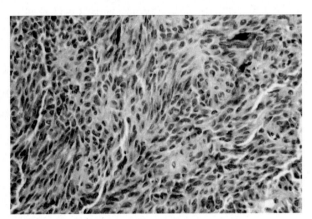

图 19-11　梭形细胞型黑色素瘤
瘤细胞呈长梭形,细胞形态较一致,胞质内含较多黑色素颗粒。

2. 梭形细胞B型　梭形细胞核呈大的椭圆形,核仁明显,核分裂象较常见,瘤细胞呈簇状密集增生,常见血管周围密集排列,有时可见核分裂呈波浪状,似神经纤维瘤,此时也称为纤维束型。

3. 上皮样细胞型　有大的、多形性的细胞核,肿瘤细胞体积大,呈不规则形,核染色质丰富,常见大的核仁(图19-12),核分裂多见,也常见到多核巨细胞,细胞间结合弱,石蜡切片上可见瘤细胞破损产生的"人工产物"。

4. 气球样细胞型　较少见,可见成堆的气球样细胞聚集,细胞体积大,胞质丰富,呈空泡状,核固缩变小、位于细胞一侧。

5. 坏死型　较少见,可见大片坏死,常合并出血。

梭形细胞型患者15年后的死亡率约2%,上皮样细胞型约75%,混合细胞型及坏死型的死亡率居二者之间。肿瘤越靠近葡萄膜前方,生存率越高。瘤细胞色素含量越丰富预后越差。诊断延迟及肿瘤浸至巩膜外是其预后不良的原因。

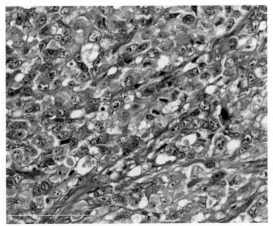

图 19-12　上皮样细胞型黑色素瘤
细胞体积较大,呈圆形及多边形,胞膜界限清楚,胞质嗜酸,可见大红核仁。

脉络膜恶性黑色素瘤(图片)

脉络膜肺腺癌转移(图片)

(二) 虹膜黑色素瘤

虹膜黑色素瘤较少见,好发于 40~50 岁。肿瘤多由梭形细胞组成,肿瘤发生的位置与血-房水屏障无关,虹膜血管环状结缔组织可以阻止肿瘤向血管内浸润。与脉络膜和睫状体的恶性黑色素瘤不同,如虹膜黑色素瘤行包括肿瘤在内的虹膜切除术则预后良好,术后转移率 <5%,主要原因是其可被早期发现、早期治疗。

(三) 黑色素细胞瘤

黑色素细胞瘤(melanocytoma)多见于中年人,单眼发病。患者通常无症状和视力改变。多发生于虹膜、睫状体前部及视盘,属于痣细胞的良性增生性病变。临床眼底检查在相应部位可见黑色边界清楚病变。睫状体的黑色素细胞瘤如能早期诊断,可行肿物局部切除术。视盘黑色素细胞瘤起源于视盘内筛板区存留有黑色素细胞的患者,属错构瘤,极少恶变,恶变概率同脉络膜痣。

【诊断要点】镜下黑色素细胞瘤细胞内可见浓密黑色素颗粒沉着;脱色素后细胞呈扁圆形或多角形,细胞较大,胞质丰富,核小圆形,核仁不清,无病理性核分裂象(图 19-13)。

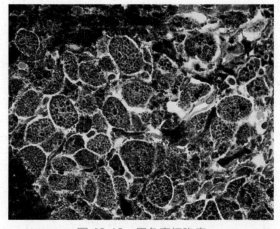
图 19-13　黑色素细胞瘤
细胞体积较大,大小较一致,胞质内可见浓密的黑色素颗粒,细胞核小,呈圆形,可见小核仁,细胞异型性不明显。

五、视网膜母细胞瘤

视网膜母细胞瘤(retinoblastoma)是婴幼儿期眼内最常见的恶性肿瘤,平均诊断年龄为 13 个月,80% 发生于 3 岁以前,10 岁以后罕见。本病可发生于双眼或单眼,双眼患儿平均年龄为 10 个月,单眼患儿平均年龄为 2 岁,罕见于成人。本病分为遗传型和非遗传型。遗传型又分有家族史(占 10%)和无家族史(占 90%)。有家族史者为常染色体显性遗传,伴有高而不完全的外显率(80%~90%),在父母生殖细胞内发生第一次突变,在体细胞内发生第二次突变,临床上发病早,2/3 为双眼发病患者,每只眼均可发生多个独立肿瘤,易发生第二肿瘤;1/3 为单眼发病。散发患者则由新的基因突变引起。非遗传型占 55%~56%,二次基因突变均在体细胞发生,临床表现出现晚,多为单眼发病,单个肿瘤病灶,无家族史。

【诊断要点】①分化型:镜下见肿瘤由小圆形细胞组成,可见 F-W 菊形团(Flexner-Winterstainer rosette),即真菊形团,由核位于周边、细胞质向腔内伸出的数个及十数个肿瘤细胞围成,中心有空腔,呈整齐的花环状,为 Rb 特征性的形态结构。电镜下菊形团的中心腔内可见刷状突起,酷似视细胞花状饰(flearette)的扇状突出的超微结构,提示视网膜母细胞瘤与视细胞同源。此外还可见 H-W 菊形团(Homer-Wright rosette),即假菊型团,其中央无空腔或可见血管(图 19-14)。②未分化型:瘤细胞核深染,胞质少,常见以血管为中心的假菊形团及肿瘤周血管生长,周围伴坏死和钙化,引起继发性青光眼的虹膜血管增生多见于此型(图 19-15)。

【预后】分化型恶性度较低,预后较好。肿瘤向周围浸润的通路:①通过视神经进入脑脊液;②通过葡萄膜、巩膜呈连续性浸入眶内;③通过葡萄膜或偶尔通过视网膜的静脉血行播散至骨及全身血管。摘除眼球视神经断端或眼球壁外浸润的有无及葡萄膜浸润本身并不意味着预后不良,也可见未经治疗的自愈病例。肿瘤细胞小、未分化型对放疗效果好,对分化程度好的肿瘤可联合使用光凝固疗法和化疗效果好。

神经纤维脂肪瘤性错构瘤(图片)

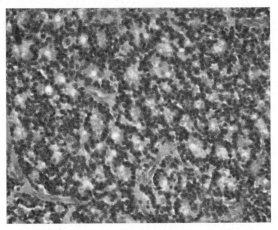

图 19-14　视网膜母细胞瘤（分化型）

小型肿瘤细胞，可见围成真菊型团和假菊型团。

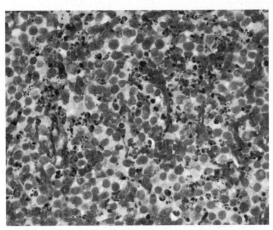

图 19-15　视网膜母细胞瘤（未分化型）

细胞异型性明显，核质比高，可见细胞坏死形成蓝染的 DNA 沉着物。

六、眼眶及泪器常见疾病

（一）炎症

可分为急性炎症和慢性炎症。急性炎症较少见，包括由细菌、弓形虫等感染引起的眼眶蜂窝织炎、脓肿、骨髓炎及泪腺炎（图 19-16）。慢性炎症包括非特异性炎症、一些特异性肉芽肿（如结核、霉菌病、结节病）及炎性假瘤等，其中原因不明的眼眶特发性炎性假瘤较常见。此

IgG4 相关性泪腺炎（图片）

外，一些原因不明的疾病如韦格纳肉芽肿病（Wegener granulomatosis）、动脉炎、干燥综合征（Sjögren syndrome，SS）、米库利兹综合征（Mikulicz syndrome）/IgG4 相关性疾病、淀粉样变性等也可见到。眼眶炎症一般继发于面部、眼、鼻、鼻腔、鼻窦、眶骨、血管、脑和脑膜的损伤及炎症。

（二）肿瘤类型

理论上眼眶可以发生各种软组织、淋巴造血组织、骨软骨组织的良恶性肿瘤及瘤样病变，泪腺可以发生各种类型与涎腺组织来源的相应肿瘤。良性间叶组织肿瘤中以血管瘤、脑膜瘤和神经鞘瘤为最常见，良性上皮性肿瘤中以泪腺多形性腺瘤最常见。恶性肿瘤中以黏膜相关淋巴组织结外边缘区淋巴瘤（MALT 淋巴瘤）、泪腺腺样囊性癌及儿童的胚胎性横纹肌肉瘤最常见。眶内占位在临床上主要表现为眼球突出、眼球运动受限及视力下降。常见肿瘤分类见表 19-4。

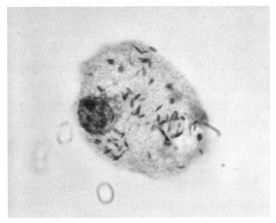

图 19-16　弓形虫感染

眼眶玻璃体内穿刺液涂片，可见弓形虫缓殖子位于包囊内（Giemsa 染色）。

表 19-4　眼眶和泪器肿瘤分类

1. 软组织肿瘤

1）肌源性肿瘤（平滑肌瘤、平滑肌肉瘤、横纹肌瘤、横纹肌肉瘤）

2）神经源性肿瘤（脑膜瘤、视神经胶质瘤、神经鞘瘤、神经纤维瘤、化学感受器瘤、副神经节细胞瘤、原始神经外胚层肿瘤、神经母细胞瘤、恶性黑色素瘤）

3）血管源性肿瘤及淋巴管瘤

4）纤维组织源性肿瘤（纤维瘤、骨化性纤维瘤、纤维组织细胞瘤、未分化肉瘤）

5）骨及软骨组织肿瘤（纤维结构不良、骨瘤、骨巨细胞瘤、骨肉瘤、软骨瘤、软骨肉瘤）

6）脂肪组织来源肿瘤（脂肪瘤、脂肪肉瘤）

7) 来源组织不明的肿瘤(巨细胞瘤、滑膜肉瘤、颗粒细胞瘤、腺泡状软组织肉瘤、血管周上皮样细胞肿瘤/PEComa)

8) 瘤样病变(炎性假瘤、先天性皮样囊肿、表皮样囊肿、错构瘤)

2. 淋巴造血系统肿瘤(具有一定特征的淋巴组织增生、恶性淋巴瘤、绿色瘤、朗格汉斯细胞组织细胞增生症、浆细胞瘤)

3. 泪腺肿瘤(多形性腺瘤、腺样囊性癌、黏液表皮样癌、上皮-肌上皮癌、腺癌)

4. 周围器官(眼球、眼睑、附属器、鼻腔、鼻窦和鼻咽部等)直接浸润而来的肿瘤(视网膜母细胞瘤、脉络膜恶性黑色素瘤、眼睑鳞状细胞癌及基底细胞癌、鼻咽癌等)

5. 转移性恶性肿瘤(乳腺癌、肺癌、前列腺癌、肾癌、食管癌、甲状腺癌、肝癌、神经母细胞瘤、尤因肉瘤)

眶内孤立性纤维性肿瘤(图片)

眶内腺泡状软组织肉瘤(图片)

眶内间叶性软骨肉瘤(图片)

眶内脑膜瘤(图片)

泪腺导管癌(微乳头型)(图片)

右眼眶内胚胎性横纹肌肉瘤(图片)

(三)视神经胶质瘤

视神经胶质瘤(图片)

视神经胶质瘤(optic gliomas)起源于视交叉前部的星形细胞和少突细胞,多发生于儿童或青少年,75% 在 10 岁内发病。常见的首发症状为单侧缓慢进行性视力下降,可伴有斜视。肿瘤在视神经的实质内生长,呈梭形或梨形。切面灰白、均质,硬脑膜常完好。视神经胶质瘤绝大部分为 WHO Ⅰ级,其组织学和临床表现都属于良性或低度恶性肿瘤。恶性视神经胶质瘤罕见。

【诊断要点】镜下肿瘤表现为组织双相型,包括富含罗森塔尔纤维(Rosenthal fiber)的双极细胞致密区和伴颗粒小体形成的多极细胞疏松区,不同病例两者比例可不同。瘤细胞细长呈梭形,核小、圆形及深染,胞质内可见小囊腔及小空泡。间质可见黏液样变、微小囊性变及血管组织增生(图 19-17)。部分病例含数量不等的少突胶质细胞。

(四)眼眶炎性假瘤

眼眶炎性假瘤(orbital pseudotumor)是指除外全身与局部原因的特发性眼眶炎性肿块,既可以弥漫性累及各眶内组织,也可以局限于某一结构如视神经周围、眼外肌或泪腺等。任何年龄均可发病,平均年龄约 43 岁,男女比例接近。临床上可表现为急性起病,也可自一开始就表现为慢性经过。本病常需与其他眼眶内原发性良恶性肿瘤及转移癌相鉴别。

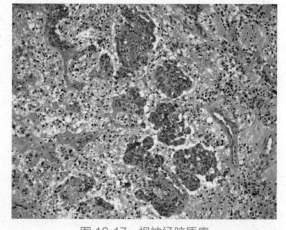
图 19-17 视神经胶质瘤
瘤细胞呈梭形,右上区相对致密,左侧区较疏松,间质可见小空泡,中央区可见血管组织呈襻状增生。

【诊断要点】镜下病变表现为慢性非特异性炎症,包括以淋巴细胞为主的炎症细胞浸润,还可见浆细胞、组织细胞、嗜酸性粒细胞或中性粒细胞,有时可见数量不等的有生发中心形成的淋巴滤泡,纤维组织明显增生,出现纤维化甚至玻璃样变。根据上述主要病变成分的不同,组织学上一般将其分为 3 型,分别为淋巴细胞浸润型、硬化型(图 19-18)、混合型(图 19-19),以混合型者居多。其类型与年龄无关,而与病程长短有关。

泪腺淀粉样变(图片)

【鉴别诊断】淋巴细胞浸润型应注意与眶内淋巴组织反应性增生和高度分化的黏膜相关淋巴瘤相鉴别。近年来报道眼眶炎性假瘤中可能存在 IgG4 相关性疾病,需要结合临床、进行 IgG4 免疫组化染色及血清 IgG4 等的检查。

(五)眼眶内淋巴组织反应性增生及恶性淋巴瘤

1. 淋巴组织反应性增生(reactive lymphoid hyperplasia) 组织病理学特征是密集而成熟的单一性小淋

巴细胞弥散浸润。中间夹杂有浆细胞和少数吞噬细胞，可见淋巴滤泡和 PAS 染色阳性的 Dutcher 小体，纤维基质较少，免疫组化显示淋巴细胞为多克隆性增生。

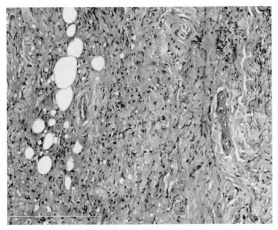

图 19-18 硬化型炎性假瘤
纤维组织增生伴纤维化及玻璃样变。

图 19-19 混合型炎性假瘤
以分化成熟的淋巴细胞及浆细胞弥漫性浸润为主。

2. 非典型性淋巴组织增生（atypical lymphoid hyperplasia） 指既非反应性增生，但在细胞形态上也不能明确为恶性的淋巴组织增生病变。免疫球蛋白检测其为多克隆性，免疫组化染色为单克隆增殖，基因分析可有基因重排现象，临床治疗上对激素不敏感。有学者认为此类患者中约 1/3 可发展为恶性淋巴瘤，应引起注意。

3. 恶性淋巴瘤（malignant lymphoma） 可分为原发性及继发性，后者少见，为全身淋巴瘤在眼眶内的表现，多有全身淋巴瘤的病史。原发者多见，占眼眶肿瘤的 10%，可与眼球内及脑内淋巴瘤共存，临床上绝大多数发生于中老年患者，极少数发生于年轻人。

【诊断要点】 镜下以 MALT 淋巴瘤最多见（图19-20），其次为弥漫性大 B 细胞淋巴瘤，也可见到滤泡性淋巴瘤等。伯基特淋巴瘤可以眶周脓肿的形式出现。T 细胞淋巴瘤少见，偶见浆细胞瘤，粒细胞肉瘤男性略多于女性，好发于亚裔和非洲裔年轻患者，中位年龄7 岁。

图 19-20 黏膜相关淋巴组织结外边缘区淋巴瘤
可见单核样及浆样分化，细胞体积呈小 - 中等大小。

泪腺淋巴上皮病变
（图片）

右眼眶淋巴上皮癌
（病例）

（刘红刚）

第二十章　细胞学诊断原则

第一节　细胞学诊断的基本原则

一、妇科细胞病理学

妇科细胞病理学诊断报告采用 2001 年修订的 Bethesda 报告系统（The Bethesda system, TBS），主要诊断要点如下。

1. 标本质量评估

（1）满意标本：同时描述有或无宫颈管／移行区成分。

（2）不满意标本：包括拒收标本，如标本出现泄漏、损坏、碎裂，液体标本干涸等不符合送检要求的标本；75% 的鳞状上皮细胞被血液、黏液等覆盖；鳞状细胞数量过少（传统涂片鳞状细胞数少于 8 000，液基细胞涂片鳞状细胞数少于 5 000。

2. 生物性病原体

（1）滴虫：呈梨形、卵圆形或梭形，下方具有明显的鞭毛，背景污秽，有明显的炎性反应。

（2）真菌：最常见的是念珠菌，可见大量菌丝和孢子，以及炎细胞。

（3）细菌：包括细菌性阴道病，可见线索细胞，显示鳞状上皮细胞覆盖大量细菌使细胞模糊不清。放线菌病，病原体凝聚成团，如棉花团样。

（4）病毒：主要有单纯疱疹病毒，表现为受感染的鳞状上皮细胞核增大、多核、染色质呈毛玻璃样，偶见嗜酸性核内包涵体。少数为巨细胞病毒，表现为受感染的鳞状上皮细胞核大，无多核，可见较大的嗜酸性核内包涵体。

3. 反应性细胞变化

（1）炎症相关的反应性改变和修复性改变：鳞状上皮细胞核轻度增大，核染色淡，核染色质呈细颗粒状，核膜光滑，背景可见较多炎细胞。鳞化细胞细胞质突起呈蜘蛛样相连。修复细胞核大，核仁清楚，呈流水样排列。

（2）放疗后改变：有放疗病史，细胞有退变，细胞核轻度增大，可见双核、多核或怪异形核的细胞，核染色质淡染，模糊不清。

（3）宫内节育器反应性改变的细胞：有放置宫内节育器的病史，子宫内膜细胞和宫颈柱状上皮细胞有退变，核大，胞质有空泡状变，将核挤向一边，排列成团。

（4）萎缩性改变：旁基底层细胞成群平铺状排列，核拉长，染色质分布均匀。

（5）滤泡性宫颈炎：多量成熟淋巴细胞成群相聚形成滤泡状结构。

4. 鳞状上皮细胞异常

（1）非典型鳞状上皮细胞（atypical squamous cell, ASC）

1）ASC，临床意义不明确（ASC of undetermined significance, ASC-US）：诊断要点是鳞状上皮细胞核增大，是中间层鳞状上皮细胞的 2.5~3 倍，核轻度深染，但染色质分布均匀。

2）不除外鳞状上皮高度病变（ASC, cannot exclude high-grade squamous intraepithelial lesion, ASC-H）：少量鳞状上皮细胞核增大，是中间层鳞状上皮细胞的 1.5~2.5 倍，核深染，核质比增高，单个或成片排列。

（2）低级别鳞状上皮病变（low-grade squamous intraepithelial lesion, LSIL）：鳞状上皮细胞核增大，是中间层鳞状上皮细胞的 3 倍以上，核深染，但染色质分布均匀，有核周空晕，单个或成片排列。

（3）高级别鳞状上皮病变（high-grade squamous intraepithelial lesion，HSIL）：鳞状上皮细胞核增大，核深染，核染色质增粗或成块，核质比增高，单个或成片排列。

（4）鳞状细胞癌：细胞核大小差异较大，核染色质深染，固缩，可见大核仁，角化型胞质呈橘黄色深染，非角化型胞质呈嗜碱性，背景有肿瘤性素质。

5. 腺上皮细胞异常

（1）非典型腺细胞（atypical glandular cell，AGC）

1）非典型子宫颈管腺细胞（atypical endocervical cell，AEC）：腺细胞呈片状、带状或团状排列，轻度拥挤、重叠，细胞核大并有轻度非典型性，核染色质颗粒状且分布均匀。

2）非典型子宫颈管腺细胞，倾向肿瘤：同上所述，腺细胞非典型性更明显，细胞团外缘呈羽毛状排列。

3）非典型子宫内膜细胞（atypical endometrial cell，AEM）：腺细胞团状排列，拥挤、重叠，呈三维立体状结构，细胞核大并有非典型性。

（2）子宫颈管原位腺癌（adenocarcinoma in situ，AIS）：腺细胞呈片状、带状或团状排列，细胞拥挤、重叠，细胞团外缘呈羽毛状排列，可见菊形团腺腔，细胞核大、深染，核质比增高，背景干净缺乏肿瘤素质。

（3）腺癌

1）子宫颈管腺癌：具有子宫颈管 AIS 的形态特征，腺细胞呈松散的片状、带状或团状排列，细胞明显拥挤、重叠，细胞非典型性更明显，核大、深染，核质比明显增高，可见病理性核分裂及肿瘤素质。

2）子宫内膜腺癌：与子宫颈管腺癌相比较，腺细胞呈三维状排列，周边较光滑，细胞明显拥挤、重叠，细胞非典型性明显，核大、深染，核仁清楚，核质比明显增高，可见病理性核分裂及肿瘤素质。

6. 其他的恶性肿瘤

（1）少见的女性生殖道原发肿瘤：包括小细胞癌、肉瘤、恶性中胚叶混合瘤。

（2）子宫外恶性肿瘤：常见的有结直肠腺癌、膀胱移行细胞癌、卵巢腺癌、恶性黑色素瘤等。

病例 1：患者，女，30 岁。白带增多半个月。宫颈细胞学涂片可见病原体呈梨形、卵圆形或圆形，大小15~30μm，核偏位、梭形，长轴多与胞体平行，核染色质浅染呈嗜碱性，胞质灰蓝色，可见退变的鞭毛。背景污秽，并有较多退变的中性粒细胞混杂（图 20-1）。细胞学诊断：滴虫性阴道炎。

病例 2：患者，女，33 岁。白带增多 2 个月。宫颈细胞学涂片可见真菌芽孢，大小 3~7μm，假菌丝呈嗜伊红到灰褐色。背景中可见多量中性粒细胞，鳞状上皮细胞质因退变呈半透明状，沿长长的菌丝排列成团或成串（图 20-2）。细胞学诊断：真菌性阴道炎。

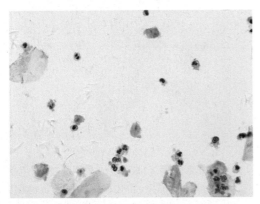

图 20-1　滴虫性阴道炎

在污秽的炎性背景中可见滴虫，呈梨形或卵圆形，具有明显的鞭毛（液基制片 ThinPrep，巴氏染色）。

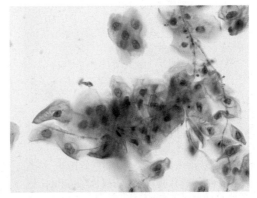

图 20-2　真菌性阴道炎

可见分节的菌丝及串珠样孢子（液基制片 ThinPrep，巴氏染色）。

病例 3：患者，女，26 岁。妇科进行宫颈细胞学检查，显示鳞状上皮细胞核增大，约为正常中层细胞核面积 2.5 倍，核质比轻度增高，核大小及形状轻度异常，核轮廓光滑、规则，核轻度深染，染色质分布均匀且无颗粒状改变；背景可见少量嗜中性粒细胞（图 20-3），细胞学诊断：非典型鳞状上皮细胞，临床意义不明确（ASC-US）。

病例 4：患者，女，38 岁。性交有血性分泌物 2 个月。宫颈细胞学涂片显示鳞状上皮细胞核增大，染色质呈粗颗粒样,单核或双核,核膜增厚,核周空晕明显(图20-4)。细胞学诊断:低级别鳞状上皮病变(LSIL)。

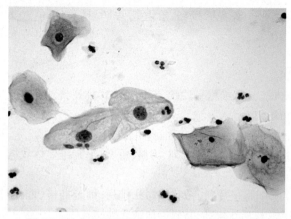

图20-3 非典型鳞状上皮细胞,临床意义不明确

鳞状上皮细胞核增大,约为正常中层细胞核面积2.5倍,核浆比轻度增高,核大小及形状轻度异常,核轮廓光滑、规则,核轻度深染,染色质分布均匀且无颗粒状改变;背景可见少量嗜中性粒细胞(传统涂片,巴氏染色)。

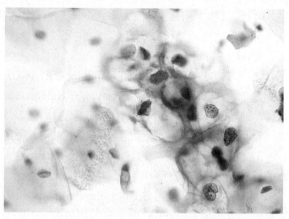

图20-4 低级别鳞状上皮病变

视野中央见片状分布的细胞核增大,染色质呈粗颗粒样,单核或双核,核膜增厚,核周空晕明显(液基制片LCT,巴氏染色)。

病例5:患者,女,52岁。性交有血性分泌物3个月。妇科检查发现宫颈肥大,有糜烂。宫颈细胞学涂片显示鳞状上皮细胞核增大,核深染,核染色质增粗,核质比增高,异型细胞成片排列(图20-5)。细胞学诊断:高度鳞状上皮内病变(HSIL)。

病例6:患者,女,55岁。妇科检查发现宫颈肥大,有糜烂。宫颈细胞学涂片显示鳞状上皮细胞异型性显著,核大小差异明显,核染色质呈粗颗粒状或固缩深染,角化型胞质呈橘黄色深染,非角化型胞质呈嗜碱性,背景有肿瘤性素质(图20-6)。细胞学诊断:鳞状细胞癌。

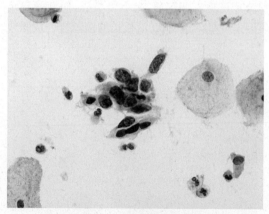

图20-5 高级别鳞状上皮内病变(HSIL)

鳞状上皮细胞核增大,核深染,核染色质增粗,核浆比增高,异形细胞成片排列(液基制片ThinPrep,巴氏染色)。

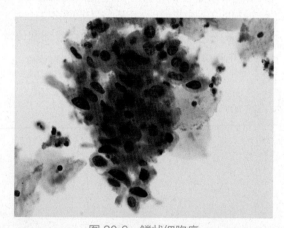

图20-6 鳞状细胞癌

细胞异形性显著,核大小差异明显,核染色质呈粗颗粒状或固缩深染,角化型胞质呈橘黄色深染,非角化型胞质呈嗜碱性,背景有肿瘤性素质(液基制片ThinPrep,巴氏染色)。

病例7:患者,女,37岁。性交有血性分泌物2个月。妇科检查发现宫颈有糜烂。宫颈细胞学涂片显示异型的上皮细胞呈片状排列,细胞拥挤、重叠,细胞团外缘呈羽毛状排列,细胞核大小不一,染色质增粗、深染,核质比增高,背景干净缺乏肿瘤素质(图20-7)。细胞学诊断:原位腺癌。

病例8:患者,女,46岁。性交有血性分泌物4个月。妇科检查发现宫颈肥大并有糜烂。宫颈细胞学涂片显示明显异型的上皮细胞呈松散的片状或团状排列,细胞明显拥挤、重叠,细胞非典型性更明显,核大、深染,可见明显核仁,核质比显著增高,背景中可见肿瘤素质(图20-8)。细胞学诊断:腺癌。

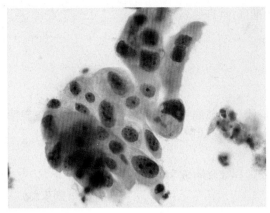

图 20-7　宫颈原位腺癌

异形的腺细胞呈片状排列,细胞拥挤、重叠,细胞团外缘呈羽毛状排列,细胞核大小不一,染色质增粗、深染,核质比增高,背景干净缺乏肿瘤素质(液基制片 ThinPrep,巴氏染色)。

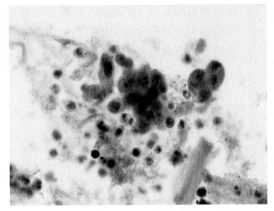

图 20-8　宫颈腺癌

异形的腺细胞呈松散的片状或团状排列,细胞明显拥挤、重叠,细胞非典型性更明显,核大、深染,可见明显核仁,核质比显著增高,背景中可见肿瘤素质(液基制片 ThinPrep,巴氏染色)。

二、非妇科和细针穿刺细胞学诊断

诊断报告通常采用四级分类法,必要时辅以描述性诊断,主要诊断要点如下。

1. 未见恶性肿瘤细胞　一般应进行如下描述:①涂片中所含细胞成分,如炎细胞、鳞状上皮细胞及腺上皮细胞等;②非细胞成分,如坏死、钙化、结晶等;③微生物,如真菌等。这些信息对于疾病的诊断具有一定的参考或提示意义。

2. 非典型细胞　细胞形态(尤其细胞核)异常,但不能确定为反应性或肿瘤性增生,不足以诊断,也不能排除恶性肿瘤的可能性,通常应在诊断报告中说明诊断的倾向性,如"倾向于良性反应性改变""倾向于恶性肿瘤""不排除恶性肿瘤等"。

3. 可疑恶性肿瘤(癌)细胞　基本上具备了恶性肿瘤的细胞学特点,但不够充分,或该类细胞数量太少,或其他信息不够符合。

4. 可见恶性肿瘤(癌)细胞　根据恶性肿瘤细胞的形态特点,酌情判断其可能的组织学类型,如鳞状细胞癌、腺癌、小细胞癌、肉瘤等,甚至分化程度。细胞病理学术语应与组织病理学一致。

三、细胞病理学诊断的局限性

1. 假阴性　指在恶性肿瘤患者的相关标本中"未能找到恶性肿瘤细胞"。假阴性率一般为 10% 左右。细胞病理学的阴性结果不能完全否定临床医师的恶性肿瘤诊断。

2. 假阳性　指在非恶性肿瘤的相关标本中"找到恶性肿瘤细胞"。假阳性率通常≤1%。细胞病理学诊断要密切结合临床资料,临床未考虑为恶性肿瘤的患者细胞学诊断要慎重。

四、细胞病理学诊断报告书

(一) 基本内容

1. 患者的基本情况。

2. 细胞病理学诊断。

3. 必要时可附加相关内容。如建议进行相关检查、活检、外院会诊、密切随访等。

(二) 书写要求

1. 细胞病理学诊断报告书的文字表述要简明扼要。

2. 细胞病理学诊断报告需在申请单的背面复写,正式报告经细胞病理学医师签名并盖章后交予送检方。细胞病理学检查申请单背面应复写有细胞病理学诊断报告,并经细胞病理学医师签名并盖章后存档。

3. 报告中关键性文字如"癌""瘤""阳性""阴性"等要认真核对。

4. 计算机打印的图文细胞病理学报告书提供的图像要准确,具有代表性。

5. 不得随意改动临床医师填写的患者基本情况。

6. 不得签发虚假细胞病理学诊断报告书。

五、细胞学会诊

1. 定期举行科内细胞病理学会诊或读片会。对于有争议和分歧的病例,在充分讨论后,由高级职称的细胞病理学医师予以总结,根据细胞学形态,结合辅助检查结果、临床病史及相关资料,作出最后诊断。

2. 由高级职称的细胞病理学医师接受科内、外细胞病理学会诊。

3. 推动建立地域性细胞病理学会诊中心,有条件可开展远程细胞病理学会诊。

(刘东戈)

第二节 呼吸道细胞学诊断

一、标本种类

主要包括痰液、支气管镜刷片、支气管冲洗液、支气管肺泡灌洗液及经支气管镜或经胸壁肺穿刺细胞学标本。

二、标本的常见细胞成分

包括支气管纤毛柱状上皮细胞、杯状细胞、鳞状上皮细胞、巨噬细胞、中性粒细胞、淋巴细胞、嗜酸粒细胞。

三、恶性肿瘤

恶性肿瘤的主要类型及诊断要点如下。

1. 鳞状细胞癌 癌细胞形态不规则,大小不一,核染色质明显粗大深染,分布不均,胞质丰富、致密,可有角化,癌细胞松散或聚集排列,可见坏死背景。主要应和不典型鳞状上皮化生细胞鉴别,不典型鳞状上皮化生细胞核大、深染、核质比增高,但常呈较规则的片状排列,核染色质呈细颗粒状,分布均匀。

2. 腺癌 癌细胞异型性明显,核大,核质比增高,核染色质粗,核膜不规则,核仁明显,排列极性紊乱,呈三维立体状结构,可见腺样、团片状或乳头状结构,也可松散排列。主要应与支气管上皮细胞增生鉴别,后者核大,核质比增高,核染色质粗,核仁明显,有时酷似腺癌细胞,但细胞排列规则并可见上皮细胞的纤毛提示良性。

3. 小细胞癌 癌细胞相对较小,核深染呈细颗粒状,核仁不明显,细胞质很少,核质比高,癌细胞散在、聚集成群或呈线样排列,背景可见坏死。主要应与恶性淋巴瘤鉴别,后者为不成熟的异型淋巴细胞,常可见大而不规则的核仁,排列松散、弥漫。

4. 大细胞癌 癌细胞既无腺样分化也无鳞样分化,细胞核异型明显,可见巨核、多核或梭形核细胞,核染色质粗、分布不规则,核膜厚而不规则,常可见大而不规则的核仁,胞质一般较丰富,排列呈单个散在或聚集成群,背景常有明显坏死。主要应与生殖细胞肿瘤、肉瘤、恶性黑色素瘤鉴别,应密切结合临床。

5. 其他肺肿瘤及转移性肿瘤 ①腺鳞癌:同时具有腺癌细胞和鳞状细胞癌细胞的特征。②类癌:细胞小,圆形或卵圆形,核染色质呈细颗粒状,可见小核仁,胞质中等量,类似淋巴样细胞或浆细胞,规则排列为片状、巢团状、玫瑰花状、链状或单个散在排列。③恶性淋巴瘤:为不成熟的异型淋巴细胞,常可见大而不规则的核仁,排列松散、弥漫。④转移性肿瘤:肺是恶性肿瘤常见的转移部位,常见的是来自胃肠道、乳腺及其他的肺外器官的癌,肉瘤及恶性黑色素瘤也常转移到肺。呼吸道细胞学诊断转移性肿瘤较困难,通常根据转移性肿瘤的细胞学基本形态特点,结合影像学及临床病史进行诊断。

病例9:患者,女,64岁。吸烟20余年,发现咳嗽带血丝2个月。痰细胞学检查发现长梭形的细胞,核染色质固缩浓聚,胞质致密红染,单个或呈片状排列(图20-9)。细胞学诊断:鳞状细胞癌。

病例 10：患者，男，76 岁。咳嗽，咳痰带血丝 2 个月。痰细胞学检查发现细胞异型性明显，核增大，核质比增高，核染色质粗，核膜不规则，核仁明显，排列呈三维立体状结构（图 20-10）。细胞学诊断：腺癌。

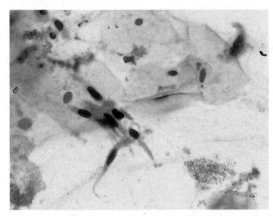

图 20-9　痰涂片（鳞状细胞癌）

癌细胞片状排列，细胞呈长梭形，核染色质固缩浓聚，胞质致密红染。

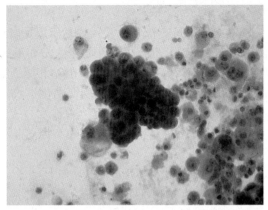

图 20-10　痰涂片（腺癌）

癌细胞异型性明显，核增大，核质比增高，核染色质粗，核膜不规则，核仁明显，排列呈三维立体状结构（液基制片 ThinPrep）。

病例 11：患者，男，79 岁。吸烟 30 余年，咳嗽，咳痰带血丝 1 个月。痰细胞学检查发现相对较小的细胞，核深染呈细颗粒状，核仁不明显，细胞质很少，核质比高，癌细胞呈小团及线样排列（图 20-11）。细胞学诊断：小细胞癌。

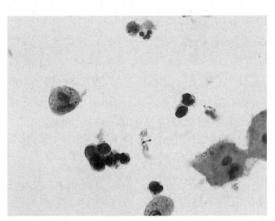

图 20-11　痰涂片（小细胞癌）

癌细胞相对较小，核深染呈细颗粒状，核仁不明显，细胞质很少，核质比高，癌细胞呈小团及线样排列（传统涂片）。

（刘东戈）

第三节　浆膜腔积液细胞学诊断

一、标本种类及处理

包括胸腔、腹腔及心包腔积液。一般而言，送检标本不应少于 40ml，存放标本的容器清洁干燥，不加固定剂新鲜标本应立即送到细胞室，经离心后制片，剩余标本留 4℃冷藏备用。

二、标本的常见良性细胞成分

主要为间皮细胞：细胞核呈圆形或卵圆形，可有多核，核膜光滑，染色质分布均匀呈颗粒状，核居中或偏位,胞质丰富有空泡,常呈单个或松散平铺成片状排列,相邻细胞间有空隙。还可见炎细胞,如中性粒细胞、淋巴细胞、浆细胞、巨噬细胞、红细胞。

三、原发恶性肿瘤

主要是恶性间皮瘤,不常见。诊断要点是瘤细胞具有间皮细胞的基本特征,但异型性明显,细胞核不规则,常见双核及多核细胞,核染色质粗大、分布不均,核仁明显,核质比增高。瘤细胞丰富,单个散在或成团排列,可见立体球状、乳头状或腺泡状结构,相邻细胞间可见空隙。单纯依靠细胞学形态特征作出恶性间皮瘤的诊断有一定的难度,应结合免疫细胞化学 calretinin、CK5/6、WT1、D2-40 阳性,CEA、MOC31、Ber-EP4 阴性,临床及影像学诊断。

四、转移性肿瘤

转移性肿瘤主要类型及诊断要点如下。

1. 腺癌　是最常见的转移性癌,基本的形态特征是癌细胞异型性明显,核大,核质比增高,核染色质粗,核膜不规则,核仁明显,排列极性紊乱,呈三维立体状结构,可见腺样、团片状或乳头状结构,也可呈松散排列。根据不同部位原发癌的细胞学形态和免疫细胞化学标记,可提示可能的原发部位。主要应与反应性间皮增生进行鉴别,应结合免疫细胞化学增生的间皮细胞 calretinin、CK5/6、WT1、D2-40 阳性,CEA、MOC31、Ber-EP4 阴性,反之为腺癌。

2. 小细胞癌　细胞学形态与其他部位的小细胞癌基本相同,主要特点是癌细胞相对较小,核深染呈细颗粒状,核仁不明显,细胞质很少,核质比高,癌细胞散在、聚集成群或呈线样排列,背景可见坏死。主要应与恶性淋巴瘤鉴别,后者为不成熟的异型淋巴细胞,常可见大而不规则的核仁,排列松散、弥漫。

3. 鳞状细胞癌　细胞学形态与其他部位的鳞状细胞癌基本相同,主要特点是癌细胞形态不规则,大小不一,核染色质明显粗大深染,分布不均,胞质丰富、致密可有角化,癌细胞松散或聚集排列,可见坏死背景。主要应与不典型鳞状上皮化生细胞鉴别,后者细胞核大、深染、核质比增高,但常呈较规则的片状排列,核染色质呈细颗粒状,分布均匀。

4. 非上皮性恶性肿瘤　①恶性黑色素瘤:瘤细胞异型性明显,核仁明显,胞质内可见色素,免疫细胞化学 HMB45、S-100 阳性。②肉瘤:常有明确的病史,浆膜腔积液中见到多形或梭形的瘤细胞,应考虑为肉瘤。③淋巴瘤:常有确切的淋巴瘤病史,浆膜腔积液中见到大量的异型淋巴细胞,结合免疫细胞化学标记可诊断。霍奇金淋巴瘤可见双核的 R-S 细胞。④生殖细胞瘤:瘤细胞核大,核染色质粗大而深染,核仁清楚,胞质丰富而透明,瘤细胞单个散在或聚集成群排列,背景有多量的淋巴细胞,免疫细胞化学 PLAP 阳性,CK 阴性。

病例 12:患者,男,59 岁。有石棉接触史 20 余年,发现胸闷气短、胸腔积液 1 个月。胸腔积液细胞学检查发现细胞丰富,单个、散在或成团排列,可见立体球状、乳头状及腺泡状结构,相邻细胞间可见空隙,核分裂象易见(图 20-12)。细胞学诊断:恶性间皮瘤。

病例 13:患者,男,39 岁。反复发烧,无力,伴胸闷气短、胸腔积液 1 个月行胸腔积液细胞学检查发现多量不成熟的淋巴样细胞,细胞核不规则,细胞质少量,呈弥散分布(图 20-13)。细胞学诊断:非霍奇金恶性淋巴瘤。

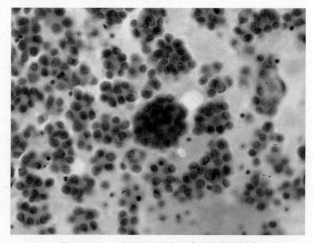

图 20-12　胸腔积液涂片(恶性间皮瘤)

瘤细胞丰富,单个散在或成团排列,可见立体球状、乳头状及腺泡状结构,相邻细胞间可见空隙,核分裂象易见(Cytospin 制片)。

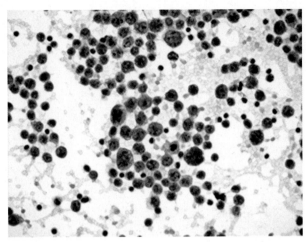

图 20-13　胸腔积液涂片(非霍奇金恶性淋巴瘤)

多量不成熟的淋巴样细胞,细胞核不规则,细胞质少量,
呈弥散分布(液基制片 ThinPrep)。

(刘东戈)

第四节　泌尿道细胞学诊断

一、标本种类及常见的良性细胞成分

1. 自然排空尿　可见少量尿路上皮细胞、鳞状上皮细胞、少量白细胞,偶尔可见少量来自生殖道的柱状上皮细胞。

2. 导尿留取的尿液　可见较多量的尿路上皮细胞,呈单个、成片或成团排列。可见尿路上皮增生,细胞核大,核质比高,有小核仁。常可见红细胞。

3. 膀胱冲洗液　可见较多量的尿路上皮细胞,呈单个、成片或成团排列。可见尿路上皮增生,细胞核大,核质比高,有小核仁,可见单核、双核或多核的尿路上皮细胞。

4. 肾盂或输尿管冲洗液　是刷取或冲洗可疑病变部位的标本,可能造成尿路上皮细胞有较大的变异,诊断时应谨慎。

二、标本的处理

送检的尿液标本应尽快处理,常温一般不超过 4 小时,4℃冰箱保存 24~48 小时,若不能在 24~48 小时内处理标本,可用 50% 的等量乙醇固定。

三、泌尿道的恶性肿瘤

1. 尿路上皮癌　癌细胞核大、核染色质粗大深染,可见大核仁、核膜不规则、核质比增高,癌细胞呈单个散在或成片状排列。高级别的尿路上皮癌的癌细胞数量多且异型性明显,诊断的特异性和敏感性几乎可达到 100%。低级别的尿路上皮癌细胞学诊断比较困难,需要与反应性增生的尿路上皮细胞相鉴别,应用 UroVysion 探针荧光原位杂交(Fish)方法检测染色体 3、7、17 多倍体和 9 号染色体位点 9p21 的缺失,对两者鉴别有一定意义。

2. 其他恶性肿瘤　包括鳞状细胞癌、腺癌、小细胞癌,还可见肉瘤、恶性黑色素瘤、恶性淋巴瘤等,细胞学形态与其他部位的相应恶性肿瘤基本相同。

病例 14：患者,男,82 岁。血尿 2 个月。尿细胞学检查发现多量核大、核染色质粗大深染、核膜不规则、核质比增高的细胞,细胞呈单个散在及片状排列(图 20-14)。细胞学诊断：高级别尿路上皮癌。

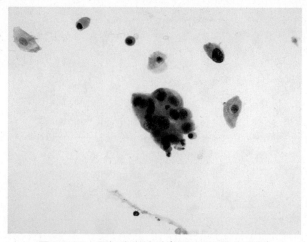

图 20-14 尿细胞学涂片(高级别尿路上皮癌)

癌细胞核大、核染色质粗大深染、核膜不规则、核质比增高,

癌细胞呈单个散在及片状排列(液基制片 ThinPrep)。

（刘东戈）

第五节 脑积液细胞学诊断

一、正常的细胞成分

可见少量淋巴细胞及巨噬细胞,偶尔可见脉络丛细胞、室管膜细胞及神经细胞和神经胶质细胞。

二、良性病变

良性病变包括急性和慢性炎性改变。急性炎性改变:可见大量中性粒细胞,有时可见细菌。慢性炎性改变:可见多量淋巴细胞、巨噬细胞。还可见结核、病毒及真菌感染,隐球菌是最常见的真菌。

三、恶性肿瘤

恶性肿瘤包括原发性和转移性肿瘤,最常见的是转移性癌,还可见恶性黑色素瘤、淋巴造血系统肿瘤及中枢神经系统原发肿瘤,细胞学形态与其他部位的相应肿瘤基本相同。

（刘东戈）

第六节 细针穿刺细胞学诊断

一、概述

细针抽吸(fine-needle aspiration,FNA)是指用细针取得身体可疑性病灶的细胞或组织而进行诊断的方法,主要用于肿瘤的诊断,也可以用于非肿瘤的诊断(如感染性病变、肉芽肿及代谢障碍性病变,以及淀粉性疾病等)。FNA 应用范围广泛,其中包括可触及的体表肿块,如甲状腺、涎腺、淋巴结、乳腺及皮下组织包块;深部组织肿块,如肺、肝、胰腺、肾、腹膜后等。应注意深部组织的 FNA 应在影像学等的引导下,由经过培训合格的影像科医生和细胞病理医生合作完成。FNA 操作简单,损伤小,一般不需要麻醉;标本处理时间短,可快速进行诊断;诊断具有较高的特异性和敏感性;FNA 标本除了可进行细胞学形态观察外,还可制成细胞块切片,可选择应用流式细胞学、免疫细胞化学、电镜及其他特殊检查,如细胞培养、微生物检测等。

二、报告方式

参见前述"非妇科和细针穿刺细胞学诊断"的诊断报告方式。

三、诊断原则

1. 合格的样本是正确诊断的前提,不能以不合格的样本进行细胞学诊断。
2. 恶性肿瘤往往有较多的异常细胞,应避免仅凭少数几个非典型细胞作出恶性肿瘤的细胞学诊断。
3. FNA 细胞学诊断应回答的问题包括穿刺物是良性还是恶性;若是恶性肿瘤细胞,应判断肿瘤的类型及可能的来源,应密切结合临床、影像学及其他病理资料。
4. 根据细胞学形态、细胞的排列方式及背景进行细胞学诊断,一般可大致分为癌、肉瘤、淋巴瘤、恶性黑色素瘤等。

四、细针穿刺常见的恶性肿瘤类型及细胞学诊断要点

1. 鳞状细胞癌　细胞学形态同其他部位的鳞状细胞癌基本相同,主要特点是癌细胞形态不规则,大小不一,核染色质明显粗大深染,分布不均,胞质丰富、致密,可有角化,癌细胞松散或聚集排列,可见坏死背景。

2. 腺癌　基本的形态特征是癌细胞异型性明显,核大,核质比增高,核染色质粗,核膜不规则,核仁明显,排列极性紊乱呈三维立体状结构,可见腺样、团片状或乳头状结构,也可呈松散排列。根据不同部位原发癌的细胞学形态和免疫细胞化学标记,可提示可能的原发部位。如胞质内黏蛋白将核推向一侧形成印戒细胞,可能来自胃及乳腺。核内包涵体也是腺癌的特点,在甲状腺乳头状癌的诊断中有重要意义。腺癌中有大量的细胞外黏液,癌细胞漂浮在黏液中,可能是来自肺、卵巢及胃肠的黏液腺癌。砂粒体对于卵巢癌和甲状腺乳头状癌的诊断具有重要意义。

3. 小细胞恶性肿瘤　包括小细胞癌和恶性淋巴瘤。小细胞癌:细胞学形态与其他部位的小细胞癌基本相同,主要特点是癌细胞相对较小,核深染呈细颗粒状,核仁不明显,细胞质很少,核质比高,癌细胞散在、聚集成群或呈线样排列,背景可见坏死。恶性淋巴瘤:为不成熟的异型淋巴细胞,常可见大而不规则的核仁,排列松散、弥漫。霍奇金淋巴瘤可见双核的 R-S 细胞。小儿及青年人的小细胞恶性肿瘤包括尤因肉瘤、横纹肌肉瘤、神经母细胞瘤等。应根据细胞形态、患者的年龄、性别及临床病史进行诊断。

4. 梭形细胞肿瘤　最常见的是肉瘤,显示肿瘤细胞呈梭形,有明显异型,可见多核或巨核细胞,核染色质粗且分布不均匀,核膜不规则,核分裂多见,肿瘤细胞排列弥散。其次还可见肉瘤样癌、恶性黑色素瘤等,应结合临床、影像学及免疫细胞化学诊断。

5. 恶性黑色素瘤　肿瘤细胞丰富,可以显示不同的细胞形态,如上皮样细胞、巨细胞、梭形细胞、透明细胞、小细胞、印戒细胞等,胞质中可找到黑色素颗粒,免疫细胞化学 HMB45、S-100 阳性,角蛋白表达阴性。

病例 15:患者,女,55 岁。发现乳腺结节 3 个月。乳腺 FNA 细胞学检查发现细胞核增大,核质比增高,核染色质粗,核膜不规则,核仁明显,排列极性紊乱呈三维立体状结构,可见腺样、团片状及单个分布(图 20-15)。细胞学诊断:乳腺癌。

病例 16:患者,女,22 岁。甲状腺结节 2 个月。甲状腺 FNA 细胞学检查发现细胞成片排列,细胞排列拥挤,细胞间距大小不等,细胞异型不显著,但可见清晰的核沟及核内包涵体(图 20-16)。细胞学诊断:甲状腺乳头状癌。

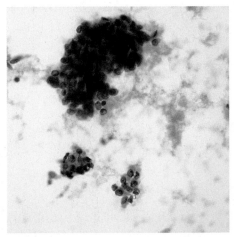

图 20-15　乳腺细针抽吸涂片(腺癌)

癌细胞核增大,核质比增高,核染色质粗,核膜不规则,核仁明显,排列极性紊乱呈三维立体状结构,可见腺样、团片状及单个分布的癌细胞(传统涂片)。

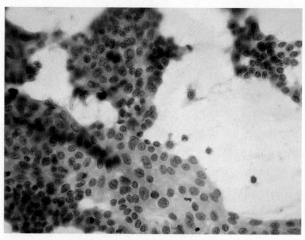

图 20-16 甲状腺乳头状癌

细胞成片排列,细胞排列拥挤,细胞间距大小不等,细胞异型性不显著,
但可见清晰的核沟及核内包涵体(FNA 传统涂片)。

(刘东戈)

第二十一章　病理标本送检、检查原则及取材规范

第一节　病理标本送检、检查原则

1. 标本送检及送检申请单的填写
2. 送检标本的核对及验收
3. 申请单和标本的编号、登记
4. 送检标本的固定
5. 标本的巨检、组织学取材和记录

（陈　杰）

第二节　外检取材方法及规范

一、通用取材规则

1. 病理医师要特别重视病理标本　病理标本的观察与取材是病理诊断的基础,病理医师必须以十分认真、严谨的态度对待每一个病理标本,以专业的眼光观察、描述标本,按照一定的规范切开展示标本,并对病变组织、病变与正常组织交界处、切缘等部位进行取材,对涉及肿瘤分期的指标进行测量等。病理标本是不可再生性资源,一旦损坏(如脱钙时间过长造成标本溶解)、丢失或破坏,会给患者造成十分严重的损失,因此不可不慎之又慎。如果一个病理医师不能正确地对待标本,就不能成为一个合格的病理医师。

2. 取材前必须认真核对标本　首先要核对病理申请单上患者资料及标本来源等是否与标本袋或装标本的容器上标签相符(如姓名、性别、年龄、患者 ID 号、住院号及送检科室等),防止有重名、重姓情况的出现。其次要核对标本部位与标本数量,防止在标本转运过程中出现丢失等意外情况。一旦发现标本种类、数量等与病理申请单不符,则应立即与申请病理检查的临床医师联系,并在申请单(或科内质控文档)上做记录,直到临床医师确认并修正病理申请单后,再进入取材流程。鉴于目前国内病理科工作量不断加大,病理标本的数量大大增加,特别要防止忙中出错,出现张冠李戴的低级错误。

3. 取材前必须认真阅读病理申请单　病理申请单是临床医师与病理医师沟通的重要途径,往往记录着非常重要的疾病信息,如临床症状、体征、影像学与实验室检查结果、既往手术史和病理诊断等,这些信息对于取材、诊断均有极大的帮助;有时临床对病理有特殊的要求,也会写在申请单上。临床医师有时在病理标本上做些标记,如在病变或断端系线、锥切宫颈系线处为十二点等,均对取材有很大的帮助。如果取材者不方便看申请单,一定请记录者朗读给取材医师。

4. 标本的定位及切缘标记　根据不同的手术方式及切除的组织和器官,首先进行解剖学定位,可模拟摆放成在正常人体内所处位置,分清前后、左右、上下、内外等。仔细观察病变位置、大小、颜色、边界、质地、与正常组织交界、切缘及淋巴结等。标本定位后,常根据需要对切缘(尤其是环周切缘)用墨汁进行标记。墨水标记切缘前先用纸或纱布吸干固定液,涂墨后稍微晾干,并在涂墨处滴加冰乙酸,可使墨迹附着牢固。

5. 标本的切开、观察及描述　按照病理取材约定的方式剖开及展示病变、病变与正常交界处、切缘等,要特别注意对病变的大小、硬度、颜色、累及范围等进行观察,测量并客观记录。内分泌肿瘤、脾脏等需要称量重量。如果对标本的定位或病变的范围有疑问,切勿贸然切开标本,宜请上级医师查看标本,在其指导下

取材。

6. **标本的取材、记录及编号** 结合病史,可初步作出疾病的肉眼诊断,在此基础上取材时目的明确,病变组织、交界处、切缘、淋巴结及与肿瘤 pTNM 相关的指标均需考虑到。如病变不典型或可疑,可适当增加取材块数。每块取材组织的位置都要有记录,必要时画图示意,也可照相后在图片上标记。一块组织一个编号,一一对应,便于质控、辅助检查及随后的切片、蜡块档案检索。

7. **防止标本交叉污染** 每例取材完成后,方可进行下一例标本取材。下一例取材前要仔细清洁台面、刀、剪、镊子等取材工具,防止交叉污染。在遇到较松脆、易脱落的肿瘤组织(如卵巢浆液性或黏液性癌)时,更要特别小心。标记好的下一例标本的空包埋盒先不要放在取材台上,防止张冠李戴,记录人员应配合。

对于有教学任务的病理科,应在取材时在保证病理诊断的基础上,尽可能地保持标本的完整性,以方便制作教学标本。即使不制作教学标本,也需要保证标本的基本形态及可复性,以方便上级医师复查标本或必要时补充取材。另外需要强调的是,任何取材规范都只是提供了病理标本观察、处理及取材的基本方法,针对具体的标本、病变组织及特殊生长方式的标本等,病理医师可酌情采取针对性切开及展示病变的方式,从而达到理想的取材和准确病理诊断的目的。

二、病理大体标本摄影

日常外检的病理标本无法长期保存,通常病理标本在病理报告发出 2 周后,可作为医疗垃圾处理。大体标本数码摄影是目前较好的保存标本肉眼形态的方式,也为病理工作者今后编著、教学及学术交流提供了极大的方便。

拍摄病理标本的目的是用照片形象地表现病理标本的病变特征,拍摄者应对所拍标本的病变特点了然于心,使照片能真实地反映出标本的解剖学与病变特征。欲拍摄出满意的大体标本照片,需注意以下几点。

1. **拍摄设备** 最好使用专门的翻拍台,使相机能够固定,且可以上下移动调节。标本台下面设置柔和的背景灯,四角灯光要均匀。

2. **标本的清洁** 将标本用水轻轻冲洗,洗去标本表面的血渍、黏液及其他污物。水分要控干,也可用手纸把多余水分吸干。通常拍摄新鲜标本,比较接近于正常器官的颜色,有些病变也可拍摄固定后的标本,但应注意,一些内分泌肿瘤(如嗜铬细胞瘤)标本固定后颜色会发生显著改变,最好在固定前后均照相,以保存完整资料。

3. **标本的放置** 标本宜放置在相机的正下方,按照正常的解剖关系放置标本。既要充分显示病变的部位、表面及切面情况,也要显示病变的范围及与周围组织的关系。有时可变换标本的位置进行拍摄。对于空腔脏器,宜完全切开,平铺钉在木板上,再行拍摄。标本的编号(病理号)和比例标尺是拍摄内容中必不可少的要素,切勿遗忘。对于电子内镜及穿刺等小标本,要将装有标本的容器和病理编号一并放在取材台上。

4. **照相** 照相时应使用"近拍"模式,半按快门,待聚焦完成后再完全按下快门。尽量避免使用闪光灯,因闪光常造成反光、阴影或照片中光线强弱不均。如光源不足,可适当延长曝光时间,务必使照片亮度均匀、自然。

5. **后期电脑处理** 可使用专业图像处理软件对照片进行适当的修饰。日常工作中,不但要给大体标本照相,还要多进行拍摄,尽可能每例标本都留下大体照片,尤其是遇到少见病例、典型病例时,可适当多照相。

三、各系统标本取材规范

(一) 小组织活检及穿刺标本

电子内镜小组织活检标本主要包括胃镜、肠镜、纤维支气管镜、膀胱镜及阴道镜等检查所钳取的各部位组织;穿刺小组织活检标本则主要包括经皮肿块穿刺、超声或 CT 辅助定位脏器穿刺组织及骨髓穿刺活检组织等。这些标本在一些医院病理科可能占较大的比重,一般可达到 1/3 以上,在有的病理科可达到 1/2 以上。故取材过程中一定要认真谨慎,防治各种意外发生。

1. **记录标本的数目与体积** 取材前特别需要与申请单核对,并记录标本的粒数,技术员包埋时需要用到该数目,病理医师阅片时仍然要核对。活检标本应与固定液全部倒在白色滤纸上,以方便观察计数。要注意瓶盖内侧是否粘有小标本。打开瓶盖时动作宜柔和,防止盖后面的小标本迸溅丢失。详细记录标本的体积,以毫米或厘米为单位。如体积特别小的标本,预计在制片过程中可能会消失者,除明确体积外,还要注明"试包"。取材后的标本容器仍需标识清楚,并保存备查至发出病理报告后 2 周。

2. 小标本需要滴染伊红,并用滤纸或纱布包好 由于标本体积较小,加上浸蜡后组织较透明,技术员包埋时很难分辨,因此必须待原有固定液略干时,滴染较高浓度的伊红做标识;将所有的标本用滤纸或纱布包好,折两次即可,大头针封扎,放入包埋盒内。滤纸或纱布包裹时,不宜折叠过多或太复杂,否则技术员难以在蜡凝固之前快速打开小包并找到标本。

需要脱钙的骨髓穿刺标本,先放入包埋盒中(针对小活检组织的特殊包埋盒,保证组织不会漏出),然后放入脱钙液中 1.5~2 小时,待试用细针可以扎透组织时,以合适流量的自来水充分冲洗、脱酸,冲洗时要在放置标本的杯顶加有筛孔的盖,防止标本随冲水水流被冲走遗失。然后滴染伊红,包好。

前列腺经细针多点穿刺出的是纤细的组织条,需在穿刺后立即放入 10% 中性福尔马林缓冲液的小瓶中。取材前应注意观察组织条的颜色、长度及数量。取材时将各个标本小瓶中的组织按照临床标记的不同编号分别全部倒出到滤纸上,不能用镊子夹取组织,否则会造成组织的挤压或断裂。

(二) 消化系统

1. 消化道进展期肿瘤 消化道为空腔脏器,包括食管、胃、十二指肠、小肠、结直肠等,大部分肿瘤性病变取材原则大致相同,主要如下。

(1)辨认标本的解剖方位,寻找各部位脂肪组织内的淋巴结。沿一侧纵行剪开管腔,钉板固定过夜。食管、肠管内肿瘤,先轻触标本,确定肿瘤位置,在肿瘤对侧打开管腔,以保证肿瘤的完整形态;胃切除标本,通常沿胃大弯侧打开胃壁;若肿瘤位于胃大弯,则避开肿瘤沿胃大弯侧打开胃壁;用柔和水冲洗,显露病变,忌激烈冲洗或用手纸、抹布擦拭管腔内容物,否则会破坏病变;标本宜展平,大头针钉于木板或蜡版,固定过夜,第 2 天取材。

(2)过夜固定充分后,测量并记录标本和肿瘤的大小(长径 × 短径)、肿瘤的肉眼分型、距两侧切缘的距离、深度、颜色、硬度、与正常组织的界限等;需注意肿瘤对应的浆膜或外膜面病变情况,如是否穿孔等;如病变为多个,分别描述取材。在肿瘤浸润最深处沿长轴切开,判断肿瘤侵犯的深度。肿瘤组织充分取材,不同质地、颜色等区域应分别取材。至少 1 块为全层厚度肿瘤及消化管壁组织,以判断肿瘤侵犯的最深层次。切取能够显示肿瘤与邻近黏膜关系的组织(常规 1 块)。切取远侧和近侧手术切缘各 1 块,距肿瘤最近处纵向切取。如果为直肠癌标本,特别要用墨水标记并取到环周切缘,并在病理报告中明确肿瘤距环周切缘是否大于 1mm。

以胃癌标本为例,取材方法如下。

(1)大体检查及记录:应根据幽门及贲门的特征来正确定位。测量胃大弯、胃小弯长度,胃网膜体积;检查黏膜面,描述肿瘤的部位、大小(新辅助治疗后标本,测量瘤床的大小;内镜下黏膜切除后标本,描述溃疡/黏膜缺损区/瘢痕的大小及有无肿瘤的残余)、数目、形状、浸润范围、肿瘤与两侧切缘的距离。应观察除肿瘤以外的胃壁黏膜是否有充血、出血、溃疡和穿孔等其他改变;观察浆膜面有无充血、出血、渗出、穿孔和肿瘤浸润等;肿瘤周围胃壁有无增厚及弹性情况;如有另送的脾脏和十二指肠等,依次描述。淋巴结按照临床医师已分组的进行取材,同时描述淋巴结的数目和大小,有无融合,有无与周围组织粘连。

(2)取材

1)肿块取材不少于 4 块,须包括肿瘤浸润最深处、肿瘤与肿瘤周围交界部位的组织;若病变不明显或新辅助治疗后根治术标本,则可疑区和瘤床需全部取材,应附图显示并标记取材组织块的位置。推荐取材组织大小不大于 2.0cm × 1.5cm × 0.3cm。

2)切缘:胃的远端、近端切缘常规至少取材各 1 块,如肿瘤距切缘较远(≥ 4cm),可切缘离断取材;如肿瘤距切缘较近及无法判断肿瘤与切缘的关系时,应垂直切缘取材。

3)应取材除肿瘤以外的胃壁黏膜(充血、出血、溃疡、穿孔等其他改变)。

4)应取材周围正常胃黏膜。

5)应全部包埋分组淋巴结,较大淋巴结应剖开。

6)应取材另送检的十二指肠、脾脏等其他器官。

2. 早期胃癌、内镜下黏膜切除(endoscopic mucosal resection,EMR)和内镜下黏膜剥离标本 三者均需提前展开,钉板固定过夜后取材。早期胃癌分为 Ⅰ 型、Ⅱ 型、Ⅲ 型,其中 Ⅱ 型又分为 Ⅱa 型、Ⅱb 型和 Ⅱc 型,主

全胃取材(视频)

要根据肉眼观察判断,也可结合镜下所见。结合病理申请单肉眼观察病变,当怀疑为早期胃癌(癌组织位于黏膜层及黏膜下层,未侵及肌层,无论有无淋巴结转移)时,应拍摄大体照片,然后将可疑病变处及周围 1cm 处范围内的胃壁全层组织全部按顺序取材,每间隔 0.2cm 取 1 块,长度约 1.5cm,并进行标记。

内镜下黏膜剥离(endoscopic submucosal dissection,ESD)技术因具有创伤小、恢复快、局部复发率低等优点,已逐渐在各大医院开展并逐年增多。此类标本需要全部取材。其送检时已由临床医师用不锈钢细针完整地固定于泡沫板上,并对口侧、肛侧、前壁及后壁等做了标注。取材时,首先确定主要病变部位,然后用不同颜色染料对各切缘进行标记,从一侧至对侧连续取材。包埋时组织面朝向需一致(应与技术室达成共识,贴着包埋盒底部的一面包埋时朝向蜡块的切面)。取材时与原标本等比例素描病变或打印出大体图片,然后将取材块数及编号在图上示意,阅片诊断时将对应组织上有癌组织处在图片上相应位置用红笔标出,最后将病变连成线,勾勒出病变的轮廓及大小,此大体示意图与病理报告一起存档。

ESD 取材(视频)

3. 胃肠道息肉标本 内镜下切除的消化道息肉是病理科常见的标本之一,标本需在 10% 中性福尔马林缓冲液中固定过夜,以便取材后平整不变形。注意观察息肉的形状、蒂的形态、大小及周围黏膜情况。取材时应找到息肉的蒂部,从而确定息肉的方向。取材时按垂直于息肉生长的方向切开,可明确显示息肉表面黏膜、轴心及蒂部情况。较小的标本,切开两半全部取材;较大的标本,可中间 1 片贯穿息肉的全层,两侧面各1 片包埋取材。病理报告应包括息肉的性质、是否癌变、是否有浸润及蒂部有无肿瘤累及等。

4. 结肠家族性腺瘤性息肉病切除的全肠标本 此类标本往往在结肠黏膜面遍布大小不等的息肉,数量上百个到上千个不等。标本沿肠系膜对侧切开、钉板、拍照及固定过夜。观察有无显著的较大溃疡及息肉癌变,如有可疑病变需具体描述。取材时原则上 1cm 以上的息肉均需要取材,但如果数量太多,就要根据肉眼观察来选择不同形态的息肉、可疑有癌变的区域。肠道两断端切缘、浆膜缘均要取材。肠系膜及周围淋巴结需取材。

5. 阑尾 大多数送检标本是因急性阑尾炎手术切除,也可因阑尾肿瘤或妇科手术等切除。需仔细观察阑尾的形态、大小及浆膜有无渗出、粘连及穿孔等。记录其长度、直径。将阑尾末端纵向切开,观察腔内情况,有无扩张、积脓、粪石等;阑尾壁有无不均匀增厚,盲端阑尾壁的局灶增厚可能提示存在神经内分泌瘤;阑尾内及系膜有无黏液囊肿。常规阑尾炎标本取材 3 块,包括断端及中间各 1 块(环状横切面),盲端 1 块纵切面,其中断端的环剪开,而中间块管腔保持完整,以示区别。注意阑尾系膜的脂肪组织不要剔除,要与阑尾一起取材。

6. 部分肝切除及全肝标本 小的肝楔形切除标本应垂直于被膜每 0.2cm 间隔全部取材。部分肝切除术的标本,需首先摆好位置,然后观察肝脏表面、被膜,找到肝切缘并用墨水标记;垂直于切缘最大面切开,然后以 0.5cm 间隔平行"书页状"切开;观察及测量切面肿物数量、大小、肿瘤与切缘的最近距离等。肿物的颜色、质地、边界等情况也需要记录;观察有无脉管瘤栓;10% 中性福尔马林缓冲液固定过夜。

取材时应包括肿瘤组织,注意标本与切缘的关系、与包膜的关系及肿瘤与周围肝组织,涉及肝原发性肿瘤者切缘处宜适当多取材。对于肝癌切除标本,要根据 2015 版《原发性肝癌规范化病理诊断指南》推荐的"7 点"基线取材方案(图 21-1)进行。即肿瘤中心(E)、肿瘤与肝组织交界处(A~D)、距肿瘤≤1cm(F)和距肿瘤≥1cm(G)周边肝组织至少各取 1 块,但实际取材的部位和数量还需根据肿瘤的直径、形状、数量及癌旁肝组织的大小等酌情增减。

全肝切除标本往往是肝移植标本,应称重,测量大小,分辨左叶、右叶、方叶及尾状叶。找到肝门,分离出胆囊,并分离出肝总管、肝动脉及肝静脉、门静脉,注意有无栓子;肝门部软组织中找出所有淋巴结;卧位自肝脏顶部过肝门沿大面切开,平行于第一刀间隔 1cm 切开;观察记录肝脏颜色、质地及有无肿物;充分置于 10% 中性福尔马林缓冲液固定过夜。取材时需取肝门部位各血管及胆管切缘,肝门部、肝左叶、肝右叶 2 块以上,方叶及尾状叶至少 1 块,其他异常区域酌情取材。

7. 胆囊切除标本 摆放好位置,辨别胆囊床(肝面)和浆膜面,测量大小,描述标本表面特点;在浆膜面一侧沿长轴打开胆囊,从胆囊管直到胆囊底部,放出胆汁,柔水漂洗。正常胆囊黏膜为黄绿色绒状;如有淡黄色小米粒样或线状物,常为胆固醇息肉;观察有无息肉状、菜花状或溃疡,如有病变,描述病变的性状,并需要在其外膜面用墨汁标记切缘;如有结石应记录结石的数量、大小、形状、性质等,并判断结石在胆囊内还是胆囊管内。如为肿瘤,需钉板固定后取材,注意取材肿瘤底部与外膜关系、肿瘤与周围黏膜关系、胆囊管断端等;如无肿瘤,可选取胆囊颈、体、底部各 1 块,放于同一包埋盒。

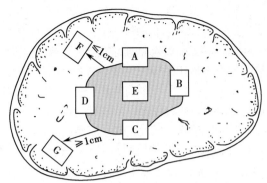

A~D—肿瘤与肝组织交界处；E—肿瘤中心；F—距肿瘤≤1cm；G—距肿瘤≥1cm。

图 21-1　肝癌标本"7 点"基线取材方案

8. 胰、十二指肠切除标本　本类标本包括两大类病变：胰头癌和壶腹癌，主要采用 Whipple 术式，标本包括 4 个部分，即部分胃、十二指肠、胆管、胰腺。标本的检查、描述和取材需包括 4 个方面：①病变的性质与位置，如属于实性、囊性还是囊实性；位于胰腺内、十二指肠乳头还是胆总管；是否是导管内乳头状黏液性肿瘤。②病变与肠壁、胆总管、十二指肠乳头、胰腺周围脂肪组织、胰周其他器官等的关系（浸润范围）。③ 5 个断端或切缘，包括胰腺、胆总管、胃、十二指肠断端及腹膜后软组织切缘。④区域淋巴结。除临床分别送检的各部位淋巴结外，至少还要寻找以下几组淋巴结，包括胃大弯侧、小弯侧、十二指肠周及胰周淋巴结，数量一般在 5 枚以上。

胰、十二指肠标本通常新鲜处理，切开观察测量后固定过夜取材，淋巴结新鲜取材。取材时沿胃大弯侧、幽门前壁及十二指肠胰腺对侧打开胃及十二指肠，观察胃及十二指肠黏膜、十二指肠乳头是否受累。记录胃大弯、胃小弯长度，十二指肠长度、直径、周长，胰头大小，胆总管不同节段的直径等。确定胰头断端、钩突和腹膜后软组织切缘，并用墨水标记，冰乙酸使墨迹附着牢固。

沿胆总管自胰腺后方打开胰腺及十二指肠大乳头，观察胆总管有无病变，测量其周径、厚度；观察十二指肠大乳头是否有病变；垂直于胆总管间隔 3mm "书页状"切开胰腺，勿完全切断，距离十二指肠大乳头 1cm 处不再垂直切开，观察胰头部有无肿物，如有，则检查其与十二指肠、壶腹、胆总管、胰腺实质及周围脂肪组织的关系，有无上述部位的侵犯，则拍摄大体照片。如为壶腹癌，常伴近端胆总管扩张，注意壶腹肿瘤与胆总管、肠管及胰腺的关系。

观察描述肿瘤的形态，如为囊性，是单房还是多房，是否有附壁结节，囊壁是否光滑，囊内是否有乳头状突起，黏液性还是浆液性，是否与胰腺导管相连等。如为实性，则需描述肿瘤大小、颜色、质地、纤维化、坏死及囊性变等，同时需要描述周围胰腺、胰管、胆总管情况。对于新鲜标本，检查并寻找各部位淋巴结，然后 10% 中性福尔马林缓冲液充分固定过夜后取材。

取材方法：如肿瘤位于胰腺及胆总管内，则沿第 1 天以"书页状"切开的切面完全切开，选择病变最大、距离腹膜后切缘最近的一个切面，本切面包括胰腺、部分十二指肠、胆总管、胰管和腹膜后切缘，照相，并将整个切面分割取材，在照片上或画示意图标记取材的编号；根据肿瘤大小，至少再取材 1~2 个切面。这些切面均可显示与胆总管、十二指肠、胰腺周围脂肪组织等的关系。

如肿瘤位于十二指肠大乳头，距离大乳头 1cm 内沿胆总管走向锥形切开取材，每片组织上可见到十二指肠黏膜、壶腹部、胆总管黏膜和少许胰腺组织。锥形切开的胆总管组织全部取材。

关于切缘：胃、十二指肠及胆总管断端均取垂直切缘（即沿管腔走向取材，一端为切缘）；胰腺断端侧与切缘平行切取厚度约 2mm 组织片，手术离断面向下放入包埋盒内（此面包埋蜡块时向下），如术中冰冻已送胰腺断端，以冰冻的组织为真正断端。腹膜后软组织切缘不需要单独取材。

9. 远端胰腺切除标本　分辨远、近切缘，远端常附脾组织，测量胰腺组织大小。垂直于胰腺长轴以 2~3mm 厚度"书页状"切开，检查切面胰腺内有无病变，如有肿瘤，观察胰周及脂肪组织内有无侵犯情况；将标本充分置于 10% 中性福尔马林缓冲液中固定过夜。取材远、近切缘，取病变区域及与周围组织交界处；胰周组织中找淋巴结并取材。

（三）呼吸系统

1. 喉　主要有半喉切除术、声门上喉切除术和全喉切除术标本 3 种类型的标本。注意同时送检的颈部清扫标本。先观察标本类型为全喉还是部分喉,仔细观察标本的方位,会厌软骨为前上位置,根据舌骨、甲状软骨的方位定位前后,骨性标本为前方。沿后部正中打开喉,用大头针将标本固定在木板上,使之保持开放状态,在此过程中尽量不要用力触碰黏膜面,以避免碰碎向喉腔外生性生长的肿瘤。将标本充分置于10%中性福尔马林缓冲液中过夜。第二天观察描述、照相,并用不同颜色墨汁标记切缘。

测量喉的上下径、左右径,会厌软骨、舌骨、甲状软骨大小,下附气管长度及直径,附带甲状腺大小及甲状旁腺大小。辨认前联合、室带、喉室和声带,观察黏膜面异常的区域。

观察喉腔内肿物的特征,明确肿瘤的部位:①是位于声门、声门上区、声门下区还是穿透声门、声门上下区均受累;②大体上肿物位于中线一侧还是穿过中线;③大体形态是外生性肿物还是内生性(外生性肿物的大小,高出黏膜的高度,肿物表面的情况,是比较光滑还是乳头状或菜花状,颜色及有无出血;内生性肿物黏膜表面异常区域的面积,表面有无溃疡形成,溃疡深度);④浸润的深度(在取材时纵形切开喉部,特别是肿瘤处,仔细观察肿物切面的情况并描述肿物切面颜色、质地、有无出血及坏死、与周围正常组织的边界及有无喉外蔓延的存在,骨质有无破坏,甲状腺有无受累),黏膜异常处距会厌根部及气管断端的距离,周围相对正常黏膜的情况,特别是相对正常声带的情况。

肿瘤取材3~4块,穿过肿瘤纵向切开喉部,并每隔3~5mm平行切开,保留一端有少许组织连接,观察浸润最深处,取1条组织,包括肿瘤上下端的部分正常区域,全部包埋。观察不同质地区域,分别取材。

瘤周组织:双侧室带、喉室及声带纵向各取1块;会厌及会厌前隙纵向各取1块;前联合取1块;甲状软骨、环状软骨及舌骨各取1块,骨组织应脱钙,至用大头针可扎入时自来水冲洗至少2小时去酸。如有甲状腺及甲状旁腺,应在可疑浸润处各取1块。如有气管造口,应在造口可疑处取1块。

切缘:下切缘纵向距肿瘤最近处取1块,上切缘取材1块,左右梨状窝及杓会厌襞各取1块;前后软组织切缘距肿瘤最近处各取1块。

淋巴结:周围软组织中找淋巴结,小者全部包埋,大者切取切面包埋;如送颈部淋巴结清扫术标本,应分组取材,至少应找到40个淋巴结。

2. 肺　肺切除术包括肺楔形(肺段)切除、肺叶切除术和一侧全肺切除术。以一叶肺标本举例,首先应辨别标本的方位,通常血管在支气管的前方,上叶肺可见明确的尖部,下叶肺可见膈面,外侧面可见肋骨的压迹。

检查肺叶表面情况,肺膜是否光滑,有无粘连痕迹,有无缺损,有无肺膜增厚区域,有无隆起的区域,有无纤维化,有无纤维素性渗出及有无出血区域。测量肺叶上下径、左右径、前后径,记录肺膜异常发现,记录肺膜异常区域距离支气管断端的距离,位于肺膜的外侧面还是内侧面,异常区域的面积、颜色、硬度和厚度。

观察支气管情况,管腔是否通畅,有无分泌物流出,有无肿瘤性占位及管壁增厚区,并用墨汁标记支气管断端。如支气管没有上述情况,可用探针插入气道内以引导用刀的方向,选用相对较细的探针,每个气道分支插入两根,沿四根探针形成的两个平面之间用刀打开肺组织至紧邻肺膜处,留取少许连接的组织以保留切片间的关系。与此切面平行,间隔约1cm,从支气管对侧肺膜"书页状"切开肺组织,切片之间留取少许连接组织。

观察肿瘤的具体情况,最好明确位于具体的肺段,是中央型还是周围型肿物,仔细观察并测量肿物的大小,观察肿瘤的颜色、质地、有无坏死、有无空洞,与周围肺组织、肺膜和支气管的关系,并测量肿物距支气管断端的距离和距肺膜的最近距离。观察打开的支气管情况。

如支气管管腔内有占位,应试探性地插入探针,切忌强行将探针插入而破坏肿瘤主体,原则上仍应沿气管打开肺组织。打开肺组织后,观察支气管腔内肿物的大体类型,是腔内生长型还是管壁浸润型,管腔有无闭塞,管壁受累长度、直径,管周肺组织有无浸润,测量肿物大小、颜色、质地及浸润肺组织的范围,以及与周围肺组织的边界。将肺门及支气管周围的淋巴结分离,测量大小并观察切面情况,包括颜色、质地。

全肺取材(视频)

将标本置于充分的10%中性福尔马林缓冲液中固定过夜。

肺的非肿瘤性疾病在处理上与肿瘤性病变原则相同,观察的侧重点不同。

(1)肿瘤性肺病变取材

1)肿瘤病变:应根据送检标本的类型及肿瘤大小具体决定取材部位及数量。直径3cm以内的肿瘤应全部取材,取材块数依据具体病变的大小、具体部位、是否具有伴随病变而定。肿瘤紧邻支气管或侵犯支气管时,其中 1 块显示肿物与支气管的关系;肿瘤紧邻肺膜或侵犯肺膜时,其中 1 块显示肿物与肺膜的关系。如果周围肺组织中有卫星结节,应一并取材。如果为支气管腔内生长的肿瘤,应取材显示与支气管壁的关系,侵入肺组织的区域应取材。

2)非肿瘤区肺及肺膜:取 1~2 块组织。如果肿瘤周围肺组织及肺膜大致正常,取 1 块远端肺组织含肺膜即可。如果周围肺组织有异常发现,如实变区或纤维空洞区域,应酌情取 2~3 块。

3)支气管切缘:沿支气管长轴取长度约 1cm 的纵行支气管壁,取材时选取肿瘤距支气管断端最近处。

4)淋巴结:肺切除标本中肺门及支气管周围的淋巴结全部取材,小的淋巴结(直径 <3mm)原则上每个蜡块中不超过 5 枚,较大的淋巴结应切取切面进行包埋。其他区域淋巴结临床已标注部位送检,依次取材即可。

(2)非肿瘤性肺病变取材:病变区取材 3~5 块。至少其中 1 块显示病变与支气管的关系,如是支气管为主的病变,应围绕支气管多取材。1 块显示病变与肺膜的关系。如果肺膜有明确增厚异常区域,应一并取材。至少有 1 块能显示病变与正常肺组织交界处。非病变处肺及肺膜:取 1 块组织。支气管切缘:沿支气管长轴取长度约 1cm 的纵行支气管壁。淋巴结:肺门及支气管周围的淋巴结全部取材。

(四)泌尿系统及男性生殖系统

1. 肾　包括肿瘤性及非肿瘤性切除的肾标本。

(1)非肿瘤性肾标本:通过输尿管辨别肾脏方位,输尿管指向肾下极。测量并记录肾的体积,注意外形上的变化及肾与其周围组织的关系,包膜周围组织的多少,包膜的厚度,与皮质是否粘连,观察外表面是否光滑,是否有瘢痕;打开输尿管,通过肾门对侧肾盂将肾沿大面对半切开。检查切面病变,皮质与髓质的颜色及厚度,肾盂和肾盏的变化,是否有囊肿。检查输尿管的病变,测量其长度及直径、扩张或狭窄表现、黏膜光滑或粗糙。将标本置于足量中性福尔马林中固定过夜。

取材:①肾,取 3 块组织,每块均应包括皮质和髓质;②肾盂,取 2 块组织;③输尿管,取断端横切面,有病变再多取 1 块。

(2)肿瘤性肾标本:①检查肾脏表面,测量大小,切开肾脏,打开并观察肾的动、静脉;②需注意检查肿瘤的部位、大小、形状、性质及其与肾的关系,观察有无出血坏死;③记录大体上包膜及肾周组织侵犯情况及肾盂、肾盏和肾静脉是否受累;④以观察非肿瘤性疾病相同的方式检查输尿管病变,确认有无肿瘤,如有,将其钉在软木板上,同时注意其断端的情况;⑤如有肾上腺组织,观察其大小、切面及是否被肿瘤累及;⑥将标本置于足量中性福尔马林中固定过夜。

取材:①肾肿瘤,最少取 3 块组织(包括 1 块带有相邻的肾组织);②肾盂癌,最少取 3 块带有相邻肾盂和肾实质的组织,儿科肿瘤按直径每 1cm 肿瘤至少取 1 块组织;③在肿瘤与肾包膜和肾周脂肪及肾盂距离最近的部位各取 1 块组织;④未被肿瘤累及的肾,取 1 块组织;⑤未被肿瘤累及的肾盂,取 1 块组织;⑥取肾静脉、肾动脉断端各 1 块;⑦输尿管,肾细胞癌或儿科肿瘤取输尿管断端 1 块,肾盂癌病例除取输尿管断端 1 块外,输尿管部分需每 1cm 取 1 块;⑧对每枚淋巴结切取具有代表性的切面,如有肾上腺,取 1 块组织。

2. 膀胱　检查膀胱的大小和形状,辨别清楚膀胱的方位,膀胱后壁附着腹膜的边界比前壁更靠下。从尿道远端用剪刀通过膀胱前壁以"Y"形剪开膀胱,尽量避开肿瘤。检查肿物的数目、分布及肿瘤的情况。注意膀胱壁的变化、输尿管开口处的情况。男性患者的膀胱需观察前列腺及精囊、输精管。钉板固定过夜。

取材:①尿道远端断端和输尿管断端及垂直于切缘的邻近软组织切缘各取 1 块;②在显示肿瘤浸润的最深处及显示肿瘤与膀胱黏膜关系的部位取材,最少取 3 块;③在膀胱三角、圆顶、前壁、后壁、左侧壁和右侧壁各取材 1 块;④任何膀胱黏膜异常区域取材;⑤取输尿管的横断面,并在输尿管口取其纵断面各 1 块;⑥任何可以找到的膀胱周围淋巴结全取材。

3. 前列腺

(1)经尿道前列腺切除术标本:多数组织为破碎的、质地略韧的类圆柱体小块。在组织切除后应立即放入盛有足量 10% 中性福尔马林固定液的标本瓶 / 袋中。在取材前,应观察全部组织的体积、重量及颜色。仔细观察挑选呈黄色及质硬的区域,把组织放入 4 个包埋盒;如果仍有剩余,每多出的 10g 组织要再取 1 个包埋盒(每个包埋盒大约装 2g)。如果收到的组织碎块已按其所在前列腺腺叶加以标记,则每叶都应按照上述方法取材。对于小于 65 岁的患者或发现一处标本镜下确定是癌者,应将全部组织进行取材。

（2）前列腺根治切除术标本：通过精囊腺的连接部位来辨清前列腺的方位，精囊腺位于前列腺的基底部后方。前列腺基底部较平坦、宽阔，而位于远端的尖部较为尖细，前列腺外观呈倒圆锥或栗子状。先称重，检查前列腺的大小，观察表面是否光滑，有无粘连，有无质硬、坏死或不对称区域。在前列腺表面涂满墨汁作切缘标记。在 10% 中性福尔马林固定液中进行充分固定后取材。

切取近端尿道切缘、输精管切缘，并将远端尿道切缘周围前列腺组织按每 5mm 一刀与尿道平行呈"书页状"切开，全部取材。垂直于尿道"书页状"切开剩余的前列腺，每 2~3mm 一刀，在大体可以显示肿瘤的切面取材。如果大体不能辨认出癌，则每隔一个切面都需要取材；在精囊腺进入前列腺的部位及其周围取材；如另外送检盆腔淋巴结，无论大小，要全部取材。

4. 阴茎　主要为阴茎切除术标本。检查标本的体积及包皮、龟头、阴茎体各部分的大小及表面情况，注明病变的数目、大小、色泽及分布。记录肿瘤的大体生长方式。标本应放入盛满 10% 中性福尔马林固定液的容器充分固定。

前列腺癌取材
（视频）

阴茎体断端为标本的唯一切缘，应包括皮肤、海绵体及尿道切缘；未环切的阴茎标本应先去除包皮，只保留附于冠状沟上的 5mm 宽的一圈包皮，从标本近端到距离冠状沟 1cm 处，垂直于长轴将阴茎连续切成片状，然后，翻转阴茎，剪开尿道，再沿尿道长轴把阴茎一切为二。

取材：①阴茎体切缘（包括皮肤、海绵体及尿道切缘），若不能放入同一个组织盒中，则每一结构都应单独取到；②取 2~3 个阴茎横断面；③通过中线在含有尿道的龟头矢状面取 1 块；④显示肿瘤与皮肤、尿道及海绵体毗邻关系的组织处应取材；⑤当肿瘤侵及尿道，要沿阴茎全长间隔取材，以明确肿瘤侵犯的最大面；⑥如有腹股沟淋巴结送检，要把淋巴结全部取材。

（五）女性生殖系统

1. 子宫

（1）因良性病变进行的子宫全切标本：子宫内膜非常容易退变，新鲜切除的子宫应立即沿子宫前壁以"Y"字形打开肌壁，并进行固定。接到标本应辨别标本的方位和子宫的前后：①腹膜反折位置，在子宫前壁表面要高于后壁；②如带有附件，输卵管的位置在卵巢之前，而圆韧带根部在输卵管之前。检查子宫表面，有浆膜的区域是否光滑，观察子宫有无变形，有无肿瘤突起或局限性 / 弥漫肌壁增厚。测量记录子宫的上下径、左右径、前后径。测量记录宫颈管的长度、宫颈外口直径。垂直于子宫腔长轴，横行"书页状"切开子宫体，保留宫颈不切，间隔 1~1.5cm，后壁不完全切断，留少许连接的组织，以保留切片间关系。观察记录宫腔形态和被覆子宫内膜情况，包括宫腔有无受压、子宫内膜厚度、颜色，有无局限性病变等。如有异常，描述其部位、大小、颜色、质地、与肌层关系等情况。观察记录宫颈情况，包括有无肥大，宫颈内膜是否光滑，有无糜烂、囊肿、息肉状突起等。观察记录肌壁情况，测量肌壁厚度。如有肌瘤，记录肌瘤的个数、位置、大小、颜色、质地、边界、有无出血坏死等情况。如疑诊子宫肌腺症，记录有无蓝紫色微囊、含暗褐色液体的囊、肌壁粗大编织样结构。将标本置于足量中性福尔马林中固定过夜。

取材：①宫体病变，取材 2~3 块。如有肌瘤，注意挑选不同颜色或质地的区域，以肌瘤为主，带周围宫壁组织取材。如有怀疑恶性的迹象或其他异常情况，可疑病变处增加取材块数。②子宫内膜，取材 1 块，带部分肌壁。如内膜有其他病变，增加取材块数，如内膜息肉，注意连蒂部内膜和少许肌层取材，较大的息肉可分块取材。③宫颈，取材 2 处，包埋在 1 个蜡块。一般取材 6° 及 12° 处，以管腔为中心放射状取材。完整取下组织后，切除外上方管壁组织，留取带宫颈管内膜和宫颈管外口鳞状上皮的楔形组织，2 处组织对放成长方形，包埋时成为 1 个蜡块。如有可疑恶性或其他病变，增加取材块数。

（2）因子宫内膜癌等进行的子宫全切标本：常见的原因是子宫内膜癌，也见于子宫内膜间质肿瘤等。通常包括完整的子宫、宫颈和宫旁组织。此外会包含清扫的淋巴结，由临床医师分组送检。标本要求新鲜时从前壁打开，可以由临床医师完成。检查子宫表面、测量基本数据、切开子宫。需注意要特别仔细检查子宫表面有无粗糙区、肿瘤种植的结节，粗糙区可能为粘连或病变穿透肌壁累及浆膜。切开子宫时，子宫下段可以连在宫颈部分不切开。观察记录子宫内膜病变的确切部位、大小、累及范围、颜色、质地、边界及与肌层的关系。如病变较大，注意观察浸润肌层的深度、有无子宫旁组织或血管的侵犯、有无子宫下段或宫颈的侵犯。画示意图标明肿瘤大小、累及范围等情况。宫颈、肌壁的观察主要是肿瘤累及情况，其他观察与良性病变的子宫相同。将标本置于足量中性福尔马林中固定过夜。

取材：①肿瘤，在不同质地、颜色等区域分别取材，寻找肿瘤侵犯最深的区域，全层取材显示侵犯深度，即包括腔面内肿瘤和对应浆膜面连续取材,如肌壁较厚可以分块取材。一般平行于"书页状"切开的方向横行取材,但当肿瘤浸润宫底较深时,应纵向取材宫底肌壁全层。②子宫内膜,取材 1 块,取材明显未受累的子宫内膜,如果病变广泛没有未受累的内膜,可以省略不取。③子宫旁血管,左、右各 1 块。在肿瘤侵犯较深的水平,垂直于子宫腔长轴,横行取材双侧子宫旁组织,显示子宫旁血管内有无瘤栓。如果宫旁组织可见肿瘤累及,则增加取材。④宫体,如有其他病变,如合并子宫肌瘤,则进行相应取材。⑤子宫下段及宫颈,依标本大小取材 1~3 块。在对应肿瘤累及较低的位置,平行子宫腔长轴,纵向取材,带子宫下段,达宫颈外口,全层取材,组织较大时分块取材。⑥淋巴结,如有淋巴结,依临床分组,仔细寻找淋巴结送检。

(3)因宫颈癌进行的子宫全切标本:观察描述与良性病变相同,重点观察记录宫颈部位,有无糜烂及糜烂范围。如有肉眼所见的明确肿瘤,记录确切部位、大小、累及范围、颜色、质地、边界与宫颈管壁的关系。注意观察浸润的深度、有无子宫旁组织或血管侵犯、有无子宫下段或宫体侵犯。画示意图标明肿瘤大小、累及范围等情况。如果宫颈没有肉眼所见的明确肿瘤,只有糜烂时,宫颈部分可单独切下,如宫颈锥切标本铺平钉板。将标本置于足量 10% 中性福尔马林中固定过夜。

取材:①宫颈,无肉眼所见的明确肿瘤时,按照宫颈锥切标本的取材方法完全取材。有肉眼所见的明确肿瘤时,对肿瘤充分取材。不同质地、颜色等区域分别取材。寻找肿瘤侵犯最深的区域,纵行切取整个切面,包括全层取材显示侵犯深度,以及相应阴道断端。②子宫旁血管,左、右各 1 块。③宫体,取材同良性病变的子宫。④淋巴结,如有淋巴结,依临床分组,仔细寻找淋巴结并全部取材。

(4)宫颈锥切标本:记录锥切宫颈的高度、外口径。观察记录宫颈上皮的颜色、有无糜烂及糜烂范围。经宫颈管 12 点处纵行切开宫颈,注意正对管腔中轴,不要切斜。小心地将标本铺开钉在硬板上,黏膜面朝上。注意操作时避免将上皮表面组织擦伤,入钉要在侧面间质的部分,不要直接钉在上皮表面。将标本组织面朝下置于 10% 中性福尔马林中固定 4 小时以上或过夜。

取材:小心取下标本,注意避免擦伤上皮表面,将其以宫颈管为中心放射状纵行切为 12 片,分别是 1 点至 12 点的组织,每片均应有上皮成分,一般厚 2~3mm。如果宫颈很肥大,可以增多取材块数,但不能修剪掉上皮部分的组织。编号时均匀分配增多的组织片,以使点数大致对应宫颈的位置。送包埋的组织面要为同一方向。

2. 胎盘　测量记录胎盘的大小,附脐带长度和直径,胎膜的面积。观察记录脐带附着于胎盘的形式,可能为中心、偏心、边缘附着或呈帆状胎盘。观察有无脐带打结,如有打结,记录其紧密程度、颜色、脐带粗细变化。垂直脐带进行横切,观察脐血管的数量,有无血栓、充血或坏死等情况。检查胎膜的面积是否超过胎盘面积,胎膜的颜色和透明度,是否有黄色或绿色、有无结节等情况。

制作胎膜卷:由胎膜破裂点到胎盘边缘,准备至少宽 3cm 的胎膜,用无齿镊夹住破裂缘胎膜,母面向内,旋转镊子向胎盘边缘将胎膜卷起,直到胎盘组织。用多个大头针扎入以免胎膜卷松散,从胎盘边缘剪下已卷好的胎膜卷,可以带有少量胎盘边缘组织。小心地将胎膜卷从镊子上退下,放入 10% 中性福尔马林中固定过夜。观察胎盘子面大血管走行方向是否清晰。母面胎盘略呈小叶状,是否清晰、分布均匀,有无分离的小叶,胎盘边缘是否完整,表面有无较多凝血附着。从母面"书页状"切开胎盘,间隔 1~1.5cm,子面少许组织连接以保留完整性。观察切面颜色、质地,有无深红色或灰白色质硬区等。

双胎胎盘,有以下几种形式:①双羊膜双绒毛膜,分离的胎盘;②双羊膜双绒毛膜,融合的胎盘;③双羊膜单绒毛膜,融合的胎盘;④单羊膜单绒毛膜,融合的胎盘。其中第一种情况相当于 2 个独立的胎盘,处理原则同单胎胎盘。第二种、第三种、第四种情况要观察两个脐带附着的情况,以及有无共用胎膜,共用胎膜与胎盘的附着情况,胎盘的厚度及颜色等。"书页状"切开时要垂直于共用胎膜,并尽量连接两个脐带的切面方向。画示意图标明胎盘形状、小叶分布、脐带附着、异常表现等情况。将标本置于足量中性福尔马林中固定过夜。

取材:①脐带取材 1 块,垂直脐带长轴切取 1~2 个切面,置于一个蜡块盒中包埋。如有异常,增加取材块数。因脐带根部血管常有变异,取材处应距根部 5cm 以上。②胎膜卷取材 1 块。将前一天制作好的胎膜卷取出,垂直切取 1~2 个薄片状胎膜卷,注意切取带大头针的薄片以免松散,连针放入蜡块盒中准备包埋。组织脱水后不易松散,包埋时再将大头针取出。③胎盘取材 3~5 块。取材要包括脐带根部、中间区域、胎盘边缘带少许胎膜处。要从胎盘子面到母面的全层取材,胎盘较厚区域可分块取材。如有出血、梗死等异常情况,可增加取材块数。④双胎胎盘需分别取两个脐带附着处胎盘。此外,若是"双羊膜双绒毛膜,融合的胎盘"或"双羊膜单绒毛膜,融合的胎盘",要注意在共用胎膜附着处的胎盘取材,并且对部分共用胎膜取材。

3. 输卵管 单独切除输卵管而送检的标本较为少见,多数是伴随卵巢和/或子宫病变一起切除的,其中对输卵管的观察和取材也与单独切除输卵管标本一致。

(1)输卵管非肿瘤性病变切除标本:输卵管非肿瘤性切除标本包括各种良性囊肿、输卵管绝育标本、输卵管积液(积水或积脓)和输卵管妊娠标本等。对各种囊肿要仔细观察测量大小、表面是否光滑、与周围组织的关系、是否与输卵管管腔相通、囊内容物性状、囊壁厚度、囊内壁是否光滑,如有乳头状突起及粗糙区,要观察记录大小、质地等。输卵管绝育标本一般是切取一段长0.3~0.5cm的管壁组织,应仔细辨别管腔位置。对输卵管积液切除标本要仔细观察,记录积液的量、性状等,以及输卵管与周围组织的关系、周围组织有无干酪样坏死等病变。输卵管妊娠标本很难见到完整输卵管,一般均较破碎不整,并有较多凝血块,应详细观察记录送检组织量、管壁样组织的长度及直径、管壁破损出血处的情况及在管壁及凝血中有无见到妊娠证据(绒毛、胚胎)。对大体正常的输卵管标本,应每隔3~5mm做连续切面,仔细观察有无微小病变。

取材:①如未见明显病变,可以选取3块囊壁组织进行立即包埋,如果囊肿较小(<1cm)且未观察到明显异常,可以将囊肿整体包埋;②对怀疑子宫内膜异位的标本,应选取附着出血坏死物周边区域取材,附着物太厚处不易取到上皮;③对囊壁乳头状突起及粗糙区域应重点取材,并相应增加取材块数;④对输卵管绝育小标本,取材包埋时要注意保证管腔横切,以利于观察输卵管各层结构;⑤对输卵管积液标本,除选取在积液处取材外,还应选取与周围区域交界处及周围病变区域取材,以利于查找积液原因;⑥输卵管妊娠标本取材时要注意取管壁破损处及明确的绒毛、胚胎组织,与宫内孕不同的是,在输卵管妊娠的凝血中往往可以找到绒毛,所以在大体未见明确妊娠证据时应对凝血多取材包埋;⑦当送检标本有较正常输卵管或对侧输卵管时,也应对其不同部位进行取材,以协助查找促成异位妊娠的病因,如未观察到明显异常,通常取2个横断切面进行包埋。

(2)肿瘤性病变输卵管切除标本:记录肿瘤的部位(左、右或双侧)、三维大小、颜色、质地,以及有无出血坏死、浆膜是否受累、伞端是否开放等。

取材:对肿瘤至少应每厘米取1块,任何切面质地不同的区域均应进行取材,任何可疑的浆膜受累位置都要进行取材,并对肿瘤与周围输卵管黏膜的移行区域取材(以寻找输卵管原发的证据),周围大体正常的输卵管及对侧输卵管也要选择性地进行取材。*BRCA1/2*基因突变患者降低癌风险所进行的输卵管预防性切除,标本宜全部取材:先将输卵管伞端切下,平铺,然后沿水平切面,间隔2~3mm取材,每片1块;对剩余输卵管垂直于长轴,约3mm间隔取材,可3~5片组织包埋为1块。

4. 卵巢 卵巢切除标本一般都附有输卵管,注意寻找并观察记录。测量记录卵巢的三维大小,仔细观察记录皮质表面是否光滑,表面是否有肿瘤附着或乳头状新生物及包膜有无破裂(对分期和术后是否化疗很重要)。对大体观察发现异常的卵巢应沿最大切面平行方向至少每隔1cm做一切面。切取时不要对卵巢皮质表面进行修整,以保留表面的生发上皮。

如果病变是囊性的,要观察记录是单房还是多房,是否有小的子囊,囊内液体的性状,囊内壁是否光滑及是否有乳头状突起,囊内有无其他成分,如毛发、牙齿、皮脂样物等。囊周边有无残存的正常卵巢皮质。当囊较大时,囊内压力可能较高,要注意从远离自己的一侧切开,防止液体喷溅污染。如果病变是实性的,要观察记录实性区的大小、颜色、质地、有无出血坏死、与周边组织的界限是否清楚等。如果病变是囊实性的,应对囊性区和实性区分别进行观察记录。

对因具有高的肿瘤遗传易感性而进行的预防性卵巢切除标本,应每隔2~3mm做连续切面,仔细观察大体有无异常。对伴随子宫病变一并切除的大体观察正常的卵巢标本,可沿最大面一分为二切开,并进行观察记录。卵巢旁的囊性或实性病变与卵巢内病变进行相似的观察记录。送检的网膜组织应测量三维大小并进行薄层切片,以利于观察记录有无肿瘤结节、砂粒体,以及增厚变硬区等。

取材:①对因具有高的肿瘤遗传易感性(如*BRCA1/2*突变患者)而进行的预防性卵巢切除标本,所有卵巢组织(包括输卵管)均应进行取材包埋,因为可能发现肉眼不可见的微小肿瘤。对伴随子宫病变一并切除的大体观察正常的卵巢标本,可以沿最大面切取1块进行包埋。②对大体观察倾向良性囊性病变的标本(囊壁薄而光滑),选取代表性区域适当取材,一般可以3块一篮立埋,取1~2个包埋盒即可。但对黏液性病变,由于恶性区域可以很局限并可与交界和良性区域共存,故需至少每厘米取1块进行包埋。对出现乳头状突起的区域应适当增加取材数量,对大体即有恶性表现的病变,要注意选取有代表性区域取材,包括不同质地的区域,一般保证每厘米取材 1 块。要特别注意对包膜破裂处或肿瘤浸润包膜处进行取材。

（六）乳腺

乳腺标本取材主要步骤包括识别标本类型、定位、测量病变大小、标记切缘、切开固定等。小标本通常间隔 2~4mm 切开,按照相应编号的包埋盒放置,全部包埋固定。大标本通常间隔 5mm 切开,且标本基底部分不切断以保持完整性,参考《肿瘤病理规范化诊断标准》,取材前用纱布或滤纸将组织片隔开(图 21-2),用10% 中性福尔马林缓冲液固定 8~12 小时,以保证固定液充分渗透和固定。但最长的固定时间不应超过 72 小时。标本取材时按照模板以图示的方式记录取材情况和病变位置及大小。

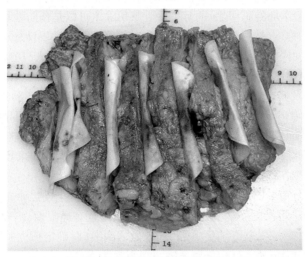

图 21-2　乳腺大标本切开固定方式

1. 粗针穿刺活检标本　描述粗针穿刺组织的数目,每块组织的形状、大小(直径和长度)和颜色,将标本平行放置在包埋盒的 2 块海绵间或裹于纸巾中,避免单个包埋盒中组织过多而导致组织重叠。10% 中性福尔马林固定时间为 6~72 小时。每个蜡块至少需要 3 个组织切面,以保证切片的充分代表性。如乳腺的组织学表现与临床和影像学检查结果不一致,则要求深切或连片。

2. 真空辅助乳腺微创旋切系统活检标本　大体检查及记录标明活检组织的总大小,并全部取材。

3. 乳腺肿块切除标本　按外科医师的标示确定送检标本的部位。若未标记,应联系外科医师明确切除标本所在的位置。测量标本 3 个径线的大小;若带皮肤,应测量皮肤的大小。测量肿瘤或可疑病变 3 个径线的大小,记录其部位、大小(精确到毫米)、颜色、质地(如胶状、质韧、实性、质硬)、生长方式(边界清楚、浸润性、推挤性)及肿物距切缘的距离等。若肿瘤或可疑病变最大径 ≤ 5cm,应至少每 1cm 取一个组织块,必要时宜全部取材。边界清楚的肿物常考虑为良性病变(如纤维腺瘤),需要每隔 1cm 取一个组织块。边界欠清的病灶和可疑病变需要尽可能全部取材。如果肿物太大不能全部取材,则至少每隔 1cm 取一个组织块。肿物的每一处切缘(上、下、浅面和基底面切缘)都要取材以便镜下观察。如果肿物距切缘很远,有代表性的切缘充分取材即可。如有纤维化的区域或其他可疑区域,需增加取材组织块。

4. 乳腺病变保乳切除标本　按外科医师的标示确定送检标本的部位。若未标记,应联系外科医师明确切除标本所在的位置。测量标本 3 个径线的大小;若带皮肤,应测量皮肤的大小。根据临床标记,正确放置标本,建议将标本各切缘(表面切缘、基底切缘、上切缘、下切缘、内切缘和外切缘)涂上不同颜色染料。按从表面到基底的方向,沿标本长轴每隔 5mm 做一个切面,将标本平行分为若干块组织,并保持各块组织的正确方向和顺序。仔细查找病灶,并测量肿瘤 3 个径线的大小;若为化疗后标本,则测量瘤床大小;若为局部切除后标本,则描述残腔大小及有无残留病灶;测量肿瘤、瘤床或残腔距各切缘的距离,观察最近切缘。

取材:保乳标本切缘取材主要有两种方法,分别为垂直切缘放射状取材和切缘离断取材。①垂直切缘放射状取材:根据手术医师对保乳标本作出的方位标记,垂直于基底将标本平行切成多个薄片(建议间隔5mm),观察每个切面的情况。描述肿瘤大小、所在位置及肿瘤距各切缘的距离,取材时将大体离肿瘤较近处的切缘与肿瘤一起全部取材,大体离肿瘤较远处的切缘抽样取材,镜下观察时准确测量切缘与肿瘤的距离。

②切缘离断取材：将 6 处切缘组织离断，离断的切缘组织充分取材，镜下观察切缘的累及情况。

5. 微小钙化病灶切除术标本　这些标本常无明显的大体改变，通常包含一根引导丝，并且附有影像学资料。取材时根据引导丝位置及在影像学显示异常的位置重点观察取材。对于一些小病灶，应该整体连续切片。体积大的标本建议在引导丝尖端和邻近区域取材。如果有多发病变，应记录它们的位置及相互关系。每个病变单独取材，对两个病变之间的正常区域取材，可以确定它们之间的关系。同样，大体上未见异常的乳腺要特别注意纤维化的区域，也需要在此区域取材。如果乳腺大体和最初的取材没有发现病理学改变，则应取材整个标本或至少是所有纤维化的区域。

6. 乳腺切除术标本　包括保留皮肤乳腺癌切除术(切除乳腺组织、乳头和乳晕复合体)、单纯的乳腺切除术(仅切除乳腺，无腋下淋巴结清扫术)、改良乳腺根治性切除术(切除乳腺，合并腋下淋巴结清扫术)、根治性乳腺切除术(改良乳腺根治术加胸肌切除)的标本。乳腺切除术可以是预防性切除，也可以是治疗性切除。

取材前应先测量大小和称重，然后再对标本进行定位，切缘用不同的墨汁标记。标本从内部向皮肤连续垂直切开，以 5mm 为间距，间隔衬以纱布或滤纸或脱脂棉，以利固定液浸入，10% 中性福尔马林缓冲液固定过夜。任何结节、纤维化、质硬区等病变的大小、生长方式、位置、距手术切缘的距离都要记录。如前所述的针对切除标本、肿物切除术及微小钙化病灶的取材原则在此同样适用。注意肿瘤与切缘的关系。如果肿物有导管内癌伴微小浸润，则要扩大取材范围，以便排除有更大范围的浸润。乳头部位取材 1 块，乳腺 4 个象限正常组织各取 1 块，皮肤、先前活检留下的真皮瘢痕都应取材。

乳腺取材(视频)

对于改良根治性乳房切除标本，先将腋尾切除，仔细寻找淋巴结，通常要求找到至少 10 枚淋巴结，再对所有找到的淋巴结组织均取材包埋。

7. 前哨淋巴结取材　前哨淋巴结是从乳腺流向腋窝的第一组淋巴结，肿瘤发生转移时往往最先被累及。术中冷冻切片/触诊对于可疑的阳性淋巴结评估有帮助，但也有局限性，术中淋巴结细胞学印片可以提供更多有价值的信息。取材时每枚淋巴结要每隔 2mm 做一剖面，以确定孤立肿瘤细胞、微转移或宏转移。当大体没有发现转移癌的证据时，整个标本都要送镜下组织学检查。

（七）内分泌系统

1. 垂体　外科送来的标本多为小块碎组织，送检组织全部包埋。

2. 甲状腺　沿标本的最大面打开，并平行最大面“书页状”切开，每片厚度不超过 0.5cm。准确描述标本的形状、外观、颜色及切面等情况。仔细观察送检甲状腺的切面，先判断是弥漫性病变还是结节性病变。弥漫性病变要注意累及双侧甲状腺还是局限在一侧，仅局限在甲状腺内还是侵出包膜侵入周围软组织。结节性病变是单发还是多发，结节周围的包膜情况，结节内是否伴囊性变、钙化、出血及坏死等。仔细检查每片甲状腺组织，是否有微小质硬结节存在。于周围脂肪组织中寻找甲状旁腺及淋巴结。

取材：包含所有病变的特点(囊性区、实性区，质硬区、质软区)，甲状腺结节、与甲状腺被膜的关系，与周围软组织的关系，甲状腺周围如甲状旁腺及淋巴结取材。

3. 甲状旁腺　在去除周围脂肪之后，尚未切除任何甲状旁腺组织进行冰冻或其他取材之前，应用灵敏的天平准确称量每一个结节的重量。腺瘤往往只累及一个甲状旁腺，甲状旁腺增生则 4 个(部分患者有变异)均有不同程度增大，只要单枚腺体超过 50mg，即可判断为甲状旁腺增生。送检多个结节时，标清每个结节的位置；测量结节大小并描述结节的外观(是否光滑，被膜是否完整)、颜色、硬度、切面等。每个结节取材 3 块，注意附带周围软组织或甲状腺组织。

4. 肾上腺　若病变考虑为肾上腺增生，摆正肾上腺的位置，凹陷的一面为下方，拱起的一面为上方，准确称量去除脂肪后的完整肾上腺重量，正常肾上腺重 5~6g。若为肾上腺肿瘤，应检查病变与周围组织的关系，肿物侵犯的软组织保留，未受累的软组织应剔除再对肿瘤称重，肿瘤的重量对判断肾上腺肿瘤的良恶性有帮助。

测量大小，描述外观。垂直肾上腺的长轴以“书页状”切开，观察皮质及髓质内是否有结节，单结节还是多结节，结节周围是否有纤维性包膜，以及结节的大小、颜色、质地，是否有坏死、出血及钙化。肾上腺皮质增生及皮质腺瘤等结节位于肾上腺皮质内，颜色黄；嗜铬细胞瘤源于肾上腺髓质，颜色红褐。观察病变周围肾上腺，分别量取头、体、尾 3 部分的皮质及髓质厚度。观察肾上腺周围软组织，寻找有无淋巴结等。

取材：结节与周围肾上腺的关系，与被膜的关系，不同质地及颜色的部分均要充分取材。另外，结节周围的肾上腺组织也要求取材。如有淋巴结，要全部取材。

（八）皮肤

皮肤较小的良性病变或恶性病变,临床上通常采用病变及皮肤梭形切除,切除时一般留有较窄的切缘。先用墨汁标记手术切缘,然后充分固定。测量标本的大小、梭形皮肤的面积、病变所处的位置、数目、隆起情况、皮表还是皮下。如临床有系线,按照提示的方位摆放好;记录病变的大小、颜色、形状、是否突出于皮表、边界、有无破溃及距切缘的距离。如病变位于皮下,记录其位置、实性还是囊性、颜色、质地、包膜;如为囊性,记录囊内容物的性状;同时记录肿瘤周围皮下组织的质地、颜色等。

取材:通常采用"十"字形取材,即先通过病变的短轴切取一片组织,两端沿长轴最大面切开各取 1 块。如肿物较大,可平行切取数个切面,不必按"十"字形切开取材,但要注意肿物与皮表、底切缘及四周切缘的关系。

（九）淋巴结与脾

1. 淋巴结　观察记录淋巴结的数目、形状、大小、表面包膜(是否光滑、完整,以及有无与周围组织粘连)状态、有无淋巴结相互粘连、融合等;辨别并记录切面的颜色、质地是否均匀,有无干酪样坏死、脓液、结节样病变等。

若有有新鲜送检的淋巴结,可在测量及记录后沿淋巴结短轴切开一分为二,一半保存在专门的保存液(如生理盐水)中,做流式细胞检测或分子病理检测,另一半于 10% 中性福尔马林缓冲液中固定过夜。因淋巴结的包膜阻止固定液的渗透,故接到标本后应尽快从中间切开淋巴结,保证充分地固定。

取材:取淋巴结的切面,带包膜整面包埋。若标本大于 1.5cm,则切分为几块包埋,根据需要取不同的切面。如淋巴结内病变与周围组织粘连,一并取材显示其与周围的关系。如为恶性肿瘤清扫的淋巴结,要尽可能地在脂肪组织中找到更多的淋巴结,每枚淋巴结均要取材,较大者取 1 块 1 盒,较小者切开,可 3~4 枚淋巴结包埋 1 盒。

2. 脾　记录脾的大小、重量、表面被膜薄厚、是否光滑、有无瘢痕/凹陷、有无梗死;脾边缘(圆钝、锐利)等。沿脾长轴从边缘向脾门的方向以扇形"书页状"切开,观察切面颜色、质地、脾小体是否明显、大小及分布是否均匀,余切面有无出血、梗死、囊肿、结节等。若为脾破裂标本,测量裂口的长度、深度及部位,其他部位有无瘢痕/凹陷、有无梗死。将已剖开的脾脏置于足量中性福尔马林液中固定过夜。

取材:淤血性脾大取 1~2 块,其中至少有 1 块带被膜。如为肿瘤病变,视肿瘤大小而定,包括肿瘤的不同质地、肿瘤与被膜及周围脾组织的关系。脾外伤及破裂标本沿与破裂口垂直的方向取材 1~2 块,包括出血区与周围正常脾组织交界的区域。脾门处淋巴结或副脾也需取材。

（张　伟）

第三节　术中快速病理诊断原则

术中快速病理诊断是病理诊断的重要组成部分,是指在手术过程中,采取局部少量组织或切除全部病变组织,即时送病理科制作冷冻切片、印片或快速石蜡切片,由病理医师在显微镜下观察病变后,判断病变性质作出病理诊断。目前国内病理科术中快速病理诊断最常使用的技术是冷冻切片。

冷冻切片技术是由 Pieterde Riemer 在 1818 年首次发明,并在 1891 年由 Welsh 将这种技术应用于病理诊断和治疗中。此后,Wilson Mecarty 于 1905 年又将其列为正式诊断方法之一。手术中做冷冻切片的唯一理由是决定下一步手术的方案,如判断甲状腺结节、乳腺包块的良恶性,决定是否要行根治术;又如了解切缘是否有肿瘤残余或淋巴结有无转移癌等。对病理医师来说,冷冻切片的质量直接影响到诊断的准确性。

冷冻切片的质量绝大部分不如石蜡切片,其主要原因在于组织结构和细胞形态清晰度差,另外受到取材块数的限制,并不是所有基于冷冻切片的诊断都能做到快速、准确、可靠。所以,如不能作出明确诊断,应请临床医师再取具有代表性的组织送检或请临床医师等待石蜡切片的结果,切勿勉强诊断而造成误诊,进而引发医疗纠纷。

随着临床手术量的增加,手术中病理诊断的数量也逐年增加,并且冷冻切片技术在基层医院得以普遍开展,临床手术医师对术中病理诊断的依赖性有所增加。但并不是所有组织都适合术中病理诊断,如骨组织、脂肪组织及钙化组织等。所以病理医师有必要让临床医师了解术中病理诊断的适应证与禁忌证,尽管术中病理诊断对临床手术方案的制订起重要的指导作用。

但是,因为受到诸多因素的局限,术中病理诊断并不是最后的病理诊断,冷冻切片和快速石蜡切片诊断与手术后石蜡切片的诊断有可能不相符合。关于两者符合率的报道各家不一,其中冷冻切片的准确率多报道为94%~97%。各种组织冷冻切片的准确率也不尽相同,神经组织、淋巴组织等冷冻切片的质量较差,准确率相对较低。

一、术中快速病理诊断流程

1. 标本由参加手术的台下医师或标本送检专职人员连同申请单一并送达病理科,经过病理科值班医师验收合格后进行登记编号。

2. 标本接收时应对以下项目进行查对:①申请单与标本瓶或袋上患者姓名、年龄、性别、送检科室、患者住院号等是否一致;②申请单填写是否合格;③标本数目是否相符;④在申请单上是否留有手术室联系电话号码。

3. 取材　仔细触摸标本,检查有无硬块、结节,并做多剖面切开(按每2~3mm "书页状"切开)以防止遗漏。

4. 阅片　医师阅片前要做"三查七对"。"三查":①查申请单病理号与切片号是否一致;②查大体记录的组织块数与切片上的块数是否一致;③查镜下组织学与临床取材的解剖部位是否一致(不符者,应立即与技术员核对,必要时与临床医师联系)。"七对":核对患者姓名、性别、年龄、病史、临床诊断、取材部位、术中所见。

二、诊断评价标准

冷冻切片诊断结果的评判是将术中冷冻切片诊断与术后石蜡切片诊断互相对照产生。分为:①完全符合,术中冷冻切片诊断与术后石蜡切片诊断完全一致;②基本符合,良恶性一致,分类、分型或分级略有不同;③不肯定(延迟诊断),术中冷冻切片不能肯定良恶性,恶性情况不能完全除外,仅提供病变所见及倾向性意见,需待术后石蜡切片确诊;④不符合(误诊),良性病变误诊为恶性病变(假阳性)或恶性病变误诊为良性病变(假阴性),即良恶性判断错误。

三、冷冻切片的用途与局限性

(一) 冷冻切片的用途

1. 证明一种病变的性质　术中病理诊断的主要目的是确定是肿瘤还是非肿瘤病变。如果是肿瘤,则需进一步确定是良性还是恶性。而术中病理诊断对于肿瘤的分型不一定准确,为了争取时间,应先报告肿瘤的性质。由于病变不典型,不能确定良恶性病变时,要实事求是按照自己诊断的把握程度,提供一个倾向性意见供临床参考,或提示待石蜡切片再定。

2. 确定手术切缘是否足够　术中确定切除肿瘤的边缘是否有残留的肿瘤组织非常重要,直接决定手术的成败。术中需明确切缘的肿瘤多见于胃肠道癌、喉癌和口腔科的肿瘤标本。胃肠道癌切缘较宽,最好于距离肿瘤最近的切缘取材。贲门癌手术如果上切缘有癌组织,临床医师可能需要开胸手术进一步切除病变,此时冷冻切片诊断对临床手术范围起决定性作用。而头面部肿瘤手术确定切缘有无肿瘤,对于清扫范围和扩大切除的方向关系重大。

3. 确定收到的标本是否含有能够作出诊断的组织或是否还需要再取标本。

4. 辨认组织　盆腔或后腹膜肿瘤切除时,有腔隙状结构需要做冷冻切片证实是否为输尿管组织;先天性巨结肠需证实在手术切缘的肠壁是否有肌间神经节细胞存在,如果切缘仍无神经节细胞,则需进一步切除一段肠管,直到查到肌间神经节细胞为止。

5. 确定有无淋巴结转移癌　有些癌症病例,在手术切除肿瘤时同时送检局部淋巴结,确定有无转移,以决定手术方案。如乳腺癌术中送检前哨淋巴结,根据有无转移决定是否做腋窝淋巴结清扫。

(二) 冷冻切片的局限性

1. 冷冻技术的缺陷是切片质量较差　技术员的技术水平是决定冷冻切片质量的重要因素,冷冻切片机温度状态、包埋剂的选择也不同程度影响冷冻切片质量。

2. 冷冻切片取材局限　有时局部小组织不能代表整个标本,或根本没有取到病变组织。因此,有的病例冷冻切片组织像与手术切除大标本的石蜡切片组织像差异比较大,造成冷冻切片的诊断与石蜡切片的诊断不一致。

3. 很多病理医师缺乏冷冻切片诊断经验　冷冻切片要求在很短的时间内作出诊断,缺乏经验的病理医师难以胜任此项工作,必须要经过一段时间的训练,积累了一定经验的病理主治医师才能承担。

4. 疑难病例和交界性病例　对此类病例有时用石蜡切片诊断都很困难,在冷冻切片上诊断就更加困难,常需要做免疫组化染色和电镜观察,因此需要延缓诊断,如果勉强作出诊断则容易误诊。

不适于做冷冻切片诊断的情况:①疑为恶性淋巴瘤的病例;②过小的标本(<0.2cm);③术前容易活检者;④脂肪组织、骨组织和钙化组织;⑤需要依据核分裂象计数判断良恶性的软组织肿瘤;⑥主要根据肿瘤生物学行为特征而不能依据组织形态判断良恶性的肿瘤,如甲状腺滤泡性病变;⑦已知具有传染性的标本(如结核、病毒性肝炎、艾滋病等);⑧术中病理诊断不影响手术的方式和范围的病例。

5. 肿瘤细胞种植　少数情况下在手术中采取活检组织时,可能造成肿瘤细胞的种植,在切除肿瘤时边缘带较宽的正常组织可以避免种植的发生。

四、手术中病理诊断误诊原因分析

1. 申请单和标本问题　冰冻申请单填写不合格,送检标本不合格(如放于湿纱布内),组织过小不能满足病理诊断的需要。

2. 标本取材有限或不当,未取到病变区,造成假阴性结果　如微小甲状腺乳头状癌,病变仅几毫米,甚至仅能在显微镜下才能诊断,故冷冻切片检查容易遗漏。

3. 冷冻切片质量差,直接影响切片的诊断　冷冻时由于组织骤冷,使组织内水分结成冰晶,在制片过程中造成组织细胞内大量空泡形成,而使组织切片形成网格样结构;切片过厚,或皱褶多,染色欠佳,结构模糊不清晰;切片过碎,切片不全。冷冻切片因细胞未充分固定,细胞肿大,胞质背景不清楚,细胞核大,有异型性,容易造成错觉。遇脂肪组织和钙化组织则不易制片。

4. 阅片解释错误　病理医师训练不够,在冷冻切片上细胞形态不典型,辨认常不准确,对于冷冻组织的人为假象不熟悉,容易发生误诊。与石蜡切片比较,冷冻切片的特点如下。

(1)细胞体积大,境界不清,上皮细胞易拉长或变形,圆形或卵圆形细胞成为短梭形,单层或双层细胞变成多层,由于切片较厚,细胞聚集,有时产生细胞异型的感觉,易误诊为恶性病变。

(2)组织固定不好,染色欠佳,切片脱水透明差,细胞结构模糊,辨认病变较困难。

(3)细胞内出现大量空泡,误认为是黏液或脂肪类物质,特别是含水分多的物质,如脑组织,在冷冻切片时组织中的水分形成冰晶,在制片过程中溶解呈空泡。湿纱布和干纱布包裹脑组织送检冷冻切片效果完全不同。湿纱布包裹的组织增加了组织水分,冰晶增多,使切片呈空网状,难以诊断。

(4)由于冷冻切片的胞质境界不清,多核巨细胞较难辨认。

(5)胞质内嗜酸性颗粒也不甚清楚,所以嗜酸性病变和嗜酸性粒细胞不如石蜡切片明显。

(6)血窦丰富的组织或肿瘤,在冷冻切片上血窦呈空白区,看不到红细胞。取材存在局限性,为达到快速诊断的目的,不能广泛取材。

(7)病变形态复杂,假象、陷阱多　如肌上皮细胞不易辨认。浆细胞与肥大细胞呈圆形、卵圆形或多边形,胞核偏心,染色质车辐状排列,结构不清楚,胞质嗜碱性不明显,通常为镶嵌状排列成排或弧形的假腺样结构,易误为腺癌细胞。在冷冻切片中炎症细胞浸润常是一个陷阱,对其辨认错误易导致诊断错误。对一些交界性病变和有些疑难病变存在误诊风险,需要延迟诊断。

5. 切片观察不仔细、不全面,遗漏病变,从而造成假阴性的错误诊断。

五、提高术中冷冻切片诊断的准确率的方法

1. 病理医师必须加强与临床的联系,病理科收到冷冻切片申请单后,必要时应去病房了解患者的病史及超声、CT 等检查结果。

2. 病理技术人员接收标本时应严格执行核对制度。

3. 病理医师要亲自取材,仔细检查,以充分掌握标本的大体特征,故取材是提高检出质量的关键。同时应尽量去除病变外围的脂肪,以利于制片。

4. 加强技术员冷冻切片技术的训练。冷冻切片的质量直接影响诊断准确性,一张高质量的切片是发出准确报告的前提。在进行冷冻切片时,应根据不同的组织调节冷冻温度,脑、淋巴结、肝、脾、肾、睾丸等部位的组织,一般冷冻温度范围为 −16~−12℃;肌肉、肾上腺、甲状腺、子宫、卵巢部位为 −22~−18℃;乳腺、皮肤、前列腺部位组织,温度选择 −28~−22℃;脂肪组织温度在 −50℃左右。组织冷冻温度不当会使组织冷冻过度或冷冻不足,造成切片困难。选取组织块要快速低温冷冻,最好使用专用包埋剂(OCT),以免出现冰晶,影响冷冻切片质量。冷冻切片虽然越快越好,但前提是必须保证切片质量。

5. 诊断最好由 2~3 名有丰富经验的病理科医师共同阅片,同时结合肉眼所见、临床资料、手术情况进行综合分析,必要时与手术医师沟通。

六、冷冻切片中基本病变的辨认

1. 炎症细胞的辨认 肿瘤细胞与炎症细胞的辨认有时很困难,炎症细胞常是一个陷阱,导致误诊。

(1)浆细胞:冷冻切片中浆细胞常聚集成团、成行或呈腔隙样排列,胞核偏心,核染色较深,染色质呈车辐状排列及核周晕不清楚,易误为腺癌细胞。

(2)淋巴细胞:体积小、胞核深染,易误为小细胞癌。

(3)粒细胞:在冷冻切片中,中性粒细胞常与细胞碎片类似,嗜酸性粒细胞胞质中红染颗粒不清楚。

(4)肥大细胞:胞质丰富,见有嗜碱性颗粒,易误认为上皮细胞。

(5)泡沫细胞:炎症引起的脂肪坏死,吞噬多量脂肪的泡沫细胞可能误为肿瘤细胞。

2. 神经节细胞的辨认 多见于中枢神经肿瘤、外周节细胞神经瘤、节细胞神经母细胞瘤及先天性巨结肠。辨认神经节细胞的困难在于婴幼儿的神经节细胞发育不成熟。

3. 识别酷似癌细胞变异形态的肺泡上皮细胞 ①硬化性肺细胞瘤,肺泡上皮细胞可以呈乳头状增生,类似于贴壁状生长的肺腺癌。间质细胞可以呈实片状,细胞体积大,有异型性;②肺癌放化疗后可以导致肺泡上皮体积增大,核异型性显著,核仁明显。结合临床病史可避免误诊。

4. 间皮细胞增生 炎症可以引起间皮细胞呈乳头状、腺管状或实片状结构,易误为腺癌。

5. 淋巴结的冷冻切片问题 淋巴结冷冻的主要目的是确定是否存在转移性肿瘤。镜下应观察结构是否完整,是否有上皮样细胞,尤其是被膜下淋巴窦。肉芽肿的辨认非常重要,其中的上皮样细胞有可能被认为上皮性肿瘤。异位腺体有时会干扰诊断,在颈部等部位要考虑到此种情况的出现。

6. 鳞状细胞癌的辨认 高分化鳞状细胞癌伴角化时,由于角化物在冷冻切片上着色淡,出现类似腺腔样结构,很容易漏诊。

7. 印戒细胞的辨认 分化差的单个印戒细胞很难辨认,与炎症细胞容易混淆。在诊断为印戒细胞癌的消化道肿瘤,有时术中需要明确切缘是否有癌细胞时,最好同时取材明确的肿瘤部位组织做冷冻切片。

8. 富于黏液样物质的肿瘤 富于黏液样物质的肿瘤包括上皮性、间叶性的良性和恶性肿瘤,如黏液腺癌、神经纤维瘤、平滑肌肿瘤、黏液性脂肪肉瘤、黏液软骨肉瘤等。在冷冻切片中常以黏液样物质为主,细胞成分很少。部分难以明确肿瘤性质和类型,建议对此类情况进行延迟诊断。

9. 骨基质、胶原纤维玻璃样变性与淀粉样物沉积 三者镜下均为红染无结构,同时冷冻可致组织收缩,造成与周围组织关系不明确,使三者难以区分,易造成错误判断,因此要着重观察红染物内及周围细胞的形态及排列,包括但不限于:①骨肉瘤与骨痂都有骨样基质,前者骨样基质和细胞排列紊乱,后者骨样基质常有一定方向排列;②骨化性肌炎也需要与骨肉瘤鉴别,骨化性肌炎主要组织学特征是分层结构;③淀粉样物可见于膀胱及喉的淀粉样物沉积症,也见于某些肿瘤的间质内,最常见的是甲状腺髓样癌。这些都可作为诊断的重要依据。

10. 各部位异位、错构或胚胎残留组织的识别 如果对异位、错构或胚胎残留组织的识别不正确,有可能将其误认为肿瘤。常见的情况:①子宫内膜异位,盆腔、腹股沟淋巴结、腹膜、结肠、阑尾等处均可见子宫内膜异位,出现于淋巴结内时易误诊为转移性腺癌;②颈部淋巴结有甲状腺、涎腺组织异位,特别是腮腺区淋巴结内涎腺组织异位较多见;③胃壁和肠壁有胰腺组织异位;④肺及甲状腺等组织中见软骨组织称为错构瘤。

11. 容易混淆的良性与恶性血管病变 ①肉芽组织中血管内皮增生肥大,有可能被认为是腺上皮而误诊为腺癌；②血管内皮细胞肿瘤包括良性、中间型及恶性，其中中间型的病理诊断无论是冷冻切片还是石蜡切片都很困难，难以明确时，应该选择延迟诊断。

12. 癌与肉瘤的鉴别　冷冻切片中，偶尔会遇到癌与肉瘤的鉴别问题，如乳腺淋巴瘤，瘤细胞呈列兵样排列，可能误认为小叶癌。

七、冷冻切片诊断的注意事项

1. 冷冻切片诊断主要根据病理组织学，但是一定要结合临床资料，包括手术所见；病理医师必须要看大体标本，但是要立足于组织学观察。

2. 术中病理诊断的关键要确定病变的性质（良性或恶性），对于术中制订进一步手术方案有重要意义。但是，需要熟知各系统的肿瘤和瘤样病变的分类，还要了解一些肿瘤特殊类型（如形似恶性细胞特征，但实际上是良性肿瘤）。当确定为恶性肿瘤但类型难定时，可书写报告为"恶性肿瘤，类型待定"。如果为送检组织过少或交界性疑难的病例，可以作描述性诊断，实事求是地报告，待石蜡切片最后诊断。当要决定截肢或胰十二指肠根治等大手术时，如果没有足够的诊断依据和把握，决不能勉强诊断。

3. 关于手术中快速病理诊断的应用范围与病例的选择问题，病理医师要加强与手术医师的联系和沟通，使临床医师理解快速诊断是有一定局限性的。在有条件的医院，冷冻切片室最好设在手术室旁，这样有利于临床医师与病理医师讨论，提高手术中诊断的准确性。

4. 承担冷冻病理诊断的医师首先要具备扎实的石蜡切片诊断基础，需经过一定的冷冻切片诊断训练，熟悉冷冻切片中基本病变的辨认和人为假象及其特点。

5. 要善于总结经验教训，不断提高诊断水平。

6. 冷冻病理报告的形式应采取纸质或电子报告方式，避免口误带来的潜在医疗风险。

7. 细针穿刺后冷冻切片诊断中存在陷阱。甲状腺细针穿刺后最常见的病变是出血与纤维化。需要注意的病变还包括梗死、核异型性、血管改变、包膜的假浸润及化生等。某些情况下，梗死与肿瘤性坏死可能混淆。

8. 化生性病变要熟知，良性病变基础上的恶性改变要仔细辨别，纤维组织中残留或增生的滤泡上皮也可能被误认为浸润性癌。

（张　伟）

第二十二章　尸体剖检及规范

第一节　概　　述

一、尸检简史

古罗马"解剖学之父"盖仑（Galen，129—199年）有一句名言："解剖学对医生的重要性，就像建筑师离不开图纸一样"，但他没有解剖过人体。其后，医学家蒙迪诺（Mondino de Luzzi，1270—1327年）于1315年偶然地在历史上第一次对人体做了一次公开的解剖实验，并于次年写出了《解剖学》，这是生理学史和医学史上的第一本解剖学专著。较早进行尸体解剖的医生是16世纪著名的青年医生安德烈·维萨里（Andreas Vesalius，1514—1564年），于1543年出版《人体构造》（*De Humanis Corporis Fabrica*）一书，成为近代人体解剖学的奠基人。

病理学是研究疾病的病源、发病机制及转归的医学基础学科，它是临床医学与基础医学之间的桥梁。病理学对现代医学的产生和发展起着先导和推动作用。18世纪病理解剖学已作为独立的一门学科出现。通过大量的病理解剖，一个又一个疾病的临床症状、体征与器官水平上的内在联系被揭示。尽管医学取得了迅猛的发展，对疾病的诊断手段有了长足进步，依赖尸检确定死亡病例疾病性质的作用有所减弱，但它仍然是明确疾病诊断和死亡原因最重要的检验手段。

二、尸检的目的和意义

尸体解剖（autopsy）简称尸检，是指通过对尸体的体表观察、内部器官的肉眼和显微镜的形态学检查，识别和确定其各种病变，并结合死者生前的临床表现、各种实验室检查结果和采取的诊治手段等，明确死者疾病性质和死亡原因的一种检查方法。尸检除了可给医学技术鉴定和司法裁决提供直接的证据外，还可以为医务人员诊疗、护理实践进行反馈，从而达到明确诊断、分清是非的目的。

尸检主要分为法医尸检（forensic autopsy）和病理尸检（pathologic autopsy）。前者涉及法律纠纷，目的在于协助司法部门判定死者的死亡方式和原因，特别是判定死者是属于他杀还是自杀，或是因病而死。而病理尸检（包括涉及医疗纠纷的尸检）的目的在于为死者的疾病诊断和死亡原因寻找客观的形态学证据，确定死者疾病的演变过程、疾病性质及其死亡原因，以验证临床对其生前所采取的各种诊治手段的合理性或正确性，以便临床总结经验、吸取教训，从而促进医学的发展和进步。

在强调尸检重要性的同时，还应明确尸检的局限性。不能希望尸检能解决所有死因，更不能期待它能解决医疗纠纷中的所有问题。这是因为许多死因是机能性的，缺乏具有诊断意义的形态学改变，如大部分冠心病猝死、休克死、肝或肾功能衰竭死、电击或中暑死及大多数中毒死等。尸体的明显腐败也能影响病理学观察。所以，无论在国内还是国外，都有少部分尸检不能诊断死因。此时，纠纷的鉴定有赖于对尸检材料、病历和调查结果的全面分析。

三、尸检的有关条例

目前我国涉及尸检的法律性文件如下。

（一）《中华人民共和国刑事诉讼法》

第一百三十一条　对于死因不明的尸体，公安机关有权决定解剖，并且通知死者家属到场。

(二)《解剖尸体规则》(1979年9月10日,原卫生部发)

第二条 尸体解剖分为下列三种:

1. 普通解剖 限于医药院校和其他有关教学、科研单位的人体学科在教学和科学研究时施行。下列尸体可收集作普通解剖之用:①死者生前有遗嘱或家属自愿供解剖者;②无主认领的尸体。

2. 法医解剖 限于各级人民法院、人民检察院、公安局以及医学院校附设的法医科(室)施行。凡符合下列条件之一者应进行法医解剖:①涉及刑事案,必须经过尸体解剖始能判明死因的尸体和无名尸体需查明死因及性质者;②急死或突然死亡,有他杀或自杀嫌疑者;③因工、农业中毒或烈性传染病死亡涉及法律问题的尸体。

3. 病理解剖 限于教学、医疗、医学科学研究和医疗预防机构的病理科(室)施行。凡符合下列条件之一者应进行病理解剖:①死因不清楚者;②有科学研究价值者;③死者生前有遗嘱或家属愿供解剖者;④疑拟职业中毒、烈性传染病或集体中毒死亡者。

(三)《关于台湾同胞在大陆死亡善后处理办法》

(四)《医疗事故处理条例》(于2002年9月1日起公布施行)

第十八条 患者死亡,医患双方当事人不能确定死因或者对死因有异议的,应当在患者死亡后48小时内进行尸检;具备尸体冻存条件的,可以延长至7天。尸检应当经死者近亲属同意并签字。尸检应当由按照国家有关规定取得相应资格的机构和病理解剖专业技术人员进行。承担尸检任务的机构和病理解剖专业技术人员有进行尸检的义务。医疗事故争议双方当事人可以请法医病理学人员参加尸检,也可以委派代表观察尸检过程。拒绝或者拖延尸检,超过规定时间,影响对死因判定的,由拒绝或者拖延的一方承担责任。

(何妙侠)

第二节 尸检操作的一般原则

一、设备及消毒

尸检室应设于僻静处,紧邻太平间,以便于运送尸体。尸检室地面要平滑并略斜,以便冲洗和排水。解剖台四周稍高,斜向中央,以便冲洗;台面要平滑并稍宽长,以便放置尸体时,仍有余地放置解剖器械和取出的脏器。排水孔上装筛箅,免得脏器组织碎块、毛发阻塞排水管道。最好有通风设备、安装有照相设备。

应准备的器材:截断刀、解剖刀、钝头及尖头解剖剪、肠剪、有齿及无齿镊、弯血管钳及直血管钳、细齿锯或电锯、肋骨剪、窄刃凿或宽刃凿或丁字凿(开颅用);铁锤、头颅固定夹、有双锯条的脊椎锯、骨钳、大小探针、脑刀、缝皮针及线;大小秤、量尺及量瓶、舀勺、瓷盆(用于装盛取出之脏器)。

常用固定液:①甲醛液(福尔马林),为最常用之固定剂,为一份原装甲醛液(40%)加9份水混合而成。更好的固定液为每100ml甲醛液加磷酸二氢钠4g、磷酸氢二钠13g配成的磷酸盐缓冲福尔马林固定液,其pH为7。用这种固定液固定可避免组织切片内产生福尔马林色素。固定时间以12~14小时为宜。②乙醇,需显示组织内糖原或神经细胞内尼氏体时,可用95%的乙醇固定。③Zenker液,用于检查骨髓等造血组织的细胞。④Bouin液,主要用于结缔组织三色染色时使用。⑤戊二醛溶液,为制备电镜超薄切片常用固定剂,应放冰箱贮存备用。

尸检室应注意消毒,以防止病原微生物扩散。一般尸检后地面台面用漂白粉液浸泡10min后用流水冲洗,解剖器材可用新配的1/10漂白粉液或1/1000氯己定或新洁尔灭液浸泡30分钟消毒。污水应流入自动消毒池,待加漂白粉或次氯酸钠消毒处理后方可排走,以免污染环境。

二、尸检送检的相关文书

申请或委托尸检方必须向受理尸检方递交有关资料。

1. 死者的死亡证明。

2. 有申请或委托方当事人签名、负责人签名和加盖委托单位公章的尸检申请书或委托书。

3. 逐项认真填写的尸检申请书。

4. 死者亲属或代理人签署说明尸检有关事项的"死者亲属或代理人委托尸检知情同意书",并确认以下事项。

（1）同意有关受理尸检机构对死者进行尸检。

（2）授权主持尸检人员根据实际需要确定尸检的术式、范围、脏器或组织的取留及其处理方式。

（3）主持尸检人员负责遗体尸检后的体表切口缝合，不参与尸检后遗体的其他安置事项。

（4）明确新生儿和围生期胎儿尸检后的尸体处理方式。

（5）同意对尸检过程进行必要的摄影、录像，并确认是否同意教学示教。

（6）尸检病理学诊断报告书可提供死者所患的主要疾病和死因；难以作出明确结论时，可仅提交病变描述性尸检报告。

（7）尸检病理学诊断报告书发送给委托尸检方。

三、生物安全及防护

除常规个人防护用的衣服、口罩、手套等必备物品外，还须针对各种不同类型的急性、烈性传染病（如鼠疫、霍乱、副霍乱等）和高危传染病（如严重呼吸道综合征、艾滋病、急性重型病毒性肝炎等）死者的尸检时，应更加严格地做好个人防护，准备好所用的隔离服、帽子、消毒液等。尸检时用过的衣物不要带到其他工作室，每次用后用消毒液擦去血污后，煮沸或高压消毒。

（何妙侠）

第三节 尸体剖检方法

一、一般性检查

（一）死亡征象检查

1. 确认死者呼吸、心跳停止，神经系统对刺激无反应。

2. 确认存在尸冷、尸僵和尸斑。

3. 确认角膜混浊及其程度。

（二）体表检查

1. 一般检查　性别、年龄、身高、发育、营养状况等。

2. 体表特征　伤痕、畸形、缺陷、出血、分泌物等。

3. 皮肤　颜色、水肿、溃疡、出血点、瘀斑、皮疹、色素痣、肿物、文身等。

"T"形切开法
（视频）

4. 头颈部　眼睑、角膜、结膜、瞳孔等；口、鼻、外耳道分泌物或流出物等。

5. 胸腹部　胸廓形状，是否对称等；乳房大小，乳头有无内陷，是否有肿物、橘皮病变等；有无手术痕迹，腹壁形状，有无疝、静脉曲张等；背部、骶部有无褥疮；外生殖器有无畸形、分泌物、男性隐睾等；肢体有无创伤、瘢痕、畸形、水肿等；全身浅表淋巴结有无肿大等。

二、体腔剖开类型

（一）"T"形切口

先做连接两侧肩峰的横行弧形切口，再自弧形切口中点至耻骨联合做纵行直线切口（经脐凹时，由其左缘弯过）（图22-1）。

（二）"Y"形切口

适用于女性。自两腋前缘沿两侧乳房下缘走行汇合于胸骨 - 剑突连接处，再由该处至耻骨联合做纵行直线切口（经脐凹时，由其左缘弯过）。

（三）"I"形切口或直切口

切口始于下颌骨内缘中点，止于耻骨联合（经脐凹时，由其左缘弯过）（图22-2）。

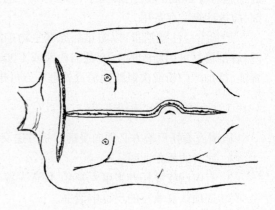

图 22-1 "T"形切开法

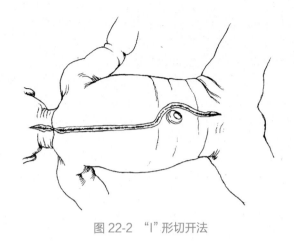

"I"形切开法(视频)

图 22-2 "I"形切开法

三、胸腔剖检及脏器取出方法

（一）胸壁软组织的切开和剥离

1. 经胸壁中线切开皮肤、皮下组织和胸大肌，达胸骨表面。

2. 左手上提和外翻其同侧的皮肤、皮下组织和肌肉，右手执刀尽量贴近胸骨和肋骨将肌肉与胸骨和肋骨分离（图 22-3）。

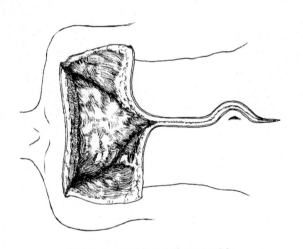

胸壁软组织切开和剥离(视频)

图 22-3 胸壁软组织切开和剥离

（二）胸腔的剖开

1. 剖开胸腔前，应先进行气胸试验。方法：分离胸壁软组织后，形成一个凹形袋，向其中注满清水；于水袋液面下肋间隙处刺破肋间肌和胸膜，若有气泡冒出，提示存在气胸（图 22-4）。

2. 自第 2 肋骨起，于左、右肋骨与软骨交界约 1cm 处，用软骨刀向下离断各条肋软骨。

3. 离断两侧胸锁关节。

4. 将胸骨和与其相连的离断肋软骨提起，离断与其内面相连的软组织。

5. 移去胸骨和肋软骨，暴露胸腔。

（三）胸腔检查

1. 胸腔内有无液体、液体量和性状等。发现积血或气胸时，应查寻其来源。

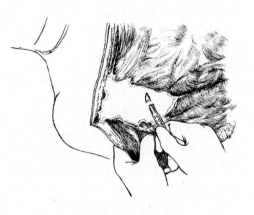

图 22-4 气胸试验

469

2. 胸膜厚度、是否光滑、有无出血点,胸膜与脏器和脏器之间有无粘连等。

3. 胸腺、肺、心脏和大血管等的一般外观和位置关系。

4. 胸膜表面有无肿物及其数量、大小、颜色和形态等。

5. 心包腔剖检

(1)在心脏前面自基底部向下"人"字形剪开壁层心包,暴露心脏(图22-5)。

(2)心包腔内有无液体、液体量和性状。

(3)心包是否光滑,有无出血点,与心脏有无粘连等。

(4)心脏、血管是否破裂。

(5)心血细菌培养:在无菌操作下,经右心房穿刺抽取心血5ml,置于无菌试管内,送至细菌室进行细菌培养。

(6)肺动脉栓塞检查:在离断心脏之前,原位剪开肺动脉主干及其左、右分支,检查其腔内有无血栓栓塞(图22-6)。

(7)空气栓塞检查:将剪开的壁层心包提起形成袋状,向其中注入清水,然后,在水平面以下刺穿左心室前壁或在左心房前壁剪一小口,观察有无气泡逸出。

气胸试验(视频)

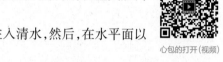
心包的打开(视频)

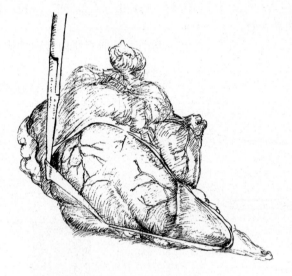

图22-5　心包的打开

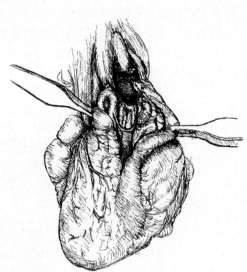

图22-6　肺动脉栓塞检查

（四）胸腔脏器取出方法

1. 心脏　左手托起心脏,右手持剪相继切断上、下腔静脉,肺动、静脉和主动脉。最后将心脏取出。若有心血管畸形,则应将心脏连肺一并取出。

2. 肺　①使气管与食管等周围组织分离,确认左、右肺处于游离状态;②将气管和肺一并拉出胸腔,在膈肌上方离断食管和胸主动脉等,遂将气管和两侧肺整体取出。

3. 食管　在食管与气管相连状态下,沿食管后壁自上而下剪开;将食管前壁与气管后壁剥离。

肺动脉栓塞检查
(视频)

四、腹腔和盆腔剖检及脏器取出方法

（一）腹壁的剖开

1. 切开腹部皮肤、皮下组织和腹壁肌肉,暴露腹膜。

2. 在上腹部腹膜做一小切口,观察有无液体或气体由腹腔内溢出。

3. 左手示指和中指自腹膜小切口伸入腹腔并向上轻提腹膜,右手持剪沿左手示指、中指之间纵向剪开腹膜,暴露腹腔。

（二）腹腔和盆腔检查

1. 腹腔内有无气体或液体,确认气量和气味,腹水量和性状,并应查寻其来源。

2. 腹膜厚度,是否光滑,有无出血点,与脏器有无粘连等。

3. 测量两侧膈肌高度。

4. 脏器位置有否异常,脏器之间有无粘连。

5. 肝、脾是否肿大、破裂等;有无副脾。

6. 十二指肠乳头排胆试验。

7. 胃肠道有无胀气、穿孔等;回盲部和阑尾情况。

8. 肠系膜和腹膜后淋巴结是否增大。

9. 大血管有无堵塞(血栓)、破裂等。

10. 盆腔腹膜与脏器和脏器之间有无粘连。

（三）男性尸体盆腔剖验

划开膀胱周围的腹膜,整体游离膀胱、前列腺和尿道后部。剥离直肠后方的软组织使直肠游离,于肛门 - 直肠联合线之上 2cm 处将直肠离断。

（四）女性尸体盆腔剖验

按上述男性尸体操作方法游离膀胱和直肠。切断子宫的固定韧带,分离圆韧带、阔韧带下缘和输卵管、卵巢周围疏松结缔组织,于子宫颈以下切断阴道,将生殖器官一并取出待检。

（五）腹腔和盆腔脏器取出方法

1. 胃、十二指肠和排胆试验

(1)排胆试验:保持肝、胆、胰、胃和十二指肠等固有毗邻关系,由十二指肠下部十二指肠悬韧带(ligament of Treitz)以上前壁正中处入剪,暴露十二指肠乳头,手压胆囊即有胆汁流出时,为排胆试验阳性,直接证明肝外胆道通畅。

(2)解离:割断与胃相连的大、小网膜,由幽门沿胃大弯上行将胃剪开,于贲门部和十二指肠悬韧带处割断胃与食管和十二指肠与空肠的联系,将胃和十二指肠一并解离。

2. 肠和肠系膜

(1)将横结肠和大网膜提起,用两把肠钳(或用两段线绳)夹紧(或紧扎)十二指肠悬韧带处的肠管,在两把肠钳(或两段绳扎)之间割断肠管。

(2)术者以其左手持长刀拉锯式沿肠系膜附着处游离小肠。

(3)由回盲部起,分离大肠与腹膜后软组织,达到乙状结肠与直肠交接处处,用双线将该处紧扎并在双扎线之间割断肠管。

(4)直肠仍留于原位,待与盆腔脏器一并取出(图 22-7)。

(5)将游离肠管置于水槽中,用肠剪沿肠系膜附着线剪开小肠,沿游离结肠带或肠系膜对侧线剪开结肠,检查肠内容物的性状(必要时对肠内容物进行生物病原学检查或毒物检查),然后,以流水轻轻冲去肠内容物。

(6)对阑尾进行多面平行横断,近盲端处应予纵切,也可全长纵行剖开。

(7)于肠系膜根部切断其与后腹壁的连接。

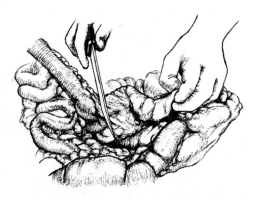

图 22-7　肠及肠系膜分离及取出

3. 脾　左手提脾,右手割断脾门处的血管,将脾摘下;局部探查有无副脾。

4. 肝和胆囊　割断肝蒂、镰状韧带及三角韧带和肝静脉,将肝摘下;将胆囊与肝膈面剥离。

5. 胰　先分离胰与十二指肠,再分离周围组织,取出胰腺。

肠及肠系膜分离及取出(视频)

6. 肾上腺　未检查肝、肾前取出肾上腺。分开左肾上极周围脂肪,解离左肾上腺;将肝向左上方推起,在右肾上极与肝之间暴露和解离右肾上腺。

7. 肾和输尿管　钝性分离双肾周围脂肪囊,将肾提起;左手握肾,将肾门血管和输尿管夹于示指与中指之间,右手解离肾脏。剥离肾包膜,保持两肾和输尿管与膀胱的解剖学联系;或剪断输尿管上端,使肾游离。

8. 膀胱和尿道　详见前文。

9. 睾丸、附睾和输精管　扩大两侧腹股沟管内口；一手经阴囊皮肤向上推挤睾丸和附睾，另一只手在盆腔向上牵引输精管，将睾丸和附睾自阴囊拉出、游离。

10. 前列腺　详见前文。

11. 子宫、输卵管和卵巢　详见前文。将子宫与直肠和膀胱分离，从子宫颈朝向子宫底部剪开子宫前壁，再分别朝向左、右子宫角成"Y"形剪开子宫底部。

五、颈部剖检及脏器取出方法

(一) 颈部结构的游离

1. 垫高颈部，充分前突。

2. "T"形切口时，解剖刀自横线中部朝头部方向伸入皮下，向左、右两侧剥离颈前皮肤和皮下组织；将皮瓣上翻，用细长尖刀伸至下颌骨联合处，朝舌尖直行刺入，割断舌系带，紧贴下颌骨左、右内缘割离软组织达咽腔；将刀尖伸至硬腭后缘，割断软腭，整体游离喉、气管和食管。

3. "Y"形切口时，从颈正中切线，向两侧和上方将颈前皮肤和皮下组织剥离；其余步骤与"T"形切口者相同。

(二) 颈部结构的检查

依序为：①舌根、腭扁桃体、腭垂和咽部；②喉和气管；③甲状腺和甲状旁腺。

(三) 颈部脏器取出方法

1. 喉和气管　将食管与气管剥离，暴露气管后壁软骨环膜部；剪断喉部后方的软组织，暴露喉腔；继续剪开气管、主支气管及分支。

2. 甲状腺和甲状旁腺　将甲状腺从喉和气管上剥离；必要时，在甲状腺周围脂肪中找甲状旁腺。

六、头颅剖检及脏器取出方法

(一) 开颅法

1. 尸体仰面，头部置于木枕上。

2. 切开头皮　由一侧耳后近乳突开始，横跨头顶达对侧耳后近乳突处切开头皮，深至骨膜。将切开的头皮向前翻至眉上约 1cm 处，向后翻至隆凸处(图 22-8)。

(二) 脑的取出

锯开颅骨后，剪开硬脑膜、大脑镰和小脑天幕，离断颅神经根，将截断刀从枕骨大孔前侧插入，尽量深入椎管，斜行离断脊髓，游离并取出脑，并从蝶鞍中取出垂体(图 22-9)。

头皮切开法(视频)

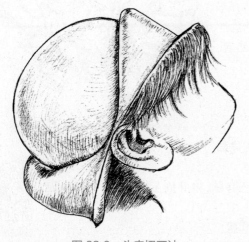

图 22-8　头皮切开法

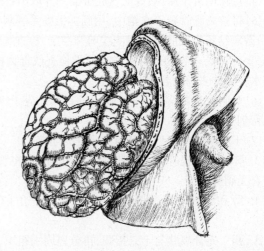

图 22-9　脑的取出

(三) 检查颅底

剪开下矢状窦、侧窦，检查有无血栓等；化脓性中耳炎时，凿开颞骨岩部，检查中耳内有无脓液。

脑的取出(视频)

七、脊髓剖检及脏器取出方法

剥离脊椎周围的软组织后,锯开并移去脊柱双侧的椎骨组织(第一颈椎应保持完整),暴露硬脊膜。剪断硬脊膜外的脊神经,切断马尾。将脊髓从椎沟内分离,全段脊髓及其外被的硬脊膜一并取出。

八、骨、关节剖检及骨髓采取

骨的检查一般在尸检切开区内采取组织检查,如肋骨的软硬骨交界处、胸骨柄、椎体的中心部、髂嵴及颅骨的内外板。若欲取出四肢全长的长骨,需征得家属同意,可沿该骨全长皮肤上纵切,并切断上下相连的关节囊即可。须将切取的骨髓中混杂的骨碎片剔净。取肋骨和胸骨骨髓组织时,可钳压肋骨、胸骨挤出骨髓,或从断面上刮取骨髓,这样刮取的组织不必脱钙。

九、局部剖检和微创尸检

有时不能进行系统的全身尸检,只允许在某限定部位检查,如一些神经病死者只作脑、脊髓的检查,其检查方法同上,可把各脏器分别取出检查,或联合取出检查。如在腹前行直线或倒半圆形切开,检查腹部各脏器。

对一些烈性传染病的病例,为了防止扩散也可考虑切开病变部位在原位检查病变,并采取病变组织切片检查。近年还提倡做穿刺尸检(needle autopsy),即用大口径穿刺针,根据病情在心、肝、肺、胰等有病变的部位取组织检查。

医学成像为尸检提供了新方法,一些国家正探寻进行"虚拟尸检(virtual autopsy,virtopsy)",就是采用如X射线体层摄影、磁共振扫描技术、超声、数字剪影、电子发射断层扫描等手段,对尸体进行全身扫描,然后利用计算机软件程序进行分析,查找到尸体内的创伤,寻找死亡原因,该方法对检查外伤、创伤和结构缺陷优势明显,可保持尸体完整性,是传统尸检的重要补充。

(何妙侠)

第四节 主要脏器的大体检查要点和记录

一、记录的方式

记录有文字叙述及填表两种方式。各病例的病变重点不同,较好的办法是在尸检时按尸检记录表记录或用录音机按表格顺序留下记录,尸检后据此写出正式记录。在文字叙述之外还可选用一些印就的脏器模式图,在图中勾画出各病变区的位置、形状。条件允许时,对于死者的遗体及其各部位肉眼所见的重要异常进行摄影或录像记录,影像记录应包括死者的尸检编号。

叙述文字要明确而客观,不可滥用病理诊断名词。记录各脏器形态时,要从外向内依次叙述。有腔的脏器要说明其腔壁及内容物的性状。对于需要测量的数值应以公制度量,避免用类似实物如鸡蛋、花生米等表达。对各脏器颜色改变也要注意记录。对与临床诊断不符的阴性所见要说明,如生前疑有胃、十二指肠溃疡病,尸检时却未见病变,此时就要如实记录。

二、主要脏器的大体检查要点

(一) 心

1. 心外膜是否光滑,有无渗出物附着或粘连,心脏的大小、质量、形状、心尖形状。

2. 心腔有无扩张或缩小,心内膜的厚度、色泽、是否光滑、有无破溃和血栓形成、有无室壁瘤形成等。

3. 各组瓣膜,瓣叶数目、厚度、色泽,有无缺损、纤维化、粘连、缩短、钙化和赘生物等,瓣膜口周径,腱索是否增粗、断裂、融合等。

4. 房、室间隔有无畸形;左、右房室壁的厚度,心肌的色泽、质地,有无出血、坏死、瘢痕、破裂等(图22-10)。

5. 动脉导管是否闭塞。

6. 冠状动脉有无狭窄(程度)、闭塞、粥样斑块、出血、血栓等。

（二）肝

1. 体积、质量、形状、色泽、质地、边缘等。

2. 包膜是否光滑、增厚、皱缩,有无渗出物、隆起、结节等(图 22-11)。

心腔的检查(视频)

肝脏的检查(视频)

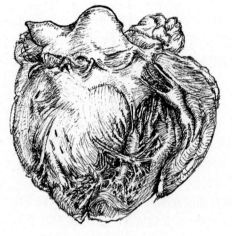

图 22-10　心腔的检查

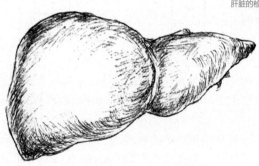

图 22-11　肝脏的检查

3. 沿长径间隔 1~2cm 做数个平行切面,有无慢性淤血、脂肪肝、纤维化、假小叶、囊肿、脓肿、结节、肿物、出血、坏死等(图 22-12)。

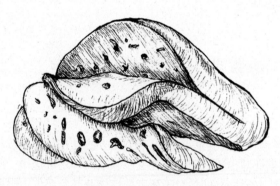

图 22-12　肝脏的切开

肝脏的切开(视频)

4. 肝门及胆总管、肝总管、门静脉、肝动脉、淋巴结等。

5. 肝静脉管腔内有无瘤栓或血栓形成。

（三）肾

1. 体积、质量、色泽、质地等。

2. 表面是否光滑,包膜厚度、是否容易剥离。

3. 切面皮髓质分界是否清楚,有无瘢痕、坏死、空洞、囊肿、肿物等。

4. 肾盂黏膜情况,有无结石、扩张、积水、积脓、炎症渗出物、肿物等。

5. 肾动脉有无狭窄、粥样硬化、血栓形成、栓塞等。

6. 肾静脉有无血栓、瘤栓形成等。

7. 输尿管有无狭窄、扩张、积脓、积水、结石、肿物等(图 22-13)。

（四）肺

1. 胸膜是否光滑,厚度,是否有渗出物、粘连等。

2. 肺的体积、质量、颜色、弹性、质地等,有无肺气肿、肺大疱、肺萎陷、肺水肿、肺实变和肺肿物等。

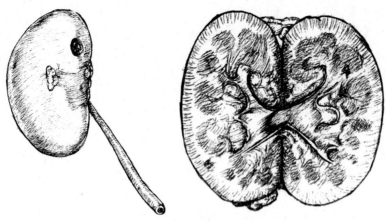

肾脏的检查(视频)

图 22-13　肾脏的检查

3. 肺切面,轻压肺组织有无含气泡的血性液体流出及其程度,有无实性病灶、钙化灶、纤维化等。

4. 肺门、气管和支气管旁有无肿大淋巴结。

5. 肺动脉及其各级分支有无血栓形成、栓塞等,肺动脉周径(图 22-14)。

6. 支气管管腔内有无充血、糜烂、分泌物、异物、扩张、肿物等(图 22-15)。

肺的检查(视频)

(五)脾

1. 体积、质量、色泽、质地等。

2. 包膜是否光滑、褶皱、破裂等。

3. 切面色泽,是否可见脾小体,有无淤血、出血、梗死、瘢痕、结节和肿物(图 22-16)。

4. 副脾数目、体积、位置等。

支气管的检查
(视频)

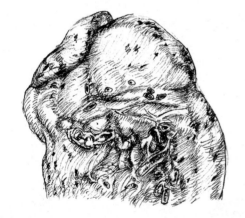

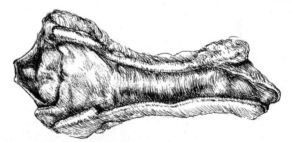

图 22-14　肺的检查　　　　　图 22-15　支气管的检查

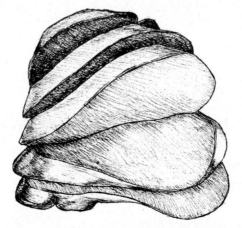

脾脏的切开检查
(视频)

图 22-16　脾脏的切开检查

（六）脑

1. 头皮和皮下有无糜烂、出血、血肿、外伤等。

2. 颅骨有无骨折、缺损、畸形等。

3. 硬脑膜的紧张度，静脉内有无血栓等，硬脑膜下有无渗出物、血肿。

4. 蛛网膜下隙有无出血、渗出物。

5. 脑底动脉环有无动脉瘤形成，内膜有无粥样硬化、血栓形成，管壁有无破裂、畸形。

6. 软脑膜的厚度、光泽、有无充血，血管中有无气泡（空气栓塞）。

7. 脑底动脉环的管径，有无动脉瘤形成，内膜有无粥样硬化、血栓形成，管壁有无破裂，有无畸形。

8. 脑是否对称，有无脑疝压迹。

9. 脑的体积、质量、脑回宽度、脑沟宽度和深度、有无软化区域。

10. 垂体的体积、色泽、质地，有无出血、瘢痕、结节、囊肿、肿物等。

11. 小脑和第四脑室有无小脑扁桃体疝。

12. 脑干有无梗死灶、出血灶、瘢痕、囊肿、肿物等。

（七）胃

1. 有无扩张、革囊胃或畸形等。

2. 胃大弯、胃小弯的长度，有无肿大淋巴结。

3. 浆膜面情况。

4. 内容物含量和性状，必要时取样进行毒物检测。

5. 胃黏膜有无充血、水肿、出血，有无糜烂、溃疡和瘢痕、穿孔、肿物等。

（八）肠

1. 肠管长度，肠腔有无扩张、狭窄、阻塞、寄生虫、肿物等。

2. 黏膜有无充血、水肿、出血、糜烂、溃疡、息肉、肿物等。

3. 肠壁厚度、硬度，有无扭转、套叠、坏疽、穿孔、瘘管等。

4. 阑尾长度、直径，有无粪石、穿孔、肿物等。

（九）胰

1. 胰腺体积、质量、色泽、质地、硬度等。

2. 胰周有无出血、钙皂沉着等。

3. 胰管有无扩张、结石、肿物等。

4. 切面有无肿物、出血、结缔组织增生等（图 22-17）。

5. 脾静脉（走行于胰体、尾上缘）内有无血栓形成。

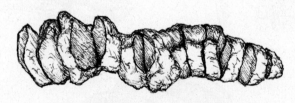

胰腺的检查（视频）

图 22-17　胰腺的检查

（十）肾上腺

1. 肾上腺的体积、质量、形状等。

2. 切面颜色（正常时，皮质呈黄褐色，髓质呈灰红色），皮髓质分界是否清楚，有无出血、结节、肿瘤等。

（十一）膀胱

1. 膀胱腔有无扩张、结石，尿液的性状等。

2. 黏膜有无充血、出血、渗出物、溃疡、肿物等（图 22-18）。

（十二）子宫及双附件

1. 子宫颈大小，外口形状，前、后唇黏膜情况等。

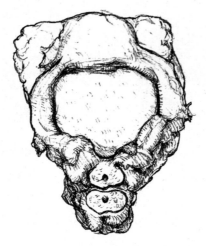

膀胱的检查(视频)

图 22-18　膀胱的检查

2. 输卵管长度、直径,伞端情况,浆膜和黏膜面有无炎症渗出物、粘连、出血、肿物等,管腔有无扩张、积水、积脓、出血、妊娠现象等。

3. 卵巢大小、形状,有无出血、囊肿、肿瘤等。

(何妙侠)

第五节　死胎和新生儿尸检注意要点

死胎和新生儿尸检方法与成人尸检大致相同,但有不同的侧重点:①发育成熟度和发育畸形。应仔细测量其身长和体重,在体检查心血管的发育异常,切取小块肺组织进行沉水试验,依次检查颅骨骨缝和囟门大小等。②新生儿脐部、脐带和胎盘的异常。如检查新生儿脐部有无感染、胎儿脐带的长短和胎盘的大小、出血或瘢痕形成等异常。③新生儿产伤和感染。分别表现为大脑镰和小脑幕的破裂、硬脑膜窦感染和血栓形成。开颅取脑时,应保持脑膜完整,同时仔细剪开硬脑膜窦,观察有无血栓形成。④切取一块胸骨用于骨髓造血功能的检查。

一、体表检查

1. 身长　胚胎及胎儿的身长,以测量头顶至脚跟的长度最准。
2. 体重　应同时称胎盘的重量。若二者重量不相称,属病理状态。
3. 胎儿若出现怪相,如低位耳、鸟嘴状鼻及缩下巴等,有可能伴内脏畸形。

二、胎盘和脐带

1. 胎盘形状,最大直径,中央区厚度,质量(不含脐带和胎盘)。
2. 胎膜破裂口与胎盘边缘的最短距离,胎膜的完整性、透明度、颜色,是否有胎粪着色、胎膜下出血。
3. 脐带长度是否过长,有无扭转、绕颈、真结,脐带连接胎盘处与脐带边缘的最短距离,脐带内的血管数,有无血肿、血栓形成。脐带断端有无炎症,色泽如何。
4. 胎盘胎儿面的颜色、光泽,有无羊膜结节等;母体面是否完整,有无撕裂、受压凹陷、梗死、出血、钙化、肿瘤等,绒毛是否水肿、苍白、水疱样变等(图 22-19)。

三、先天性畸形

1. 剖开腹腔后,首先检查腹腔脏器排列是否正常,再检查脾。如在胃系膜左右侧都发现脾(注意出现在胃系膜左侧的多余脾称为副脾,不属于多脾),肯定出现多脾综合征。
2. 取肝之前必须检查肝静脉,检查异位大静脉或腔静脉畸形及检查胆总管及肝胆管系统。

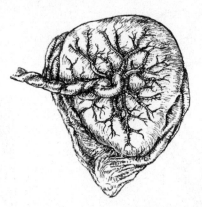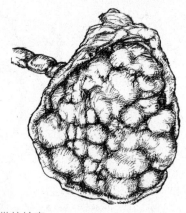

图 22-19　胎盘和脐带的检查

3. 若发现心脏呈垂直位,提示心脏旋转不良;若发现心脏位置偏向右侧胸腔,提示有心脏房室连接及大血管与心室连接异常的畸形。

4. 腭部与鼻孔是否有腭裂或后鼻孔闭塞畸形。

5. 脑脊髓发育异常可出现多种先天畸形,例如:①孔洞脑;②嗅脑缺如,无嗅束嗅球;③无脑回及多而小的脑回畸形;④胼胝体全缺或部分缺的畸形;⑤大脑很小的畸形;⑥小脑下移突出枕骨大孔的 Chiari 畸形;⑦神经管闭锁缺陷,包括隐性及囊性脊柱裂、无脑症和脑膨出等。这些畸形多为胎儿染色体变异引起的发育障碍。

胎盘和脐带的检查
(视频)

(何妙侠)

第六节　老年人尸检注意要点

一、区分衰老性变化和病理变化

1. 心血管系统　瓣膜环常发生钙化,组织学上心肌内出现较多的脂褐素,间质和血管周围纤维组织增多,在右心室心肌间或心内膜下可出现少量灶性分布的脂肪组织。在窦房结、房室结肌性成分减少,纤维组织增多,可能是老年人易发心律失常的形态学基础。

2. 肾脏　体积变小,重量减轻,表面可呈颗粒状,常可见微小的囊肿。

3. 肝脏　体积缩小,重量减轻,颜色变深。常出现多倍体细胞,表现为核增大、深染,以小叶中间区多见。

4. 胰腺　外分泌腺发生萎缩、脂肪组织增多。而胰岛不萎缩,有时甚至增大,常可见部分胰岛位于脂肪组织内,即所谓胰岛的分离现象。

5. 肺　主要变化是呼吸性支气管、肺泡管和肺泡扩张。

二、老年人常发生多种疾病

老年人常同时患多种疾病,因此诊断主要疾病和分析死亡原因时,必须全面考虑,才能作出正确判断。对肿瘤病例,老年人多原发癌增多,而第二原发性癌最多见的是前列腺癌和肺癌。

三、老年人死亡原因的分析

老年人的死亡原因与主要疾病的诊断并不一定相同,如较广泛的脑梗死病例,其死亡原因往往是呼吸道感染。又如许多高龄老人,尤其是 90 岁以上的长寿老人,由于对环境的适应能力减弱,当周围环境发生较大的改变时,即使是较轻的感染(如感冒等)也可导致死亡。其次,老年人的组织和脏器功能衰退,当发生肺部感染或心律失常时均可引起心、肺、肾、胃、肠道等多器官衰竭而死亡。老年人由于活动少,长期卧床,易导致血栓形成,造成肺动脉血栓栓塞。

(何妙侠)

第七节　特殊疾病死亡尸检注意要点

一、猝死

猝死(sudden death)又称急死,是指外表似乎健康而无明显症状的人,因内在疾病或机能障碍所致急速、意外的非暴力性死亡。为此,必须完全排除机械性损伤、机械性窒息、中毒及电击死等暴力原因。成人以心血管疾病为首位,儿童则以呼吸系统疾病为首位。

常见的猝死死因并且尸检中必须加以特殊注意的疾病如下。

1. 冠心病　冠状动脉有明显粥样硬化,伴有血栓形成,又有明显心肌梗死病变者,确定其死因应无困难,但是心肌梗死的形态改变常在数小时后明显,若死亡迅速,常不能显示。

2. 心肌炎　是导致猝死,特别是小儿猝死的重要原因。其病变或以心肌为主,或以间质为主。结缔组织性疾病如风湿病、类风湿病、红斑狼疮、结节性多动脉炎和皮肤炎症等均可侵犯心肌,病变主要在间质。心肌炎应同时具备心肌间质内炎细胞浸润和心肌细胞变性或坏死。

3. 脑血管疾病　大致可分两大类:一类是血管破裂出血;另一类是心血管系统和其他系统的疾病累及脑部血管者,如心源性栓塞等。

(1)自发性蛛网膜下腔出血:主要原因为动脉瘤破裂、动静脉畸形破裂等。在尸检中,遇到这类病例,应强调在新鲜标本时仔细寻找出血原因。检查时可剪开脑基底部蛛网膜,流水轻轻冲洗该处血液和血块,寻找动脉瘤或破裂的血管。

(2)自发性脑出血:高血压为最常见原因。高血压性脑出血的好发部位以豆状核最常见,其次是丘脑、尾状核,再次是脑桥、蛛网膜下腔、小脑深部白质、大脑其他部位。应与外伤性脑出血鉴别,后者好发部位是额叶、颞叶白质,并且有外伤史和其他头颅机械性外伤证据,如头皮挫伤、颅骨骨折等。

(3)脑梗死:少数脑梗死患者由于梗死灶较广泛而在发病后1天内死亡。脑梗死急死病例应与脑挫伤鉴别,主要靠肉眼检查鉴别:脑梗死者病变范围总和梗阻血管分布区域一致;而脑挫伤与此无关。因脑梗死与血供有关,皮质浅表分子层由于受脑表面血液供应而幸免坏死;但脑挫伤却是累及皮质全层,包括分子层在内,并且往往首先损伤分子层。

4. 肺血管栓塞

(1)肺动脉血栓栓塞:肺动脉主干或大分支被血栓栓塞,特别是长的栓子可形成骑跨性栓塞,栓塞左、右肺动脉主干,患者可出现急性呼吸循环衰竭而猝死。剖验时应在心脏摘出前,于原位剪开肺动脉主干及其左、右大分支,检查有无血栓栓塞。

(2)肺血管羊水栓塞:将右心房、右心室及肺动脉血离心沉淀后取上层絮状物作镜检,观察有无胎脂、胎粪、胎毛。

(3)肺血管脂肪栓塞:常见于长骨骨干骨折、软组织挫伤和烧伤。如9~20g脂肪进入血液能致75%肺动脉阻塞,可引起窒息和右心衰竭而猝死。

5. 肺炎　在小儿猝死中占首位,死前可毫无症状,或仅有轻微症状,如喷嚏、咳嗽、流涕、腹泻等。主要为支气管肺炎和间质性肺炎。当病毒性肺炎合并细菌感染时,更易促成猝死。暴发性单纯性流感肺炎在继发性细菌感染时,即可很快导致死亡。肺炎除有肺出血、坏死、透明膜形成及肺泡上皮细胞变性外,还有出血性脑炎、心肌炎、肾上腺出血等改变。

6. 主动脉瘤　主要发生于腹主动脉,破裂后导致猝死。

7. 出血性坏死性胰腺炎　为猝死的常见疾病,镜下见胰腺结构模糊,红细胞漏出,在坏死边缘可见中性粒细胞和单核细胞浸润。怀疑本病的死亡者应尽早进行尸体剖验(在死后24小时内),避免因胰腺自溶或受血液浸染而造成诊断困难,以致误诊。

8. 抑制性死亡(inhibition death)　是指由于身体某部位受到轻微的对正常人不足以构成死亡的刺激或外伤,通过抑制反射使心跳数分钟内停止而死亡,又称即时性生理性死亡(instantaneous physiologic death)。其鉴定主要根据:①通过全面剖验,排除致死性病变、机械性损伤、窒息、中毒;②死亡与刺激之间有明显的时间因果关系。

9. 婴幼儿猝死综合征　有些婴幼儿突然死亡,无论从病史和尸检都不能发现确切的死因,因多数死于睡眠中,称为婴幼儿猝死综合征。本类猝死特点可归纳为:①年龄以出生后 7 天至 2 岁者为多;②多死于睡眠中,一般在凌晨 3 时至上午 10 时;③多数身体健康,发育良好,无前驱症状,有时可有轻微上呼吸道感染症状或胃肠障碍症状;④死亡过程迅速,有时突然发现死于母亲怀抱中;⑤尸体剖验常无特殊改变,仅见内脏淤血,肺被膜及心外膜点状出血,肺淤血、水肿,肺泡壁有少量炎症细胞浸润或透明膜形成。死亡机制未明。

二、器官移植后死亡

要先回顾死者病史,了解移植术前后情况包括手术及用药等。尸检过程中要注意:①移植前原来疾病是否再发;②移植手术时所作的吻合缝接情况;③移植后发生的排斥反应;④移植前后应用免疫抑制剂所引起的副作用及感染等。

1. 肾移植　尸检时要注意检查以下内容。

(1)死者原有肾及新移植肾的病变。移植肾可能受患者体内原存抗体的作用而发病,均须取材,早固定,低温保存,以备用作光镜、电镜及免疫染色检查。

(2)移植手术时的肾动脉、静脉吻合是否发生了血栓、狭窄、阻塞或扩张。输尿管连接处是否狭窄或渗漏,有无膀胱尿液倒流入输尿管。

(3)检查有无排斥反应:移植后 6 个月内发生的多属急性排斥反应,肉眼见肾红肿、皮质缺血、髓质充血或出血,镜下见肾间质内淋巴样细胞弥漫浸润,或见肾内小血管坏死。移植术 6 个月以后死者的排斥反应为慢性,主要表现是肾小叶间动脉、弓状动脉的狭窄、纤维化。

(4)大量应用免疫抑制剂后,患者免疫力降低,容易感染病毒、致病细菌、真菌等而发生肺炎、败血症,尸检时须注意查肾、肺、脾等有无病变并取材培养。这些接受免疫抑制剂治疗的患者发生恶性肿瘤,特别是恶性淋巴瘤的概率较高,也须注意检查。长期应用肾上腺皮质激素时还可引起股骨头缺血坏死及骨质疏松症,应取脊椎切片检查。

(5)肾移植者胃肠道易有病变,如缺血性结肠炎、结肠憩室、胃溃疡、食管炎等都要注意检查。

2. 心、肺移植　尸检时要注意检查其动静脉吻合口有无渗漏,并注意其冠状动脉是否有动脉粥样硬化样改变,这种改变可能与慢性排斥反应有关;排斥反应的另一表现是弥漫性或局灶性心肌炎,须取多处心肌切片检查以免遗漏。长期应用免疫抑制剂治疗者要注意肺、尿路、纵隔等有无病毒、致病细菌、真菌等感染,以及有无新发生的恶性肿瘤。肺移植后对死者注意检查有无气管炎、支气管炎(急性排斥反应或感染)、支气管扩张症、阻塞性支气管炎等(慢性排斥反应或慢性感染)。还要注意支气管接合处有无渗漏,因支气管壁结构较脆,缝合时易破裂。

3. 肝移植　注意检查:①死者原患的肝炎、肝硬化等疾病是否在新移植的肝中复发。②手术吻合的肝动静脉、门静脉内有无血栓形成和阻塞。胆管吻合处有无渗漏或狭窄。③注意其汇管区炎性浸润,小叶中心和周围血管内膜炎及胆管的破坏等急性排斥反应表现;肝纤维化及肝内胆管减少等慢性排斥反应改变。④有无巨细胞病毒、肝炎、疱疹病毒等病毒及其他病原感染。⑤结合患者生前用药情况检查是否发生了药物引起的肝损害。

4. 骨髓移植　①接受同种异体骨髓移植者多为白血病患者,在移植前常已经过全身放疗或化疗,须注意检查有无治疗引起的肝静脉阻塞病变和间质性肺炎等;②原患的白血病等是否复发;③移植到这种患者的骨髓组织中含有 T 淋巴细胞,可深入这些免疫力已经较低的患者体内增生,引起严重的移植物抗宿主反应,尸检时注意检查其胸前、手、脚掌等处有无剥脱性皮炎、有无回肠末段及近段结肠炎、肺炎等急性反应,对移植 3 个月后死者注意检查慢性反应,多取食管、皮肤、肝、肺、泪腺、涎腺等组织检查;④检查有无病毒、致病细菌、真菌感染引起肺炎、败血症等。

三、肿瘤性疾病死亡

恶性肿瘤的特点是易于转移,晚期全身常已有广泛转移。尸检时首先面临的问题为鉴别原发性与转移性肿瘤,找出原发瘤;第二个问题是检查肿瘤对全身的影响,要注意它的大小和分布范围、有无转移等。

各种肿瘤生长时还可引起一系列继发改变,如胃癌、肠癌可出血穿孔以致腹膜炎,肝癌和胰腺癌常引起血栓,脑瘤引起脑受压移位或脑疝,胰头癌、胆管癌等可阻塞胆管致黄疸,内分泌腺肿瘤可致内分泌紊乱等改变。这些改变有的是肿瘤致死的原因,有的与临床症状和诊断有关,都不能忽视。

抗癌治疗后肿瘤本身可有改变,淋巴组织等免疫器官也可改变,放疗后血管神经系统等各种组织可发生病变,化疗后骨髓造血组织可有破坏和细菌、真菌的继发感染。研究这些病变可以评估各种治疗方案的效果并促进其改善。

四、传染病死亡

传染病死者体内含有细菌、病毒及寄生虫等,其生活力、传染性较强。必须高度警惕散播病原的危险,严格消毒。操作要小心谨慎,切忌损伤自身,并要避免死者含病原体多的病灶组织、血液渗出物、粪便等扩散到尸检台外。开颅时用手锯不用电锯,以免飞屑播散。剖验时随时冲洗各处血污,不使其干燥气化。取出的器官不能只用甲醛液固定,需加入苯酚使之饱和才可杀灭病原体。尸检用过的器械可用132℃的高压消毒或漂白粉清洗,有些用品可焚烧处理。病理检查时要尽量检查病变区内有无病原体。

因不同的病原体可引起类似的病变,而同种病原体可引起不同形式的病变。因此在病理检查时要尽量检查病变区内有无病原体,如能找到病原体,再结合病变性质,诊断就准确了。关于病原微生物的检查,除培养和血清学检查外,病理科室也要作切片和涂片的染色检查,涂片染色检查病原体效果常比切片好。

五、医疗纠纷相关尸检

医疗纠纷(medical tangle)是指医患双方由于对诊疗护理过程中发生的不良医疗后果及其原因认识不一致而发生的纠纷,并且要求追究责任和/或给以民事赔偿,而向卫生行政部门提请行政处理或向法院提起诉讼的案件。尸检应在患者死亡后48小时内进行,以避免因死后尸体变化而影响对死因的判断;具备尸体冻存条件的,可以延长至7天。

手术后病例的尸检,除常规检查外,要注重手术部位的关系,必要时请外科主刀医师到场。新生儿尸检要求同时送检胎盘。尸检过程中如发现死因为法定传染病或疑似法定传染病者,应按规定及时报卫生主管部门。如发现存在与刑事有关的死因,可请法医共同进行解剖。

医疗纠纷相关的尸检不宜发大体解剖检查后的初步报告,应等待病理组织学检查结果签发尸检诊断报告。

(何妙侠)

第八节　尸检外观的整复

尸检后应整复尸体外观,尽量保持死者穿衣后较整洁,并为殡仪工作者进一步处理尽量提供好的条件。

1. 按照尸检正规方法切开皮肤,勿使切线露出衣领外。缝皮时用较小号针在切线外1cm处从皮内向皮外作连续紧密缝合。缝时一手穿针一手拉紧线,以免皮肤裂开渗漏。手臂等外露部位的切口用细针线缝合后,可外贴胶布遮盖其上。

2. 开颅时按要求锯开,整复时上下两半的颅骨锯缘嵌合较稳,不致前后滑动、影响面容。必要时可在上下颅骨板障内插钢针固定或钻孔缝合。在颅骨复位前要结扎颅底的颈外动脉和椎动脉断端;用棉花、纱布或其他物塞紧枕骨大孔,并填充颅腔以防渗漏。

3. 放回体内的脏器要干净,胸腹腔内的液体要揩拭干净,并用纱布、棉麻絮等吸水物质填充。体腔各通口如肛门、泌尿生殖器口等也要塞紧。

4. 缝合后将尸体全身擦拭干净,整理好头发。闭合眼口。

(何妙侠)

第九节　其　他　检　查

一、毒物

1. 根据推测的可能性毒物,采集足够量的多种有关样本(如分泌物、排出物、组织等,也包括胃内容物、心血、尿液、粪便、肝组织、脑组织等)。

2. 须用清洁的玻璃、陶瓷性容器放置样本(不可用金属容器),妥善封装,贴牢标签并如实注明尸检号、死者姓名、样本名称、采集时间、检测要求等。

3. 填写有关检测的申请表格,连同样本移送毒物检测部门。

4. 检测结果报告应贴附于有关尸检档案资料中。

二、微生物、寄生虫

1. 死后尽早采集样本,一般在 6 小时内(夏季应在 3 小时内)。

2. 根据推测的可能性病原体,进行细菌培养或病毒分离。用于分离病毒的样本,应多处切取组织,采集检测样本,样本不小于 2cm×1cm×1cm,应无菌冷藏,立即送检。

3. 样本包括脓液、脑脊液、胸腔积液、腹水、心包积液、心血、骨髓、肠内容物和肺、肝、肾等有关组织。

4. 须用经严格消毒的无菌试管放置样本,妥善封装,贴牢标签并如实注明尸检号、死者姓名、样本名称、采集时间、检测要求等。

5. 检测结果报告应贴附于有关尸检档案资料中。

(何妙侠)

第十节 尸检的组织学检查

一、标本固定和取材

(一) 固定

标本应尽快浸泡于固定液中,固定液量应为标本体积的 5~10 倍。常规固定液为 4% 中性甲醛(10% 中性福尔马林)。固定时间为 18~24 小时或更久,脑的固定需要 5~7 天。

1. 食管、胃、肠、胆囊、膀胱等空腔器官 依规范方法剪开后,按其自然状态平铺于硬纸板上(重点暴露黏膜面或内表面的病变处),并用大头针将标本边缘处固定于纸板上,然后放入 4% 中性甲醛中固定(黏膜面或内表面朝向容器的液面,并覆盖薄层脱脂棉)。

2. 肝、脾 于器官背面,沿其长轴每间隔 1.5~2.0cm 纵向平行剖开,切成数片。将每片肝或脾轻轻地平放于装有 4% 中性甲醛的容器中,容器底面衬以脱脂棉。应避免标本弯曲和相互间的叠压。

3. 肺叶 放入固定液中的肺叶漂浮于液面,须在肺表面覆盖浸含固定液的薄层脱脂棉。必要时从支气管注入适量 4% 中性甲醛。

4. 肾 沿肾外缘中线朝肾门方向做一水平切面(深达于肾盏),再行固定。

5. 淋巴结 先用 4% 中性甲醛固定 1 小时后,再沿其长轴切开(肿大的淋巴结可切成数片,厚 2~3mm),继续固定。

6. 骨组织 先锯成小片,在 4% 中性甲醛中固定 24 小时后,再进行脱钙。

(二) 常用固定液

1. 4% 中性甲醛(10% 中性福尔马林)固定液 甲醛(40%):100ml;无水磷酸氢二钠:6.5g;磷酸二氢钠:4.0g;蒸馏水:900ml。

2. 乙醇 - 甲醛(乙醇 - 福尔马林,AF)固定液 甲醛(40%):100ml;95% 乙醇:900ml。

3. Carnoy 固定液 无水乙醇:60ml;氯仿:30ml;冰醋酸:10ml。

4. Zenker 固定液 升汞:5.0g;重铬酸钾:2.5g;硫酸钠:1.0g;蒸馏水(加至):100ml。

(三) 取材

1. 心脏 左、右心各 1 块,每块各应包括心房、心瓣膜和心室。

2. 主动脉 1 块。

3. 气管 1 块。

4. 肺 各肺叶 1 块,或左、右下叶各 1 块;肺门(含肺门淋巴结)1 块。

5. 消化管 食管、胃体、胃窦、十二指肠壶腹部、空肠、阑尾、回盲部、乙状结肠、直肠等各 1 块。

6. 肝 左、右叶各取 1 块。

7. 胰腺 1 块,或头、体、尾各 1 块。

8. 脾 1 块。

9. 肾 左、右各 1 块。

10. 肾上腺 左、右侧各 1 块。

11. 脑 非脑病变的病例,取顶叶、基底核、小脑叶各 1 块。明显局限性病变的病例:在病变处、病变与毗邻脑组织交界处取材。弥漫性病变病例:取额叶、顶叶、枕叶、基底核、海马旁回、中脑、脑桥、延髓、小脑、颈髓各 1 块。

12. 其他 胸腺、胆囊、膀胱、输尿管、前列腺、睾丸、子宫、输卵管、卵巢、甲状腺、垂体、骨髓、椎骨等,视需要各取 1 块。

二、组织学检查和记录

有很多病变要经显微镜下检查才能确诊。光镜检查要客观地描述和记录各系统、器官的病变要点。在综合镜检和大体检查所见的基础上,结合死者生前的临床资料等信息,形成尸检的病理学诊断。本书此处只简单介绍重要脏器的较常见和容易混淆的改变,从形态变化出发,列出可能引起这些改变的疾病。

(一) 心

心脏瓣膜内若含血管,特别是厚壁血管,是慢性瓣膜炎症的标志。细菌性心内膜炎有显著的坏死及白细胞浸润等炎症反应。以心室壁心内膜增厚为主的病变,主要是心内膜心肌纤维化和心内膜弹性纤维增生症,前者增厚的心内膜主要是致密的胶原纤维,接近心内膜的心肌内层也常有纤维化,后者则心内膜弹性纤维显著增多,心肌改变不明显。

心肌变性多为心肌炎的一部分。脂肪变性可发生于重症贫血,心肌纤维内糖原沉积为遗传性糖原酶缺乏所致。心肌嗜碱性改变只见于少数心肌细胞,可能是老年改变,意义不大。淀粉样变在心肌间及心肌细胞膜上沉积,心肌膜增厚,肌浆减少,常伴有肝、脾、肾淀粉样变。心肌断裂多见于急死者,可能系濒死时发生,对心肌机能无明显影响。

心肌在梗死 6 小时后肌浆嗜伊红性加深,核渐消失,8~12 小时后才能在梗死边缘分界线上出现充血及白细胞浸润等。由柯萨奇病毒等病毒引起的心肌炎则以弥漫性间质性炎为主,渗出的主要是淋巴细胞。如间质中嗜酸性细胞浸润明显较多,且有服药史,还要考虑药物过敏性心肌炎的可能。

窦房结位于腔静脉与右心耳连接处,中心有动脉,如动脉阻塞可能引起急死。房室结位于右冠状静脉窦开口与房间隔间,此结及其干支于心肌炎、心肌梗死和纤维化时可被破坏而致传导阻滞。

(二) 肺

肺是尸检中最常发现病变的一个部位,病变种类繁多,取组织做切片时要标明取材部位,以便确定各种病的分布及相互关系。

各种肺炎在鉴别诊断时,首先要注意检查肺泡内渗出物的性质及其分布,以区分肺炎类型。小叶性肺炎的特点是小支气管有炎症改变,邻近肺泡内有炎症渗出物,其中主要是中性粒细胞;各肺泡内渗出物多少不一致,离支气管越远病变越轻。渗出物中红细胞多时称为出血性肺炎,主要见于流感、鼠疫、炭疽等,其肺组织常有坏死改变。如只有红细胞而无白细胞、纤维素等渗出物,则为肺出血,常为局灶性。新生儿吸入性肺炎时,不仅见炎性渗出物,且混有胎粪、胎垢、胎毛等。间质性肺炎的标志是肺泡腔内渗出物一般不多,肺泡壁增厚,内含多量淋巴细胞、单核细胞等,细支气管壁及小叶间隔等间质内常有炎细胞浸润。

由于抗生素的广泛使用,肺的真菌感染在尸检中较以往多见,最好进行 PAS 和 Grocott 六胺银染色。对于骨折等外伤后猝死病例,肺部可能有脂肪栓子或骨髓栓子,可做脂肪染色。

(三) 胃、肠

急性出血坏死性肠炎的炎症反应较显著,肠壁可见气泡。缺血性肠病多见于中老年人,常见动脉硬化狭窄或先有休克或弥散性血管内凝血;急性出血坏死性肠炎多见于婴儿、新生儿。形成假膜的肠炎可见于尿毒症和菌群失调性肠炎等病变,后者多有应用抗生素史。结核病患者在溃疡底常有结核结节及干酪样坏死。血吸虫卵及一些其他寄生虫可引起类结核结节(假结核结节),其中心有虫卵、虫体。

（四）肝

检查肝切片时要先找出汇管区,注意检查病变是在小叶中央、外围还是二者之间的中间带。要分别检查汇管区、肝细胞及窦岸细胞的改变。还要注意尸检与活检的肝切片染色不同,尸检切片中坏死现象较重者,可能与濒死前缺氧有关。与死后溶解不同,生前坏死具有炎症反应,各叶及小叶内变化轻重不一,有些区域还可见残留的肝细胞团。急性病毒性肝炎、慢性迁延性肝炎、慢性活动性肝炎及急性或亚急性重型肝炎可由各种肝炎病毒引起,也可由药物、毒物或其他原因引起。

（五）胰

患者死后胰腺自溶较快,故尸检时须尽早取材固定。急性出血坏死性胰腺炎是急腹症和急死的一个原因,只见胰腺组织坏死,不能轻易诊断急性出血坏死性胰腺炎;但如合并有脂肪坏死或出血或炎细胞浸润则诊断比较可靠。

（六）脾

脾是血流过滤的通道,并有潜在的造血作用,当血液异常时,常有相应改变,但是一种伴发的反应。单纯充血见于心力衰竭,其他疾病也可呈脾充血的改变,如球形红细胞增多症、贫血、伤寒。慢性脾淤血时,脾窦扩张,脾索常纤维化,脾静脉也可扩张增厚硬化。长期门静脉压力升高时,还可有局灶性出血,其红细胞破坏后形成蓝绿色纤维团,构成特殊的铁质小结。

（七）肾

肾是重要的排泄器官,除本身原发疾病外,其他器官的病变及免疫产物、毒物、药物等都可引起肾的改变。有些肾病病变不仅肉眼不易察见,显微镜下也难以辨别。检查时须结合其临床表现,如血尿、蛋白尿、水肿及高血压等,还要注意肾小管内有无管型和上皮细胞有无改变等。

肾盂肾炎是肾盂黏膜及肾间质的炎症,慢性肾盂肾炎以淋巴细胞、浆细胞浸润为主,急性肾盂肾炎以中性粒细胞为主,有时形成小脓肿。白血病及恶性淋巴瘤等累及肾时,肾间质也可被弥漫性浸润,须结合其他处病变与本病鉴别。通常在白血病浸润时,肾小管上皮常被破坏,但肾小球仍能保留。

发生中暑、烧伤、休克、血型不合的输血、挤压伤等情况时,近曲、远曲小管及髓袢节段会发生急性缺血性肾小管坏死(休克肾)。

（八）脑及脊髓

神经系统一些病变临床症状虽明显,但其病理变化并不明确。在切取组织块时须明确标记各组织块的取材部位。还有许多神经病变在常规染色时看不出,必须用特殊染色才能显示。大脑皮层细胞一般分为6层,第3层细胞在缺氧时最易受损而被破坏消失。小脑皮层自外向内有3层,第2层浦肯野锥体细胞缺氧及炎症时易受损害。软脑膜炎主要病理变化是在蛛网膜与脑皮层之间有大量中性粒细胞、纤维素及浆液等渗出。非化脓性脑炎(包括乙型脑炎、狂犬病等病毒性脑炎及其他脑炎)脑内小血管壁及管周有淋巴细胞袖套状围管性浸润。

脑梗死第3天在软化腔内出现多量大的含脂质空泡的吞噬细胞(格子状细胞),2~3周时最多,约3个月后这种细胞渐消失。格子状细胞是辨认本病的重要标志,但不是各个时期都能检查到。缺血性梗死区附近可能见到脑动脉粥样硬化及血栓形成,出血性梗死常见充满含铁血黄素的吞噬细胞,可长期存在。对出血性梗死病例要检查其脑静脉或血窦内有无血栓。

（何妙侠）

第十一节　尸检病理报告及规范

一、尸检病理报告组成要素

尸检病理报告是关于尸检的正式病理学报告,是具有法律作用的医疗文书,应体现严谨、科学、客观、公正的基本要素。疾病诊断力求使用国际医学规范术语,并按各疾病的致死重要性和因果关系排序,应文字规范、字迹清楚,不得涂改。尸检病理报告必须由主检人员签名后发出,主检人员签名的字迹应能辨认。

尸检报告内容应包括一般情况(姓名、性别、年龄、籍贯、职业、送检医院及科室、住院号、外诊号、死亡日期、尸检日期、报告日期)、临床诊断、病理诊断和死亡原因。

病理诊断是尸检报告的主体,基本内容包括主要疾病(与死亡直接相关的疾病)、继发疾病(与主要疾病密切相关的疾病)、伴发疾病(与主要疾病无密切关系的疾病)。报告格式规范有2种模式:①按疾病的主次结构;②按疾病的发生发展秩序。

二、死亡原因分析

死亡原因分析是根据病史、死亡经过、病理检查所见,经过论证分析,提出死亡原因。死亡原因和死亡机制不可混淆,如不能把心、肺、肝、肾功能衰竭当作死亡原因,否则会产生千篇一律的结论。

死亡原因应是一种致命的具体疾病、外伤或中毒等。

1. 主要死因 引起死亡的原发性疾病、外伤、中毒、机械性窒息等。

2. 直接死因 主要死因的致命性并发症,不是一种独立的疾病。通常包括感染、出血、栓塞、中毒、脑震荡、休克、脑水肿、肺水肿、继发性窒息等。

3. 诱因 身体原有潜在性疾病,因某种诱发因素导致潜在病变恶化而致死,这种诱发因素即为死亡的诱因。常见诱因包括情绪激动、剧烈体力活动、洗澡、饮酒等。这些因素对健康人几乎没有危害,但对某些重要器官有潜在病变、体质异常的人,却能引起潜在病变迅速恶化,甚至导致死亡。

尸检死亡原因分析
(病例)

4. 辅助死因 是主要死因以外的疾病、病变、中毒、外伤或窒息,在死亡过程中仅起到辅助作用,例如:营养不良患者因患伤寒病致死,则伤寒病为其主要死因,而营养不良为辅助死因。

5. 合并死因 两种原因在同一病例中起到致死的作用,分不清主次,可称合并死因。

三、临床 - 病理联系

根据尸检所见的各种病理改变对照死者生前症状,分析讨论两者的关系及各种病变的因果先后关系。尽量把形态改变和机能改变结合起来,使临床医师充分了解各项病理诊断的意义,力求解答临床诊治中的问题。最后提出致死的主要疾病,以及由此引起的直接死因或并发症。在联系分析过程中,要实事求是、客观认真,要有充分根据,绝不能主观臆断;对一些临床病理联系困难或有分歧的问题,可通过各种方式与主管医师共同讨论,提高认识。

临床病理讨论(clinical-pathological conference,CPC)是一项由临床和病理医师共同参加,主要围绕有关尸检病例而进行临床病理联系的学术讨论活动。CPC一般由临床医师主持、报告病史和临床各种检查结果,并发表诊治意见和进行会议的最后总结,但在讨论活动中,负责尸检的病理医师必须报告并出示病理检查结果和病理诊断报告,同时还须从病理学的角度,解释死者生前各种临床表现的发生原因或机制。

四、文献检索

文献获取的基本原则:先网络,再纸本;先免费,再付费。推荐顺序依次为 Pubmed、Google 学术、百度学术(https://xueshu.baidu.com/)、国家科技图书文献服务中心、图书馆单行本或全文库、免费期刊网站、论坛求助、撰写电子邮件向作者索要、个人付费购买。

常用中文全文期刊数据库包括中国期刊全文数据库(CNKI)、维普全文数据库(VIP)、万方数据资源系统(WANGFANG DATA)等。常用外文全文期刊数据库包括 Pubmed、Elsevier、Ovid、ProQuest、Springer、Wiley 等。通过电子论坛发布是网络信息检索的又一重要途径。

(何妙侠)

第十二节 尸检资料的保存及管理

一、尸检资料

(一)文字和影像资料

1. 一般资料包括死者的尸检号、姓名、性别、年龄、籍贯、民族、住址、死亡时间、尸检时间和地点、委托或申请尸检单位和主持尸检人员及助手等。

2. 尸检申请书或委托书。

3. 有关的临床资料。

4. 由死者亲属或代理人签署的"死者亲属或代理人委托尸检知情同意书"。

5. 尸检记录包含对有关尸体及其死亡征象的确认,体表检查所见,体腔检查所见,脏器检查所见,特殊检查结果。

6. 病理学诊断和尸检病理学诊断报告书。

7. 死亡原因。

(二) 其他

包括照片及其底片、临床病理讨论记录及切片、蜡块等实物资料。

二、尸检资料的保存及管理

尸检的各种资料均为有价值的医学资料,应由受理检查的病理科或尸检受理单位妥善保存和管理。必须设立资料室,并由专人管理,应积极实行计算机管理。文字资料应装订成册保存。

普通尸检大体标本自签发病理学诊断报告书之日起保存 3 个月,涉及医疗纠纷的保存 2 年或按照尸检前有关各方签署的协议办理。某些具有特殊学术意义的大体标本可长期保存,我国正常人体主要脏器平均重量见表 22-1。切片、蜡块及尸检记录等保存 20 年或长期保存。

表 22-1 我国正常人体主要脏器平均重量 单位:g

年龄	心	肝	脑	脾	肾	肺	胰	肾上腺
新生儿	20	112	337	10	27	62	4	8
1~2 个月	25	138	462	17	34	84	6	6
1~2 岁	52	346	977	36	74	197	19	5
8~12 岁	128	755	1 300	80	156	483	52	9
20~29 岁								
男	278	1 376	1 415	180	290	1 120	105	14
女	248	1 270	1 267	160	267	943	94	14
50~59 岁								
男	293	1 269	1 392	152	287	1 120	105	14
女	273	1 165	1 263	115	259	943	94	14
79~79 岁								
男	303	1 169	1 354	129	263	1 120	96	14
女	289	1 001	1 228	104	228	943	83	14
80~100 岁								
男	319	1 013	1 289	121	257	1 120	96	14
女	283	887	1 180	109	220	943	83	14

(何妙侠)

第二十三章 常规病理技术

回顾历史,病理学的进步与病理技术的发展密切相关。近年来新技术层出不穷,极大地促进了各种疾病的病理诊断和研究。但是,常规组织病理技术仍然占据举足轻重的地位,是日常病理诊断工作的坚实基础。百余年前,德国病理学家 Rudolf Virchow(1821—1902 年)率先使用显微镜观察病变组织、细胞形态改变后,使常规病理技术逐渐完善,目前该过程已相对固定,由手工或自动化机械完成。各病理科或病理诊断中心均制定了相应规范,严密控制常规病理技术的每一个步骤,以确保组织切片的质量,为准确诊断提供基本保障。现分述如下。

第一节 组织处理的流程:从大体标本到组织切片

常规病理技术最重要的环节就是将活检和大体组织标本离体后制备成合格的组织切片[苏木精-伊红染色(hematoxylin-eosin staining,H-E staining)],简称 HE 切片。后者成为病理医师诊断疾病最为重要的客观依据。这些流程主要包括如下内容。

1. 病理标本的核对:送检、接收、登记与编号。
2. 标本的巨检、取材与记录。
3. 标本的固定。
4. 组织脱水、透明和浸蜡。
5. 石蜡包埋与切片。
6. 石蜡切片 HE 染色。
7. 切片的封固。

此过程为团队工作模式,涉及医院多个部门的多名工作人员,包括手术室、病理标本接收室、病理标本取材室和病理技术室的工作人员,涉及临床送检医师、手术室护士、标本运输、接收和登记人员、大体检查与取材人员(实习医师、住院医师、进修医师及受训的技术员等)和病理技术员等。

在不同的医疗单位,这一流程可能存在各种细节上的差异,但它们为之服务的两大原则始终一致:①最大限度地给病理诊断医师提供良好的、能反映疾病本质的组织学切片,以保证诊断的正确;②避免差错和事故。因此,一个完整、准确的病理诊断不仅取决于病理医师在显微镜下观察到的每一个组织学形态,也取决于组织处理流程中每一个工作细节,它不仅涉及签发报告的病理医师本人,也涉及参与组织处理过程中的每一位工作人员。

本节将简要介绍组织处理各流程的基本原理、原则和注意事项,具体的技术方法和步骤可参考各类组织病理学技术专著。

一、送检病理标本的接收与登记

标本的接收与登记、大体检查、取材与记录,以及组织的固定参见第二十一章。

二、组织脱水、透明和浸蜡

因组织含有不同比例的水分,对其合理固定后需经过脱水、透明和浸蜡程序才能制成蜡块。这 3 个步骤的目的是去除组织中的水并用石蜡代替,使组织具有合适的硬度并适于切片。

(一)脱水
用脱水剂(最常用的是乙醇)把组织或细胞内的水置换出来的过程被称为组织脱水。乙醇既与水互溶,又与有机溶剂互溶,可以在组织脱水后,进一步使透明剂进入组织。脱水是否彻底,直接关系到组织是否能充分透明;但如果将组织置于无水乙醇内时间过久,其质地发生变化则会引起组织脱水过度、硬化、发脆。

脱水过程中需要注意:①脱水剂容积应为组织块体积的 5~10 倍,并严格掌握脱水时间,原则上大组织的脱水时间应长于小组织;②组织在浓度递增的脱水剂中通过,最终进入 100% 纯脱水剂,这样能够在不引起细胞过度收缩和破坏的情况下缓慢除去组织中的水分。

(二) 透明

用透明剂(最常用的是二甲苯)把组织内的脱水剂置换出来的过程被称为组织透明。透明剂是介导石蜡浸入组织的媒介,当它进入组织完全取代乙醇后,组织即成透明状态,故被称为透明剂。

透明过程中需要注意:①透明剂容积应为组织块体积的 5~10 倍;②组织的透明时间因其种类和大小而异,通常为 30 分钟左右;③组织若未能充分透明,则可能是因组织未充分固定或脱水所致。

(三) 浸蜡

组织透明后在熔化的石蜡内浸渍,使石蜡逐渐浸入并取代透明剂的过程称为浸蜡。为使浸蜡充分,常需更换 3 次石蜡并经过 3 小时浸渍。待石蜡包埋、冷却后,完全渗入组织的石蜡会起到支撑、保存组织的作用。浸蜡一方面使技师能完整地切出切片,便于镜下观察;另一方面可在较长时间内保存组织的蛋白质、DNA 和 RNA,供临床、病理科等开展分子病理检测。

浸蜡过程中需要注意:①切片质量高度依赖熔蜡的质量和熔点,需选择合格石蜡(质地均匀、不含尘粒、杂质、水分及其他异物);②熔蜡的容积应为组织块体积的 5~10 倍;③浸蜡时间过短会引起组织过软,过长则会引起组织硬脆。

上述脱水、透明和浸蜡 3 个步骤可由人工完成,现多由自动组织脱水机完成。通过设置处理程序,自动组织脱水机即能在无人的情况下完成组织脱水、透明和浸蜡的全部过程,不仅节省人力、物力,也保证了这些处理过程的标准化操作,利于质控。

三、组织石蜡包埋

将已经过固定、脱水、透明和浸蜡处理的组织块从熔蜡液中取出,置入充满包埋剂(最常用的还是石蜡)的包埋框内,使组织和包埋剂相融一体并迅速冷却的过程称为包埋。包埋剂凝固后,进一步加强了组织的硬度和韧度,便于切成薄片。

石蜡包埋过程中需要注意:①包埋时严格按照流程分件包埋、注意核对、避免差错。②必须严格避免各种外物和异物污染。③注意埋蜡的温度和组织本身的温度需合适,温度不一致常可导致组织与埋蜡脱裂的现象,难以达到包埋的目的。④包埋时应注意将组织病变面向下埋入熔蜡中,并尽可能使组织平整地置放于包埋模具底面的中央处(组织四周应有不少于 2mm 的石蜡,以保证切片时组织有充分的支持)。⑤包埋囊壁、消化道、皮肤等组织时须注意包埋方向,使切片能显示此类组织的各层结构。⑥如组织块中各层结构阻力不等,应使阻力低的部分先接触刀口;阻力大的部分应最后切到,以避免硬组织将软组织挤开、引起组织变形。例如:皮肤表皮在蜡块中应位于切片时最后切到的位置。⑦在同一蜡块中包埋多个组织时,应尽量使组织彼此靠近并将最大面位于同一平面,以利切片。⑧包埋后应立即将模具放置于冷台上加速凝固,以增加石蜡的密度、韧性和硬度,但需注意冷凝过速也会导致蜡块因内外温差过大而裂损。

四、石蜡切片

用切片机将包埋组织的蜡块切成数微米厚的石蜡切片,这个过程被称为制片。石蜡切片操作简单,训练有素的组织技术员或技师可以完成连续切片、间断切片及大批量制片等操作,因此是目前临床病理研究中最常用的切片方式。影响切片质量的关键因素包括切片刀具是否锐利、蜡块硬度是否适当,以及切片机是否处于良好的工作状态等。因此,切片机必须运行顺畅并保持干净,严格注意防止标本间的交叉污染。蜡块的硬度可用调节水温冷、热的方法使之变软或变硬,保障完整制备石蜡切片。显而易见,切片前的各个步骤若未处理好也会影响切片的质量。

主流切片机包括轮转式切片机和平推式切片机,以前者应用更广。切片的过程主要包括修、切、展、贴、烤 5 步。首先,技师会把蜡块进行厚切、修整使其出现一个具有代表性的组织切片平面,然后再进行连续切片。切下来的组织蜡片常连在一起形成一个蜡带,技师会将这个组织蜡带光亮的一面向下牵引放入 40℃ 的水浴中使其舒展、分开。这利于技师将单独的蜡片贴附于载玻片上,同时这个过程也利用了温水的张力,使切下来的组织蜡片伸展、平整、无皱褶,便于在显微镜下观察。在展片前,需注意保持水浴的洁净,避免残留的组织碎片交叉污染。每一张载玻片上都有与石蜡块相对应的登记号和符号,贴片前应再次核对、避免差错。贴片完成后,需将载玻片放入烤箱中烤片(56~60℃烤 30~60 分钟)。这个步骤可使组织蜡片中的石蜡稍熔化、初步脱蜡,同时也使组织更牢地黏附于载玻片上,避免染色过程中脱落。

切片的厚薄通过设置切片机上的参数来控制,视组织的种类不同而微调。大多数组织切片以厚 4~5μm 为宜;肾活检和淋巴结活检组织因细胞丰富,厚约 3μm;脂肪、脑等组织,厚 5~7μm。

切片后,需用熔蜡封住蜡块的切面,以便组织保存。

五、苏木精 - 伊红染色

未经染色的石蜡切片或细胞涂片无法区别细胞结构等形态。需要通过染色来对比显示其组织学上的细节,才能供病理医师在镜下观察以完成诊断。在医学领域,包括病理诊断中最常使用也是最基本的染色方法是苏木精 - 伊红染色(HE 染色)。苏木精是从产于墨西哥南部、中美洲及西印度群岛的洋苏木心材中获取的一种天然物,本身并不具备染色作用,需要氧化后,才能成为真正意义上的染料。苏木精为碱性染料,可以与呈酸性的细胞核结合使之染成蓝色。伊红是一种苯胺类染料,呈酸性,可以与呈碱性的细胞质结合使之染成红色。

经过脱水、透明、浸蜡和石蜡包埋过程的组织制成石蜡切片后,必须重新经过脱蜡处理,使组织内的蜡被置换出来,才能使染液进入到组织内,从而达到染色的目的。脱蜡的过程与浸蜡正好相反,需首先用透明剂(二甲苯)脱去组织中的石蜡。然后与前述脱水步骤相反,用浓度递减的脱水剂(首先使用 100% 乙醇)脱去组织中的二甲苯。最后再用水洗使水分重新进入组织、细胞内,以利于染色。

染色时首先行苏木精染色,再进行伊红染色。因细胞核的不同区域上色所需的时间不同,所以先用苏木精对组织进行过染,然后用酸性乙醇(1% 盐酸乙醇)去掉组织内多余的苏木精(这一过程被称为分化)。这种先过染再分化的染色方法被称为后退法,它可以确保细胞内所有苏木精阳性的成分都能被染出,使染色的过程和结果都易于控制。然后再行伊红染色,形成细胞不同结构的红、蓝对比色。染色后的组织还需经过重新乙醇脱水、二甲苯透明的处理,进一步增加切片清晰度。

六、切片的封固

封固是组织切片制作的最后一步。这一过程是使用封固剂将染色后的组织封固于载玻片和盖载玻片之间,避免直接与空气接触致氧化褪色;同时组织切片在封固剂的充实下,折光率与载玻片的折光率相近,从而能够获得清晰的镜检效果。

常用的封固剂包括合成树脂、天然树脂和含水封固剂 3 类。选用封固剂时应以对使用的染色剂无褪色作用为原则。使用较广泛的是合成树脂。

对于石蜡和冰冻切片的封固,使用时组织切片必须脱水,透明彻底,反之切片中会出现云雾状混浊,妨碍镜检。

封固后须在载玻片的一端贴牢标签。注意核对编号、避免差错。

七、冷冻切片

(一)冷冻切片的应用

冷冻切片(frozen section)是将新鲜组织标本迅速冷冻使组织具有合适的硬度,然后用冷冻切片机进行切片。病理科日常工作中常需要冷冻切片,如术中快速病理诊断、特殊染色(如苏丹Ⅲ显示脂滴)、酶组织化学染色(如肌肉活检、心肌活检、肾脏穿刺或儿童肠道神经节发育检测)或近年出现的术中快速免疫组化等。

1. 冷冻切片最突出的优点

(1)用时短,从组织获取到完成冷冻切片 HE 染色一般只需要 15~20 分钟,耗时短,故常应用于术中快速活体组织病理学诊断。

(2)因冷冻切片不经过石蜡切片的脱水、透明等步骤,组织中的脂肪、类脂和各种酶类保存好,故冷冻切片可应用于脂质染色、神经组织髓鞘染色等。同时,肾病、心肌病、骨骼肌疾病的病理诊断有各种酶功能评估等特殊要求,冷冻切片被广泛应用在这几类疾病的病理诊断中,具有石蜡切片不能比拟的优势。

2. 冷冻切片的不足之处

(1)冷冻切片技术自身的特点(冷冻过程中易形成"冰晶")及操作时间紧迫、短促,切片质量不如石蜡切片稳定。但随着冷冻切片技术的改进和技术人员素质的提高,精心制作的冷冻切片的质量也可以达到石蜡切片的水平。

(2)冷冻切片的组织来源受限。脂肪和淋巴结因为过软,冷冻切片易使其撕扯破碎,不适于进行冷冻切片诊断;骨及钙化组织因为过硬,不能进行冷冻切片。

(二)冷冻切片的制备

制作冷冻切片前,冷冻切片机(常用恒温箱切片机)至少应于切片前 1 小时开机预冷、温度设置为 −25~−20℃。常规开展冷冻切片诊断的病理科,冷冻切片机宜处于 24 小时恒温待机状态。

术中冷冻切片的制备:首先将新鲜组织直接置于包埋托上,滴加特殊的包埋剂(通常用 OCT 胶)中,再使用冷冻切片机进行冷冻,待包埋剂固化后直接切片。用于切片的组织必须未经固定,也不能接触各类液体,以免形成冰晶。若组织本身因坏死、囊性病变或术中抽吸等原因含有水分时,可用滤纸等将水分移除。切片时,需注意组织冷冻程度,试切合适时即迅速切片;冷冻不足时无法切片,冷冻过度则切片易碎。切片厚度一般在 3~5μm。切片后将组织片贴在载玻片(易脱落组织,如皮肤切缘等,可使用打胶载玻片)上。用酒精或其他试剂固定后,即可进行 HE 染色。

(蒋莉莉)

第二节 病理报告的登记及发送

不同医疗单位根据自身的实际工作情况制订已签发病理报告的登记及发放制度。以往这部分工作主要由人工完成。

(一)原则

1. 已签发的病理报告发放前需进行登记,以备各类查询。

2. 在报告发放过程中需注意避免因各类原因(如同姓名患者等)引起的差错,也应注意保护患者隐私。

(二)措施

1. 发放病理报告时,须再次核对患者的姓名、登记号、性别、年龄、就诊科室等信息。

2. 住院患者的病理报告一般均发放至申请科室,并由指定人员运送、签收。

3. 门诊患者的病理报告须凭有效凭证领取。

4. 若需要病理报告副本,需出示患者有效证件(出院证原件或身份证原件)。

5. 应避免在电话中提供病理报告内容。

随着信息化进程的不断加深,信息化系统在医院的经营发展过程中得到了广泛应用。现阶段,各大医院均引进了医院计算机应用系统(hospital information system,HIS)、放射影像系统(picture archiving and communication system,PACS)、检验信息系统(laboratory information system,LIS)和病理全流程质控与信息管理系统等。通过对以上先进管理方式的利用,有效推动了病理科登记、质控、报告发放等工作的顺利开展,全流程管理更高效、准确。

(蒋莉莉)

第三节 病理档案管理

一、病理档案资料的基本内容及用途

病理档案是病理诊断过程中所产生的文字、图像资料及其他相关资料。它具有法律效力,是医疗卫生档案重要的构成部分。所有资料属医院所有,由病理科管理。根据 2004 年出版的《临床技术操作规范·病理学分册》中的规定:对于术中冷冻活检、细胞学检查以及常见活检所涉及的文字或非文字资料,住院患者病理档案必须保存 30 年,门诊患者资料则要保存 15 年。

与普通医疗卫生档案不同的是,病理档案除了普通的文书档案资料外,还会涉及组织标本、组织切片、蜡块及细胞涂片等相对特殊材料,这也对病理档案管理提出了一些特殊要求。

病理档案资料的用途:①患者疾病的客观记录,可以在诊断后的医疗过程中,用于患者疾病的复查、核实,以及随访、比较;②医疗鉴定、公证、保险、司法案件中重要的物证材料;③医学生、病理医师的学习资料;④存档的蜡块是科研人员的课题材料,也是一个实际意义上的生物标本库。

由此可见,病理档案资料对医疗、教学、科研 3 方面都具有重要意义,应该严格管理、合理使用。

二、病理档案资料的管理

病理档案资料的管理工作是医院档案管理中的重要环节,涉及病理资料的整理、归档、保管、借阅和再利用,内容琐碎、庞杂,必须给予足够重视。

在档案管理的过程中需重点关注的问题:①设置专门的病理档案库房和库房管理人员,不断增强自我意识,提升业务水平,养成良好的工作习惯,即入库应及时整理、出库应有交接记录;②保证保存环境的通风、干燥,注意防火、防水、防霉、防虫蛀、防鼠咬、防污染;③加强病理档案的借阅管理制度,工作中严格落实到位。

每个医疗单位都会根据自身的实际工作情况制定出病理档案资料的管理制度。这一管理制度的核心是使工作流程合理、高效,以便资料的查找、核实和科研、教学工作再利用,同时也需保证档案资料本身及所涉及的隐私和机密的安全。管理制度应对档案管理的各个环节都建立有效的规章,使其规范化、制度化。

随着信息技术的发展,一些与计算机相关的档案登记、识别、管理技术也被逐步引入到病理档案资料的管理工作中并卓有成效。关注新动向、探索新方法,使病理档案资料得到更好保存、管理,为临床、患者和社会服务,也是病理科管理工作中的一个课题。

三、病理档案资料的销毁

在《临床技术操作规范·病理学分册》中明确指出,可以销毁已过档案保存期的档案。各类病理档案资料保存期限见表 23-1。

表 23-1　各类病理档案资料保存期限

资料名称	保存时间(报告签发后)
活检大体标本	2~4 周
普通尸体解剖标本	3 个月
涉及医患争议的体解剖标本	有关各方签署的协议办理
细胞学样本	1 周
组织病理检查资料(门诊)	15 年
组织病理检查资料(住院)	30 年
阴性细胞学涂片	2 周
阳性细胞学涂片	同组织病理检查资料

上述的保存期限是基于接受患者查询病理学检查资料的期限而设定的。实际上,对于有科研价值的资料,可长期保存。

(蒋莉莉)

第二十四章　细胞学基本技术

细胞学是病理学的重要组成部分,具有经济实用、简便可靠的特点,不但在疾病的诊治过程中起着重要的、不可或缺的作用,而且在肿瘤的早期发现和防治中也具有重要的意义。细胞病理学是指对取自人体的各种体液、分泌物及细针穿刺标本等,结合患者的临床资料,作出疾病的细胞病理学诊断,以指导临床治疗、判定预后的过程。细胞病理学工作必须安全、准确、及时、有效地进行,从标本接收到细胞病理学报告发出的整个过程均应实行严格的质量控制,包括各级人员职责、工作程序、试剂的管理、标本的管理与处理、细胞病理学技术与方法、标准操作规程和记录、细胞病理学结果分析、细胞病理学报告的签发、档案管理、安全与卫生、职业暴露的预防与控制,以及仪器与设备的使用、维护和校准。质量管理控制体系应符合国家法律、法规、标准和规范的要求。

一、细胞学申请单和标本的验收

1. 细胞病理学室应有专人负责细胞病理学标本及申请单的验收,并严格执行标本验收签名责任制。验收工作包括以下内容。

(1)认真核对每例送检标本和申请单,确保标本和申请单一致。发现疑问应及时同送检科室联系并在申请单上注明情况。

(2)认真检查送检标本及内容物是否完整,盛具是否洁净干燥,识别的标签是否牢固附于容器上。

(3)申请单是否注明送检标本的目的和要求(包括特殊检查要求如免疫细胞化学染色、分子病理学检测等)。

(4)仔细查阅申请单上各项是否按要求填写清楚,包括患者的基本情况、送检单位、送检日期、送检标本类别、患者的临床资料、实验室及影像学检查结果、既往细胞病理学检查情况和临床诊断等。

(5)申请单上要详细记录患者或家属的明确联系方式,以便必要时与患者或家属联络,亦有助于随访。

2. 用于细胞病理学检查的标本必须新鲜,力求有足够数量,临床送检标本取材后应尽快送达细胞病理学室。

3. 申请单中由临床医师填写的各项内容不得擅自进行改动。

4. 出现下列情况的标本不予接收

(1)申请单与相关标本未同时送达细胞病理学室。

(2)申请单中填写的内容与送检标本不符。

(3)标本上无患者姓名、科室等标志。

(4)申请单上填写的内容字迹潦草难以辨认。

(5)申请单中漏填重要项目。

(6)没有按照规范的方法进行采集、运送或保存的标本。

(7)标本出现泄漏、损坏、碎裂,液体标本干涸等不符合送检要求者。

5. 细胞病理学室对不能接收的标本及申请单一律当即退还送检人,不予存放。

二、申请单和标本的编号、登记

1. 验收标本的人员应在已验收的申请单上注明收到标本的日期,及时准确进行细胞病理学编号,并逐项录入登记簿或计算机。

2. 细胞病理学标本、申请单、涂片、标本登记簿或计算机内的编号必须完全一致。

三、细胞病理学基本技术操作

1. 取材和制片　标本一定要新鲜,收到标本后应立即涂片、固定和染色。不能立即制片时,应将标本置于低温或加入适量95%乙醇,短时间保存。目前采用的制片方法:①传统涂片法,将标本直接涂于载玻片上,涂片面积宜占载玻片的1/2或2/3;②液基细胞学,目前主要有离心沉降式和过滤膜式液基细胞学制片技术,该项技术是将标本放入特定液体,在相关仪器上制片,可去除黏液、血液、炎细胞,使背景清晰,易于观察。

2. 涂片的染色　在宫颈细胞病理学检查中首选染色方法是巴氏染色,非宫颈细胞病理学及穿刺细胞学涂片多选用苏木精-伊红染色(HE染色)或巴氏染色,酌情加做一些特殊染色(如抗酸染色等)和免疫细胞化学染色。

3. 细胞学印片　细胞学印片除了可与术中冰冻切片或快速石蜡切片等并用、互补外,也可应用于无冰冻切片机的基层医院。印片的主要步骤:①以锐刀切开新鲜组织(碎小的组织根据情况可不必切开);②用清洁载玻片轻压于组织剖面处,垂直适当用力蘸取细胞,避免平行拖拉;③印片应及时固定。

4. 细胞蜡块　应用该技术将细胞学标本制作成细胞蜡块,可更好地观察细胞形态和排列结构,并可辅助应用免疫细胞化学或特殊染色,大大提高了细胞病理学诊断的敏感性和特异性。所有的细胞学标本均可制作细胞块,以浆膜腔积液最常使用。制作细胞蜡块的方法有多种,基本过程包括将细胞学沉渣应用95%乙醇固定沉淀10分钟,将沉淀从离心管中移出,置于滤纸包裹后放入包埋盒中。后续福尔马林固定、脱水、透明及浸蜡过程同组织学标本,石蜡包埋,切片,进行常规及免疫组化染色等。

5. 细胞学新技术　细胞病理学的制片技术除了传统的手工涂片、液基细胞学制片、细胞学印片等技术外。还可应用以下技术:①杂交捕获技术;②核酸原位杂交技术;③聚合酶链反应(PCR)技术;④即时荧光定量PCR技术;⑤流式细胞术;⑥细胞学自动阅片系统;⑦全自动细胞DNA定量分析系统等。

四、细针吸取细胞学操作技术

1. 适应证　针吸细胞学的适应证广泛,任何部位的肿物均可采用,尤其适用于因各种原因难以手术切除或活检的病例,包括体表可触及的病灶及在影像学等的引导下,对颅脑、胸腔、腹腔、盆腔等各深部脏器病变的穿刺。

2. 禁忌证

(1)有严重出血倾向或严重出血性疾病的患者(如血友病、血小板极度减少)及长期应用抗凝血药物的患者。

(2)可疑为动静脉畸形、颈动脉体瘤、嗜铬细胞瘤等患者。

(3)肝棘球蚴病的患者,穿刺可以引起严重的过敏反应,甚至休克致死,应属于禁忌证。

(4)重度肺功能不全,如肺气肿、肺动脉高压性心脏病、严重低氧血症者,以及剧烈咳嗽难以控制的患者。

(5)不能配合、过分敏感及顾虑深重的患者慎用。

3. 穿刺前的准备

(1)签署知情同意书:阅读和在知情同意书上签字是患者在穿刺检查前必须履行的重要手续。在履行此项手续时,细胞病理医师或临床医师可以通过知情同意书向患者解释细针穿刺的操作过程、所达到的目的及诊断的准确度,可以对患者提出的问题进行恰当的解答;患者也可以了解穿刺操作过程中可能发生的意外,配合医师防止穿刺操作过程中的意外发生。

(2)了解并记录患者的家庭住址、电话号码等联系方式,便于随访。

(3)稳定患者情绪,解除恐惧心理和顾虑,了解有无呼吸、循环、神经、造血系统等有关严重病患。

(4)了解病变大小、深度、表面是否光滑或粗糙。扪及肿块质地状况,如柔软性,硬度,有无弹性等质感。肿块能否被压缩,有无波动感及体位移动试验状况,是否多个肿块融合,肿块活动度与固定状况,与周围组织位置关系等。

4. 细针穿刺操作程序

(1)选择合适的体位及穿刺点:坐位适用于头颈部、肩部、躯干等体表肿块。卧位适用于躯干体表或深部器官、四肢病变与重症患者等。膝胸卧位适用会阴部、直肠内与前列腺病变。穿刺点尽量避开疼痛敏感区域、大血管、神经及易损伤的组织器官。同时有原发灶与转移灶的病变应首选转移灶实施穿刺。

(2)肿物的固定:用左手拇指与示指(或中指)捏起肿物,右手持针刺入肿块。或用左手拇指或示指压住肿物,使其固定于皮下或被推向一边而不滑动,针头在指尖上方刺入肿块。也可用拇指与示指捏压,或用示指与中指夹压固定肿块,手指尽可能靠近肿物,使皮肤绷紧,肿物突起,利于针刺。

(3)消毒:局部皮肤常规消毒,可分别选用 3% 碘酒与 75% 乙醇。

(4)进针与标本采集:固定肿块,绷紧皮肤,手持穿刺器迅速刺入病变内,拉针栓产生并保持负压,朝不同方向提插穿刺针数次,同时注意针头柄部吸取物的出现。然后拔出穿刺针,压迫局部针刺点数分钟,直至无渗血,然后覆盖创可贴或其他消毒敷料。

(5)标本的移出及涂片:拔针后,迅速将吸取物喷射至平放的载玻片上。涂片时标本应涂抹于载玻片的一端,一般不超过 2/3,避免在标本原位置上来回涂抹,以免致细胞变形或破碎。涂片厚薄应均匀,涂片太薄时细胞太少,太厚则细胞重叠,均会影响镜下观察。标本涂片后,立即固定,常规进行 HE 染色或巴氏染色。

5. 常见合并症及处理

(1)出血及血肿:表现为穿刺点出血或青紫变硬。应继续用棉签压迫穿刺点 5~10 分钟。

(2)虚脱:表现为头晕、恶心、呕吐、甲床和口唇苍白、意识恍惚、血压下降、脉搏细速、虚汗,甚至晕厥,此时应予以安抚,并使患者取仰卧头低位,双腿垫高。患者通常休息 10~20 分钟即可缓解和恢复。如经以上处理不缓解者,应即采取相应的急救措施。

(3)气胸:表现为轻微气促,1~2 小时自行缓解,严重时应予以相应治疗。

(4)误入气管:表现为咳嗽及痰中带血。嘱患者咳嗽将血痰排净。

(5)感染:极为少见。操作者应严格执行无菌操作积极预防。一旦出现应积极采取抗感染的治疗措施。

(6)对严重合并症的应对措施:如发生大出血、休克、呼吸系统、心血管及脑血管意外,应积极采取抢救措施,同时与急诊科联系,迅速进行临床救治。

6. 操作记录 细针穿刺操作应记录在就诊手册或病历中。内容应简明扼要,具体如下。

(1)穿刺的具体时间。

(2)穿刺体位及穿刺部位。

(3)穿刺部位的肉眼特点描述,如肿块的大小、形状、质地、与周围境界、皮肤改变和有无红、肿、热、痛等。

(4)局部消毒及使用器械,包括穿刺针。

(5)穿刺经过包括进针深度、提插穿刺针次数、穿刺针感、获取标本特点。

(6)穿刺小结通常应记录穿刺过程是否顺利;有无意外发生,如出现意外,应记录处理方式及效果。

五、细胞病理学室的基本设施及安全管理

1. 细胞病理学室建筑与设施应符合《实验室生物安全通用要求》《微生物和生物医学病理科生物安全通用准则》和《医疗技术规范·病理学分册》中的规定。

2. 应包括细胞病理诊断室、细胞学标本处理室、细胞学涂片技术室和细针穿刺室,有条件的医疗机构可设立免疫细胞化学室和分子细胞病理室等。

3. 应保持工作场所的卫生和整洁,有保证通风、环境温度和湿度的设施,持续的第三方监控并记录环境条件,如苯、甲醛浓度必须定期检测,符合国家有关职业病防护的规定。有安全防护与急救设施及相关工作安全标识。

4. 生活区应配备适宜的生活设施,包括卫生、休息、更衣等场所和设施。休息区与工作区应相对独立。

5. 对于易燃、易爆、剧毒和有腐蚀性的危险品,应有安全可靠的存放场所。

6. 各种标本、污水和污液属法定的医疗废物,其处理设施须符合国家的有关规定。

7. 仪器、设备的配置应能满足细胞病理学工作的需要,使用的仪器、设备应符合国家相关标准,仪器、设备的生产商和供应商应具有国家法律、法规所规定的相应资质。能够从市场上得到充足的仪器、设备所需耗材。

8. 建立和实施细胞病理试剂与实验材料管理程序,包括试剂与材料的生产商和供应商资质评估,试剂与材料的评估、选购、确认、保存、使用、监控及库存管理。试剂与材料的生产商和供应商应具有国家法律、法规所规定的相应资质。选用的试剂与材料应符合国家相关标准,有充分的外部供给和质量保证服务,并对外部服务质量进行定期评审。建立试剂的确认程序,包括实施确认的人员、方法、质量控制方法、接收标准。每

批试剂投入使用前应进行确认。建立试剂的库存管理程序,包括试剂的储存条件和库存量的监控。试剂应在有效期内使用。

9. 应遵守《病原微生物实验室生物安全管理条例》《实验室生物安全通用要求》和《微生物和生物医学实验室生物安全通用准则》中的规定。建立和实施细胞病理学工作中安全与卫生管理程序,覆盖从标本接收到报告发出整个过程。

10. 建立和使用细胞病理学的计算机信息管理系统,对从标本接收到报告发出整个过程实行计算机程序管理。必须采取措施保证数据安全,严禁非授权人员进入计算机管理系统及非法查询、录入和更改数据或程序。计算机管理软件供应商应具备国家规定的资质,并负责安装、使用、维护方面的培训,提供计算机管理系统的操作和维护说明书。

六、细胞病理学诊断报告的发送

1. 细胞病理学室自接受送检标本至签发细胞病理学诊断报告书的时间一般为 3 个工作日。

2. 因某种原因(特殊染色、免疫细胞化学染色、疑难病例会诊等)不能按期签发的报告,应以书面形式(迟发报告单)告知临床医师或患者。

3. 细胞病理学室应有专人发送细胞病理学诊断报告书。住院患者的报告书发送至相关临床科室,门诊和外院患者的报告由各医院自行制订。

4. 细胞病理学诊断报告书的经收人员必须履行签收手续。

5. 已发出的细胞病理学诊断报告书被遗失,一般不予补发;必要时经病理科主任同意方可补发。

七、细胞学资料管理

1. 细胞病理学检查的文字资料、非文字资料及其他相关资料均为有价值的医学资料,均应按照规定妥善保存。

2. 细胞病理学必须设立档案资料室,制定档案资料管理制度(包括资料的归档、借用和归还手续等),由专人管理,并应积极实行资料的计算机管理化。

3. 文字资料装订成册保存至少 15 年。

4. 找到恶性细胞或可疑恶性细胞的涂片应保存至少 15 年,阴性涂片保存至诊断报告发出后 1 年。

5. 标本原则上在细胞病理学报告发出后处理(特殊情况除外)。

6. 标本应按照医疗垃圾处理。

7. 同一病例同一次检查有多张阳性涂片或可疑阳性时,允许借用其中一张。

8. 一个病例仅有一张阳性或可疑阳性涂片者原则上不予外借。

9. 借用涂片的人员要填写借片申请单、签名并按相应的借片规定办理。

10. 借用的涂片必须妥善保存,在规定的时间内归还,涂片若有破损、丢失应按规定支付赔偿金,并承担相应的责任。

(刘东戈)

第二十五章 特殊染色技术

特殊染色是最基本的组织化学染色技术,属传统病理学技术范畴,在免疫组化及分子生物学等技术广泛应用于基础病理学研究和临床病理诊断的今天,特殊染色技术仍长期存在而未被新技术替代的原因在于它本身具有特异、简便、快捷、价廉等显著优点,能直接显示细胞内外特殊化学物质如黏液、糖原、淀粉样物及基底膜等。本章简单介绍几种特殊染色技术的方法、结果判定及应用。

第一节 各类间叶组织染色

一、结缔组织多色染色

结缔组织是人和高等动物的基本组织之一,遍布全身,主要包含细胞、纤维和基质,其中纤维组织又分为胶原纤维、弹力纤维和网状纤维,这三种纤维在 HE 染色切片中经常难以区别,有时需借助特殊染色加以鉴别。

结缔组织特殊染色方法较多,多使用混合染料或不同染料连续染色,使结缔组织成分选择性着色,显示出胶原、软骨、黏液等,称为结缔组织多色染色法。这里主要介绍 Masson 三色染色法。

Masson 三色染色法是通过改良 Mallory 三色法建立的结缔组织多色染色的方法,以红、蓝、黑 3 种颜色显示结缔组织多种成分,尤其是对于胶原纤维、肌纤维、纤维素和红细胞的鉴别作用非常明确。

【试剂配制】

1. Weigert 铁苏木精液

甲液:1g 苏木精(hematoxylin)加入 100ml 无水乙醇(ethanol)配制。

乙液:将 4ml 29% 三氯化铁液(ferrie chloride)和 1ml 盐酸(hydrochloric acid)加入 95ml 蒸馏水配制;使用前将二者等量混合。

2. 丽春红酸性品红液 将丽春红(panceau 2R)0.7g 和酸性品红(acid fuchsin)0.3g 溶于 100ml 1% 冰醋酸(glacial acetic acid)水溶液中配制。

3. 1% 磷钼酸水溶液 1g 磷钼酸(phosphomoly bdic acid)溶于 100ml 蒸馏水中配制。

4. 2% 醋酸苯胺蓝液 将 2g 苯胺蓝(aniline blue)、2ml 冰醋酸及 98ml 蒸馏水混合配成。

5. 亮绿液 将 1g 亮绿(light green)溶于 100ml 1% 冰醋酸水溶液中配制。

【染色步骤】标本使用 10% 中性缓冲福尔马林液固定。

石蜡切片脱蜡至水;Weigert 铁苏木精染色 5~10 分钟,流水冲洗;1% 盐酸乙醇分化几秒后流水冲洗;丽春红酸性品红液染 5~10 分钟,蒸馏水洗;1% 磷钼酸水溶液处理 5~10 分钟,用 2% 醋酸苯胺蓝液或 1% 亮绿液复染 5 分钟;1% 冰醋酸水溶液处理 1~2 分钟;95% 乙醇脱水 3 次,无水乙醇脱水,二甲苯透明,中性树胶封固。

【染色结果及用途】用醋酸苯胺蓝复染时胶原纤维、软骨、黏液呈蓝色;用亮绿液复染时胶原纤维、软骨、黏液呈绿色。肌纤维、红细胞、神经胶质呈红色,胞核呈清晰的蓝黑色(图 25-1)。主要用于胶原纤维和肌纤维的鉴别。

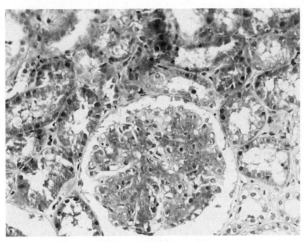

图 25-1 肾穿刺组织 Masson 三色染色

肾穿刺组织 Masson
三色染色(图片)

【注意事项】

1. 为防止试剂氧化沉淀,Weigert 铁苏木精液的甲液和乙液应在使用前等量混合(将乙液加入甲液内,染液呈紫黑色),不要预先混合。甲液不宜配制过多,若保存时间过长(超过 24 小时)将影响染色效果。

2. 应在显微镜下控制染色时间,以肌纤维呈红色,胶原纤维呈淡红色为佳。

3. 冰醋酸水溶液的作用是分色及防止染色剂洗脱,最佳浓度范围 0.2%~1%。

二、胶原纤维染色

胶原纤维是细胞间质中最常见的纤维类型,在体内广泛分布,它是由成纤维细胞产生的一种纤维蛋白,HE 染色下均质粉染。胶原纤维在结缔组织中起支持作用,具有一定的韧性和坚固性,能抵抗一定的牵引力而不致撕裂。

胶原纤维虽然在 HE 切片上可以识别,但是胶原纤维的特殊染色可以用不同颜色将其清晰显示,在观察器官损伤、修复、纤维化程度等方面具有重要作用。特别是在判断梭形细胞肿瘤的组织来源时,具有重要意义。最常用于胶原纤维染色的方法为 Van Gieson 苦味酸酸性品红染色法,它是利用酸性品红、苦味酸分别对胶原纤维和肌纤维有较强亲和力的原理,将其分别染成红色和黄色。

【试剂配制】

1. Weigert 铁苏木精液 配制方法见结缔组织多色染色。

2. Van Gieson 染液 取 1% 酸性品红水溶液(aqueous acid fuchsin)1 份与饱和度为 1.22% 的苦味酸(picric acid)饱和水溶液 12~20 份混合备用。

3. 1% 盐酸乙醇液 将 1ml 盐酸加入 99ml 70% 乙醇中配制。

【染色步骤】标本使用 10% 中性缓冲福尔马林液固定。

切片脱蜡至水;Weigert 铁苏木精液染色 5~10 分钟;流水冲洗;1% 盐酸乙醇分化几秒后流水冲洗;Van Gieson 染液染色 1~2 分钟;梯度乙醇脱水,二甲苯透明,中性树胶固封。

【染色结果及用途】胶原纤维呈鲜红色,肌纤维胞质、神经胶质及红细胞呈黄色。主要用于胶原纤维和肌纤维的鉴别诊断。

【注意事项】

1. 为防止试剂氧化沉淀,Weigert 铁苏木精液的甲液和乙液应在使用前混合,过滤后使用。甲液不宜配制过多,若保存时间过长(超过 24 小时)将影响染色效果。

2. Van Gieson 染液临用前将 1 份 1% 酸性品红水溶液与 12 份 1.22% 的苦味酸饱和水溶液混合,若肌纤维着色不佳,可将苦味酸饱和水溶液逐渐增加至 20 份,混合后应过滤并马上使用,否则染色效果下降。

3. 由于酸性品红水洗易掉,苦味酸的黄色容易被 95% 乙醇洗掉,所以 Van Gieson 染液染色后流水冲洗和乙醇脱水时动作要快。

4. 由于酸性品红不易着色,且褪色较快,染色结果不能长期保存,一般只能保存 3~6 个月。所以,染色结果应及时观察并采图保存。

三、网状纤维染色

网状纤维是一种交织成网的纤细的网状蛋白,是疏松结缔组织中的一种纤维成分;是构成淋巴结、肝、脾、心、肾等实质脏器的网状支架。由于浸银法可将该纤维染成黑色,故又称为嗜银纤维。

网状纤维染色可以用来观察网状支架的结构情况,在肿瘤病理诊断中有助于鉴别上皮组织和间叶组织来源的肿瘤。网状纤维染色的原理是其嗜银作用。氨银液被组织吸附后与组织中的蛋白结合,经甲醛还原成黑色的金属银沉积于细胞内及表面。用氯化金调色后,再用硫代硫酸钠液洗去未还原的银盐,从而将组织内的网状纤维清晰地显示出来。这里主要介绍醋酸氨银染色法。

【试剂配制】醋酸氨银染色液:将 20ml 10% 硝酸银(silver nitrate)水溶液与 4ml 10% 醋酸钠(sodium acetate)水溶液混合摇匀,产生一种乳白色块状悬乳颗粒,再逐滴加入浓氨水,边加边搅拌,直至溶液变清亮为止,再加入 16ml 蒸馏水备用。

【染色步骤】标本使用 10% 中性缓冲福尔马林液固定。

切片厚 4~6μm,脱蜡至水;0.5% 高锰酸钾水溶液氧化 5 分钟;流水冲洗;1% 草酸水溶液漂白;蒸馏水洗 3 次;5% 硝酸水溶液媒染 10 分钟;蒸馏水速洗;入醋酸氨银染色液染色 5 分钟;蒸馏水速洗;10% 中性福尔马林液还原 2 分钟;自来水洗 2 分钟;0.2% 氯化金调色 2 分钟;自来水洗 2 分钟;5% 硫代硫酸钠冲洗 1 分钟;自来水洗 5 分钟;乙醇脱水,二甲苯透明,中性树胶封固。

【染色结果及用途】网状纤维呈黑色(图 25-2)。主要用于癌与肉瘤的鉴别诊断、血管内皮肿瘤与血管外皮肿瘤的鉴别诊断、脑膜瘤与星形细胞瘤的鉴别诊断,以及肝脏病变中肝组织纤维化的观察。

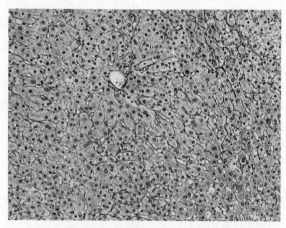

图 25-2　肝组织网状纤维染色

【注意事项】
1. 配制醋酸氨银染色液时,浓氨水滴加不要过量,以液体稍清亮时为宜。
2. 防止污染,所用的容器必须清洁、干燥。

肝组织网状纤维染色(图片)

四、弹力纤维染色

弹力纤维主要由弹性蛋白构成,广泛分布于身体的各个部位,尤其是皮肤组织、呼吸系统和循环系统。病变时表现为弹力纤维的增生、破坏、断裂及崩解。在 HE 染色中弹力纤维和胶原纤维相似,都染成红色,量少时两者较难区别,需借助弹力纤维特殊染色方法来鉴别。这里主要介绍 Verhoeff 铁苏木精染色法。

【试剂配制】

1. Verhoeff 铁苏木精染液　将 20ml 5% 苏木精无水乙醇贮存液(5g 苏木精加入 100ml 无水乙醇配制),10% 三氯化铁水溶液 8ml(10g 三氯化铁加入 100ml 蒸馏水配制),Verhoeff 碘溶液 8ml(2g 碘及 4g 碘化钾加入 100ml 蒸馏水配制)。临用前充分混合,过滤后使用。

2. 2% 三氯化铁水溶液　将 2g 三氯化铁加入 100ml 蒸馏水中配制。

3. 5% 硫代硫酸钠水溶液　将 5g 硫代硫酸钠加入 100ml 蒸馏水中配制。

【染色步骤】标本使用 10% 的中性缓冲福尔马林液固定。

切片脱蜡至水；蒸馏水洗，Verhoeff 铁苏木精染液染色 15~30 分钟，至切片呈深黑色；流水冲洗；2% 三氯化铁水溶液分化几秒，显微镜镜下观察弹力纤维清晰时，流水冲洗后蒸馏水冲洗；95% 乙醇数秒洗去切片上的碘液；流水冲洗 2~3 分钟；5% 硫代硫酸钠水溶液 5 分钟；流水冲洗；无水乙醇脱水，二甲苯透明，中性树胶封固。

【染色结果及用途】

弹力纤维呈黑蓝色（图 25-3）。用于显示真皮弹力纤维增生和变性等多种皮肤疾病，以及心血管疾病的心内膜中弹力纤维增生、血管壁中弹力纤维增生和肿瘤组织中的弹力纤维等。目前弹力纤维染色主要用于观察肺癌是否侵犯胸膜，协助肺癌 TNM 分期。

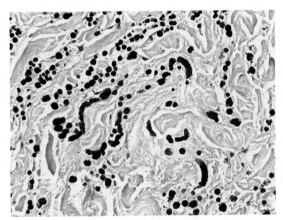

图 25-3　弹力纤维瘤弹力纤维染色

弹力纤维瘤弹力纤维染色(图片)

【注意事项】

1. 该法染色快，操作简便，染色保存持久，粗大的弹力纤维染色效果良好，但对于纤细纤维效果欠佳。

2. Verhoeff 铁苏木精染液要新鲜，在染色前将 3 种液体充分混合，过滤后使用，并且只可使用一次。

3. 本染色方法的关键是 2% 三氯化铁水溶液分化，应在显微镜下观察控制染色时间，以弹力纤维呈清晰黑色，其他组织呈浅黄色为准。

4. 95% 乙醇脱碘要快，最好在显微镜下观察，以防分化过度。

五、横纹肌染色

横纹肌又称骨骼肌，因肌纤维细长呈圆柱状且有横纹而得名。为了观察横纹肌的基本病理变化，以及对横纹肌肉瘤与其他未分化的间叶性肿瘤的进行鉴别诊断，需对横纹肌进行特殊染色，多采用 Mallory 磷钨酸-苏木精（PTAH）染色法。

【试剂配制】

1. PTAH 染液

苏木精水溶液：将 0.1g 苏木精加入 20ml 蒸馏水中加热充分溶解制备。

磷钨酸水溶液：将 2g 磷钨酸加入 80ml 蒸馏水中彻底溶解制备。

待苏木精水溶液完全冷却后将其加入磷钨酸水溶液，混合后放于阳光照射处数周至数月氧化成熟后才能使用，可置于冰箱棕色瓶内长久保存。

2. 酸性高锰酸钾溶液　将 50ml 1% 高锰酸钾液加入 50ml 的 1% 硫酸水溶液中备用。

3. 1% 草酸水溶液　将 1g 草酸溶入 100ml 蒸馏水中配制。

【染色步骤】标本采用 10% 中性缓冲福尔马林液固定。

切片常规脱蜡至水；放入酸性高锰酸钾水溶液中氧化 5 分钟；流水冲洗；1% 草酸水溶液漂白 2 分钟；流

水冲洗后,蒸馏水洗 2 次;放入 PTAH 染液 12~48 小时;95% 乙醇分化,同时显微镜下观察染色结果;无水乙醇脱水,二甲苯透明,中性树胶封固。

【染色结果及用途】横纹肌纤维呈紫蓝色,胶原纤维和网状纤维呈棕红色。主要用于横纹肌肉瘤与其他间叶源性肿瘤的鉴别和肌纤维的变性、坏死及坏死后修复的观察。

【注意事项】

1. 自然氧化成熟的 PTAH 染液比较稳定,在冰箱内的棕色瓶中可保存数年;未充分氧化的 PTAH 染液可加入 0.2g 的高锰酸钾使其快速氧化,加速其成熟。

2. 染色后的切片不要水洗,用 95% 乙醇直接快速分化,以免脱色;分化后直接入无水乙醇脱水,镜下观察分化是否满意。

(王丽萍)

第二节　神经组织染色

一、尼氏小体染色

尼氏小体是神经细胞胞质内的特征性结构之一,嗜碱性,广泛分布于神经元胞体和树突内;对一些盐基性染料(如硫堇、亚甲蓝、甲苯胺蓝和焦油紫等)具有亲和力,可以被一些碱性染料染成深紫蓝色的斑块状颗粒。当神经细胞受损害时,胞质中的尼氏小体溶解,染色后神经细胞胞质内看不到紫蓝色斑块。因此,尼氏小体染色可作为观察神经细胞损害的一种很灵敏的指标。这里主要介绍硫堇染色法。

【试剂配制】硫堇染液:2g 硫堇(thionine)加入 100ml 蒸馏水配制。

【染色步骤】标本使用 10% 中性缓冲福尔马林液固定。

石蜡切片厚 6~8μm,脱蜡至水;2% 硫堇染液浸染 30~60 分钟(需放在 50~60℃温箱内);蒸馏水稍洗;95% 乙醇迅速分化;无水乙醇脱水,二甲苯透明,中性树胶封固。

【染色结果及用途】尼氏小体深蓝色。主要用于观察神经细胞损伤情况。

【注意事项】

1. 用于尼氏小体染色的组织要及时固定,否则尼氏小体可自溶而不易着色。

2. 染色后的切片需避光保存,否则容易褪色。

3. 硫堇染液用前要在加热 50℃至有蒸汽时过滤后方可放入切片并计算染色时间。

二、神经元和神经纤维染色

在神经组织的疾病诊断和研究中,常需要借助特殊染色来进一步观察神经元和神经纤维的变化及其损伤程度。

神经元和神经纤维的染色方法很多,但银染法最为多用。基本原理是把固定后的组织切片浸于银溶液中,使银颗粒沉着于神经细胞轴索的轴浆中呈现深棕色或黑色。这里主要介绍 Bielschowsky 改良法。

【试剂配制】

1. 硝酸铵银溶液　将 30ml 20% 硝酸银水溶液与 20ml 无水乙醇混合,出现乳白色沉淀,逐渐加入浓氨水并振荡,使沉淀溶解,再滴加 5 滴浓氨水,过滤后备用。

2. 5% 硫代硫酸钠水溶液　将 5g 硫代硫酸钠加入 100ml 蒸馏水制备。

3. 0.2% 氯化金水溶液　先将 1g 氯化金加入 100ml 蒸馏水配制成 1% 氯化金溶液,用棕色小口磨砂瓶储存;再取 1% 氯化金溶液 1 份加蒸馏水 4 份配成 0.2% 氯化金水溶液备用。

【染色步骤】标本使用 10% 中性缓冲福尔马林液固定。

石蜡切片厚度 8~15μm,脱蜡至水;蒸馏水洗 1~2 分钟;置于 37℃温箱内用 20% 硝酸银水溶液避光浸染 25~35 分钟;蒸馏水洗 2~3 分钟;10% 中性缓冲福尔马林还原数秒,至切片呈现黄色为止;蒸馏水洗 3~5 分钟;用硝酸铵银溶液滴染 20~40 秒;10% 中性缓冲福尔马林液再还原 1~2 分钟,使切片呈棕黄色;蒸馏水洗;0.2% 氯化金水溶液调色 3~5 分钟;蒸馏水洗;5% 硫代硫酸钠水溶液固定 3~5 分钟;水洗后用滤纸将切片周围水分吸干;乙醇梯度脱水,二甲苯透明,中性树胶封固。

【染色结果及用途】神经元、轴突、神经纤维呈黑色。主要用于观察神经元及神经纤维的损害程度及外周神经疾病的鉴别诊断。

【注意事项】要掌握渗透作用终点的判断,建议全程使用对照切片,每一个不同强度的染色都做比较。

三、神经髓鞘染色

在神经组织染色中,以髓鞘染色最为常用,任何因素引起的神经纤维损伤均可导致有髓神经纤维髓鞘的变性、崩解和脱失。常规石蜡切片 HE 染色时,因构成髓鞘的鞘磷脂被溶解,而不能显示其形态特点及组织学改变,通过神经髓鞘特殊染色来观察正常和病理情况下髓鞘是否完整、有无变性、崩解、脱失及修复等情况,对神经组织的疾病诊断和研究有实用意义。这里主要介绍 Weil 法。

【试剂配制】

1. 4% 硫酸铁铵(铁明矾)水溶液 硫酸铁铵 4g 加入 100ml 蒸馏水中配制。

2. Weil 铁苏木精染液 将配制半年以上 10% 苏木精乙醇液 2ml 与 18ml 无水乙醇和 20ml 4% 铁明矾水溶液混合而成。

3. 分化液 将 1g 硼砂和 1.25g 铁氰化钾溶于 100ml 蒸馏水配制。

【染色步骤】标本使用 10% 的中性缓冲福尔马林固定。

切片常规脱蜡至蒸馏水;在 37~58℃温箱中用 Weil 铁苏木精染液浸染 20~40 分钟,若为室温则应染 1 小时;流水冲洗;4% 铁明矾水溶液分化 2~3 分钟;流水冲洗;置于分化液内再分化 2~10 分钟;流水充分冲洗;乙醇脱水,二甲苯透明,中性树胶封固。

【染色结果及用途】髓鞘呈蓝黑色,其他组织呈灰白色。主要用于观察有髓神经纤维髓鞘的变性、崩解、脱失及修复等改变。

【注意事项】

1. 本染色方法分化是关键的一步,需在显微镜下观察分化程度。

2. 铁明矾水溶液必须保持新鲜,最好用前配制,染色时应注意防止染液的挥发。

3. 此方法适用于冰冻组织,由于都采用苏木精染色,所以组织切片要用酸性乙醇分化。

四、神经胶质细胞染色

神经胶质细胞广泛分布于中枢神经系统除神经元以外的所有细胞,具有支持、吞噬、修复、生成髓鞘及滋养神经元等作用,也有吸收和调节某些活性物质的功能。神经胶质细胞是中枢神经系统的支持细胞,有 4 种主要类型,分别为星形胶质细胞、少突胶质细胞、小胶质细胞和室管膜细胞。神经胶质细胞一般具有胞突,但无树突和轴突。常规 HE 染色只能显示胞核,通过特殊银染方法能显示神经胶质细胞整体形态,从而观察神经胶质细胞改变。这里主要介绍 Cajal 神经胶质细胞染色。

【试剂配制】

1. 氯化金升汞液 将 0.5g 氯化汞溶于 60ml 蒸馏水,充分溶解后加入 1% 氯化金液 10ml,充分混合过滤后备用。

2. 5% 硫代硫酸钠液 将 5g 硫代硫酸钠溶于 100ml 蒸馏水中制备。

3. 甲醛溴化铵固定液 将 15ml 甲醛和 2g 溴化铵加入 85ml 蒸馏水中混合后制备。

【染色步骤】标本使用甲醛溴化铵固定液或 10% 的中性缓冲福尔马林固定。

新鲜组织经甲醛溴化铵固定液固定 48~96 小时,蒸馏水充分冲洗;用冰冻切片机按 20~30μm 厚切片,若已用 10% 中性缓冲福尔马林固定组织切片,应将其放于甲醛溴化铵固定液固定 12~24 小时;蒸馏水洗 2~3 次;将切片置入氯化金升汞液中避光浸染 4~8 小时;蒸馏水洗 2~3 分钟;5% 硫代硫酸钠液中固定 3~5 分钟;蒸馏水洗 2~3 分钟;无水乙醇脱水,二甲苯透明,中性树胶封固。

【染色结果及用途】星形神经胶质细胞及其突起呈紫红色至紫黑色,神经元呈浅紫色,神经纤维一般不着色。主要用于星形胶质细胞瘤与脑膜瘤及室管膜瘤的鉴别。

【注意事项】

1. 所用的玻璃器皿要洁净。

2. 氯化金升汞液应在临用前配制。配制过程中,在将 0.5g 氯化汞溶于 60ml 蒸馏水时,可适当加热促进氯化汞溶解,待液体温度稍凉后再加入氯化金液。

3. 切片在甲醛溴化铵固定液放置后用蒸馏水充分水洗。

4. 染色效果和镀染时的温度及时间有关系,镀染时温度要适中,时间适当,显微镜下观察星形胶质细胞呈紫红色至深紫色。

(王丽萍)

第三节 各类聚集物质染色

一、脂类物质染色

脂类是构成细胞结构的成分之一,可分为脂肪和类脂两大类。脂类物质通常不溶于水,但易溶于有机溶剂,如乙醇、丙酮及二甲苯等。脂类染色通常用于肿瘤的诊断与鉴别诊断,如脂肪肉瘤与黏液瘤、皮脂腺癌与鳞状细胞癌等,在区别脂肪变性与糖原沉积及空泡变性中有重要意义。

脂类物质染色的方法很多,这里主要苏丹Ⅲ染色法。苏丹染料是一种偶氮染料,具有脂溶性特点,易溶于脂肪。它对脂类的染色是一种简单的物理变化(溶解和吸附作用):先将苏丹染料溶解在有机溶剂中,而这种染料与脂质的亲和力大于有机溶剂,所以在染色过程中染料便从有机溶剂中吸附在脂质中而使组织内的脂滴呈橘红色。

【试剂配制】

1. 苏丹Ⅲ染液 将 0.15g 苏丹Ⅲ溶解于 100ml 70% 乙醇或纯丙酮和 70% 乙醇混合液中(各 50ml),充分摇匀,待其完全饱和后放入冰箱备用。

2. 10% 甲醛-钙固定液 将 10ml 浓甲醛液加入 90ml 蒸馏水充分混合后加入碳酸钙至饱和配制。

3. 70% 乙醇 取 95% 乙醇 70ml 加入 25ml 蒸馏水配制。

【染色步骤】标本使用 10% 中性缓冲福尔马林固定或 10% 甲醛-钙固定液固定。

冷冻切片厚 8~15μm,用 10% 中性缓冲福尔马林固定或 10% 甲醛-钙固定液固定 10 分钟;蒸馏水洗;苏木精复染细胞核 1 分钟,蒸馏水冲洗,盐酸乙醇分化,流水冲洗至细胞核为蓝色;蒸馏水洗后略冲洗;苏丹Ⅲ染液浸染 30 分钟;70% 乙醇溶液分化数秒,流水冲洗 1~3 分钟;甘油明胶封固。

【染色结果及用途】组织及细胞中脂滴呈橘红色,细胞核呈浅蓝色。主要用于辨别组织中的空泡是脂肪组织,还是空泡变性或糖原沉积等。

【注意事项】

1. 由于苏丹Ⅲ难以溶解,所以在配制苏丹Ⅲ染液过程中应将其充分摇匀,并且在冰箱放置时需每天拿出进行摇匀,使其完全溶解,且用前过滤。

2. 染色时玻璃器皿要加盖,防止染料挥发、色素析出造成假阳性。

3. 封片要及时,切片勿太干燥,尽量避免产生气泡。切片不能长期保存,应尽早观察,照相保存。

二、黏液物质染色

黏液是一种从黏膜上皮或腺上皮分泌出来的湿滑液体,由黏蛋白和无机盐所构成,黏蛋白中含有黏多糖。正常情况下黏液主要存在于消化道、呼吸道及其他部位黏液腺的分泌物中,也可存在于结缔组织和软骨基质内。病理情况下结缔组织、心肌等可出现黏液水肿、黏液变性和黏蛋白增多等改变。

过碘酸希夫(periodic acid-Schiff stain,PAS)染色又称为糖原染色,一般用来显示糖原和其他含糖物质。过碘酸是一种氧化剂,能使细胞内的多糖乙二醇基氧化成二醛,再与雪夫试剂中的无色品红结合,生成新的红至紫红色复合物而定位于胞质内。

PAS 反应不仅可以显示多糖、中性黏液物质和某些酸性黏液物质,而且还能显示真菌、软骨、基底膜等物质。故 PAS 染色是病理学上研究多种疾病的重要方法之一。

【试剂配制】

1. 雪夫试剂(Schiff 试剂)染液 将 0.5g 碱性品红溶于 100ml 煮沸的蒸馏水中,保持振荡并充分搅拌 5 分钟,使之充分溶解。冷却至 50℃时过滤,将 20ml 1mol/L 盐酸加入过滤液内,冷却至 25℃时加入 0.5g

偏重亚硫酸钠或偏重亚硫酸钾,充分振荡,将容器密闭,在室温暗处静置至少 24 小时,待溶液红色褪去,呈无色或淡土黄色后加入 0.5g 活性炭,用力振荡溶液 1 分钟后过滤,用棕色瓶贮存在 4℃ 冰箱内备用。此时溶液呈无色、无沉淀状态。

2. 1% 过碘酸氧化液　1ml 过碘酸加入 99ml 蒸馏水中配制。

3. 亚硫酸冲洗液　将 7.5ml 1mol/L 盐酸和 7.5ml 10% 偏重亚硫酸钠加入 130ml 蒸馏水中混合配制。

【染色步骤】标本使用 10% 中性缓冲福尔马林固定。

石蜡切片脱蜡至水;蒸馏水洗;1% 过碘酸氧化液氧化 10 分钟;蒸馏水充分水洗;雪夫试剂染液 10~30 分钟;亚硫酸冲洗液冲洗 3 次,每次 2 分钟;流水冲洗 5~10 分钟;苏木精复染,流水冲洗;乙醇脱水,二甲苯透明,中性树胶封固。

【染色结果及用途】PAS 染色阳性物质呈红色至紫红色,细胞核呈浅蓝色(图 25-4)。主要用糖原累积病诊断和研究,观察肾小球基底膜、结肠杯状细胞中性黏液物质,判断有无阿米巴滋养体和霉菌的感染,以及用于某些肿瘤的诊断等。

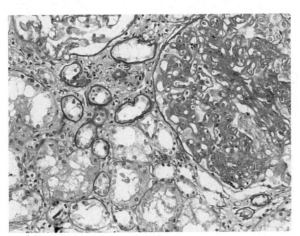

肾小球基底膜
PAS 染色(图片)

图 25-4　肾小球基底膜 PAS 染色

【注意事项】

1. 希夫试剂应为无色清亮无沉淀溶液,使用前从冰箱内的棕色瓶取出。如有白色沉淀,就不能再使用,如颜色变红,可加入少许偏重亚硫酸钠或钾,使之再转变为无色时,仍可再用,否则影响染色效果。

2. 严格控制过碘酸氧化的温度及作用时间。一般氧化时间控制在 10 分钟,温度不超过 20℃,否则易出现非特异性染色。

3. 配制希夫试剂染液时,为防止碱性复红液体溅出,应在蒸馏水停止加热后(约 80℃)加入碱性复红。

4. 在配制过程中,所有玻璃器皿要求十分清洁,一般要用清洗液浸泡。

5. 过碘酸水溶液和偏重亚硫酸钠液应低温避光保存。

三、黑色素染色

黑色素是由黑色素细胞产生的一种色素颗粒,主要存在于人体皮肤的表皮基底层,眼睛的虹膜、睫状和脉络膜,脑的软脑膜、黑质和神经节细胞等,常规 HE 染色通常呈棕黄色或棕黑色。由于黑色素具有将氨银液还原为金属银的能力,所以氨银(Masson-Fontana)染色法是常用的黑色素特殊染色方法,用于鉴别黑色素颗粒与其他颗粒性物质。

【试剂配制】

1. 氢氧化氨银溶液　取 40ml 15% 硝酸银水溶液,逐滴加入浓氢氧化铵(氨水)产生沉淀,继续滴加至沉淀消失逐渐变清,再滴加 5% 硝酸银水溶液数滴至溶液轻度混浊呈微乳白色,过滤后装在棕色瓶内避光保存备用。此液最好在用前配制。

2. 5% 硫代硫酸钠液　将 5g 硫代硫酸钠加入 100ml 蒸馏水中配制。

3. 0.2% 氯化金水溶液　先将 1g 氯化金加入 100ml 蒸馏水配制成 1% 氯化金液,用棕色小口磨砂瓶储存。再取 1% 氯化金液 1 份加蒸馏水 4 份配成 0.2% 氯化金水溶液备用。

【染色步骤】标本使用 10% 中性缓冲福尔马林液固定。

常规切片脱蜡至水;蒸馏水充分冲洗 3~5 分钟;室温避光放于氢氧化氨银溶液中浸染 12~18 小时;蒸馏水洗 2~5 秒;0.2% 氯化金水溶液处理 5 分钟;蒸馏水洗 1~2 分钟;5% 硫代硫酸钠水溶液固定 3 分钟;流水冲洗 5 分钟;乙醇脱水,二甲苯透明,中性树胶封固。

【染色结果及用途】黑色素及嗜银细胞颗粒呈黑色。主要用于观察组织细胞中的黑色素。

【注意事项】

1. 标本使用 10% 中性缓冲福尔马林液固定,不能用含有铬盐的固定液固定。

2. 要使用彻底清洁的玻璃器皿,因为银溶液可能会与玻璃器皿中留下的任何残余污染物发生反应。

3. 显微镜下严格控制染色时间,以黑色素呈现黑色为度,时间过长会出现非特异性染色;切片不可长期暴露在空气中,以免产生细小的沉着物,影响观察;最好设立对照片。

四、淀粉样物质染色

淀粉样物质是一种无定形的细胞外嗜酸性物质,因为在用碘染色时与淀粉的反应相似,固称为淀粉样物质。淀粉样物质由 90% 的淀粉样原纤维蛋白和 10% 的糖蛋白构成,HE 染色表现为均匀一致的淡粉红色,与胶原纤维玻璃样变相似,不易鉴别。有些病变和肿瘤的淀粉样物质可沉积于不同的组织和器官导致淀粉样变,故常借助淀粉染色进行鉴别诊断。这里介绍刚果红染色。

【试剂配制】

1. 0.2% 刚果红染液　将 0.2g 刚果红加入 100ml 50% 乙醇中制备。

2. 0.2% 氢氧化钾分化液　将 0.2g 氢氧化钾加入 100ml 80% 乙醇中配制。

【染色步骤】标本使用 10% 中性缓冲福尔马林液固定。

常规切片脱蜡至水;置入 0.2% 刚果红染液 10 分钟(浸染);流水冲洗;0.2% 氢氧化钾溶液分化 1~2 分钟;苏木精复染后水洗;乙醇脱水,二甲苯透明,中性树胶封固。

【染色结果及用途】

淀粉样物质呈橘红色(图 25-5)。主要用于各器官淀粉样变的诊断及某些肿瘤如甲状腺髓样癌和骨髓瘤的诊断与鉴别诊断。

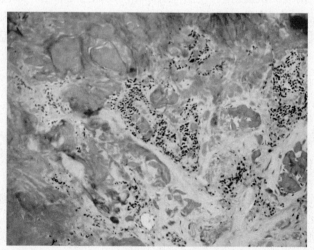

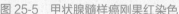

甲状腺髓样癌刚果红染色(图片)

图 25-5　甲状腺髓样癌刚果红染色

【注意事项】

1. 刚果红染色分化要求严格,应显微镜下观察分化情况,避免假阳性和假阴性。

2. 乙醇脱水要快,避免脱色。

3. 由于染液含有乙醇成分,所以最好浸染,若选择滴染则应放入湿盒内,以避免溶液挥发,影响染色结果。

(王丽萍)

第四节　病原菌染色

一、抗酸杆菌染色

抗酸杆菌属分枝杆菌,常见的抗酸杆菌为结核分枝杆菌和麻风杆菌。由于菌体壁上含有不等量的脂质,故一般不易着色,但这类细菌一经着色又不易褪色,即使用酸类处理也不易脱色,所以又称抗酸杆菌。

结核分枝杆菌为细长略弯曲的杆菌,长短粗细不一,一般常单条散在分布,在病理组织中结核分枝杆菌有多形性变化,多见于结核性病变的干酪样坏死灶内。麻风杆菌较粗短,常聚集成堆,在麻风细胞内可见到大量麻风杆菌。

抗酸杆菌染色主要应用于结核病与类结核病及麻风病的诊断与鉴别诊断。多采用改良的 Ziehl-Neelsen 染色法进行抗酸杆菌染色。其染色原理是抗酸杆菌菌体内含有脂质、蛋白和多糖类,并形成一个蜡质外壳,能与石炭酸碱性复红液结合形成复合物而着色。这种复合物能抵抗酸类脱色,石炭酸作为媒染剂,可提高染料的染色性能,使碱性复红与抗酸杆菌牢固结合。染液中所用的无水乙醇能最大限度地溶解碱性复红。

【试剂配制】

1. 石炭酸复红染色液　将 3g 碱性复红溶于 5ml 无水乙醇,再与 42.5ml 5% 石炭酸水溶液混合,待其完全溶解后过滤,加入 10% Triton-100 溶液 2.5ml,混合后备用。

2. 1% 盐酸乙醇　取 1ml 盐酸加入 99ml 70% 乙醇充分混匀配制。

3. 0.1% 亚甲蓝水溶液　取 0.1g 亚甲蓝溶解于 1 000ml 蒸馏水中备用。

【染色步骤】标本使用 10% 中性缓冲福尔马林液固定。

常规切片脱蜡至水;将切片放于石炭酸复红染液内,60℃烤箱浸染 15~30 分钟;流水冲洗;1% 盐酸乙醇分化至切片呈淡粉色为止;充分水洗;0.1% 亚甲蓝水溶液复染细胞核;流水冲洗;梯度乙醇脱水,二甲苯透明,中性树胶封固。

【染色结果及用途】抗酸杆菌呈亮红色(图 25-6)。主要用于结核病与类结核病的诊断与鉴别诊断。

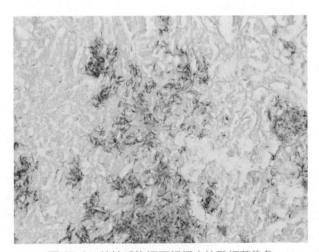

结核感染抗酸杆菌
染色(图片)

图 25-6　结核感染坏死组织内抗酸杆菌染色

【注意事项】

1. 采用 60℃烤箱浸染方式,既可使温度均匀加热,又可避免切片污染,便于观察。

2. 盐酸乙醇分化要适度,切片水洗后应为淡粉色为佳。

3. 亚甲蓝复染后迅速乙醇脱水,以免影响结果。

二、真菌染色

HE染色中真菌一般不着色,故需用特殊染色方法来显示,PAS染色法是广泛采用的常规检验方法,可显示大多数真菌,如新型隐球菌、白念珠菌、球状孢子菌等;六胺银法则用来显示曲霉菌、毛霉菌、新型隐球菌和放线菌等效果较佳。这里主要介绍Grocott六胺银染色法,其染色原理是真菌内多糖化合物经铬酸氧化后暴露醛基,被六胺银还原成为黑色的金属银而着色,便于观察。

【试剂配制】

1. 六胺银贮备液 将5%硝酸银水溶液5ml与3%六亚甲基四胺(乌洛托品)水溶液100ml混合配制。

2. 六胺银工作液 使用前将5%硼砂水溶液(四硼酸钠)2ml加入23ml蒸馏水中,再加入25ml六胺银贮备液,混合过滤后备用。

3. 5%铬酸水溶液 将5g铬酸(三氧化铬)加入100ml蒸馏水中混合制备。

4. 0.2%氯化金水溶液 先将1g氯化金加入100ml蒸馏水配制成1%氯化金液,用棕色小口磨砂瓶储存;再取1%氯化金液1份加蒸馏水4份配制成0.2%氯化金水溶液备用。

5. 2%硫代硫酸钠水溶液 将2g硫代硫酸钠加入100ml蒸馏水制备。

【染色步骤】标本使用10%中性缓冲福尔马林液固定。

常规切片脱蜡至水;5%铬酸水溶液氧化1小时,流水冲洗5分钟;在1%亚硫酸钠水溶液中1分钟去除铬酸;流水冲洗5分钟,蒸馏水充分水洗;在60℃温箱内置入六胺银工作液1小时,显微镜下观察真菌呈黑褐色为止;蒸馏水洗3次;0.2%氯化金水溶液调色5分钟;蒸馏水洗;2%硫代硫酸钠水溶液3分钟,流水冲洗;常规乙醇脱水,二甲苯透明,中性树胶封固。

【染色结果及用途】

各种真菌均呈明显的黑褐色(图25-7)。主要用于各种真菌感染的诊断与鉴别诊断。

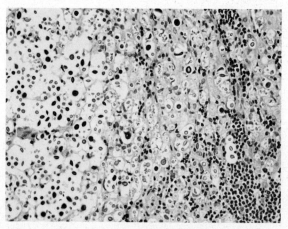

隐球菌感染六胺银染色(图片)

图25-7 隐球菌感染六胺银染色

【注意事项】

1. 六胺银贮备液应在使用前配制。两种液体混合后呈现乳白色沉淀,振荡过滤后将澄清液放在4℃冰箱内可保存数月。

2. 在六胺银工作液染色过程中,每隔10分钟用蒸馏水洗后镜下观察菌体是否有着色。

3. 由于网状纤维和纤维素也被着色,因此应与真菌鉴别。

三、螺旋体染色

螺旋体是细长、柔软、弯曲呈螺旋状的运动活泼的单细胞原核生物,全长3~500μm,具有细菌细胞的所有内部结构。在生物学上的螺旋体介于细菌与原虫之间,广泛分布在自然界和动物体内。螺旋体分5个属,分别为疏螺旋体属、密螺旋体属、钩端螺旋体属、脊螺旋体属和螺旋体属;前三属中有引起人患回归热、梅毒、钩端螺旋体病的致病菌,后两属不致病。由于螺旋体的折光性低,故用一般染料难以着色,通常采用

Warthin-Starry(W-S)染色法,其染色原理是一种嗜银反应。

【试剂配制】

1. 醋酸盐缓冲液　将4.1g无水醋酸钠和6.25ml醋酸一起加入500ml蒸馏水,混合溶解(调整pH为3.6),过滤后备用。

2. 1%硝酸银醋酸缓冲液　将0.5g硝酸银溶入50ml上述醋酸盐缓冲液(棕色瓶,避光保存)。

3. 显色剂　甲液:将3g苯二酚溶解在10ml上述醋酸盐缓冲液中配制。乙液:将15ml加热的5%明胶与1ml甲液混匀,40℃保存。丙液:2g硝酸银加入100ml上述醋酸盐缓冲液(55℃,棕色瓶,避光保存)。

染色前将甲、乙、丙三种液体以1:2:4的比例混合,先将甲液和乙液混合,再加入丙液。

4. 0.2%氯化金水溶液　先将1g氯化金加入100ml蒸馏水配制成1%氯化金液,用棕色小口磨砂瓶储存;再取1%氯化金液1份加蒸馏水4份配成0.2%氯化金水溶液备用。

【染色步骤】标本使用10%中性缓冲福尔马林液固定。

常规切片脱蜡至水;醋酸盐缓冲液冲洗3分钟;在预先加热至55~60℃的1%硝酸银醋酸缓冲液中约90分钟;在水浴缸中制备和预热显色剂;在55℃环境下,显色剂处理3~5分钟,此时切片呈金褐色;用55~60℃的流水冲洗3分钟,然后室温下将切片置入醋酸盐缓冲液中3分钟;0.2%氯化金调色;常规乙醇脱水,二甲苯透明,中性树胶封固。

【染色结果及用途】螺旋体呈黑色,背景为金黄色。主要用于螺旋体等病原体的检测。

【注意事项】

1. W-S染色法时间长,且试剂的配制、保存需严格要求。

2. 完成浸染后要立刻滴加显色剂,切勿用流水或蒸馏水冲洗切片。

3. 要在显微镜下观察颜色变化,控制显色时间。

(王丽萍)

第二十六章　免疫组织化学技术

免疫组织化学（immunohistochemistry）（简称免疫组化）经过几十年的发展，特别是近年来已广泛地应用于医学生物学研究和诊断病理学实践，已成为鉴定组织和细胞中蛋白质、多肽和碳水化合物等抗原分子的重要手段。免疫组化技术在疾病的病理诊断和鉴别诊断中发挥着越来越重要的作用，但是在其应用中还存在不少问题，尚需不断加深对诊断标志物的认识和理解，进一步加深对抗体的应用范围、特异性和敏感性的认识；强调免疫组化试剂和方法规范化的重要性；重视非特异性染色的消除，推广合理的组织固定程序；正确判断和解读免疫组化结果；清醒意识到免疫组化应用过程中的一些陷阱。上述问题多源于对免疫组化一般原则和标准化认识的缺乏，应引起免疫组化技术操作人员、研究人员和病理医生的重视。

第一节　免疫组织化学的定义

组织化学是借助化学反应鉴定组织中特定化学成分的形态学方法，而免疫组化是一种特殊组织化学的方法。免疫组化或免疫细胞化学是通过抗体与所识别的组织或细胞中的抗原成分的特异性结合来鉴定这些抗原分子。免疫组化染色常由 2 个要素组成：识别组织或细胞中抗原成分的抗体和标记于抗体上的示踪剂（probe）。可用作示踪剂的分子包括酶分子、荧光素分子和重金属原子等。

（王　曦）

第二节　免疫组织化学方法

一、免疫荧光

免疫荧光的示踪剂分子为荧光素分子，后者可在荧光显微镜下被观察到，因而派生出免疫荧光（immunofluorescence）方法。免疫荧光技术通常采用异硫氰酸荧光素（fluorescein isothiocyanate，FITC）和四甲基异硫氰酸罗丹明（tetramethylrhodamine，TRITC）作为示踪剂，FITC 的最大吸收光谱为 490~495nm，最大发射光谱为 520~530nm；TRITC 的最大吸收光谱为 550nm，最大发射光谱为 620nm，选择适当的荧光滤片便可进行观察。荧光素分子可直接标记第一抗体或间接标记第二抗体，因而形成直接免疫荧光方法或间接免疫荧光方法。

二、免疫酶技术

免疫酶技术通常采用辣根过氧化物酶（horseradish peroxidase）或碱性磷酸酶作示踪剂，虽然他们不能在光学显微镜下被观察到，但可催化无色的底物产生有色的沉淀物，从而借助光学显微镜观察。以辣根过氧化物酶作示踪所采用的底物通常为 3,3- 二氨基联苯胺（DAB）或 3- 氨基 -9- 乙基卡巴唑（AEC），分别产生棕色和红色沉淀物；以碱性磷酸酶作示踪剂所采用的底物通常为氯化硝基四唑氮蓝 /5- 溴 -4- 氯 -3- 吲哚 - 磷酸盐（NBT/BCIP）、坚牢蓝或坚牢红。

三、免疫电镜

重金属原子（如金颗粒）可在电子显微镜下被观察到，是免疫电镜的主要示踪剂，不同大小的金颗粒还可以同时进行多重标记。

目前已经创建了多种免疫组化方法,包括直接法(用酶分子或荧光素分子直接标记识别抗原的特异性抗体)、间接法(用酶分子或荧光素分子直接标记第二抗体,而第二抗体则为识别特定种属免疫球蛋白 Fc 段的通用抗体,较常用的第二抗体包括兔抗鼠免疫球蛋白 Fc 段抗体、羊抗兔免疫球蛋白 Fc 段抗体)(图 26-1)、酶桥法(以识别特定种属免疫球蛋白 Fc 段的通用抗体为桥,将识别抗原的特异性抗体与酶标记抗体连接起来,识别抗原的特异性抗体与酶标记抗体需要来自同一种属)、PAP 法、生物素 - 辣根过氧化物酶复合物(ABC)法、酶标链卵白素 - 生物素(LSAB)法及各类多聚体方法等。

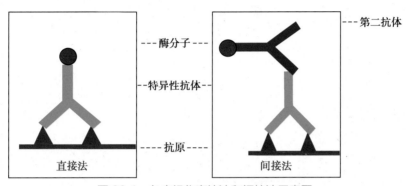

图 26-1 免疫组化直接法和间接法示意图

本部分将重点介绍 PAP 法、ABC 法、LSAB 法、碱性磷酸酶 - 抗碱性磷酸酶(APAAP)法和各类多聚体方法。

PAP 法染色步骤:①识别抗原的特异性抗体(第一抗体);②识别第一抗体种属免疫球蛋白 Fc 段的第二抗体;③与第一抗体同一种属来源的 PAP 复合物;④酶的底物显色(图 26-2)。PAP 复合物由 2 个抗辣根过氧化物酶的抗体分子与 3 个辣根过氧化物酶分子预先形成,市场出售的 PAP 复合物有小鼠和兔的 PAP 复合物。

ABC 法在滴加识别抗原的特异性抗体(第一抗体)后,滴加生物素标记的识别第一抗体种属免疫球蛋白 Fc 段的第二抗体,然后滴加卵白素 - 生物素 - 辣根过氧化物酶复合物(用前 30 分钟配制),最后用酶的底物显色(图 26-3)。

LSAB 法在滴加识别抗原的特异性抗体(第一抗体)后,滴加生物素标记的识别第一抗体种属免疫球蛋白 Fc 段的第二抗体,然后滴加辣根过氧化物酶标记的链卵白素,最后用酶的底物显色(图 26-3)。链卵白素与生物素有很强的亲合力,常为抗体与抗原结合力的 10 倍以上。

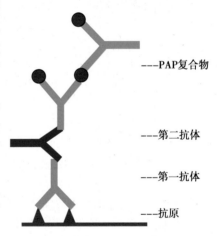

图 26-2 免疫组化 PAP 法示意图

LSAB 法优于 ABC 法:①卵白素含有糖链,而糖链可与如肾、肝、脑和肥大细胞等正常组织中的凝集素样物质呈非特异性结合,可产生较强的背景染色。链卵白素不含糖链,可以克服这一缺点。②卵白素的等电点大约为 10,可引起非特异性的静电结合。而链卵白素的等电点近于中性,不引起非特异性的静电结合。③辣根过氧化物酶标记的链卵白素复合物非常稳定,可长期以即用型方式保存,不需要像卵白素 - 生物素 - 辣根过氧化物酶复合物那样只能在用前 30 分钟配制。

APAAP 法与 PAP 法的前两步是相同的,只是第三步滴加的是 APAAP 复合物,当然最后显色的底物也不同。APAAP 复合物由 2 个抗碱性磷酸酶的抗体分子与 2 个碱性磷酸酶分子构成。与辣根过氧化物酶技术容易吸收内源性辣根过氧化物酶不同,APAAP 复合物中的碱性磷酸酶是从牛小肠组织中提取,而底物中的左旋咪唑可抑制非肠源性碱性磷酸酶,故碱性磷酸酶技术通常不受内源性碱性磷酸酶的干扰。APAAP 法的底物不用 DAB(为可能的致癌剂),较为安全,而且 APAAP 复合物稳定性好,可在室温下放置 1 年不失活。

多聚体方法的基本原理是将特异性抗体(多聚体一步法)或第二抗体(多聚体二步法)和辣根过氧化物酶同时与某种多聚体连接在一起,这样既可以简化染色步骤,又可增加敏感性。

图 26-4 显示了 EnVision 法（多聚体两步法）的构成，多个第二抗体分子和多个辣根过氧化物酶分子与葡聚糖连接在一起形成多聚体，增加了敏感性，同时由于采用充分稀释的一抗，也可以减少非特异性染色。但多聚体的分子量较大，给组织穿透性带来困难。近年来出现的 Power-Vision 法将多个辣根过氧化物酶分子连于第二抗体分子，在保留特异性和敏感性的同时，大大减少了多聚体的分子量。EnVision 法和 Power-Vision 法在反应系统中不涉及卵白素与生物素的结合，可以避免内源性生物素的干扰，是目前应用最广泛的免疫组化方法。

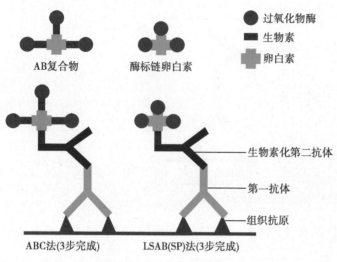

图 26-3　免疫组化 ABC 法和 LSAB 法示意图

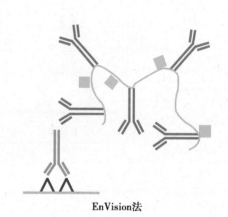

图 26-4　免疫组化 EnVision 法示意图

（王　曦）

第三节　免疫组织化学在病理实践中的应用和注意事项

一、免疫组织化学在病理实践中的应用

免疫组化技术的应用已使诊断病理学发生了并将继续发生革命性的变化，其中的大量标志物用于病理诊断（diagnostic marker）、预后判断（prognostic marker）和治疗效果预测（predictive marker），大大提高了病理诊断水平和对临床的指导意义。

1. 病理诊断　免疫组化可以使原来许多很难诊断的疾病得以解决。如对于形态不典型又无色素的恶性黑色素瘤，HMB45、Melan-A、S-100 的免疫组化染色可很容易帮助病理医生确定诊断；很多软组织肉瘤，没有免疫组化技术的辅助则很难确定其组织来源或分化方向，如各型横纹肌肉瘤常不同程度地表达结蛋白（desmin）、MyoD1、myogenin，上皮样肉瘤常表达角蛋白和 CD34；各型淋巴瘤的诊断更是随着免疫组化技术的开展和不断进展而不断改进分类，常用的 B 淋巴细胞的标志物包括 CD19、CD20、CD79α、PAX-5 等，而常用的 T 淋巴细胞的标志物包括 CD2、CD3、CD7 等，如阳性表达 CD20、CD23 和 CD5 有助于小 B 细胞淋巴瘤/白血病的诊断。免疫组化不仅帮助疾病的病理诊断和分型，还有助于探讨疾病的发病机制，如滤泡性淋巴瘤 t（14；18）所引起的 Bcl-2 在肿瘤性滤泡中高表达可以通过免疫组化染色显示；细胞核和细胞质均呈 ALK 免疫组化染色阳性，提示该间变性大细胞性淋巴瘤存在由 t（2；5）引起的 *NPM-ALK* 融合基因；琥珀酸脱氢酶 B 免疫组化阴性的胃肠间质瘤无 *c-kit* 和 *PDGFRA* 突变，其生物学特性也与具有 *c-kit* 或 *PDGFRA* 突变的胃肠间质瘤有较大区别。

2. 预后判断　许多免疫组化标志物有预后判断意义。如乳腺癌 HER2 强阳性（+++）提示肿瘤的预后差、发生转移的概率大；乳腺癌雌激素受体阳性预后一般优于雌激素受体阴性者；ALK 阳性的间变性大细胞性淋巴瘤预后优于 ALK 阴性者；Ki-67 标记率高，往往预示增生活跃，因而成为胃、肠、胰腺神经内分泌肿瘤分级的重要标志物，对于淋巴瘤也一样，Ki-67 高标记率的淋巴母细胞淋巴瘤、间变性大细胞性淋巴瘤、弥漫性大 B 细胞淋巴瘤、NK/T 细胞淋巴瘤、伯基特淋巴瘤（Burkitt lymphoma）的生物学行为均呈侵袭性；IDH1 阳性的胶质瘤预后好。

3. 治疗效果预测　以人源化单克隆抗体和酪氨酸激酶抑制剂为代表的肿瘤靶向药物治疗,虽然许多情况下需要分子病理学方法检测相应基因改变,但不少情况下可借助免疫组化进行靶向病理诊断。胃癌和乳腺癌 HER2 检测常应用免疫组化和荧光原位杂交(fluorescence in situ hybridization,FISH)两种方法,但首选方法是免疫组化。只要 HER2 免疫组化强阳性(3+),便提示临床应使用曲妥珠单抗治疗,无须再做 FISH 检测 *HER2* 基因;结直肠癌错配修复蛋白免疫组化检测对 5- 氟尿嘧啶应用有指导意义;识别 *ALK* 特定突变的抗体可以作为初筛鉴定其突变。

二、免疫组织化学在应用中注意事项

1. 组织固定　组织固定的目的在于良好地保存组织和细胞的结构,防止组织中化学成分的扩散。免疫组化染色要求检测组织中化学成分的抗原性,因此组织固定不足或过度固定都会影响免疫组化染色效果。

免疫组化的组织固定应采用缓冲液配制的 10% 中性福尔马林,而不应采用自来水配制的酸性福尔马林。

造成组织固定不足的原因包括固定液量不足(固定液量应为标本体积的 4~5 倍)、固定不及时、体积较大标本未能切开固定等。

过度固定可因蛋白交联掩盖抗原性。这便是美国临床肿瘤学会(ASCO)和美国病理学医师学院(CAP)发布的 "乳腺癌 HER2 检测临床实践指南(2006 年 12 月 11 日)" 中规定最佳固定时间 6~48 小时的原因。

2. 非特异性染色　非特异性染色包括自发性荧光、抗体的非特异性结合、内源性辣根过氧化物酶和生物素的干扰等。

自发性荧光是由组织中某些物质产生的,如脂褐素可产生棕红色荧光、弹力纤维可产生黄色或蓝白色荧光、红细胞可产生黄色荧光、甲状腺上皮胞质颗粒可产生棕红色荧光。

抗体的非特异性结合可由第一抗体或第二抗体产生,但主要是由第二抗体产生。为了消除这种抗体的非特异性结合可最大限度稀释抗体、在滴加第一抗体前采用牛血清白蛋白(BSA)阻断或二抗同种属正常血清阻断。

3. 阻断内源性辣根过氧化物酶　为了消除内源性辣根过氧化物酶的干扰,首先应了解哪些组织含有内源性辣根过氧化物酶活性,其中脑、脾、中性粒细胞和巨噬细胞具有较高内源性辣根过氧化物酶活性,血红蛋白和肌红蛋白含有铁卟啉,也具有内源性辣根过氧化物酶活性。在滴加第一抗体前消除内源性辣根过氧化物酶活性的方法见表 26-1。

表 26-1　内源性辣根过氧化物酶的消除方法

试剂	时间 / 分钟
3% H_2O_2	5
0.3% H_2O_2 甲醇溶液	15
0.1% HCl 乙醇溶液	30
0.2% 醋酸甲醇溶液	30
0.01% 过碘酸	5~10(而后 0.1% 硼酸钠 10 分钟)

4. 排除内源性生物素的干扰　含有内源性生物素的组织包括许多上皮组织,特别是腺上皮组织(如肝、肾、腮腺和胰腺导管等),亦包括部分非上皮组织。虽然福尔马林固定、石蜡包埋后生物素被封闭,但抗原热修复后可造成内源性生物素暴露,冰冻组织中也存在内源性生物素,因此对于冰冻组织和抗原热修复的石蜡切片应注意消除内源性生物素的干扰。为了消除内源性生物素的干扰,可采用 APAAP 法、EnVision 法或 Power-Vision 法进行免疫组化染色。如果应用 ABC 法或 LSAB 法则需要在滴加第一抗体前应用卵白素或 20% 的生蛋清阻断内源性生物素。

5. 抗原修复　福尔马林固定石蜡包埋组织的抗原修复方法包括蛋白酶消化和抗原热修复。

蛋白酶消化的常用方法包括 0.1% 胃蛋白酶消化 30 分钟,0.01%~0.1% 胰蛋白酶消化 15 分钟至 2 小时,

0.1% 链霉蛋白酶消化 4~6 分钟。

蛋白酶消化对于某些抗体所识别的抗原的修复仍不失为最有效的方法,但就一般意义而言,其抗原修复的有效性不如抗原热修复方法。福尔马林固定石蜡包埋组织的抗原热修复为免疫组化在诊断病理学的广泛应用开辟了新纪元,是近 20 年诊断病理学领域最具革命性变化的大事件。

抗原热修复效果取决于所采用的缓冲液的种类、浓度和 pH,以及抗原热修复的温度和时间。常用的抗原热修复缓冲液有 0.01mol/L 枸橼酸钠缓冲液(pH 6.0、无毒、方便,适用于多种抗原)、0.3mol/L 氯化铝(对中间丝蛋白、CD29、CD54 有较好修复效果)、0.01mol/L 碳酸钠(对 Bouin 酸性固定液修复效果较好)、4~6mol/L 尿素和 0.1% SDS 等。

图 26-5 显示了缓冲液 pH 对不同抗原热修复效果的影响。其中 A 抗原受缓冲液 pH 影响不大;B 抗原在缓冲液低 pH、高 pH 热修复效果较好,而在中间 pH(pH 3~6)热修复效果较差;而 C 抗原则在缓冲液高 pH 时热修复效果较好。因此一般说来,采用高 pH 缓冲液对于多数抗原可能取得较好的热修复效果。某些生产厂家对抗体应用时的抗原修复方法作了特别说明,应依照抗体应用说明书操作。在特殊情况下应进行诸如采取不同温度和 pH 等条件的预实验,以筛选抗原热修复的最佳条件。

加热方式有水浴、微波炉和高压锅。微波炉和高压锅应采取医用产品,以便控制加热时间和温度。在使用高压锅时放置在金属架上的切片不宜太密。

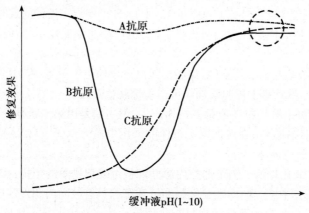

图 26-5　缓冲液 pH 对不同抗原热修复效果的影响

6. 对照　免疫组化染色过程应设置严格的对照,包括阳性对照(防止假阴性)、阴性对照(防止假阳性)、空白对照(防止内源性生物素和内源性辣根过氧化物酶的干扰)。切片内正常组织可作为自身对照,并应添加外部对照。外部对照方法是采用包含多种常用对照组织的"春卷"(将含有上皮组织、肌组织、神经组织、黑色素瘤和淋巴组织等多种组织条块以羊膜组织包裹,制成蜡块)作为外对照,值得的推荐。为了实现免疫组化的标准化,许多实验室采用了多组织切片作为阳性对照,即用该蜡块的切片作为阳性对照,是一种值得推荐的好方法。

国内外免疫组化质量控制机构特别强调,作为指导临床靶向治疗的靶向免疫组化检测应采用更严格的外对照,如 HER2 检测外对照应包括 HER2(0)、(1+)、(2+)和(3+)组织。

vimentin 是一种不易被降解的抗原,可作为抗原性保存状况的自身对照。在结缔组织的 vimentin 也呈阴性的情况下,如果某种标记物染色呈阴性,就应该考虑为组织抗原性保存不良,抗原丢失。

设置严格的对照对于标准化地进行免疫组化染色具有特别重要的意义,如果待检和阳性对照标本均呈现阴性结果,应认真复核染色程序:①抗体的稀释度是否正确、孵育时间是否充分、第一抗体是否过期;②染色过程中的缓冲液是否合适;③标本在染色过程中是否保持湿润;④显色液是否正确配制;⑤检查染色前各步骤是否存在问题,如组织是否及时固定和抗原修复程序是否有效等。

7. 抗体的选择　免疫组化中应用的抗体包括多克隆抗体和单克隆抗体。

多克隆抗体即抗血清,优点为该抗体是多种免疫球蛋白的混合物,可识别多种抗原决定簇,敏感性不易受组织福尔马林固定影响。其缺点为用于免疫动物的抗原需要提纯,特异性差,交叉反应多,每批次产量有限,不同批号的抗血清质量存在差异。

单克隆抗体的优点在于特异性强,产量无限,用于免疫动物的抗原纯度要求低。但其缺点为单克隆抗体识别单一抗原决定簇,敏感性易受组织福尔马林固定的影响。

将多种单克隆抗体按一定浓度比例混合形成的混合型单克隆抗体(鸡尾酒式抗体)既具有多克隆抗体和单克隆抗体各自的优点,又克服了各自的缺点,在免疫组化实践中已经显示了巨大的优越性,广谱细胞角蛋白 AE1/AE3 便是一个明显的例证。

鉴定涎腺低级别导管原位癌肌上皮的 S-100 以小鼠单克隆抗体效果更佳;即使同为识别 T 淋巴细胞的抗体,特性也有不同,如 CD45RO 可以着染 4% 的 B 细胞淋巴瘤,若需明确 T 细胞淋巴瘤的诊断,至少应与 CD3 或 CD43 连用;普通识别 EGFR(包括识别磷酸化的 EGFR)和 ALK 的抗体并不能代替识别 EGFR(识别 E19 的 del E746-A750 和 E21 的 L858R)和 ALK(D5F3)特定突变的抗体而用于指导吉非替尼或克唑替尼的靶向治疗;检测 HER2 过表达的 4B5 抗体优于其他抗体之处在于不确定病例明显减少。

8. 免疫组化结果的判断和解读　免疫组化染色结果的判断和解读应注意如下几方面。

(1)阳性结果明确:如以 DAB 为底物的阳性染色应该是棕黄色或深棕色,不能是淡黄色。

(2)阳性信号的染色特征:如细胞角蛋白在神经内分泌肿瘤中可呈细胞质内包涵体样着色(图 26-6)。

(3)阳性信号的位置正确:如癌胚抗原(CEA)应着染腺腔表面细胞膜和细胞顶部细胞质(图 26-7);生长因子受体的阳性信号应位于细胞膜(图 26-8);甲状腺转录因子 1(TTF-1)(图 26-9)、Ki-67、雌激素受体(ER)、孕激素受体(PR)、BCL-6、MUM-1、TdT、p53 等的阳性信号应位于细胞核,但是由于交叉反应 TTF-1 可以着染肝细胞及肝癌细胞的细胞质(在肝癌的诊断中有一定意义);Ki-67 至少在部分甲状腺玻璃样变梁状肿瘤着染细胞膜和细胞质。p16 蛋白为转录因子,多数情况下阳性信号位于细胞核,但在 HPV 感染时由于反馈性表达上调亦可同时出现细胞质着色;细胞质内的结构蛋白的阳性信号应位于细胞质。

与预后或靶向治疗相关抗体判读举例

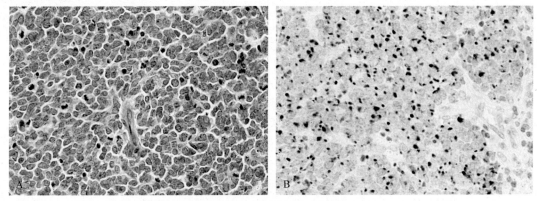

图 26-6　皮肤梅克尔细胞癌

A. HE 染色;B. AE1/AE3 免疫组化染色,呈细胞质内包涵体样着色。

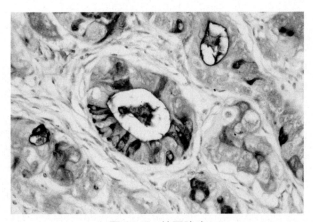

图 26-7　结肠腺癌

癌胚抗原免疫组化染色,着染腺腔表面细胞膜和细胞顶部细胞质。

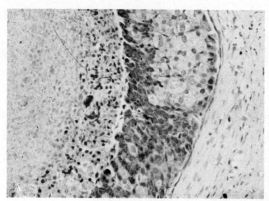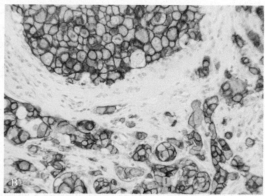

图 26-8　HER2 免疫组化染色

A. 着染细胞质,不应判读为阳性;B. 着染细胞膜,可以判读为阳性。

此外,免疫球蛋白轻链包括 λ 和 κ,在生理状态下产生的免疫球蛋白 1/3 为 λ 轻链,2/3 为 κ 轻链。在淋巴组织增生性疾病时,如果显示 λ 轻链抗体着染 1/3 的 B 细胞,κ 轻链抗体着染 2/3 的 B 细胞,尽管 κ 轻链抗体着染多数 B 细胞,但并不代表病变是单克隆性增生。

一般来说,阳性免疫组化染色有支持诊断的意义,但阴性免疫组化结果并不能否定某种诊断。如在诊断实践中,Syn 或 / 和 CgA 阴性并不能否定神经内分泌肿瘤的诊断,在随后证明 CD56 和 NSE 阳性则支持神经内分泌肿瘤的诊断(图 26-10)。EMA 与细胞角蛋白抗体联合应用对于鉴定上皮来源的肿瘤也十分有用。因此在免疫组化染色实践中采用一组可以相互补充的标志物进行鉴别诊断,可以避免误诊或诊断片面。如在不能在主观认定是淋巴瘤的前提

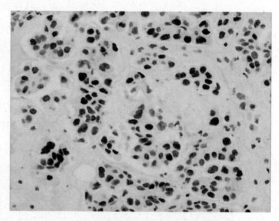

图 26-9　骨的转移性肺腺癌

TTF-1 细胞核阳性表达。

下只进行 CD3 染色,错误地认为 CD3 阳性便是 T 细胞性恶性淋巴瘤,CD3 阴性便是 B 细胞性恶性淋巴瘤,这种做法是不正确的。一般在淋巴瘤的诊断中应各采用两个 T、B 细胞的标志进行互补,如 CD3 和 CD43、CD20 和 CD79a。常用的免疫组化染色“套餐”见表 26-2。

表 26-2　常用免疫组化染色“套餐”

肿瘤来源	标记物种类
广谱上皮	PCK、EMA、CK8/18、CK19、E-cadherin
鳞状上皮	p40、p63、CK5/6、CK14
腺上皮	CK7、CK20、Villin、CDX-2、SATB2
神经内分泌细胞	CD56、Syn、CgA
生殖细胞	OCT3/4、SALL4、AFP、glypican-3、CD117、PLAP、CD30、EMA
滋养细胞	PCK、CD10、HCG、HPL、p63
平滑肌	SMA、desmin、caldesmon
横纹肌	myogenin、MyoD1、desmin
脉管内皮	CD31、CD34、ERG、D2-40
间皮	calretinin、CK5/6、WT1、D2-40、VIM
周围神经系统	S-100、PGP9.5、GFAP、EMA、CD34
黑色素细胞	S-100、SOX10、HMB45、Melan-A

肿瘤来源	标记物种类
中枢神经系统	GFAP、S-100、NF、nestin、NeuN、Syn、CgA
B 细胞	CD20、CD79α、PAX-5、CD19、CD22
T 细胞	CD2、CD3、CD5、CD7、CD4、CD8

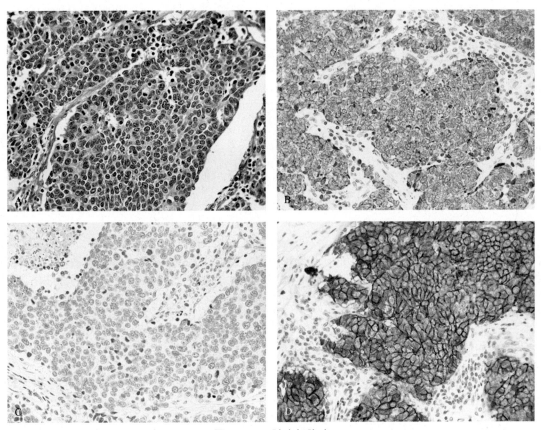

图 26-10　肺小细胞癌

A. HE 染色；B. AE1/AE3 免疫组化染色，呈细胞质内包涵体样着色；
C. Syn 免疫组化染色为阴性；D. CD56 免疫组化染色为阳性。

免疫组化结果的判断和解读要注意的另一个问题是对任何一个标志物应有全面的了解，如 EMA 除着染上皮来源的肿瘤细胞（敏感性为 85%、特异性为 89%）外，还可阳性表达于浆细胞、60% 的间变性大细胞性淋巴瘤、成红细胞、60% 的非经典型霍奇金淋巴瘤的 L & H 细胞、5% 的 B 细胞淋巴瘤、18% 的 T 细胞淋巴瘤、恶性间皮瘤、恶性神经鞘膜瘤、滑膜肉瘤、平滑肌肉瘤、多形性未分化肉瘤、上皮样肉瘤、脊索瘤、脉络丛肿瘤、脑膜瘤、肾母细胞瘤和肝母细胞瘤等；又如 CD15 表达于约 70% 的经典型霍奇金淋巴瘤的 R-S 细胞、髓单核细胞及其肿瘤，许多正常和肿瘤性上皮细胞也呈 CD15 阳性，但恶性间皮瘤常阴性。

在某些情况下免疫组化可能给出不一致的结果或肿瘤出现特殊的抗原表达，应结合常规病理学改变综合判断，必要时需借助其他分子生物学方法以辅助诊断。如对于 CD20 阳性的 T 细胞淋巴瘤可能需要进行 T 细胞受体重排来鉴定肿瘤细胞的起源。

9. 免疫组化自动化和定量免疫组化　在诊断病理学领域强调免疫组化染色结果的准确、及时及可重复性的今天，免疫组化自动染色机软件和硬件的出现及不断进步使得免疫组化自动化成为可能。这一技术革新可以完成从抗原热修复直至封片的全部染色过程，是免疫组化的发展方向。事实上国内不少单位已经开始使用免疫组化自动染色机。

应当指出，免疫组化自动染色机只能使染色过程均一化，但影响免疫组化结果的不仅仅有染色过程，如组织固定和脱水、浸蜡和包埋、切片和脱蜡过程都会在不同程度上影响免疫组化结果,也应同样予以重视。

目前,免疫组化结果多采用半定量显示,即一方面报告染色的强度,另一方面报告阳性细胞的百分比,两者不应顾此失彼。但这种半定量估计常具有很强的主观性,可重复性也较差。随着图像分析技术的进步,定量免疫组化技术也在快速发展。定量免疫组化技术对于疾病诊断和预后判断,特别是指导疾病治疗具有十分重要的意义,如目前已经能够对 Ki-67、ER 和 PR 的阳性表达率进行定量分析,将来一定会对更多标志物的免疫组化结果进行定量分析。

CD117 阳性模式	p53 表达模式	子宫颈鳞状上皮内	雌激素受体 ER 不
(图片)	(图片)	病变 p16 结果判读	同表达强度(图片)
		(图片)	

(王 曦)

第四节 免疫组织化学的标准化

一、内部质控

免疫组化的标准化含义广泛,应从分析前、分析中和分析后三个层面实施全过程质量管理,包括组织固定程序的标准化、组织处理和切片制备、仪器的校准、免疫组化试剂的标准化和染色程序的标准化,以及免疫组化结果判断和解读的标准化。每个操作过程均应有标准化的 SOP 文件及实验记录;定期进行机型检测水平评估;保证每批次试剂由预实验证实。

二、外部质控

应参加国内外免疫组化质量控制中心所组织的测评,并取得实验室的合格资质认证,特别是针对靶向治疗的检测项目更应如此。

(王 曦)

第二十七章　分子病理学技术

分子病理学是传统病理学与分子生物学、生物化学、蛋白质组学、遗传学交叉融合形成的一个新的病理分支学科，主要通过检测器官、组织或体液中分子的变化来研究和诊断疾病。分子病理学将分子变化与组织及细胞形态相结合，不仅使病理诊断更为精确，还可用于疾病分子分型、疾病治疗效果和预后的评估，以及疾病易感个体筛查。

第一节　分子病理学相关基本概念

一、突变

1. 突变（mutation）　在生物学上指 DNA 分子核苷酸序列的永久性变化（通常定义人群频率 <1%）。胚系突变指生殖细胞突变，可以传递至下一代，可能导致遗传性疾病。体细胞突变不会传递给下一代，但可能导致肿瘤和先天性畸形。

2. 点突变（point mutation）　指单个核苷酸碱基被另一种碱基替换。若点突变导致氨基酸改变，称错义突变（missense mutation），如镰刀红细胞贫血由血红蛋白 β 珠蛋白链点突变引起。若点突变形成终止密码子，称无义突变（nonsense mutation）。无义突变通常引起 RNA 很快降解，影响翻译过程，导致蛋白生成很少或没有蛋白生成。

3. 移码突变（frame shift mutation）　指插入或缺失非 3 的整数倍个碱基对，导致 DNA 链开放阅读框改变。

4. 三碱基重复突变（trinucleotide repeat mutation）　是一种特殊的突变类型，以三碱基重复序列扩增为特征。不同疾病重复的三碱基序列不同，但通常都含有 G 和 C。如脆性 X 综合征（fragile X syndrome）由位于 X 染色体的 *FMR1* 基因 5' 端非翻译区 CGG 重复序列扩增引起，可重复 200~4 000 次，而正常人群 CGG 平均重复次数为 29。CGG 重复次数增多影响 *FMR1* 基因的表达，导致智力障碍。

二、结构变异

1. 结构变异（structural variation）　包括缺失、重复、拷贝数变异、插入、倒位、易位，一般受影响的序列长度为 1kb 至 3Mb，但通常将 >50bp 序列变异都归于结构变异。

2. 重复（duplication）　为染色体上某一段含有两份以上。染色体内重复是指某一染色体某一段发生重复，这可能是同源染色体间不等互换所致。

3. 倒位（inversion）　指某一条染色体两处断裂，中间片段旋转 180° 后，再与两端连接起来。

4. 易位（translocation）　两条染色体同时发生断裂，断落片段由一条染色体移到另一条染色体的断端上，形成易位染色体。若易位片段只有位置改变、没有染色体数目和遗传物质增减，则称为平衡易位，通常没有遗传学效应；若易位存在染色体数目或遗传物质增减，则称不平衡性易位。易位产生的衍生染色体用"der"表示。易位的一种特殊类型称罗伯逊易位（Robertsonian translocation）或丝粒融合易位（centric fusion），指两条近端着丝粒染色体在着丝粒处或其附近断裂后形成两条衍生染色体，一条由两者的长臂构成，几乎具有全部遗传物质；另一条是由两者的短臂构成的小染色体，因小染色体常丢失，导致染色体数目减少。由于所有近端着丝粒染色体短臂含有大量的重复基因（如核糖体 RNA 基因），它的丢失一般不影响个体存活，但会形成异常配子从而影响下一代。易位写法举例：46,XX,t(2 ;5)(q31 ;p14)，指总染色体数 46，女性,2号染色体长臂3区1带和5号染色体短臂1区4带间发生了易位。

5. 融合基因(fusion gene) 是两个分离基因的全部或一部分序列相互融合形成一个新的基因,通常由染色体易位、染色体中间缺失或染色体倒置所致。

三、序列多态性

任何两个人之间超过99.5%的基因组DNA序列是相同的,只有不到0.5%的DNA序列差异,即15 000 000个碱基对差异。人群中这种序列的差异构成了序列多态性(polymorphism),即人群中基因组相同的位置拥有2个或2个以上的等位基因,且等位基因在人群中频率>1%(通常定义人群频率<1%为突变)。人基因组有两种常见的多态性形式:单核苷酸多态性和拷贝数变异。

1. 单核苷酸多态性(single nucleotide polymorphism,SNP) 指单个核苷酸变异引起的DNA序列多态性,绝大部分为二等位基因形式(biallelic),即在人群中特定位点只存在两种等位基因。目前发现人类有超过6 000 000个SNP,不同人群频率不同。SNP可以存在于基因组的任何部位,如外显子、内含子、基因间区,但只有不到1%的SNP存在于编码区。编码区SNP非常重要,因为不同的等位基因可能会改变密码子,进而通过改变氨基酸序列而影响蛋白功能。绝大部分SNP只是基因组上的标记,有些可能与某些疾病的表型相关联,原因是它们与致病位点很近或连锁,从而与疾病表型共传递。目前对于2型糖尿病和高血压发现了一些可靠关联的SNP位点,可用于发病风险评估和预防策略制订。

2. 拷贝数变异(copy number variation,CNV) 指基因组上一些连续的大片段(1kb至几个Mb)在人群中不同个体间数目不同。CNV可表现为二等位基因(biallelic)、简单重复或缺失,也可表现为复杂的基因片段重排、多等位基因形式。目前估算任何两个人之间有5~24Mb序列差异源于CNV。约50%的CNV发生在基因编码区,因而CNV很可能介导了一定比例的人群表型多样性。一些与免疫系统和中枢神经系统有关的基因家族具有CNV,它们是进化选择的结果,增强人类对环境变化的适应能力。

3. 微卫星(microsatellite) 又称短串联重复序列(short tandem repeat,STR)或简单重复序列(simple sequence repeats,SSR),指基因组上以1~6个核苷酸为单位、重复5~50次的DNA重复序列。短串联重复片段的多态性指在人群中不同个体之间相应位置的STR片段重复数目有所不同。选择具有高度遗传稳定性同时在人群中具有一定程度多态性的特异性STR位点进行检测,其重复次数可用于个体间鉴别。STR多态性分析已经是法医学领域进行个体识别和亲权鉴定的常用方法,也是对葡萄胎进行诊断和分类的准确、实用手段。

(聂 秀)

第二节 分子病理学技术平台

目前分子病理学主要应用于肿瘤和感染性疾病的诊断,常用的分子病理学技术有原位杂交、测序技术、定量PCR、多重PCR、数字PCR等。

一、原位杂交

原位杂交(in situ hybridization,ISH)是指将特定标记的已知核苷酸序列作为探针,与细胞或组织切片中核酸靶序列按碱基互补配对原则进行杂交结合,进而在光镜或电镜下观察目的核酸是否存在并进行分布定位的过程。目前主要应用于检测染色体数量异常、染色体易位、基因扩增及感染组织中病毒DNA/RNA的检测和定位。根据探针标记染料的不同,常用的有荧光原位杂交和显色原位杂交。

(一)荧光原位杂交

荧光原位杂交(fluorescence in situ hybridization,FISH)是应用荧光素直接或间接标记的探针,与待测样本中的核酸序列按照碱基互补配对的原则进行杂交、洗涤后,直接在荧光显微镜下观察,具有快速、安全、灵敏度和分辨率高的优势,被认为是检测染色体异常的金标准,但荧光信号不能长期保存。单色荧光探针可用于检测染色体数目异常等,如应用染色体着丝粒特异性探针检测膀胱癌9号染色体丢失;多色荧光探针组合可用于检测肿瘤染色体易位等。

检测易位的FISH探针组合方式常用的有2种:①双色易位融合探针,标记有两种不同颜色荧光的探针,分别检测发生易位的两个基因靶序列,发生基因融合时,两种颜色荧光信号叠加成融合信号,无融合基因存在时则两种颜色荧光信号分离,如检测急性淋巴细胞性白血病 *BCR/ABL1* 易位,分别用红色和绿色荧光探针标记 *BCR*(22q11.22-q11.23)和 *ABL1*(9q34.11-q34.12)区域,当发生 t(9;22)易位时,红、绿两种荧光信号将发生融合,产生一种新的黄色荧光信号;②双色易位分离探针,标记有两种不同颜色荧光的探针,分别检测同一基因断裂点两侧靶序列,正常情况下两种荧光信号并列或叠加产生一种新的荧光信号,疾病状态下发生断裂易位时,两种荧光信号分离均可见。

双色易位分离探针适用于基因片段长和特异断裂点多的基因易位,一次检测可以包括几种不同的特异性染色体易位,但无法确定基因断裂后的融合方式。而双色易位融合探针只针对一种易位,出现叠加信号即可诊断基因融合类型,但出现分离信号则无法排除基因可能存在的其他融合方式。

(二) 显色原位杂交

显色原位杂交(chromogenic in situ hybridization,CISH)是使用地高辛、生物素等半抗原标记探针,与待测样本目标核酸序列杂交后,采用与免疫组化相同的抗原抗体结合信号放大显色系统进行显色,进而在光学显微镜下观察,其操作步骤繁多,但价格低、染色信号可长期保存。与 FISH 比较,CISH 对 *HER2* 基因扩增检测的敏感性 97.5%、特异性 94%、一致性 94.8%,CISH 对低拷贝数基因扩增的检测敏感性略低。

二、核酸提取和聚合酶链反应

核酸序列分析技术即测序技术,是分子生物学研究中常用的技术,它的出现极大地推动了生物学特别是基因组学的发展。从人类基因组计划、千人基因组计划至癌症基因组计划,测序技术逐步揭示并解析了遗传物质中携带的信息密码,使人类能够从基因组、转录组水平深入理解疾病发生发展的本质,测序技术的飞速发展和成本降低将个体化医疗、靶向治疗变为现实。

(一) 第一代测序技术

目前常用的是弗雷德里克·桑格(Frederick Sanger)在 1977 年发明的双脱氧链末端终止法,又称 Sanger 测序。利用 DNA 聚合酶延伸结合在待定序列模板上的引物,以混合有一定浓度双脱氧核苷三磷酸(ddNTP)的脱氧核苷酸三磷酸(dNTP)为原料,不断地将 dNTP 加到引物的 3′-OH 末端使引物延伸,直到加入一种 ddNTP,因它在脱氧核糖的 3′ 位置缺少一个羟基,故不能同后续的 dNTP 形成磷酸二酯键,从而终止延伸反应;经多个循环后将随机产生一组具有共同起始点,但终止在不同位置的链终止产物片段,通过毛细管电泳排列出大小不同的片段,相邻片段长度相差 1bp。若四种 ddNTP 用不同颜色的荧光标记,通过软件综合毛细管电泳片段排列顺序和荧光信号,就可以获得序列文件和峰图文件。Sanger 测序读长一般在 300~1 000bp,但前 15~40bp 和 700bp 之后的序列由于引物结合和信号衰减等原因而质量值偏低。Sanger 测序在人类基因组计划完成中发挥了重要作用,目前用于高丰度点突变、插入、缺失等的检测。

(二) 第二代测序技术

第二代测序又称下一代测序(next-generation sequencing,NGS),与一代测序的主要区别是高通量、大规模平行测序,能够一次完成整个基因组或转录组测序。测序流程首先通过酶切或机械力将 DNA 片段化(RNA 需先反转录成 cDNA 再片段化),随后进行末端修复、腺苷酰化并在片段两端加上接头,纯化后进行桥式 PCR 扩增或油包水乳化 PCR 扩增,以产生足够拷贝数的测序模板,进而上机通过测序反应收集荧光信号测序。

不同的测序平台测序反应原理不同,具体如下。

1. **Illumina 测序平台**　该平台使用边合成边测序技术和 3′ 端可逆屏蔽终止技术,以桥式扩增簇为模板,以四种不同荧光标记的特殊核苷酸(A T C G)为原料,在酶的催化作用下合成加入一个核苷酸,激发荧光并拍照记录,进而酶切特殊核苷酸 3′ 端的屏蔽基团,从而进行下一个循环加入下一个核苷酸,产生的荧光再次被记录,如此周而复始。该平台母公司还拥有不同通量的测序平台,如针对小基因组和靶向测序的 MiniSeq、MiSeq 和针对人类等大基因组的 HiSeq、NovaSeq,不同平台读长不同(50~600bp)。采用该平台测序价格便宜但仪器昂贵。

2. **罗氏(Roche)454 高通量测序平台**　该平台利用焦磷酸测序原理和边合成边测序技术,以乳化扩增后的微球为模板,将微球放入冷冻蚀刻玻璃板小孔内,每个小孔只能容纳一个微球,每次在小孔中加入一种

dNTP,若发生碱基互补配对反应,该反应会释放一个焦磷酸(PPi)。PPi 在 ATP 硫酸化酶的作用下与底物反应生成 ATP,ATP 在荧光素酶的作用下,氧化荧光素酶释放荧光。荧光信号则被高灵敏度的 CCD 照相机捕获,经过多次循环后,根据加入碱基的顺序和荧光信号的有无从而获得序列信息。罗氏测序平台特点是读长长,可达 700bp,因而拼接相对容易,适用于新物种 de novo 测序,但价格较贵。

3. SOLID 平台 该平台使用连接法测序和基于"双碱基编码原理"的颜色编码序列,因时间长、读长短等原因目前已很少使用。

4. Ion Torrent 平台 该平台使用了一种布满小孔的高密度半导体芯片,每个小孔就是一个测序反应池,是一种基于半导体芯片的测序技术。每个循环加入单种核苷酸,当碱基互补配对,DNA 聚合酶把核苷酸聚合到延伸中的 DNA 链上时,会释放出氢离子,反应池中的 pH 发生改变,位于池下的离子感受器感受到 H^+ 信号,进而转化为数字信号,从而读出 DNA 序列。如果模板与微芯片流入的核苷酸不匹配,则检测不到电压,也不会记录碱基。Ion Torrent 平台不需要昂贵的物理成像等设备,仪器成本相对较低,测序速度较快(2~3.5 小时),但通量有限,适合小基因组和外显子测序,另外对单碱基重复的分辨率不高。

(三)单分子测序技术

单分子测序又被称为"第三代测序技术",与前两代测序技术对"分子群体"测序不同,第三代测序技术真正实现了对单分子进行测序。目前第三代测序平台主要有单分子实时测序(single molecule real time sequencing,SMRT)技术和纳米孔单分子技术,其中 SMRT 技术利用荧光信号进行测序,而纳米孔单分子测序技术利用不同碱基通过纳米孔时产生的不同电信号进行测序。

1. PacBio SMRT 技术 该技术应用了边合成边测序的思想,并以 SMRT 芯片为测序载体,芯片上有纳米级的零模波导小孔(zero-mode waveguides,ZMWs),每个孔包含单分子 DNA 聚合酶和单分子 DNA 单链模板,DNA 聚合酶被固定在孔的底部,只有在 DNA 聚合酶附近足够小的区域内荧光信号才能被激活、收集,从而达到单分子检测水平。

测序基本原理:DNA 聚合酶和模板结合,4 种颜色荧光标记 4 种核苷酸的磷酸链(而非标记在碱基上),随着不同碱基的配对,会发出不同的荧光,根据光的波长与峰值可判断进入的碱基类型,当核苷酸加入后,带有荧光信号的磷酸链被剪切,荧光基团随之弥散出检测区域。DNA 聚合酶是实现超长读长的关键之一,读长主要与酶的活性有关,它主要受激光对其造成的损伤所影响。另外,如果碱基存在修饰,则通过聚合酶时的速度会减慢,相邻两峰之间的距离增大,可以通过检测相邻两个碱基之间的测序时间,来检测一些碱基修饰情况(4mC,5mC,6mA)。

SMRT 技术的测序速度很快,每秒约数个 dNTP;读长较长,中位读长 30 000bp,最长可大于 100 000bp;测序准确率约 87%,但出错是随机的,无偏向性,因而可以通过多次测序来进行有效的纠错;通量中等,仪器昂贵。

2. 纳米孔单分子测序技术 该技术与以往的测序技术皆不同,其中关键技术是设计了一种特殊的纳米孔,直径约 2.6nm,只能容纳单分子通过。在充满电解液的纳米孔两端加上一定的电压(100~120mV),可以很容易地测量通过此纳米孔的电流强度。当有核苷酸通过纳米孔时,纳米孔被阻断,通过的电流强度随之发生变化。由于 4 种核苷酸的空间构象不一样,因此当它们通过纳米孔时,所引起的电流变化不一样。当由多个核苷酸组成的 DNA 或 RNA 单链通过纳米孔时,检测通过纳米孔电流的强度变化,即可判断通过的核苷酸类型,从而进行实时测序。此外,也能够检测 DNA 甲基化,直接读出被甲基化修饰的胞嘧啶。纳米孔测序的特点:①读长特别长,可达 2Mb;②测序和分析实时进行;③单链测序准确率低(低于 92%~97%)。该技术专利持有公司还推出了不同通量的测序仪,包括 MinION(30Gb)、GridION(150Gb)和 PromethION(7.6 Tb)。其中 MinION 只有 U 盘大小,便于携带,已于 2015 年被带往非洲几内亚埃博拉病毒(Ebola virus)暴发疫区用于埃博拉病毒基因组检测。

三、实时聚合酶链反应

实时聚合酶链反应(real-time PCR)是在 PCR 反应体系中加入荧光基团,利用荧光信号随着 PCR 反应的积累来实时监控 PCR 反应的进程,并通过分析软件对 PCR 反应进行检测分析的技术。

实时定量 PCR 的检测结果是分析软件提供的扩增曲线图。荧光扩增曲线可以分为荧光背景信号阶段、荧光信号指数扩增阶段和平台期 3 个阶段。在荧光信号指数扩增阶段,PCR 产物量的对数值与起始模板量之间存在线性关系。前 15 个 PCR 循环的荧光信号作为荧光本底信号，第 3~15 个循环的荧光信号标准偏差的 10 倍设置为荧光阈值，每个反应管内的荧光信号到达设定的荧光阈值时所经历的循环数即为 Ct 值（cycle threshold）。每个模板的 Ct 值与该模板起始拷贝数的对数存在线性关系，起始拷贝数越多，Ct 值越小。利用已知起始拷贝数的标准品可作出标准曲线，其中横坐标代表起始拷贝数的对数，纵坐标代表 Ct 值。因此，只要获得未知样本的 Ct 值，便可从标准曲线上计算出该样品的起始拷贝数。

按使用的荧光化学物质不同可将荧光定量 PCR 分为荧光染料法和荧光探针法两大类。

（一）荧光染料法

在 PCR 反应体系中加入过量的 SYBR Green 荧光染料，染料能够与所有的核酸双链结合，受激发后产生荧光，荧光信号的积累与 PCR 产物形成同步，且荧光的强度与双链核酸的含量及长度成正比。由于荧光染料无法区分特异性扩增子和其他双链 DNA（非特异扩增子或引物二聚体），因此荧光本底较高，可通过 PCR 反应后进行熔解曲线分析区别扩增荧光信号是否来源于特异性双链产物。荧光染料价格低廉，但对引物设计要求很高，引物引发的错配会导致非特异性扩增或引物二聚体形成，结合荧光染料而发出非特异性荧光信号，严重干扰定量结果的准确性，尤其是在模板含量较低时。此外，荧光染料分子量较大，会抑制 PCR 反应，降低 PCR 效率，因此需使用高质量 Taq 酶，最好是热启动 Taq 酶，同时增加镁离子浓度，提高 PCR 反应的特异性。

（二）荧光探针法

PCR 反应体系中，除一对引物之外再加入一个特异性荧光探针，该探针为一条寡核苷酸，两端分别标记一个荧光报告基团和一个荧光淬灭基团。探针完整时，报告基团发射的荧光信号被淬灭基团吸收，荧光监测系统检测不到荧光信号；PCR 扩增时，荧光报告基团和荧光淬灭基团分离，荧光监测系统可接收到荧光信号，即每扩增一条 DNA 链，就有一个荧光分子形成，实现了荧光信号的积累和 PCR 产物形成完全同步。

目前应用的荧光探针可分为水解探针和杂交探针两大类。

1. 水解探针　Taqman 探针是最典型的水解探针，其原理是在特异性引物之外增加一条和模板互补的特异性探针（通常 20~30bp），报告荧光基团和淬灭基团分别标记于探针的 5′ 端和 3′ 端。在反应初始（探针完整）时，系统激发报告基团而产生的荧光信号被邻近的淬灭基团吸收；而在 PCR 过程中，Taq 酶扩增到探针结合模板位点时，其 5′ → 3′ 外切酶活性切割探针 5′ 端的报告基团，游离的报告基团远离淬灭基团，产生的荧光信号就可以被荧光监测系统检测到。这样每扩增一条 DNA 链，就对应有一个游离的荧光分子（报告基团），保证了荧光信号累计与 PCR 产物形成完全同步，游离的报告基团数目对应 PCR 新扩增产物。此方法检测的是累积荧光，优点是灵敏性和特异性高，可利用不同波长的荧光基团实现多重 PCR，同时检测多个靶点；缺点是探针设计复杂，需要优化实验室验证探针效果，探针合成和双荧光标记成本较高。该技术广泛应用于人类传染病诊断、病原定量、人类等位基因多态性分析等领域。

2. 杂交探针　荧光共振能量转移（fluorescence reso nance energy transfer，FRET）双杂交探针由两条与模板互补、相邻很近的特异探针组成（距离 1~5bp），上游探针 3′ 端标记供体荧光基团，相邻下游探针的 5′ 端标记受体荧光基团。退火时两探针同时结合在模板上，供体、受体基团紧密相邻，供体受激发后产生的荧光能量被受体基团吸收而发出荧光。当高温变性时，两探针游离进而不能发生能量转移，所以检测不到荧光。FRET 探针法由于需要合成 2 条探针，故特异性和专一性更高，但探针的末端要封闭以避免反应，所以合成的成本会比较高。FRET 探针检测的信号是退火时实时信号，每次检测信号始终严格对应模板的数量，为非累积信号，可以进行熔解曲线分析，常用于进行突变分析、SNP 基因分型等。

（三）扩增阻滞突变系统

扩增阻滞突变系统（amplification refractory mutation system，ARMS）又称等位基因特异性扩增法、等位基因特异性 PCR 等，常用于对已知突变基因进行检测。该法通过设计两个同向引物及反向引物进行两个平行 PCR 反应，正常引物只与正常模板退火延伸，扩增相应的产物，而突变引物只与突变模板退火扩增出相应的产物。针对突变设计的引物，由于 3′ 端与野生型模板不匹配，导致引物不能引发延伸反应，PCR 扩增被阻滞，即利用 3′ 端含突变碱基的引物来检测靶 DNA 中有无相应的突变位点，故而称为扩增阻滞突变系统。因而，ARMS 既可以检测纯合突变，也可以检测杂合突变。与其他荧光探针法不同的是，ARMS 体系中探针发出的荧光信号仅表示扩增产物的存在，而与扩增产物的特异性无关。ARMS 的特异性依赖于反应条件的优化和尽量降低可能发生的引物与靶 DNA 错配延伸。借鉴多重 PCR 原理，ARMS 可通过增加 5′ 端引物在同一系统中同时检测两种或多种等位基因突变位点,广泛用于 *EGFR*、*KRAS* 等基因常见已知突变的快速检测。

四、数字聚合酶链反应技术

数字 PCR(digital PCR,dPCR)是一种核酸分子绝对定量技术,与实时定量 PCR 通过循环数 Ct 值相对定量不同,数字 PCR 能够直接数出目标核酸分子的个数,对起始样品绝对定量。将核酸分子大量稀释后分散至芯片的微反应器或微滴中,使每个反应器中的核酸模板数 ≤ 1 个,经过 PCR 循环,有目标核酸分子模板的反应器就会给出荧光信号,没有模板的反应器就没有荧光信号。根据相对比例和反应器的体积,就可以推算出原始溶液的目标核酸浓度,不需要标准品和内参。目前已应用于低丰度稀有变异检测,如非小细胞肺癌患者血浆游离 DNA 耐药位点 *EGFR T790M* 检测。

(聂 秀)

第三节　分子病理学的临床实践

分子病理学理论与技术的应用,拓宽了病理诊断的视角,发展了新的研究领域。目前临床分子诊断的应用范畴主要有肿瘤诊断与靶向治疗、感染因子的检测、遗传性疾病筛查等。

一、肿瘤诊断与靶向治疗

目前恶性肿瘤的主要治疗方法有外科手术、放疗、化疗和分子靶向药物治疗。不同的治疗手段对患者有一定的抑制效果,而对于同一分期、同一病理类型的患者,采用相同的治疗方案,其疗效如生存期存在明显差异。人们也逐渐意识到同一类型肿瘤的分子生物学差异可能是导致疾病个体化差异的原因所在,生物学标志物的状态可以为患者的个体化诊疗提供良好的预测,肿瘤的研究进入分子诊断和个体化治疗时代。

靶向治疗是指在细胞分子水平上,针对已经明确的致癌位点设计相应的治疗药物,药物进入人体内会特异选择与致癌位点相结合并发生作用,使肿瘤细胞发生特异性死亡,而不会累及肿瘤周围的正常组织细胞,具有毒副作用小、选择性高、安全性高等优点。靶向药物可分为小分子抑制剂和单克隆抗体两类,前者可进入细胞内阻断特异性分子靶位,后者结合细胞表面特异性受体,两者均可抑制靶分子的下游生物学功能。

(一)非小细胞肺癌靶向治疗相关分子检测

根据《NCCN 临床实践指南:非小细胞肺癌(2019 版)》,专家建议进行广泛的分子检测,以识别罕见的驱动突变。对于晚期初治的非小细胞肺癌,检测分子指标包括 *EGFR* 突变、*ALK* 基因融合、*ROS1* 基因融合、*BRAF* 突变和 PD-L1 表达等。绝大部分患者样本只含有以上一种变异形式,但 1%~3% 的非小细胞肺癌可能具有两种或多种变异形式。检测方法有下一代测序、Sanger 测序、Real-time PCR、FISH 和免疫组化技术。

1. *EGFR* 基因突变　EGFR 又名 ERBB1、HER1,是表皮生长因子受体家族成员之一。EGFR 信号通路对细胞的生长、增殖和分化等生理过程发挥重要的作用。*EGFR* 突变主要发生在酪氨酸激酶区域,即第 18~21 号外显子,其中 90% 是第 19 号和第 21 号外显子突变。最常见的激活突变是第 19 号外显子第 746~750 密码子的框内缺失(in-frame deletion)和第 21 号外显子 *L858R* 错义突变,在亚裔肺腺癌患者中突变率高达 50%。虽然 *EGFR* 突变与吸烟史、种族和组织学类型相关,但《NCCN 临床实践指南:非小细胞肺癌(2019 版)》指出不应依此来挑选患者进行检测。携带第 18 号外显子 *G719X*,第 19 号外显子缺失 / 插入,第 20 号外显子 *S768I*,第 21 号外显子 *L858R*、*L861Q* 变异的患者,对 EGFR 酪氨酸激酶抑制剂(EGFR TKIs)高度敏感;而第 20 号外显子 *T790M* 突变和插入酪氨酸激酶抑制剂治疗无效(第 20 号外显子 *A763_Y764insFQEA* 除外)。

少数患者使用 EGFR TKIs 治疗后出现复发或转移,耐药性的出现与 *KRAS* 基因突变(原发性耐药)、*EGFR* 二次突变(第 20 号外显子 *T790M* 突变)、*MET* 基因扩增、*ERBB2* 扩增等分子机制有关。检测方法有实时定量 PCR、Sanger 测序(肿瘤细胞比例低于 25% 需要富集)和下一代测序。

2. *ALK* 基因重排　间变性大细胞淋巴瘤激酶(anaplastic lymphoma kinase,ALK)属于受体酪氨酸激酶,下游信号通路与细胞增殖、存活、迁移密切相关。*ALK* 在非小细胞肺癌可发生基因重排,融合伴侣有 *EML4*、*KIF5B*、*KLC1*、*PTPN3* 和 *STRN* 等,最常见的重排形式是 2 号染色体倒位形成 *EML4-ALK* 融合基因,其编码的融合蛋白可形成非配体依赖性二聚体,引起 *ALK* 持续性激活。非小细胞肺癌中 ALK 易位的发生率为

4%~7%,与腺癌、印戒细胞亚型、年轻患者及非吸烟史相关,但不应依此来选择患者做 *ALK* 基因融合检测。

携带 *ALK* 基因重排的非小细胞肺癌患者对 ALK TKIs 敏感(如 Alectinib)。检测方法有 FISH(分离探针)、FDA 认证的免疫组化(ALK[D5F3]CDx)、实时定量 PCR 和下一代测序。ALK FISH 分离探针可检测 *ALK* 基因是否发生断裂,但无法判断与何种基因发生融合;FDA 认证的免疫组化(ALK[D5F3]CDx)可独立应用,一般不需要其他方法验证;实时定量 PCR 可检测已知的融合方式;下一代测序可发现新的融合基因。

3. *ROS1* 基因重排　ROS1 属于受体酪氨酸激酶,在非小细胞肺癌有多种重排形式,常见的伴侣基因有 *CD74*、*SLC34A2*、*CCDC6* 和 *FIG*。*ROS1* 融合基因在非小细胞肺癌阳性率为 1.0%~3.4%,在 EGFR、KRAS 和 ALK 均阴性的患者中发生率达 5.7%。目前发现 *ROS1* 基因重排主要发生的组织学类型为腺癌,在大细胞癌和鳞状细胞癌中很少见。

携带 *ROS1* 基因重排的非小细胞肺癌患者对 ROS1 TKIs 类药物敏感。2016 年 FDA 批准了克唑替尼用于治疗 ROS1 阳性的晚期非小细胞肺癌。检测方法有 FISH(分离探针,但不适用 *FIG-ROS1* 基因融合)、下一代测序和实时定量 PCR。免疫组化法对 *ROS1* 基因融合检测特异性较低,免疫组化阳性者需经实时定量 PCR、FISH 等其他方法验证。

4. *BRAF* 基因突变　BRAF 是丝氨酸/苏氨酸激酶,参与 MAP/ERK 信号通路。*BRAF* 突变将导致 MAP/ERK 信号通路异常。对携带 *BRAF* V600E 突变的非小细胞肺癌患者联合应用口服 BRAF 和 MEK 抑制剂治疗有效。非小细胞肺癌也存在 *BRAF* 其他位点突变,但对治疗的影响不清楚。检测方法有实时定量 PCR、Sanger 测序和下一代测序技术。虽然 *BRAF* V600E 特异性单克隆抗体已经商业化,但目前还需更广泛的验证才能用于临床检测。

5. *PD-L1* 的表达　PD-L1 是细胞程序性死亡蛋白 1(programmed cell death protein 1,PD-1)的配体,在多种肿瘤细胞表达。PD-1 是人类免疫系统负性调节的闸门,表达于 T 细胞和前 B 细胞。当肿瘤细胞表达的 PD-L1 与 T 细胞 PD-1 结合时,能抑制 T 细胞的活性,介导肿瘤细胞的免疫逃逸。PD-1 抗体能够阻断 PD-1 与 PD-L1 的结合,从而改善内源性 T 细胞的抗肿瘤作用。

2017 年 5 月,美国 FDA 批准 PD-1 抗体 pembrolizumab(Keytruda)用于治疗携带微卫星不稳定性高(MSI-H)或错配修复缺陷(dMMR)的成人和儿童实体瘤患者。这是美国 FDA 批准的首个不依据肿瘤来源,而是依据生物标志物的抗肿瘤疗法。针对非小细胞肺癌,应用美国 FDA 认证的免疫组化检测肿瘤细胞 PD-L1 的表达(膜表达)情况,当阳性肿瘤细胞比例≥50% 且无或未知 *EGFR*、*ALK* 变异时,推荐使用 PD-1 抗体一线治疗,阳性肿瘤细胞 <50% 但≥1% 时,推荐 PD-1 抗体二线治疗。

(二) 结直肠癌靶向治疗分子检测

《NCCN 临床实践指南: 结肠癌(2018 版)》指出所有转移性结直肠癌都应该进行 *RAS*(*KRAS* 和 *NRAS*)、*BRAF* 突变检测,建议所有结直肠癌患者进行错配修复基因/微卫星不稳定性检测。

1. *RAS/BRAF* 基因突变　正常生理情况下,RAS 蛋白有活化的 RAS-GTP 和静息的 RAS-GDP 两种功能状态,参与 RAS-RAF-MAP 信号通路,接受细胞外刺激如 EGFR 的激活。当细胞外界刺激激活 EGFR 时,野生型 RAS 被短暂活化,激活下游信号蛋白,而后 RAS 迅速失活。突变型 RAS 蛋白功能异常,在无 EGFR 活化信号刺激下仍处于激活状态,导致肿瘤的持续增殖。因 *RAS* 基因位于 *EGFR* 通路的下游,对 *RAS* 突变的肿瘤 EGFR 使用靶向药物(单克隆抗体和 TKIs)治疗无反应。*KRAS* 突变属于肿瘤发生过程中的早期驱动事件,*KRAS* 基因突变直接导致 EGFR 靶向药物的原发性耐药,因而用药前需对突变状态进行检测。30%~50% 的结直肠癌具有 *KRAS* 突变,2%~7% 的结直肠癌具有 *NRAS* 突变,且 *KRAS* 和 *NRAS* 突变通常是相互排斥的,并不同时存在。

常见的 *KRAS* 和 *NRAS* 突变为第 2 号外显子的第 12、13 密码子、第 3 号外显子的第 59、61 密码子及第 4 号外显子第 117 密码子,另外 *KRAS* 还可以发生第 4 号外显子第 146 密码子突变。《NCCN 临床实践指南: 结肠癌(2018 版)》指出 *KRAS* 或 *NRAS* 第 2、3、4 外显子突变的患者不应用 EGFR 单克隆抗体治疗(cetuximab、panitumumab)。另外 *BRAF* 在结直肠癌突变率约为 10%,常见突变位点为 *BRAF* V600E。由于 *BRAF* 位于 EGFR 信号通路的下游,因而对 EGFR 单克隆抗体(cetuximab、panitumumab)治疗也几乎无反应;对 BRAF 抑制剂的反应也很低,可能与 EGFR 反馈机制有关。

2. 错配修复基因/微卫星不稳定性　错配修复基因(mismatch repair,MMR)主要包括 *MLH1*、*MSH2*、

MSH6 和 *PMS2*,它们能够修正 DNA 复制过程中出现的错误,从而保证 DNA 复制的准确性。微卫星不稳定性(microsatellite instability,MSI)指基因组中短串联重复序列重复次数的增加或减少,反映错配修复基因的功能状态,可能由错配修复基因功能异常导致 DNA 复制错误不能被及时修复引起。遗传性非息肉病性结直肠癌(Lynch 综合征)是常染色体显性遗传病,占所有结直肠癌 2%~4%,由错配修复基因胚系突变或 *EPCAM* 基因缺失引起的 MSH2 不表达所致。

超过 90% 的 Lynch 综合征患者表现为高度微卫星不稳定(MSI-H)和 / 或至少一种错配修复基因表达缺失。一些散发性结直肠癌也可由 *MLH1* 启动子甲基化导致高度微卫星不稳定性。

因此,错配修复基因 / 微卫星不稳定性检测的目的在于:① Lynch 综合征的筛查,《NCCN 临床实践指南:结肠癌(2018 版)》建议对所有结直肠癌患者进行错配修复基因 / 微卫星不稳定性检测,以便早期发现 Lynch 综合征家族,降低患者及其家族成员的相关肿瘤发病率和死亡率;②指导用药和预测预后,MSI-H 是 Ⅱ 期结肠癌预后良好的标志,也是患者不能从氟尿嘧啶单药辅助化疗获益预测指标;③晚期结直肠癌 PD-1 单抗免疫治疗获益预测:2017 年美国 FDA 批准 PD-1 抗体可用于治疗携带 MSI-H 或错配修复缺陷(dMMR)的成人和儿童实体瘤。

MSI 的检测方法通常选用 5 个单核苷酸微卫星位点(BAT-25、BAT-26、NR-21、NR-24 和 MOMO-27),分别从同一患者的肿瘤组织和正常组织中提取 DNA,使用不同的荧光素标记的 5 对特异性引物进行多重 PCR 扩增,经毛细管电泳分别读取肿瘤组织和正常组织 5 个微卫星位点的扩增片段长度峰图,依据肿瘤组织和正常组织扩增片段大小的差异作出对比分析。如肿瘤组织与正常组织主峰不重合,该位点为微卫星不稳定;如肿瘤组织和正常组织主峰完全重合,该位点则为微卫星稳定。出现 2 个或 2 个以上位点不稳定者为 MSI-H,1 个位点不稳定者为低度微卫星不稳定(MSI-L),无任何位点出现不稳定性为微卫星稳定。

错配修复基因的检测通常首先应用免疫组化检测 MLH1、MSH2、MSH6 和 PMS2 蛋白的表达情况,若正常组织 4 种蛋白均表达,则 4 个基因胚系突变的可能性较低;若肿瘤组织 MLH1 蛋白表达异常,需进一步检测 *MLH1* 基因的甲基化水平,结合 *BRAF V600E* 等突变状况综合分析;基因突变或其他遗传学异常可进行测序分析。

(三)胃肠道间质瘤靶向治疗相关分子检测

胃肠道间质瘤(gastrointestinal stromal tumor,GIST)是消化道最常见的间叶源性肿瘤。GIST 最常见的突变基因有 *c-kit*(85%)、*PDGFRA*(10%)和 *BRAF*(很少)。95% 的 GIST 表达 *c-kit* 基因编码的 c-kit 蛋白(CD117),是 GIST 鉴别诊断中常见的免疫组化标志物之一。*c-kit* 基因属于原癌基因,其产物是具有酪氨酸激酶活性的跨膜受体。*c-kit* 基因突变导致其蛋白活化,不需要配体参与就能刺激肿瘤细胞的持续增殖。*c-kit* 基因突变形式多样,其中位于 11 号外显子 Lys550~Val560 区段的变异最为常见(占 70%~80%),位于第 9 号外显子 Ala502~Tyr503 区段的 6 碱基重复突变占 5%~10%,第 13 号、第 14 号和第 17 号外显子突变较少。

PDGFRA(血小板衍生生长因子受体)也是具有酪氨酸激酶活性的跨膜受体,GIST 中以第 12 号和第 18 号外显子突变多见,并且与 *c-kit* 基因突变互斥,很少同时存在。伊马替尼(imatinib)是一种酪氨酸激酶抑制剂,2002 年经 FDA 批准可用于治疗 *c-kit/PDGFR* 突变、不能手术切除和 / 或转移性的恶性 GIST。其作用机制在于药物结合于蛋白胞质内酪氨酸激酶功能区的 ATP 结合位点,阻断磷酸基团由 ATP 向底物酪氨酸残基的转移,从而抑制细胞增殖并恢复细胞凋亡程序。但携带 *c-kit* 基因第 17 号外显子 D816V 突变和 *PDGFR* 第 18 号外显子 D842V 突变的 GIST 患者对伊马替尼可能产生耐药性。耐药患者可考虑多靶点受体酪氨酸激酶抑制剂如舒尼替尼(sunitinib)和瑞戈非尼(regorafenib)。目前对 *c-kit* 和 *PDGFR* 基因突变可采用 Sanger 测序检测。

(四)乳腺癌靶向治疗及遗传风险评估相关基因检测

1. *HER2* 基因扩增检测   基因扩增是细胞内编码某种蛋白质的特定基因拷贝数选择性增多的生物学现象,其发生的原因复杂多样。HER2 是表皮生长因子受体家族中的成员之一,由原癌基因 *ERBB2* 基因编码。它是结合在细胞表面的受体酪氨酸激酶,参与导致细胞生长和分化的信号传导途径。

研究表明,HER2 在 20%~30% 的原发性乳腺浸润性导管癌中存在基因扩增和蛋白质过度表达。HER2 阳性的乳腺癌对常规化疗和内分泌治疗反应差,肿瘤浸润性强,无病生存期短,预后差。为此,多种阻断 *HER2* 的抗癌药物相继问世,其中曲妥珠单抗(赫赛汀)是一种重组 DNA 衍生的人源化单克隆抗体,能选择

性作用于 *HER2* 的胞外区,适用于治疗 *HER2* 过度表达的乳腺癌,可单独用于治疗化疗失败的转移性乳腺癌或与紫杉醇联合用于转移性乳腺癌的一线治疗。

《NCCN 临床实践指南:乳腺癌(2019 版)》明确指出,使用该药的患者必须是证实为 *HER2* 基因扩增或 *HER2* 蛋白过度表达的患者。因为只有 HER2 蛋白过度表达和 *HER2* 基因扩增的乳腺癌患者接收曲妥珠单抗治疗才有很好的疗效,而且除了药物价格昂贵之外,该药还有明显的心脏毒副作用。《NCCN 临床实践指南:乳腺癌(2019 版)》指出所有新确诊的原发性乳腺癌和新转移的乳腺癌患者都应接受 *HER2* 状态监测。

HER2 状态可通过 FISH 检测基因拷贝数量或通过免疫组化检测细胞表面受体的方法来确定。《中国乳腺癌 HER2 检测指南(2019 版)》指出,*HER2* 阳性指 FISH 或 CISH 检测阳性,或 IHC 检测(+++),*HER2* 阴性指 FISH 或 CISH 检测阴性,或 IHC 检测(0)或(+),而 IHC(++)者均应由 FISH 或 CISH 进一步证实。FISH 检测结果以 *HER2* 基因 /17 号染色体平均比值、结合 *HER2* 荧光信号数目确定,具体请参考《中国乳腺癌 HER2 检测指南(2019 版)》。

2. *BRCA1/2* 基因突变检测　乳腺癌易感基因(breast cancer susceptibility gene,*BRCA*)是重要的抑癌基因,包括 *BRCA1* 和 *BRCA2*。*BRCA1/2* 通过同源重组修复途径对 DNA 双链断裂进行修复,若 *BRCA* 基因突变导致 BRCA 蛋白功能缺陷,同源重组修复受阻,会影响基因组稳定性,并引起多种肿瘤的发生。

(1)*BRCA* 基因突变与乳腺癌、卵巢癌遗传易感性:5%~10% 的乳腺癌和 15%~22% 的卵巢癌是由 *BRCA1/2* 基因突变所致。*BRCA1/2* 基因致病性突变,使女性发生乳腺癌风险提高 5 倍,发生卵巢癌风险提高 10~30 倍。

(2)*BRCA* 基因突变与肿瘤治疗:*BRCA* 基因突变的癌细胞存在同源重组修复缺陷,影响 DNA 双链断裂修复过程,导致癌细胞对于诱导 DNA 双链断裂的化疗药物极为敏感。携带 *BRCA* 基因致病性突变的卵巢癌患者接受铂类治疗获益更显著,具有更好的总生存率和无进展生存率;三阴性乳腺癌患者若携带 *BRCA* 基因致病性突变,对铂类化疗具有更好的效应。携带 *BRCA* 基因致病性突变的乳腺癌患者接受 PARP 抑制剂类药物治疗相比传统化疗,中位无进展生存期延长 2.8 个月,疾病或进展风险降低 42%;因为 PARP1 是 DNA 单链断裂修复过程中至关重要的酶,PARP1 抑制剂能够抑制细胞 DNA 单链损伤的修复,由于携带 *BRCA* 基因致病性突变的肿瘤细胞 DNA 双链损伤的同源重组修复也受阻,从而导致 DNA 损伤积累和细胞凋亡,而正常细胞因不携带 *BRCA* 基因突变而受 PARP1 抑制剂的影响很小,从而达到精准治疗的目的。

(3)*BRCA* 基因突变与部分肿瘤预后:携带 *BRCA* 基因致病性突变的卵巢癌患者相对于 *BRCA* 基因野生型的患者有更好的预后。

总之,*BRCA* 基因检测可以有助于评估相关肿瘤的遗传易感性,协助制订精准诊疗方案和判断癌症患者的预后等。《基于下一代测序技术的 *BRCA* 基因检测流程中国专家共识》建议 HER2 阴性晚期乳腺癌患者和所有新确诊及复发的卵巢癌患者进行 *BRCA1* 基因检测;若需评估遗传风险,可行胚系 *BRCA* 基因检测。由于 *BRCA* 基因没有热点变异,变异遍布于 2 个基因的全长,目前一般采用下一代高通量靶向测序的方法对 *BRCA* 基因全长进行变异检测。

3. 用于全身辅助治疗决策的多基因检测　乳腺癌 21 基因检测利用 RT-qPCR 技术,通过检测 16 个肿瘤相关基因(增殖、侵袭、*HER2* 和激素等相关基因)和 5 个参考基因的表达情况,将检测结果量化为复发评分(recurrence score,RS),从而预测 10 年内远期复发风险和化疗获益。RS 分值从 0 到 100,分值越高,复发的可能性越大,也越能从化疗中获益。对于淋巴结阴性的乳腺癌,《NCCN 临床实践指南:乳腺癌(2019 版)》推荐 21 基因检测。对于具有 1~3 个转移淋巴结的乳腺癌,《NCCN 临床实践指南:乳腺癌(2019 版)》分别罗列了 12 基因、50 基因和 79 基因检测 Panel,但预测效果未定。

(五)皮肤黑色素瘤靶向治疗相关分子检测

66% 的黑色素瘤中存在 *BRAF* 错义突变,绝大部分发生在第 600 密码子(*V600*),其中 80% 突变为 *V600E*,15% 突变为 *V600K*,其余 5% 为 *V600R/M/D/G*。携带 *BRAF V600* 突变的黑色素瘤患者对 BRAF 抑制剂和 MEK 抑制剂治疗敏感,联合应用 BRAF 和 MEK 抑制剂比单独应用其中一种疗效更好。携带 *BRAF V600* 附近密码子突变(如 *L597* 和 *K601*)的患者对 MEK 抑制剂和联合应用 MEK 和 BRAF 抑制剂也起反应,但 BRAF 第 11、15 外显子其他变异却对 MEK 和 BRAF 抑制剂无反应。

2018 年 6 月 27 日,美国 FDA 批准联合应用 BRAF 抑制剂 encorafenib 和 MEK 抑制剂 binimetinib 治疗 *BRAF V600E* 或 *BRAF V600K* 突变的不可切除或转移性黑色素瘤患者,中位无进展生存期比单药使用威罗菲尼（vemurafenib）显著延长。黑色素瘤 *BRAF* 突变检测的方法主要为测序技术，*BRAF V600E* 突变虽可用免疫组化技术初筛，但由于存在假阳性和假阴性，需进一步应用测序技术验证。

（六）胶质瘤分子分型相关基因检测

《2016 WHO 中枢神经系统肿瘤分类》对星形细胞和少突胶质细胞肿瘤的分型作出重大调整，将 *IDH1/2*、*H3K27M* 等基因突变和染色体 1p/19q 共缺失情况纳入分型标准。*IDH* 突变是胶质瘤的早期遗传学改变，随后根据星形细胞或少突胶质细胞的谱系分化不同可以分别伴随其他基因变异。若 *IDH* 突变后再发生 1p/19q 缺失，肿瘤往往向少突胶质细胞瘤方向发展；相反，若 *IDH* 突变后发生 *TP53* 和 *ATRX* 突变，肿瘤向弥漫型星型细胞瘤方向发展。*IDH* 突变在原发性胶质母细胞瘤中发生率很低（5%），但是在继发性胶质母细胞瘤和 WHO Ⅱ~Ⅲ 级胶质瘤中发生率很高。伴有 *IDH* 突变的胶质瘤患者预后较好。

染色体 1p/19q 联合性缺失是少突胶质细胞瘤的诊断性分子标记物。在少突胶质细胞瘤中的发生率为 80%~90%，在弥漫性星形细胞瘤中发生率为 15%，而在胶质母细胞瘤中发生率仅为 5%。1p/19q 联合缺失的胶质瘤患者总生存期和无进展生存期较长。*ATRX* 基因突变或缺失是星形细胞胶质瘤的诊断性分子标记物，*ATRX* 突变通常与 *IDH1/2* 和 *TP53* 突变紧密关联，但与 1p/19q 共缺失互斥。*ATRX* 突变的星形细胞胶质瘤患者预后较好。

超过 90% 的 *IDH* 基因突变发生在 *IDH1 R132* 位点，其余发生在 *IDH2 R172* 位点。针对 *IDH1 R132H* 突变型的抗体已经常规用于胶质瘤分子诊断，免疫组化结果阴性者，可进一步对 *IDH1 R132* 和 *IDH2 R172* 进行 Sanger 测序。免疫组化检测 ATRX 的表达对弥漫性星形细胞瘤的诊断具有重要意义，肿瘤细胞核表达缺失提示 *ATRX* 基因突变。染色体 1p/19q 共缺失通常应用 FISH 检测，1p 和 19q 整臂丢失与 *IDH* 突变紧密关联，若 FISH 检测 1p/19q 共缺失阳性，而 *IDH* 突变阴性，提示 1p/19q 可能并非整臂丢失。

（七）淋巴瘤基因重排检测

淋巴瘤来源于淋巴细胞恶变，恶变后仍然具有淋巴细胞的基本特征，即具有免疫球蛋白（*Ig*，B 细胞）或 T 细胞受体（*TCR*）基因重排。*IgH*、*TCR* 基因重排技术是检测淋巴细胞克隆性增生的"金标准"，应用于恶性淋巴瘤的早期诊断和鉴别诊断，特别是对常规 HE、免疫组化检测仍不能确诊的病例。*IgH* 及 *TCRγ* 基因重排通常被认为是 T、B 淋巴细胞的特异性标记。*IgH* 基因重排出现在 B 细胞的肿瘤约为 75%，在 T 细胞的肿瘤占 10%~20%。几乎所有的 T 细胞肿瘤和 40%~69% 的 B 细胞肿瘤均有 *TCRγ* 基因重排，但单纯 *IgH* 或 *TCR* 基因重排阳性并不能确定为 B 或 T 淋巴系，需要结合形态、组化和免疫学等检查综合分析。

1998—2003 年欧洲 47 家研究机构协同进行 BIOMED-2 研究，通过软件设计了包括 *IgH*、*Igκ*、*Igλ*、*TCR β*、*TCR γ*、*TCR δ* 基因在内的 107 种引物，采用 18 个多重 PCR 扩增反应，经聚丙烯酰胺凝胶电泳或毛细管电泳分析，显示扩增产物条带或峰形图。弥散性电泳条带或钟形峰线图（高斯分布）提示 DNA 来自多克隆细胞群，即反应性增生；一个或两个特异性的电泳条带或扩增峰提示 DNA 来自克隆性样本，即肿瘤性增生。

（八）葡萄胎的基因型鉴别

葡萄胎是妇科病理中常见的胎盘增生性疾病。尽管组织学对充分发育的完全性葡萄胎的诊断基本可靠，但早期完全性葡萄胎常被临床和病理医生误诊为流产性绒毛水肿或正常妊娠。临床实践中，部分性葡萄胎的诊断存在更多的问题，低诊断和过诊断的现象并存。预后上，葡萄胎具有发展为侵袭性滋养叶细胞病变的危险性，所以鉴别葡萄胎和非葡萄胎流产水肿具有重要的临床意义。

由于完全性葡萄胎（15%~20%）比部分性葡萄胎（<4%）更容易进展为侵袭性滋养叶细胞病变，且得出准确的葡萄胎分型也十分重要。此外，葡萄胎的过诊断会给患者带来不必要的精神和医疗上的负担并导致不好的后果。众所周知，形态学鉴别早期完全性葡萄胎、部分性葡萄胎和非葡萄胎性绒毛水肿经常缺乏准确性。DNA 倍体分析和 p57 免疫组化染色可以提供一定程度的辅助诊断，但在评估这些检查时会遇到困难并出现不少"陷阱"。

葡萄胎的发病机制有其独特的遗传性背景，葡萄胎妊娠通常具有异常的父源染色体成分。几乎所有的完全性葡萄胎是仅含父源染色体的二倍体，多数是一个空卵与一个精子受精后再复制的 46,XX 二倍体核型（空卵单精子受精，80%），或一个空卵和两个精子同时受精的 46,XX 或 XY 二倍体核型（空卵双精子受精，占 20%）。部分性葡萄胎是由二倍父源和单倍母源染色体构成三倍体，来自一个单倍体卵子和复制的单倍体精子受精（单卵单精子受精）或一个单倍体卵子同时与两个精子受精（单卵双精子受精），核型为 69,XXX、69,XXY 或 69,XYY。尽管部分性葡萄胎都是三倍体，但三倍体并不等于部分性葡萄胎。在三倍体妊娠导致早期稽留性流产的病例中,30%以上是由二倍母源性和单倍父源性(双卵单精)染色体构成,其临床和病理都不构成部分性葡萄胎。因此,明确三倍体妊娠中父源性染色体的倍数对诊断部分性葡萄胎十分重要。

短串联重复序列(short tandem repeat,STR)的多态性分析被证实为准确、实用的葡萄胎诊断和分类手段。短串联重复片段的多态性指在人群中不同个体之间相应位置的STR片段重复数目有所不同。选择具有高度遗传稳定性同时在人群中具有一定程度多态性的特异性STR位点进行检测,其重复次数可用于个体间鉴别。STR多态性分析已经是法医学领域进行个体识别和亲权鉴定的常用方法。目前常用的商品化STR遗传学分析试剂盒,是应用多重荧光PCR技术同时扩增15个或更多的STR位点及一个性别识别位点。通过综合对比分析妊娠组织(绒毛)和相应母体组织(蜕膜)这些STR位点的多态性,即可获得葡萄胎中双亲的遗传成分组成而达到诊断目的。

(九)多肿瘤共靶点相关基因检测

随着肿瘤基因组的不断解析,发现多种肿瘤可共享同一特征性变异,如BRAF-omas指具有*BRAF V600E*突变的肺腺癌、结肠腺癌、黑色素瘤、甲状腺乳头状癌等;ALK-omas指具有*ALK*基因融合的非小细胞肺癌、炎症性肌成纤维细胞瘤、横纹肌肉瘤、浆液性卵巢癌、结直肠癌、乳腺癌、肾髓质癌、肾细胞癌、食管鳞状细胞癌等。随着靶向治疗和免疫治疗的不断进步,发现具有同一变异的不同类型肿瘤可对同一靶向治疗药物起反应。

2017年5月,美国FDA批准PD-1抗体pembrolizumab(Keytruda)用于治疗携带微卫星不稳定性高(MSI-H)或错配修复缺陷(dMMR)的成人和儿童实体瘤患者。这是美国FDA批准的首个不依据肿瘤来源,而是依据生物标志物的抗肿瘤疗法。2018年11月,美国FDA批准第二个不依据肿瘤来源,依据生物标志物的抗肿瘤药物Larotrectinib(VITRAKVI),可用于携带*NTRK*基因融合的成人和儿童局部晚期或转移性实体瘤,前期临床试验覆盖17种肿瘤类型,总体有效率75%。

神经营养素受体激酶(neurotrophin receptor kinase,NTRK)属于神经营养因子受体酪氨酸激酶家族,包括TRKA、TRKB和TRKC三种蛋白,分别由*NTRK1*、*NTRK2*和*NTRK3*基因编码,这些蛋白通常在神经组织中表达。*NTRK*基因的3′端包含酪氨酸激酶结构域、与相关基因5′端融合,产生的融合蛋白酪氨酸激酶将处于持续活化状态,驱动肿瘤的生长和扩散。*NTRK*基因融合在一些罕见肿瘤突变率>90%,如成人分泌性乳腺癌和唾液腺癌、儿童先天性婴儿纤维肉瘤和细胞型或混合型先天性中胚层肾瘤;在成人甲状腺癌、胃肠道间质瘤、良性幼年黑素瘤(Spitz nevus)和儿童乳头状甲状腺癌突变率5%~25%,而在肺癌、结直肠癌、胰腺癌、乳腺癌、黑色素瘤及其他实体或血液系统肿瘤突变率<1%。*NTRK*基因融合的检测方法有下一代高通量测序、FISH、RT-PCR和免疫组化。*NTRK*基因融合患者出现获得性耐药可能与NTRK酪氨酸激酶区域出现获得性突变有关,可尝试应用第二代酪氨酸激酶抑制剂。

二、感染因子的检测

分子病理学技术在感染性疾病中的应用主要包括对病原微生物进行鉴定、分型、耐药诊断和治疗过程中的疗效检测等,目前已经应用于一些重要的感染因子检测,如结核分枝杆菌、肝炎病毒、人乳头瘤病毒、EB病毒等。

(一)结核分枝杆菌

结核分枝杆菌(mycobacterium tuberculosis)俗称结核杆菌,是引起结核病的病原菌,可侵犯全身各器官,但以肺结核最多见,至今仍为重要的传染病。结核分枝杆菌生长缓慢,培养条件特殊,微生物常规检测耗时长(4~8周)。结核分枝杆菌基因组中的IS6110序列是仅存于结核分枝杆菌复合群细菌染色体上长1361bp的多拷贝插入序列,具有复合群特异性。针对该序列设计特异性引物和荧光探针,应用实时荧光PCR技术,可检测组织或体液中结核分枝杆菌的核酸分子,灵敏度可达到1~10个菌/ml,检测时间缩短至2~4小时,特别适用于无法进行细菌培养的福尔马林固定、石蜡包埋的病理组织样本,对支气管活检、肠镜活检、淋巴结穿刺等小样本的结核病鉴别诊断具有重要参考价值。

(二)人乳头瘤病毒

人乳头瘤病毒(human papilloma virus,HPV)是女性高发肿瘤宫颈癌的重要病因,现已发现200多种亚型,按照与恶性肿瘤发生的相关性,可分为高危型和低危型。HPV可感染各种器官,生殖道、消化道感染率较高。80%的女性一生中会遭受生殖道HPV感染,但大部分可自行清除,仅少部分可发展为宫颈上皮内瘤变（CIN）。即使在 CIN Ⅰ级病变中检出 HPV 病毒复制，也仅有 11% 会进展为高级别 CIN 或宫颈癌。

HPV 感染生殖道或消化道鳞状上皮的基底细胞，在细胞中复制组装病毒颗粒，成为游离性感染；部分高危型 HPV 病毒可打开环状 DNA，将部分病毒基因组整合入人体细胞的基因组中，称为整合型感染。整合的病毒 DNA 可利用人类基因启动子启动 E6、E7 病毒蛋白表达，分别使细胞中抑制基因 *TP53* 和 *Rb* 失活，促进上皮细胞的恶性转化。研究表明，高危型 HPV 整合型感染是高级别 CIN 和侵袭性宫颈癌发生的必要条件之一。在 CIN 病变中检测到 HPV 整合型感染则提示需及时进行相应的临床干预措施。

子宫颈腺癌和子宫内膜腺癌具有组织学相似之处，对于活检或诊刮标本，明确其来源有时很困难，即便是子宫全切标本，位于子宫下段的腺癌在没有确切的癌前病变的情况下，要确定其原发部位仅依靠组织学是不够的。研究表明，所有子宫颈鳞状细胞癌和大多数腺癌都与高危型 HPV 感染有关，而子宫内膜癌则与 HPV 感染无关，因此 HPV 检测在子宫颈腺癌和子宫内膜腺癌的鉴别上具有辅助作用。

近年来，HPV 感染在口咽部鳞状细胞癌发生、发展中的作用日益引起医学界的重视。研究发现，50% 的口咽部鳞状细胞癌患者合并有高危型 HPV 感染，这些患者常无烟酒史，中位年龄偏低，有不良性行为史。对于Ⅲ、Ⅳ期口咽癌患者，HPV 感染是患者生存的独立预后因素，HPV 阳性者预后更好，且接受同步放化疗后的获益显著大于 HPV 阴性者。

HPV 检测通常采用显色原位杂交技术，广谱型探针对衣壳蛋白基因的同源序列，可涵盖 20 余种常见的 HPV 亚型，作为 HPV 感染的初筛手段，阳性者再分别采用高危型（HPV16/18）或低危型（HPV6/11）探针明确感染类型。在受感染的上皮细胞内，HPV 主要定位于细胞核，可显示两种杂交信号模式：细胞核中散在的点状或颗粒状显色，代表 HPV 整合入细胞基因中，为整合型感染；弥漫性核着色，细颗粒状的强阳性信号布满整个细胞核，代表游离性感染。判断结果时，还应注意区分炎症细胞、红细胞和黏液处的非特异着色。

三、遗传性疾病筛查

遗传性疾病指由于亲代生殖细胞的遗传物质受损或变异，主要表现为基因的突变和／或染色体畸变，在子代所引起的疾病。

有时突变发生在配子形成时期，故父母双方都没有这类缺陷，这一患儿为起始性突变者，且可能成为后代子孙患病祖先。

遗传病具有垂直传递的特征，由亲代传至子代，因而疾病通常呈家族性（familial）分布。但呈家族性分布的疾病并非都是遗传病，如一些营养物质缺乏症等，就是由于生活在同一环境，由同一环境因素所致的疾病，不属于遗传病。

先天性（congenital）疾病指出生时即出现或存在的疾病。需要注意的是，并非所有先天性疾病都是遗传病，如先天性梅毒；也并非所有的遗传病都是先天性疾病，如亨廷顿病（Huntington disease，HD）（又称"亨廷顿舞蹈症"）通常在三四十岁时发病。

遗传性疾病可分为 4 大类：①强效基因突变引起的疾病，有时又称孟德尔遗传性疾病，比较少见，通常呈家族性分布；②染色体异常，包括染色体数目和结构异常引起的疾病；③单基因突变但不符合孟德尔遗传规律的疾病，如三碱基重复突变引起的疾病，线粒体 DNA 突变引起的疾病，基因组印记区域变异相关的一些疾病；④多基因复杂疾病，如高血压和糖尿病，遗传因素和环境因素同时起作用，这类疾病比较常见。

遗传性疾病的变异检测方法有 FISH 检测染色体数目异常和易位、测序技术检测基因变异。值得注意的是，高通量测序技术可对母亲外周血浆中胎儿游离 DNA 进行检测，以筛查胎儿染色体非整倍体等疾病，但要严格遵守检测时间和检测适应证，如果夫妇一方有明确染色体异常或孕妇合并恶性肿瘤等，会严重影响检测准确性。

（一）单基因遗传病

单基因遗传为某种性状的遗传，是由一对等位基因决定，若控制这一性状的一对等位基因发生变异，导致其性状异常而发生的疾病称为单基因遗传病。根据突变基因所在的位置和性状的不同，可分为常染色体显性遗传病（autosomal dominant disorder）、常染色体隐性遗传病（autosomal recessive disorder）、性连锁遗传病（sex-linked disorder）。

1. 常染色体显性遗传病　致病基因分布在常染色体上，在等位基因之一突变的杂合状态下就能发病，男女患病机会均等。致病基因可由双亲任何一方遗传而来，即至少双亲之一为患者，此时其子女发病概率为 1/2；致病基因也可来源于生殖细胞发生的新突变，此时双亲均正常，兄弟姐妹也正常。常见致病基因为编码受体和结构蛋白的基因,不含编码酶蛋白基因,原因可能是 50% 的酶缺失易被正常酶活性代偿。当突变外显率为 100% 时,称为完全外显,外显率低于 100% 时则称不完全外显或外显不全。一些常染色体显性遗传病症状出现较晚,可成年后才出现症状,如亨廷顿病。

2. 常染色体隐性遗传病 该类疾病占孟德尔遗传病的绝大部分。致病基因在常染色体上,只有在两个等位基因均突变(纯合子)的情况下才发病,男女患病机会均等。通常父母双方均为致病基因携带者而未患病,但兄弟姐妹中有 1/4 的概率患病,多见于近亲婚配者。常染色体隐性遗传病通常症状出现较早且完全外显,常见致病基因为酶蛋白相关基因。

3. 性连锁遗传病 目前发现的所有性连锁遗传病均为 X 连锁,尚未发现 Y 连锁疾病。绝大部分 X 连锁疾病呈 X 连锁隐性遗传模型,特点是杂合性女性携带者后代中只有 50% 的儿子患病,男性患者只能将致病基因传递给女儿(携带者)。女性携带者不患病的原因是父源性和母源性 X 染色体随机失活,导致女性携带者具有足够数量的发挥正常 X 染色体功能的细胞。

(二) 染色体病

染色体数目异常(numerical aberration)可表现为非整倍体(aneuploid),即非单倍体数目的整数倍;还可表现为多倍体(polyploid),即染色体的数目为单倍体的整数倍并多于两倍。若某对染色体缺少 1 条,则称为单体综合征(monosomic syndrome);若某对染色体增加 1 条,则称为三体综合征(trisomic syndrome);嵌合体(mosaicism)指同一个体含有两种或多种具有不同遗传物质(染色体成分)的细胞群。

(1)21 三体综合征(Down syndrome):主要核型为 21 三体型 47,XX 或 XY,+21,少数为易位型 46,XX 或 XY,der(14;21)(q10;q10),+21 或嵌合型 46,XX 或 XY/47,XX 或 XY,+21。表型特征有严重智力低下、面部起伏较小、鼻梁低平、内眦赘皮、通贯手、足趾第一趾与第二趾之间间隔较大;常伴有先天性心脏病、脐疝;易感染,易患白血病和早发老年痴呆。

(2)18 三体综合征(Edwards syndrome):核型为 18 三体型 47,XX 或 XY,+18,或嵌合型 46,XX 或 XY/47,XX 或 XY,+18。表型特征有智力低下、枕骨隆起、低位耳、小颌、颈短、手指重叠、摇椅底足,常伴有先天性心脏病及肾畸形等。

(3)13 三体综合征(atau syndrome):核型 13 三体型 47,XX 或 XY,+13、易位型 46,XX 或 XY,der(13;14)(q10;q10),+13 或嵌合型 46,XX 或 XY/47,XX 或 XY,+13。表型特征中有中枢神经系统发育缺陷,智力低下、小头、小眼、唇腭裂、多指、心肾发育缺陷、脐疝、摇椅底足。

(4)22q11.2 缺失综合征:引起面部、心脏、胸腺和甲状旁腺畸形。临床表现可分为两大类:①以胸腺和甲状旁腺组织增生导致 T 细胞免疫缺陷和低钙血症为主称迪格奥尔格综合征(DiGeorge syndrome);②以先天性心脏畸形、腭面部畸形、发育迟缓为主,T 细胞免疫缺陷中等称腭心面综合征(velo-cardiofacial syndrome)。另外,该缺失引起患精神性疾病如精神分裂症、两极性躁郁症的风险显著增高。目前分子机制不清,迪格奥尔格综合征可能与该区域转录因子 *TBX1* 基因缺失有关。

(5)特纳综合征(Turner syndrome):又称先天性卵巢发育不全,女性患者因一条 X 染色体缺失(45,X)或嵌合(45,X/46,XX)或 X 染色体结构异常 [46,X,i(X)(q10)、46,XXq-、46,XXp-、46,X,r(X)] 引起,导致 X 染色体短臂基因全部或部分呈单体。主要表现为身材矮小、青春期生殖器和第二性征不发育和一组躯体发育异常,如颈蹼、后发际低、肘外翻、乳头间距大、心血管畸形、卵巢纤维化、闭经、多痣、周围淋巴水肿等。

(6)克兰费尔特综合征(Klinefelter syndrome):又称精曲小管发育不全、先天性睾丸发育不全,是导致男性性腺功能减退的常见原因,患者至少含有 2 条 X 染色体和 1 条或多条 Y 染色体,绝大多数核型为 47,XXY,少数患者为 46,XY/47,XXY、47,XXY/48,XXXY 等。主要表现为性腺功能减退、身材较高、下肢细长、胡须体毛较少、睾丸较小(最大径常 <2cm)、乳房发育、无精子、血睾酮水平降低和尿中促性腺激素增高。患者罹患乳腺癌(正常男性 20 倍)、生殖腺外生殖细胞瘤、自身免疫性疾病如系统性红斑狼疮的概率较高。

(三) 非经典遗传模式的单基因遗传病

1. 脆性 X 染色体综合征 由 *FMR1* 基因 5′ 端非编码区 CGG 三碱基重复序列扩增引起,导致 *FMR1* 基因启动子甲基化,从而抑制基因转录而蛋白功能缺失,主要表现为智力障碍、大睾丸和特殊的外貌特征。在正常人群,*FMR1* 基因 CGG 序列重复次数约 29 次,而患者人群重复次数为 200~4 000 次(完全突变型)。男性或女性携带者 CGG 序列重复 52~200 次,在形成卵子的过程中可置换扩增至 4 000 次(完全突变型)。完全突变型传递给子代后将导致脆性 X 染色体综合征。

2. 线粒体基因突变导致的疾病 线粒体DNA的遗传方式与核DNA不同,是典型的母系遗传,由母亲传递给儿子和女儿,再由子代中的女儿传递给后代。原因是卵子胞质富含线粒体,而精子胞质很少,几乎不含线粒体,因而受精卵中的线粒体DNA全部来源于卵子。线粒体DNA编码氧化磷酸化相关的酶,其基因突变很罕见,突变时主要引起氧化磷酸化依赖性强的器官受损,如骨骼肌、心脏、脑。如雷伯氏遗传性视神经病(Leber hereditary optic neuropathy)是线粒体突变引起的神经变性性疾病,表现为进行性双侧中心性视力受损直到失明。

3. 基因组印迹(genomic imprinting) 指在配子或合子发生期间,来自亲本的等位基因或染色体在发育过程中产生专一性的加工修饰,导致双亲中某一方的等位基因在转录水平被沉默,从而使后代体细胞中两个亲本来源的等位基因有不同的表达活性的现象。当功能性等位基因缺失时将产生疾病。

(1)普拉德-威利综综合征(Prader-Willi syndrome):由母源性15q12区域一些基因沉默、父源性15q12缺失引起,主要表现为智能障碍、身材矮小、肌张力减退、肥胖、性腺功能减退。

(2)快乐木偶综合征(Angelman syndrome):又称天使综合征、安格尔曼综合征,由父源性15q12区域一些基因沉默、母源性15q12缺失引起,主要表现为智力障碍、共济失调、癫痫、情不自禁地发笑。

(四)多基因复杂疾病

遗传性状由多对基因控制,并与环境因素密切相关,只有当基因改变到一定效应水平,环境因素达到一定程度,才能诱发起病,其中遗传因素所产生的影响程度为遗传度。凡遗传度大于60%,可认为遗传度较高,如哮喘、精神分裂症、幼年性糖尿病、强直性脊柱炎、冠心病、高血压病、唇裂、先天性幽门狭窄等。

对于多基因复杂疾病的发病机制,目前有"常见疾病-常见变异"学说,认为常见疾病由多个频率>1%、中等效应、低外显率的常见变异共同介导,并与环境等因素交互作用而发生,不同的变异效应不同。如1型糖尿病,目前发现20~30个关联基因,其中6~7个非常重要,特别是一些HLA位点,能解释50%的患病风险。值得注意的是,一些多态位点可以与多种疾病相关联,部分多态位点为疾病特异性。

肿瘤的发生是一个多因素、多基因、多阶段的复杂过程,是DNA突变的积累并遗传给子细胞,导致细胞失去对生长的正常调控而不断增殖的过程。高通量测序技术的飞速发展使在全基因组水平对肿瘤发生进行深度分析成为可能。研究发现,不同肿瘤拥有不同数量的体细胞突变,如一些儿童白血病突变数目较少,而肺癌和皮肤癌突变数目可成千上万。

突变可以分为驱动突变(driver mutation)和乘客突变(passenger mutation)。①驱动突变打破对细胞增生、分化、内环境稳定的正常调控,使细胞具备生长优势,驱动肿瘤进程;对于一个肿瘤个体而言,驱动突变的数量是有限的,如乳腺癌、结直肠癌和前列腺癌驱动突变数量通常为5~7个。②乘客突变对细胞表型无影响,其数量巨大,大部分位于非编码区。驱动突变在特定肿瘤通常是反复出现的,但介导肿瘤患者的比例在不同肿瘤有所不同,如所有慢性髓细胞性白血病患者均含有*BCR-ABL*基因融合,而只有4%的非小细胞肺癌患者具有*EML4-ALK*基因融合。

随着精准医学和靶向治疗的飞速发展,病理学分型开始由传统的组织细胞形态学分型向分子分型转变;而高通量测序技术的成本降低和普及,也将极大地推动分子病理学跨入大数据时代;分子病理学将迎来前所未有的机遇与挑战。

(聂 秀)

第四节 数字病理

数字病理(digital pathology)是指将计算机和网络应用于病理学领域,把各种病理相关的文字、图片、声音、视频、切片等信息进行数字化处理,实现病理可视化数据的永久储存和不受时空限制的同步浏览处理,是连接传统病理学技术与大数据/云计算技术的桥梁。数字病理系统不仅是实现病理远程咨询诊断、远程教育、远程考试及质量控制的工具,同时也是与计算机人工智能、大数据与云技术结合,开发计算机辅助诊断系统(computer-aided diagnosis,CAD)的技术基础。

数字病理的核心技术是全切片数字扫描技术(whole slide imaging,WSI),它通过全自动显微镜扫描采集得到高分辨率数字图像,再应用计算机对得到的图像自动进行高精度、多视野、无缝隙拼接和处理,获得优质的全玻片病理图像数据,形成数字切片或虚拟切片。WSI将现代数字系统与传统光学放大装置有机结合,为病理工作者突破传统显微镜的空间限制提供了技术支持。

数字病理技术的发展还需要进一步完善相关技术问题,需要配套的法律法规及制度的保障。

(聂　秀)

第五节　人 工 智 能

一、人工智能的定义及其简要发展历程

人工智能(artificial intelligence)是研究理解和模拟人类智能、智能行为及其规律的一门学科。其主要任务是建立智能信息处理理论,进而设计可以展现某些近似于人类智能行为的计算系统,也指研究这样的智能系统是否能够实现及如何实现的科学领域,包括机器学习、深度学习等特征。

1956年达特茅斯(Dartmouth)会议是人工智能学科诞生的标志,会上首次使用了"人工智能"这一术语,与会者有数学家、逻辑学家、认知学家、心理学家、神经生理学家和计算机学家。

随后的发展过程中,人工智能有3次重要进展:第1次是智能系统代替人完成部分逻辑推理工作,如机器定理证明和专家系统;第2次是智能系统能够和环境交互,从运行的环境中获取信息,代替人完成包括不确定性在内的部分思维工作,通过自身的动作,对环境施加影响,并适应环境的变化,如智能机器人;第3次是智能系统具有与人类似的认识和思维能力,能够发现新的知识,去完成面临的任务,如基于数据挖掘的系统。

近年来,机器学习、计算智能、人工神经网络等研究进一步推动了人工智能研究的深入发展,人工智能已逐渐应用于包括医学在内的各个行业。

二、人工智能在病理学中的应用

病理切片可以通过高分辨率的切片扫描仪制作成虚拟数字病理切片,使病理图像成为可供人工智能学习的医疗大数据中的一部分。通过人工智能的应用,可从中挖掘大量疾病诊断、治疗、预后及遗传因素相关的医疗信息,辅助病理医生提高诊断准确性和提高工作效率。

目前不断有人工智能在病理领域应用的相关研究报道,如通过人工智能有效识别乳腺癌前哨淋巴结的转移性癌细胞;通过人工智能对人表皮生长因子受体2(HER2)染色进行评分;通过人工智能进行细胞学诊断的初筛;通过人工智能学习识别遗传性疾病的面部表型,结合分子病理学方法,提高罕见遗传综合征的准确识别率等。

人工智能在病理学的应用尚有很多亟待解决的技术上的问题。病理工作者在精进传统病理技术的基础上,需要积极关注新的技术,在发展人工智能的道路上探索前行,让人工智能成为病理工作的好帮手。

(聂　秀)

第六节　流式细胞术及其应用

流式细胞学是以流式细胞仪测量悬浮细胞(或微粒)的一种细胞分析技术,几乎可对各种组织及细胞进行检测,具有速度快、精度高、准确性好、通量高的特点,在血液学、免疫学、肿瘤、干细胞和细胞治疗等领域发挥重要的作用,在恶性肿瘤诊断、分类、预后判断和治疗反应监测中有重要价值。流式细胞学的使用范围包括细胞的计数,细胞膜、细胞质、细胞核中各种抗原分子的定性或定量分析,细胞中的DNA、RNA的定量及倍体分析,细胞的生物学特性及功能的同时分析等,可检测组织量不足的微创标本中的微小病变,是常规病理学诊断的有效补充。

一、流式细胞仪的基本原理

(一) 仪器结构

流式细胞仪主要由激光系统、液流系统、光信号收集系统、电子系统、分析系统构成,分选型流式细胞仪还包括分选系统。激光系统提供单波长的激光,激发细胞所携带的荧光物质,检测被激发的荧光信号。液流系统利用鞘液和气体压力将单细胞输送到测量区接受检测。激光系统和液流系统构成了流式细胞仪的主要功能模块。细胞受激光激发后产生的各种荧光信号,通过光信号收集系统接收,并由电子系统转化成电子信

号,然后送到终端的分析系统,提供诊断所需的原始数据。

（二）工作原理

被检测的组织经处理后,必须以新鲜、单细胞的方式接受检测。流式细胞仪以激光作为发光源,垂直照射在单细胞样品上。标记了荧光染料的细胞在激光束的照射下,产生散射光信号和荧光信号,散射光发出的前向角散射和侧向角散射,分别与细胞大小及细胞内颗粒多少相关;不同颜色的荧光信号则与结合的抗原特异性相关。免疫分型的最终结果则是依赖于结合在细胞上、经荧光素标记的单克隆抗体,来识别细胞表面和细胞内各种特异性的抗原。

二、流式细胞学在淋巴瘤诊断中的应用

流式细胞学目前在临床诊断中的应用,主要体现在血液病和免疫功能方面,包括白血病、淋巴瘤、骨髓瘤、骨髓增生异常综合征(myelodysplastic syndrome,MDS)、阵发性睡眠性血红蛋白尿(paroxysmal nocturnal hemoglobinuria,PNH)等的诊断,以及微小残留病灶(minimal residual disease,MRD)监测、免疫细胞亚群的检测等。

在血液病的诊断过程中,所有的检测都要以形态学为基础,流式细胞学也不例外。免疫分型样品要先制备涂片、印片,选取进行流式检测的样本后,剩余样本进行固定包埋以进行石蜡切片,以便与免疫分型的结果相印证。

（一）检查标本的要求

适合流式细胞学检查的标本包括血液、骨髓、淋巴结、结外组织活检、细针穿刺标本和体液(如胸腔积液、腹水和脑脊液)等。关于流式细胞学医学适应证的国际性共识指南已被提出,是以患者病史和症状为依据的。及时处理标本是获取最大细胞得率,保持细胞存活率和完整性,并防止丢失有意义的异常细胞不可或缺的条件。适合进行流式细胞学检查的标本类型及其储存条件如下。

1. 新鲜组织,如淋巴结、脾、肝等,切取后置于生理盐水或磷酸盐缓冲液中。

2. 外周血、采集物或骨髓,置于加有肝素或 EDTA 的抗凝剂试管中。

3. 微创标本,如纤维支气管镜组织、超声内镜穿刺组织、细针抽吸标本,置于生理盐水或 PBS 中。

4. 各种体液,如脑脊液、胸腔积液、心包积液等,置于肝素抗凝试管中。

（二）流式细胞学在淋巴瘤诊断过程中的应用

流式细胞学可用于 B 细胞、T 细胞及 NK 细胞淋巴瘤的诊断。

提示 B 细胞肿瘤的表现包括轻链限制性,异常大的 B 细胞,抗原表达水平异常,正常抗原表达缺失及出现正常成熟 B 细胞所不具有的抗原的表达。B 细胞淋巴瘤的分析首选 kappa 和 lambda,以确定克隆性,然后分析 B 抗原和 T 抗原是否有共同表达以发现异常,常用 CD20、CD19、CD5、CD10、CD23 等指标,用于鉴别各种小 B 细胞淋巴瘤和伯基特淋巴瘤。大 B 细胞淋巴瘤因为在流式的准备中损失过多,更多是通过形态学和免疫组化的结合来诊断。

流式细胞免疫表型分析对于成熟 T 细胞淋巴瘤的诊断比 B 细胞淋巴瘤更具挑战性。提示 T 细胞肿瘤的表现有 T 细胞亚群限制性,T 细胞抗原表达缺失、减弱或异常增强;出现异常表达的抗原;正常情况下极少出现的 T 细胞类型数量变多。流式细胞检查 T 细胞状态时,应通过与正常 T 细胞比较散射光或抗原表达情况来发现异常细胞群。此外,可通过流式细胞分析 T 细胞受体(TCR)的 β 链变异型来直接评价 T 细胞克隆性。

NK 细胞与 CD8$^+$ 的 T 细胞,无论在形态学还是免疫分型方面,都有很大的重叠。一方面,NK 细胞与 CD8$^+$ 的 T 细胞都属于大颗粒淋巴细胞,从形态学上无法区分;免疫表型上也有很大重叠(CD2、CD7、CD56、CD57 在两种细胞上都有表达);另一方面,NK 细胞没有 TCR 的基因重排,免疫分型方面不表达 CD5,CD3 只表达部分亚单位。虽然每个 NK 细胞上都至少携带一种抑制性 KIR 分子,可以作为 NK 细胞的克隆性标志,但是目前 KIR 家族中只有部分蛋白(CD158a、CD158b、CD158e 等)具有相应的单抗,使 KIR 的检测受到了限制。

NK 细胞克隆性增生可出现 KIR 组成成分多样性减少或偏离常态。与之类似,每个 NK 细胞表达一种特别的 C 型凝集素受体(CD94-NKG2)异二聚体,异二聚体限制性表达方式可能对应一种 NK 细胞肿瘤;然而,这种限制性表达也可见于病毒感染过程和 EB 病毒驱使的淋巴组织增生。目前,这些方法还未常规应用于多数临床流式细胞学实验室,但可有潜在的应用价值。

三、流式细胞学在其他方面的应用

流式细胞学通过荧光标记的单克隆抗体,对细胞表面和细胞内的蛋白进行定性与定量检测,在血液肿瘤的诊断分型、预后判断、微小残留病灶（MRD）监测等各方面发挥无可比拟的优势，并在造血干细胞计数、阵发性睡眠性血红蛋白尿症克隆检测、免疫功能评估、某些遗传性疾病（如遗传性球形红细胞增多症、血小板无力症及原发性免疫缺陷等）诊断方面体现出绝对优势。

流式细胞学适用于骨髓、血液、体液、淋巴结活检等多种标本类型，尤其对于内镜检查或穿刺组织等小标本，流式细胞学是理想的免疫表型检测方法。但是，由于无法结合组织形态学，且大细胞及浆细胞等在前期处理过程中易被破坏，使得流式细胞学在淋巴系统肿瘤诊断中的作用有一定局限性。与之互补的是，在常规石蜡切片上进行的免疫组化检测，其最大的特点就是以形态观察为基础，同时结合组织结构、细胞形态及免疫表型作出明确诊断；只是在抗体种类、敏感度、报告周期等方面不及流式细胞学。

（一）急性白血病的免疫分型

主要依赖于流式细胞学的分析，其中最主要的步骤就是找到原始细胞，而 CD45 和侧向散射的组合可以敏感地发现原始细胞，因此也就成为绝大多数血液疾病分析的初始步骤。在这个基础上，再应用髓系、B 细胞系、T 细胞系等各自特异性的抗体组合，完成急性白血病的免疫分型和诊断。

（二）微小残留病灶的监测

目前主要用于急性白血病。B-ALL 的监测主要是区分肿瘤细胞和 B 祖细胞，无论是形态学还是免疫表型的成熟方式都很容易鉴别；因为骨髓中没有原始 T 细胞，所以 T-ALL 的 MRD 监测也相对简单明了；AML 的 MRD 监测则需要依赖对多参数的分析，包括抗原表达的异常、成熟的异常、抗原表达强度的异常等。多发性骨髓瘤通过适当的抗原（CD45/CD38、CD138、CD56、CD19）组合，可以区分出正常浆细胞和骨髓瘤细胞。但由于浆细胞的脆弱和易丢失，需要分析远远超过常规流式检测所需的细胞，才能达到临床诊断的价值，因此正逐渐被 NGS 技术所取代。

因为惰性淋巴瘤的临床特点，只有在开始治疗后，MRD 的监测才有意义；但是在如何监测及何时检测等方面，目前还有很大争议。从技术的发展角度来看，无论是惰性还是侵袭性淋巴瘤，对其 MRD 监测，今后会更多依赖高灵敏度的 NGS 在基因重排方面的应用。

（三）利用流式细胞学辅助诊断微小残留病灶

此方法一个重要的前提是具有正常骨髓细胞的各种抗原的表达图谱，从而发现各种时间和空间上的表达异常，并以半定量的方式作出判断。流式细胞学积分系统与临床的 IPSS 积分系统和 WPSS 积分系统所得结果吻合较好，是诊断 MDS 的辅助指标之一。

（四）阵发性睡眠性血红蛋白尿

阵发性睡眠性血红蛋白尿（paroxysmal nocturnal hemoglobinuria，PNH）患者锚连蛋白缺失，流式细胞仪采用检测 GPI 锚连蛋白缺失细胞数的方法，能直接、敏感、特异地进行诊断。荧光标记的嗜水气单胞菌溶素变异体（fluorescently labelled aerolysin，FLAER）可以特异地与细胞膜上的 GPI 锚连蛋白结合，直接反应锚连蛋白的缺失情况，不受溶血与输血的影响，是目前诊断 PNH 最灵敏而且特异的方法。其他的锚连蛋白包括 CD55、CD59、CD24、CD16、CD14 等。PNH 患者可出现红细胞、粒细胞，以及单核细胞不同程度的锚连蛋白缺失。目前分析的 PNH 的细胞群首选粒细胞（FLAER、CD24）或单核细胞（FLAER、CD14），红细胞作为补充（CD59）。因为细胞寿命较短，不建议用淋巴细胞去评估 PNH。

（五）造血干细胞移植

该方法是恶性血液病有效的根治手段，此外还被广泛用于再生障碍性贫血、先天性免疫缺陷病、实体瘤及自身免疫等疾病的治疗。流式细胞术在造血干细胞移植中发挥重要的作用，检测采集物中造血干细胞的数量、检测治疗后免疫重建和疗效的评估等均需要流式细胞术。

综上所述，流式细胞术作为一种敏感而快速分析细胞及微粒的技术，检测项目不断地由科研推向临床应用领域，并在临床免疫学、血液系统疾病的诊断、治疗与复发监测方面起到不可或缺的作用。流式细胞术目前临床主要应用于淋巴细胞亚群分析及绝对计数、功能性 T 淋巴细胞亚群分析、CD34+ 造血干细胞计数、HLA-B27 的检测、急性白血病的免疫分型、急性白血病的 MRD 监测、DNA 倍体分析、PNH 分析、红细胞分析、血小板分析等方面。同时，流式细胞分析在淋巴瘤的诊断、分型、分期及残存病灶的检测中具有重要作用。临床病理工作中，淋巴瘤的诊断依赖于多种信息和手段，如形态学、免疫表型、遗传学、临床表现等，流式细胞术的检测结果需与不同信息相互结合，综合判断。

（聂　秀）

推荐阅读资料

［1］包骥，步宏．中国数字病理发展展望．实用医院临床杂志，2017, 14 (5): 1-2.

［2］贲可荣，张彦铎．人工智能．2 版．北京．清华大学出版社，2013.

［3］陈定宝，王颖，宋秋静，等．纵隔造血与淋巴组织肿瘤的临床病理分析．中华病理学杂志，2012, 41 (6): 376-381.

［4］陈岗，陈文虎，何卫中，等．胸腺上皮肿瘤分级的临床病理意义．中华病理学杂志，2001, 30 (2): 85-89.

［5］陈杰，肖雨．数字病理的现况及展望．中华医学会病理学分会第十七次学术会议暨首届中国病理年会论文集．北京协和医院，2011: 19-28.

［6］邓杨，包骥．数字病理中计算机辅助诊断研究展望．实用医院临床杂志，2017, 14 (5): 10-12.

［7］杜军，周晓军．新版 WHO (2015) 胸腺上皮性肿瘤分类解读．诊断病理学杂志，2015, 22 (8): 449-451.

［8］方三高，李晟磊，陈岗．2015 年 WHO 肺、胸膜、胸腺及心脏肿瘤 (胸腺) 分类解读．重庆医学，2015, 44 (36): 5041-5043.

［9］《基于下一代测序技术的 BRCA 基因检测流程中国专家共识》编写组．基于下一代测序技术的 BRCA 基因检测流程中国专家共识．中华病理学杂志，2018, 47 (6): 401-406.

［10］焦霞，印洪林，陆珍凤，等．胸腺肿瘤 108 例的病理组织学分型和预后相关性研究．中华病理学杂志，2008, 37 (7): 445-449.

［11］梁华，宫惠琳，杨喆，等．肺孤立性纤维性肿瘤 7 例临床病理分析．临床与实验病理学杂志，2019, 35 (3): 299-303.

［12］刘彤华．刘彤华诊断病理学．4 版．北京：人民卫生出版社，2018.

［13］刘艳荣．实用流式细胞术——血液病篇．北京：北京大学医学出版社，2010.

［14］王继纲，刘晖，于文娟，等．心脏原发肿瘤 81 例临床病理分析．中华病理学杂志，2012, 41 (12): 808-812.

［15］闫雯，李楠楠，张益肇，等．人工智能时代的病理组学．临床与实验病理学杂志，2018, 34 (6): 661-664.

［16］张杰，朱蕾．"国际胸腺恶性肿瘤兴趣组织关于 WHO 胸腺瘤和胸腺癌组织学分类应用共识"的解读．中华病理学杂志，2015, 44 (3): 153-158.

［17］郑众喜．拥抱数字病理时代．实用医院临床杂志，2017, 14 (5): 6-9.

［18］中国抗癌协会血液肿瘤专业委员会．流式细胞学在非霍奇金淋巴瘤诊断中的应用专家共识．中华病理学杂志，2017, 46 (4): 217-222.

［19］中华医学会检验医学分会，卫生部临床检验中心，中华检验医学杂志编辑委员会．流式细胞术临床应用的建议．中华检验医学杂志，2013, 36 (12): 1064-1073.

［20］BOSMAN F T, CARNEIRO F, HRUBAN R H, et al. WHO classification of tumours of the digestive system. Lyon: IARC Press, 2010.

［21］CAGLE P T, CHURG A. Differential diagnosis of benign and malignant mesothelial proliferations on pleural biopsies. Arch Path Lab Med, 2005, 129 (11): 1421-1427.

［22］COCCO E, SCALTRITI M, DRILON A. NTRK fusion-positive cancers and TRK inhibitor therapy. Nat Rev Clin Oncol, 2018, 15 (12): 731-747.

［23］D'AGATI V D, JENNETTE J C, SILVA F G. Atlas of nontumor pathology: non-neoplastic kidney diseases. Washington, DC: ARP Press, 2005.

［24］FLETCHER C D M, BRIDGE J A, HOGENDOORN P C W, et al. WHO classification of tumours of soft tissue and bone. Lyon: IARC Press, 2013.

［25］GOLDBLUM J R, LAMPS L W, MCKENNEY J K, et al. Rosai and Ackerman's surgical pathology. 11th ed. Philadelphia:

Eisevier, 2017.

［26］ Gurovich Y, Hanani Y, Bare O. Identifying facial phenotypes of genetic disorders using deep learning. Nat Med, 2019, 25 (1): 60-64.

［27］ HODGES E, KRISHNA M T, PICKARD C, et al. Diagnostic role of tests for T cell receptor (TCR) genes. J Clin Pathol, 2003, 56 (1): 1-11.

［28］ HOLTEN-ROSSING H, TALMAN M M, BAK JYLLING A A, et al. Application of automated image analysis reduces the workload of manual screening of sentinel lymph node biopsies in breast cancer. Histopathology, 2017, 71 (6): 866-873.

［29］ HUMPHREY P A, DEHNER L P, PFEIFER J D. The Washington manual of surgical pathology. 2nd ed. St. Louis: Lippincott Williams & Wilkins, 2012.

［30］ LLOYD R V, OSAMURA R Y, KLOPPEL G, et al. WHO classification of tumours of endocrine organs. 4th ed. Lyon: IARC Press , 2017.

［31］ LOUIS D N, OHGAKI H, WIESTLER O D, et al. WHO classification of tumours of the central nervous system, revised. 4th ed. Lyon: IARC Press, 2016.

［32］ MARX A, STRÖBEL P, BADVE S S, et al. ITMIG consensus statement on the use of the WHO histological classification of thymoma and thymic carcinoma: refined definitions, histological criteria, and reporting. J Thorac Oncol, 2014, 9 (5): 596-611.

［33］ MOCH H, HUMPHERY P A, ULBRIGHT T M, et al. WHO classification of tumours of the urinary system and male genital organs. Lyon: IARC Press, 2016.

［34］ MURPHY W M, GRIGNON D J, PERLMAN E J. AFIP Atlas of tumor pathology series 4: tumors of the kidney, bladder, and related urinary structure. Washington, DC: ARP Press, 2004.

［35］ ORDI O, BOMBÍ J A, MARTÍNEZ A, et al. Virtual microscopy in the undergraduate teaching of pathology. J Pathol Inform, 2015, 6: 1.

［36］ QAISER T, MUKHERJEE A, REDDY P B C, et al. HER2 challenge contest: a detailed assessment of automated HER2 scoring algorithms in whole slide images of breast cancer tissues. Histopathology, 2017, 72 (2): 227-238.

［37］ ROSI J. Rosai and Ackerman's surgical pathology. 10th ed. St. Louis: Mosby, 2011.

中英文名词对照索引

K

L